注射用益气复脉（冻干）质量标志物研究

主　审　刘昌孝

主　编　张铁军　闫凯境　鞠爱春

副主编　李德坤　许　浚　岳洪水　张　磊　白　钢

　　　　叶正良　郭巧生　寇俊萍　张　崴

编　委　（按姓氏拼音排序）

安思宇　褚延斌　郭晓彤　韩晓萍　韩彦琪

焦燕婷　李　智　刘建庭　刘　雪　吕　欣

孟昭平　逄小倩　尚献召　宋美珍　苏小琴

万梅绪　王诗羽　王秀丹　王蕴华　魏海波

吴衍风　习斌斌　杨会芳　殷昆昆　于初楚

岳洁皓　曾永军　张洪兵　张家丰　张莲婷

张　奇　张彦明　张燕欣　赵浩东　赵新超

赵志宁　周垚垚

科学出版社

北　京

内 容 简 介

中药质量标志物是存在于中药材和中药产品中固有的或加工制备过程中形成的、与中药的功能属性密切相关的化学物质，是反映中药安全性和有效性的标志性物质。本书是介绍中药注射剂质量标志物的首部专著，包括上、中、下三篇，分别从绪论、注射用益气复脉（冻干）质量标志物研究和注射用益气复脉（冻干）质量标准及质量控制体系建立三方面进行阐述。本书基于中药质量标志物理论，以注射用益气复脉（冻干）为范例，分别对注射用益气复脉（冻干）的化学物质组辨识、特有性、有效性及药效物质基础、配伍规律、安全性及可测性等内容进行系统性研究，确定了注射用益气复脉（冻干）质量标志物；对注射用益气复脉（冻干）建立的多元质量控制方法进行了详细概述，建立了全产业链质量控制体系，实现了从药材饮片到提取物再到成品制剂质量标准的全面提升。本书展示的研究成果可为注射用益气复脉（冻干）的临床使用和推广提供有效指导、为其他中药大品种的二次开发提供新的思路，同时为建立全新的质量管理体系提供科学依据。

本书适合从事中药研发、教学、生产和临床工作者参考使用。

图书在版编目（CIP）数据

注射用益气复脉（冻干）质量标志物研究/张铁军，闫凯境，鞠爱春主编. —北京：科学出版社，2023.11
　　ISBN 978-7-03-076657-1

　　Ⅰ.①注… Ⅱ.①张… ②闫… ③鞠… Ⅲ.①中草药－注射剂－产品质量－研究 Ⅳ.①R285

中国国家版本馆 CIP 数据核字（2023）第 194550 号

责任编辑：李 杰 / 责任校对：刘 芳
责任印制：徐晓晨 / 封面设计：蓝正设计

科 学 出 版 社 出版
北京东黄城根北街 16 号
邮政编码：100717
http://www.sciencep.com

北京中科印刷有限公司 印刷
科学出版社发行 各地新华书店经销
*
2023 年 11 月第 一 版 开本：787×1092 1/16
2023 年 11 月第一次印刷 印张：28 1/2
字数：660 000
定价：298.00 元
（如有印装质量问题，我社负责调换）

序

中药质量是中药发挥临床疗效的保障，也是中药产业持续发展的生命线。中药质量研究历来是行业关注的焦点，既是关乎中药产业高质量健康发展的重要因素，又是能让老百姓吃到放心的有效中药的可靠保障。我国自实施"中药现代化科技产业行动计划"以来，中药质量研究有了长足进展，大大提高了中药质量控制水平。但是，由于中医药理论体系的复杂性，这些研究模式、技术方法还难以满足中药质量控制的要求。因此，迫切需要建立符合中医药理论体系和产业特点的质量研究创新理论、研究模式和关键技术。

2016年，我们在多年中药质量研究基础上，针对中药质量存在的共性关键问题，提出了中药质量标志物（quality marker，Q-Marker）的概念与核心理论，并持续开展中药质量标志物理论、研究模式方法以及中药饮片和中药大品种质量标志物的示范研究，创建了中药质量标志物核心理论与关键技术体系，并应用于中药质量研究及中药产业化全程质量控制中。目的是从根本上改变中药质量研究碎片化现象，提高我国中药质量科学研究与质量控制水平，促进中药产业高质量发展。

中药注射剂是一种现代中药剂型，临床应用广泛，在保证人民生命健康中发挥了重要的作用。由于其特殊的给药方式，其安全性有效性格外受到重视。因此，中药注射剂的质量标准和质量控制体系显得尤为重要。对此，国家先后出台了许多有关中药注射剂的文件对中药注射剂的再评价提出了要求。

该书所研究的注射用益气复脉（冻干）是天士力之骄生产的中药注射剂大品种，具有益气复脉、养阴生津的作用，主要用于慢性心力衰竭、心绞痛等疾病的治疗。天士力之骄企业组织有关科研机构和高校，基于质量标志物确定的"五原则"，对注射用益气复脉（冻干）的质量标志物进行了系统辨识；建立了基于质量标志物"点-线-面-体"的理论并结合生物效价评价的多维、多元的质量评价方法；构建了从药材源头到饮片，从提取生产过程控制到制剂生产智能化建设的全过程质量控制体系；基于"效-毒"的关联评价，从提升产品安全性的角度出发，进行了风险评估；建立了药物警戒风险控制体系，实现了从药材质量到成品质量的提升、从市场反馈到质量控制的闭环化管理。该研究作为"中药质量标志物理论创建、关键技术创新及其应用"的重要内容，获得2021年天津市科技进步奖一等奖。

作为首部中药注射剂质量标志物研究专著，该书既是中药质量标志物理论与技术方法在中成药中应用的范例，也是中药注射剂质量研究和质量控制的范例。该书以 Q-Marker 为核心，对注射用益气复脉（冻干）进行了系统研究，相信会对注射用益气复脉（冻干）的临床安全有效使用发挥重要作用，也为具有特殊需求的中药复方制剂的研发评价和质量控制起到很好的参考与示范作用。故乐为序！

中国工程院院士

天津药物研究院名誉院长

终身首席科学家

前　言

药品作为特殊的商品，具有安全、有效、质量一致的基本属性，质量一致是实现药品临床安全有效的重要前提。由于缺少系统的理论指导，长期以来，聚焦到中药质量的本质内涵的中药质量研究处于碎片化状态，成为制约中药质量研究的关键问题。针对上述问题，业内先后提出了指纹图谱、一测多评以及DNA生物测序等技术与方法，为中药质量一致性评价提供了新的思路。在十几年的中药药材、制剂质量，特别是大品种二次开发提升研究的基础上，2016年刘昌孝院士针对中药生物属性、药性、药味及配伍理论等医药体系的特点，整合多学科知识，提出了中药质量标志物（quality marker，Q-Marker）这一核心质量概念，建立了中药质量控制系列共性关键技术，构建中药质量研究新模式。通过代表性中药材、中成药示范性研究，对其质量标准进行了全面的提升。

Q-Marker反映了中药质量本质的科学内涵，既是中药质量的核心概念，又是中药产业的核心概念，是中药行业监管的重要抓手和依据。质量标志物的核心内容基于特有性、可测性、有效性、传递性和中医药理论关联性的"五要素"，既反映了与有效性（安全性）的关联关系，又体现了中药成分的专属性、差异性特征，特别是基于方-证对应的配伍环境，使质量研究回归到中医药理论，体现针对疾病的中药有效性表达方式及其物质基础的客观实质。Q-Marker核心概念有利于反映中药治疗疾病的本质特征；有利于建立专属性、针对性的质量评价方法和质量标准；着眼于中药材、生产、体内全过程的特有、差异、动态变化和质量的传递性、溯源性，有利于建立可传递和溯源的全程质量控制体系。

Q-Marker是以中医药理论为基础，采用系统生物学、化学生物学和化学物质组学等现代研究方法进行的多学科整合研究。自Q-Marker概念提出以来，刘昌孝院士及其团队先后发表多篇文章对其研究方法进行阐述，国内诸多知名专家学者围绕Q-Marker的确定原则，也提出了一些新的研究思路和方法。采用网络药理学、药动学、代谢组学等多种技术去挖掘中药中的Q-Marker。目前，Q-Marker的研究已经在多种中药材和复方制剂（片剂、滴丸、注射剂等）中得到了应用。从中药材及复方制剂中筛选出的Q-Marker，可以用于后续质量评价，特别是通过从药材源头到成品全过程的质量、标准和控制研究，构建可溯源的过程控制方法，Q-Marker的提出对中药产业健康发展具有重大的现实意义。

中药注射剂是由传统中药提取而成的现代制剂，既具有中药的复杂性，又具有注射剂的起效快等特点。研究中药注射剂 Q-Marker 的目的是对注射剂中的物质组分进行鉴定并分析其来源，优选相应的指标建立全程质量控制体系，并应用于原料药材、提取过程及制剂成品等生产过程的质量控制中，通过使用一测多评法、色谱法、指纹图谱等方法来控制 Q-Marker。天津天士力之骄药业有限公司是隶属于天士力医药集团的全资子公司，以心脑血管系列粉针产品为主导，依据 Q-Marker 概念及刘昌孝院士团队的研究成果，在注射用益气复脉（冻干）质量评价方法中引入 Q-Marker，筛选了注射用益气复脉（冻干）的 Q-Marker。同时在对注射用益气复脉（冻干）Q-Marker 实践研究基础上，归纳出中药注射剂的具体研究思路。

注射用益气复脉（冻干）是由红参、麦冬及五味子为组方药材，利用现代工艺精制而成的中药冻干粉针注射剂，其功效为益气复脉、养阴生津，临床上主要用于治疗冠心病劳累型心绞痛及慢性心功能不全等心血管系统疾病。基于中药 Q-Marker 的可传递性和溯源性、成分特有性、有效性、配伍环境以及可测性等要求，基于五原则理论，建立了注射用益气复脉（冻干）的全程质量控制体系。以中药 Q-Marker 为抓手，建立原料药材—制造过程—仓储运输—药物警戒的全生命周期的质量控制体系，极大提高了产品质量。

本书共包括上、中、下三篇，以注射用益气复脉（冻干）为范例，围绕其标志物的发现和确定，分别从绪论、注射用益气复脉（冻干）质量标志物研究和注射用益气复脉（冻干）质量标准及质量控制体系建立3方面进行阐述。本书为注射用益气复脉（冻干）的临床实践及推广应用提供了重要的科学依据，同时为其他中药注射剂质量标志物的研究提供有效的指导。

本书适合从事中药研发、教学、生产的人员和临床工作者使用。

目　　录

上　篇　绪　　论

中　篇　注射用益气复脉（冻干）质量标志物研究

下　篇　注射用益气复脉（冻干）质量标准及质量控制体系建立

上 篇

绪 论

第一章
中药注射剂概况及质量控制现状

    中药注射剂是指遵循中医药理论，结合实践经验，利用先进技术手段从天然药物的单方或复方中提取有效物质精制而成的，可供注入体内的溶液、乳状液、临用前配制为溶液的粉末或浓溶液的灭菌制剂[1]。中药注射剂是我国开创的一种新剂型，是将中医药理论与现代科学技术和生产工艺相结合的产物。中药注射剂相比于传统的中药剂型，提高了生物利用度，加快发挥了药效，可用于急重症的治疗中，改变了中药只适合治疗"慢"病的传统观念，在危急重症治疗领域发挥了传统中药剂型不可替代的作用，成为急诊的基本药物。从1941年我国首支中药注射剂——柴胡注射剂问世，中药注射剂在临床应用中已显现出独特优势。由于价格低廉和效果明显等优点，中药注射剂在临床治疗中的使用量飞速增长，特别是在病毒感染、心脑血管疾病、呼吸系统疾病以及一些急重症等治疗领域有着西药不可取代的地位[2]。自新型冠状病毒肺炎（COVID-19）疫情以来，在无特效药的情况下，中药注射剂得到了临床呼吸和重症科室广大中西医和专家的认可。中华人民共和国国家卫生健康委员会发布的《新型冠状病毒肺炎诊疗方案》（试行第十版）中对于重型、危重型新冠肺炎患者推荐的中药注射剂有喜炎平注射液、血必净注射液、热毒宁注射液、痰热清注射液、醒脑静注射液、参附注射液、生脉注射液、参麦注射液等，主要用于重型气营两燔证、危重型内闭外脱证。中药注射剂在新冠肺炎患者的治疗中发挥的积极作用，使中药注射剂产业迎来前所未有的发展机遇，全世界人民重新认识中医药，为中药注射剂的发展开拓了新空间。本章内容分三节介绍了中药注射剂概况、质量控制现状以及中药注射剂存在的问题及发展趋势。

第一节　中药注射剂概况

    在我国，中药注射剂是在传统中药制剂基础上发展起来的一种现代制剂，特指直接注入人体内的无菌制剂，具有药效迅速、剂量准确、作用可靠、适用于不能口服患者、可局部定位给药和长效作用等优势，它是中药传统给药方式的有益补充。本节从中药注射剂的诞生与发展、中药注射剂现有品种现状、中药注射剂的临床应用及不良反应分析三个方面对中药注射剂的整体情况进行论述。

一、中药注射剂的诞生与发展

    我国乃至全世界第一支中药注射剂柴胡注射液诞生于战乱时期的太行山根据地中，距今已有80余年的历史[3]。当时，医疗水平低下，药品资源处于长期供应不足的状态。在这"缺医少药"的战乱时代，中药在临床上发挥着重要的作用，由于中药的传统剂型大多存在着煎服不便、起效较慢等劣势，所以将中药柴胡通过煎煮蒸馏的方式制备成针剂或注射液应用于临床上，成功应对了流感、疟疾等疾病的蔓延，而后将其正式命名为"柴胡注射液"。从此，中药注射剂的研制逐步成为了中药现代化发展的一个重要方向。20世纪40年代，柴胡注射液的出现标志着中药注射剂的诞生；1954年，武汉制药厂对柴胡注射液重新鉴定，并获准批量生产[4]，成为国内工业化生产的第一个中药注射剂品种。60年代兴起了研究热潮，但进展不大。进入70年代，中药注射剂逐步被人们认识并接受，80年代后中药注射剂又掀起研究热潮，取得可喜的成果，先后研发了参麦注射液、参附注射液、生脉注射液、康莱特注射液等产品。直至90年代，国家出台了《中药注射剂研制指导原则》，此后批准的中药注射剂数量大幅下降[5-6]。据统计，市场上80%以上中药注射剂的批准文号是2002年以前获得的，2004年批准的中药注射剂文号数量远多于2003年，2004年以后批准的中药注射剂数量逐渐下降[7]。目前为止，中药注射剂共130种，其中冻干粉针剂8种，批准文号890条，生产厂家232家。

1963年版《中国药典》第一次收录了4种成分明确的中药注射剂，归于西药部分；1977年版《中国药典》收录中药注射剂24种，是收录品种数最多的一版药典，且首次出现中药复方注射剂。其后至今，经历了数量减少、全部取消又到数量增多的一个过程，截至2020年，《中国药典》收录的中药注射剂为止喘灵注射液、灯盏细辛注射液、注射用灯盏花素、注射用双黄连（冻干）、清开灵注射液5种。历版《中国药典》中药注射剂品种收录情况见表1-1[8]。

表 1-1 历版《中国药典》中药注射剂品种收录情况

版次	药典委员会	年收载数量（种）	收录品种	备注
1953 版	第一届	0	/	未收录
1963 版	第二届	4	羊角拗苷注射液、毒毛旋花子苷 K 注射液、洋地黄毒苷注射液、盐酸麻黄碱注射液	收录于西药部分
1977 版	第三届	24	八厘麻毒素注射液、毛冬青注射液、莪术油注射液、丹皮酚注射液、丹参注射液、亚硫酸氢钠穿心莲内酯注射液、汉肌松注射液、汉桃叶注射液、田基黄注射液、冰凉花苷注射液、灯盏细辛注射液、盐酸农吉利碱注射液、青叶胆注射液、空心莲子草注射液、盐酸八角枫碱注射液、盐酸川芎嗪注射液、盐酸麻黄碱注射液、莪术油乳注射液、益母草注射液、黄藤素注射液、野木瓜注射液、银黄注射液、丁公藤注射液、傣肌松注射液	第一次收录复方中药注射液
1985 版	第四届	1	盐酸麻黄碱注射液	
1990 版	第五届	0	/	未收录
1995 版	第六届	1	止喘灵注射液	
2000 版	第七届	2	止喘灵注射液、注射用双黄连（冻干）	第一次收录冻干粉
2005 版	第八届	4	止喘灵注射液、注射用双黄连（冻干）、清开灵注射液、灯盏细辛注射液	
2010 版	第九届	5	止喘灵注射液、注射用双黄连（冻干）、清开灵注射液、灯盏细辛注射液、注射用灯盏花素	
2015 版	第十届	5	止喘灵注射液、注射用双黄连（冻干）、清开灵注射液、灯盏细辛注射液、注射用灯盏花素	
2020 版	第十一届	5	止喘灵注射液、灯盏细辛注射液、注射用灯盏花素、注射用双黄连（冻干）、清开灵注射液	

二、中药注射剂现有品种状况

（一）中药注射剂品种现状

截至2022年10月，在中国国家药品监督管理局网首页【药品】【药品查询】【国药准字Z】以剂型类别"注射"为关键词进行高级检索，获得批准文号890条。经统计共有中药注射剂130种，用于治疗心脑血管疾病的品种有40个，其中包含冻干粉针剂5种，抗感染药41种，含冻干粉针剂2种；用于肿瘤治疗的有14种；用于呼吸系统治疗的有7种，用于泌尿系统治疗的有1种，用于其他疾病治疗的有27种，2022年中药注射剂的种类见表1-2。

表 1-2　2022 年中药注射剂种类

疾病	主要类别名称 [批准文号数量（种）]	数量（种）	厂家（家）	备注
心脑血管	灯盏细辛注射液（2）、注射用灯盏花素（6）、注射用益气复脉（冻干）（1）、注射用丹参多酚酸（1）、注射用血塞通（冻干）（2）、注射用丹参多酚酸盐（3）、注射用丹参（冻干）（1）、醒脑静注射液（8）、刺五加注射液（9）、参麦注射液（33）、生脉注射液（25）、香丹注射液（99）、脉络宁注射液（1）、红花注射液（29）、苦碟子注射液（2）、血塞通注射液（43）、血栓通注射液（8）、注射用血栓通（冻干）（1）、灯盏花素注射液（25）、冠心宁注射液（9）、疏血通注射液（1）、黄芪注射液（25）、瓜蒌皮注射液（1）、舒血宁注射液（13）、心脉隆注射液（1）、丹红注射液（1）、银杏内酯注射液（1）、银杏二萜内酯葡胺注射液（1）、丹参注射液（64）、注射用红花黄色素（2）、灯盏花素氯化钠注射液（1）、灯盏花素葡萄糖注射液（1）、香丹注射液（99）、丹香葡萄糖滴注液（1）、复方麝香注射液（7）、丹香冠心注射液（5）、毛冬青注射液（2）、丹参滴注液（2）、红花黄色素氯化钠注射液（1）、大株红景天注射液（2）	40	126	冻干粉5种； 前2种纳入《中国药典》； 前29种纳入《国家基本医疗保险、工伤保险和生育保险药品目录（2021年）》；15个独家品种
感染类	清开灵注射液（21）、注射用双黄连（冻干）（5）、益母草注射液（1）、柴胡注射液（68）、双黄连注射液（12）、喜炎平注射液（1）、肿节风注射液（7）、痰热清注射液（1）、鱼腥草注射液（93）、茵栀黄注射液（10）、苦黄注射液（1）、舒肝宁注射液（1）、血必净注射液（1）、清热解毒注射液（7）、复方蛤青注射液（1）、射干抗病毒注射液（6）、退热解毒注射（2）、注射用清开灵（冻干）（1）、羚羊角注射液（1）、田基黄注射液（2）、热可平注射液（1）、桑姜感冒注射液（1）、复方大青叶注射液（7）、白花蛇舌草注射液（6）、清肝注射液（3）、去感热注射液（2）、肝炎灵注射液（2）、复方蒲公英注射液（1）、胆木注射液（1）、穿心莲注射液（16）、黄藤素注射液（7）、野菊花注射液（3）、抗腮腺炎注射液（2）、勒马回注射液（1）、双黄连粉针剂（1）、银黄注射液（7）、鱼金注射液（3）、柴辛感冒注射液（2）、雪上一枝蒿总碱注射液（1）、岩黄连注射液（1）、板蓝解毒注射液（1）	41	110	冻干粉针2种；前2种纳入《中国药典》； 前13种纳入2021年医保目录；18个独家品种
泌尿系统	川参通注射液	1	1	1个独家品种
呼吸系统	止喘灵注射液（1）、喘可治注射液（1）、热毒宁注射液（1）、苦木注射液（2）、板蓝根注射液（37）、复方半边莲注射液（1）、地龙注射液（2）	7	42	第1种纳入《中国药典》；前2种纳入2021年医保目录；4个独家品种

疾病	主要类别名称 ［批准文号数量（种）］	数量 （种）	厂家 （家）	备注
肿瘤	康莱特注射液（1）、华蟾素注射液（2）、艾迪注射液（1）、复方苦参注射液（2）、通关藤注射液（2）、参芪扶正注射液（1）、猪苓多糖注射液（1）、鸦胆子油乳注射液（4）、康艾注射液（1）、蟾酥注射液（4）、乌头注射液（2）、痛安注射液（1）、人参多糖注射液（11）、香菇多糖注射液（2）	14	24	前9种纳入2021年医保目录； 6个独家品种
其他	参附注射液（回阳）（4）、正清风痛宁注射液（风湿）（2）、肾康注射液（肾病）（1）、消痔灵注射液（痔疮）（2）、注射用黄芪多糖（提高免疫力）（1）、伊痛舒注射（镇痛）（3）、丁公藤注射液（风湿）（7）、红茴香注射液（风湿）（2）、夏天无注射液（风湿）（1）、注射用蜂毒（冻干）（风湿）（1）、土贝母皂苷注射液（肿毒）（1）、复方风湿宁注射液（风湿）（2）、鸡矢藤注射液（风湿）（1）、复方当归注射液（妇科）（10）、健骨注射液（风湿）（1）、祖师麻注射液（风湿）（3）、补骨脂注射液（白癜风）（1）、薄芝菌注射液（1）、人参糖肽注射液（糖尿病）（1）、鹿茸精注射液（提气）（16）、雪莲注射液（风湿）（2）、野木瓜注射液（镇痛）（2）、当归寄生注射液（风湿）（1）、驱虫斑鸠菊注射液（风湿）（1）、芍倍注射液（痔疮）（1）、矾藤痔注射液（痔疮）（1）、黄瑞香注射液（风湿关节炎）（1）	27	55	冻干粉1种；前5种纳入2021年医保目录； 15个独家品种
总计		130	232	

（二）中药注射剂的历年政策分析

近年来，中药注射剂反复被引起学界的争议，成为社会民众关注和主管部门监管的焦点，对此，国家先后出台了诸多文件对中药注射剂进行再评价。中药注射剂行业历年政策见表1-3。

表1-3 中药注射剂行业历年政策

时间	部门	政策法规	主要内容	影响
2000	国家药品监督管理局	《关于加强中药注册管理有关事宜的通知》	新药中药注射剂应固定药材产地，建立药材和制剂的指纹图谱标准	中药指纹图谱技术的引入，促进了质量管理水平的提升
2007	国家食品药品监督管理局（SFDA）	《中药、天然药物注射剂基本技术要求》	注射剂中所含成分应基本清楚。多成分制成的注射剂，总固体中结构明确成分的含量应不少于60%，所测成分应大于总固体量的80%；有效成分制成的注射剂，主药成分含量应不少于90%；经质量研究明确结构的成分，应当在指纹图谱中得到体现，一般不低于明确成分的90%	提高了中药注射剂研发的门槛，也为安全性再评价提供了重要依据
2008	卫生部、国家食品药品监督管理局、国家中医药管理局	《中药注射剂临床使用基本原则》	加强生产管理、不良反应监测和召回工作，加强中药注射剂临床使用管理	督促企业加强不良反应监测，整治临床不合理用药
2009	SFDA	《关于开展中药注射剂安全性再评价工作的通知》	提出通过开展生产工艺和处方核查、全面排查分析评价、有关评价性抽验、不良反应监测、药品再评价和再注册等工作，进一步规范行业秩序	中药注射剂的双层保险，规范行业和企业行为

续表

时间	部门	政策法规	主要内容	影响
2010	SFDA	《中药注射剂安全性再评价生产工艺评价等7个技术指导原则的通知》	对生产工艺、质量控制、非临床研究、临床研究、企业对中药注射剂的风险控制能力、风险效益比、风险管理计划等7个方面提出了具体要求	进一步规范和指导中药注射剂安全性再评价工作
2011	SFDA	关于做好2011年中药注射剂安全性再评价工作的通知（国食药监办〔2011〕170号）	保证药品安全为核心，充分发挥省级局和国家局的协同作用，提高中药注射剂的质量和安全水平。分批对中药注射剂开展评价性抽验工作，加强对中药注射剂品种的不良反应监测，并对重点品种组织开展综合评价	提高中药注射剂的质量和安全水平
2011	原中华人民共和国卫生部	卫生部 国家中医药管理局 总后勤部卫生部关于印发《医疗机构药事管理规定》的通知（卫医政发〔2011〕11号）	加强医疗机构药事管理，促进药物合理应用，保障公众身体健康，根据《中华人民共和国药品管理法》《医疗机构管理条例》和《麻醉药品和精神药品管理条例》等有关法律、法规，制定本规定	药事管理和合理用药水平有了很大提高
2012	SFDA	国家食品药品监督管理局 国家发展改革委 工业和信息化部 卫生部关于加快实施新修订药品生产质量管理规范 促进医药产业升级有关问题的通知（国食药监安〔2012〕376号）	切实提高药品生产质量管理水平，促进医药产业持续健康发展	药品生产秩序要得到进一步规范，药品安全保障能力整体接近国际先进水平，药品安全水平和人民群众用药安全满意度显著提升
2012	SFDA	《关于做好2012年度药品电子监管工作的通知》（食药监办〔2012〕85号）	全面实施有关药品品种入网、对部分进口药品实施电子监管、切实加强相关企业药品电子监管实施工作、推进零售药店药品电子监管试点、积极配合医疗机构实施药品电子监管、进一步做好监督检查和技术指导工作	深化医药卫生体制改革，做好2012年度药品电子监管工作
2012	国家中医药管理局	《关于实施基层中医药服务能力提升工程的意见》（国中医药医政发〔2012〕31号）	充分认识实施提升工程的重要性和紧迫性、着力完成基层中医药工作的各项任务、建立健全提升工程的保障机制	提高基层中医药服务能力，更好地满足城乡居民和部队官兵中医药服务需求
2013	SFDA	《国家食品药品监督管理局办公室关于组织开展标准提高后中药注射剂生产情况检查及抽验的通知》（食药监办安〔2013〕35号）	通过对标准提高后中药注射剂品种的检查，进一步完善中药注射剂质量保障体系，强化原辅材料和生产过程的控制管理，提高产品的稳定性和均一性，提高中药注射剂产品质量和安全水平	中药注射剂提高标准，质量可控性和均一性得到较大水平的提高。进一步保证中药注射剂产品质量和安全
2014	SFDA	《食品药品监管总局关于加强中药生产中提取和提取物监督管理的通知》（食药监化监〔2014〕135号）	具备与其生产品种和规模相适应的提取能力、中成药生产企业需要异地设立前处理或提取车间的，需经企业所在地省（区、市）食品药品监督管理局批准、中成药生产企业应对其异地车间或共用车间相关品种的前处理或提取质量负责，将其纳入生产和质量管理体系并对生产的全过程进行管理，提取过程应符合所生产中成药的生产工艺	加强中药提取和提取物的监督管理，规范中药生产行为，保证中成药质量安全有效

续表

时间	部门	政策法规	主要内容	影响
2017	国务院	《关于深化审评审批制度改革鼓励药品医疗器械创新的意见》（厅字〔2017〕42号）	改革临床试验管理、加快上市审评审批、促进药品创新和仿制药发展、加强药品医疗器械全生命周期管理、提升技术支撑能力、加强组织实施	促进药品医疗器械产业结构调整和技术创新，提高产业竞争力，满足公众临床需要
2017	国务院	《国务院关于印发"十三五"国家食品安全规划和"十三五"国家药品安全规划的通知》（国发〔2017〕12号）	加快推进仿制药质量和疗效一致性评价、深化药品医疗器械审评审批制度改革、健全法规标准体系、加强全过程监管、全面加强能力建设	建设健康中国、增进人民福祉的重要内容，是以人民为中心发展思想的具体体现

三、中药注射剂的临床应用及不良反应分析

（一）中药注射剂的临床应用

中药注射剂在临床上具有广泛应用，尤其在治疗呼吸系统疾病、心血管疾病以及肿瘤方面都发挥着重要作用。中药注射剂的品种类型按功能分有活血类、清热类、补益类、抗肿瘤类、抗风湿类、其他类，主要用于抗菌、抗病毒、抗恶性肿瘤、提高免疫力、保护心脑血管系统方面。活血类代表产品有丹参注射液、复方丹参注射液、红花注射液、丹红注射液、血塞通注射液、灯盏花素注射液、灯盏细辛等；清热类代表产品有柴胡注射液、板蓝根注射液、双黄连注射液、清开灵注射液、清热解毒注射液等；补益类代表产品有生脉注射液、参脉注射液、参芪注射液、参附注射液、注射用黄芪多糖注射液等；抗肿瘤类代表产品有乳腺康注射液、复方苦参注射液、艾迪注射液、消癌平注射液；抗风湿类代表产品有野木瓜注射液、复方风湿宁注射液、雪莲注射液、威灵仙注射液、丁公藤注射液等；其他类代表产品有刺五加注射液、复方当归注射液等。

用于治疗呼吸系统疾病的中药注射剂大多数具有清热解毒的功效，可起到抗病毒、抗细菌感染等作用，如板蓝根注射液、双黄连注射液等[10]。在临床治疗中，此类中药注射剂的出现，可以大大减少抗生素的使用[11]。心血管疾病是由心脏或血管发生病变而引起的一种常见疾病，现已居我国慢性病之首。相比于西药，中药更加适于调养。所以，中药注射剂在慢性心功能不全、心律失常、高血压、心肌炎、心绞痛和冠心病等心血管疾病中也有广泛的应用，此类中药注射剂大多具有活血化瘀、益气强心、开窍醒神、通络止痛等功效，如黄芪注射液、丹红注射液、银杏达莫注射液等[12-14]。

肿瘤的治疗是一个世界性的难题，肿瘤尚无一种安全可靠的治愈方法。临床中，主要以手术、放疗、化疗三大方法进行治疗，其副作用极大。抗癌中药注射剂在癌症的治疗中应用广泛，大致可分为祛邪型、扶正型与扶正祛邪兼顾型。祛邪型主要以攻邪抑瘤为主，常见品种有华蟾素注射液[15]、复方苦参注射液[16]、鸦胆子油乳注射液[17]等；扶正型主要以提高免疫力为主，常见品种有参芪扶正注射液[18]、康艾注射液[19]、香菇多糖注射液[20]等；扶正祛邪兼顾型的常见品种有艾迪注射液[21]、康莱特注射液[22]等。抗肿瘤中药注射剂的出现，能够用以直接治疗或者间接辅助治疗肿瘤[23]。

（二）中药注射剂的不良反应分析

中药注射剂在临床使用过程中疗效好，但是同时存在安全隐患。根据《国家药品不良反应监测年度报告（2021年）》，按怀疑药品类别统计，2021年药品不良反应/事件报告涉及的怀疑药品中，化学药品占82.0%、中药占13.0%、生物制品占2.0%，无法分类者占约3.0%（图1-1）。按药品剂型统计，2021年药品不良反应/事件报告涉及的药品给药方式的分布中，注射给药占55.3%、口服给药占37.9%、其他给药途径占6.8%，注射给药中静脉注射给药占90.5%，其他注射给药占9.5%（图1-2）。

目前分析中药注射剂引起不良反应的主要原因如下。

①中药注射剂成分复杂：在有效成分的提取精制过程中，由于制备工艺参差不齐，存在多种杂质不易彻底除去的问题，一旦入血，即易发生过敏反应。附加剂如吐温-80，也是引起中药注射剂临床过敏样反应的一个重要因素[24]。西药注射剂也存在不溶性微粒问题，只不过比中药注射剂要少[25]。

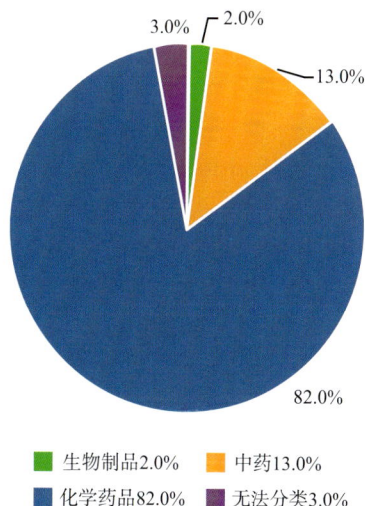

图 1-1　2021年药品不良反应/事件报告涉及药品类别

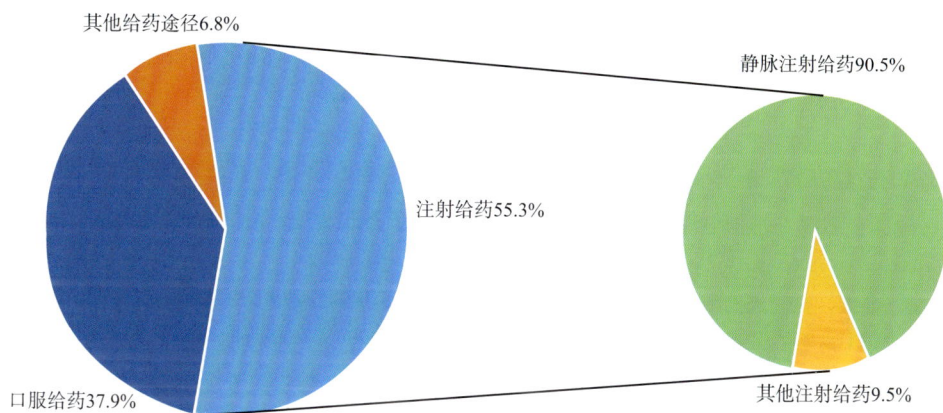

图 1-2　2021年药品不良反应/事件报告涉及给药途径

②从病患角度来说，部分患者或有家族过敏史。

③从医生用药角度来看，存在临床用药不规范现象，如溶媒选择错误、联合用药中出现配伍禁忌，或超剂量使用、超浓度使用[26]、滴注速度不当、加药方法不当等。

④从质量控制角度来讲，中药注射剂大多是20世纪80年代初研制的"地标升国标"品种，当时管理和科技条件受限制，缺乏科学有效的内在质量控制手段，特别是有效成分和杂质成分不清楚，质量检测方法及控制方法专属性差，缺少提取物质量标准、安全性及有毒、有害和致敏成分的质控标准，临床疗效和安全性不能得到充分的保障。

⑤中药注射剂一般都来源于经典验方等口服方剂，改成注射剂后，缺乏体内生物利用度和药代动力学等研究，若以口服剂量直接作为注射剂量，则易产生不良反应[27]。

针对中药注射剂的不良反应，更多专家对其疗效给予肯定，提出中肯的建议。比如中国工程院院士、天津中医药大学校长张伯礼教授表示[28]，中药注射剂上市后再评价研究不仅仅是阶段性验收，需要贯穿产品整个生命周期。也有医师表示[29]，中药注射剂是中国在特殊时期发展出来的一套拥有自主知识产权的医药生产体系，蕴含着几代医学工作者的心血，不能轻易废除。

参 考 文 献

[1]张兆旺.中药药剂学[M].北京：中国中医药出版社，2003：230-234.

[2]阎维维.中药注射液不良反应之探讨[J].中国实用医药，2009，4（20）：254-256.

[3]王珂欣，高丽，秦雪梅，等.中药注射剂色差与安全性研究进展[J].中草药，2019，50（9）：2219-2223.

[4]何勇.中药注射剂不良反应的原因与对策分析[J].安徽医药，2008，12（6）：557-559.

[5]周昕，顾希钧.中药注射剂批准情况与不良反应[J].上海医药，2009，30（8）：363-365.

[6]高颖，郭鹏，张静泽.中药注射剂的研究进展[J].武警医学院学报，2009，18（3）：249-251.

[7]胡中慧，吴纯启，廖明阳，等.中药注射剂的不良反应及安全性再评价基本思路[J].中南药学，2010，8（10）：772-774.

[8]孙世光.中国已上市中药注射剂品种分析报告[J].中国医院药学杂志，2015，35（5）：369-374.

[9]宗云岗.中药注射剂市场现状与用药安全分析[J].中国处方药，2015，13（2）：1-3.

[10]范玉田.对于呼吸系统疾病使用中药注射液的几点思考[J].西部中医药，2015，28（7）：99-101.

[11]黄银凤.常用中药注射剂与各类抗菌药物配伍稳定性问题探讨[J].中外医学研究，2013，11（31）：149-150.

[12]胡稀，韦凤.中药注射剂治疗常见心血管疾病的研究进展[J].临床合理用药杂志，2015，8（26）：172-173.

[13]韦邦.3种中药注射液治疗急性脑梗死的成本-效果分析[J].中外医学研究，2015，13（20）：61-62.

[14]王淳，刘丽梅，宋志前，等.心血管疾病常用中药注射液及相关中药有效组分研究概况[J].中草药，2015，46（15）：2315-2328.

[15]钱生勇.华蟾素注射液治疗晚期恶性肿瘤的临床疗效分析[J].临床医药文献电子杂志，2017，4（97）：19170-19171.

[16]曹雪香.复方苦参注射液缓解恶性肿瘤患者疼痛的临床疗效研究[J].中国医药指南，2018，16（30）：187-188.

[17]刘梦琰，孙健，黄新恩，等.鸦胆子油乳注射液对大肠癌患者的临床疗效及可能机制研究[J].中药材，2016，39（11）：2640-2642.

[18]姜荣华，祝方良.参芪注射液辅助化疗对晚期肺癌患者生存质量的影响[J].中国中医急症，2014，23（2）：335-336.

[19]梁古强.康艾注射液对晚期胃肠道肿瘤患者化疗减毒增效作用及生存质量的影响[J].临床合理用药杂志，2018，11（32）：52-53.

[20]李强.香菇多糖联合抗肿瘤药物的协同增效作用及机制研究[D].武汉：华中科技大学，2017.

[21]田杰，贾玫，陈信义.艾迪注射液对晚期肿瘤患者免疫功能影响的临床观察[J].贵阳中医学院学报，2012，34（4）：80-81.

[22]杨晓玲.康莱特注射液对晚期恶性肿瘤患者生活质量及免疫功能影响的临床观察[J].山西中医，2013，29（11）：20-21.

[23]李娜，汤励雅.中药注射剂在肿瘤患者临床不规范应用的情况分析[J].北方药学，2016，13（4）：156-157.

[24]连传宝，于风平.中药注射剂生产工艺和过敏反应引发的思考[J].临床合理用药杂志，2011，4（4）：153-155.

[25]单文卫，崔嵘，吕强.注射剂安全性研究概述[J].药品评价，2015，12（20）：10-13，25.

[26]侯秀梅.中药注射剂处方用药合理性分析[J].中外女性健康研究，2019（10）：104，153.

[27]刘青，田平林，王砚，等.中药注射剂临床配伍不合理应用情况分析[J].临床合理用药杂志，2018，11（27）：103-104.

[28] 张俊华，郑文科. 张伯礼教授谈中药注射剂相关问题 [J]. 天津中医药，2017，34（6）：361-363.

[29] 黄继斌. 回顾中药注射剂研发的历史，为中药注射剂说一些话 [OL]. [2019-05-14]. https：//zhuanlan. Zhihu.com/p/65459962.

第二节　中药注射剂质量控制现状

中药注射剂是中药发展过程中产生的新剂型，在危急重症治疗领域发挥了重要作用，然而与其他中成药一样，中药注射剂产业也普遍存在着核心竞争力不足，质量参差不齐，以及管理不到位等实际问题[1]。20世纪50年代至60年代，中药注射剂多使用水煎法和水气蒸馏法制备，研制出板蓝根注射液等产品。20世纪70年代，水煎醇沉的方法开始出现，20世纪80年代，制备方法与日俱增，如超滤、冷冻干燥技术等。20世纪90年代后，超滤膜分离技术的高效、环保、节能等特点，克服了中药有效成分传统提取分离方法效率低、有效成分被破坏、溶剂残留、操作工序复杂、生产成本高等一系列缺点，在中药注射剂中的应用越来越广泛[2-3]。其他还有如冷冻干燥技术，具有低温状态去除水分的优点[4]。20世纪末期，指纹图谱技术在中药注射剂质量标准提高中已得到全面成熟的应用[5]。液质-联用等先进技术在药物研究中越来越受到重视，它将色谱法良好的分离能力与波谱法特有的结构鉴别能力相结合，如GC-MS、LC-MS、LC-MS/MS等可提供丰富的多维信息，更适合于中药复杂体系分析的要求，已成为非常有效的药物分离、鉴定和建立表征图谱的手段，成为中药注射剂研究过程质量保障和安全应用的有力体现[6]。这些新技术的应用为药材采集、生产、储运及使用多环节严格控制中药注射剂的质量，深入进行药物基础研究奠定了基础。本节从原料药材、制剂工艺、包装及运输和储藏过程以及中药注射剂质量控制方法的应用建立4个方面对近年来中药注射剂质量控制现状进行综述。

一、原料药材

中药材是中药注射剂生产的原料药材，其品质的优劣直接影响注射剂的质量，是导致其不良反应的主要因素。处方中的原料药材要根据《中国药典》，选择同科、同属、同种的动物和植物药材，才能获得比较一致的疗效。

首先，中药材的质量受品种、产地、采收季节的影响很大，土壤、温度、气候、生长环境、采摘时间、存放时间等不同，造成药物有效成分的含量和毒性也不同。例如，鱼腥草注射液质量标准规定的原料药材应采用鲜鱼腥草，药材从采收到提取之间的时间要求严格控制，如果缺乏质量控制，可能造成药材发霉、变质，带来微生物及毒素等污染，导致严重的不良反应[7]。其次，我国药用资源丰富，地域辽阔，容易出现同品种中药由于产地不同而导致同名异物及品种混乱等问题，原料药材选用不当容易发生不良反应。因此，统一和稳定中药注射剂原材料的质量要求，规范生产环节，是提高质量控制标准。再次，严格执行中药材生产质量管理规范（good agricultural practice，GAP）。为提高中药注射剂的质量，除了按照药品生产质量管理规范（good manufacturing practice，GMP）要求生产外，建立GAP基地，保证药材的可靠性和稳定性，从源头上为中药注射剂质量提供保障也是重要环节。

二、制剂工艺

（一）制备工艺

中药材的来源、产地和化学成分十分复杂，即使经过分离和纯化，其中的有效成分有待明确，是中药注射剂制备工艺中的难点。不同生产厂家、不同生产批号的中药注射剂之间，各个生产步骤的工艺条件不同，批间操作一致性差，缺乏高效可控且统一的原辅料质量控制标准，导致中药注射剂质量难以保证均一稳定。另外规范配伍与单味煎煮、规范煎煮时间、规范加水量、规范水质、规范容器材质，改进衡量提取质量的标准，提高中药注射剂生产设备管道质量，实行规范化流水作业，是否使用先进的中药提取、减压浓缩、干燥等设备直接影响其安全性。

采用水煮醇沉等传统方法从药材中提取有效成分，无法区分有效成分的特性，鞣质、蛋白质等杂质难以除去，影响注射剂澄明度。目前，以微孔滤膜、超滤技术等新工艺生产中药注射液，能够解决制剂中的各种微粒、细菌、热源、大分子溶质的问题，大大提高产品的质量。采用截留分子量为1万至3万道尔顿的超滤膜，基本保证有效成分的通过，将分子量数万的杂质和热原阻截，达到去除杂质、保留有效成分的目的，具有有效成分破坏少、能量消耗少、工艺流程短等优点[8]。近年来，近红外光谱技术在线质量控制方法也得到应用[9]，针对中药注射剂生产中的提取、精制、配液等关键环节，将传感器、计算机信息处理、光谱等多种技术集成于中药注射剂生产中，采用高效的分析方法，对生产的各关键环节、中间体以及成品进行快速质量分析检测，实现在线质量控制，有利于提高产品质量。

（二）制剂辅料

中药注射剂在生产过程中，为了提高有效成分的稳定性和溶解度，减少临床使用时的疼痛，通常加入增溶剂、抗氧剂、局麻剂等，这些辅料在进入机体后可能与中药成分发生反应形成致敏原，产生局部刺激、增加溶血和过敏等不良反应的发生率。部分药用辅料的纯度不符合注射级别的规定，也增加了临床用药的安全风险。据统计，在70种中药注射剂的标准中，标明含有添加剂的仅有41种，其中24种注射剂含有增溶剂聚山梨酯-80（Tween-80），17种注射液含有止痛剂苯甲醇[10]。Tween-80是通用的增溶剂，对中药注射剂中的无效成分也能产生增溶效果，但在制备工艺中的加热环节会产生毒性降解产物，如2-氯乙醇、甘二醇等[11]。Tween-80的用量不一，用量较大时可能产生过敏反应，是鱼腥草注射液的致敏原[12]。通过对抽检的42种中药注射剂采用硫氰酸钴铵法进行检测，结果表明Tween-80含量为0.07%～0.59%[13]。对其溶血作用的研究表明[14]，当浓度为0.1%时，家兔静脉注射及体外实验均无溶血现象，浓度达0.25%时，体外实验开始出现溶血，体内实验在静脉注射5 d后出现溶血现象。何永亮等[15]对Beagle犬前肢静脉滴注含有或不含0.3% Tween-80的生理盐水和热可宁注射液，观察犬的过敏反应、体温变化和心电图变化。结果显示含0.3% Tween-80的生理盐水组和含0.3% Tween-80的热可宁注射液组中，受试犬均出现3级以上过敏反应，并伴有体温下降和心率加快的症状，停药后100～300 min内过敏症状消失，表明Tween-80可致犬过敏。降低辅料对安全性的影响也日渐引起了中药注射剂生产厂家的重视。

（三）工艺过程残留物质

中药注射剂在制备工艺过程的残留物质，包括未完全过滤而残存的，久置后凝聚形成的高分子量物质及转化形成的有关物质等都可直接引起热原反应。赖宇红等[16]对注射用丹参进行分析，结果表明，是否经过SephadexG10柱色谱的批间差异非常明显，两批注射剂发生的临床反应明显大于其他批次，豚鼠急性毒性实验的结果与此类似。残留溶剂是在注射剂制备过程中使用的有机挥发性化合物，增加药物的毒副作用，影响制剂的长期稳定性。

（四）工艺过程不溶性颗粒

中药注射剂鞣质、淀粉、蛋白质等以胶态形式存在于药液中，药物与输注液体配伍后发生氧化、聚合反应，或由于酸碱度改变，使生物碱、皂苷等析出，产生大量的不溶性微粒，导致热原阈值提高，人体输液后产生热原反应，出现寒颤、发热现象。谭晓安等[17]对8种常用中药注射液的不溶性颗粒进行考察。结果表明，原药的不溶性颗粒检查合格，但原药经过稀释处理后，不溶性颗粒的含量大幅增加，可能是注射剂中添加的某些助溶成分在稀释后使药物的溶解性发生了变化，或是在稀释后发生了水解或氧化反应而导致颗粒含量的增加。

三、包装及运输和储藏过程

中药注射剂除对生产工艺、生产质量等严格要求外，包装过程更不容忽视，这也是中药注射剂质量问题的关键环节。采用严格的灌封与灭菌方法，合格的包装材料，研制新型的适合不同性质注射剂的包装材料是质量控制的重要部分。另外产品质量在贮藏运输过程中容易受到外界温度、湿度、强光等环境因素的影响都可能造成不良事件。

四、中药注射剂质量控制方法的应用

（一）中药注射剂安全性质量控制方法

中药注射剂在疗效确切、使用量增加的同时，由于化学成分复杂、药效物质基础及作用机制不明确、质量标准不完善等原因[18]，相关药物毒害事件频发，药品不良反应（ADR）/药品不良事件（ADE）报告数量居高不下。分析发现中药注射剂的不良反应有多发性、普遍性、多样性、不确定性以及差异性等特点[19]。中药注射剂的安全性问题是其能否进一步发展的关键，自2006年出现鱼腥草注射液不良事件后，双黄连注射液、刺五加注射液、茵栀黄注射液又陆续发生问题，使得中药注射剂的安全性受到严重质疑。因此，为保障中药注射剂的安全性，必须加强质量控制。目前，中药注射剂安全性再评价工作已取得一定阶段性成果，逐步增强了对中药注射剂质控体系的管理，有望减少不良反应的发生，有利于中药注射剂的临床推广和应用。中药注射剂安全性质量控制的方法主要有以下几个方面：

1. 热原及细菌内毒素检测

热原是注射剂安全性质量检验的重要指标之一。药剂学上的"热原"通常是指细菌性热原，注射后能引起特殊的致热反应。致热能力最强的是革兰氏阴性杆菌的代谢产物。内毒素是革兰氏阴性细菌细胞壁的脂多糖，极微量的内毒素进入人体即可引起发热反应，大剂量则可引发机体的休克、弥散性血管内凝血、多器官衰竭等反应，甚至导致死亡[20-21]。故应严格控制注射液中内毒素的含量，保证注射液的安全性。中药注射剂由于成分复杂，影响因素多，极易对细菌内毒素与鲎试剂的反应产生干扰，因此热原检查一般首选家兔法。国家药典委员会发布的"注射剂安全性检查法应用指导原则"规定热源检查做适用性研究，求得对家兔无毒性反应、不影响正常体温和无解热作用的剂量。

另外，美国 Endosafe 公司已推出"体外热原试验检测法"[22]，其中包括了革兰氏阳性热原对照。《欧洲药典》（EP7.0）于2010年首次收录的单核细胞活化反应（monocyte activation test，MAT）测定法可用于检测热原。我国也将该方法增订在《中国药典》（2020年版）四部9301注射剂安全性检查法应用指导原则中，作为热原检查的补充方法。中药注射剂所受污染途径较多，在种植、采收、贮存、加工等环节均易受到污染，再加上化学成分复杂，导致其中外源性热原物质类型较化学药品注射剂更为复杂多样，并不仅限于内毒素。因此，在中药注射剂生产的各个环节中，必须采取热原专项控制管理措施，同时也要加强对细菌内毒素之外的热原的基础研究。

2. 大分子有关物质检测

注射剂的有关物质系指中药材经提取、纯化制成注射剂后，残留在注射剂中的可能含有并需要控制的物质。例如，蛋白质、鞣质等微量大分子物质易在中药注射剂制备过程中残存，它们可能是引起中药注射剂不良反应的重要原因[23]。因此，寻找灵敏、可靠、专属性强的有关物质检测方法，对严格控制中药注射剂质量、提高中药注射剂的用药安全尤为重要。有文献报道以标准蛋白为对照，建立了高效液相体积排阻色谱（HPSEC）法测定中药注射液中大分子物质的方法，选择20批喜炎平注射液和20批苦木注射液，均未检出相对分子质量大于1638的大分子物质[24-25]。白光灿[26]采用柱切换技术建立二维高效液相色谱（HPLC）法，对清开灵注射液、痰热清注射液、灯盏花注射液等28种45个批次中药注射剂的大分子蛋白进行检测，检测结果显示均合格。此外，也考察了中药注射剂中 Tween-80 的浓度对该检测方法的影响，明确该方法对 Tween-80 的耐受浓度为8%，而市售中药注射剂中 Tween-80 的浓度为0～2%，远低于8%，表明该法在一定程度上可避免由增溶性辅料而出现的假阳性结果，可用于快速准确地检测大部分中药注射剂中的大分子蛋白。

3. 重金属及有害元素测定

中药注射剂多为静脉注射或肌内注射给药，可认为对重金属及有害元素近于完全吸收，而重金属及有害元素是引起中药注射剂不良反应的因素之一。因此，研究人员也在不断探索重金属及有害元素的检测方法，并确定其质量控制限量。梁佳[27]等建立电感耦合等离子体–质谱（ICP-MS）法，可同时测定中药注射液中17种元素（Li、Al、V、Cr、Fe、Co、Ni、Cu、As、Ag、Cd、Sn、Sb、Ba、Hg、Pb、Bi）含量，实现了多元素的同时测定，并拟定了该品种中17种元素的限度，为其他中药注射剂中残留重金属及有害元素的检测提供了参考，为相关药品的风险监控提供了有效方法。

4. 不溶性微粒测定

中药注射剂由于其药物成分组成特点，含有未彻底去除的蛋白质、鞣质、树脂、色素等杂质，配伍使用时容易产生大量的不溶性微粒，引起不良反应。王永林等将9种中药注射剂分别与5%葡萄糖注射液、0.9%氯化钠注射液配伍，配伍液的不溶性微粒起初几乎没有增加，甚至大多有减少趋势；随着放置时间延长至4 h时，多数配伍液中的不溶性微粒逐渐增加[28]。推测原因为配伍液放置一段时间后，部分细小的微粒会复溶，但长时间的放置，各种理化反应又使得微粒增多。因此，中药注射剂要重视配伍稳定性研究，一般可静置一段时间后再进行输注，并在配制完成后1 h内输完。

5. 致敏物质的检测

目前国内外用来评价IgE介导的Ⅰ型超敏反应风险的方法包括[29]：主动皮肤过敏实验（active cutaneous anaphylaxis，ACA）、被动皮肤过敏实验（passive cutaneous anaphylaxis，PCA）、主动全身过敏反应实验（active systemic anaphylaxis，ASA）。中国国家食品药品监督管理总局发布的《药物刺激性、过敏性和溶血性研究技术指导原则》中，对静脉注射剂Ⅰ型过敏反应，推荐使用主动全身过敏实验和被动皮肤过敏实验模型。对类过敏反应，以往国外有采用体外肥大细胞组胺释放来评价。梁爱华课题组[30-31]等利用小鼠耳廓蓝染的技术评价中药注射剂的类过敏致敏性，效果比较显著。另外体外细胞类过敏模型相对于动物致敏模型成本较低、灵敏度、重复性较高而广泛应用于过敏及类过敏反应的初步评价[32-34]。以往研究[35-37]表明，大鼠嗜碱性粒细胞白血病细胞（RBL-2H3）、小鼠肥大细胞瘤细胞（P815）、人外周血嗜碱性白血病细胞（Ku812）是最常用于体外评估药物过敏及类过敏反应的模型。RBL-2H3和Ku812细胞虽源于嗜碱性白血病细胞株，但具有肥大细胞相似的生物学特性，在外界致敏源刺激的条件下都能释放组胺、β-氨基己糖苷酶等生物活性物质。

（二）中药注射剂化学成分的质量控制方法

1. 指纹图谱技术的应用

中药注射剂化学成分的多样性和复杂性是其发挥疗效的物质基础，同时也是质量评价的重点与难点[38]。中药指纹图谱是基于对中药物质群体作用的认识，将中药材或中药制剂处理后，借助分析手段，获得能反映中药主要有效成分或指标成分的共同特征的色谱图或光谱图，其最显著的特点是信息量大、特征性强和具备整体性，适用于中药及其制剂的多组分复杂体系的整体描述和评价[39]。20世纪70年代，指纹图谱技术开始应用于天然药物的质量控制[40]，2000年国家药品监督管理局颁布《中药注射剂指纹图谱研究技术要求（暂行）》，要求中药注射剂建立指纹图谱检测标准，2002年国家药典委员会发布《中药注射剂色谱指纹图谱实验研究技术指南（试行）》。经过20余年的发展，中药指纹图谱技术在中药注射剂质量控制和评价标准提高中的应用日趋成熟，对保障药品的安全有效具有重要意义。目前，指纹图谱的检测方法有薄层色谱（TLC）、高效毛细管电泳（HPCE）、气相色谱（以GC、HPLC、UPLC为主的色谱法），红外（IR）、紫外（UV）、核磁共振（NMR）及X射线衍射（XRD）等光谱法，以及色谱-质谱（MS）联用技术。还有学者通过DNA技术，从生物学角度阐释中药的指纹信息[41]。

2. 色谱法

（1）GC法

在中药挥发性成分的鉴别中GC指纹图谱技术有较高的应用价值，如姚静等[42]采用GC-氢火焰离子化检测法，建立香丹葡萄糖注射液中降香挥发油的指纹图谱，并对其挥发油成分苦橙油醇进行定量研究，从多批香丹葡萄糖注射液中标示出降香的7个指纹特征峰，多批样品相似度均大于0.9，表明样品批次之间差异较小，质量较稳定，该方法为有效控制香丹葡萄糖注射液的质量提供了参考依据。

（2）HPLC法

HPLC具有高效、高灵敏度、应用范围广、载液流速快、色谱柱可反复使用等优点，适用于挥发性低、热稳定性差、相对分子质量大的高分子和离子型化合物，是目前指纹图谱检测中应用频率最高的检测方法，已成为中药质量控制必不可少的检测手段。

（3）UPLC法

UPLC技术的出现使得液相指纹图谱的分离度和灵敏度进一步提高，缩短了检测时间，弥补了HPLC法的不足，是中药注射剂质量控制研究中重要的分析方法。如柴瑞平等采用UPLC-二极管阵列检测（DAD）法建立了生脉注射液指纹图谱及多成分含量测定方法，选取五味子醇甲为参照峰，并使用中药色谱指纹图谱相似度评价系统对指纹图谱进行相似性评价。该方法将模糊鉴别与精准定量分析相结合，能系统快速地对生脉注射液进行质量评价[43]。

（4）HPCE法

HPCE法是由凝胶电泳技术发展而来的一种新型分离、分析电用技术，是对HPLC的补充，具有分离模式多、分析时间短、分离效率高、色谱柱价格低廉及易清洗等优点。

3. 光谱法

紫外、红外指纹图谱在多组分混合物分析中具有更高的分辨率，检测成本低，仪器易于操作。由于样品前处理方法简单，可直接分析中药样本，不仅环保，还降低了有机试剂与中药有效成分发生副作用的可能性，被广泛地应用于中药质量研究领域[44]。紫外指纹图谱能够鉴别结构差异很大或结构相似的化合物，可同时测定多种组分，具有检测限低、灵敏度高等优点[45]，可用于产品质量一致性评价研究等方面。

4. 质谱联用的技术

新兴技术结合的产物——指纹图谱联用技术，具有集2种及以上分析仪器优势的特点，以近年来发展的化学计量学和已有的色谱波谱标准库为工具，对大部分中药的化学成分进行定性、定量研究。随着GC-MS、UPLC-MS、HPLC-MS、毛细管电泳（CE）-MS等联用技术的推广，扩展了指纹图谱的分析范围，丰富了化学信息，使得中药指纹图谱技术更趋完善。褚延斌等[46]首次建立注射用益气复脉（冻干）的UPLC-QTOF-MS指纹图谱，并确定18个共有峰，其中15个来自红参，3个来自麦冬；根据对照品和参考文献定性指认了其中16个色谱峰；28批注射用益气复脉（冻干）的相似度均在0.970以上，说明产品质量稳定。

5. 指纹图谱结合模式识别技术

近年来，针对中药注射剂指纹图谱的评价方式，化学计量学和模式识别等数据统计分析方法发展迅速，已逐渐应用于中药注射剂指纹图谱数字化信息的挖掘和解读。一般是利用相对保留时间和相对峰面积这2个核心参数，结合化学计量学和模式识别等统计手段对指纹图谱进行质量评价，提高了指纹图谱的准确度，有利于从多维角度综合分析中药质量。

6. 化学指纹图谱与生物评价联用

中药注射剂中化学成分种类较多、含量差异大，常规化学测定法对其分析不够全面，并且对大分子物质，如致热原等无法检测，化学指纹图谱技术可以体现中药注射剂质量的化学差异，快速、灵敏地评价其质量一致性与稳定性。有研究者认为，在化学标准化不能实现的情况下，生物评价可作为植物制品质量评价的方法[47]。

7. 一测多评法结合指纹图谱技术

为保证中药注射剂的质量可控、安全有效，须尽可能明确其中的化学成分，采用多指标定量的质控方法，对提高注射剂质量控制标准、确保临床应用安全以及中药注射剂的二次开发利用意义重大。中药多指标成分的同步质量评价模式已成为研究人员关注的热点，但难点在于如何兼顾评价方法的准确性和整体性。色谱指纹图谱可体现中药化学组成的整体性，但常规指纹图谱侧重整体相似度评价，不能直接反映指标性成分的含量，由此业界认为将多成分定量与指纹图谱技术结合能兼具整体性和准确性[48]。传统多指标定量分析通常需要多个相应的对照品，有的对照品分离难度大、成本高昂且供应受限[49]。王智民团队首次提出了一测多评（QAMS）法，即以样品中某一成分（对照品价廉、易得）为内参物，通过计算待测成分间的相对校正因子，仅测定一个成分就可实现多指标的定量分析，该法能实现多指标质量控制，又能解决对照品缺乏或昂贵的难题[50]。

8. 谱效关系整合指纹图谱技术

指纹图谱中化学指标成分的含量与生物活性、药效之间不一定直接相关[51-53]。中医药理论认为，中药药效是众多药物配合所含物质群的整体作用结果。以中医药理论为基础，最大限度地获取并整合中药指纹图谱表征的中药化学成分变化信息，应用生物信息学方法，将指纹特征和药效相关联，这种相互关系即中药学中的"谱效"关系[54]。其研究模式是采用各种光谱、色谱和质谱等技术构建化学指纹图谱，进行药效试验，评价中药药理学活性，通过数理统计将化学和生物学信息进行关联度分析[55]，利用中医药理论体系，建立与药效相关的中药化学指纹图谱数据库，有利于明确中药药效物质基础、作用机制和配伍规律，使中药质量评价方法更具有针对性和广泛性。

9. 基于"689"原则的中药注射剂物质基础研究

中药注射剂中的成分复杂多样。为临床用药安全，对中药注射剂的评估需要建立比其他药物制剂更高的技术要求。2007年出台的《中药、天然药物注射剂基本技术要求》[56]，对中药注射剂的选题立项、药理学研究、毒理学研究、临床研究等提出了更高要求。在质量研究方面规定：注射剂中所含成分要基本清楚，需要对注射剂总固体中所含成分进行系统的化学研究；有效成分制成的注射剂，单一成分的含量应不少于90%；多成分制成的注射剂，总固体中结构明确成分的含量应不少于60%，所测成分应大于总固体量的80%；原料（药材、饮片、提取物、有效部位等）、中间体、制剂均应分别研究建立指纹图谱，并应进行原料、中间体、制剂指纹图谱的相关性研究；经质量研究明确结构的成分，应当在指纹图谱中得到体现，一般不低于已明确成分的90%；处方中含有毒性成分或已上市单一成分药品的，应测定其含量，规定含量的上下限。"689"的原则提高了中药注射剂研发的门槛，较之前"成分不清、标准不明"有了相当大的进步，为安全性再评价提供了重要依据。

参 考 文 献

[1] 褚延斌，苏小琴，李德坤，等.中药注射剂质量控制研究进展[J].药物评价研究，2018，41（3）：345-353.

[2] Li D K，Li Z，Peng F，et al. Ultrafiltration process yield study on aqueous solution of total ginsenosides[J]. Natural Product Communications，2022，17（5）：193.

[3] 闫治攀，武瑞洁.超滤膜分离技术在中药制剂生产中的应用进展[J].中成药，2018，40（7）：1571-1575.

[4] 王岩，华海婴，刘琳.冷冻干燥工艺在红花注射剂中的应用[J].中医研究，2008，21（11）：21-23.

[5] 聂黎行，石上梅，翟为民，等.指纹图谱技术在中药注射剂标准提高中的应用[J].中成药，2015，37（3）：607-611.

[6] 翟新房，赵焕虎，杨册，等.基于液质联用–模式识别方法分析不同产地的绞股蓝皂苷[J].中草药，2019，50（13）：3193-3199.

[7] 刘红宇，廖建萍，刘绍贵.常用中药注射剂不良反应及其成因、对策分析[J].中国药业，2011，20（16）：53-54.

[8] 刘睿.中药注射剂质量控制的研究进展[J].中国执业药师，2013，10（3）：37-42.

[9] 张路，冯明建，朱海芳，等.近红外光谱技术在中成药质量控制中的应用进展[J].中国药物评价，2013，30（4）：204-206，213.

[10] 闫位娟，王建农，邵立军.42种中药注射剂中吐温80定性定量测定[J].第四军医大学学报，2009，30（21）：2366-2369.

[11] 国家药典委员会.中华人民共和国药典（2010年版）二部[S].北京：中国医药科技出版社，2010：87-88.

[12] 谭瑾，宋民宪，傅超美，等.中药注射剂标准中辅料的使用及含量测定指标的统计[J].华西药学杂志，2008，23（3）：376-377.

[13] 吴毅，梁成罡，金少鸿，等.SEC-ELSD法测定中药注射液中聚山梨酯80的含量[J].药物分析杂志，2008，28（1）：12-15.

[14] 王庆利，彭健.聚山梨酯80的安全性研究进展[J].毒理学杂志，2006，20（4）：262-264.

[15] 何永亮，易勇，王红星，等.含吐温-80中药注射液对犬致过敏的研究[J].中药药理与临床，2005，21（1）：55-56.

[16] 赖宇红，童惠贞，张肖群，等.注射用丹参分子排阻色谱及指纹图谱差减分析[J].中药新药与临床药理，2009，20（4）：376-379.

[17] 谭晓安，肖克岳，贺书武.8种常用中药静脉注射液微粒情况考察[J].中南药学，2007，5（1）：47-50.

[18] 侯湘梅，岳洪水，张磊，等.中药质量一致性评价探讨[J].药物评价研究，2016，39（1）：38-45.

[19] 潘继勋.中药注射剂不良反应的特点与临床合理用药分析[J].北方药学，2015，12（11）：104-105.

[20] 潘继勋.中药注射剂不良反应的特点与临床合理用药分析[J].北方药学，2015，12（11）：104-105.

[21] 党京丹.细菌内毒素的研究及临床应用[J].山西医药杂志，2014，43（7）：771-773.

[22] 彭国平，李存玉.中药注射剂安全性的分析与思考[J].南京中医药大学学报，2019，35（6）：744-751.

［23］段为钢，李奇峰，柯瑾.中药注射剂有效性及"毒性"的物质基础分析［J］.医学与哲学（临床决策论坛版），2011，32（8）：56-57，60.

［24］刘尧奇，刘艳红，李志勇，等.喜炎平注射液中大分子物质的高效液相体积排阻色谱法测定［J］.时珍国医国药，2019，30（6）：1365-1367.

［25］刘艳红，刘尧奇，刘地发，等.高效液相体积排阻色谱法测定苦木注射液中大分子物质［J］.中国药师，2019，22（2）：353-355.

［26］白光灿.二维高效液相色谱法检查中药注射剂中大分子蛋白的研究［D］.北京：北京中医药大学，2018.

［27］梁佳，王章伟，邓双炳，等.ICP-MS法测定喜炎平注射液中重金属及有害元素［J］.中草药，2019，50（24）：6002-6008.

［28］王永林，夏春丽，佘凡，等.9种常用中药注射剂与输液配伍的不溶性微粒测定［J］.临床医学研究与实践，2019，4（22）：24-26.

［29］Richard W，Fanny S D. Drug allergy［J］. Allergy Asthma Cl Im，2011，7（11）：S10.

［30］梁爱华，李春英，刘婷，等.中药注射剂的类过敏实验动物模型和实验方法研究［J］.世界科学技术（中医药现代化），2010，12（6）：998-1004.

［31］陈梦，李伟，王雪，等.药物类过敏反应发生机制及临床前评价方法研究进展［J］.中国新药杂志，2017，26（1）：51-59.

［32］McNeil B D，Pundir P，Meeker S，et al. Identification of a mast-cell-specific receptor crucial for pseudo-allergic drug reactions［J］. Nature，2015，519（7542）：237-241.

［33］Xu Y B，Liu C Y，Dou D Q，et al. Evaluation of anaphylactoid constituents *in vitro* and *in vivo*［J］. International Immunopharmacology，2017，43：79-84.

［34］Antunes M A，Abreu S C，Damaceno-Rodrigues N R，et al. Different strains of mice present distinct lung tissue mechanics and extracellular matrix composition in a model of chronic allergic asthma［J］. Respir Physiol Neurobiol，2009，165（2-3）：202-207.

［35］Passante E，Ehrhardt C，Sheridan H，et al. RBL-2H3 cells are an imprecise model for mast cell mediator release［J］. Inflamm Res，2009，58（9）：611-618.

［36］Chan C L. Effects of Taiwan medicinal plants on asthmatic mediators releasing in mouse mastocytoma cell line P815［D］. TaiNan：National Cheng Kung University，2008.

［37］Karasuyama H，Mukai K R，Tsujimura Y，et al. Newly discovered roles for basophils：a neglected minority gains new respect［J］. Nat Rev Immunol，2009，9（1）：9-13.

［38］何自会，王青，刘沫，等.中药注射剂质量控制研究进展［J］.中国医药工业杂志，2021，52（5）：599-610.

［39］马丽娜，张岩，陶遵威.色谱分析技术在中药指纹图谱研究中的应用［J］.药物评价研究，2012，35（1）：58-62.

［40］王静.中药注射剂不良反应分析［J］.心理医生，2017，23（23）：84-85.

［41］许腊英，石琪，余倩倩，等.中药乌梅炒炭前后DNA指纹图谱的研究［J］.中成药，2012，34（1）：1-3.

［42］姚静，张超，桂新景，等.香丹葡萄糖注射液中降香的GC指纹图谱及挥发油成分苦橙油醇的定量研究［J］.中医药临床杂志，2018，30（11）：2161-2165.

［43］柴瑞平，路娟，吕欣锴，等.生脉注射液UPLC特征指纹图谱及11种成分定量分析［J］.中国现代中药，2019，21（4）：498-503.

［44］刘丽，徐宁.基于光谱技术的中药质量控制研究进展［J］.发酵科技通讯，2019，48（2）：85-93.

［45］Rocha F S，Gomes A J，Lunardi C N，et al. Experimental methods in chemical engineering：ultraviolet visible spectroscopy—UV-Vis［J］. Can J Chem Eng，2018，96（12）：2512-2517.

［46］褚延斌，苏小琴，周学谦，等.基于液质指纹图谱和化学模式识别的注射用益气复脉（冻干）质量综合评价研究［J］.中草药，2018，49（10）：2410-2419.

[47] Agarwal A，D'Souza P，Johnson T S，et al. Use of *in vitro* bioassays for assessing botanicals[J]. Curr Opin Biotechnol，2014，25：39-44.

[48] 王涛，张慧，赵丹，等.丹参波长叠加指纹图谱及多指标成分测定研究[J].中国中药杂志，2019，44（2）：338-343.

[49] 陈晨.一测多评法在中药成分测定中的研究进展[J].医药卫生，2016，4（2）：279.

[50] 王智民，钱忠直，张启伟，等.一测多评法建立的技术指南[J].中国中药杂志，2011，36（6）：657-658.

[51] Xie P S，Leung A Y. Understanding the traditional aspect of Chinese medicine in order to achieve meaningful quality control of Chinese materia medica[J]. J Chromatogr A，2009，1216（11）：1933-1940.

[52] Yan D，Li J X，Xiong Y，et al. Promotion of quality standard of herbal medicine by constituent removing and adding[J]. Sci Rep，2014，4：3668.

[53] Wang L，Zhou G B，Liu P，et al. Dissection of mechanisms of Chinese medicinal formula Realgar-*Indigo naturalis* as an effective treatment for promyelocytic leukemia[J]. Proc Natl Acad Sci USA，2008，105（12）：4826-4831.

[54] 戚进，余伯阳.中药质量评价新模式："谱效整合指纹谱"研究进展[J].中国天然药物，2010，8（3）：171-176.

[55] 郭力，康文艺.中药化学[M].北京：中国医药科技出版社，2015.

[56] 国家食品药品监督管理局.中药\天然药物注射剂基本技术要求[EB/OL].［2020-03-04］. https：//www.nmpa.gov.cn/xxgk/fgwj/gzwj/gzwjyp/20071206120001186.html.

第三节　中药注射剂存在的问题及发展趋势

随着科学技术的发展与进步，中药注射剂在危、急重症临床科室得到越来越广泛的应用，涵盖心内科、骨外科、儿科、呼吸消化科及传染科等科室的用药。主要品种包括心脑血管类、清热解毒类、补益类、抗肿瘤类、抗风湿类等许多品种。然而在临床广泛使用的过程中，中药注射剂也存在原料药质量不稳定、成分复杂、处方不合理、制剂工艺不规范、质量标准不完善、临床使用不当等问题[1]。本节综述概括了药材、中药注射剂成分、工艺过程、质量体系、生产过程控制标准、含量测定标准、药效物质基础、临床使用、质量研究等方面的问题。

（一）药材质量不易控制

中药应用历史悠久、地域广泛，同名异物、同物异名现象严重，导致中药材真伪混淆，非药用部分常被纳入药用，药物种植环境、采收季节、加工炮制、储存与运输等因素均可影响药材质量。药材质量参差不齐将直接影响到中药注射剂质量的稳定性与均一性，进而影响ADR的发生率。

（二）中药注射剂成分复杂

中药作为天然药物，所含成分复杂，目前能确定的成分多种多样，包含诸多蛋白质、淀粉、鞣质、树脂、挥发油、色素、载液等，尚有许多未知成分存在，且未经过严格的药理学、毒理学评价，以上成分进入血液后，可能刺激机体产生抗体或致敏淋巴细胞，当再次接触该抗原时将发生过敏反应。

（三）工艺过程不溶性微粒不可控

中药注射剂虽经过现代工艺技术分离与提纯，但受提取分离技术水平限制，纯化水平尚难达到高标准，一些大分子杂质，如鞣质、淀粉、蛋白质、树脂等不溶性微粒难以完全去除，且不能在体内代谢。某些杂质作为半抗原物质，更易与血浆蛋白结合形成高致敏原，极易引发过敏反应、炎症反应、血小板减少、静脉炎、肺水肿、肉芽肿、栓塞、肿瘤、热原样反应，甚至过敏性休克等。此外，增溶剂、稳定剂等辅料的添加亦将影响中药注射剂的疗效及安全性。

（四）质量标准体系不够完善

完整的标准体系既要有药品质量控制标准（包括质量指标、检测方法、生产工艺等技术性标准），也要有相关的监督管理法律法规。目前中药注射剂有关法规文件数量多，内容杂，形式分散、不系统，而且法律效力也不够强。比如，赵燕等[2]对129个中药注射剂品种标准及收载情况进行溯源发现，有的既在部颁或地标升国标收载，又在试行标准收载或局颁标准收载，如复方康香注射液；个别中药注射剂既在部颁标准收载，又在地标升国标收载，如板蓝根注射液，这些情况意味着同名称的中药注射剂，不同企业之间执行着不同标准。

（五）生产过程控制标准不够细化

文竹等[3]研究发现，不同厂家、不同批号的中药注射剂之间由于在提取、浓缩、纯化、灌封、包装等步骤的工艺条件和参数不同，其产品中有效成分的含量、杂质的含量及种类就会有所差异，导致产品质量往往难以保证均一稳定。说明药品生产企业除符合《药品生产质量管理规范》规定的普适性原则之外，缺少与具体中药注射剂对应的生产过程控制标准，比如中药注射剂生产过程的关键工艺参数、操作指南和管理规程细则[4]。

（六）含量测定的标准设定不合理

现有的中药注射剂含量测定一般都采取对某种"标志物"的检测，很多中药注射剂品种的标志物仅占药品总物质量不到10%，可控程度极低。而在对有害物质控制方面，大部分中药注射剂未对有害物质进行严格的控制并纳入质量标准，这是中药注射剂在临床中出现不良反应及毒性反应的重要原因[5]。如崔宏玉等[6]整理128种中药注射剂质量标准，从中药组成、辅料等方面探讨不良反应的影响因素，研究中发现吐温-80、亚硫酸氢钠、苯甲醇等辅料的使用率较高，有13种含吐温-80的中药注射剂有不良反应报告，说明吐温-80很可能是导致注射剂不良反应的主要成分，但目前尚未制定对中药注射剂溶媒的详细标准。

（七）缺少多组分药代动力学评价方法

中药注射剂物质基础复杂，为药物在体内过程的研究带来较大困难。从已发表的文献来看，部分中药注射剂已知化学成分在体内的代谢、排泄中发生了较大变化，难以在体内检测该类成分的存在，而以有效部位或总提取物制备的中药注射剂包含大量的化学成分，每一成分含量极微，这在客观上构成体内过程研究的难点。以有效部位或总提取物制备的中药注射剂，由于其物质基础的复杂性导致药动学测定指标选择的困难。目前主流的研究方法是通过测定方中一个或几个已知活性成分、代表性成分或主要化学成分在体内过程，来反映该复方在体内的作用规律。这种方式存在两个问题：其一，所测化学活性成分的体内过程能否完全代表整个处方；其二，如果检测出制剂在体内有2个甚至多个药动学特征，并且这些药动学特征彼此间差异较大时，难以确定以何种药动学特征来指导用药[7]。

（八）临床不合理使用

唐丽娜等[8]对江阴市中医院2013～2015年中药注射剂临床应用的合理性进行分析，观察医院中药注射剂在临床应用中存在的问题，结果所抽取1800份病历中有942份使用中药注射剂，中药注射剂不合理使用率为10.3%，超适应证使用病历为33份（34%）、未进行输液管冲洗27份（27.8%），溶媒使用不适宜23份（23.7%）。为中药注射剂合理应用提供参考。临床使用不规范是造成中药注射剂ADR的主要原因。主要包括以下几点：

1. 病证不符

辨证论治是中医药临床实践的精髓。中医药理论中病症有寒热虚实，中药有四气五味，治病应遵循"热则寒之，寒则热之，虚则补之，实则泄之""通因通用，塞因塞用"等治疗原则，医师应根据每种中药注射剂的处方组成、功能主治以及患者的病情症候，辨证使用才能做到安全、有效，不良反应才能降到最低。例如：参麦注射液是以人参、麦冬为方，主要用于气阴两虚的病症，对于亡阴、阴液耗损所致喘渴烦躁，手足虽温而汗多欲脱等症候效果较好，畏寒肢冷，面色发白的阳虚患者慎用。

2. 多种功效相似注射剂并用

临床老年患者常会有多种疾病于一体，如冠心病、糖尿病并发血管神经病变、脑梗死。临床医师对同一患者会开具舒血宁治疗冠心病，血塞通、川芎嗪注射液治疗脑梗死，红花注射液治疗糖尿病并发血管神经病变。未考虑到药物叠加可能造成的不良反应，如红花注射液与血塞通、川芎嗪注射液会使缺血性脑卒中继发脑出血，据报道活血化瘀药在体内有一定的蓄积作用，可使机体的凝血机制减弱，持续应用活血化瘀中药1周以上，可能引起出血倾向。

3. 中西药配伍不当

中药注射剂成分比较复杂，与西药或其他药品一起使用时，会产生溶液酸碱度改变、不溶性微粒增加、渗透压改变、絮状物或沉淀、变色等一系列变化，极易导致不良反应。例如：复方丹参注射液与肌苷更换输液组时，发现输液管内出现黑绿色改变，与诺氟沙星、氧氟沙星、左氧氟沙星等喹诺酮类配伍产生沉淀。双黄连注射剂中加硫酸阿米卡星即出现棕黑色沉淀。

4. 选择溶媒不当

中药粉针剂使用溶媒也要严格按照说明书选择，查病历发现冠心病、肺部感染输液：

①生脉注射液60 mL+0.9%氯化钠溶液100 mL；②舒血宁注射液20 mg+0.9%氯化钠溶液250 mL等。上述两中药注射剂说明书明确要求静脉滴注用5%葡萄糖注射液250～500 mL稀释后使用，但是，在临床使用过程中未按照说明书使用合适溶媒。

5. 中医治疗原则不清楚

使用中药注射剂还要考虑中医药理论，如感染较重、起病较急患者出现乏力、气短、纳差等体虚表现时，临床医师同时会给予黄芪注射液、生脉注射液补益，认为可增加免疫力，有助于疾病康复，而中医认为实邪未祛，滋补过早，有"闭门留寇"之嫌。另外在病历中发现超剂量、超疗程使用现象，例如：血塞通冻干粉说明书注明每次200～400 mg，医嘱中出现每次600 mg；肾康注射液说明书注明每次100 mL，每天1次，4周为1个疗程，病历中出现超过4周使用等情况。

（九）缺少全面、系统的中药注射剂的质量研究

目前中药注射剂研究中，往往把质量研究看成单一的研究工作，从各项研究工作中分割开来，按照注射剂质量标准一般需要建立的项目进行工作，且缺乏对各项工作统筹兼顾，系统分析、讨论的程序和过程。这种工作思路和模式，必然与中药注射剂的质量要求，与人们对于中药注射剂风险控制的关注程度和用药安全的需求存在较大的差距。分析这种质量研究的思路和模式，存在的问题主要有以下几个方面[9]：

1. 质量研究的认识有待提高

中药注射剂质量研究工作不是仅限于成品质量标准研究的孤立工作，而是一项全面、系统的研究工作。质量研究的目的是便于控制产品的质量，是为保证临床用药的"安全有效"服务的。一方面，中药注射剂质量研究工作与全面基础研究、工艺研究、制剂处方研究、稳定性研究、非临床安全性研究、临床研究等工作密切相关。这些工作既是质量研究的基础，又是质量研究的内容，为质量研究提供线索，促进质量研究控制水平的提高。另一方面，中药注射剂质量研究涉及药材基原、种植，原辅料供应、生产、流通等环节。"过程决定质量""细节决定质量"等提法也仅限于质量控制过程的一些相关要求，全面的质量控制还需要针对各个环节开展质量研究和质量控制工作，建立可靠的质量保证体系，才能保证产品质量的均一、稳定，保证产品的安全、有效。

中药注射剂的"均一、稳定"和"安全、有效"是质量研究主要关注点，而物质基础是否明确又决定了质量研究的水平。传统的"检验控制"对中药质量控制存在很大程度的不可控性，检验虽然可以一定程度揭示产品质量，但不能决定质量，也不能在真正意义上保证质量。中药注射剂的质量研究不能局限于"检验控制"的要求和水平，需要以"质量源于设计"（QbD）的思路和理念开展质量研究工作，即在产品的立项研究、剂型选择、设计研究中，在从药材到生产、流通、使用的全过程中，在质量控制项目的设立中，均从保证产品的"均一、稳定"和"安全、有效"方面开展质量研究工作。中药原料多是取自于自然界，"均一性"对中药注射剂质量控制有很大的意义。

2. 缺少全面、系统的质量研究

把中药注射剂质量研究看成单一的研究工作，按照注射剂质量标准一般需要建立的项目进行工作，其必然结果就是使中药注射剂的质量研究与其他工作脱节，进行孤立的质量研究，使质量研究不系统，内容不全面，停留在程式化的质量研究上，不仅给后续的生产等环节带来问题，而且难以反映该注射剂实际需要关注的质量问题。如不可能解决其化学成分等基础研究薄弱的问题；难以结合工艺等相关工作进行分析考虑；不可能考虑其制剂处方的合理性问题；不可能关注辅料对适应证的影响，辅料的质量等问题；不可能结合产品稳定性研究揭示的问题开展相应的研究与控制；更难以针对非临床研究、临床研究反映的问题开展质量研究与控制[10]。

3. 没有针对中药注射剂特点开展相应的研究工作

针对中药注射剂具体品种特点开展相应的研究工作是为保证中药注射剂的"安全有效""均一稳定"，需要针对各个环节进行系统的研究。如需要进行药材质量研究与控制，需要针对各个工艺环节进行研究和控制，需要针对具体特点情况研究建立相应的质量控制项目和内容。

中药注射剂质量标准提高工作，需要生产企业与标准提高承担单位密切配合，建立多指标含量测定体系，并结合指纹图谱、DNA 条形码技术等新型手段，不断完善中药注射剂各个工艺环节的质量控制，同时针对具体情况建立相应的质量控制标准和内容的质量。

总之，中医药作为我国的国粹，应该被发扬光大，中药现代化发展无疑是弘扬中医药文化的一条必经之路。中药注射剂是利用现代化生产技术开发研制出的一种新剂型，具有起效快、作用强、生物利用高等优势，可用于急、危、重症的治疗，是中药现代化发展的产物，在临床应用中有重要的意义。针对制约我国中药制剂质量研究的关键瓶颈问题，本书基于中药质量标志物（Q-Marker）新概念和核心理论，通过对注射用益气复脉（冻干）Q-Marker 进行示范性研究，全面提升了质量标准。

参 考 文 献

[1] 邓干进，何备平. 中药注射剂发展前程探讨[J]. 中国农村卫生，2013，（9）：54-55.

[2] 赵燕，石上梅，王旭，等. 中药注射剂国家药品标准提高及进展情况分析[J]. 中国药事，2017，31（8）：861-876.

[3] 文竹，徐建兵，杨帆，等. 我国中药相关国家标准简述及分析[J]. 中药与临床，2012，3（1）：40-45.

[4] 刘文丽. 中药注射剂质量标准研究[J]. 内蒙古中医药，2012，31（24）：125-126.

[5] 李绪翠. 中药注射剂质量标准与用药安全的相关性[J]. 药物流行病学杂志，2012，21（1）：38-40.

[6] 崔宏玉，梁爱华. 从中药注射剂质量标准分析其不良反应成因[J]. 中国中药杂志，2014，39（5）：934-940.

[7] 张慧. 中药药物代谢动力学研究现状及问题分析[J]. 实用新医学，2008，9（8）：751-752.

[8] 唐丽娜，王丽，张祥霞. 中药注射剂使用中存在的问题及改进措施[J]. 中医药学报，2017，45（6）：107-110.

[9] 曾聪彦，梅全喜. 对中药注射剂安全性问题的探讨（下）[J]. 中国执业药师，2009，6（10）：19-24.

[10] 魏晶，王瑜歆，潘卫三，等. 中药注射剂不良反应与质量标准完善[J]. 中国新药杂志，2010，19（6）：464-467，503.

第二章

中药质量标志物概述及在中药质量控制中的意义

第一节 质量标志物提出背景、定义及科学内涵

一、背景

中药质量是中药临床疗效的保障，是中药产业发展的生命线。近年来，我国中药科技工作者为中药质量控制做了大量的工作，中药质量研究水平也有了长足的进步，但仍未能满足日益提高的质量控制的要求。特别是中药药效物质基础研究薄弱，致使质量控制指标与中药的有效性关联性不强；质量控制指标专属性差。虽然业内科技工作者做了大量的研究工作，但由于缺少系统的思路统领，大多数研究都是针对某个局部或点的问题，致使研究工作呈现碎片化，重复性研究现象严重，不能有效解决行业发展的共性问题。主要存在以下科学和技术问题：

1. 中药质量研究缺少系统的理论指导，未形成科学的研究模式

中药质量控制的最终目的是对其有效性和安全性进行有效控制，质量控制指标与其有效性的关联是质量控制的前提条件。长期以来，由于中药理论体系特点及其物质基础的复杂性，虽然业界经多方面的努力，中药质量研究已有长足进展，但研究缺乏系统性，碎片化现象严重。由于缺乏系统的理论指导，未形成科学的评价模式，中药质量评价和质量控制未能形成实质突破。

2. 有效性表达未反映中药的完整性特点，质量评价指标单一，难以表征中药复杂体系的整体质量属性

中药的复杂物质基础、多重功效及不同处方的配伍运用，决定了其质量多元性的特点。"性–效有别""性–效互参""一物多性""一物多效"等是中药的普遍现象。质量评价和质量控制是建立在中药的"物质–功效"相关性的基础上的，评价质量优劣必须符合"针对性"（何种功效）和"完整性"（整体功效），现行的研究和标准仍倾向单一或少数几个指标成分，难以满足中药有效性的完整表达和针对性的质量评价的要求，在研究思路、关键技术和评价标准方面存在共性关键技术瓶颈。

3. 缺乏基于针对中药产业特点和药品全生命周期所建立的全程质量控制体系

"从田间到病床"是中药的形成过程和全产业链特点，其各个环节均影响中药的质量。因

此，中药的质量控制应针对中药的全产业链和全生命周期建立质量控制体系。近年来，中药标准化建设项目推动了中药质量溯源体系的建设，但在控制指标和评价标准方面仍没有实质突破。

4. 科学监管需要监管工具和抓手

中药质量是中药行业的焦点，也是中药行业的痛点。因此，中药质量常受"异议"和"诟病"。行业监管是保证中药质量的重要环节，在中药临床用药安全有效、促进产业高质量发展中发挥重要的作用。但是，由于中药复杂体系及其全产业链特点，科学评价和有效控制成为监管环节的难点，因此，迫切需要构建科学、完整评价中药质量的"尺子"，为行业监管提供监管工具和抓手。

二、中药质量标志物定义及其科学内涵

（一）中药质量标志物定义

为提升我国中药产品质量和质量控制水平，刘昌孝院士针对中药生物属性、制造过程及配伍理论等自身特点，于2016年提出中药质量标志物的新概念。明确了质量标志物的基本条件：①存在于中药材和中药产品中固有的次生代谢物，或加工制备过程中形成的化学物质；②来源某药材（饮片）特有的而不是来源于其他药材的化学物质；③有明确的化学结构和生物活性；④可以进行定性鉴别和定量测定的物质；⑤按中医配伍组成的方剂"君"药首选原则，兼顾臣药、佐药、使药的代表性物质。中药质量标志物概念的提出，针对中药生物属性、制造过程及配伍理论等中医药体系的自身特点，整合多学科知识，提出核心质量概念，以此统领中药质量研究，进一步密切中药有效性–物质基础–质量控制标志性成分的关联度；所建立的思维模式和研究方法着眼于全过程的物质基础的特有、差异、动态变化和质量的传递性、溯源性，有利于建立中药全程质量控制及质量溯源体系。实现了中药质量控制理论、思路和方法的质的飞跃。

（二）中药质量标志物内涵解析

质量标志物的核心内容是基于有效、特有、传递与溯源、可测和处方配伍的"五要素"，既反映了与有效性（和安全性）的关联关系，又体现中药成分的专属性、差异性特征，特别是基于方–证对应的配伍环境，使质量研究回归到中医药理论，体现针对疾病的中药有效性表达方式及其物质基础的客观实质。质量标志物核心概念有利于反映中药治疗疾病的本质特征，有利于建立专属性、针对性的质量评价方法和质量标准，有利于建立可传递和溯源的全程质量控制体系。

1. 质量标志物的"有效性"内涵

质量控制的根本目的是对中药有效性的控制，因此，"有效"是质量标志物的核心要素。在中医药理论体系中，"药性"与"药效"（功效）均是中医药理论的核心概念，是中药特有的功效属性，是从不同侧面、不同角度对中药治疗疾病性能的客观描述，反映中药有效性的本质特征，并作为临证治法、遣药组方的重要依据。"药味（性）"和"药效"体现中药的"物质基础"作用人体疾病主体的不同层面、不同方式的生物效应表达形式，二者呈现复杂的离合关系。"性–效–物"的表征、相关性规律研究是阐释中药的药效物质基础、作用原理以及配伍规律、指导临床实践的重要依据和研究路径，将"药性"和"药效"均纳入中药质

量评价，才能反映中药质量的完整性。

入血成分及其代谢产物是中药功效表达的最终物质基础，中药复杂体系的体内释放暴露及其动力学规律研究以及方药指纹–代谢指纹–药效靶标活性三者之间的关系研究是揭示中药有效性客观表达的有效路径，也是质量标志物发现和确定的重要依据。

2. 质量标志物的"特有性"内涵

"特有性"是中药鉴别、质量评价和质量控制的重要条件，中药种类繁多、成分复杂，不同药材含有同一成分频见。一个好的质量评价方法或质量标准应具有对特定药材的"针对性""专属性"，才能避免张冠李戴、以假乱真。但现行的质量标准中还有很多药材均以普遍存在的成分（如绿原酸、芦丁等）作为含量测定指标，显然难以反映不同药材的"特质"，不能准确地评价不同药材的各自特有的质量特点，也给掺假和掺伪留有可乘之机。

"特有性"体现在两个不同层次：①能代表和反映同一类药材的共有性并区别于其他类药材的特征性成分；②能反映同一类、不同种药材之间的差异性成分。由于很多中药基原亲缘接近，成分类似，药效和药性等方面差异和倾向可能反映在成分的种类、含量或不同成分之间的相对比例等不同方面。

成分"特有性"的形成具有植物亲缘学及其次生代谢产物生物合成途径的依据，又与药材的组织部位（组织化学）、生长时期（采收期）、地理分布（植物区系地理）和生态条件（化学性状环境饰变）等密切相关。

3. 质量标志物的"传递与溯源"内涵

质量标志物的应用价值在于建立全程质量控制体系。中药不同于化学药物，其形成的产业链长，药物成分经历了采收加工—炮制—提取精制及制剂工艺—药物传输和体内代谢等多环节的传递与变化，最终体内的"效应成分"与它原料中的"原有成分"的构成已大不相同，按照质量内涵的"效应物质"与"源头质控"的要求，必须辨识和阐明中药形成全过程中各环节的化学物质组及其传递与变化规律，提炼质量标志物，并建立以质量标志物统领的全程质量控制体系。

（1）植物中的生物合成成分

中药原料为天然生物有机体，其中，绝大多数来源于植物（约占87%），中药的有效成分多为植物的次生代谢产物，不同植物具有不同遗传物质基础和生物合成途径，因而形成特异的次生代谢产物，故称之为"植物中的生物合成成分"。次生代谢产物的种类、含量及各成分之间的相对比例是决定中药有效性和质量优劣的核心内涵。从质量要素的传递与溯源角度，植物中的生物合成成分是第一环节，是优质药材选育、产地选择及栽培技术规范化重点关注的环节，因此，又有中药生产"第一车间"之称，是"药材好，药才好"的根本保证。

（2）药材中的原有成分

根据药用目的，对植物的器官（根、茎、叶、花、果实、种子等）进行采收和产地加工，才能形成药材，相对于加工炮制后的饮片和提取制备后的制剂，药材是初始原料，故将药材中的成分称之"原有成分"。植物的不同物候期其次生代谢产物的合成和积累差异很大，采收时间直接决定成分的含量；产地加工方式方法也会对成分产生影响，干燥方式等都会影响药材中的成分种类和含量。大多数含挥发性成分的药材，在干燥晾晒的过程中有效成分挥发散失；根茎类药材切制时需浸润，水溶性成分容易损失；一些苷类成分在适当的条件下（如一定的温度、湿度）会酶解成苷元。

（3）饮片中的转化成分

饮片是中药临床运用的原料，药材通常需要一定的加工炮制形成饮片后才能临床运用或作为制药工业原料投料生产，饮片加工炮制后成分发生变化，产生减毒增效、改变药性、有助煎出等作用，使其更能符合配伍的需要，达到临床治疗疾病的目的。炮制过程中成分的变化非常普遍，相对于药材，对饮片中的成分称之为"转化成分"。

（4）制剂中的原型成分

中药材经提取纯化等制备工艺制成中药复方制剂，因此，中药制备过程既有有效性（药效物质基础）的获取，又有去粗取精、去伪存真的过程，是中药质量传递与溯源的重要环节。制剂中的成分既是饮片原料化学成分的获取和传递的结果，又是入血成分及其代谢产物的来源，故称之为"原型成分"。制剂中的原型成分是质量控制的主要指标，其上溯药材源头，下延体内的最终效应物质。

（5）血中的效应成分

药物经一定的传输途径，入血、代谢、分布并产生特异性的生物效应，因此，入血成分及其代谢产物才是最终的"效应成分"。从质量传递与溯源的角度，血中的效应成分是质量传递体系的最终环节，也是质量标志物确定的重要依据。

4. 质量标志物的"配伍环境"内涵

中医理论是中药的理论基础，中药配伍理论是中医药理论的核心内容。中药配伍理论面向临床，以辨证论治、方-证对应的方式遣药组方、临床施治。复方是中药临床运用的主要形式，复方中药的"系统质"具有"非加和性"。同时，同一中药材在不同复方中发挥的作用及其药效物质基础也可能不同：①外源性药物对不同疾病有不同的生物效应，"汝之良药，彼之毒方"即此之意；②不同疾病的治则和用药目的不同，因此，同一药材在不同处方中的有效成分亦不尽相同；③不同配伍环境中药物之间的交互作用不同，既反映在不同作用靶点、通路之间的关联串扰、协同与拮抗，又涉及吸收、代谢等体内过程的交互作用。

中药质量标志物的确定，必须延伸到中药临床运用的层面，针对具体疾病病因病机和治法治则，从处方配伍环境出发，基于中药临床运用时最终效应成分及其功效的临床表达形式，确定质量标志物。

5. 质量标志物的"可测性"内涵

"可测性"是建立质量评价方法和质量标准的必要条件。即使满足了质量标志物的"有效""传递与溯源"的要求，根据质量控制的目的，"可测性"还需要满足三个条件：即具有一定的含量和体内暴露量、具有定量测定的方法以及含量测定方法符合专属性要求。

中药成分复杂，生物效应多样。"一物多性""一物多效""一物多用"现象普遍存在，甚或像有三七止血与活血功效并存的情况。各成分在治疗疾病中发挥的作用亦不相同，质量评价应体现其传统功效的"完整性"和其药用目的的"针对性"，根据中药有效性多元表达方式，有必要采取多元质量控制方法，质量评价和质量控制方法的建立也要针对性的分主次、分层级、点-线-面一体结合等建立，力求反映质量要素的完整性和质量控制的全面性。

"可测性"是质量标志物的必要条件。虽然许多成分均与中药有效性相关，但作为质量评价和质量控制指标，必须满足在现有技术方法条件下能够定量（或定性）测定的要求，才能纳入质量标准或质量控制指标，满足质量评价和质量控制的"可及性"。质量标志物的可测性包括以下四方面的含义。

（1）含量、测定方法及其专属性要求

中药成分复杂，许多成分含量很低，虽然具有一定的生物活性，但对中药有效性的贡献度较小，含量测定也需要有一定的限度要求；还有一些成分缺乏合适的含量测定方法，并且难以满足专属性要求。这些成分不宜作为质量标志物。

（2）整体质量控制要求

中药有效性表达具有多元、多维、多靶点的特点，因此质量控制应体现整体、全面的要求，并且基于中药成分的特点，有些成分适合以单一成分含量为指标，另有一些成分适合以总成分进行定量，同时，从中药质量表达全貌和质量一致性的角度，"全息化学轮廓"（如指纹图谱）在中药质量评价和中药质量控制中也具有重要的评价意义。因此，质量标志物的可测性可根据点（指标成分）-线（指示性成分）-面（类成分）-体（全息成分）的确定依据和研究模式。

（3）样品覆盖度和取样代表性要求

因为"可测性"需延伸到样品测定和标准建立，而样品来源及其测定数据是制定标准的重要依据。中药来源于天然动植物，其生物个体存在广泛的变异，因此，药材质量也有很大的差异。作为质量研究的样品原则上应覆盖药材基原的所有可能的差异情况（如品种、产地生境、采收加工等），并且根据以上差异规律科学取样，体现取样的代表性、测定结果的真实性、标准制定的合理性。

（4）全程质量控制体系要求

"可测性"的传递还需延伸到全程质量控制体系的建立，无论是具有专属性的含量测定方法，还是具有全面性的点-线-面-体质量控制方法，都需延伸和应用到全程质量控制体系。换言之，质量标志物的"可测性"要求必须满足在药材-饮片-中间体-成品中的可及性要求。

第二节 质量标志物核心理论

中药质量标志物理论是以中医药理论为基础，整合植物亲缘关系学、系统与进化植物学、植物化学分类学、植物区系地理学、中药资源生态学、分子生药学等相关学科的理论和方法，形成的面向基础与应用研究的理论体系[1-2]。

一、中药质量标志物"有效性"的辨识和表达理论

"有效"是质量标志物的核心要素，是中药质量控制的主要依据和根本目的。传统中医药理论体系中对有效性的认识与西医药不同，认为"药性"与"药效"（功效）均是中药

传统功效的基本内涵，是从不同侧面、不同角度对中药的生物效应表达的客观描述。"药味（性）"和"药效"体现中药的"物质基础"作用人体疾病主体的不同层面、不同方式的生物效应表达形式，二者呈现复杂的离合关系，均是临证治法、遣药组方的理论依据。因此，"药味（性）"和"药效"均应是中药有效性表达和质量标志物确定的依据。同时，药物的体内过程及其动力学规律使其功效产生物质基础，PK/PD/T的时–效、量–效关系更是中药复杂体系生物效应表达规律的客观实质。因此，中药质量标志物的有效性表达应体现在"药效""药性"和"体内过程"三个方面。

1. 有效性的"药效"表达

中药药效是中药治疗疾病的重要依据，是中药有效性的核心内容，是在长期临床实践中总结的宝贵经验，并经大量的实验研究证实的，作为遣药组方、治疗疾病的重要依据。由于中药来源于动植物有机体，化学成分复杂多样，因此，常存在"一物多性""一物多效"、"一物多用"的现象，"多元药效"是中药的一大特点。如当归兼甘、辛二性；既能补血，又能活血，还可调经止痛，润燥滑肠；甚者如三七具有活血和止血"相反药效"。

中药的"多元药效"表达是由其复杂的化学物质基础决定的，其化学生物学实质可能表现为：①同一成分可作用于多靶点；②同一成分体内可代谢为多个不同成分，产生不同的生物效应；③同一药材的多个不同成分，表达多元的生物活性；④同一药材不同组织部位的成分存在差异，表现功效的差异；⑤炮制产生化学成分变化，改变药效。

中药质量是对中药有效性的客观反映，基于中药"多元药效""相反药效"的特点和客观现实，质量标志物的确定应力求反映质量属性的"完整性"和基于应用目的的"针对性"。

2. 有效性的"药性"表达

"药性"是中药的特有属性，反映了中药的本质特征，是药性理论的重要组成部分。其与归经、升降浮沉、十八反和十九畏等共同构成药性理论基本内容。而性味配伍则是遣药制方的关键环节，是阐明中药作用机理的重要基础理论。"药性"与"药效"（功效）均是中医药理论的核心概念，是从不同侧面、不同角度对中药的生物效应表达的客观描述。"药味（性）"和"药效"体现了中药的"物质基础"作用于人体疾病主体的不同层面、不同方式的生物效应表达形式，二者呈现复杂的离合关系。

药性的生物效应表达又可体现在药物作用的趋势（升降沉浮）、药物作用的靶点（归经）以及药效活性（功效）等不同的表达模式。功能相同的药物，由于性味不同而表现为作用趋势、作用位置（途径、通路）和作用功效的差异，并作为临证治法、遣药组方的重要依据。

药性理论是临证立法、配伍组方的重要依据。寒热理论贯穿于中医的理法方药全过程，临床辨治中常依据寒热理论确立治疗大法，成为指导组方的重要准则；而"七情和合"更是"药对""方根"的关系及制方用药的基本原则。因此，根据药物的气、味进行配伍组合，是方剂组方的基本依据之一。

因此，为了反映中药有效性的完整性，凸显中医药理论体系特点，特别是结合和指导临床用药实践，质量标志物的确定应重视药性物质基础的发现和确定。

3. 有效性的"体内过程"相关性

中药化学成分的体内暴露及其动力学规律是中药有效性表达的物质基础和客观依据。在传统药性理论中，"药性走守""气味薄厚""升降浮沉""归经""引经报使""相须"等基本概念中均包含药物成分的药代动力学及体内过程的科学内涵。因此，药代动力学研究是揭示不同药性的药物传输特点、作用趋势、组织靶向及其不同药味之间的交互作用及其动力学规律的可行方法和必由路径。

原型成分仅是中药功效表达的先决条件，而入血成分及其代谢产物才是产生生物效应的最终"效应物质"。药物成分的体内过程主要包括吸收、分布、代谢、消除的经时过程及其动力学规律。

组织分布是药物体内过程的重要内容之一，中药成分复杂，各成分在体内的不同器官、组织中具有特异性的分布倾向和趋势，组织分布特点可作为不同疾病治疗和药物传输及释药技术设计的重要依据。因此，药物成分的体内过程也是质量标志物确定的重要依据。

二、中药质量标志物"特有性"的理论依据

中药种类繁多，化学成分复杂，同一化学成分来源于不同药材、不同药材含有相同成分十分多见。"专属性"是中药质量控制的基本要求，而成分的"特有性"是质量控制方法"专属性"的基本条件，其重要价值在于可对不同药材进行有效的鉴别、评价和质量控制。虽然中药成分复杂多样，但每一种次生代谢产物都有其生物合成的依据。化学物质组的辨识和表征研究是成分"特有性"确定的前提，但也不足作为"特有性"确定的全部条件，还需进一步分析和探讨这些次生代谢产物在不同物种的遗传背景、生源途径以及生态地理条件下合成的理论依据。

植物次生代谢产物与物种及其亲缘关系、演化历程的地理和生态背景具有密切的关联规律，我国植物化学家和药用植物学家根据中药资源特点，提出"药用植物亲缘学""植物化学分类学""中药资源化学""分子生药学""中药资源生态学"等学科的理论和方法，这些理论为中药质量标志物的"特有性"奠定了中药的理论基础。

1. 化学成分特有性的亲缘学和生物合成途径理论依据

药用植物有效成分种类多样、结构复杂，其大多数生物合成的分子机理还不清楚，药用成分往往是由多个酶促反应步骤并且在特定的分化细胞中完成的，在植物体内形成复杂网络的调控模式。药用植物有效成分包括苯丙素类、醌类、黄酮类、萜类、甾体类、生物碱类以及鞣质等化学结构多样且复杂的化合物，这些化合物在植物体内的生源途径主要包括：乙酸-丙二酸途径（acetate-melonate pathway）：生成各种聚酮类化合物。醌类、脂肪酸类、酚类等化合物均来源于这一途径；异戊二烯途径（isoprene pathway）：是萜类、甾体类化合物的主要生物合成途径；莽草酸途径（shikimic acid pathway）：如苯丙素类、木脂素类、香豆素类均由这一途径衍化生成；氨基酸途径（amino acid pathway）：大多数生物碱类成分由此途径生成；以及复合途径：黄酮类和伪生物碱类的代谢合成都属于复合途径。

2. 化学成分特有性的地理分布理论依据

按照系统与进化植物学理论，药用植物次生代谢产物的形成不但与其个体发育过程密切相关，其化学成分的类型和存在规律还可追溯到其系统发育过程，如种系发生、起源与演化、分

布与散播途径、共祖近度、进化速率、地质历程、生态历程等。"系统与进化植物学""植物区系地理学"等理论是揭示植物次生代谢产物与其生存的地理环境关联规律的重要理论基础。

事实上，植物的物种起源、演化及其时空分布是有特定的规律的。这一规律与地质历史和环境变迁密切相关，并形成植物物种之间的亲缘和演化关系。也是植物次生代谢产物千差万别的重要成因，因此，分析植物次生代谢产物与地理分布的关联规律，可为质量标志物的"特有性"提供重要的理论依据。

植物种属地理是植物区系地理学的重要内容，而"多样化中心或演化中心、分化中心""发生中心或起源中心""原始种保存地""分布区边缘""特有种和特有种分布区、古特有种、新特有种、生态特有种"等是其中的核心概念。

按照系统与进化植物学及植物区系地理学理论，具有如下规律：①单元发生的类群具有共同的祖先（祖种），大多数属是一个自然的类群。②属内各成员之间的差异无不打上地质历程和生态历程的烙印。③与祖种亲缘关系近的类群含有该属的原始化学成分，分布于属的起源中心或原始种保存地；与祖种亲缘关系较远的类群含有该属的新生（进化）化学成分，分布于属的进化中心或多样性中心或分布区边缘。④近缘类群随地理梯度和生态梯度具有各种式样的替代现象。按照以上理论，可以为寻找发现新的活性成分提供规律性的线索，并为近源中药特有性成分的确定提供理论依据。

3. 化学成分特有性的生态环境及化学性状环境饰变理论依据

植物的遗传物质基础决定次生代谢产物的生物合成路径，而环境因子决定次生代谢产物的合成效果。并且，特殊的生态条件可以产生"环境饰变"，形成特殊的"生态型""化学型"，进而决定化学成分的"特有性"。成分的特有性反映在成分的种类与含量两个方面。

（1）光照的影响

光照的强度、光照时间以及光质都对药用植物的目的活性物质代谢产生影响。如生于阳坡的金银花中绿原酸的含量高于阴坡；而对于阴生植物，则须适当遮阴以减少光照强度，以适合植物的生长和次生代谢产物的合成积累；光质与次生代谢物的关系研究中紫外光B与酚醛类、萜烯类、黄酮类等的关系的研究比较多。一般认为，紫外辐射的增强可诱导植物产生较多酚醛类等紫外吸收物质，增强抗氧化能力，减少紫外辐射对植物自身的伤害。研究表明：类黄酮合成的关键酶——查耳酮合酶受紫外光和蓝光调控，在紫外辐射下类黄酮合成途径的苯丙氨酸裂解酶和查耳酮合酶以及其他分支点的酶活加强，引起植物体内类黄酮及酚醛类化合物，如丹宁、木质素等的增加。在温室中对烟草补加紫外光照射，其绿原酸含量可增加到对照的5倍；受红光照射时则产生较多的生物碱、较少的酚。不同光质对洋地黄组织培养中强心苷的形成与积累有影响，蓝光照射下，强心苷含量最高，而黄光、红光、绿光及黑暗条件下则很低。

（2）温度的影响

药用植物目的活性物质的合成也受到环境温度的影响，温度可直接影响植物的生理功能，进而影响其体内次生代谢产物的合成和积累。在高温干旱条件下，颠茄、金鸡纳等植物体内生物碱的含量较高；欧乌头在高温条件下含乌头碱，在寒冷低温时则变为无毒。干旱胁迫通常会使药用植物体内的目的活性物质包括萜类、生物碱、有机酸等的含量升高，例如，干旱胁迫可对银杏叶片中槲皮素含量的提高有一定的促进作用，而抑制了芦丁含量的增加；干旱胁迫的薄荷叶中，萜类物质含量升高，水分较多时薄荷油的含量则下降。

（3）土壤的影响

土壤提供植物次生代谢产物合成的初始原料，土壤中的无机营养元素在药用植物目的活性物质代谢过程中起着重要作用。通过对道地和非道地岷山当归栽培土壤成分进行主成分分析发现，土壤元素钾、磷、锰、锌、镁和土壤有机质含量的差异是当归道地性形成的主要土壤生态因子。有研究表明额外追加氮肥将导致植物次生代谢物，如萜烯的减少，这是因为氮肥将会促进光合产物用于植物生长，使非结构碳水化合物的含量下降，但以氨基酸为前体的次生化合物水平随土壤含氮量的增加而升高。

4. 化学成分特有性的入药部位及显微组织化学的特有性理论依据

同一植物的不同器官作为不同药材也较为普遍，如陈皮与橘红、郁金与姜黄等，其成分与功效既有联系又存在差异，对于这种情况，分析成分的特有性及其理论依据就尤为重要。

事实上，药用植物次生代谢产物生物合成具有组织和器官的特异性，在细胞水平上，植物在细胞不同区室中合成不同种类的次生代谢产物。植物中次生代谢相关的底物和酶的积累、储存及合成部位常常是分开的，代谢途径中酶的亚细胞定位不同，导致了次生代谢产物在细胞水平上的区室化。细胞中不同细胞器参与特异基因的表达和酶的活性调节，进而调节次生代谢产物的合成和积累。喹诺里西啶（quinolizidine）和双稠吡咯啶（pyrralizidine）在羽扇豆（*Lupinus albus*）和千里光（*Hyoscyarnus niger*）茎皮中的含量均比整个茎的含量高，表明外表皮细胞是生物碱主要的分布区域。东莨菪碱生物合成途径的最后步骤天仙子胺的环氧化，是发生在幼嫩根部的中柱鞘，而后转运到地上部分被储存。

在特定的器官组织内合成或积累特异的化合物是次生代谢的一个特点。次生代谢途径中关键酶基因的表达，也往往具有组织器官的特异性，次生代谢产物的合成也相应地具有组织器官特异性。如红花、天竺葵、玫瑰等萜类药用成分在种类和总量上于花器官中合成较多，如薄荷等一些药用草本植物的茎、叶、花等的腺毛是合成和储存特异的萜类代谢产物最主要的场所，罂粟中的吗啡生物碱大量储存在蒴果的液泡中。

三、中药质量标志物"传递与溯源"的理论依据

中药药效物质基础复杂（成分多样）、形成过程产业链长（成分多变）是中药区别于化学药的两大特点，药材到体内代谢经历了多环节的传递与变化，最终体内的"效应成分"与原料中的"原有成分"的构成已大有不同[3]，因此，中药质量认识、质量评价和质量控制应着眼于中药形成全过程的质量属性及物质基础的复杂、动态变化规律，即质量"传递与溯源"的要求，以期实现阐明最终药效物质基础和建立可溯源的全程质量控制体系的目的。

中药具有明显区别于化学药物的特点：①中药是一个复杂体系，一种中药往往含有结构、性质不尽相同的多种成分，不同性质的成分数量多、结构差异大、含量差异显著[4]，必须采用合适的提取分离纯化以保留有效成分来发挥作用；而化学药一般由单体或几个化合物组成，制备多采用合成或天然物质的改造。②中药成分复杂，通过多途径、多成分、多靶点、多层次发挥整体疗效作用；化学药作用于人体特异性靶点，具有较高的选择性和专一性。③中药产业链长且行业跨度大，产业全流程包括药材的种植采收、流通贮存、炮制加工、制剂生产、处方使用等环节，涉及农林、商业、药监、中医药多个领域，体系复杂，监管难度大；而化学

药是确定目标化合物，设计合成路线以制备。基于上述原因，构建全程可追溯的控制和基于中药质量标志物的中药产品质量追溯系统，应成为保证中药质量和产业全过程控制的关键。

（一）中药形成过程中化学成分的变化

中药自种植之后直至进入人体之前的整个过程即中药的形成过程，包括种植生长、采收加工、炮制加工、提取纯化、制剂成型等（图2-1），是对中药化学物质群的重新获取，是中药质量的二次形成[5]（图2-2），因此，中药质量标志物的第一步就是要系统地辨识中药形成过程中各环节化学物质组及传递变化的规律，为中药全程质量控制提供方法和参考。

1. 种植及生长过程

药材质量是保证中药品质与疗效的源头，"药材好，药才好"，而在实践中药材的质量控制又是相对比较薄弱的环节，因此对药材质量的成因和规律研究亟待加强。在生物学上，中药的品质由基因决定，并受特定环境的影响，遗传变异与生态环境的交互极大地丰富了中药品种的多样性和种质资源，为中药品质的形成提供了生物学基础，然而，各种影响因素对中药品质的贡献大小往往是不同的，因而植物中"生物合成成分"的含量亦有差异，通过质量标志物传递与溯源要求，确定哪些因素是主要的，以便加以有效控制，保证药材品质的优良与药效的稳定，从而在上游更好地保障中药的品质[6]。

遗传变异广泛存在于各种生物体内，是生物进化的根本动力，不同物种都具有不同的基因序列和遗传结构，即使同一物种的不同种群或个体之间也存在丰富的遗传变异，不同的种

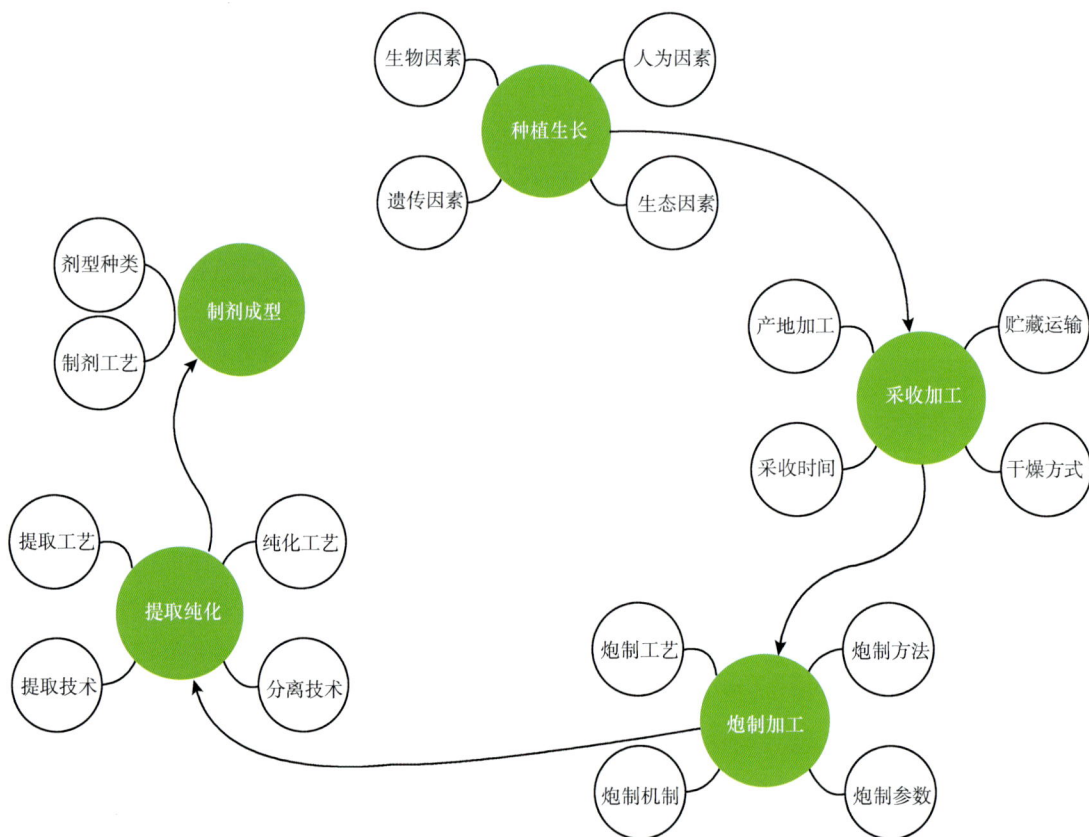

图 2-1　中药形成过程及影响因素

质量传递

中药全生命周期物质组传递与溯源

| 原植物 | 药材 | 饮片 | 制剂 | 血行成分 | 效应成分 |

植物体内生物合成 → 加工炮制成分变化 → 工业制备成分获取 → 药物传递及体内生物效应表达

生源途径
遗传、变异

成分变化
药性、药效、毒性

提取纯化
成分取舍

体内过程

质量溯源

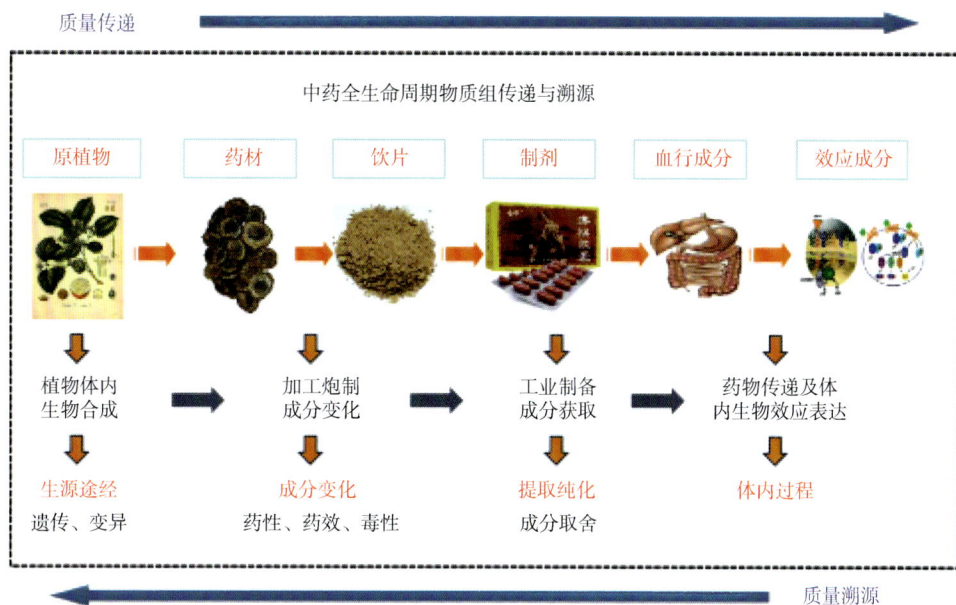

图 2-2　中药形成过程的物质传递与变化

内变异类群通过影响其次生代谢产物的合成，而产生化学成分种类、含量的不同，形成药材质量的各异。中药材尤其是栽培品种经过长期自然和人工选择，适应了某一生态的自然条件和栽培条件，在形态上显示了适应该生态区的基本性状，在遗传上使适应该生态区的有利基因不断得到积累，形成适应该生态环境的有利基因群[7]。杨舒婷[8]对野生玄参和栽培玄参进行研究，发现野生玄参和栽培玄参之间已经出现了非常明显的遗传分化，野生群体的遗传多样性远高于栽培群体，而栽培群体内的遗传分化较大，分析其原因在于玄参野生群体存在着异交繁育系统和长距离的传播，而栽培群体则因为长期的人工选育和克隆繁殖，群体间缺乏基因交流，导致其遗传背景单一化。因而人们不断地致力于通过引进野生群体来提高其遗传多样性，从而选育出抗性较优，生物和化学产量均较高的新品种。

中药是一个天然有机体，土壤、水分、光照、虫害、温度、气候、产地等生态因素影响中药的成长和分布，生长环境不同，其所含有效成分的含量也会有较大差异。一些研究表明，生态环境对中药有效成分的含量有明显影响，如石莹莹等[9]研究表明，湿润条件下有利于荔枝草的生长和总高车前苷的积累；金银花中绿原酸的含量也因土壤中水分含量发生变化[10]；不同的地域环境下三七皂苷的含量不同；光照条件对北细辛的展叶期、花期、结果初期均有影响，同时，光照强度对其挥发油的组分类别及含量亦有影响[11]。可见，没有明确的生态环境，道地药材不可能形成，生态环境是中药质量形成的重要影响因素，但是目前的研究并没有具体阐明中药质量形成的生态机制。倪新兴[12]研究各种生态因子与中药药效成分的关系，阐明其生态环境影响的主导因子，并进一步阐明影响药效成分合成的关键酶与激素系统变化对生态因子的响应过程，但目前的研究对大多数包括药效成分在内的次生代谢产物的生物合成途径还不了解[13]，这也是建立中药标志物传递体系的原因之一。

2. 采收加工

中药的采收加工是长期生产实践中不断改进与继承，形成的具有区域特色和较为规范的道地药材产地采收加工和技术体系[13]。采收时间直接决定了原料药材中"原有成分"的含量，产地、加工方式方法、干燥方式和贮藏运输在某种程度上也影响了中药材的"原有成分"含量的变化[14]，进而影响药材质量。目前的采收技术除了参照药材外观形状，主要参照采收时间，古语有云"春采茵陈夏采蒿，知母黄芩全年刨，秋天上山挖桔梗，及时采收质量高"，说明了采收季节对药材质量的重要性；除少数品种药材鲜用外，大部分药材需要在产地进行初步加工，以起到去除其非药用部位以净制、终止其生理生活状态以利干燥等目的，如天麻、白芍产地加工过程中要将其煮透心，百合要煎煮烫软，然后干燥，就可以缩短干燥时间[15]；同时通过适宜的产地加工方法使药材中"原有成分"得到最大保留、降低毒性成分含量的目的[16]，黄芩药材采收后，需经蒸制或煮制湿热软化，来破坏黄芩苷分解酶，因黄芩中的黄芩苷和汉黄芩苷可在一定的环境条件下被黄芩中所含的黄芩苷分解酶酶解产生黄芩素和汉黄芩素两种苷元，进而成分含量降低。为防止此影响从而杀酶保苷，起到提高"原有成分"含量的作用[17]；含有挥发性成分的药材，在干燥晾晒的过程可能会导致有效成分的挥发；中药在贮藏及储运过程中易受光照、空气、湿度的影响，发生复杂的物理化学变化，导致中药中有效成分的改变。

3. 炮制加工

中药经炮制加工后，中药材发生了复杂的化学变化，这些"转化成分"正是导致中药炮制前后性味功能改变的重要原因[18-19]。中药的炮制工艺直接影响药效和有效物质的含量，例如：大黄的炮制研究发现，大黄经酒炒后番泻苷和结合型蒽醌含量略有降低；大黄经过蒸后番泻苷和结合型蒽醌含量减少，结合型大黄酸含量显著减少，番泻苷仅余微量，酒大黄总蒽醌含量减少约10%，其中结合型蒽醌减少约25%，但芦荟大黄素为生大黄的2.7倍左右[20-22]。延胡索经过醋炙后能增加有效成分四氢帕马丁的含量[23-24]。目前对中药炮制品化学成分的研究大多针对炮制前后化学成分含量的变化，没有对炮制后化学成分变化规律进行深入研究，因此，将Q-Marker的研究思路与加工炮制相结合，阐明中药炮制过程中化学成分发生的变化规律，既能全面详细地展示出中药炮制过程中发生的化学反应及化学成分的变化，又能够系统地阐明这些成分变化对中药质量的影响，有利于形成具有体现中药炮制特点的质量控制的新思路[20]，加快中药全程质量控制方法的发展与完善。

4. 提取分离纯化

中药材或饮片经提取、纯化等制备工艺制成复方中药制剂，其中制备过程既有中药有效性（药效物质基础）重新获取的过程，又有去粗取精、去伪存真的过程，包括多组分化学物质的取舍和成分的复杂变化，是中药质量传递与溯源的关键过程。对中药中的化学成分进行提取、纯化以及分离，才能进一步对中药的化学结构、毒性以及药理进行研究与分析。鉴于此，我们可以得出，中药成分的有效纯化与分离结果能够在很大程度上决定中药研究水平及中药制剂质量[25]。理想的中药提取技术应具有提取效率高、有效成分损失小、提取物临床疗效好且质量稳定、工艺简便且操作连续自动和安全、提取时间短、经济和环保等特点。因此提取分离纯化工艺中，利用Q-Marker的可传递性与溯源性，根据临床治疗的需要、处方中各药物的化学性质及所制备的剂型的要求，确定指标成分，选择比较不同的分离和纯化方法来确保中药的质量。

5. 制剂成型

中药制剂常见的有片剂、胶囊、注射剂等，剂型在某种程度上决定了给药方式。然而，现阶段的中药制剂原料药质量控制标准不统一，中药材物质基础研究比较薄弱，技术制备工艺不成熟，质量监控缺乏量化指标，导致制剂的质量始终缺乏一套符合中药制剂特点的质量控制体系[26-27]。制剂中的"原型成分"既是饮片原料化学成分的获取和传递的结果，又是入血成分及代谢产物的来源，其上溯药材源头，下延体内的最终药效物质，因此制剂中的"原型成分"是质量控制的主要指标。中药制剂的原料在于饮片，中药制剂的评价，实际上就是考察饮片的质量。故先根据《中国药典》的方法对"药材－饮片"进行检测，分析药材到饮片的质量传递，保障药材和饮片的质量合格；然后按照建立的质量分析方法对"饮片－制剂"进行检测，分析"中药－饮片－制剂"的相关性，确定关键质量属性，两阶段结合可满足当前中药的质量可溯源性要求。

6. 中药成分的体内过程

前期研究明确了中药的"原型成分"，然而这些"原型成分"并不等同于最终"效应成分"，大多数中药临床口服药物，"原型成分"需吸收入血才能发挥作用，从质量传递与溯源的角度，血中的"效应成分"是质量传递体系的最终环节，也是中药质量标志物确定的重要依据。因此，"原型成分"阐明之后，应进一步分析"入血成分及其代谢产物"，以确定最终"效应成分"。"中药从进入体内到发挥作用"的整个过程，涉及各个方面，其中主要为药物制剂、代谢动力学、药效动力学三个方面，其核心是药物在体内的"吸收、分布、代谢、排泄"，即ADME过程[28]。一般认为，中药具有"多成分、多靶点、整合效应"的特点，中药的药理作用是多组分共同作用的结果，某一活性成分不能代表其整体疗效，因此，如何阐述中药的药效物质基础和作用机制一直是研究的难点和关键点[29]，利用中药质量标志物，通过中药体内ADME过程研究，明确入血成分及达靶成分，阐述其药效物质基础和作用机制，为中药质量的传递与溯源奠定基础。

（二）基于药代动力学（PK）－药效动力学（PD）的中药质量标志物的发现

多数情况下中药有效成分需要吸收入血，通过代谢转化生成活性产物后才能发挥整体药效作用。因此，基于体内过程发现中药的有效成分群是一条确实可行的途径[30]。PK和PD是按时间同步进行的两个密切相关的动力学过程，前者研究"药物浓度－时间"关系，着重阐明机体对药物的处置过程；后者研究"效应－药物浓度"关系，描述药物对机体的关系。PK-PD能够将体内药物动力学与药效量化指标的动力学过程进行有机整合，更科学地揭示药物剂量、作用时间与机体的效应关系，有助于全面、准确地了解药物效应随剂量（或浓度）及时间的变化规律[31-32]。因此，未来应从质量传递与溯源的角度出发，开展中药与"质－效代"关联的质量评价模式，从而为中药的药效物质提供科学依据，为其质量标志物的发现和确定提供新的研究策略[1]。

（三）基于中药质量标志物的传递与溯源建立中药全程质量控制体系

目前，中药质量控制多采用各种在线或离线分析的方法，如化学成分分析、指纹图谱、近红外在线检测等，对中药制药过程单元或者制药过程中间体进行检测，且现行的大多数中药成分制剂中的含量测定指标是选择易得、易测的指标进行含量测定，指标的选择及象征性意义大于质量控制实际意义。较少地从中药生产的全过程角度考虑中药质量在各生产单元之间的传递规律，当中药质量出现波动，或者正常的生产过程出现扰动，会发生质量变异及其在整个生产链条的传播，最终导致中药制剂质量的波动[33-34]；此外，中药材、中药饮片及中成药整体产业链并未形成以质量为核心的全程质控体系，三者之间的标准和规范之间缺乏有机和系统的关联，缺乏中药全产业链的系统指导，导致不同环节的标准和规范之间不协调，不能有效衔接。值得注意的是，中药质量标志物的可传递与溯源，将中药产品质量标准逐渐由一种或几种成分检测，上升到中药安全性和有效性的标志性物质进行质量控制的层次，进行全过程质量控制，不仅是加快建设中药标准化体系、优化中药生产各环节技术规范的正确指南，更是建立系统的中药全程质量控制规范与标准、质量风险评价与预测体系的保障，也是中药产业可持续发展的基础[35-36]。

参 考 文 献

[1] 刘昌孝，陈士林，肖小河，等．中药质量标志物（Q-Marker）：中药产品质量控制的新概念[J]．中草药，2016，47（9）：1443-1457.

[2] 张铁军，白钢，陈常青，等．基于"五原则"的复方中药质量标志物（Q-Marker）研究路径[J]．中草药，2018，49（1）：1-13.

[3] 张铁军，王杰，陈常青，等．基于中药属性和作用特点的中药质量标志物研究与质量评价路径[J]．中草药，2017，48（6）：1051-1060.

[4] 李萍，齐炼文，闻晓东，等．中药效应物质基础和质量控制研究的思路与方法[J]．中国天然药物，2007，5（1）：1-9.

[5] 张铁军．中药质量认识与质量评价[J]．中草药，2011，42（1）：1-9.

[6] Huang L Q，Guo L P，Ma C Y，et al. Top-geoherbs of traditional Chinese medicine：common traits，quality characteristics and formation[J]. Front Med，2011，5（2）：185-194.

[7] 黄林芳，付娟，陈士林．中药材生态变异的学术探讨[J]．中草药，2012，43（7）：1249-1258.

[8] 杨舒婷．玄参化学多样性及其与遗传变异和环境因子之间的关系研究[D]．杭州：浙江大学，2011.

[9] 石莹莹，张强华，熊清平，等．土壤水分对中药荔枝草生长和高车前苷含量的影响[J]．现代中药研究与实践，2010，24（4）：16-19.

[10] 柯用春，周凌云，徐迎春，等．土壤水分对金银花总绿原酸含量的影响[J]．中国中药杂志，2005，30（15）：1201-1202.

[11] 王志清，郑培和，逄世峰，等．光照强度对北细辛生长发育及质量的影响[J]．中国中药杂志，2011，36（12）：1558-1567.

[12] 倪新兴．中药材品质影响因素研究[D]．南京：南京中医药大学，2015.

[13] 杨利民，张永刚，林红梅，等．中药材质量形成理论与控制技术研究进展[J]．吉林农业大学学报，2012，34（2）：119-124，129.

[14] 都晓伟，孟祥才．中药材采收、加工与贮藏研究现状及存在问题[J]．世界科学技术，2005，7（S1）：75-79.

[15] 吴启南，钱大玮，段金廒．中药材贮藏过程中的质量变化机制探讨[J]．中国中药杂志，2010，35（14）：1904-1908.

[16] 陈林伟，秦昆明，朱艳汇，等．中药材产地加工的研究现状及展望[J]．中国中药杂志，2015，40（4）：602-606.

[17] Shin H，Bae M J，Choi D，et al. Skullcap（*Scutellaria baicalensis*）extract and its active compound，wogonin，inhibit ovalbumin-induced Th2-mediated response[J]. Molecules，2014，19（2）：2536-2545.

[18] Chen L L，Verpoorte R，Yen H R，et al. Effects of processing adjuvants on traditional Chinese herbs[J]. J

Food Drug Anal，2018，26（2）：S96-S114.

[19] 刘斌.中药炮制过程中化学成分的变化及其机理[J].中草药，1997，28（9）：566-568.

[20] 李丽.大黄炮制前后物质基础变化规律研究[D].北京：中国中医科学院，2011.

[21] 郭东艳，柳小莉，唐志书，等.大黄不同炮制品化学成分转移规律研究[J].现代中西医结合杂志，
2014，23（18）：2016-2017.

[22] 罗仁书.大黄不同炮制方法对其有效成分及临床疗效的影响[J].临床合理用药杂志，2013，6（13）：
108-109.

[23] 李小芳，罗庆洪，任文.延胡索炮制前后生物碱含量测定及镇痛作用的对比研究[J].湖南中医药导报，
2001，7（5）：253-255.

[24] 杨波，纪宏宇，郑东友，等.中药延胡索的炮制工艺和药理作用的研究进展[J].药学实践杂志，2017，
35（2）：112-115，153.

[25] 杨斌峰.现代提取分离技术在中药纯化分离中的应用[J].中国医药指南，2018，16（18）：177-178.

[26] 顾俊菲，封亮，张明华，等.中药产品"多维结构过程动态质量控制技术体系"构建与应用（Ⅰ）[J].
中国中药杂志，2013，38（21）：3613-3617.

[27] 王秀萍，常军民，张富洪.中药制剂的质量控制与评价研究[J].中国药业，2006，15（16）：1-3.

[28] Tsaioun K. Evidence-based absorption，distribution，metabolism，excretion（ADME）and its interplay with
alternative toxicity methods[J]. ALTEX，2016：343-358.

[29] 许海玉，黄璐琦，卢鹏，等.基于体内ADME过程和网络药理学的中药现代研究思路[J].中国中药杂
志，2012，37（2）：142-145.

[30] 闫艳，张敏，崔小芳，等.酸枣仁化学成分体内过程及其质量标志物研究思路探讨[J].中草药，2019，
50（2）：299-309.

[31] 田乐，狄留庆，周伟，等.中药多组分网络靶点效应PK-PD结合模型应用研究与思考[J].世界科学技术
（中医药现代化），2012，14（4）：1824-1830.

[32] Agoram B M，Martin S W，van der Graaf P H. The role of mechanism-based pharmacokinetic-
pharmacodynamic（PK-PD）modelling in translational research of biologics[J]. Drug Discov Today，2007，
12（23/24）：1018-1024.

[33] Wang J A，Guo Y，Li G L. Current status of standardization of traditional Chinese medicine in China[J]. Evid
Based Complement Alternat Med，2016，2016：1-7.

[34] 辛敏通，李铮，郭洪祝，等.对中药质量标准研究现状和发展的思考[J].中国新药杂志，2012，21（7）：
710-713.

[35] 徐冰.中药制剂生产过程全程优化方法学研究[D].北京：北京中医药大学，2013.

[36] 张娜，徐冰，陈衍斌，等.中药质量源于设计方法和应用：全过程质量控制[J].世界中医药，2018，13
（3）：556-560.

第三节　中药质量标志物研究进展

中药质量是中药临床疗效的保障，也是中药产业发展的生命线。由于中药材多来源、多产地等复杂情况，使中药产品的质量差异悬殊，特别是多药味的复方制剂[1-2]。中药质量控制是制约中药现代化发展的关键因素，也一直是中医药界和社会关注的热点问题。化学成分检测是目前绝大多数中药质量控制的主要手段，但很多成分既缺乏专属性、也没有生物活性，不能与中药有效性和安全性直接关联，难以客观反映中药内存在的质量问题。

中药材经历采收加工、炮制及制药工艺过程的物质传递及化学变化，最终以复方制剂的

形式通过药物传输过程发挥临床疗效，其以物质-功能为核心贯穿中药形成及生产全过程。针对中药生物属性、制造过程及配伍理论等自身医药体系的特点，2016年刘昌孝院士创造性地提出中药质量标志物（Q-Marker）的概念[3-5]，密切中药有效性-物质基础-质量控制标志性成分的关联度，开创了中药质量研究新模式。中药质量标志物着眼于全过程的物质基础特有、差异、动态变化和质量传递性、溯源性，解决了中药质量研究思路混乱、工作碎片化的现象，有利于建立中药全程质量控制与质量溯源体系，促进中药质量的科学监管。

中药质量标志物自提出以来，出版《中药质量标志物的理论与实践》专著，并在 *Phytomedicine* 出版3期、《中草药》2期、《药学学报》1期质量标志物专刊和专栏文章，其中5篇获得中国科协百篇优秀论文，6篇获得中国科学技术信息研究所评选的"领跑者5000——中国精品科技期刊顶尖学术论文平台"（F5000）优秀论文。中药质量标志物理论得到科技领域和行业认同，设立国家自然科学基金应急管理项目——"中药质量战略研究"，并被列入国家自然科学基金委重点项目指南，在京津沪宁豫皖浙陕川粤桂黔等18个省市召开的国内国际主题会议20余次，产生了广泛的学术影响。

（一）Q-Marker 思路与方法

Q-Marker 概念的提出引起学术界、产业界的高度重视，在多方面开展了大量的应用研究，并丰富了其概念、研究模式、思路及方法等。张铁军等[6]提出了"性-效-物"三元论，认为"药性"与"药效"均是中药的基本属性和有效性的核心内容，反映了中药的本质特征，性味配伍则是遣药制方的关键环节，"性-效-物"的表征、相关性规律研究是阐释中药作用原理以及配伍规律、指导临床实践的重要依据和研究路径，并对中药性/效物质基础进行"性味拆分-表征-辨识-界定"，建立了基于"性-效-物三元论"的中药有效性完整表达的质量标志物确定创新技术方法；在此基础上，基于质量传递与溯源、成分特有性、成分有效性、成分可测性以及复方配伍环境五要素，进一步提出了基于"五原则"的复方 Q-Marker 研究思路，并立足 Q-Marker 的测定应用，明确质量评价和质量控制方法的建立要针对性地分主次、分层级，"点-线-面-体"结合，力求反映质量要素的完整性和质量控制的全面性[7]。闫广利等[8]提出了基于中医方证代谢组学的中药质量标志物研究策略，其整合了中药血清药物化学与代谢组学技术，在方证对应并显效的情况下，发现与临床疗效相关、体现方剂配伍、可追溯体内代谢和制备过程的药效物质基础，是发现中药质量标志物的有效方法。许海玉等[9]围绕"物质-功能"关联的核心内容，提出基于整合药理学的中药质量标志物发现与确证的研究思路，即通过"化学指纹-代谢指纹-网络靶标-生物效应-中医功效"多维关联系统筛选候选中药质量标志物，进一步基于"肠吸收-活性评价-数据挖掘"体系建立质量标志物与生物活性之间精确定量模型并明确其贡献度。叶霁等[10]以传统中医理论为依据，借鉴前期中药方剂麝香保心丸的研究，结合中药和复方中药的现代药理学及其药效物质基础的研究现状，并整合系统生物学和网络药理学等前沿技术，提出了基于整体观中药质量标志物的发现思路。此外，众多学者也提出了药材基原-物质基础-Q-Marker-质控方法层级递进[11]、效-毒相关[12]、总量统计矩理论[13]、超分子"印迹模板"特性[14]、多源信息融合[15]、效应基准[16]、组学判别-灰色关联-生物活性策略[17]、层次分析-熵权法[18]、近红外智能评价[19]、量效色卡可视化技术[20]等一系列中药 Q-Marker 研究思路和策略。

（二）药材质量标志物研究

药材主要来源于天然的植物、动物、矿物等资源，其质量受到基原、产地、种植养殖、采收加工和包装贮藏等环节的影响，质量波动大，控制较为困难。寻找能够表征药材质量，用于评价药材真伪、优劣的 Q-Marker，建立客观准确有效的药材质量评价方法，是药材质量控制研究和质量标准建立的关键。目前基于中药 Q-Marker 的研究思路，药材方面已开展了大量的探索研究工作。

张铁军等[21]以延胡索为例进行了 Q-Marker 的示范性研究，首先对延胡索化学物质组辨识明确化学物质基础，通过次生代谢产物的生源途径研究及成分特异性分析，再结合药效学从整体动物、器官、细胞、受体、网络药理学多个层面分析活性成分及其信号通路，采用仿生学和功能受体相结合进行药性表征，再结合入血的成分研究，确定四氢帕马丁、延胡索甲素、黄连碱、巴马汀、去氢延胡索甲素、D-四氢药根碱和原阿片碱 7 个生物碱为延胡索的 Q-Marker，并建立了多指标成分的定量测定及指纹图谱控制方法。孙宇飞等[22]以"体外–体内"多维化学物质组关联网络为基础，结合体内药动学研究，明确茯苓药效 Q-Marker 为去氢土莫酸、土莫酸、茯苓新酸 B 等 7 种成分，并建立了液质定量方法，进行茯苓药材质量的评价。林永强等[23]在 Q-Marker 理论体系下提出化学标识物概念，分别以白薇、阿胶、皂矾为例，寻找来源某药材特有的化学物质作为化学标识物，用于中药的真伪鉴别。以 β-D-呋喃果糖基-（2→1）-α-D-[6-O-芥子酰基]-吡喃葡萄糖苷为标示成分，区分白薇及伪品老瓜头。以马源寡肽 A 作为化学标识物，可有效检测出阿胶中是否存在马皮和骡皮代替驴皮投料问题。以二氧化钛作为化学标识物，可以有效区分皂矾的来源。张淑娟等[24]通过对 15 批黄芪药材的指纹图谱进行分析，筛选出造成组间差异的主要标志性成分，结合文献研究及网络药理学分析，预测出潜在的 Q-Marker 为黄芪甲苷、毛蕊异黄酮苷和芒柄花苷，可用于判断不同产地。杨宁娟等[25]基于"成分反映活性，活性指向功效"的研究思路，将质控指标和生物活性指标进行关联分析，建立用于丹参饮片等级评价的 Logistic 回归模型，将 31 批丹参饮片分成优、良、中、差 4 个等级，样本等级预测概率值均大于 90%，可用来评价丹参饮片质量高低，为丹参整体质量控制提供依据。

（三）饮片质量标志物研究

中药材经炮制后得到饮片，可以起到减毒、增效、改变药性、利于成分溶出等作用[26]，其质量好坏直接关系到中医临床用药的安全性和有效性。由于炮制机制不清、炮制方法不统一、缺乏专属性标准等问题，饮片质量控制相对药材更为困难。炮制过程产生变化的成分是饮片 Q-Marker 研究的重点，包含成分种类、数量、含量的差别和组分间比例的变化，通过对中药饮片 Q-Marker 研究，寻找能够反映中药饮片安全性、有效性和专属性的标志性物质进行质量控制，分析饮片炮制的机制，确定合理的炮制工艺参数，建立能够体现饮片质量特点的质量标准[26-27]。

郝敏等[28-32]采用UPLC-Q/TOF-MS结合多元统计方法对莪术炮制前后的化学物质组进行表征辨识及差异分析；通过多种病症动物模型和细胞模型对生、醋莪术饮片的药效进行比较研究，结合代谢组学、信号通路等深入探索了莪术醋制增效的作用机制，并运用双位点微透析、荧光成像示踪技术比较主要活性成分的药动学差异；进一步综合考虑成分的可测性，最终确定以莪术二酮、莪术醇、吉马酮、呋喃二烯和β-榄香烯作为生、醋莪术饮片的质量标志物，并建立了5个成分的UPLC含量测定方法及指纹图谱。Feng等[33]利用UPLC-Q-TOF/MS对了哥王蜜炙前后的化学物质组进行识别。在"功效–毒性–物质组"关联研究中发现蜜炙后了哥王的毒性成分YH-10、YH-12、YH-15分别降低了48%、44%、65%，提示这3种成分可以作为蜜炙了哥王的Q-Marker。张雪等[34]利用色彩分析仪结合HPLC图谱变化与外观颜色的动态关联研究，发现焦栀子炒制过程中与外观颜色变化高度相关且含量变化显著的成分，建议羟异栀子苷、西红花苷Ⅰ和西红花苷Ⅱ作为焦栀子质量控制的Q-Marker。

（四）制剂质量标志物研究

中药汤剂和中成药是中医临床防病治病的主要形式，是中医辨证论治理论的具体体现。"药有个性之特长，方有合群之妙用"，中药复方的根本在于药物间的相互配伍，是其发挥疗效的关键。单味中药通过合理的配伍，可以增强或改变原有功用，调其偏性，制其毒性，消除或减缓对人体的不利因素，从而使各具特性的药物发挥综合治疗作用。质量标志物"五要素"中基于方–证对应的配伍环境，强调要使质量研究回归到中医药理论和中药临床运用的层面，针对具体疾病的病因病机和治法治则，结合处方配伍和临床功效表达进行中药Q-Marker研究。

张铁军等[7]基于质量传递与溯源、成分特有性、成分有效性、成分可测性以及复方配伍环境五要素，提出基于"五原则"的复方Q-Marker研究思路。并以疏风解毒胶囊为例[35-41]，首先采用液–质联用技术对疏风解毒胶囊处方药材、制剂及血中移行成分进行系统研究，辨识出8味药材共174个、制剂94个和血浆中46个化合物，并分析了芪类、蒽醌类、木脂素类、环烯醚萜类和三萜皂苷类等主要成分的生物合成途径；通过谱效分析、网络药理学、基因组学、仿生模型及功能受体结合等开展成分–药性和成分–药效关联研究，并根据疏风解毒胶囊"疏风清热、解毒利咽"的功能主治进行药味拆方研究明确了其配伍协同增效作用；进一步基于14批疏风解毒胶囊样品进行了HPLC指纹图谱和多指标成分含量测定，确定虎杖苷、大黄素、连翘酯苷A、戟叶马鞭草苷、马鞭草苷、毛蕊花糖苷及甘草酸等可作为疏风解毒胶囊的Q-Marker。刘肖雁等[42]建立了基于"谱–效–代"关联的参枝苓口服液Q-Marker研究策略，测定了12批次参枝苓口服液的HPLC指纹图谱和乙酰胆碱酯酶抑制活性，建立了谱效关系，同时结合网络药理学、血清药物化学鉴定入血成分，确定药效活性成分，综合分析确定Q-Marker为芹糖甘草苷、芍药内酯苷和壬二酸。黄昱曦等[43]基于层次分析–熵权法建立中药Q-Marker量化辨识体系，以气血和胶囊不同功效为切入点，计算整合气血和胶囊化学成分在多重有效性（疏肝理气、活血化瘀和止痛）、可测性及专属性等项目下的评分，同时兼顾复方配伍关系，最终发现阿魏酸、槲皮素、藁本内酯、迷迭香酸、洋川芎内酯A、四氢帕马丁和丁香酚等15种活性成分为气血和胶囊综合评分靠前的Q-Marker。王琼珺等[44]通过液–质联用技术鉴定双黄连制剂中22个成分，定量测定22种成分的含量，结合化学成分生源途径特性分析、药理药效活性与化学计量学分析研究结果建议黄芩苷和木蝴蝶素A-7-葡萄醛酸苷为黄酮类成分的Q-Marker，绿原酸、异绿原酸A和连翘酯苷A为有机酸类成分的Q-Marker，断氧化马钱苷为环烯醚萜苷的Q-Marker，连翘苷和松脂素-β-D-吡喃葡萄糖为木脂素类成分的Q-Marker，8个Q-Marker为综合评价双黄连制剂的质量提供了参考。闫广利等[8]利用中医方证代谢组学方法对茵陈蒿汤、六味地黄丸等中药的Q-Marker进行了探索。京尼平苷、6,7-二甲氧基香豆素、大黄酸、槲皮素-3-O-葡萄糖苷4个成分的整体作用能够反映茵陈蒿汤的整体效应，可作为茵陈蒿汤的Q-Marker；獐牙菜苷、没食子酸、莫诺苷、丹皮酚原苷、毛蕊花糖苷5个成分代表了六味地黄丸的"三补"效应成分，可以作为六味地黄丸的Q-Marker。

参 考 文 献

[1] 杨燕，田成旺.现代中药发展的几个关键问题[J].中草药，2016，47（18）：3346-3350.

[2] 佘一鸣，胡永慧，韩立云，等.中药质量控制的研究进展[J].中草药，2017，48（12）：2557-2563.

[3] 刘昌孝，陈士林，肖小河，等.中药质量标志物（Q-Marker）：中药产品质量控制的新概念[J].中草药，2016，47（9）：1443-1457.

[4] 刘昌孝.从中药资源–质量–质量标志物认识中药产业的健康发展[J].中草药，2016，47（18）：3149-3154.

[5] Liu C X, Cheng Y Y, Guo D A, et al. A new concept on quality marker for quality assessment and process control of Chinese medicines[J]. Chinese Herbal Medicines，2017，9（1）：3-13.

[6] 张铁军，许浚，申秀萍，等.基于中药质量标志物（Q-Marker）的元胡止痛滴丸的"性–效–物"三元关系和作用机制研究[J].中草药，2016，47（13）：2199-2211，2323.

[7] 张铁军，白钢，陈常青，等.基于"五原则"的复方中药质量标志物（Q-Marker）研究路径[J].中草药，2018，49（1）：1-13.

[8] 闫广利，孙晖，张爱华，等.基于中医方证代谢组学的中药质量标志物发现研究[J].中草药，2018，49（16）：3729-3734.

[9] 许海玉，侯文彬，李珂，等.基于整合药理学的中药质量标志物发现与应用[J].中国实验方剂学杂志，2019，25（6）：1-8.

[10] 叶霁，李睿旻，曾华武，等.基于整体观中药质量标志物的发现及研究进展[J].中草药，2019，50（19）：4529-4537.

[11] 江振作，王跃飞.基于"药材基原–物质基础–质量标志物–质控方法"层级递进的中药质量标准模式研究[J].中草药，2016，47（23）：4127-4133.

[12] 孙蓉，李晓宇，王亮，等.基于"效–毒"相关的Q-Marker合理辨识与科学控制[J].世界科学技术：中医药现代化，2016，18（8）：1224-1231.

[13] 肖佳妹，杨岩，周晋，等.基于总量统计矩理论的中药质量标志物研究策略[J].中草药，2019，50（19）：4589-4594.

[14] 潘雪，樊启猛，余格，等.基于超分子"印迹模板"特性的中药质量标志物研究模式的思考[J].中草药，2019，50（19）：4569-4575.

[15] 刘晓娜，车晓青，李德芳，等.基于多源信息融合的中药质量标志物与质量评价研究模式[J].中草药，2019，50（19）：4576-4581.

[16] 李小锦，黄莹莹，杨珍，等.基于效应基准的中药质量生物标志物研究策略[J].药学学报，2019，54（2）：204-210.

[17] 史永平.基于"组学判别–灰色关联–生物活性"策略研究中药栀子的质量标志物[D].太原：山西医科大学，2020.

[18] 冯利梅，陈艳琰，乐世俊，等.基于层次分析–熵权法的中药质量标志物量化辨识方法研究——以芍药甘草汤为例[J].药学学报，2021，56（1）：296-305.

[19] 白钢，侯嫒嫒，丁国钰，等.基于中药质量标志物构建中药材品质的近红外智能评价体系[J].药学学报，2019，54（2）：197-203.

[20] 孟宪生，包永睿，王帅，等.复方中药质量标志物的发现与量效色卡可视化技术[J].药学学报，2019，54（2）：222-227.

[21] 张铁军，许浚，韩彦琪，等.中药质量标志物（Q-Marker）研究：延胡索质量评价及质量标准研究[J].中草药，2016，47（9）：1458-1467.

[22] 孙宇飞，甄晓宇，刘天舒，等.基于"体外–体内"多维化学物质组关联网络的茯苓质量标志物发现及质量评价研究[J].中草药，2019，50（19）：4562-4568.

[23] 林永强，林林，焦阳，等.基于Q-Marker理论的化学标识物研究及应用[J].中国药学杂志，2020，55（2）：161-166.

[24] 张淑娟，张育贵，李东辉，等. 基于网络药理学及指纹图谱的黄芪质量标志物预测[J]. 中国中药杂志，2021，46（11）：2691-2698.

[25] 杨宁娟，刘妍如，唐志书，等. 基于"质量标志物-生物活性"关联分析评价丹参的等级[J]. 中草药，2021，53（4）：1135-1142.

[26] 郝敏，陆兔林，毛春琴，等. 基于中药质量标志物的饮片质量控制研究[J]. 中草药，2017，48（9）：1699-1708.

[27] 彭任，陆兔林，胡立宏，等. 中药饮片质量标志物（Q-Marker）研究进展[J]. 中草药，2020，51（10）：2603-2610.

[28] 郝敏，童黄锦，张季，等. 中药饮片质量标志物（Q-Marker）研究：莪术饮片质量评价研究及质量标准探讨[J]. 中草药，2019，50（19）：4673-4682.

[29] Lu T L，Mao C Q，Hao M，et al. Metabolic profiling analysis of three processed rhizomes of Curcuma wenyujin Y. H. Chen et C. Ling by ultra-performance liquid chromatography/time-of-flight mass spectrometry[J]. Pharmacogn Mag，2019，14（60）：164-171.

[30] Hao M，Ji D，Li L，et al. Curcuma wenyujin mechanism of Rhizoma on acute blood stasis in rats based on a UPLC-Q/TOF-MS metabolomics and network approach[J]. Molecules，2018，24（1）：82.

[31] Li J，Mao C，Li L，et al. Pharmacokinetics and liver distribution study of unbound curdione and curcumol in rats by microdialysis coupled with rapid resolution liquid chromatography（RRLC）and tandem mass spectrometry[J]. J Pharm Biomed Anal，2014，95：146-150.

[32] 郝敏，陆兔林，毛春芹，等. 3种温郁金根茎炮制品的UPLC指纹图谱与多成分含量测定研究[J]. 中国中药杂志，2018，43（11）：2288-2294.

[33] Feng G，Chen Y L，Li W，et al. Exploring the Q-Marker of "sweat soaking method" processed radix Wikstroemia indica：based on the "effect-toxicity-chemicals" study[J]. Phytomedicine，2018，45：49-58.

[34] 张雪，李晓庆，王云，等. 焦栀子炒制过程中HPLC图谱变化与外观颜色的动态关联研究[J]. 中草药，2018，49（17）：4029-4037.

[35] 韩彦琪，曹勇，董亚楠，等. 疏风解毒胶囊疏风解表的谱效关系研究[J]. 中草药，2019，50（15）：3534-3540.

[36] 韩彦琪，曹勇，董亚楠，等. 基于神经网络分析的疏风解毒胶囊抗炎作用谱效关系研究[J]. 中草药，2019，50（15）：3526-3533.

[37] Liu X，Zhang H，Xu J，et al. Identification of absorbed components and their metabolites in rat plasma after oral administration of Shufeng Jiedu capsule using ultra-performance liquid chromatography/quadrupole time-of-flight mass spectrometry[J]. Rapid Commun Mass Spectrom，2019，33（19）：1494-1501.

[38] 张铁军，朱月信，刘岱琳，等. 疏风解毒胶囊药效物质基础及作用机制研究[J]. 中草药，2016，47（12）：2019-2026.

[39] Tao Z G，Meng X，Han Y Q，et al. Therapeutic mechanistic studies of ShuFengJieDu capsule in an acute lung injury animal model using quantitative proteomics technology[J]. J Proteome Res，2017，16（11）：4009-4019.

[40] 韩彦琪，朱强，董亚楠，等. 基于网络药理学的疏风解毒胶囊配伍合理性研究[J]. 中草药，2019，50（15）：3547-3554.

[41] 张铁军，朱月信，刘素香，等. 疏风解毒胶囊的系统质量标准提升研究[J]. 中草药，2016，47（12）：2027-2033.

[42] 刘肖雁，姜文文，蒋海强，等. 基于"谱-效-代"关联的参枝苓口服液质量标志物的初步研究[J]. 中草药，2019，50（19）：4603-4612.

[43] 黄昱曦，陈艳琰，乐世俊，等. 基于层次分析-熵权法的气血和胶囊质量标志物研究[J]. 中国中药杂志，2021，46（11）：2710-2717.

[44] 王琼珺，谢伟容，邰艳妮，等. 基于Q-Marker成分定性与定量的双黄连制剂质量评价[J]. 中国实验方剂学杂志，2017，23（18）：36-46.

中 篇

注射用益气复脉（冻干）质量标志物研究

第三章
注射用益气复脉（冻干）化学物质组系统辨识和传递规律研究

注射用益气复脉（冻干）（YQFM）是由红参、麦冬及五味子三种药材制备而成的现代中药注射粉针剂。为了系统阐述YQFM的化学组成，本章采用超高效液相色谱串联四级杆–飞行时间质谱（UPLC-Q/TOF-MS）技术，对红参、麦冬及五味子三种原料药材、提取物及制剂进行了定性分析，使用Masslynx™ 4.1软件进行数据分析，结合质谱及文献信息，进行了化学物质组的全面解析，并阐明了药材–制剂的传递规律。上述研究为YQFM的药效物质基础深入研究及质量标志物的选择提供支持。

第一节　原料药材化学物质组辨识研究

本节研究采用UPLC-Q-TOF-MS^{E}技术分析红参药材醇提液、麦冬及五味子药材水提液的化学成分，结合课题组前期基础研究、相关质谱裂解规律文献及化学成分文献信息，全面表征其化学成分，共鉴定27个化合物。研究结果为进一步研究YQFM化学物质组传递规律提供参考。

一、实验部分

（一）仪器与试药

ACQUITY™ UPLC 超高效液相色谱系统，Synapt G2 Q-TOF-MS 质谱系统，MassLynx V4.1 质谱工作站，沃特世（Waters）ACQUITY UPLC HSS T3 色谱柱（100 mm×2.1 mm，1.8 μm）。超纯水（Milli-Q 型超纯水一体化系统，Millipore）。红参、麦冬、五味子药材由天津天士力之骄药业有限公司提供。甲醇、乙腈（MS级，Merck）；甲酸（MS级，Sigma）。

（二）方法与结果

1. 样品制备

红参饮片经乙醇回流提取3次，合并乙醇提取液，取乙醇提取液过滤进样1 μL。五味子饮片经水煮3次，合并水提液，取水提液5 mL于10 mL容量瓶中，加入甲醇定容至刻度，混匀后取500 μL至10 mL容量瓶，用甲醇定容后，过0.22 μm微孔滤膜，取滤液进样分析，进样3 μL。麦冬饮片经水煮3次，合并水提液，取0.2 mL置于25 mL容量瓶，加水定容至刻度，摇匀，过0.22 μm微孔滤膜，取滤液进样分析。进样3 μL。

2. 色谱条件

色谱柱：Waters ACQUITY UPLC HSS T3（100 mm×2.1 mm，1.8 μm），柱温30℃；体积流量0.3 mL/min；进样量：1.0～3.0 μL；流动相：乙腈（A）-0.1%甲酸水溶液（B），二元梯度洗脱，洗脱条件见表3-1。

表3-1   流动相洗脱条件

时间（min）	流速（mL·min^{-1}）	流动相A乙腈（%）	流动相B 0.1%甲酸水溶液（%）
初始	0.3	2	98
1	0.3	2	98
4	0.3	25	75
8	0.3	35	65
12	0.3	45	55
16	0.3	75	25
18	0.3	75	25
20	0.3	90	10
22	0.3	90	10
23	0.3	2	98
25	0.3	2	98

3. 质谱条件

电喷雾离子源（ESI），正（Positive Mode）、负（Negative Mode）两种模式扫描测定，MS^{E}模式；毛细管电压3.0 kV（正模式），2.4 kV（负模式）；锥孔电压30 V；离子源温度100℃；脱溶剂气温度350℃；脱溶剂氮气流量800 L·h^{-1}；锥孔气流量30 L·h^{-1}；采样频率0.1 s；间隔0.02 s；质量数扫描范围100～1800 Da；内参校正液采用亮氨酸脑啡肽（[M+H]$^+$=555.2931；[M−H]$^-$=553.2775）。数据采集工作站为MassLynx 4.1。

4. 样品分析

对红参、麦冬、五味子三种药材提取液进行检测分析，采用上述色谱质谱条件，对样品进行正、负模式采集，基峰离子流色谱图（BPI）见图3-1和图3-2。

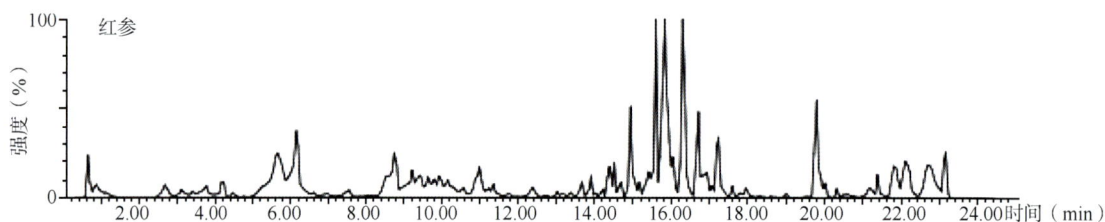

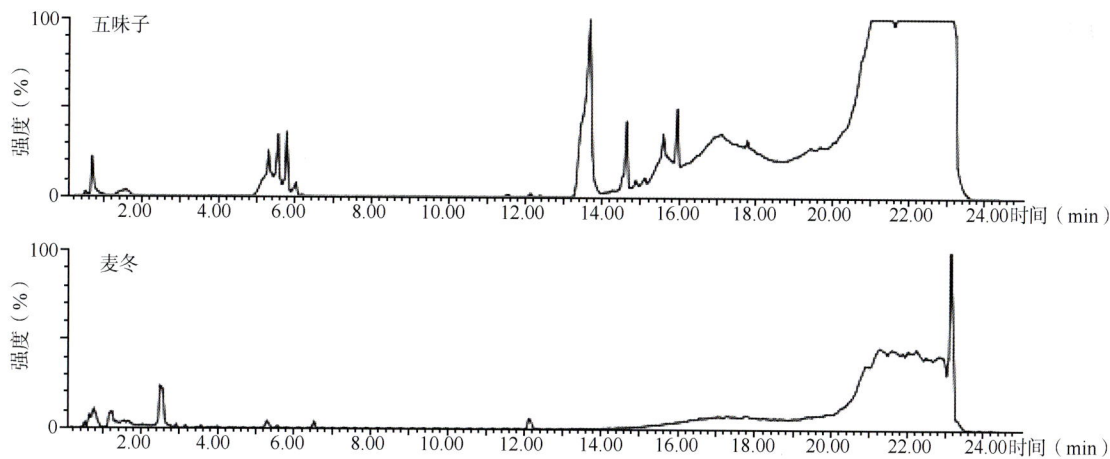

图 3-1　正模式下红参、五味子及麦冬的 BPI 图

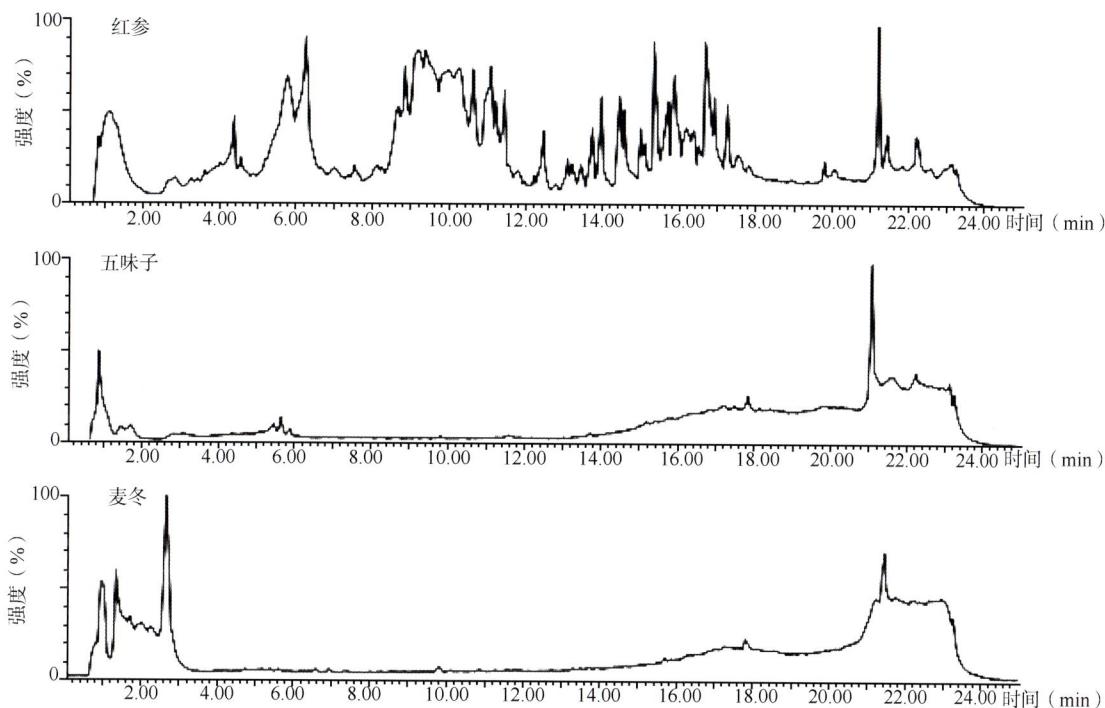

图 3-2　负模式下红参、五味子及麦冬的 BPI 图

5. UPLC-Q-TOF/MS 成分鉴定

结合文献[1-3]及相关数据库比对，分析质谱裂解规律，在红参样品中共鉴定出 16 个化合物，均为皂苷类化合物。在麦冬样品中共鉴定出 5 个化合物，包括 4 个麦冬皂苷和 1 个甾类。在五味子样品中共鉴定出 6 个化合物，均为木脂素类化合物。具体成分信息表见表 3-2～表 3-4。

人参皂苷类物质依据其母核结构特点划分为人参二醇类（PPD）、人参三醇类（PPT）和齐墩果酸型（OLE）。负离子模式，一级质谱常出现 [M-H]⁻ 和 [M+HCOO]⁻ 离子。人参皂苷的多级质谱裂解常见的裂解方式是连续或同时丢失配糖基。以人参皂苷 Rd（人参二醇类）

表 3-2　红参化学成分的质谱数据

序号	保留时间（min）	加和离子实测值（m/z）	加和离子	理论值（m/z）	误差（ppm）	分子式	碎片离子（m/z）	化合物	来源
1	5.608	1007.543	[M+COOH]⁻	1007.5427	0.30	$C_{48}H_{82}O_{19}$	991.5468，845.4888	20-葡萄糖-人参皂苷 Rf	红参
2	5.851	977.5316	[M+COOH]⁻	977.5321	-0.51	$C_{47}H_{80}O_{18}$	991.5467	三七皂苷 R₁	红参
3	6.196	845.4896	[M+COOH]⁻	845.4899	-0.35	$C_{42}H_{72}O_{14}$	799.4855	人参皂苷 Rg₁	红参
4	6.196	991.5475	[M+COOH]⁻	991.5478	-0.30	$C_{48}H_{82}O_{18}$	945.5408	人参皂苷 Re	红参
5	8.671	1239.6351	[M-H]⁻	1239.6374	-1.86	$C_{59}H_{100}O_{27}$	1285.6421	人参皂苷 Ra3	红参
6	8.84	845.4886	[M+COOH]⁻	845.4899	-1.54	$C_{42}H_{72}O_{14}$	799.4835	人参皂苷 Rf	红参
7	9.208	1107.5941	[M-H]⁻	1107.5951	-0.90	$C_{54}H_{92}O_{23}$	783.4875	人参皂苷 Rb₁	红参
8	9.29	769.4722	[M-H]⁻	769.4738	-2.08	$C_{41}H_{70}O_{13}$	815.4771	三七皂苷 R₂	红参
9	9.896	1077.5853	[M-H]⁻	1077.5846	0.65	$C_{53}H_{90}O_{22}$	1123.5911，683.4373	人参皂苷 Rc	红参
10	9.969	955.4905	[M-H]⁻	955.4903	0.21	$C_{48}H_{76}O_{19}$	—	人参皂苷 Ro	红参
11	10.263	1077.5829	[M-H]⁻	1077.5846	-1.58	$C_{53}H_{90}O_{22}$	1123.5884	人参皂苷 Rb₂	红参
12	11.024	945.5410	[M-H]⁻	945.5423	-1.37	$C_{48}H_{82}O_{18}$	991.5463，783.4903	人参皂苷 Rd	红参
13	13.67	665.4260	[M+COOH]⁻	665.4265	-0.75	$C_{36}H_{60}O_8$	393.1896	人参皂苷 Rh₄/Rk₃	红参
14	13.965	793.4376	[M-H]⁻	793.4433	-7.18	$C_{35}H_{70}O_{19}$	665.4273	姜状三七皂苷 R₁	红参
15	14.431	783.4881	[M-H]⁻	783.4895	-1.79	$C_{42}H_{72}O_{13}$	829.4929	S-人参皂苷 Rg₃	红参
16	14.604	783.4891	[M-H]⁻	783.4895	-0.51	$C_{42}H_{72}O_{13}$	829.4947，593.2733	R-人参皂苷 Rg₃	红参

注：1 ppm=1×10⁻⁶，后同

表 3-3 麦冬化学成分的质谱数据

序号	保留时间（min）	加和离子实测值（m/z）	加和离子	理论值（m/z）	误差（ppm）	分子式	碎片离子（m/z）	化合物	来源
1	6.957	447.2226	[M-H]⁻	447.223	-0.89	$C_{21}H_{36}O_{10}$	315.1813	L-borneol-7-O-[β-D-Apiofuranosyl（1→6）]-β-D-glucopy-ranoside	麦冬
2	11.21	931.4521	[M+HCOO]⁻	931.4539	-1.93	$C_{44}H_{70}O_{18}$	885.4470	麦冬皂苷 C	麦冬
3	11.61	799.4102	[M+COOH]⁻	799.4116	-1.75	$C_{39}H_{62}O_{14}$	753.4036	Ophiogenin 3-O-α-L-rhamnopyranosyl-（1→2）-β-D-glucopyranoside	麦冬
4	13.082	869.4484	[M-H]⁻	869.45348	-5.84	$C_{44}H_{70}O_{17}$	915.4687, 695.4629, 671.4638	pennogenin-3-O-α-L-rhamnopyranosyl-（1→2）-β-D-xylopyranosyl-（1→4）-β-D-glucopyranoside	麦冬
5	13.498	783.4131	[M+COOH]⁻	783.4167	-4.60	$C_{39}H_{62}O_{13}$	737.4081	Prazerigenin A 3-O-α-L-rhamnopyranosyl-（1→2）-β-D-glucopyranoside	麦冬

表 3-4 五味子化学成分的质谱数据

序号	保留时间（min）	加和离子实测值（m/z）	理论值（m/z）	加和离子	误差（ppm）	分子式	碎片离子（m/z）	化合物	来源
1	13.743	433.2221	433.2226	[M+H]⁺	-1.15	$C_{24}H_{32}O_7$	415.2119, 384.1934	五味子醇甲	五味子
2	14.36	531.2218	531.223	[M+H]⁺	-2.26	$C_{28}H_{34}O_{10}$	401.1588, 389.1950	戈米辛 D	五味子
3	14.696	439.1728	439.17327	[M+Na]⁺	-1.07	$C_{23}H_{28}O_7$	399.1803, 369.1693	五味子醇乙	五味子
4	15.162	455.2037	455.2046	[M+Na]⁺	-1.98	$C_{24}H_{32}O_7$	415.2110, 341.3047	异五味子素	五味子
5	15.162	515.2274	515.2281	[M+H]⁺	-1.36	$C_{28}H_{34}O_9$	555.2202	戈米辛 E/五味子酯丙	五味子
6	15.994	553.2404	553.24135	[M+Na]⁺	-1.72	$C_{29}H_{38}O_9$	431.2064	苯甲酰戈米辛 Q	五味子

（保留时间11.024 min）为例，其在负离子模式下的质谱数据为945.5410[M-H]⁻，991.5463[M+HCOO]⁻，783.4903[M-H-2Glc]⁻。与课题组前期文献数据进行比对，故确定此峰为人参皂苷Rd。根据一级质谱及二级质谱数据，结合文献报道，以相同方法鉴定了皂苷类化合物。

负离子模式下，麦冬甾体皂苷类物质一级质谱常出现[M-H]⁻和[M+HCOO]⁻。麦冬甾体皂苷的多级质谱裂解常见的裂解方式是连续或同时丢失配糖基。以麦冬皂苷C（保留时间11.21 min）为例，其在负离子模式下的质谱数据为931.4521[M+HCOO]⁻，885.4470[M-H]⁻。与课题组前期文献数据进行比对，故确定此峰为麦冬皂苷C。根据一级质谱及二级质谱数据，结合文献报道，以相同方法鉴定了类似化合物。

木脂素类物质典型的正离子模式下的碎片离子主要是[M+Na]⁺，[M+H]⁺，[M+NH₄]⁺，准分子离子再脱去水等不同的基团，得到[M+H-H₂O]⁺，[M+H-OCH₃]⁺，[M+H-CH₂O₂]⁺，[M+H-C₅H₁₀]⁺，[M+H-C₅H₈O₂]⁺，[M+H-C₇H₆O₂]⁺，[M+H-C₆H₁₀O₃]⁺碎片离子。以五味子醇甲（保留时间13.743 min）为例，其在正离子模式下的质谱数据为433.2221[M+H]⁺，415.2119[M+H-H₂O]⁺，384.1934[M+H-H₂O-OCH₃]⁺，与课题组前期文献数据进行比对，故确定此峰为五味子醇甲。根据一级质谱及二级质谱数据，结合文献报道，以相同方法鉴定了木脂素类化合物。

二、讨论

本研究建立了简单快速的UPLC-Q/TOF-MS方法，分析了红参、麦冬、五味子药材的提取液中存在的化学成分，根据质谱信息、裂解规律、文献及数据库的比对，从红参提取液中鉴定出16个化合物，均为皂苷类化合物。在麦冬提取液中共鉴定出5个化合物，包括4个麦冬皂苷和1个萜类。在五味子提取液中共鉴定出6个化合物，均为木脂素类化合物。

第二节　注射用益气复脉（冻干）化学物质组辨识及药材–制剂传递规律研究

本节研究采用UPLC-Q-TOF-MSᴱ技术分析红参、麦冬、五味子提取物及注射用益气复脉（冻干）（YQFM）的化学成分，结合课题组前期基础研究、相关质谱裂解规律文献及化学成分文献信息，全面表征YQFM化学成分，并对药材–制剂物质传递规律进行分析。结果从YQFM中辨识出的46个成分，31个化合物来源于红参，6个化合物来源于麦冬，9个化合物来源于五味子。本部分研究揭示了YQFM化学物质组成，为后续研究提供支持。

一、实验部分

（一）仪器与试药

ACQUITY™ UPLC 超高效液相色谱系统，Synapt G2 Q-TOF-MS 质谱系统，MassLynx V4.1 质谱工作站，Waters ACQUITY UPLC HSS T3 色谱柱（100 mm×2.1 mm，1.8 μm）。超

纯水（Milli-Q 型超纯水一体化系统，Millipore）。注射用益气复脉（冻干）制剂样品、提取物（红参提取物、麦冬提取物、五味子提取物）。甲醇、乙腈（MS级，Merck）；甲酸（MS级，Sigma）。

（二）方法与结果

1. 样品制备

提取物：称取红参、麦冬、五味子提取物约0.1 g，置于10 mL容量瓶内，加入超纯水适量，超声溶解，加入甲醇定容，过0.22 μm微孔滤膜，取滤液进样分析。进样3 μL。

制剂：称取YQFM约0.1 g，置于10 mL容量瓶内，加入超纯水适量，超声溶解，加入甲醇定容，过0.22 μm微孔滤膜，取滤液进样分析。进样2 μL。

2. 色谱条件

色谱柱：Waters ACQUITY UPLC HSS T3（100 mm×2.1 mm，1.8 μm），柱温30℃；体积流量0.3 mL/min；进样量：1.0～3.0 μL；流动相：乙腈（A）-0.1%甲酸水溶液（B），二元梯度洗脱，洗脱条件见表3-5。

表 3-5 流动相洗脱条件

时间（min）	流速（mL·min⁻¹）	流动相 A 乙腈（%）	流动相 B 0.1% 甲酸水溶液（%）
初始	0.3	2	98
1	0.3	2	98
4	0.3	25	75
8	0.3	35	65
12	0.3	45	55
16	0.3	75	25
18	0.3	75	25
20	0.3	90	10
22	0.3	90	10
23	0.3	2	98
25	0.3	2	98

3. 质谱条件

电喷雾离子源（ESI），正（Positive Mode）、负（Negative Mode）两种模式扫描测定，MS^E模式；毛细管电压3.0 kV（正模式），2.4 kV（负模式）；锥孔电压30 V；离子源温度100℃；脱溶剂气温度350℃；脱溶剂氮气流量800 L·h⁻¹；锥孔气流量30 L·h⁻¹；采样频率0.1 s；间隔0.02 s；质量数扫描范围100～1800 Da；内参校正液采用亮氨酸脑啡肽（[M+H]⁺ = 555.2931；[M−H]⁻=553.2775）。数据采集工作站为MassLynx 4.1。

4. 样品分析

采用上述色谱质谱条件，对注射用益气复脉（冻干）、红参、麦冬及五味子提取物进行正、负离子模式采集，全扫描总离子流的BPI图见图3-3、图3-4。

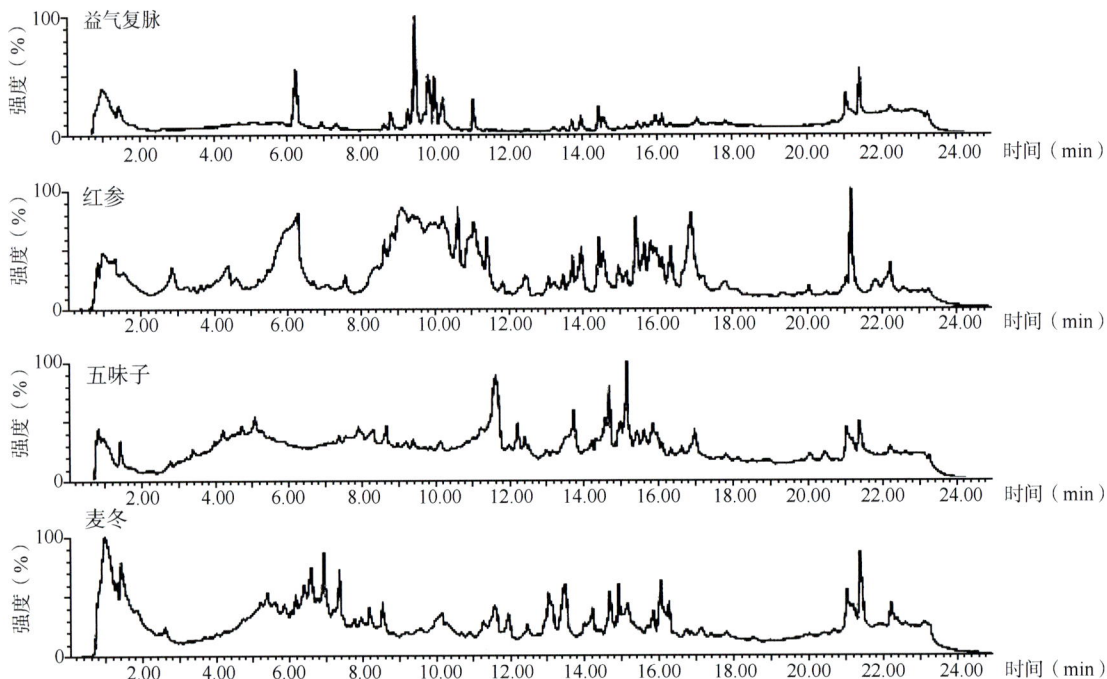

图 3-3　注射用益气复脉（冻干）、红参、麦冬、五味子提取物的负模式下总离子流的 BPI 图

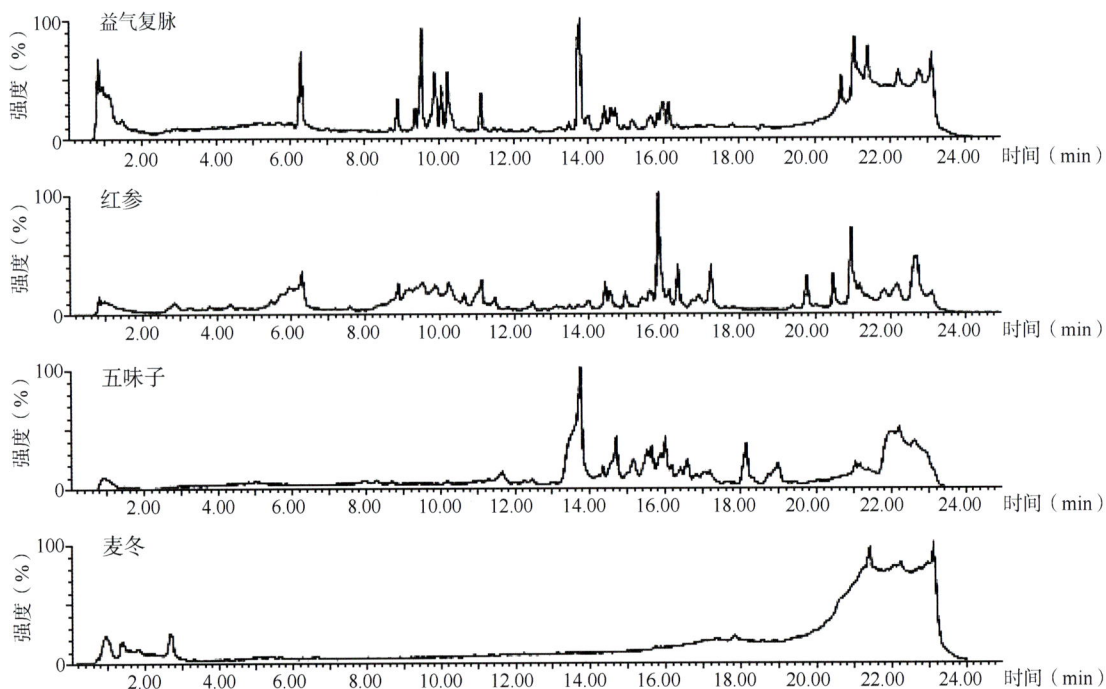

图 3-4　注射用益气复脉（冻干）、红参、麦冬、五味子提取物的正模式下总离子流的 BPI 图

5. UPLC-Q-TOF/MS 成分鉴定

根据碎片离子结合文献[1-3]及相关数据库比对，结合本章第一节内容分析质谱裂解规律，从 YQFM 中表征鉴别 46 个化合物，主要为皂苷、木质素等成分。31 个化合物来源于红参，6 个化合物来源于麦冬，9 个化合物来源于五味子。具体成分信息表及来源见表 3-6。

表 3-6　注射用益气复脉（冻干）化学成分的质谱数据

序号	保留时间（min）	加和离子实测值（m/z）	加和离子	理论值（m/z）	误差（ppm）	分子式	碎片离子（m/z）	化合物	来源
1	3.91	127.0395	[M+H]$^+$	127.0395	0.00	$C_6H_6O_3$		5-羟甲基糠醛	红参
2	5.71	1007.5405	[M+COOH]$^-$	1007.5427	-2.18	$C_{48}H_{82}O_{19}$	961.5330，931.5227，577.2266	20-葡萄糖-人参皂苷 Rf	红参
3	5.88	387.1807	[M+H]$^+$	387.1808	-0.26	$C_{22}H_{26}O_6$	355.1613	戈米辛 M$_1$	五味子
4	5.88	977.5302	[M+COOH]$^-$	977.5321	-1.94	$C_{47}H_{80}O_{18}$	931.5248	三七皂苷 R$_1$	红参
5	6.25	945.5398	[M-H]$^-$	945.5423	-2.64	$C_{48}H_{82}O_{18}$	991.5457	人参皂苷 Re	红参
6	6.25	799.4811	[M-H]$^-$	799.4844	-4.13	$C_{42}H_{72}O_{14}$	845.4882，835.4570	人参皂苷 Rg$_1$	红参
7	6.94	447.2229	[M-H]$^-$	447.223	-0.22	$C_{21}H_{36}O_{10}$	493.2287，315.1819	L-borneol-7-O-[β-D-Apiofuranosyl（1→6）]-β-D-glucopyranoside	麦冬
8	8.65	1239.6376	[M-H]$^-$	1239.6374	0.16	$C_{59}H_{100}O_{27}$	1285.6414	人参皂苷 Ra$_3$	红参
9	8.82	799.4835	[M-H]$^-$	799.4844	-1.13	$C_{42}H_{72}O_{14}$	1599.9750，845.4885	人参皂苷 Rf	红参
10	9.29	769.4727	[M-H]$^-$	769.4738	-1.43	$C_{41}H_{70}O_{13}$	1595.3732，1539.9528，815.4774	三七皂苷 R$_2$	红参
11	9.41	1239.6360	[M-H]$^-$	1239.6374	-1.13	$C_{59}H_{100}O_{27}$		人参皂苷 Ra$_3$	红参
12	9.48	1107.5947	[M-H]$^-$	1107.5951	-0.36	$C_{54}H_{92}O_{23}$	1153.5994	人参皂苷 Rb$_1$	红参
13	9.7	769.4725	[M-H]$^-$	769.4738	-1.69	$C_{41}H_{70}O_{13}$	1107.5940，829.4923，783.4877	人参皂苷 F$_3$	红参
14	9.75	829.4950	[M+COOH]-	829.4950	0.00	$C_{42}H_{72}O_{13}$	783.4894	S-人参皂苷 Rg$_2$	红参
15	9.82	1209.6250	[M-H]-	1209.6268	-1.49	$C_{58}H_{98}O_{26}$	1077.583	人参皂苷 Ra$_1$/Ra$_2$	红参
16	9.83	1077.5839	[M-H]$^-$	1077.5846	-0.65	$C_{53}H_{90}O_{22}$	1123.5892，945.5413，783.4888	人参皂苷 Rc	红参
17	9.88	829.4925	[M+COOH]$^-$	829.4950	-3.01	$C_{42}H_{72}O_{13}$	783.4871	R-人参皂苷 Rg$_2$	红参
18	9.88	683.4360	[M+COOH]$^-$	683.4370	-1.46	$C_{36}H_{62}O_9$		人参皂苷 F$_1$	红参
19	10	955.4887	[M-H]$^-$	955.4903	-1.67	$C_{48}H_{76}O_{19}$		人参皂苷 Ro	红参
20	10.24	1077.5826	[M-H]$^-$	1077.5846	-1.86	$C_{53}H_{90}O_{22}$	1023.5869	人参皂苷 Rb$_2$	红参
21	10.24	1077.5829	[M-H]$^-$	1077.5846	-1.58	$C_{53}H_{90}O_{22}$	936.0087，683.4346	人参皂苷 Rb$_3$	红参
22	11.06	945.5402	[M-H]$^-$	945.5423	-2.22	$C_{48}H_{82}O_{18}$	991.5461	人参皂苷 Rd	红参
23	11.18	793.4367	[M-H]$^-$	793.4374	-0.88	$C_{42}H_{66}O_{14}$		竹节参皂苷 IVa	红参
24	11.42	1119.5955	[M-H]$^-$	1119.5951	0.36	$C_{55}H_{92}O_{23}$	945.5466	人参皂苷 Rs$_1$/Rs$_2$	红参

续表

序号	保留时间（min）	加和离子实测值（m/z）	加和离子	理论值（m/z）	误差（ppm）	分子式	碎片离子（m/z）	化合物	来源
25	11.30	885.448	[M-H]⁻	885.4484	-0.45	$C_{44}H_{70}O_{18}$	931.4594	麦冬皂苷C	麦冬
26	11.57	799.4095	[M+COOH]⁻	799.4116	-2.63	$C_{39}H_{62}O_{14}$	753.4078	Ophiogenin 3-O-α-L-rhamnopyranosyl-（1→2）-β-D-glucopyranoside	麦冬
27	12.39	961.5311	[M+COOH]⁻	961.5372	-6.34	$C_{47}H_{80}O_{17}$	915.5284	三七皂苷Ft₁	红参
28	13.14	869.4468	[M-H]⁻	869.4535	-7.71	$C_{44}H_{70}O_{17}$	915.4554	pennogenin-3-O-α-L-rhamnopyranosyl-（1→2）-β-D-xylopyranosyl-（1→4）-β-D-glucopyranoside	麦冬
29	13.22	811.4829	[M+COOH]⁻	811.4844	-1.85	$C_{42}H_{70}O_{12}$	765.4775	人参皂苷Rg₆	红参
30	13.48	811.4830	[M+COOH]⁻	811.4844	-1.73	$C_{42}H_{70}O_{12}$	765.4775	人参皂苷F₄	红参
31	13.69	665.4258	[M+COOH]⁻	665.4265	-1.05	$C_{36}H_{60}O_{8}$	619.4213	人参皂苷Rh₄/Rk₃	红参
32	13.72	433.2226	[M+H]⁺	433.2226	0.00	$C_{24}H_{32}O_{7}$	455.2044, 415.2123, 384.1935	五味子醇甲	五味子
33	13.81	829.4891	[M+COOH]⁻	829.4950	-7.11	$C_{42}H_{72}O_{13}$	783.4891	人参皂苷F₂	红参
34	14.36	548.2495	[M+NH4]⁺	548.2496	-0.18	$C_{28}H_{34}O_{10}$	531.2230, 485.2173, 401.1594, 383.1499	戈米辛D	五味子
35	14.41	783.489	[M-H]⁻	783.4895	-0.64	$C_{42}H_{72}O_{13}$	1567.9878, 829.4940	S-人参皂苷Rg₃	红参
36	14.53	783.489	[M-H]⁻	783.4895	-0.64	$C_{42}H_{72}O_{13}$	1567.9913, 829.4939, 671.4635	R-人参皂苷Rg₃	红参
37	14.66	439.1726	[M+Na]⁺	439.1733	-1.59	$C_{23}H_{28}O_{7}$	399.1809	五味子醇乙	五味子
38	15.14	455.2042	[M+Na]⁺	455.2046	-0.88	$C_{24}H_{32}O_{7}$	415.2115	异五味子素	五味子
39	15.19	515.2281	[M+H]⁺	515.2281	0.00	$C_{28}H_{34}O_{9}$	385.1645, 355.1533	戈米辛E/五味子酯C	五味子
40	15.40	871.5041	[M+COOH]⁻	871.5055	-1.61	$C_{44}H_{74}O_{14}$	825.4991	人参皂苷Rs₃/异构体	红参
41	15.51	871.5029	[M+COOH]⁻	871.5055	-2.98	$C_{44}H_{74}O_{14}$	825.4985	人参皂苷Rs₃/异构体	红参
42	15.61	523.2297	[M+Na]⁺	523.2308	-2.10	$C_{28}H_{36}O_{8}$	483.2380, 401.1956	巴豆酰戈米辛H/当归酰基戈米辛H	五味子
43	15.68	548.2852	[M+NH4]⁺	548.2860	-1.46	$C_{29}H_{38}O_{9}$	483.2377, 431.2065	巴豆酰戈米辛H/当归酰基戈米辛H	五味子
44	15.92	765.4788	[M-H]⁻	765.4789	-0.13	$C_{42}H_{70}O_{12}$	811.4836	人参皂苷Rk₁	红参
45	15.97	548.2855	[M+NH4]⁺	548.2860	-0.91	$C_{29}H_{38}O_{9}$	431.2071, 387.1805	苯甲酰戈米辛Q	五味子
46	16.09	765.4783	[M-H]⁻	765.4789	-0.78	$C_{42}H_{70}O_{12}$	811.4827	人参皂苷Rg₅	红参

二、讨论

　　本实验使用UPLC/Q-TOF-MS/MS技术对YQFM的化学成分进行解析，并经过文献比对分析质谱裂解规律，从YQFM中鉴别46个化合物，主要为皂苷、木质素等成分。

　　通过对药材、药材提取物及制剂中成分的系统辨识，并将制剂中的成分与药材中的成分进行比对归属，明确了质量属性的传递过程。YQFM中辨识出的46个成分，31个化合物来源于红参，6个化合物来源于麦冬，9个化合物来源于五味子。

参 考 文 献

［1］Liu C H，Ju A C，Zhou D Z，et al. Simultaneous Qualitative and Quantitative Analysis of Multiple Chemical Constituents in YiQiFuMai Injection by Ultra-Fast Liquid Chromatography Coupled with Ion Trap Time-of-Flight Mass Spectrometry［J］. Molecules，2016，21（5）：640.

［2］褚延斌，苏小琴，周学谦，等. 基于液质指纹图谱和化学模式识别的注射用益气复脉（冻干）质量综合评价研究［J］. 中草药，2018，49（10）：2410-2419.

［3］周垚垚，焦燕婷，王彦帅，等. 注射用益气复脉（冻干）化学成分的UPLC-Q-TOF/MS分析［J］. 药物评价研究，2018，41（3）：446-450.

第四章
注射用益气复脉（冻干）质量标志物"特有性"研究

中药Q-Marker创新理念及其方法学体系的构建，为中药物质基础表征、中药Q-Marker发现以及质量评价系统的建立开辟了新的研究模式与思路。Q-Marker的研究和确定应基于有效、特有、传递与溯源、可测和处方配伍的"五原则"。既反映了与有效性和安全性的关联关系，又体现中药成分的专属性、差异性特征，特别是基于方–证对应的配伍环境，体现针对疾病的中药有效性表达方式及其物质基础的客观实质[1]。其中，Q-Marker的"特有性"包含2个层次的内涵。首先，特有性代表和反映同一类药材的共有性并区分与其他类药材的特征性成分；其次，特有性能反映同一类、不同种药材之间的差异性成分[2]。"特有性"是中药鉴别、质量评价与控制的重要条件，物质的特有性是决定药材品质功效差异的内在依据。科学的质量评价方法或质量标准应具有对特定药材的"针对性"和"专属性"，若以普遍存在的成分作为含量测定指标，不能准确评价不同药材各自特有的质量特点。成分的"特有性"是中药质量控制方法"专属性"的基本条件，其重要价值在于可对不同药材进行有效鉴别、评价和质量控制。

注射用益气复脉（冻干）以红参、麦冬及五味子为组方药材，为了准确预测该制剂的Q-Marker，首先需要辨识各组方药材化学物质组所含的"特有性"成分，形成以特有性为基础的Q-Marker发现策略。

第一节　人参化学物质组特有性研究

人参为五加科植物人参 *Panax ginseng* C. A. Meyer 的干燥根和根茎，性甘，微苦，微温。归脾、肺、心、肾经。功能大补元气，复脉固脱，补脾益肺，养阴生津，安神益智。用于体虚欲脱，肢冷脉微，脾虚食少，肺虚咳喘，津伤口渴，内热消渴，久病虚羸，惊悸失眠，阳痿宫冷[3]。鲜人参经过干燥加工成的生干参叫生晒参；经过蒸制之后，干燥加工成的商品称红参。

一、人参化学成分研究

大量研究表明，人参中主要含有皂苷类，糖类，挥发性成分，有机酸及其酯类，蛋白质，酶类，甾醇及其苷类，多肽类，含氮化合物，木质素，黄酮类，维生素类以及无机元素等多种成分[4]。

人参皂苷类成分是人参中典型的化学组成分，包括原人参二醇类皂苷（PPD）、原人参三醇类皂苷（PPT）、齐墩果酸型皂苷以及甾体皂苷等[5-7]。

PPD有20(S)-原人参二醇、20(R)-原人参二醇，人参皂苷Ra₁、Ra₂、Ra₃、Rb₁、Rb₂、Rb₃、Rc、Rd、Rs₁、Rs₂、20(R)-人参皂苷Rh₂、20(S)-人参皂苷Rh₂、20(R)-人参皂苷Rg₃、20(S)-人参皂苷Rg₃，丙二酸单酰基人参皂苷Rb₁、Rb₂、Rc、Rd，三七皂苷R₄，西洋参皂苷R₁等[5-7]。

PPT有20(S)-原人参三醇、20(R)-原人参三醇，人参皂苷Re、Rf、Rg₁、Rh₃、Rf₁、20(R)-人参皂苷Rh₁、20(S)-人参皂苷Rh₁、20(R)-人参皂苷Rg₂、20(S)-人参皂苷Rg₂、西洋参皂苷F₆、三七皂苷R₁、R₂，假人参皂苷R₁₁、Rp₁，20-葡萄糖基人参皂苷Rf等[5-7]。

齐墩果酸型皂苷为人参皂苷Ro[7]。甾体皂苷包括豆甾醇葡萄糖苷、β-甾醇葡萄糖苷等[7]。

挥发油类是人参中另外一种主要化学组分。学者采用水蒸气蒸馏法提取，并结合GC-MS联用技术从人参中鉴定了15个成分，其中酯类占44.6%，烷烃类占15.5%[8]。林下山参是人为把人参种子撒播到山林野生状态下任其自然生长，10年之后采挖的半野生山参。李海军等[9]采用硅胶柱色谱法从林下山参中共分离出40种挥发油成分，鉴定了其中18种成分，8种烷烃、7种酯类和3种其他脂溶性成分，占总量的89.5%。而冷蕾等[10]采用同样的提取和检测方法，鉴定了林下山参种子中26个挥发油成分。其中主要成分为油酸、油酸乙酯、顺式十八碳烯-9-酸甲酯和软脂酸，占样品总量的91.74%，烷烃类成分所占比例很少。

二、基于植物亲缘学的人参特有性成分分析

人参属内化学成分类型和分布规律与其种系、起源进化、地理分布等都存在相关性。与人参属祖种亲缘关系近的群类含有该属的原始化学成分，分布于属的原始种保存地；与祖种亲缘关系较远的群类含有该属的新生化学成分，分布于属的进化或多样中心[11]。人参属植物发源于太行山脉及辽南山地，属东亚-北美间断分布的植物区系，中国横断山脉和中部、云南东南部及其相邻地区为该属的进化中心和多样性中心[12]。人参属植物于第4纪前从始发中心迁移至我国各地，分别通过白令海峡与朝鲜海峡迁移至现北美与日本。随后，由于冰河时期环境巨变，导致大部分地区人参属植物灭绝，仅现存人参属植物生存区存活。其中迁移至我国西南地区的类群保持祖先原有倍性，并经过不断地选择和进化，形成现在多个物种，比如三七、竹节参、珠子参等。迁至长白山山脉、西伯利亚地区等地的类群由于纬度较高，为适应环境变化，导致倍性增加，且由于地域间隔，各自形成现有物种，如人参、西洋参等[13-15]。三七与人参为生长在天然避难所的孑遗物种，且三七可能比人参更加古老。结合人参属植物的地下部分形态特征，人参属可划分为两大类群：第1类成为古老类群，典型植物包括人参、西洋参、三七等；第2类群被认为是进化类群，典型植物有竹节参和珠子参等[16]。

人参属古老类群的特征性成分组包括以达玛烷型四环三萜皂苷为主的皂苷成分，以及氨基酸-三七素成分[16]（图4-1）。三七不含齐墩果烷型五环三萜皂苷，这与人参、西洋参有所不同，所以人参皂苷Ro是人参中区别于三七的特有性成分，而三七特有的皂苷类成分为三七皂苷R₁等[17]。人参古老类群共有皂苷成分比例存在明显差异，Rg₁、Re与Rb₁三者比例在人参中约为1.7∶1∶1.5，西洋参中约为0.2∶1∶1.2，三七中为8∶1∶7[18]。

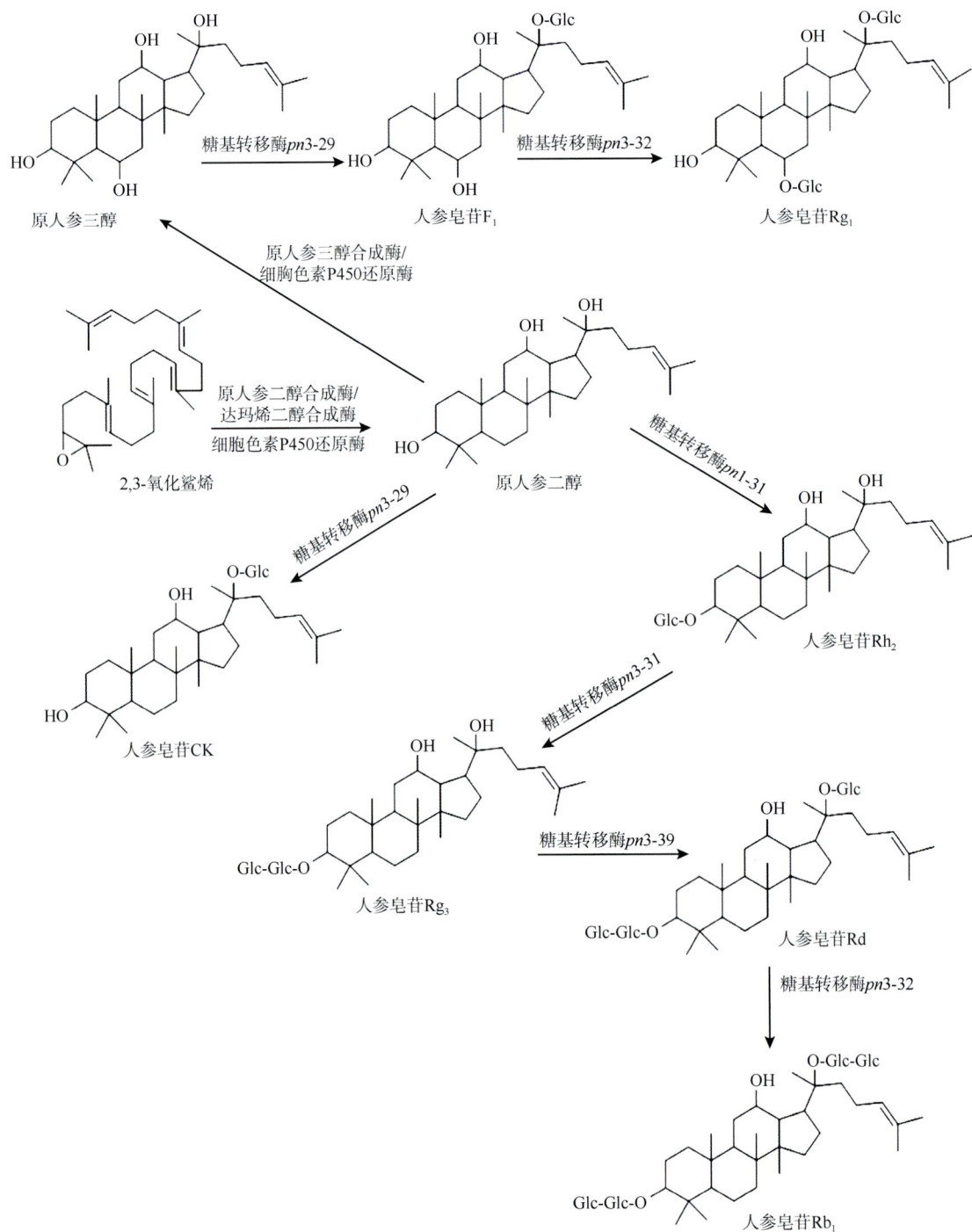

图 4-1   达玛烷型四环三萜皂苷生物合成途径

三、基于炮制加工的人参特有性成分

注射用益气复脉（冻干）所使用的原料药材为红参。红参在炮制加工过程中，皂苷类成分会发生酯键和糖苷键的降解[19]。天然的原生皂苷水解为次级皂苷。在红参炮制高温加热过程中，原有的皂苷 Rb_1、Rc、Rb_2、Rd、Rg_1、Rg_2、Re、Rf、Ro 逐渐减少，而产生一系列次级皂苷，主要为人参皂苷 Rg_2、Rg_3、Rh_2、Rh_2 和 Rs_1、Rs_2[20]。李向高等认为，在加热过程中丙二酸单酰基很容易被水解下来，所以丙二酸单酰基人参皂苷不可能存在于红参当中[21]。研究表明，在红参加工过程中丙二酸单酰人参皂苷酯键水解产生相应的人参皂苷，导致在红参中人参皂苷 Rb_1、Rc、Rb_2、Rb_3、Re 以及 Rd 等成分相对含量高于在生晒参中的相对含量[22]。另外，炮制红参过程中高温加热还可以使 C-20 位的糖链脱掉，进一步转化成红参特有成分人参皂苷 Rh_2[23]。齐墩果酸型皂苷其 28 位葡萄糖形成的酯苷键在加工过程中易降解，导致人参皂苷 Ro 在红参中的响应值相对生晒参明显降低；达玛烷型人参皂苷的糖链降解反应主要发生 20 位糖苷键水解和异构化，20 位异构化 Rg_2 和 Rg_3 可能是红参加工过程中产生的特有性成分[22]。

研究表明，红参中除含有生晒参中相同的皂苷组分外，还含有 20(R)-人参皂苷 Rh_2、20(S)-人参皂苷 Rh_2、20(R)-人参皂苷 Rh_1、20(S)-人参皂苷 Rh_1、20(R)-人参皂苷 Rg_3、20(R)-人参皂苷 Rg_2、三七皂苷-R_1、人参皂苷 Rg_5、人参皂苷 Rg_6、人参皂苷 Rg_9、人参皂苷 Rg_{10}、人参皂苷 Rs_1、人参皂苷 Rs_2、人参皂苷 Rs_3、人参皂苷 Rs_4、人参皂苷 Rs_5、人参皂苷 Rs_6、人参皂苷 Rs_7、人参皂苷 Rk_1、人参皂苷 Rk_2、人参皂苷 Rk_3 等稀有皂苷或红参中特有皂苷类组分[24]。

红参中还含有人参炔醇、人参氧炔醇、人参炔二醇及人参炔三醇等成分[25]。其中，人参炔二醇及人参炔三醇是红参中特有成分，是由人参环氧炔醇在蒸汽加热过程中通过水解开环而形成[26, 27]。

美拉德反应是碳基化合物与氨基化合物间发生的一系列复杂反应。人参中含有多种氨基酸和大量麦芽糖，可作为美拉德反应的物质基础；红参炮制加工过程中的蒸制等工艺条件为美拉德反应提供了足够的能量。研究表明，红参加工过程中麦芽糖能够与精氨酸和天冬氨酸发生美拉德反应生成双糖苷，是红参炮制过程中产生的特有成分[28]。

参 考 文 献

[1] 张铁军，白钢，陈常青，等.基于"五原则"的复方中药质量标志物（Q-Marker）研究路径[J].中草药，2018，49（1）：1-13.

[2] 刘耀晨，许浚，张洪兵，等.基于化学成分特有性的质量标志物发现策略及应用[J].中草药，2021，52（9）：2548-2556.

[3] 雷载权.中药学[M].上海：上海科学技术出版社，1995.

[4] 郝乘仪，李妍.林下参研究进展[J].吉林医药学院学报，2011，32（2）：105-108.

[5] 赵立春.人参化学成分的提取及测试方法的优化研究[D].北京：中国农业科学院，2016.

[6] 张玉婷.人参提取物化学成分及质量研究[D].北京：中国食品药品检定研究院，2013.

[7] 黎阳，张铁军，刘素香，等.人参化学成分和药理研究进展[J].中草药，2009，40（1）：164-166.

[8] 钟方丽.林下参化学成分及其生物活性的研究[D].长春：吉林大学，2008.

[9] 李海军，明磊，卢丹，等.林下参挥发性成分的GC-MS分析[J].中国实验方剂学杂志，2010，16（14）：91-92.

[10] 冷蕾，赵岩，钟方丽，等.林下参种子油化学成分的GC-MS分析[J].特产研究，2007，29（2）：64-66.

[11] 王荷生.植物区系地理[M].北京：科学出版社，1992.

[12] 鲁歧，富力，李向高.人参属植物的生物学演变[J].人参研究，1992，4（4）：1-5.

[13] 梁韶，宋娟，雷秀娟，等.四种人参属药用植物的核型分析[J].人参研究，2017，29（2）：6-10.

[14] 刘常坤.人参属系统发育基因组学及超级条形码研究[D].昆明：云南大学，2018.

[15] 史凤雪.人参属系统发育与多倍化研究[D].长春：东北师范大学，2016.

[16]鲁歧，富力，李向高.人参属植物分类学的研究进展[J].吉林农业大学学报，1992，14（4）：107-111，120.

[17]鲍建才，刘刚，丛登立，等.三七的化学成分研究进展[J].中成药，2006，28（2）：246-253.

[18]刘永利，雷蓉，王晓蕾，等.基于中药质量标志物的人参、西洋参、三七及相关中成药质量控制方法研究[J].中国药学杂志，2019，54（17）：1402-1410.

[19]Li X G，Li F，Qi L，et al. Study on hydrolysis reaction of ginsenoside and products in red ginseng processing[J]. Journal of Jilin Agricultural University，2000，22：1-9.

[20]宋凤瑞，张语迟，王淑敏，等.一种增加人参总皂苷提取物中稀有皂苷含量的方法：CN101244104A[P].2008-08-20.

[21]李向高.人参加工炮制前后化学成分的变化[J].中药通报，1986，11（4）：2-7.

[22]肖盛元，罗国安.红参加工过程中人参皂苷化学反应HPLC/MS/MS研究[J].中草药，2005，（36）：40-42.

[23]李向高，富力，鲁歧，等.红参炮制加工中的皂苷水解反应及其产物的研究[J].吉林农业大学学报，2000，22（2）：1-9.

[24]徐新房.人参不同干燥方式及蒸制质量初步研究[D].北京：北京中医药大学，2016.

[25]陈燕.鲜人参、生晒参和红参的比较研究[J].海峡药学，2006，18（4）：137-139.

[26]Kitagawa I，Yoshikawa M，Yoshihara M，et al. Chemical studies on crude drug precession. I. on the constituents of ginseng *Radix rubra*（1）[J]. Yakugaku Zasshi，1983，103（6）：612-622.

[27]Matsunaga H，Katano M，Yamamoto H，et al. Studies on the panaxytriol of *Panax ginseng* C. A. MEYER. Isolation，determination and antitumor activity[J]. Chemical and Pharmaceutical Bulletin，1989，37（5）：1279-1281.

[28]杜芹芹，宋凤瑞，刘志强，等.红参加工过程中梅拉德初级反应产物的研究[J].化学学报，2010，68（13）：1331-1336.

第二节　麦冬化学物质组特有性研究

　　麦冬原名麦门冬，"麦门冬"作为药材之名始载于《神农本草经》，列为上品，历代本草均有记载，直到明代杜文燮的《药鉴》一书将麦门冬改名为麦冬，这两个正名一直影响到目前文献对麦冬正名的记载，山麦冬之名在古代文献中并无记载[1]。在历代文献中，麦冬的名称变化基本围绕麦冬的植物形态与产地命名，2020年版《中国药典》的规范书籍分为麦冬和山麦冬两大类药用品种。

　　麦冬味甘、微苦，性微寒，归心、肺、胃经，功效养阴生津，润肺清心，用于治疗肺燥干咳，阴虚痨嗽，喉痹咽痛，津伤口渴，内热消渴，心烦失眠，肠燥便秘的症状[2]。现代药理作用研究发现，麦冬在耐缺氧、增强心肌收缩力、抵抗心律失常、抗癌、抗肿瘤及降血糖等方面具有显著的生理药理活性[3]。基于麦冬药材成分的特有性研究，从化学成分、植物亲缘及生物合成途径、生长环境及炮制方法、药材不同部位及药用部位显微组织，采收时期成分含量的方面对特有性展开论述，用于鉴别不同品种的麦冬，质量控制以及评价药效的差异等用途。

一、麦冬化学成分研究

　　浙麦冬、川麦冬、湖北麦冬、短葶山麦冬这四种主要的中药材麦冬所含化学成分总体趋势一致，通过对麦冬药材不断深入研究，Chen 从麦冬中共分离鉴定出75个甾体皂苷、36个高异黄酮、11个多糖、13个有机酸以及无机元素等成分[4]。甾体皂苷多为螺甾烷醇型甾体皂苷，少数为呋甾烷醇型甾体皂苷，螺甾烷醇型化合物分为鲁斯可皂苷元（麦冬皂苷A、B、C、D）和薯蓣皂苷元（B′、C′、D′），甾体皂苷类化合物还有麦冬皂苷E、F、G、H、K、L、O、R等成分[5]。麦冬中含有的高异黄酮类物质是特殊的一类黄酮化合物，主要分为3种类型，Ⅰ型如麦冬高异黄酮A、B、C；Ⅱ型如麦冬甲基黄烷酮A、B；Ⅲ型如2-羟基二氢高异黄酮[6]。麦冬药材中四个糖苷类物质分别为麦冬苷A、L-冰片-β-D-吡喃葡萄糖苷、3,4-二羟基-烯丙基苯-4-O-α-L-鼠李糖-β-D-吡喃葡萄糖苷、麦冬素D[4]。目前文献报道中的麦冬多糖有MDG-1、POJ、POJ-1、AP-1、AP-2、AP-3等12种成分[7]。彭婉等从麦冬中提取出水杨酸、对羟基苯甲酸、香草酸、对-羟基苯甲醛、对香豆酸、齐墩果酸等13种有机酸[5]。麦冬中含有天门冬氨酸、苏氨酸、丝氨酸、谷氨酸、甘氨酸氨酸、肤氨酸等17种氨基酸，其中7种为人体必需基酸[8]。麦冬挥发油成分以倍萜和倍半萜为主，包括樟脑、沉香醇、松油醇、β-绿叶烯、长叶烯、莎草烯、α-绿叶烯、4-羟基-茉莉酮等成分[8]。

其中麦冬皂苷、多糖、高异黄酮类化学成分的含量和化学结构等方面有显著的差异，可以作为不同种麦冬药材的特征性成分进行区别。川麦冬与浙麦冬的皂苷成分含量差异非常明显，两者不具有质量均一性，唐晓清利用分光光度法定量测定了川、浙麦冬样品总皂苷的含量，发现浙麦冬总皂苷的含量低于川麦冬[9]，唐晓清还采用HPLC-ELSD法测定了样品中鲁斯可皂苷元的含量，发现浙麦冬鲁斯可皂苷元的含量也低于川麦冬[10]。研究发现用HPLC-ELSD法测定不同产地麦冬中麦冬皂苷D、D′的含量，发现浙麦冬中含量均远低于川麦冬，麦冬皂苷D是川麦冬中含量最高的皂苷，而在浙麦冬中含量较低，可作为川麦冬的质量指标[11]。山麦冬皂苷B是湖北麦冬的主要有效成分，余伯阳用HPLC法测得湖北麦冬中山麦冬皂苷B为0.019%[12]。短葶山麦冬中含有的皂苷与麦冬中发现的皂苷相比，缺少薯蓣皂苷元的麦冬皂苷类和慈溪皂苷A及B，并且短葶山麦冬中化合物多以异构体混合物的形式存在，而在麦冬中分得的甾体皂苷类化合物构型主要是单一构型[13]。在多糖含量测定方面，研究发现采取3种不同的提取方式对多糖进行提取，结果3种不同提取方式中浙麦冬多糖含量均高于川麦冬[14]。刘雪采用HPLC-ELSD法测定了川、浙麦冬果糖的含量，结果川麦冬游离果糖的含量高于浙麦冬，而水解果糖的含量低于浙麦冬[15]。沿阶草属的浙麦冬和川麦冬各含有5种高异黄酮，而山麦冬属的湖北麦冬和短葶山麦冬尚未发现高异黄酮[16]。童菊华等测定甲基麦冬高异黄酮A、甲基麦冬黄烷酮A与甲基麦冬黄烷酮B这3种高异黄酮类活性成分，浙麦冬中3种异黄酮的含量分别是川麦冬的3倍、2.5倍、8.7倍[17]。研究发现浙麦冬含有6-醛基-7-甲氧基异麦冬黄烷酮B及麦冬原酮D成分，而川麦冬几乎不含该成分[18]。李正通过对收集样品的成分分析的比较发现，川麦冬不含有龙脑苷，研究认为龙脑苷是浙麦冬的特有成分，龙脑苷的含量为0.09～0.25 μg/g，建立了HPLC-ELSD测定浙麦冬中龙脑苷含量的方法[18]。

二、植物亲缘学及生物合成途径依据

麦冬为百合科植物沿阶草属麦冬 Ophiopogon japonicus（L. f）Ker-Gawl.的干燥块根，山麦冬为百合科植物山麦冬属湖北麦冬 Liriope spicata（Thunb.）Lour. var. prolifera Y. T. Ma或短葶山麦冬 Liriope muscari（Decne.）Baily的干燥块根[2]。不同来源的麦冬中含有多种甾体皂苷，甾体皂苷由糖基和甾体皂苷元缩合而成，甾体皂苷的生物合成途径主要包括细胞质甲羟戊酸

（MVA）途径和质体2-C-甲基-D-赤藓醇-4-磷酸（MEP）两条途径，均会生成中间产物异戊烯焦磷酸，其中以MVA途径为主[19]（图4-2）。麦冬黄酮类化合物的生物合成首先形成主要前体物质二氢黄酮，通过苯丙烷途径将苯丙氨酸转化为香豆酰-CoA，香豆酰-CoA再进入黄酮合成途径与3分子丙二酰CoA结合生成查尔酮，然后经过分子内的环化反应生成而得[20]。二氢黄酮通过不同的分支合成途径，可以分别生成黄酮、异黄酮、黄酮醇、黄烷醇等，麦冬药材

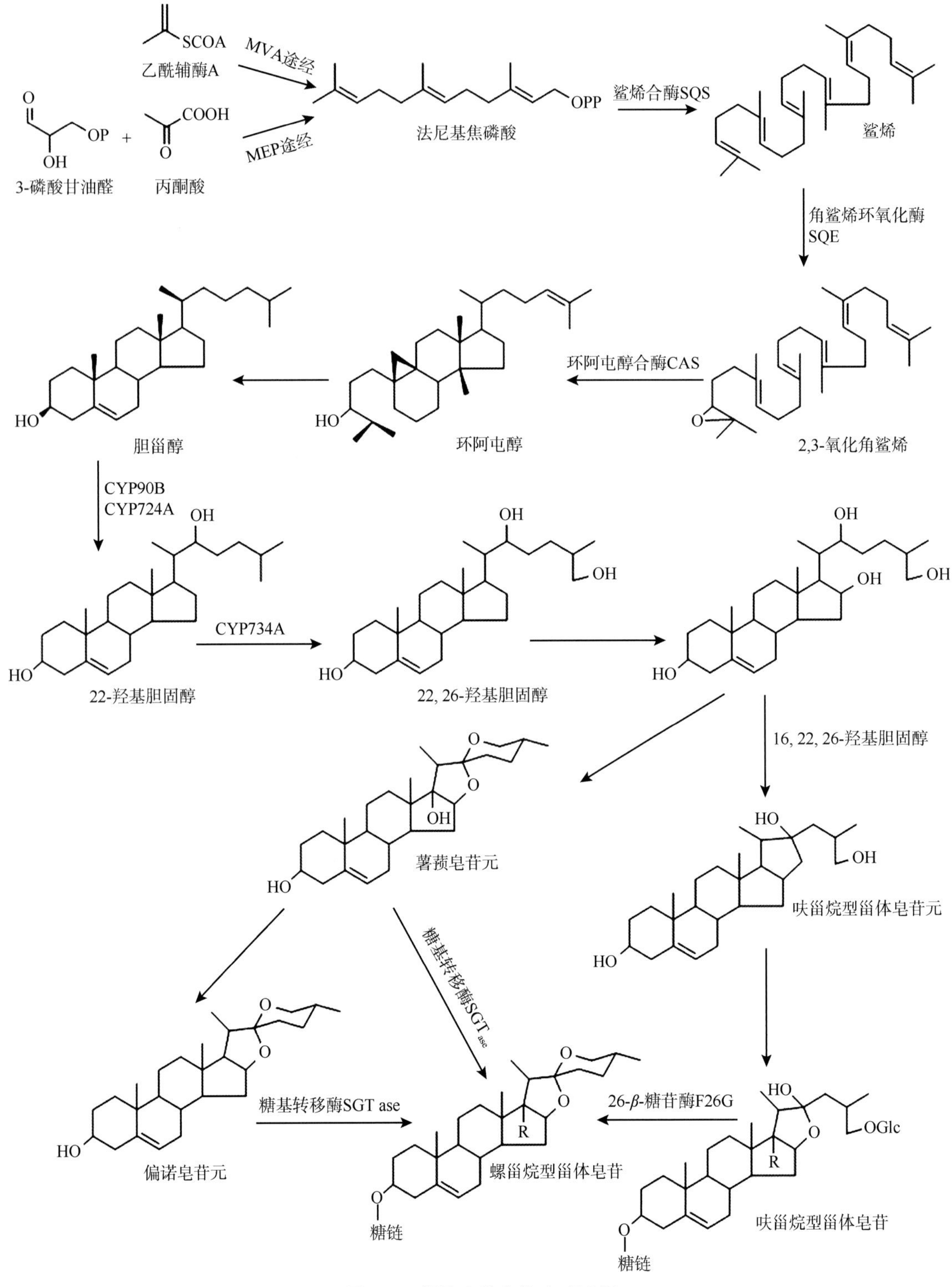

图 4-2 甾体皂苷生物合成途径

在高异黄酮方面差别显著，浙麦冬具有4个特征性色谱峰，浙麦冬的色谱图中出现了川麦冬含量极低甚至没有的2个色谱峰，在响应值较高的峰中浙麦冬有比川麦冬高的2个色谱峰，用液相色谱与质谱联用仪对特征性成分进行验证，分别为甲基麦冬二氢高异黄酮A、甲基麦冬二氢高异黄酮B、6-醛基-7-甲氧基异麦冬黄烷酮B、麦冬黄烷酮D，可与川麦冬进行区分[21]。

三、生长环境、炮制工艺的特有性依据

浙麦冬种植地以50 m以下的平原为主，主产地分布于浙江慈溪西部和北部平原以及余姚市东部和北部平原；川麦冬种植在海拔460～550 m的涪江沿岸，为宽窄不一的条状冲积平原，主产地位于四川盆地中偏西北部的三台县；湖北麦冬种植在海拔65～67 m的盆地和平原，主产地位于襄阳市；短葶山麦冬种植地地势低缓，主产地分布于福建泉州、仙游、永泰等县市[22]。研究发现麦冬主要通过主动吸收调控药材中无机元素的含量，对麦冬药材活性成分影响较大的因子是土壤酶活性，其次为速效钾、酸碱性和有机质，且钾、铁、锰、硼、钡、锌等对麦冬活性成分的影响大于其他无机元素[23]。各地麦冬类药材中的无机元素含量均有差异，浙江慈溪麦冬的Na、Ca、Mg含量较高，四川三台麦冬的Fe、Mn、Zn的含量较低，湖北襄城麦冬的P含量较高，福建洛江短葶山麦冬Na的含量较高[24]，湖北襄城麦冬Sr含量低，Zn/Cu比值高，从微量元素角度来看，湖北麦冬优于杭、川麦冬[25]。马留辉等通过电感耦合等离子体原子发射光谱建立了川麦冬无机元素含量测定分析方法，主成分分析表明As、Ba、Cu、K、Mg、Mn、P、Sr、Ti是川麦冬的特征无机元素[26]。张敏红通过测定不同产地麦冬中自由氨基酸和总氨基酸的含量，发现湖北麦冬与浙江萧山产麦冬总氨基酸及必需氨基酸含量较高，湖北麦冬总氨基酸的含量为18.11%[27]。

在麦冬炮制工艺方面，研究发现采用传统晒干、煤烟烘烤、隔烟烘烤，以及不同温度热风干燥加工川麦冬药材，得出烘干温度对甲基麦冬黄酮A的影响最大，其次为麦冬黄烷酮E、甲基麦冬黄烷酮A和麦冬皂苷D′，60℃恒温烘干的川麦冬药材中各化学成分的含量较高，且灰分、水溶性浸出物含量适中，为适宜的干燥方法[28]。学者对浙麦冬不同的加工与干燥方法进行研究，认为浙麦冬以60℃直接烘干，其总皂苷、总黄酮含量与传统加工方式相似，总多糖含量高于传统加工，可以代替传统的加工方式，以100℃高温杀青、微波杀青或去须根等方式干燥，对总多糖含量影响较大[29]。

四、药材不同部位，药用部位显微组织的特有性依据

麦冬药材须根中所含的皂苷类成分与块根中基本一致，总皂苷含量为：川麦冬须根＞浙麦冬＞川麦冬，川麦冬须根中总皂苷含量为另外两种的3～4倍，以果糖作为对照品测定总多糖含量，结果为：川麦冬须根＞浙麦冬＞川麦冬。相关研究对麦冬的果实、叶子、须根、块根中所含多糖及总黄酮进行比较，发现麦冬果实富含多糖，略高于块根，黄酮含量为：叶子＞须根＞果实＞块根[30]。

川、浙麦冬是我国著名的道地药材，浙麦冬品质优良但因近年来浙江产区主要转向麦冬

全草绿化植物生产为主，而商品生产较少。川麦冬呈纺锤形，两端钝尖，纵纹不明显，呈淡黄色或黄白色，气微，嚼之黏性不明显，质韧，断面类白色，中央有细小中柱，而浙麦冬纵纹明显，气芳香，中柱明显，可与川麦冬进行区分[31]。浙麦冬的挥发性成分数目比川麦冬多，且共有的成分含量比川麦冬高，这与浙麦冬药材有较浓郁的芳香气味性状一致。将浙麦冬与川麦冬的供试品溶液分别用气质联用色谱仪检测，浙麦冬中共检测出14个成分，而川麦冬仅检测出6个成分，浙麦冬与川麦冬中共有峰为5个，通过测定这5个峰面积得出浙麦冬的含量均高于川麦冬，浙麦冬与川麦冬共有的成分中匹配度较高且量较大的有愈创醇（Guaiol）和9-Octadecenamide[21]。

五、不同采收时期的特有性依据

麦冬采收期的不同与药材中累积的化学成分含量有一定关系，李振丰等通过研究发现，浙麦冬中总黄酮在3月下旬至6月底前含量相对稳定，在6月底以后含量逐渐升高，总多糖含量从3月下旬始逐渐增加，至6月中旬含量达最高，后期含量有所下降，浙麦冬的采收期以5月中旬至6月上中旬为适宜[32]。有学者考察不同采收期川麦冬内在多元药效成分的动态变化规律，研究结果表明，在2月下旬至4月底这个时间段内，麦冬药材所含的有效成分在总体上呈现先增长后下降的规律，根据主成分表达式，考虑麦冬水溶性浸出物、2个甾体皂苷、5个高异黄酮的含量，计算得出3月下旬采收的川麦冬综合得分最高，是最佳采收期[33]。川麦冬的生长周期为一年生，而通过考察浙麦冬性状、丛块根数、有效成分总皂苷含量等指标，从单位面积块根产量和年单位面积效益综合考虑，浙麦冬以栽培三周年较为适宜[34]。

六、小结

在明确麦冬药材化学物质组的前提下，从麦冬植物亲缘学、生物合成途径、生长环境、炮制工艺等方面分析麦冬各化学成分的差异性，进一步明确麦冬药材成分的"特有性"。麦冬皂苷D是川麦冬中含量最高的皂苷，可作为川麦冬的质量指标，在不同种类的麦冬药材中，6-醛基-7-甲氧基异麦冬黄烷酮B、麦冬原酮D以及龙脑苷为浙麦冬的特有成分，同时浙麦冬中的多糖含量高于川麦冬，甲基麦冬黄烷酮A和甲基麦冬黄烷酮B的总量显著高于川麦冬，以上物质的特有性是麦冬药材品质功效差异的依据，可以对麦冬药材进行有效鉴别、评价和质量控制。

参 考 文 献

[1] 薛亚，朱海青，张立超，等.麦冬与山麦冬的本草考证[J].上海中医药大学学报，2022，36（3）：89-93.

[2] 国家药典委员会.中华人民共和国药典：一部[S].北京：中国医药科技出版社，2020：162-163.

[3] 范明明，张嘉裕，张湘龙，等.麦冬的化学成分和药理作用研究进展[J].中医药信息，2020，37（4）：130-134.

[4] Chen M H，Chen X J，Wang M，et al. *Ophiopogon japonicus*—a phytochemical，ethnomedicinal and pharmacological review[J]. Journal of Ethnopharmacology，2016，181：193-213.

[5] 彭婉，马骁，王建，等.麦冬化学成分及药理作用研究进展[J].中草药，2018，49（2）：477-488.

[6] 迟宇昊，李晹，申远.麦冬化学成分及药理作用研究进展[J].新乡医学院学报，2021，38（2）：189-192.

[7] 张璐欣，周学谦，李德坤，等.麦冬多糖的化学组成、分析方法和药理作用研究进展[J].药物评价研究，2017，40（2）：279-284.

[8] 曹原湘.川麦冬良种特性及质量标准的初步研究[D].成都：西南交通大学，2010.

[9] 唐晓清，程志红，余伯阳.麦冬的质量控制方法研究[J].中国中药杂志，1999，24（7）：390-393.

[10] 唐晓清，余伯阳，徐德然，等.HPLC-ELSD法测定麦冬中甾体皂甙元的含量[J].中国药科大学学报，2001，32（4）：270-272.

[11] 吴发明，张思荻，曾俊，等.HPLC-ELSD法测定不同产地麦冬中4种代表性成分的含量[J].药物分析杂志，2016，36（8）：1370-1376.

[12] 余伯阳，徐国钧，平井康昭，等.HPLC法测定山麦冬中山麦冬皂甙B，J的含量[J].中国药科大学学报，1991，22（2）：114-116.

[13] 邱飞，刁勇.短葶山麦冬多糖和皂苷成分的研究进展[J].海峡药学，2013，25（5）：8-11.

[14] 张琳，杨范莉，张祺嘉钰，等.不同提取方法对不同产地麦冬中芦丁和麦冬多糖含量及其抗氧化活性的影响[J].西北药学杂志，2020，35（3）：317-321.

[15] 刘雪，杨会芳，李德坤，等.HPLC-ELSD法测定不同产地麦冬及山麦冬中的果糖[J].中成药，2016，38（4）：850-853.

[16] 刘霞，曹秀荣，陈科力，等.湖北麦冬的研究进展[J].医药导报，2008，27（10）：1231-1234.

[17] 童菊华，庞小存，王威，等.杭麦冬与川麦冬中高异黄酮类成分和抗氧化活性的比较[J].中草药，2015，46（20）：3091-3095.

[18] 李正，陈勇，马临科，等.浙麦冬质量标准的制定及探讨[J].中国现代应用药学，2016，33（6）：795-799.

[19] 张雪，王希付，赵荣华，等.药用植物甾体皂苷生物合成途径研究进展[J].中国实验方剂学杂志，2020，26（14）：225-234.

[20] 邹丽秋，王彩霞，匡雪君，等.黄酮类化合物合成途径及合成生物学研究进展[J].中国中药杂志，2016，41（22）：4124-4128.

[21] 蒋慧莲.麦冬特征性成分及其质量标准研究[D].杭州：浙江中医药大学，2013.

[22] 王冠明.麦冬种质资源与遗传多样性研究[D].北京：北京林业大学，2010.

[23] 张莲婷，叶正良，郭巧生.土壤因子对麦冬活性成分影响研究[J].中国中药杂志，2010，35（11）：1372-1377.

[24] 张莲婷.麦冬药材资源品质评价[D].南京：南京农业大学，2009.

[25] 石磊，杨红兵.不同产地麦冬微量元素分析比较[J].实用中医药杂志，2004，20（4）：217.

[26] 马留辉，石峰，窦明明，等.ICP-OES法分析与评价川产麦冬无机元素[J].天然产物研究与开发，2018，30（3）：396-403.

[27] 张敏红，李美琴，曾宪武.麦冬类药材氨基酸分析[J].基层中药杂志，2000，14（2）：7-8.

[28] 雷飞益，马留辉，吴海军，等.干燥方法对川麦冬药材品质的影响[J].中药材，2017，40（5）：1077-1082.

[29] 李振丰，徐建中，王治，等.浙麦冬产地加工不同干燥方法研究[J].中国现代中药，2016，18（12）：1624-1627.

[30] 吕惠卿.麦冬新药用部位探索[J].中药材，2007，30（3）：270-272.

[31] 肖旭坤，阮洪生.浙麦冬与川麦冬差异性研究进展[J].中国野生植物资源，2019，38（6）：57-61.

[32] 李振丰，徐建中，孙乙铭，等.不同采收期对浙麦冬总黄酮和总多糖含量的影响[J].时珍国医国药，2015，26（3）：734-736.

[33] 马留辉，窦明明，石峰，等.基于多元药效成分综合分析川麦冬适宜采收期研究[J].药物分析杂志，2018，38（11）：2021-2028.

[34] 徐建中，李振丰，俞旭平，等.浙麦冬不同生长周期及不同采收期研究[J].中国现代中药，2014，16（6）：466-468，472.

第三节　五味子特有性成分研究

五味子，性温，味酸、甘，归肺、心、肾经，具有收敛固涩、益气生津、补肾宁心的功效，临床用于治疗久咳虚喘、遗精滑精、自汗盗汗、久泻不止、津伤口渴、心悸失眠等证[1]。本节从化学成分研究、植物亲缘学及其次生代谢生源途径、不同采收期、不同药用部位及不同生长环境的化学特有性、炮制加工成分转化的特有性等方面论述五味子化学成分的"特有性"。

一、化学成分研究

目前为止，学者从南北五味子中分离得到多种化学成分，包括木脂素、挥发油、有机酸等物质[2-3]。木脂素类成分主要有联苯环辛烯、螺苯骈呋喃型联苯环辛烯、芳基四氢萘、二芳基丁烷、四氢呋喃五大类。但是北五味子中含有的木脂素类成分主要是联苯环辛二烯类木脂素[4]，包括五味子醇甲、五味子醇乙、五味子甲素、五味子乙素、五味子丙素、五味子酚、五味子酯甲、五味子酯乙、五味子酯丙、五味子酯丁、五味子酯戊、戈米辛J、戈米辛G、戈米辛H、戈米辛K、戈米辛M、戈米辛N。挥发油成分主要是萜类、芳香族及脂肪族化合物[5]。五味子中的有机酸类物质包括原儿茶酸、柠檬酸、L-苹果酸、酒石酸及奎宁酸等[6-10]，此外还有多糖类、三萜、氨基酸等物质[4]。

值得一提的是，南北五味子中木脂素种类相似，但是含量差异较大，木脂素类成分也是区分南北五味子的特征性成分，其中联苯环辛二烯类是生物活性最强的[11]。学者研究发现[12, 13]不同来源的南五味子中五味子醇甲、五味子醇乙、五味子酯甲、五味子甲素、五味子乙素等5种木脂素含量差异大；不同来源的北五味子中这5种木脂素含量比较稳定；北五味子中五味子醇甲、五味子醇乙、五味子酯甲、五味子甲素、五味子乙素和五味子丙素6种木脂素含量高于南五味子，而南五味子中五味子酯甲和五味子甲素超过五味子中含量。南北五味子中挥发油组成成分和含量也有显著性差异，北五味子的挥发油成分比南五味子复杂[2,3]。

二、植物亲缘学及其次生代谢生源途径

"北五味子"为木兰科植物五味子 *Schisandra chinensis*（Turcz.）Baill. 的干燥成熟果实，"南五味子"为木兰科华中五味子 *S. sphenanthera Rehd. et Wils.* 的干燥成熟果实[14]。《中国植物志》中木兰科五味子族下设五味子属和南五味子属。五味子属约30种植物，主产于亚洲东部和东南部，仅1种产于美国东南部，我国约有19种，南北各地均有。南五味子属约28种，主产于亚洲东部和东南部，我国有10种，产于东南部至西南部。

许利嘉等学者[15]对于五味子科药用植物亲缘关系进行了研究，研究认为有证据可以支持五味子科从木兰科中独立出来，但总体来讲有关五味子科的分类、演化和系统地位研究，目前尚未达到统一的认识。木脂素是五味子科植物中的主要生物活性成分，结构类型大致分为五类（联苯环辛烯、螺苯并呋喃型联苯环辛烯、芳基四氢萘、二芳基丁烷、四氢呋喃），生源途径研究表明，二芳基丁烷类木脂素是其他4类木脂素的生物合成前体；芳基四氢萘和四

氢呋喃类木脂素是从二芳基丁烷类木脂素衍化而来的，螺苯并呋喃型联苯环辛烯类木脂素是具有酚羟基结构的联苯环辛烯类木脂素氧化环合的产物，均属于进化的化学成分，且联苯环辛烯类木脂素是五味子科的特征性成分（图4-3）。

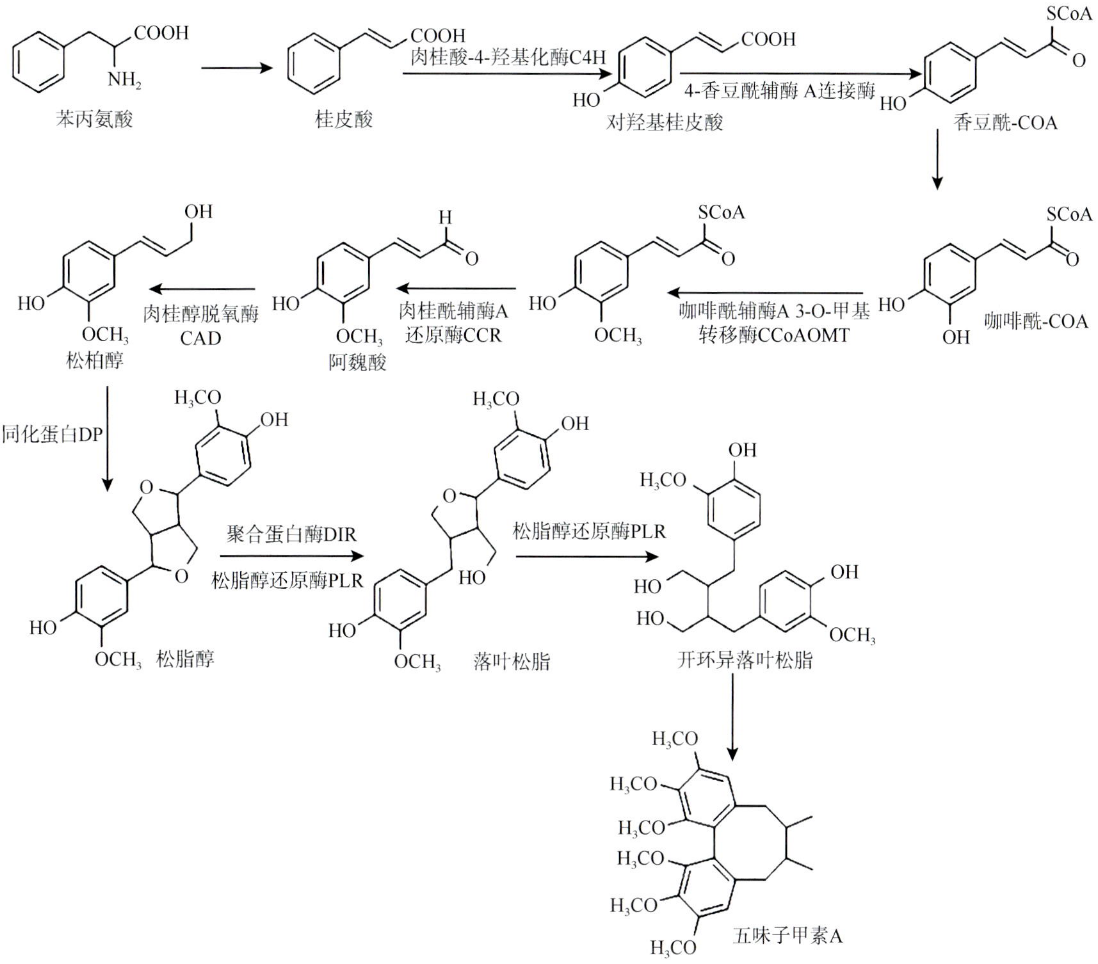

图 4-3　木脂素类化合物的生物合成途径

三、不同采收期、不同药用部位及不同生长环境的化学特有性

不同采收期和不同药用部位对药材化学成分的影响主要体现在成分含量方面，不同生长环境的盐度、温度、气候、光照等也会引起成分的变化[16]。

五味子采收期一般为每年8月末到10月初，学者对五味子采收期进行了研究。赵玥等人[17, 18]采用HPLC法研究辽宁凤城地区5种不同生长环境下的幼果和半成熟果（采收时间均为8月份）和成熟果（采收时间为10月份）及不同部位（果皮、果柄、种子、叶片、茎）中五味子醇甲、五味子醇乙、五味子酯甲、五味子甲素和五味子乙素含量，结果表明生长在山坡灌木丛中的野生五味子中木脂素含量较高，半成熟果实中木脂素的总量均高于幼果和成熟果，木脂素含量在不同部位的排序是种子＞茎＞果柄＞叶片＞果皮。葛会奇等人[6, 19]采用HPLC法研究辽宁和吉林等10个不同产地和辽宁本溪产地的不同采收期（9月5日至9月

25日）的五味子醇甲、五味子醇乙、五味子甲素、五味子乙素、五味子丙素等5种木脂素含量及原儿茶酸和柠檬酸等2种有机酸含量，结果表明，辽宁丹东和本溪5种木脂素总量较高，在0.9658%～1.1232%，其他地区在0.8348%～0.9343%，而本溪产地的样品中五味子中木脂素含量变化不明显。辽宁东部（丹东、本溪）一带原儿茶酸和柠檬酸含量较高（原儿茶酸0.0119%～0.0176%，柠檬酸17.94%～18.54%），而本溪产地不同采收期五味子中原儿茶酸和柠檬酸含量差异不大，原儿茶酸含量均在0.01%左右，柠檬酸在18.0%左右。李旭等人[20]采用HPLC法研究辽宁桓仁五里甸镇五味子不同采收期（8月29日至9月25日）中五味子醇甲、五味子醇乙、五味子酯甲、五味子酯乙、五味子甲素、五味子乙素等6种木脂素含量，结果经统计分析不同采收期五味子中五味子醇甲含量有显著性差异（$P < 0.05$），其他5种木脂素成分无显著性差异（$P > 0.05$）。徐月等人[8]采用HPLC法研究了五味子果实、果肉与种仁中原儿茶酸和柠檬酸的含量，结果表明，生五味子、果肉、种仁中原儿茶酸含量分别为0.0098%、0.0123%、0.0090%；生五味子、果肉、种仁中柠檬酸含量分别为14.8293%、22.8810%、3.8990%，表明果肉中原儿茶酸和柠檬酸含量大于种仁。初洪波等人[21]采用HPLC法测定北五味子果实、果肉、果核等不同部位五味子醇甲含量，结果表明，北五味子、果肉、果核含量为6.11 mg·g^{-1}、4.23 mg·g^{-1}、8.13 mg·g^{-1}，其中果核含量约是果肉的2倍。

以上研究结果表明不同成熟时期的五味子中木脂素含量有差异，而原儿茶酸和柠檬酸的含量差异不大；生长环境对五味子中木脂素含量有影响；不同药用部位中木脂素和有机酸含量有差异。

四、炮制加工成分转化的特有性

炮制后成分会发生较大变化，包括含量变化、产生或失去某种物质。五味子的常用炮制方法是酒蒸、醋蒸及蜜炙[22]。炮制对五味子中的木脂素、糖类等成分有影响。

（一）对木脂素类物质影响

逄世峰等人[23]采用HPLC方法测定北五味子果（生品、醋炙、酒炙、蜜炒）和北五味子种子（生品、醋炙、酒炙、蜜炒）中五味子醇甲、五味子醇乙、五味子甲素、五味子乙素含量和溶出率的影响。结果表明，北五味子经过不同方法炮制并没有产生新成分，蜜炙和酒炙品木脂素含量和溶出率不同程度提高，醋五味子只有五味子乙素含量增加，另3种木脂素含量均减少。各五味子种子炮制品木脂素类成分含量及溶出率均较生品中低。初洪波等人[21]采用HPLC法测定北五味子酒蒸、醋制品中五味子醇甲含量，结果表明，北五味子醋制品、酒蒸品中五味子醇甲含量高于生品，为7.56 mg·g^{-1}、7.61 mg·g^{-1}。

李伟等人[24]利用UHPLC-QTOF/MS^{E}（高效液相色谱–四级杆–飞行时间质谱）与代谢组学技术研究9批北五味子炮制前后（生品、酒制、醋制）化学成分变化，结果表明，PCA分析方法可以很好地区分炮制前后样品，进一步采用PLS-DA（偏最小二乘法判别分析），选取差异显著的成分（VIP > 1），共鉴定12个化合物，包括1个三萜类化合物新南五味子酸，11个联苯环辛烯类成分，而且实验表明炮制过程中并未产生新的化学成分，但不同炮制品之间这12种化合物含量有差异。生品中6-O-苯甲酰戈米辛O、五味子酯乙、五味子酯丙、五味子酯丁和新南五味子酸含量最高；酒制品中五味子甲素、乙素、丙素、戈米辛D及戈米辛T含量最高；醋制品中五味子酯甲和五味子醇甲中含量最高。苏联麟等人[25]采用UPLC-Q/TOF-MS方法和多元统计方法分析10批五味子药材醋制前后成分的变化，结果PCA分析显示可以利用质谱数据很好地区分生、醋五味子，OPLS-DA判别分析筛选了差异性成分40个，8个为显著性差异成分，且均为木脂素类物质，鉴定出5个成分分别为5-HMF、五味子甲素及其同分异构体、五味子乙素和五味子酯丁。

（二）对其他类物质影响

李英华等人[26]采用HPLC法测定北五味子及其炮制品（蜜制、酒制、醋制、蒸制）中5-HMF含量，以判断在炮制过程中随着时间、温度和辅料用量增加，5-HMF含量的变化趋势。结果表明，随着炮制时间的增加和温度的升高，5-HMF升高；蜜制品随着辅料用量增加而增加，酒制和醋制品随辅料用量增加而降低，当辅料用量为40 g/100 g五味子时，5-HMF含量趋于稳定。许金华等人[7]研究了五味子生品和炮制品（清蒸、醋蒸、蜜蒸）中柠檬酸、L-苹果酸和5-HMF含量的差异，使用HPLC-UV法进行测定，结果表明，柠檬酸在炮制过程中明显减少（生品为172.8 mg·g^{-1}，清蒸、醋蒸和蜜蒸分别为127.1 mg·g^{-1}、126.5 mg·g^{-1}、117.9 mg·g^{-1}）；L-苹果酸含量变化不大（40 mg·g^{-1}左右）；5-HMF在生品中无，在炮制品中均有，其中蜜蒸含量最大。徐月等人[8]采用HPLC法研究了不同五味子炮制品（生五味子、酒五味子、醋五味子）和果肉与种仁中原儿茶酸和柠檬酸的含量，结果表明，生五味子、酒五味子、醋五味子中原儿茶酸含量分别为0.0098%、0.0123%、0.0121%；生五味子、酒五味子、醋五味子中柠檬酸含量分别为14.8293%、14.1694%、14.3650%；五味子炮制后原儿茶酸含量增加，而柠檬酸含量变化不大有下降趋势。任丽佳等人[27]用蒽酮硫酸比色法考察五味子生品和醋五味子中的总多糖，各测定8批生品和炮制品，结果表明，生五味子中总多糖平均含量为6.18%，醋五味子总多糖平均含量为5.59%，表明醋蒸后总多糖含量略有下降，推测可能与多糖受热易发生断裂及转化有关。有学者[28]采用水提醇沉法获取总多糖样品，苯酚硫酸法测定总糖含量，硫酸咔唑法测糖醛酸含量，考马斯亮蓝法测定蛋白含量，结果表明，生品和醋蒸品五味子总多糖中所含总糖含量为79.36%和76.74%，糖醛酸含量分别为36.14%和38.57%，蛋白质含量分别为6.98%和7.02%。生品与醋蒸品多糖颜色不同，多糖分子量和单糖组成不同于醋蒸品。张宇喆等人[29]采用紫外–可见光分光光度计法，以没食子酸为对照品，考察生品、炒制、醋制、酒制、清蒸、盐蒸、炒炭、炒焦等炮制品中鞣质的含量，结果表明醋制五味子鞣质含量最高（28.79%），炒五味子含量最低（2.04%），其他炮制品是酒蒸13.39%，清蒸4.64%，生品4.31%，盐蒸3.66%，炒炭2.61%，炒焦2.11%。

以上研究结果表明炮制前后五味子中木脂素含量有变化，但是没有新增类型，除此之外，炮制对于糖类、5-HMF、有机酸类物质的含量也有影响。

五、小结

综合化学成分研究、植物亲缘学及其次生代谢生源途径、不同采收期、不同药用部位及不同生长环境的化学特有性、炮制加工成分转化的特有性等方面证据，可以认为联苯环辛二烯类成分五味子醇甲、五味子醇乙、五味子甲素和五味子乙素可以作为五味子的特有性成分。

参 考 文 献

[1] 国家药典委员会. 中国药典 [S]. 一部. 2020.

[2] 刘宇灵, 付赛, 樊丽姣, 等. 南北五味子化学成分、药理作用等方面差异的研究进展 [J]. 中国实验方剂学杂志, 2017, 23（12）: 228-234.

[3] 张明晓, 黄国英, 白羽琦, 等. 南、北五味子的化学成分及其保肝作用的研究进展 [J]. 中国中药杂志, 2021, 46（5）: 1017-1025.

[4] 邢楠楠, 屈怀东, 任伟超, 等. 五味子主要化学成分及现代药理作用研究进展 [J]. 中国实验方剂学杂志, 2021, 27（15）: 210-218.

[5] 刘华, 郭江涛, 王知斌, 等. 五味子挥发油中萜类、芳香族和脂肪族化合物的成分分析 [J]. 化学工程师, 2016, 30（8）: 27-29, 32.

[6] 葛会奇, 徐月. 不同产地及不同采收期五味子中有机酸含量比较 [J]. 亚太传统医药, 2016, 12（11）: 31-33.

[7] 许金华, 苏联麟, 王巧晗, 等. HPLC法测定五味子不同炮制品中柠檬酸、L-苹果酸和5-羟甲基糠醛的含量 [J]. 西北药学杂志, 2017, 32（5）: 548-551.

[8] 徐月, 高慧, 贾天柱. HPLC测定五味子不同炮制品及不同部位有机酸含量 [J]. 中国中医药信息杂志, 2014, 21（7）: 85-88.

[9] 张利康, 陈海霞, 焦健. 北五味果实中化学成分的研究（英文）[J]. 天然产物研究与开发, 2012, 24（S1）: 5-7.

[10] 陈舒妤, 石婧婧, 邹立思, 等. UFLC-Q-TRAP-MS/MS同时测定五味子中木脂素及有机酸类成分 [J]. 中国中药杂志, 2018, 43（10）: 2104-2111.

[11] 李伟, 刘亚丽, 宋永贵, 等. UPLC-Q-TOF-MS-E结合OPLS-DA模式快速鉴定南、北五味子化学成分与识别差异标志物 [J]. 中草药, 2015, 46（15）: 2212-2218.

[12] 柯华香, 李化, 苏建春, 等. 南北五味子中木脂素类成分含量的比较 [J]. 中国实验方剂学杂志, 2015, 21（17）: 40-43.

[13] 杨燕云, 陈靓, 许亮, 等. 木脂素类成分测定法鉴别南北五味子 [J]. 辽宁中医药大学学报, 2018, 20（10）: 69-74.

[14] 任伟光, 张翠英. 五味子的研究进展及质量标志物（Q-Marker）的预测分析 [J]. 中草药, 2020, 51（11）: 3110-3116.

[15] 许利嘉, 刘海涛, 彭勇, 等. 五味子科药用植物亲缘学初探 [J]. 植物分类学报, 2008, 46（5）: 692-723.

[16] 刘耀晨, 许浚, 张洪兵, 等. 基于化学成分特有性的质量标志物发现策略及应用 [J]. 中草药, 2021, 52（9）: 2548-2556.

[17] 赵玥, 王冰. HPLC测定不同生长期五味子中的5种木脂素成分 [J]. 华西药学杂志, 2011, 26（2）: 172-174.

[18] 赵玥, 王冰, 孟雪君. 五味子不同部位5种木脂素成分含量测定 [J]. 辽宁中医药大学学报, 2010, 12（11）: 222-223.

[19] 葛会奇, 徐月. 不同产地及不同采收期五味子中木脂素含量比较 [J]. 中国医药科学, 2016, 6（11）: 38-40, 58.

[20] 李旭, 李玲, 张天静, 等. 不同采收期和加工方式对五味子成分的影响 [J]. 中药材, 2020, 43（9）: 2108-2111.

[21] 初洪波, 车燚, 李海涛, 等. 应用高效液相法测定北五味子不同部位和不同炮制品中五味子醇甲的含量 [J]. 中国中医药现代远程教育, 2017, 15（20）: 147-150.

[22] 李林福, 张赛男, 刘海清, 等. 五味子炮制研究进展 [J]. 中国实验方剂学杂志, 2015, 21（3）: 232-234.

[23] 逄世峰, 郑培和, 许世泉, 等. 炮制对北五味子木脂素类成分的影响 [J]. 中成药, 2011, 33（2）: 284-286.

[24] 李伟, 宋永贵, 刘匡一, 等. UHPLC-QTOF/MS^{E}与代谢组学技术对北五味子炮制前后化学成分迁移研究 [J]. 药学学报, 2016, 51（9）: 1445-1450.

[25] 苏联麟，李昱，徐祯，等. 基于多元统计分析和网络药理学的五味子醋制前后质量标志物预测分析[J]. 中草药，2019，50(19)：4643-4653.

[26] 李英华，吕秀阳，朱晓慧. 炮制对北五味子中5-羟甲基糠醛含量的影响[J]. 中国现代应用药学，2010，27(11)：992-995.

[27] 任丽佳，黄玮，殷放宙，等. 五味子炮制前后总多糖的分析比较[J]. 南京中医药大学学报，2012，28(1)：86-88.

[28] 孔奕丹. 醋蒸前后五味子多糖的化学成分及保肝活性研究[D]. 广州：广东药科大学，2020.

[29] 张宇喆，赵丹，武子敬. 五味子不同炮制品中鞣质含量的测定[J]. 人参研究，2021，33(1)：31-33.

第五章
注射用益气复脉（冻干）有效性及药效物质基础研究

有效性是中药质量标志物"五要素"的"核心要素"，按照中医理论和中药有效性表达方式，"药性"与"药效"均是中药的基本属性和有效性的核心内容，反映了中药的本质特征，性味配伍则是遣药制方的关键环节，是阐明中药作用机制的重要基础理论，是从不同侧面、不同角度对中药的生物效应表达的客观描述。"药味（性）"和"药效"体现中药的"物质基础"作用于人体疾病主体的不同层面、不同方式的生物效应表达形式，二者呈现复杂的离合关系。"性–效–物"的表征、相关性规律研究是阐释中药作用原理以及配伍规律、指导临床实践的重要依据和研究路径。"药性"与"功效"是中药临证立法、遣药组方的重要依据。"性""效"之间复杂的离合关系，其关联规律及其物质基础的拆分研究是中药有效性完整表达和药效物质基础确定的前提和必要条件。

第一节　注射用益气复脉（冻干）药效及作用机制研究

中医学说认为注射用益气复脉（冻干）（YQFM）具有益气复脉，养阴生津的作用。在临床应用上，YQFM主要用于慢性心力衰竭（chronic heart failure，CHF，以下简称心衰）、心绞痛等疾病的治疗，可以改善患者各项检查指标，明显改善心衰患者的临床症状，提高生活质量。现代药理学对YQFM的研究方向一般集中在心血管方面，包括抗心肌缺氧缺血、抗心衰作用，其作用机制包括增强心脏的收缩功能、延缓心室重构、抗炎、抗氧化、保护心肌损伤、改善线粒体功能、抑制细胞凋亡、改善能量代谢等。与此密切相关的信号通路主要有核转录因子-κB（NF-κB）、丝裂原活化蛋白激酶（MAPK）、环磷腺苷效应元件结合蛋白（CREB）、腺苷酸活化蛋白激酶（AMPK）和雷帕霉素靶蛋白（mTOR）等。

本节从适应证和临床疗效出发，采用整体动物模型（冠状动脉结扎诱导的心肌缺氧缺血、急性心肌缺血、慢性间歇性缺氧动物模型）及细胞模型，来验证YQFM的功效和作用机制。同时对YQFM的药物代谢和药物相互作用进行研究，进一步明确YQFM的药效物质基础。

一、YQFM防治慢性心衰小鼠的作用研究

根据以往文献报道，YQFM可以抑制NF-κB分泌，改善心衰小鼠的心率、心电节律，以

及抑制肿瘤坏死因子-α（TNF-α）、白细胞介素-6（IL-6）等细胞因子分泌[1-5]。但是心衰作为一个高致死率的综合征，在其发生发展过程中伴随着诸多病理环节的改变。所以只有综合考察心衰过程中的多个病理环节，才能对 YQFM 在冠状动脉结扎诱导的心衰小鼠中的作用进行全面的评估。在综合评价 YQFM 对冠状动脉结扎诱导的心衰小鼠的作用的基础上，进一步探讨了 YQFM 改善心衰的作用机制，为心血管药物的药理机制研究提供了新的思路。

（一）YQFM 对慢性心衰模型小鼠心脏功能的影响

M型超声心动图结果如图5-1和图5-2所示，结扎14天后假手术组、模型组及各给药组小鼠的各项生理生化指标出现了不同程度的变化。与假手术组比，模型组的左心室射血分数

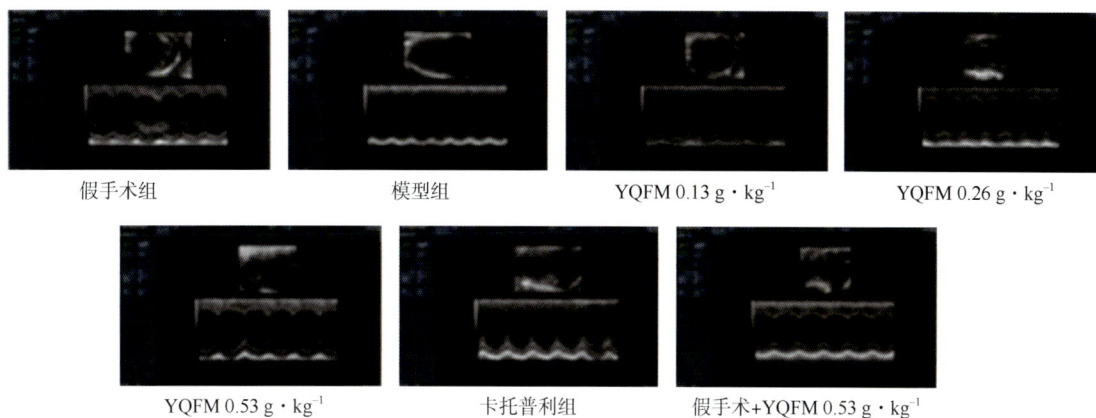

图 5-1　超声 M 模式下小鼠心脏功能

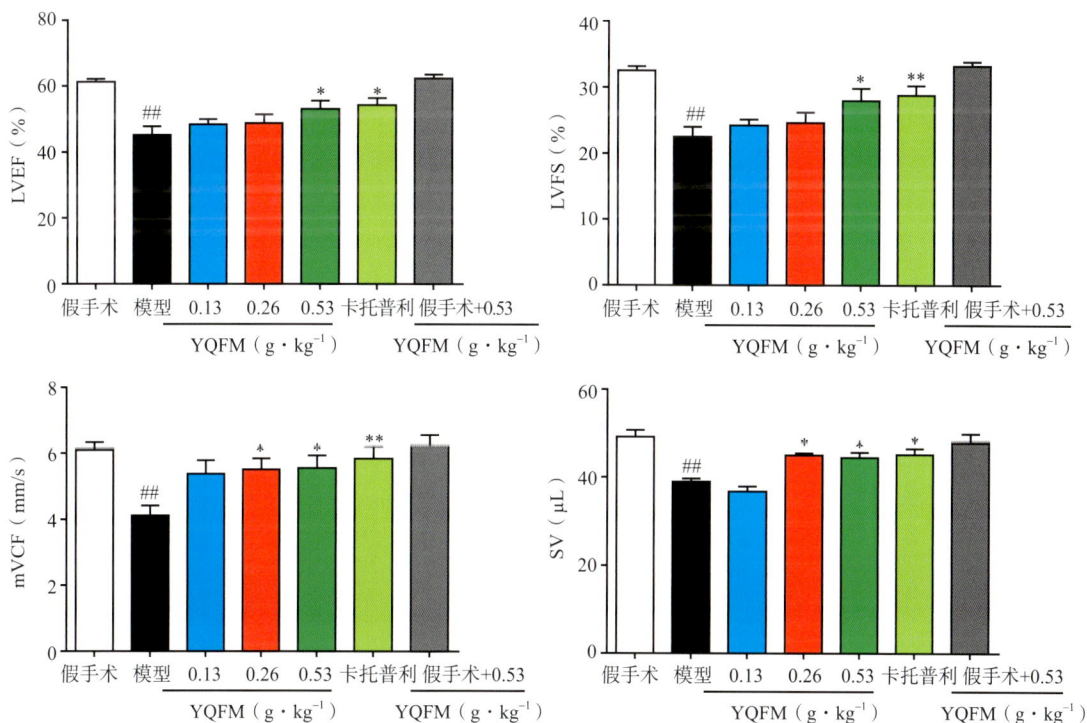

图 5-2　YQFM 对结扎 14 天后小鼠心功能的影响

注：## $P < 0.01$ vs. 假手术组；* $P < 0.05$，** $P < 0.01$ vs. 模型组

（LVEF）、左心室缩短分数（LVFS）、左心室周径向心缩短率（mVCF）和每搏输出量（SV）显著降低（$P < 0.01$），说明模型组小鼠心脏的射血能力和收缩能力均显著下降。同时相比模型组，高剂量（YQFM 0.53 g·kg^{-1}）组和卡托普利组的射血分数和缩短分数显著增加（$P < 0.05$；$P < 0.01$），说明高剂量（YQFM 0.53 g·kg^{-1}）可以显著改善因冠状动脉结扎（CAL）造成的慢性心衰模型小鼠心脏的左心室收缩能力。

采用PW Doppler型超声模式，如图5-3所示，模型组与假手术组比，二尖瓣舒张期E/A值（MV E/A）和三尖瓣舒张期E/A值（TV E/A）存在显著性差异（$P < 0.05$）。YQFM不同剂量干预后，MV E/A出现下降趋势，但YQFM高剂量（0.53 g·kg^{-1}）使小鼠三尖瓣E/A值与模型组数值出现显著性差异（$P < 0.05$）。

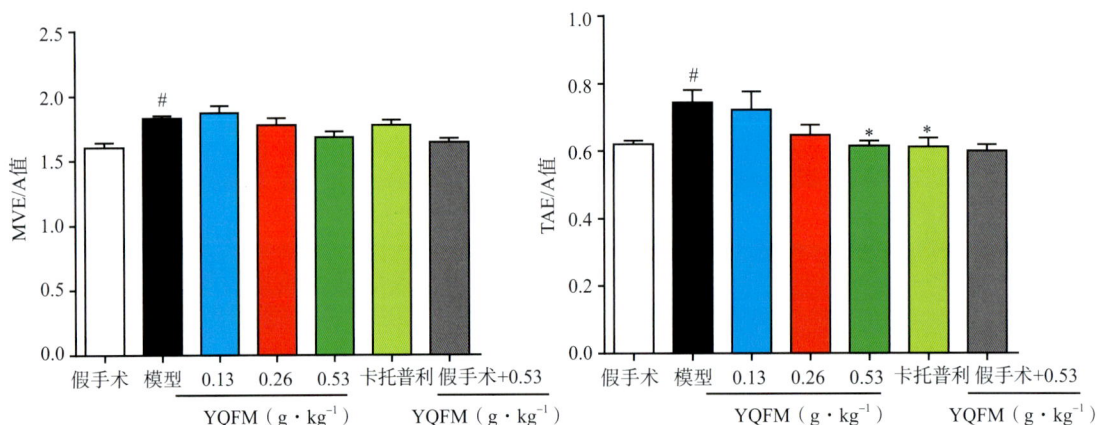

图5-3　YQFM对结扎14天小鼠左心室二尖瓣舒张期E/A值（MV E/A）和右心室三尖瓣舒张期E/A值（TV E/A）的影响

注：#$P < 0.05$ vs. 假手术组；*$P < 0.05$ vs. 模型组

采用PW Doppler型超声模式，如图5-4所示，与假手术组比，模型组的左心室射血前期与射血期值（LVPEP/LVET）和右心室射血前期与射血期值（RVPEP/RVET）有显著上升（$P < 0.05$；$P < 0.01$），同时相比模型组，YQFM高剂量（0.53 g·kg^{-1}）能显著降低LVPEP/LVET。说明YQFM可以改善因CAL造成的慢性心衰模型小鼠的心脏左心室收缩时间显著延长。

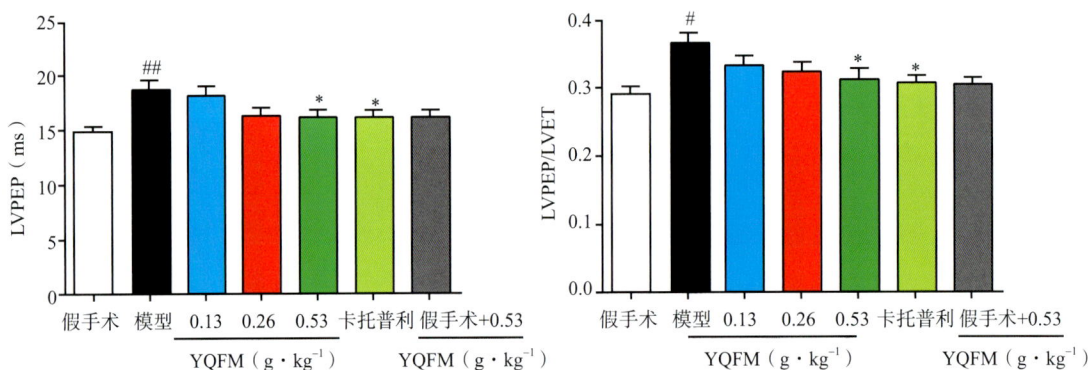

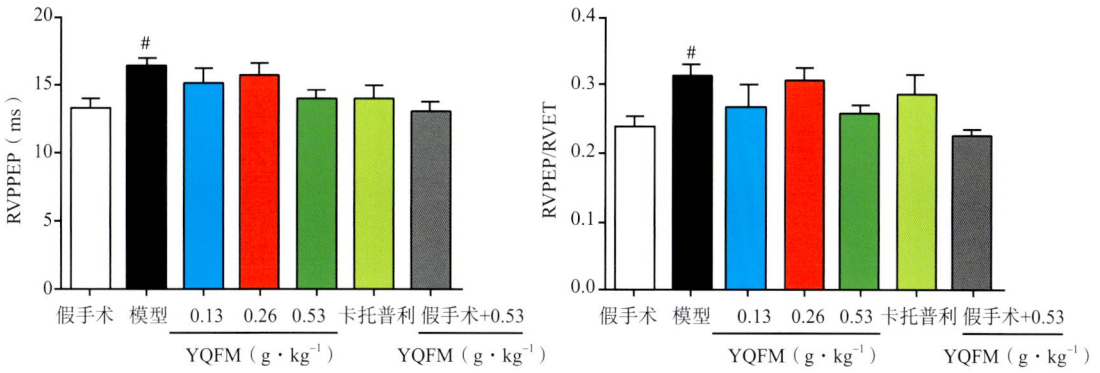

图 5-4　YQFM 对结扎 14 天后小鼠左心室射血前期、左心室射血前期与射血期值（LVPEP/LVET）、小鼠右心室射血前期、右心室射血前期与射血期值（RVPEP/RVET）的影响

注：#$P < 0.05$，##$P < 0.01$ vs. 假手术组；*$P < 0.05$ vs. 模型组

（二）YQFM 对慢性心衰模型小鼠心脏病理组织形态学变化的影响

通过 HE 染色发现，模型组小鼠心脏结构明显改变，部分小鼠左心室壁变薄，心肌细胞数量减少，左心室壁心肌细胞坏死，胶原纤维组织增生，排列紊乱，明显萎缩和断裂，其间夹杂许多增生的小血管，心肌间质血管扩张充血、出血、炎症细胞浸润。在 YQFM 各给药组中，中剂量组（YQFM 0.26 g·kg^{-1}）和高剂量（YQFM 0.53 g·kg^{-1}）病理评分相对模型组显著下降（$P < 0.05$，$P < 0.01$）（图 5-5）。

通过 Masson 染色发现，模型小鼠心室壁，主要是左心室壁有蓝染的纤维组织增生。在 YQFM 各给药组中，高剂量组（YQFM 0.53 g·kg^{-1}）病理评分相对模型组显著下降（$P < 0.01$）（图 5-6），说明高剂量组（YQFM 0.53 g·kg^{-1}）有较好地改善模型小鼠纤维化的作用。

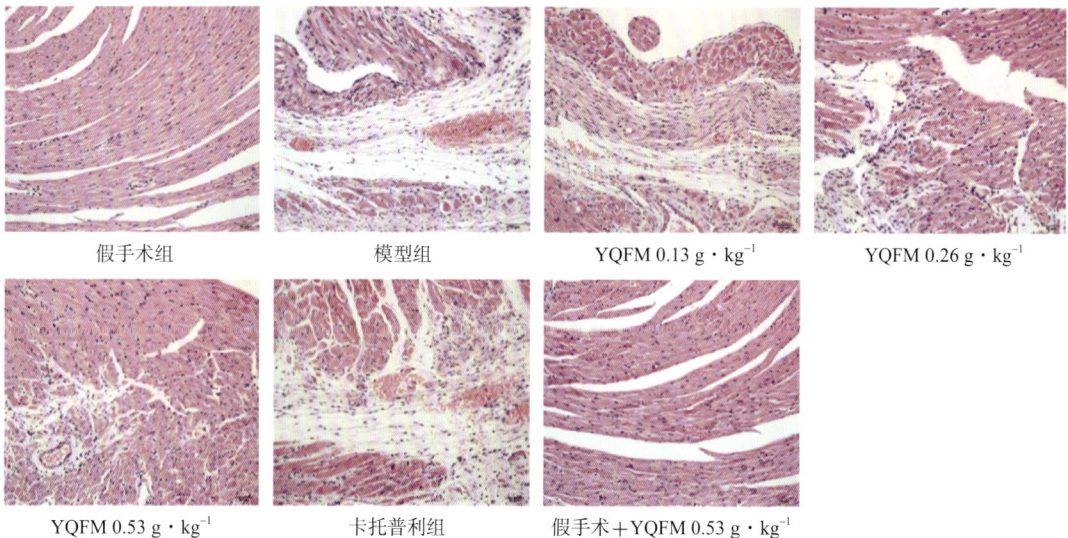

假手术组　　　　　模型组　　　　　YQFM 0.13 g·kg^{-1}　　　　　YQFM 0.26 g·kg^{-1}

YQFM 0.53 g·kg^{-1}　　　　　卡托普利组　　　　　假手术＋YQFM 0.53 g·kg^{-1}

A

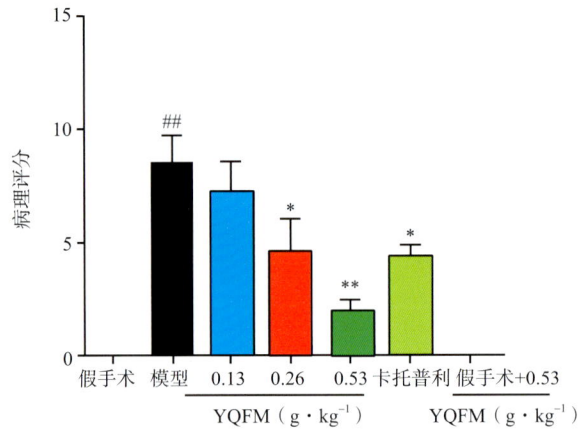

图 5-5　YQFM 对结扎 14 天后小鼠心脏病理组织形态学变化的影响（HE 染色）

注：##$P < 0.01$ vs. 假手术组；*$P < 0.05$，**$P < 0.01$ vs. 模型组

A. H-E 染色图（摄片倍数：200×，标尺长 50 μm）；B. H-E 评分统计图（n=8 ～ 10/ 组）

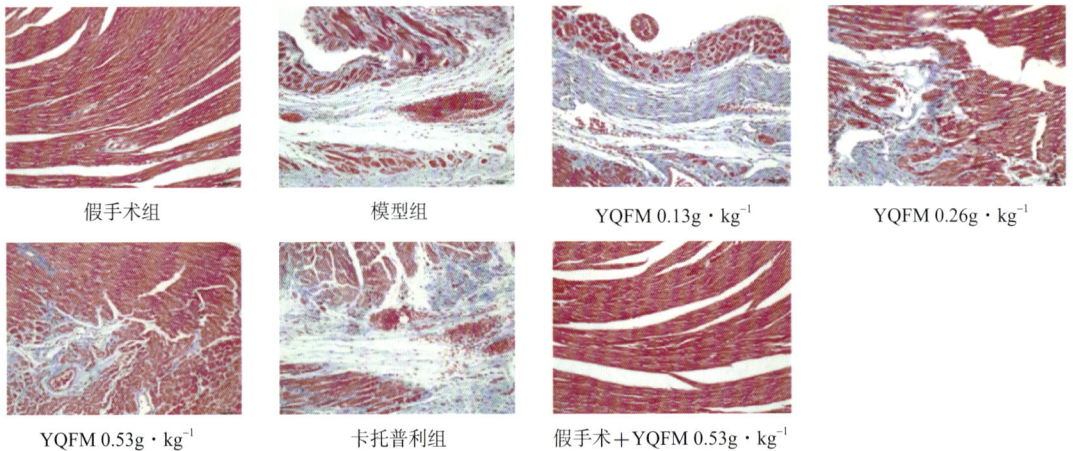

A

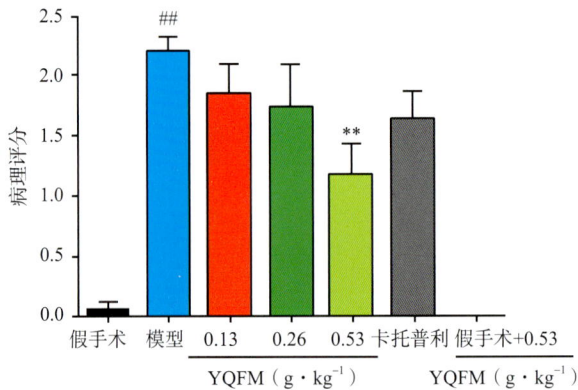

B

图 5-6　YQFM 对结扎 14 天后小鼠心脏病理组织形态学变化的影响（Masson 染色）

A. Masson 染色图（摄片倍数：200×，标尺长 50 μm）；B. Masson 评分统计图（n=8 ～ 10/ 组）

注：##$P < 0.01$ vs. 假手术组；**$P < 0.01$ vs. 模型组

（三）YQFM 对慢性心衰模型小鼠心脏各项生化指标的影响

心脏射血能力下降和负荷加大，导致大量心肌细胞坏死，心肌酶进入循环系统。相比假手术组，模型组小鼠血清中乳酸脱氢酶（LDH）、肌酸激酶（CK）、肌酸激酶-MB（CK-MB）和肌钙蛋白（Tn）活性显著增大（$P<0.01$；$P<0.05$）。与模型组比较，不同剂量YQFM组的LDH、CK、CK-MB和Tn含量均有不同程度的降低（$P<0.01$；$P<0.05$），且以中剂量组（YQFM 0.26 g·kg^{-1}）和高剂量组（YQFM 0.53 g·kg^{-1}）的效果最显著（图5-7）。说明结扎14天的小鼠部分心肌细胞坏死，胞内的LDH、CK、CK-MB和Tn大量入血，进而可在血清中被检测到，而中剂量组（YQFM 0.26 g·kg^{-1}）和高剂量组（YQFM 0.53 g·kg^{-1}）YQFM的应用降低了血清中LDH、CK、CK-MB和Tn的水平，说明中剂量组（YQFM 0.26 g·kg^{-1}）和高剂量组（YQFM 0.53 g·kg^{-1}）可以减少手术诱导的小鼠心肌细胞坏死和心肌收缩障碍。

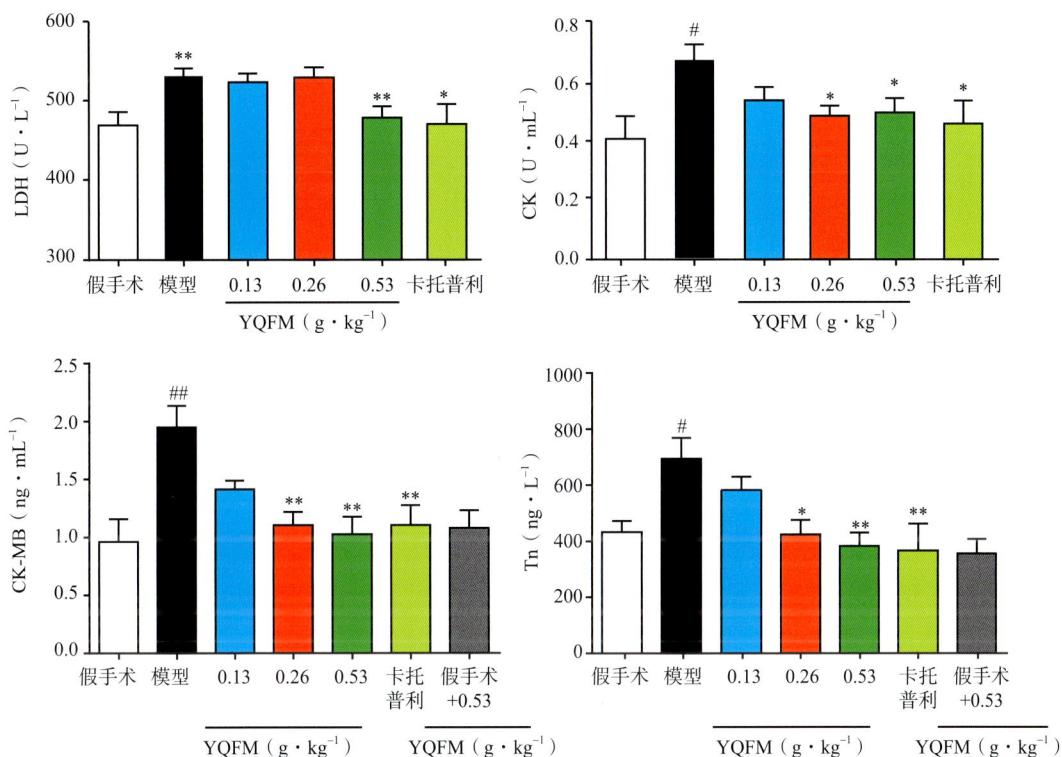

图 5-7　YQFM 对结扎 14 天后小鼠血清中乳酸脱氢酶（LDH）、肌酸激酶（CK）、肌酸激酶-MB（CK-MB）和肌钙蛋白（Tn）的影响

注：$\#P<0.05$，$\#\#P<0.01$ vs. 假手术组，$*P<0.05$，$**P<0.01$ vs. 模型组

相比假手术组，模型组小鼠血清中肌红蛋白（MYO）、肌纤蛋白（MYOC）、肌凝蛋白（Myosin）、天冬氨酸氨基转移酶（AST）含量显著增加（$P<0.01$）。与模型组相比较，不同剂量YQFM组的MYO、MYOC、Myosin、AST含量均有不同程度的降低（$P<0.01$；$P<0.05$），且以高剂量组（YQFM 0.53 g·kg^{-1}）的效果最显著（图 5-8）。说明结扎14天的小鼠出现明显的心肌损伤，高剂量组（YQFM 0.53 g·kg^{-1}）对CAL诱导的慢性心衰小鼠的心肌组织损伤有保护作用。

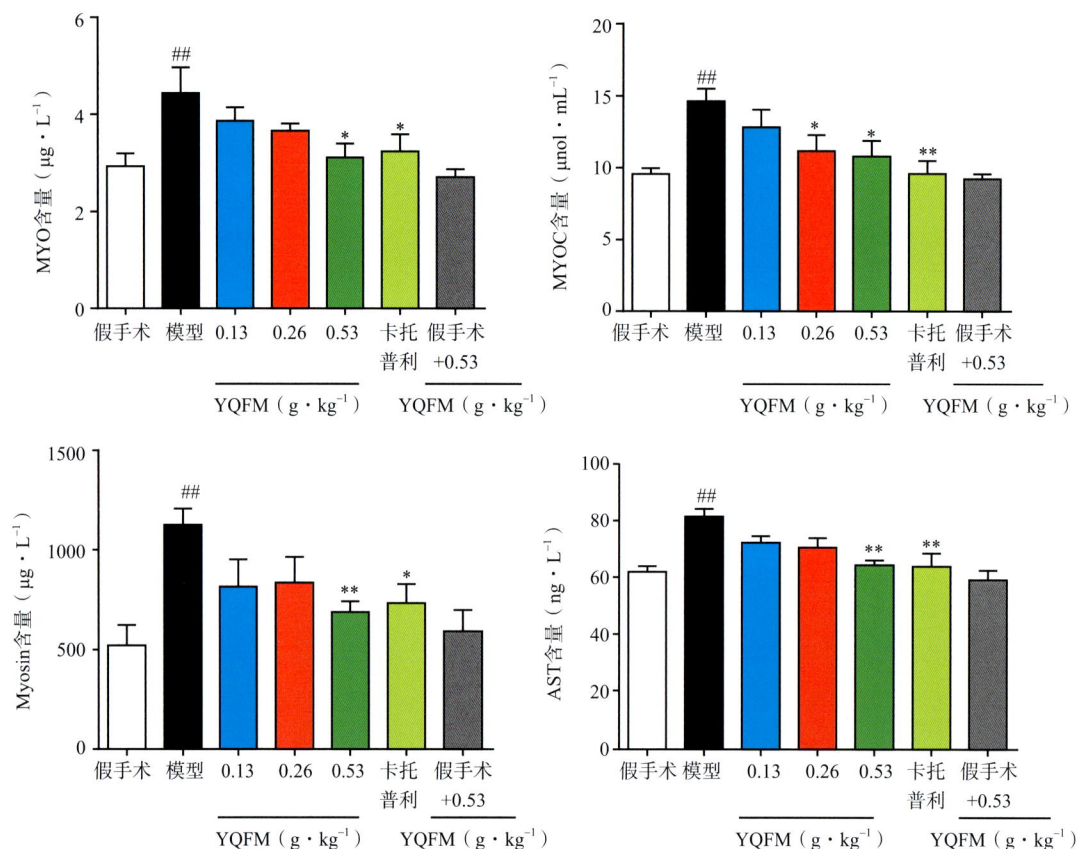

图 5-8　YQFM 对结扎 14 天后小鼠血清中肌红蛋白（MYO）、肌纤蛋白（MYOC）、肌凝蛋白（Myosin）、天冬氨酸氨基转移酶（AST）的影响

注：##$P < 0.01$ vs. 假手术组；*$P < 0.05$，**$P < 0.01$ vs. 模型组

与假手术组相比，模型组小鼠血清中IL-6、C反应蛋白（CRP）含量显著增大（$P < 0.01$；$P < 0.05$）。与模型组比较，高剂量组（YQFM 0.53 g·kg^{-1}）IL-6含量显著降低（$P < 0.05$），卡托普利组IL-6含量显著降低（$P < 0.05$），高剂量组（YQFM 0.53 g·kg^{-1}）和卡托普利组（Met 5.14 g·kg^{-1}）小鼠血清中的CRP含量则显著降低（$P < 0.05$；$P < 0.01$）（图 5-9）。说明高剂量（YQFM 0.53 g·kg^{-1}）可以显著改善CAL诱导的慢性心衰小鼠心肌的炎性损伤。

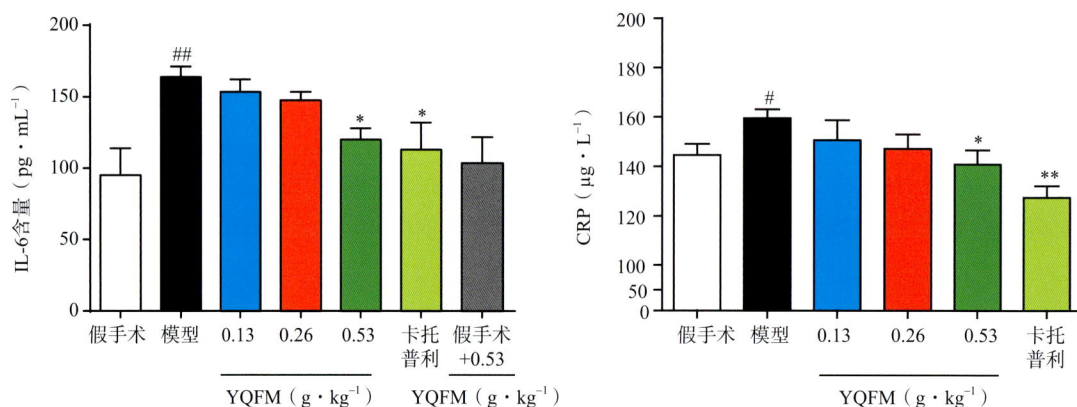

图 5-9　YQFM 对结扎 14 天后小鼠血清中白细胞介素 -6（IL-6）、C 反应蛋白（CRP）含量的影响

注：#$P < 0.05$，##$P < 0.01$ vs. 假手术组；*$P < 0.05$，**$P < 0.01$ vs. 模型组

（四）YQFM 对慢性心衰模型小鼠心脏心肌细胞线粒体相关功能的影响

透射电镜检测各组心肌细胞亚细胞结构的结果见图5-10，结果显示假手术组的亚细胞结构清晰，细胞核呈椭圆形，核内染色质均匀分布，核仁明显，线粒体呈椭圆形规则排列在肌丝之间，肌丝排列整齐，肌节结构清晰。模型组小鼠心肌细胞的亚结构损伤严重，表现为肌丝断裂，肌节不完整，线粒体数量减少，体积膨胀成圆形，部分空泡变。YQFM 各组对亚细胞结构的保护较为明显，高剂量组（YQFM 0.53 g·kg^{-1}）的小鼠心室亚细胞结构最为完整，线粒体分布规则，肌节清晰。

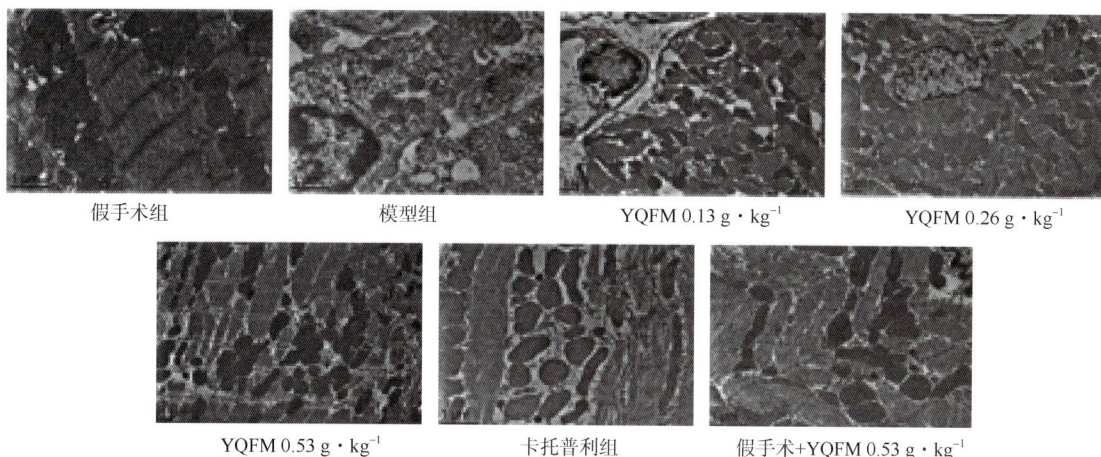

| 假手术组 | 模型组 | YQFM 0.13 g·kg^{-1} | YQFM 0.26 g·kg^{-1} |

| YQFM 0.53 g·kg^{-1} | 卡托普利组 | 假手术+YQFM 0.53 g·kg^{-1} |

图 5-10　YQFM 对结扎 14 天后小鼠心脏心肌细胞亚细胞结构的影响（13 000×）

通过激光共聚焦显微镜对心肌组织中活性氧（ROS）进行检测（图5-11），发现模型组的ROS 比假手术组明显增多，而YQFM 给药组相比于模型组的ROS 有减少的趋势，特别是高剂量组（YQFM 0.53 g·kg^{-1}）的ROS 有明显的减少，说明YQFM 高剂量（YQFM 0.53 g·kg^{-1}）可以显著减少冠状动脉结扎诱导的慢性心衰小鼠心肌内ROS 的生成。

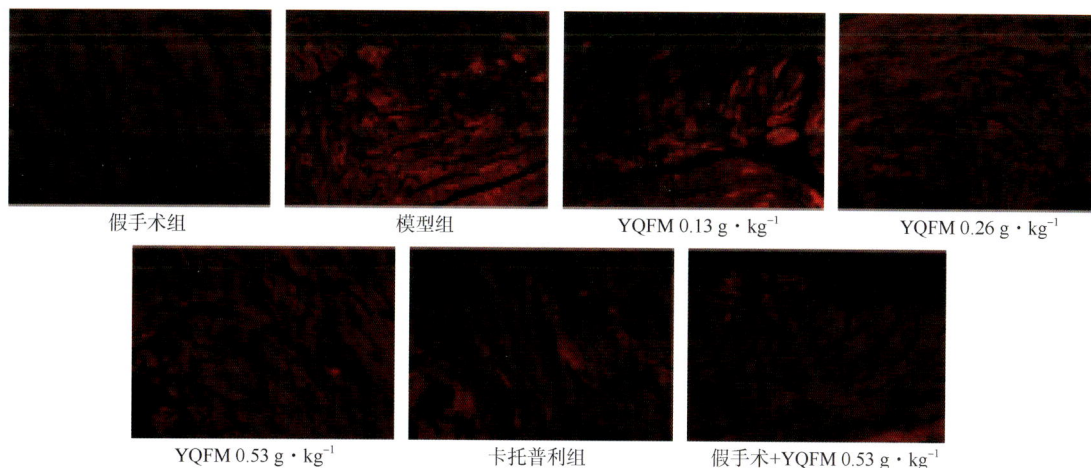

| 假手术组 | 模型组 | YQFM 0.13 g·kg^{-1} | YQFM 0.26 g·kg^{-1} |

| YQFM 0.53 g·kg^{-1} | 卡托普利组 | 假手术+YQFM 0.53 g·kg^{-1} |

图 5-11　YQFM 对结扎 14 天后小鼠心脏中 ROS 生成的影响

通过激光共聚焦显微镜对心肌细胞中线粒体膜电位进行检测（图5-12），发现模型组的线粒体膜电位比假手术组明显降低，高剂量组（YQFM 0.53 g·kg^{-1}）的线粒体膜电位有明显升高，说明YQFM高剂量（YQFM 0.53 g·kg⁻¹）可以显著升高冠状动脉结扎诱导的慢性心衰模型小鼠心肌内的线粒体膜电位。

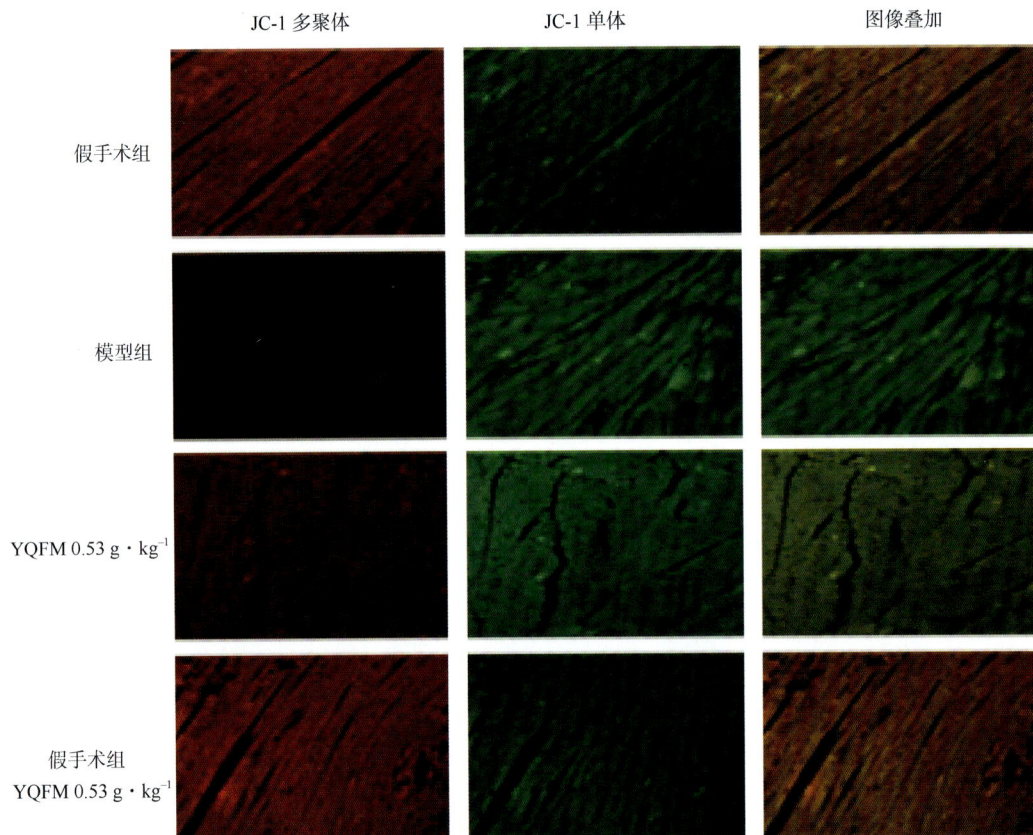

图 5-12　YQFM 对结扎 14 天后小鼠心肌细胞中线粒体膜电位的影响

通过图5-13结果显示，心衰小鼠心脏内线粒体融合蛋白2（Mfn2）的表达显著降低（$P < 0.01$），线粒体动力相关蛋白（Drp1）的磷酸化显著增加（$P < 0.01$），而在给予YQFM后，高剂量组（YQFM 0.53 g·kg⁻¹）Mfn2的表达显著增加（$P < 0.01$），低剂量组（YQFM 0.13 g·kg⁻¹）、中剂量组（YQFM 0.26 g·kg⁻¹）和高剂量组（YQFM 0.53 g·kg⁻¹）Drp1的磷酸化显著降低（$P < 0.05$；$P < 0.01$）（图 5-13），说明0.53 g/kg的YQFM可以显著激活Mfn2，增加慢性心衰小鼠线粒体融合，增强心肌细胞的能量代谢和分布。还可以说明上述各浓度YQFM可以抑制Drp1的磷酸化激活，减少线粒体的异常分裂，从而发挥保护心肌的作用。

（五）YQFM 对慢性心衰模型小鼠心脏 PI3K/Akt 和 AMPK 信号通路的影响

用蛋白质印迹法（Western blotting）检测AMP活化蛋白激酶（AMPK）表达，结果显示，冠状动脉结扎14天后，小鼠心脏左心室内AMPK磷酸化水平显著低于假手术组（$P < 0.05$），说明心衰后小鼠心脏内AMPK的激活被抑制。而YQFM连续给药后，相比模型组，小鼠心脏左心室内的AMPK磷酸化水平显著增加（$P < 0.05$）（图5-14A）。说明YQFM能够抑制心衰引起的小鼠心室内AMPK激活减少。另外，对小鼠心脏切片进行免疫组化染色发现，YQFM治疗后的心衰小鼠心脏组织内p-AMPK的阳性表达明显多于其在模型组小鼠心脏组织中的表达（图5-14 B）。说明YQFM能改善心衰诱导的AMPK激活下降，维持AMPK磷酸化水平。

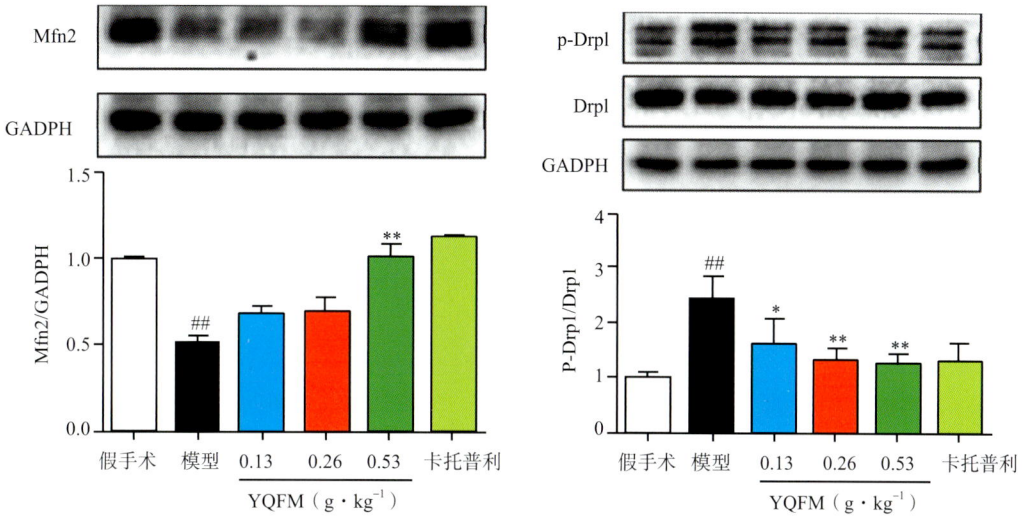

图 5-13　YQFM 对结扎 14 天后小鼠心脏 Mfn2、Drp1 及其磷酸化表达的影响

注：##$P < 0.01$ vs. 假手术组；*$P < 0.05$，**$P < 0.01$ vs. 模型组

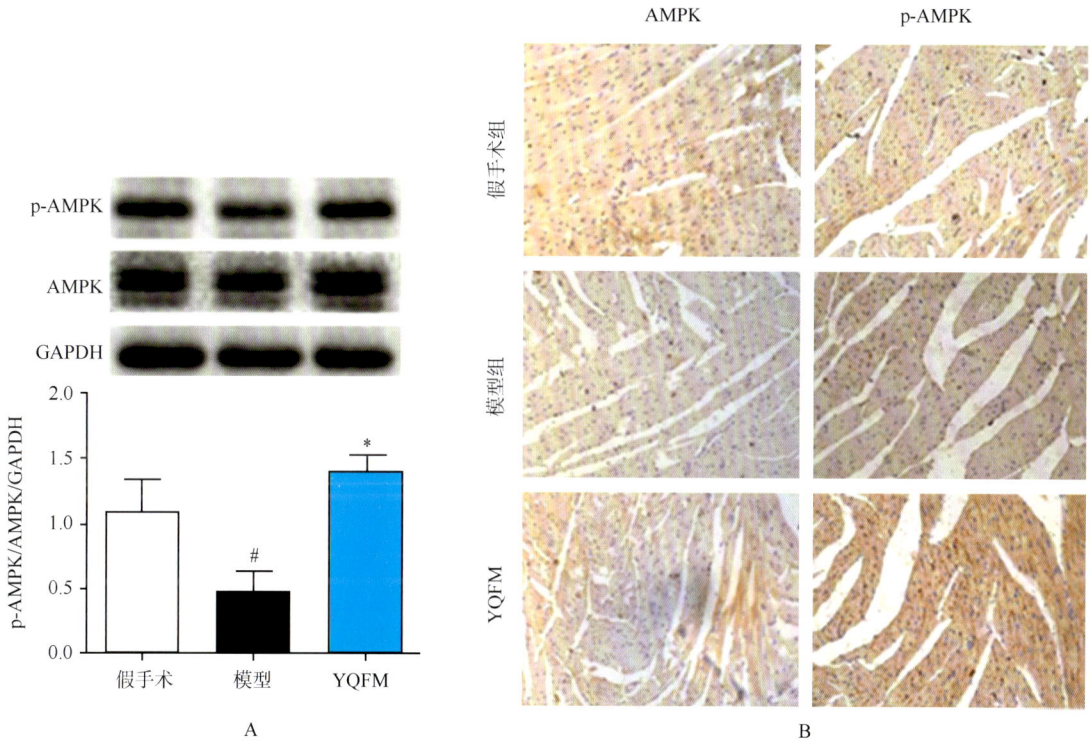

图 5-14　YQFM 对结扎 14 天后小鼠心脏中 AMPK 及其磷酸化表达的影响

注：#$P < 0.05$ vs. 假手术组；*$P < 0.05$ vs. 模型组

A. AMPK 及其磷酸化水平的 Western blotting 结果图；B. AMPK 及 p-AMPK 的免疫组化染色图（摄片倍数：200×）

用 Western blotting 检测磷脂酰肌醇 3- 激酶（PI3K）、蛋白激酶 B（Akt）、p-Akt 的蛋白表达，结果显示，冠状动脉结扎14天后，小鼠心脏左心室内 PI3K 的表达及 Akt 的磷酸化水平显著低于假手术组（$P < 0.05$），说明心衰后小鼠心脏内 PI3K/Akt 信号通路的激活被抑制。而在 YQFM 连续给药后，相比模型组，小鼠心脏左心室内的 PI3K 的表达及 Akt 的磷酸化水平显著

增加（$P < 0.05$）（图 5-15 A，B）。说明YQFM能够改善由于心衰引起的小鼠心室内PI3K/Akt信号通路激活的减少。另外，对小鼠心脏切片进行免疫组化染色发现，YQFM治疗后的心衰小鼠心脏组织内PI3K和p-Akt的阳性表达明显多于其在模型组小鼠心脏组织中的表达（图5-15 C）。说明YQFM能够改善心衰诱导的PI3K/Akt信号通路的激活下降，保持PI3K/Akt信号通路在心衰过程中处于激活状态。

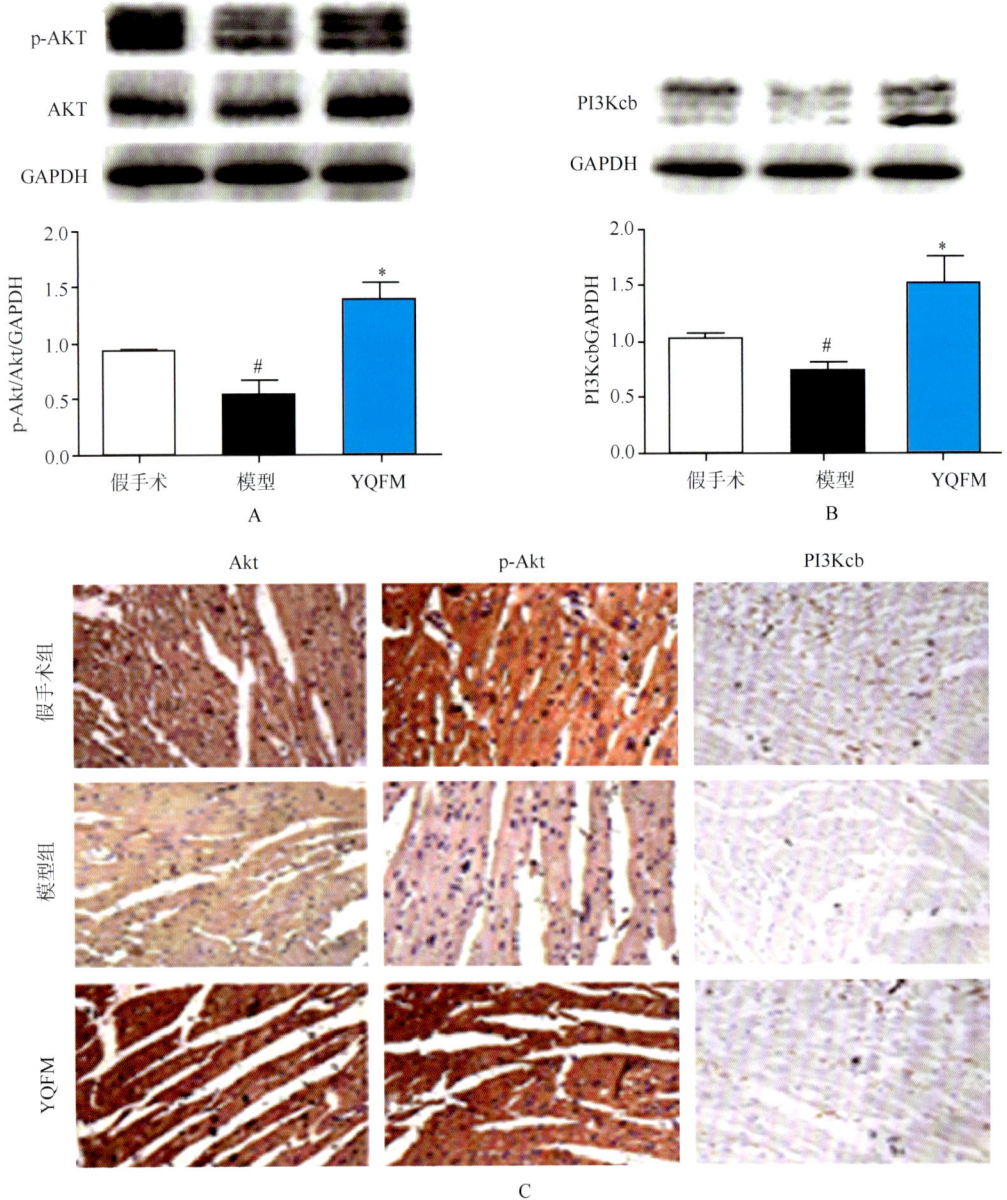

图 5-15　YQFM 对结扎 14 天后小鼠心脏中 Akt、p-Akt 和 PI3Kcb 表达的影响

注：#$P < 0.05$ vs. 假手术组，*$P < 0.05$ vs. 模型组

A. AMPK 及其磷酸化水平的 Western blotting 结果图；B. PI3Kcb 的 Western blotting 结果图；C. Akt、p-Akt 和 PI3Kcb 的免疫组化染色图（摄片倍数：200×）

（六）YQFM 对慢性心衰模型小鼠心脏 ROS 生成酶的影响

通过对 CAL 诱导的慢性心衰小鼠心脏中还原型烟酰胺腺嘌呤二核苷酸磷酸（NADPH）、黄嘌呤氧化酶（XOD）和诱导型一氧化氮合酶（iNOS）的活力进行测试（图5-16），发现与假手术组相比，模型组小鼠 NADPH 含量显著降低（$P < 0.05$），间接反映了 NADPH 氧化酶的活力。XOD 和 iNOS 含量显著升高（$P < 0.01$），与模型组相比较，高剂量组（YQFM 0.53 g·kg^{-1}）NADPH 含量显著升高（$P < 0.05$），XOD 和 iNOS 含量显著降低（$P < 0.05$，$P < 0.01$），说明高剂量（YQFM 0.53 g·kg^{-1}）给药显著降低 ROS 生成酶的活力。

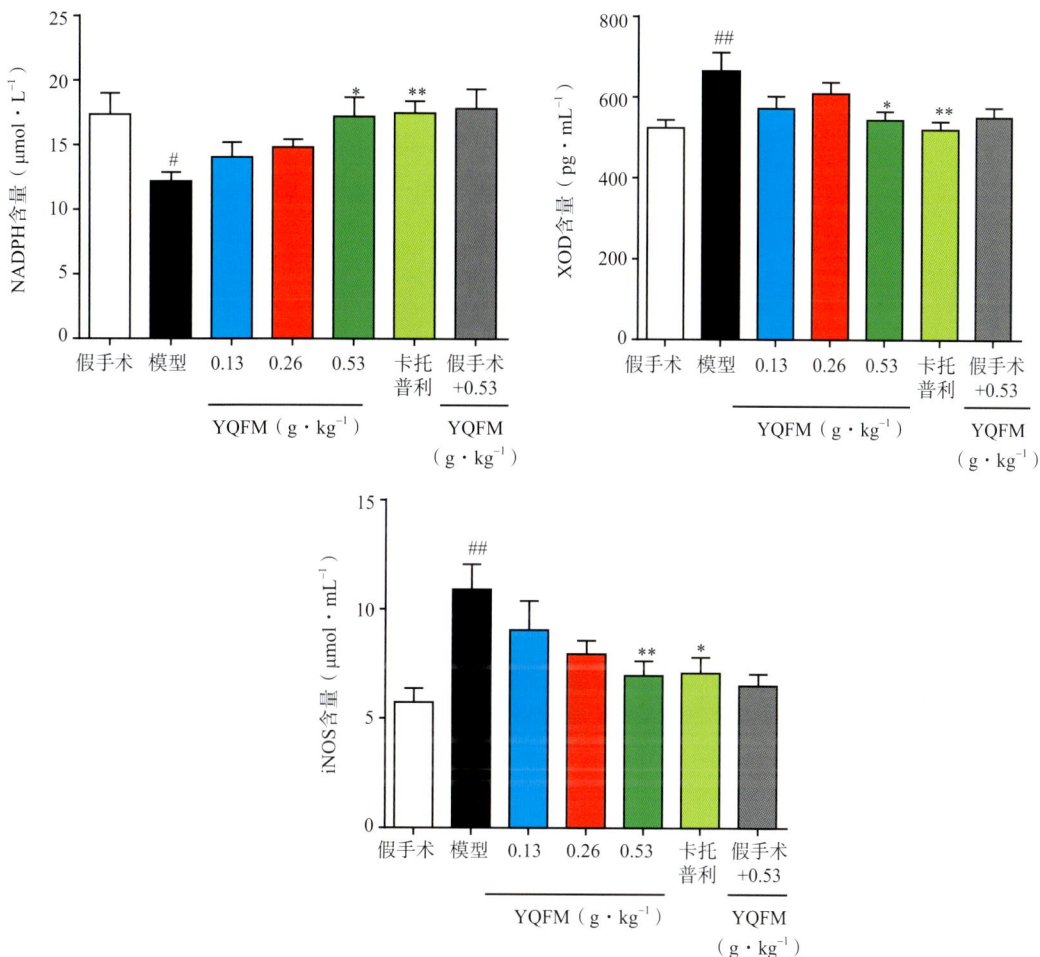

图 5-16　YQFM 对结扎 14 天后小鼠血清中 NADPH、XOD、iNOS 的影响

注：#$P < 0.05$，##$P < 0.01$ vs. 假手术组；*$P < 0.05$，**$P < 0.01$ vs. 模型组

用 Western blotting 检测 p67^{phox}、NADPH 氧化酶 2（Nox2）和 NADPH 氧化酶 4（Nox4）的蛋白表达（图 5-17），结果显示，冠状动脉结扎 14 天后，小鼠心脏左心室内 p67^{phox}、Nox2 的表达显著高于假手术组（$P < 0.01$），而在 YQFM 连续给药后，相比模型组，小鼠心脏左心室内的 p67^{phox}、Nox2 的表达显著降低（$P < 0.05$，$P < 0.01$）。然而，造模之后 Nox4 的表达显著低于假手术组（$P < 0.01$），而在 YQFM 连续给药后，相比模型组，小鼠心脏左室内的 Nox4 的表达显著升高（$P < 0.05$）。

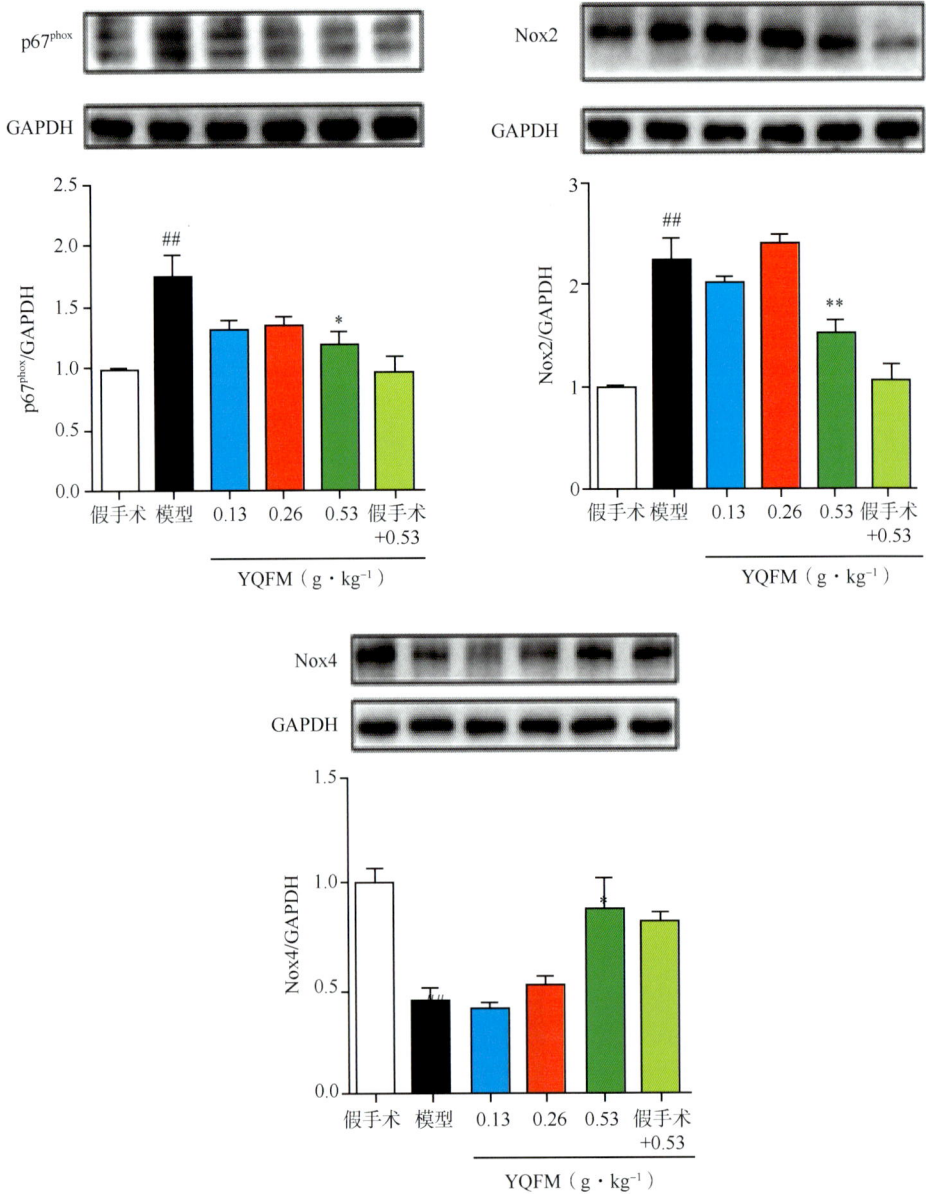

图 5-17　YQFM 对结扎 14 天后小鼠心脏中 p67^{phox}、Nox2、Nox4 表达的影响

注：##$P < 0.01$ vs. 假手术组；*$P < 0.05$，**$P < 0.01$ vs. 模型组

（七）YQFM 对慢性心衰模型小鼠心脏 L 型钙通道 CACNA1C 及 CaMK Ⅱ蛋白表达的影响

用 Western blotting 法检测心衰小鼠心脏内钙通道 A1C 亚单位（CACNA1C）、Ca^{2+}-钙调蛋白依赖性蛋白激酶Ⅱ（CaMKⅡ）及其磷酸化水平的表达（图 5-18），结果显示，心衰小鼠心脏内 CACNA1C 的磷酸化水平的表达显著下降（$P < 0.01$），CaMKⅡ的磷酸化水平的表达显著增加（$P < 0.01$），而在给予 YQFM 后，高剂量组（YQFM 0.53 g·kg^{-1}）CACNA1C 表达显著增加（$P < 0.05$），CaMKⅡ的磷酸化水平显著降低（$P < 0.05$），说明高剂量组（YQFM 0.53 g·kg^{-1}）可以激活 CACNA1C，抑制 CaMKⅡ的磷酸化激活，发挥保护心肌的作用，从

而改善心衰。

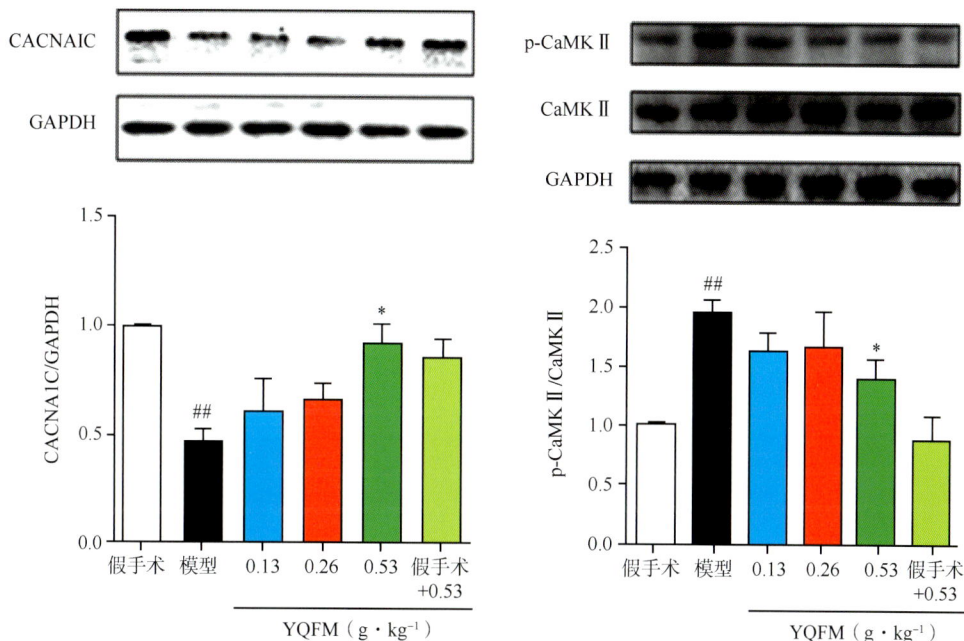

图 5-18　YQFM 对结扎 14 天后小鼠心脏中 CACNA1C、CaMK Ⅱ及其磷酸化表达的影响

注：##$P < 0.01$ vs. 假手术组；*$P < 0.05$ vs. 模型组

（八）结论

本研究通过测定给予 YQFM 的冠状动脉结扎 14 天后小鼠的各项指标，发现 YQFM 高剂量组（YQFM $0.53 \text{ g} \cdot \text{kg}^{-1}$）能改善冠状动脉结扎诱导的心衰小鼠心脏的收缩功能、舒张功能、心肌损伤、炎症、纤维化以及线粒体功能，从而改善冠状动脉结扎诱导的心衰。通过 Western blotting 和免疫组化等技术，对小鼠心脏左心室内心肌细胞中 NADPH 氧化酶、PI3K/Akt、AMPK 以及 L 型钙通道信号通路相关蛋白进行测定，发现 YQFM 能够激活 PI3K/Akt 和 AMPK 信号通路，抑制 NADPH 氧化酶、L 型钙通道以及 CaMK Ⅱ 的过度激活，进而改善心衰。通过研究 YQFM 对冠状动脉结扎诱导的作用以及机制，以期为 YQFM 的临床应用提供实验依据。

二、YQFM 对大鼠离体胸主动脉保护作用及机制研究

经过大量文献调研可知，YQFM 作为新型的中药注射用制剂，目前国内对 YQFM 的研究主要集中在抗心衰、保护心肌方面，但是 YQFM 在血管方面的研究基本没有涉及；血管的收缩和扩张直接影响心脏的前后负荷压力，也直接影响着患者的血压，但是 YQFM 对血压的调节机制还没有进行系统科学的深入研究，对血管直接作用的机制也没有进一步深入研究。因此本次实验采用大鼠离体胸主动脉血管环，观察 YQFM、红参提取物（HS 提取物）、麦冬提取物（MD 提取物）和五味子提取物（WWZ 提取物）对血管的直接作用，YQFM 对 KCl 或去甲肾上腺素所引发血管收缩作用的影响；对乙酰胆碱所致血管舒张作用的影响；对内钙释放所致血管收缩作用的影响，在拓展 YQFM 的药理药效的同时，为进一步研究 YQFM 对血压的影响打下基础。

（一）血管环的制备

取 SD大鼠断头处死，迅速取出胸主动脉，剪成2～3 mm。量取10 mL预先经37℃恒温水浴过的K-H液，置于37℃恒温槽中，并持续通入95% O_2和5% CO_2的混合气体，取出制备好的血管环置于恒温槽中，张力变化由生理记录仪配套生物机能实验系统进行采集和记录。调节静息张力分别为0.5 g、1.0 g、1.5 g、2.0 g左右，分别稳定15 min，期间每15 min洗1次。之后用60 mmol·L^{-1}的 KCl 预刺激血管，达到最大收缩幅度后冲洗3次，使血管环恢复到刺激前的状态。

去内皮成功检测方法：用60 mmol·L^{-1}的KCl 刺激血管环收缩，等待其到达收缩高峰，加入10^{-2} mol·L^{-1}的乙酰胆碱（ACh），正常血管舒张幅度一般在50%左右，若血管张力舒张幅度在 30% 以下，证明血管环去内皮成功。

$$舒张幅度=（加受试药前张力－加受试药后张力）/（药物刺激后张力 \\ －药物刺激前张力）×100\% \tag{5-1}$$

（二）YQFM 对血管环的直接作用

直接以累积浓度递加法在血管环中加入不同浓度的YQFM（7.5 mg·mL^{-1}，15 mg·mL^{-1}，30 mg·mL^{-1}，60 mg·mL^{-1}），对照组加入对应体积的生理盐水，使其直接作用于血管，观察每个浓度血管环的张力，记录血管紧张度，制成对数浓度–血管紧张度曲线。

数据显示，有内皮组的YQFM浓度在7.5 mg·mL^{-1}时，与对照组相比，其对血管都没有明显的刺激收缩作用（$P>0.05$）；当增加YQFM至15～60 mg·mL^{-1}时，与对照组相比，YQFM有内皮组和无内皮组都对血管有明显的刺激收缩作用，且收缩幅度随着YQFM的浓度增高而增高，呈现明显的量效关系，且无内皮组血管环收缩幅度明显要高于有内皮组（$P<0.01$），见表5-1和图5-19。

表 5-1　YQFM 对血管环的直接作用（$n=6$）

YQFM 浓度（mg·mL^{-1}）	血管紧张度（%）			
	对照组（内皮组）	YQFM 组（内皮组）	对照组（无内皮组）	YQFM 组（无内皮组）
0	0	0	0	0
7.5	−4.78	−0.6	−6.53	1.2##
15	−4.78	1.8#	−8.1	46.9##**
30	−5.82	14.0##	−9.4	106.1##**
60	−5.82	38.7##	−10.4	102.4##**

注：#表示YQFM组和对照组数据有统计性差异，$P<0.05$；##表示YQFM组和对照组数据统计性差异显著，$P<0.01$；**表示YQFM无内皮组和YQFM有内皮组统计性差异显著，$P<0.01$；未标注表示差异无统计学意义，$P>0.05$

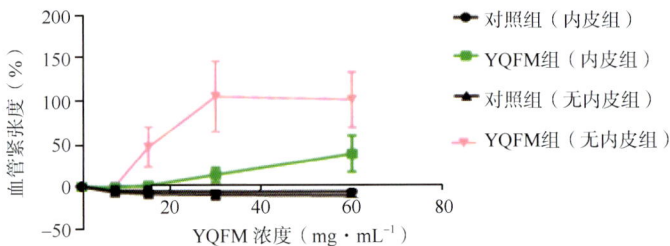

图 5-19　YQFM 对血管环的直接作用

（三）红参、麦冬和五味子提取物和 YQFM 对血管环的直接作用

直接以累积浓度递加法在各个血管环中分别加入 HS 提取物、MD 提取物、WWZ 提取物和 YQFM（5.2 mg·mL^{-1}、10.4 mg·mL^{-1}、20.8 mg·mL^{-1}、41.6 mg·mL^{-1}），使其直接作用于血管，观察每个药物每个浓度血管环的张力，记录血管紧张度，制成对数浓度–血管紧张度曲线。

从表 5-2 和图 5-20 可以看出，HS 提取物、MD 提取物和 WWZ 提取物在浓度为 5.2～20.8 mg·mL^{-1} 时，对血管都有较微弱的刺激收缩作用，与 YQFM 组相比无显著差异（$P >$ 0.05）；但是在药物浓度上升到 41.6 mg·mL^{-1}（临床两倍剂量）时，3 种提取物对血管的刺激收缩作用没有显著提升，而 YQFM 组对血管的刺激作用上升到了 45.1%，对比其余 3 组显著提高（$P < 0.01$）。

表 5-2　红参提取物、麦冬提取物、五味子提取物和 YQFM 对血管环的直接作用（$n=6$）

浓度（mg·mL^{-1}）	血管紧张度（%）			
	HS 提取物组	MD 提取物组	WWZ 提取物组	YQFM 组
0	0	0	0	0
5.2	3	−1	4.3	2.0
10.4	6.1	1.1	3.9	2.8
20.8	10.3	2.1	4.8	2.1
41.6	13.5[**]	6.6[**]	8[**]	45.1

注：** 表示各提取物组与 YQFM 组统计性差异显著，$P < 0.01$；未标注表示差异无统计学意义，$P > 0.05$。

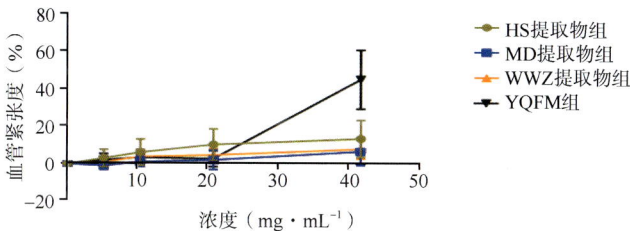

图 5-20　3 种提取物和 YQFM 对血管环的直接作用

（四）YQFM 对 KCl 预刺激血管收缩后的作用

先以 60 mmol·L^{-1} 的 KCl 刺激血管环，使其达到最大收缩幅度，然后用累积浓度递加法加入不同浓度的 YQFM（3.75 mg·mL^{-1}，7.5 mg·mL^{-1}，15 mg·mL^{-1}，30 mg·mL^{-1}，60 mg·mL^{-1}）作用于血管环，对照组加入相同体积的生理盐水，记录血管紧张度，制成对数浓度–血管紧张度曲线。

从表 5-3 和图 5-21 可以看出，与对照组相比，YQFM 浓度在 7.5～30 mg·mL^{-1} 时，其对 60 mmol·L^{-1} KCl 预刺激血管的抑制收缩作用没有显著差异（$P > 0.05$）；与对照组相比，YQFM 浓度在 60 mmol·L^{-1} 时，其对 KCl 所引起的血管环收缩有显著抑制作用（$P < 0.01$），且无内皮组与有内皮组无显著差异。

表 5-3　YQFM 对 KCl 预刺激血管收缩后的作用（$n=6$）

YQFM 浓度 （mg·mL^{-1}）	血管紧张度（%）			
	对照组（内皮组）	YQFM 组（内皮组）	对照组（无内皮组）	YQFM 组（无内皮组）
0	100	100	100	100
7.5	98.6	98.8	100	100
15	98.2	95.9	100	98.4
30	94.4	83	96.3	92.8
60	85.2	61.2##	89.7	66.8##

注：## 表示 YQFM 组和对照组数据统计性差异显著，$P < 0.01$；未标注表示差异无统计学意义，$P > 0.05$

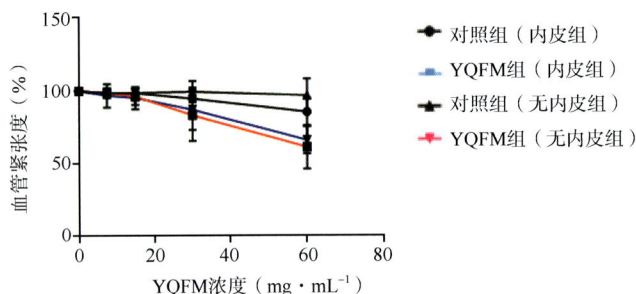

图 5-21　YQFM 对 KCl 预刺激血管收缩后的作用

（五）YQFM 对去氧肾上腺素预刺激血管收缩后的作用

先用 10^{-6} mol·L^{-1} 的去氧肾上腺素刺激血管环，使其达到最大收缩幅度，然后用累积浓度递加法加入不同浓度的 YQFM（7.5 mg·mL^{-1}，15 mg·mL^{-1}，30 mg·mL^{-1}，60 mg·mL^{-1}）作用于血管环，对照组加入相同体积的生理盐水，记录血管紧张度，制成对数浓度–血管紧张度曲线。

从表 5-4 和图 5-22 可以看出，与对照组相比，YQFM 浓度在 7.5～30 mg/mL 时，其对 10^{-6} mol·L^{-1} 的去氧肾上腺素预刺激血管的抑制收缩作用无显著差异（$P > 0.05$）。YQFM 浓度在 60 mg·mL^{-1} 时，其对去氧肾上腺素所引起的血管环收缩与对照组相比具有抑制作用（$P < 0.05$），同时，无内皮组与有内皮组趋势相同，经统计学分析无明显差异。

表 5-4　YQFM 对去氧肾上腺素预刺激血管收缩后的作用（$n=6$）

YQFM 浓度 （mg·mL^{-1}）	血管紧张度（%）			
	对照组（内皮组）	YQFM 组（内皮组）	对照组（无内皮组）	YQFM 组（无内皮组）
0	100	100	100	100
7.5	95.3	98	97.7	97.1
15	97.6	96.1	95.3	94.0
30	81.9	77.1	95.5	74.1
60	79.5	58.5#	90.4	57.1#

注：# 表示 YQFM 组和对照组数据有统计性差异，$P < 0.05$；未标注表示差异无统计学意义，$P > 0.05$

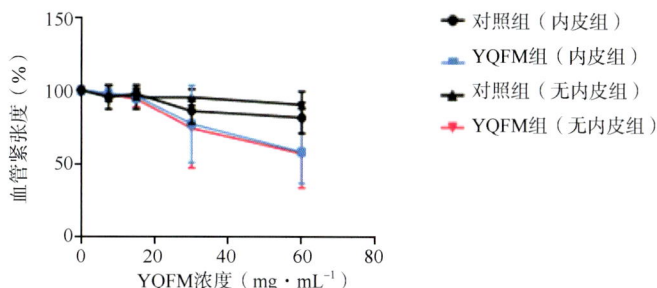

图 5-22　YQFM 对去氧肾上腺素预刺激血管收缩后的作用

（六）YQFM 对 ACh 引起的 KCl 血管收缩的舒张作用的影响

以 20 mg·mL^{-1} 的 YQFM 孵育有内皮的胸主动脉血管 20 min 后，加入 60 mmol·L^{-1} 的 KCl 引起胸主动脉血管环收缩到最大幅度后，再以累积浓度递加法分别加入 0.125×10^{-2} mol·L^{-1}、0.25×10^{-2} mol·L^{-1}、0.5×10^{-2} mol·L^{-1}、1.0×10^{-2} mol·L^{-1}乙酰胆碱（ACh）引起血管环舒张。对照组先以相同体积的生理盐水孵育血管环 20 min，其余操作相同。记录血管紧张度，制成对数浓度-血管紧张度曲线。

从表 5-5 和图 5-23 可以看出，以 20 mg·mL^{-1} 的 YQFM 孵浴有内皮的胸主动脉血管环 20 min 后，与对照组对比，累积浓度的 ACh 对 60 mmol·L^{-1} 的 KCl 引起的血管环收缩的舒张无明显抑制作用（$P > 0.05$）。

表 5-5　YQFM 对 ACh 引起的 KCl 血管收缩的舒张作用的影响（$n=6$）

ACh 浓度（×10^{-2} mol·L^{-1}）	血管紧张度（%）	
	对照组	YQFM 组
0	100	100
0.125	79.7	78.5
0.25	60.3	62.5
0.5	47.9	46.6
1.0	45	41.6

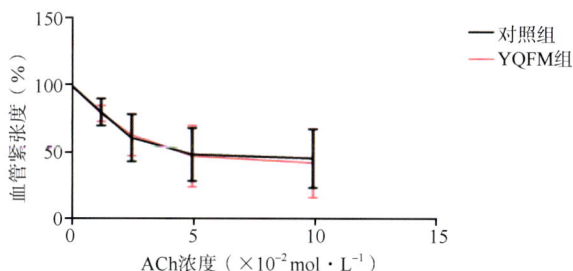

图 5-23　YQFM 对 ACh 引起的 KCl 血管收缩的舒张作用的影响

（七）YQFM 对 ACh 引起的去氧肾上腺素血管收缩的舒张作用的影响

以 15 mg·mL^{-1} 的 YQFM 孵浴有内皮的胸主动脉血管环 20 min 后，加 10^{-6} mol·L^{-1} 的去氧肾上腺素引起胸主动脉血管环收缩到最大幅度后，再以累积浓度递加法分别加入

0.125×10^{-2} mol·L^{-1}、0.25×10^{-2} mol·L^{-1}、0.5×10^{-2} mol·L^{-1}、1.0×10^{-2} mol·L^{-1} ACh 引起血管环舒张。对照组先以相同体积的生理盐水孵育血管环 20 min，其余操作相同。记录血管紧张度，制成对数浓度–血管紧张度曲线。

从表 5-6 和图 5-24 可以看出，以 20 mg·mL^{-1} 的 YQFM 孵浴有内皮的胸主动脉血管环 20 min后，ACh 的舒张作用与对照组相比，无明显抑制作用（$P>0.05$）。

表 5-6　YQFM 对 ACh 引起的去氧肾上腺素血管收缩的舒张作用的影响（$n=6$）

ACh 浓度（$\times10^{-2}$ mol·L^{-1}）	血管紧张度（%）	
	对照组	YQFM 组
0	100	100
0.125	91.9	88.9
0.25	81.6	74.1
0.5	57.9	52
1.0	38.7	30.4

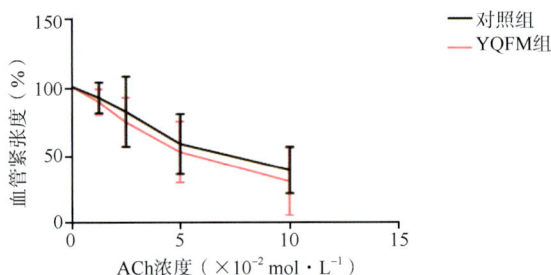

图 5-24　YQFM 对 ACh 引起的去氧肾上腺素血管收缩的舒张作用的影响

（八）YQFM 对去氧肾上腺素引起胸主动脉血管环收缩中内钙外流的抑制作用

以无钙的克式液（预加入 0.1 mmol·L^{-1} 的钙离子螯合剂 EDTA）冲洗胸主动脉血管环3 次后，以 20.8 mg·mL^{-1} 的 YQFM 在无钙克式液中（预加入 0.1 mmol·L^{-1} 的 EDTA）孵浴胸主动脉血管环 20 min 后，然后以累积浓度递加法加入累积浓度为 0.125×10^{-2} mol·L^{-1}、0.25×10^{-2} mol·L^{-1}、0.5×10^{-2} mol·L^{-1}、1.0×10^{-2} mol·L^{-1} 的去氧肾上腺素，使其作用于血管，对照组以等量生理盐水代替 YQFM，观察加入药物每个浓度后血管环的张力，记录血管紧张度，制成对数浓度–血管紧张度曲线。

从表 5-7 和图 5-25 可以看出，在提前加入了 YQFM 之后，各组血管环在给予去氧肾上腺素之后，引起的收缩作用无显著差异（$P>0.05$）。结果表明，YQFM 不能抑制此时去氧肾上腺素引起的收缩。

表 5-7　YQFM 对去氧肾上腺素引起胸主动脉血管环收缩中内钙外流的抑制作用（$n=6$）

去氧肾上腺素浓度（$\times10^{-2}$ mol·L^{-1}）	血管紧张度（%）	
	对照组	YQFM 组
0	0	0
1.25	19.5	19.5

续表

去氧肾上腺素浓度（$\times 10^{-2}$ mol·L^{-1}）	血管紧张度（%）	
	对照组	YQFM 组
2.5	27.3	23.7
5	29.3	27.2
10	28.5	25.7

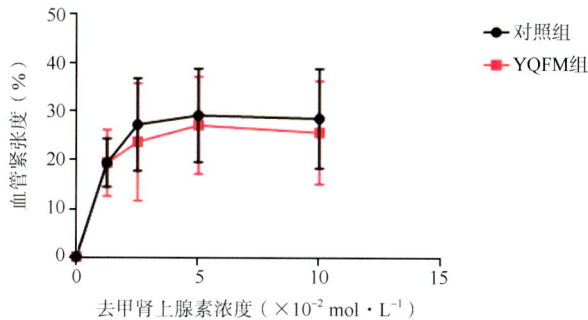

图 5-25　YQFM 对去氧肾上腺素引起胸主动脉血管环收缩中内钙外流的抑制作用

（九）结论

由本研究可知，YQFM 及其各组成药材提取物（红参、麦冬、五味子提取物）在较低浓度下对血管刺激作用不显著（$P > 0.05$），在高浓度下，三种药材提取物引起的血管收缩几乎没有变化，但是 YQFM 所引起的血管收缩程度明显上升（$P < 0.05$），说明 YQFM 在高浓度下可以刺激血管收缩，且刺激作用不是通过单一提取物导致，可能是多种提取物中多成分共同作用。YQFM 作为新型的中药注射剂，其对血管张力的调节可能是通过多途径、多种成分共同作用的结果，其作用机制及物质基础仍需进一步深入探讨。综上所述本实验探索了 YQFM 对离体血管的作用及可能机制，扩展了 YQFM 在心血管方面的研究，同时为 YQFM 在血压方面的调节作用研究打下一定基础，但是大鼠离体血管、整体动物和人类患者身体存在很多不同，大鼠离体血管的研究数据只是在实验室范围对 YQFM 做出一定研究，且人类患者的血压不仅和血管紧张度有关，更和心脏收缩功能、神经内分泌系统等有直接关系，因此本实验不能够完全代表 YQFM 的临床药效，而关于临床上 YQFM 可以升高休克并发低血压患者的血压及 YQFM 不良反应包含高血压这一症状的具体解释，还需要进一步探索研究。

三、YQFM 对不同细胞模型诱导的 H9C2 心肌细胞损伤的保护作用

为了进一步确定 YQFM 对心肌的保护作用，本次实验从细胞水平设计了心肌损伤模型，观察 YQFM 对受损心肌的保护作用。本次实验利用氯化钴和过氧化氢模拟体内心肌病缺氧缺血的状态，利用缺氧-复氧模拟体内缺血再灌注状态，观察细胞上清液中肌酸激酶（CK）、超氧化物歧化酶（SOD）、脑利尿钠肽（BNP）和心肌肌钙蛋白 I（cTnI）含量变化，从细胞水平研究 YQFM 的心肌保护作用及可能机制。

（一）YQFM 对缺氧-复氧所致 H9C2 细胞损伤的影响

实验结果如表5-8和图5-26所示：当YQFM浓度在120～10 000 μg·mL^{-1}时，与模型组相比，各组细胞活力有不同程度的提高，说明YQFM对心肌细胞有一定的保护作用，能降低缺氧-复氧对细胞造成的损伤。

表 5-8　YQFM 对缺氧-复氧所致 H9C2 细胞损伤的影响

分组	细胞活力百分比（%）	YQFM浓度（μg·mL^{-1}）	细胞活力百分比（%）	YQFM浓度（μg·mL^{-1}）	细胞活力百分比（%）	YQFM浓度（μg·mL^{-1}）	细胞活力百分比（%）
对照组	100	40	71.9	370	81*	3333	83**
模型组	70.1$^{\#\#}$	120	86.5**	1111	76.8	10 000	82.3**

注：##表示模型组和对照组数据统计性差异显著，$P<0.01$；** 表示YQFM组和模型组数据统计性差异显著，$P<0.01$；*表示YQFM组和模型组数据统计性差异显著，$P<0.05$；未标注表示差异无统计学意义，$P>0.05$

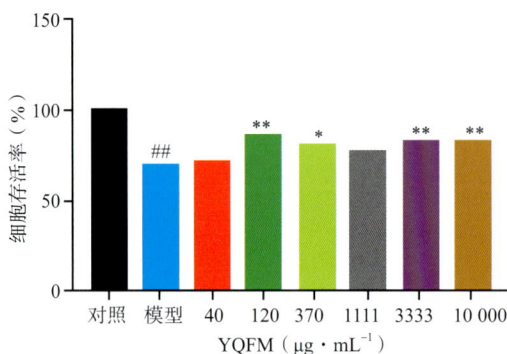

图 5-26　YQFM 对缺氧-复氧所致 H9C2 细胞损伤的保护作用

注：## 表示对照组和模型组数据统计性差异显著，$P<0.01$；** 表示 YQFM 组和模型组数据统计性差异显著，$P<0.01$；* 表示 YQFM 组和模型组数据统计性差异显著，$P<0.05$；未标注表示差异无统计学意义，$P>0.05$

（二）YQFM 对缺氧-复氧所致 H9C2 细胞损伤中 CK、SOD、cTnI 的影响

如图5-27所示，与对照组相比，模型组中的CK含量无明显变化（$P>0.05$），SOD含量明显升高（$P<0.05$），cTnI含量显著升高（$P<0.01$）。与模型组相比，当YQFM浓度为0.078～10 mg·mL^{-1}时，各组CK含量无显著升高或者降低（$P>0.05$）；与模型组相比，YQFM浓度为0.078、0.156、1.25、2.5、5 mg·mL^{-1}时，各组SOD含量有不同程度的降低（$P<0.05$）；与模型组相比，YQFM浓度为0.078～10 mg·mL^{-1}时，各组cTnI含量有不同程度的降低（$P<0.05$，$P<0.01$）。说明YQFM对缺氧-复氧所致H9C2心肌细胞有一定保护作用。

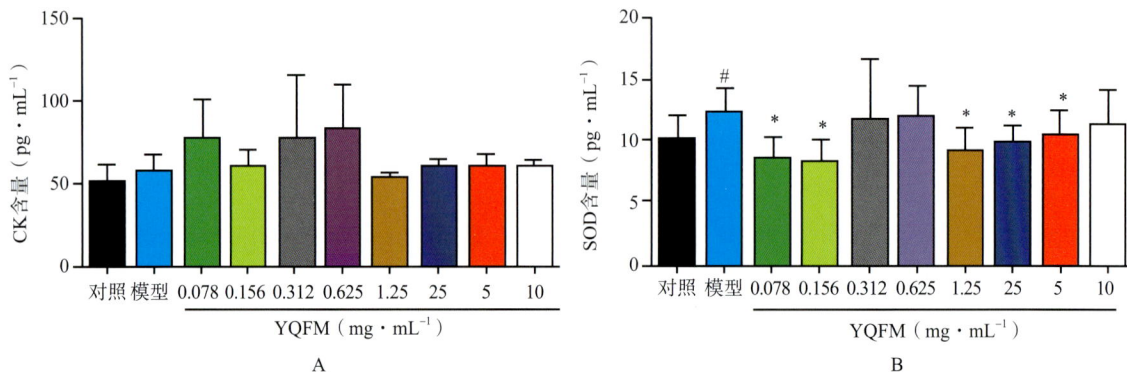

A

B

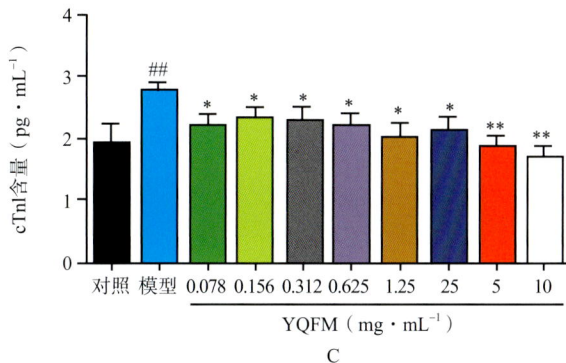

图 5-27　YQFM 对缺氧—复氧所致 H9C2 细胞损伤中 CK、SOD、cTnI 的影响

注：# 表示对照组和模型组数据统计性差异显著，$P < 0.05$；## 表示对照组和模型组数据统计性差异显著，$P < 0.01$；** 表示 YQFM 组和模型组数据统计性差异显著，$P < 0.01$；* 表示 YQFM 组和模型组数据统计性差异显著，$P < 0.05$；未标注表示差异无统计学意义，$P > 0.05$

（三）YQFM 对氯化钴所致 H9C2 心肌细胞损伤的保护作用

如表 5-9 和图 5-28 所示，与对照组相比，模型组细胞活力下降到了 55.1%（$P < 0.01$），说明造模成功。YQFM 各给药组与模型组相比，细胞活力上升到了 58.5%～65.7%，说明 YQFM 对氯化钴所致 H9C2 心肌细胞有一定保护作用，但是细胞活力与 YQFM 浓度没有明显的剂量相关性。

表 5-9　YQFM 对氯化钴所致 H9C2 心肌细胞损伤的保护作用

分组	细胞活力百分比（%）	分组	细胞活力百分比（%）
对照组	100	YQFM 0.625 mg·mL⁻¹	58.5
模型组	55.1##	YQFM 1.25 mg·mL⁻¹	63.2*
YQFM 0.078 mg·mL⁻¹	63.2*	YQFM 2.5 mg·mL⁻¹	61.8*
YQFM 0.156 mg·mL⁻¹	61.8*	YQFM 5 mg·mL⁻¹	65.7**
YQFM 0.312 mg·mL⁻¹	61.3*	YQFM 10 mg·mL⁻¹	62.8*

注：## 表示对照组和模型组数据统计性差异显著，$P < 0.01$；** 表示 YQFM 组和模型组数据统计性差异显著，$P < 0.01$；* 表示 YQFM 组和模型组数据统计性差异显著，$P < 0.05$；未标注表示差异无统计学意义，$P > 0.05$

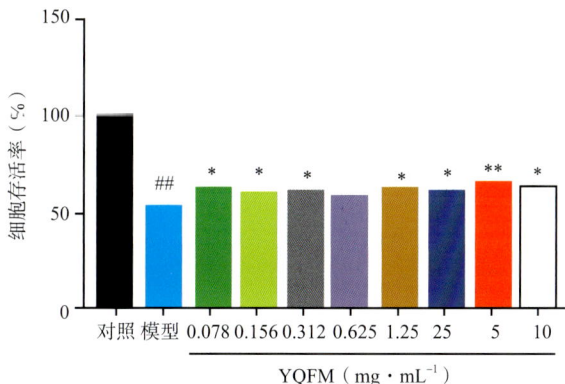

图 5-28　不同浓度的 YQFM 对氯化钴所致 H9C2 心肌细胞损伤的保护作用

注：## 表示对照组和模型组数据统计性差异显著，$P < 0.01$；** 表示 YQFM 组和模型组数据统计性差异显著，$P < 0.01$；* 表示 YQFM 组和模型组数据统计性差异显著，$P < 0.05$；未标注表示差异无统计学意义，$P > 0.05$

（四）YQFM 对过氧化氢所致心肌细胞损伤的保护作用

如表 5-10 和图 5-29 所示，与对照组相比，模型组细胞活力下降到了 57.89%，经统计学软件分析数据差异明显（$P < 0.01$），说明造模成功。YQFM 各给药组与模型组相比，细胞活力上升到了 59.02%~83.94% 不等，与模型组相比有差异（$P < 0.01$），说明 YQFM 对细胞有一定保护作用，但是细胞活力与 YQFM 浓度没有明显的剂量相关性。

表 5-10　不同浓度 YQFM 对过氧化氢所致心肌细胞损伤的保护作用

分组	细胞活力百分比（%）	分组	细胞活力百分比（%）
对照组	100	YQFM 0.625 mg·mL^{-1}	83.94**
模型组	57.89##	YQFM 1.25 mg·mL^{-1}	75.95**
YQFM 0.078 mg·mL^{-1}	59.02	YQFM 2.5 mg·mL^{-1}	83.94**
YQFM 0.156 mg·mL^{-1}	68.95**	YQFM 5 mg·mL^{-1}	79.54**
YQFM 0.312 mg·mL^{-1}	74.76**	YQFM 10 mg·mL^{-1}	83.42**

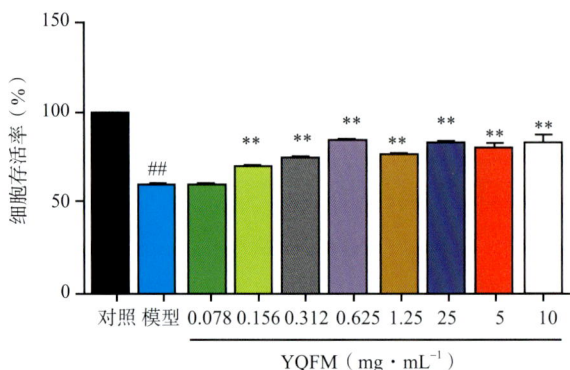

图 5-29　不同浓度的 YQFM 对过氧化氢所致 H9C2 心肌细胞损伤的保护作用

注：## 表示对照组和模型组数据统计性差异显著，$P < 0.01$；** 表示 YQFM 组和模型组数据统计性差异显著，$P < 0.01$；未标注表示差异无统计学意义，$P > 0.05$

（五）结论

本研究分别利用氯化钴和过氧化氢建立 H9C2 细胞损伤模型，考察 YQFM 对 H9C2 细胞损伤的保护作用。在两个细胞损伤模型中，模型组 H9C2 细胞生存率降到 55% 左右时，给药 YQFM 一定剂量后生存率提高到 60%~80%，说明 YQFM 可以降低氯化钴和过氧化氢对 H9C2 细胞的伤害，具有一定的心肌保护作用。

本研究中经缺氧–复氧处理后的 H9C2 心肌细胞，细胞活力下降到空白对照组的 70.1%，经不同浓度 YQFM 治疗后，细胞活力有不同程度的提升，说明 YQFM 对缺氧–复氧所致细胞损伤具有一定保护作用。经缺氧–复氧处理后的细胞上清液中 SOD 和 cTnI 含量均升高，说明细胞经过缺氧–复氧后发生了细胞凋亡，也产生了大量氧自由基，给药 YQFM 后，各组 SOD 和 cTnI 含量有不同程度的降低，说明 YQFM 的确有保护心肌细胞的作用，且心肌保护作用可能和清除细胞内氧自由基有关。

四、YQFM 对异丙肾上腺素诱导的大鼠急性心肌损伤的保护作用

为了进一步确定 YQFM 对心肌的保护作用，本次实验从细胞水平设计了心肌损伤模型，

观察YQFM对受损心肌的保护作用。利用异丙肾上腺素（ISO）诱导大鼠急性心肌损伤，观察大鼠心电图变化及血清中CK、cTnI、BNP和乳酸脱氢酶（LDH）的含量变化，从动物水平揭示YQFM的心肌保护作用及可能机制。

（一）ISO 诱导 Wistar 大鼠急性心肌损伤的探讨

ISO的剂量为50 mg·kg⁻¹（高剂量）时，大鼠毛色粗糙不平，无光泽，心电图毫无规律，极为杂乱，死亡率为70%；ISO剂量在30 mg·kg⁻¹（中剂量）时，大鼠毛色稍有粗糙，心电图毫无规律，极为杂乱，死亡率为20%。ISO剂量在10 mg·kg⁻¹（低剂量）时，大鼠毛色稍有粗糙，心电图ST段抬高，T波消失不见，死亡率在20%。综合死亡率和心电图来看（图5-30），ISO剂量在30 mg·kg⁻¹时，造模急性心肌损伤更为成功。故选择ISO剂量为30 mg·kg⁻¹。

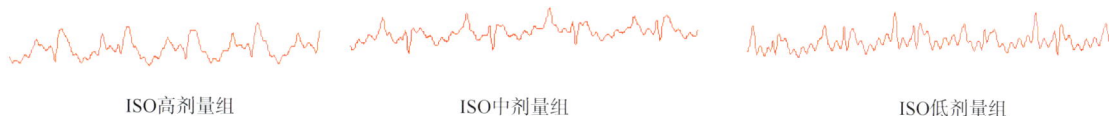

ISO高剂量组　　　　　　　　ISO中剂量组　　　　　　　　ISO低剂量组

图 5-30　ISO 诱导 Wistar 大鼠后心电图的变化

（二）YQFM 对 ISO 诱导的大鼠急性心肌损伤中心电图的影响

各组大鼠心电图变化见图5-31所示，正常组P波、QRS波和T波、ST段均正常。模型组大鼠心电图变化杂乱，难以区别出各阶段波形。经YQFM给药治疗后，杂乱的心电图恢复正常P波、ST段和T波。经尼可地尔治疗后，杂乱的心电图恢复正常的P波、QRS波和T波。

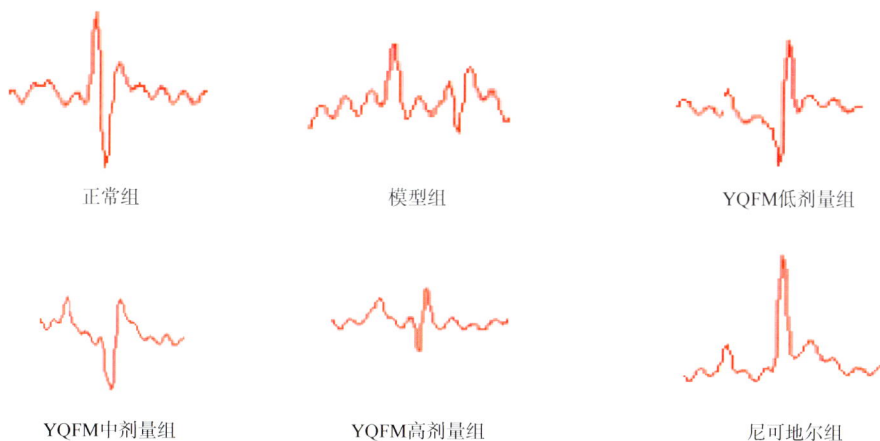

正常组　　　　　　　　　　模型组　　　　　　　　YQFM低剂量组

YQFM中剂量组　　　　　　YQFM高剂量组　　　　　　尼可地尔组

图 5-31　YQFM 对 ISO 诱导的大鼠急性心肌损伤中心电图的影响

（三）YQFM 对 ISO 诱导的大鼠急性心肌损伤中 CK 的影响

与正常组相比，模型组大鼠血清CK、LDH含量明显升高（$P < 0.05$），SOD含量明显降低（$P < 0.05$）。与模型组相比，当给予0.18 g·kg⁻¹、0.55 g·kg⁻¹、1.64 g·kg⁻¹的YQFM时，均显著降低大鼠血清CK水平（$P < 0.05$）；与模型组相比，给予尼可地尔也可显著降低血清CK、LDH含量（$P < 0.05$）。当给予0.18 g·kg⁻¹、0.55 g·kg⁻¹的YQFM时，均降低大鼠血清LDH水平（$P < 0.05$），给予1.64 g·kg⁻¹的YQFM时，不能显著降低大鼠血清LDH水平（$P > 0.05$）。

当给予0.18 g·kg⁻¹、0.55 g·kg⁻¹的YQFM时，未能显著改变血清中SOD水平（$P > 0.05$）；当给予1.64 g·kg⁻¹的YQFM时，可以降低血清中SOD水平（$P < 0.05$）；给予尼可地尔也未能显著改变血清SOD含量（$P > 0.05$），见图5-32。

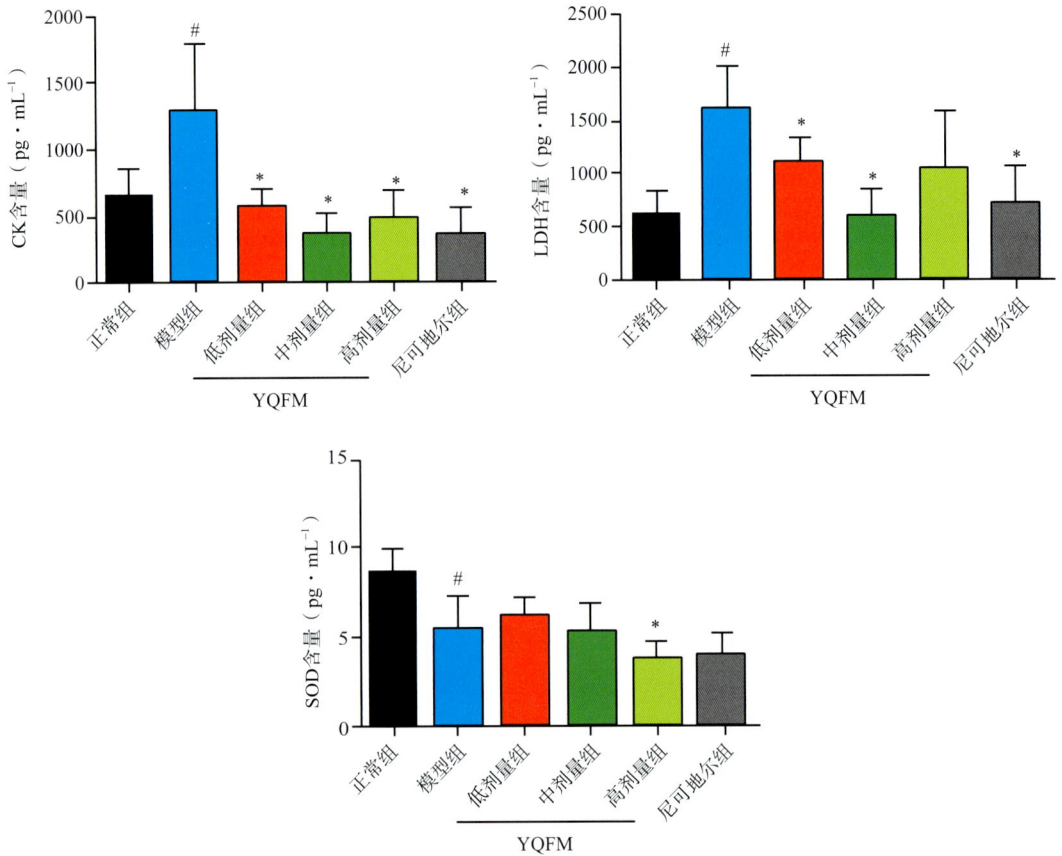

图 5-32　不同浓度 YQFM 对 ISO 诱导的大鼠急性心肌损伤的 CK、LDH、SOD 的影响

注：# 表示对照组和模型组数据统计性差异显著，$P < 0.05$；* 表示 YQFM 组和模型组数据统计性差异显著，$P < 0.05$；未标注表示无统计学差异，$P > 0.05$

（四）结论

在本实验中，ISO 诱导的心肌损伤大鼠，心电图变得杂乱，P 波、QRS 波、ST 段和 T 波均消失不见，说明大鼠心肌损伤模型成功。在给予 YQFM 治疗后，大鼠心电图恢复正常 P 波、ST 段和 T 波。说明 YQFM 对 ISO 诱导的大鼠急性心肌损伤有一定保护作用。在本实验中，ISO 诱导的心肌损伤大鼠，血清 CK 和 LDH 含量均明显升高（$P < 0.05$），说明大鼠心肌损伤模型造模成功。在经过 YQFM 治疗后，血清 CK 和 LDH 含量均有降低趋势（$P < 0.05$），说明 YQFM 对大鼠心肌损伤有一定保护作用，且保护作用的发挥很有可能是通过降低大鼠机体 CK 和 LDH 活性从而发挥保护大鼠心肌作用的。在本实验中，大鼠经 ISO 损伤后，血清中 SOD 含量明显降低（$P < 0.05$）；再经 YQFM 低中剂量治疗后，SOD 含量上升，但未见统计学意义。综上所述，YQFM 对 ISO 诱导的大鼠急性心肌损伤具有一定保护作用，且可能是通过减少受损大鼠体内的 CK、LDH 活性，从而减少大鼠体内肌酸、乳酸等酸性分子的生成来发挥心肌保护作用。

五、YQFM 对多柔比星诱导心脏毒性保护作用研究

多柔比星（DOX）属第二代蒽环类抗肿瘤药，至今在乳腺癌治疗上仍然是一线抗癌用药[5]。其因副作用是心脏毒性而约束在临床上的应用，并且只要使用DOX其心脏毒性就是不可避免的[6-7]。因此，开发新的心脏保护剂既保证DOX抗癌症作用，同时又可以有效地控制DOX的心脏毒性不良反应，使DOX更大地发挥治疗作用具有重要意义。有研究表明，中药复方能有效降低化疗药物对机体的毒副作用。

YQFM是来源于著名古方生脉散的中药注射剂，临床常用于治疗心血管疾病，具有改善心脏功能的作用。因此本研究采用单次注射DOX建立DOX心脏毒性模型，观察YQFM处理对DOX诱导小鼠心脏毒性的保护作用，并探讨其相关的作用机制。

（一）YQFM 对小鼠行为及体重的影响

和正常组比较，模型组小鼠的行为及体重均有显著变化。模型组小鼠表现出行动迟缓、倦怠、毛色灰暗、体重减轻（$P < 0.01$）等情况。YQFM各给药组小鼠体重与模型组比较有显著性差异（$P < 0.01$），同时小鼠行动较活跃，毛色较有光泽，见图5-33。

（二）YQFM 对小鼠血清心肌酶谱和肝肾功能的影响

模型组小鼠血清中LDH和CK，以及环腺苷酸应答元件（CRE）、血尿素氮（BUN）、天冬氨酸转氨酶（AST）、丙氨酸转氨酶（ALT）的

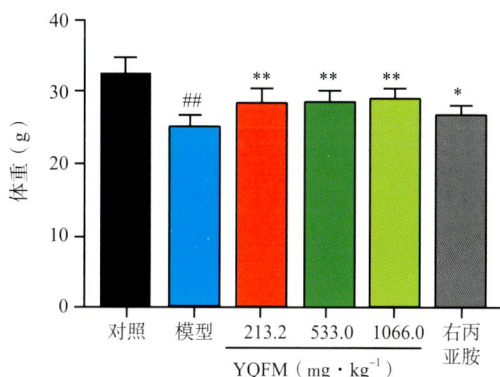

图 5-33　YQFM 对小鼠体重的影响
（$\bar{x} \pm s$，$n=3$）

注：与正常组比较，##$P < 0.01$；与模型组比较，
*$P < 0.05$，**$P < 0.01$

水平和正常组比较出现了显著的升高（$P < 0.01$）。而在经过YQFM低、中、高剂量处理后，小鼠血清中LDH、CK、AST、ALT、BUN和CRE的水平与模型组比较显著降低（$P < 0.05$ 或 $P < 0.01$）。YQFM中、高剂量对小鼠血清中CK的水平和正常组比较无显著性差异，且接近正常水平，见图5-34。

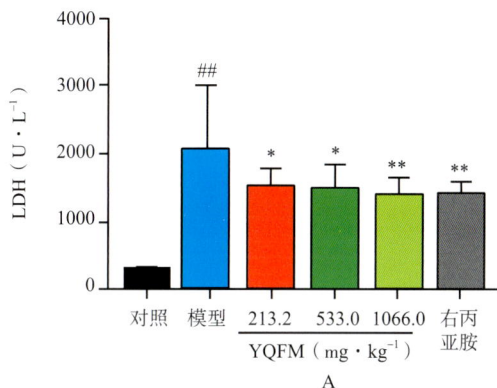

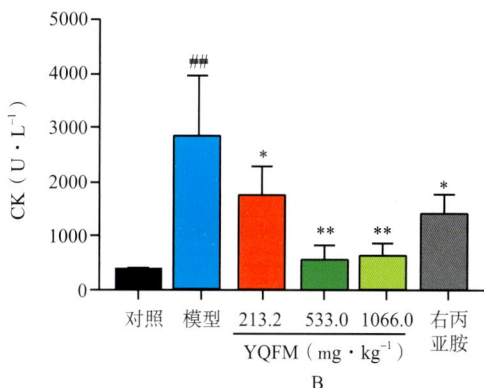

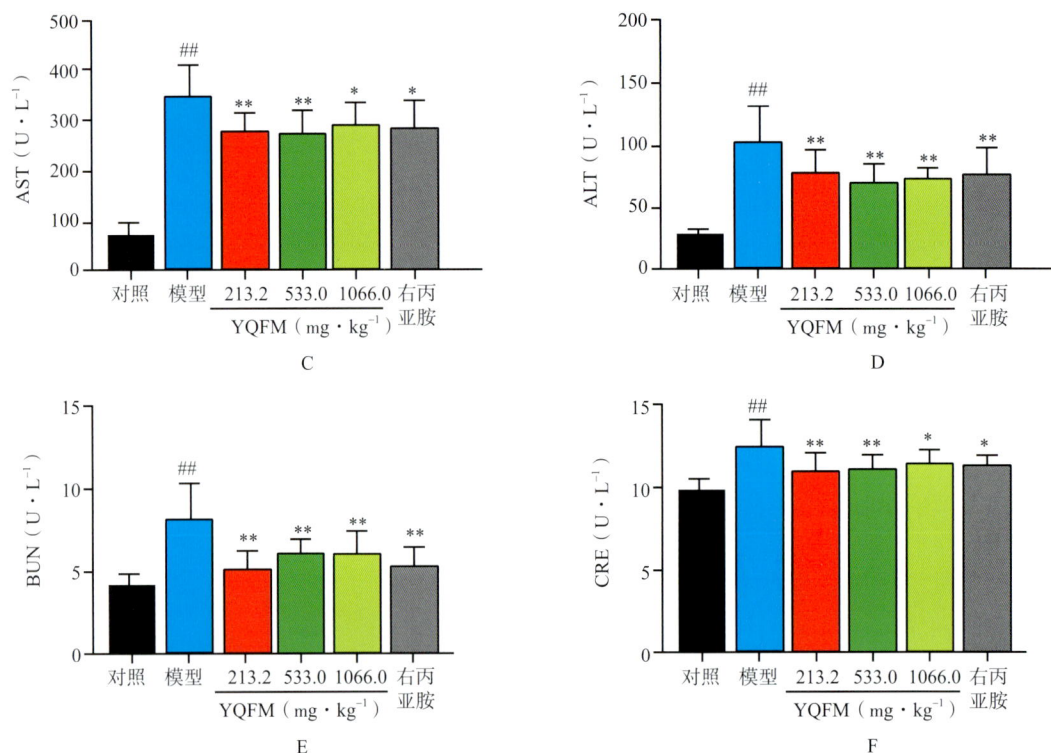

图 5-34　YQFM 对小鼠 LDH、CK、AST、ALT、BUN 和 CRE 的影响（$\bar{x} \pm s$，$n=3$）

注：与正常组比较，##$P < 0.01$；与模型组比较，*$P < 0.05$，**$P < 0.01$

（三）YQFM 对小鼠心脏组织形态的影响

对不同处理组小鼠心脏组织进行 HE 染色，结果如图 5-35 和表 5-11 所示。正常组小鼠心肌细胞纹理清晰、细胞形态完整，而模型组小鼠心肌细胞间连接不紧密，心肌细胞出现空泡和部分心肌纤维溶解，出现炎症细胞浸润，且模型组小鼠心肌组织病理学评分与正常组相比显

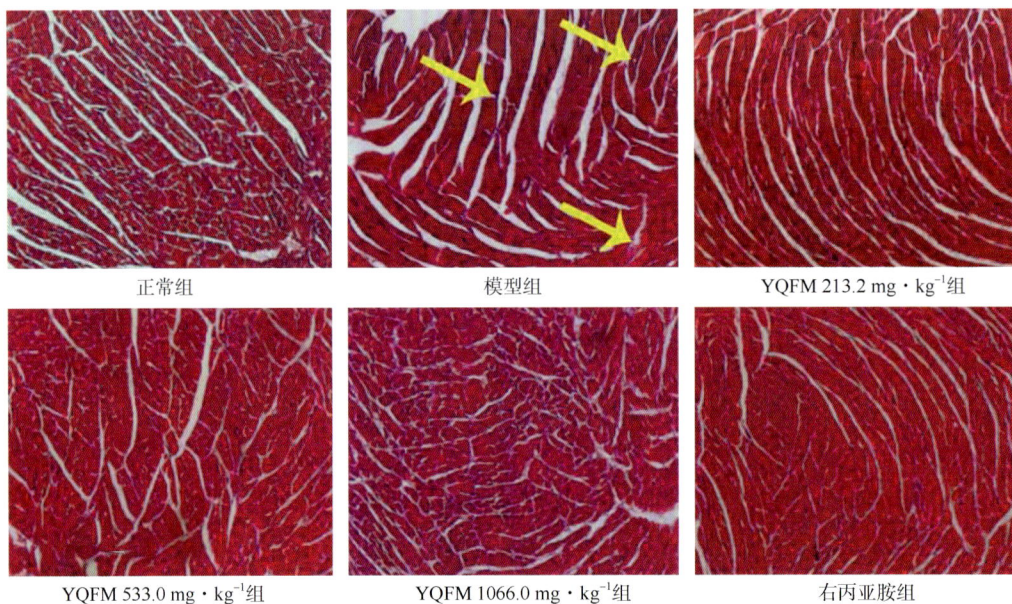

图 5-35　YQFM 对小鼠心脏组织形态的影响（HE 染色 100×）

著增高（$P<0.01$）。YQFM各给药组小鼠心肌细胞排列较紧密，无空泡以及炎症细胞浸润有所减轻，且YQFM各给药组小鼠心肌组织病理学评分相比于模型组显著降低（$P<0.05$或$P<0.01$）。

表 5-11　小鼠心肌组织病理评分结果（$\bar{x}\pm s$，$n=10$）

组别	心肌组织病理学评分
正常组	0
模型组	$2.20\pm0.40^{\#\#}$
YQFM 213.2 mg · kg^{-1}	$1.50\pm0.50^{*}$
YQFM 533.0 mg · kg^{-1}	$1.30\pm0.46^{**}$
YQFM 1066.0 mg · kg^{-1}	$1.10\pm0.30^{**}$
右丙亚胺阳性药组	$1.10\pm0.30^{**}$

注：与正常组比较，$^{\#\#}P<0.01$；与模型组比较，$^{*}P<0.05$，$^{**}P<0.01$

（四）YQFM 对小鼠心脏组织 CAT 水平的影响

对DOX心脏毒性小鼠心脏组织中SOD过氧化氢酶（CAT）和谷胱甘肽过氧化物酶（GSH-Px）进行检测，结果如图5-36所示，模型组小鼠心脏组织中CAT、GSH-Px、SOD和正常组比较出现显著降低（$P<0.01$）。而在经过YQFM低、中、高剂量处理后，小鼠心脏组织中CAT、GSH-Px、SOD的水平和模型组比较显著升高（$P<0.05$或$P<0.01$）。对DOX心脏毒性小鼠心脏组织中丙二醛（MDA）进行检测，结果显示，模型组小鼠心脏组织中MDA和正常组比较出现显著升高（$P<0.01$）。而在经过YQFM低、中、高剂量处理后，小鼠心脏组织中MDA的水平和模型组比较显著降低（$P<0.05$或$P<0.01$）。

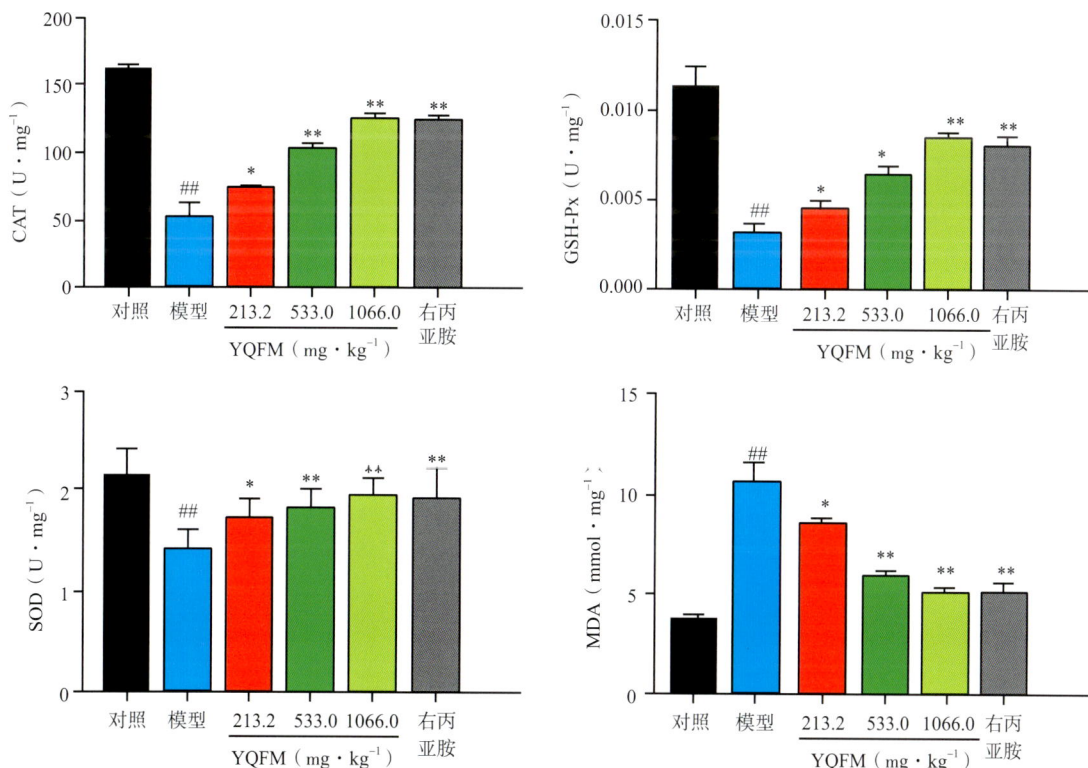

图 5-36　YQFM 对小鼠心脏组织 CAT 水平的影响（$\bar{x}\pm s$，$n=3$）
注：与正常组比较，$^{\#\#}P<0.01$；与模型组比较，$^{*}P<0.05$，$^{**}P<0.01$

（五）YQFM 对小鼠心脏组织 IL-6、TNF-α 水平的影响

模型组小鼠心脏组织中IL-6、TNF-α和正常组比较出现显著升高（$P < 0.01$）。而在经过YQFM低、中、高剂量处理后，小鼠心脏组织中IL-6、TNF-α的水平和模型组比较显著降低（$P < 0.05$或$P < 0.01$），见图5-37。

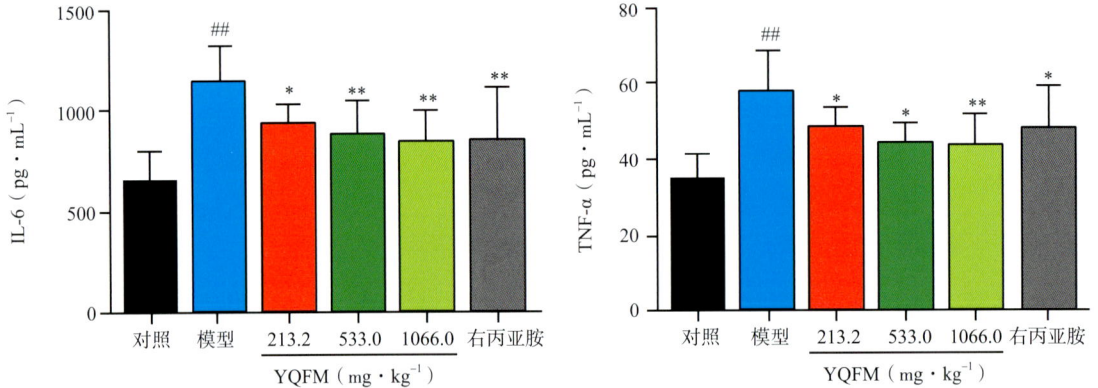

图 5-37　YQFM 对小鼠心脏组织 IL-6、TNF-α 水平的影响（$\bar{x} \pm s$，$n=3$）

注：与正常组比较，##$P < 0.01$；与模型组比较，*$P < 0.05$，**$P < 0.01$

（六）不同浓度 YQFM 对 H9C2 细胞生存率的影响

YQFM对DOX诱导的心脏毒性的影响结果显示：单独给予不同浓度的YQFM时，对H9C2细胞的生存率没有任何损伤作用（$P > 0.05$），而且不同程度地提高了细胞的生存率（图5-38A）；给予H9C2细胞不同浓度的YQFM提前预处理2 h，再以0.3 μmol·L^{-1} DOX 处理建立损伤模型，共同孵育48 h后测定。结果得到3125 μg·mL^{-1} YQFM 预处理组的细胞生存率为101.16%±3.02%，较 DOX 处理组明显升高（$P < 0.01$），且几乎和正常组细胞生存率非常接近（$P > 0.05$）；而DOX处理组与正常组对相比较，细胞生存率为82.91%±1.41%，数据分析表明两者之间存在显著性差异（$P < 0.01$）。以上结果表明，YQFM单加对H9C2细胞没有破坏作用，YQFM对DOX诱导的 H9C2 细胞损伤有一定的保护作用。

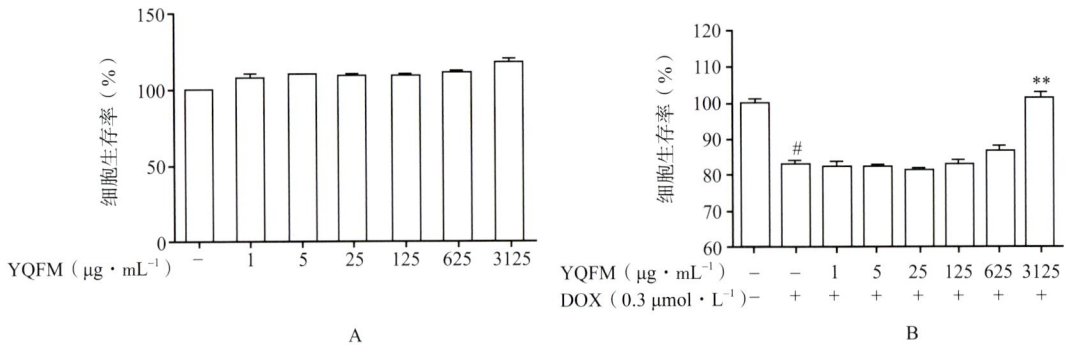

图 5-38　不同浓度 YQFM 对 H9C2 细胞生存率

A. 将细胞与不同浓度的 YQFM 孵育 48 h；B. 用不同浓度的 YQFM 预处理 H9C2 细胞 2 h，然后在存在和不存在 0.3 μmol·L^{-1} DOX 的情况下孵育 48 h

注：**$P < 0.01$，与 DOX 处理组相比差异显著；#$P < 0.01$，与正常对照组相比差异显著

（七）细胞内乳酸脱氢酶的测定

给予H9C2细胞不同浓度的YQFM提前预处理2 h，再以0.3 μmol·L^{-1} DOX 处理建立损伤模型来测定LDH的水平。结果如图5-39所示，假设正常组的LDH活性为100%，DOX处理组较正常组的LDH水平明显增高（$P < 0.01$），3125 μg·mL^{-1} YQFM 预处理组较DOX处理组的LDH水平明显降低，几乎接近正常组的水平（$P < 0.05$）；其他给药组与DOX处理组对比都没有明显差异。根据统计分析结果表明，3125 μg·mL^{-1} YQFM 预处理组的LDH 水平与DOX处理组比较有明显差异。

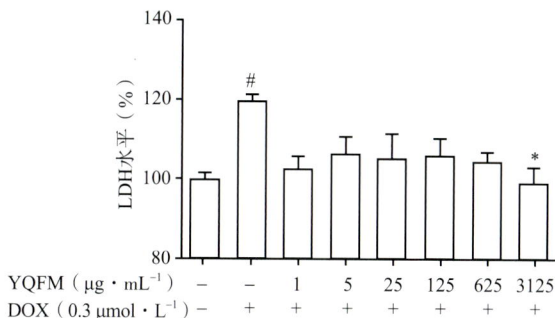

图 5-39　细胞内乳酸脱氢酶的水平情况

注：*$P < 0.05$，与 DOX 处理组相比差异显著；#$P < 0.05$，与正常对照组相比差异显著

（八）细胞内 ATP 水平的测定结果

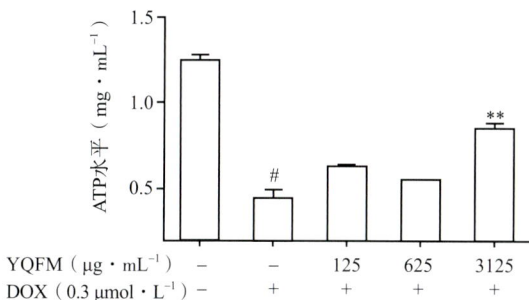

图 5-40　细胞内 ATP 水平的测定结果

注：**$P < 0.01$，与 DOX 处理组相比差异显著；#$P < 0.05$，与正常对照组相比差异显著

给予H9C2细胞不同浓度的YQFM提前预处理2 h，再以 0.3 μmol·L^{-1} DOX 建立损伤模型来测定ATP的水平。经ATP试剂盒检测结果显示，加入0.3 μmol·L^{-1} DOX于H9C2细胞48 h后导致细胞内ATP显著减少，与正常组相比，差异具有显著性意义（$P < 0.05$）。在预防给药3125 μg·mL^{-1} YQFM 2 h后ATP含量明显增加，与DOX处理组比具有显著性差异（$P < 0.01$）。其他组别与处理组对比无显著性差异（图5-40）。

（九）Hoechst 染色法检测 DOX 损伤心肌细胞的凋亡情况

给予H9C2细胞不同浓度的YQFM提前预处理2 h，再用0.3 μmol·L^{-1} DOX 处理建立损伤模型，通过荧光显微镜来察看细胞凋亡情况。Hoechst 33258核染色检测结果显示，0.3 μmol·L^{-1} DOX处理心肌细胞48 h后导致细胞多数发生凋亡。与DOX对照组相比较，在预防给药3125 μg·mL^{-1} YQFM 2 h后发现可明显增加细胞数目（图5-41）。同时，单独给药3125 μg·mL^{-1} YQFM 时不引起细胞凋亡。因此，Hocchst 33258核染色结果证明YQFM对DOX诱导 H9C2细胞凋亡有保护作用。

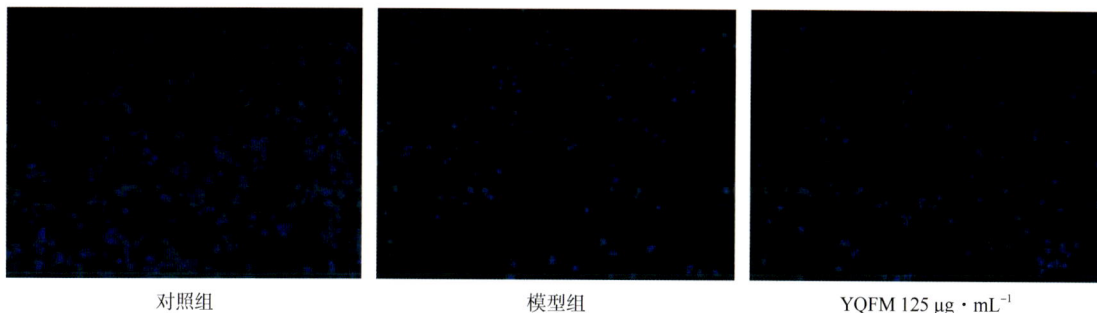

| 对照组 | 模型组 | YQFM 125 μg·mL^{-1} |

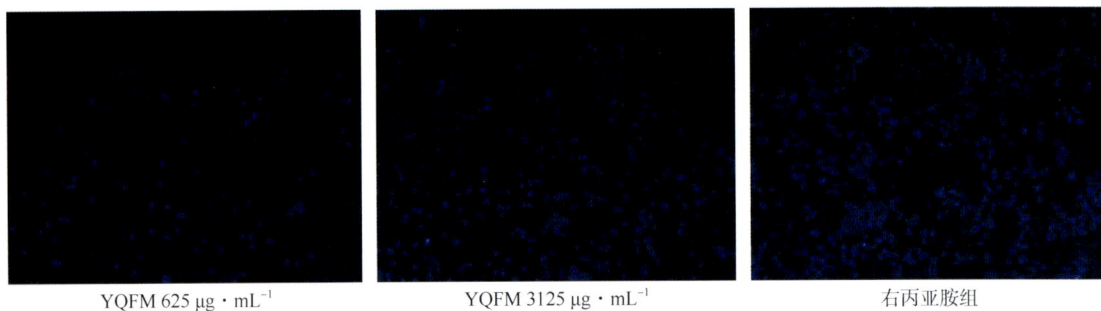

YQFM 625 μg·mL⁻¹   YQFM 3125 μg·mL⁻¹   右丙亚胺组

图 5-41　Hoechst 33258 核染色法对 YQFM 预处理的 H9C2 细胞中 DOX 诱导的细胞凋亡的影响

注：使用 200× 倍镜获得图像

（十）JC-1 探针法检测线粒体膜电位

通过荧光显微镜用JC-1试剂盒测定观察各组膜电位的情况。照片中细胞如果是绿色代表受到损伤，红色代表细胞状态很好。如图5-42所示，我们发现正常对照组的细胞多且都呈红色，细胞状态很好。在用0.3 μmol·L⁻¹ DOX处理心肌细胞48 h后，DOX处理组的细胞明显减少且细胞呈现绿色荧光。YQFM 预处理组也有少数细胞呈现绿色荧光；但是细胞整体的状态比DOX处理组要好一些。实验结果表明，YQFM可保护细胞，使细胞的线粒体损伤降低。

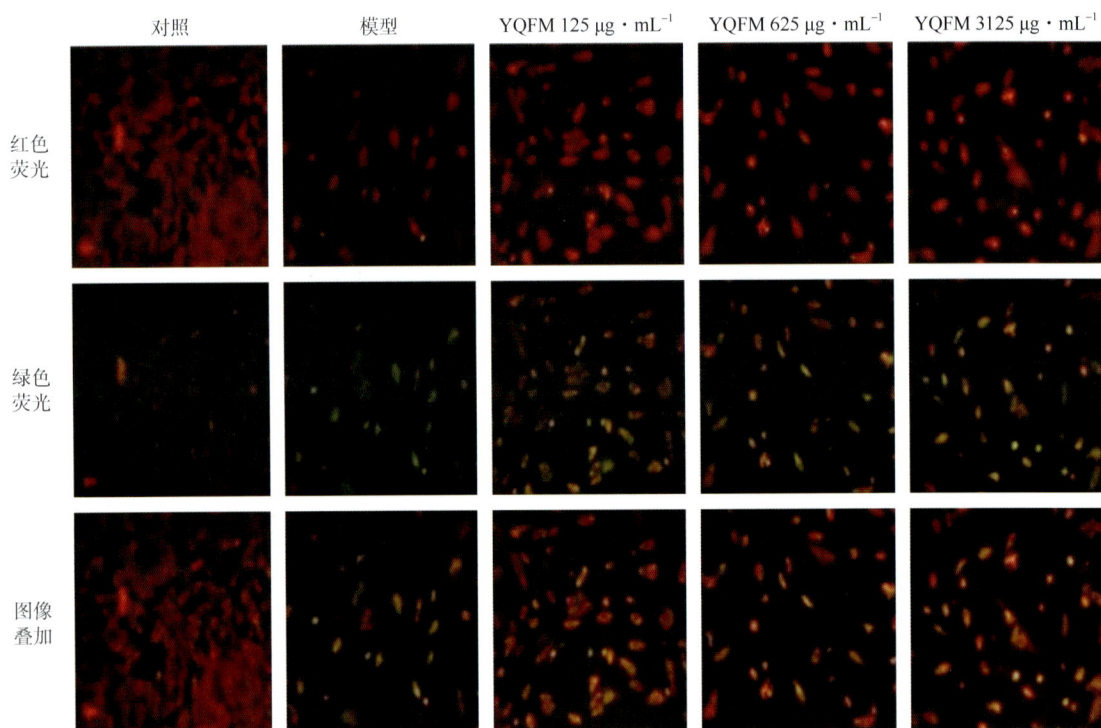

图 5-42　JC-1 探针法对 YQFM 预处理的 H9C2 细胞中 DOX 诱导的线粒体膜电位的影响

注：使用 400× 倍镜获得图像

（十一）Western blotting 检测凋亡蛋白

给予H9C2细胞不同浓度的YQFM提前预处理2 h，再以0.3 μmol·L⁻¹ DOX建立损伤模型，对H9C2细胞中凋亡蛋白——胱天蛋白3（Caspase-3）作Western blotting检测。结果如图5-43所示，可以看到正常对照组的Caspase-3有少量表达，可能是细胞代数过多导致的正常凋亡。在用$0.3\ \mu mol \cdot L^{-1}$ DOX处理心肌细胞48 h后，DOX处理组的Caspase-3的表达情况明显升高，与正常对照组对比差异显著（$P < 0.05$），这可能提示DOX导致H9C2细胞损伤是因为激活了细胞内的凋亡通路，致使凋亡蛋白Caspase-3表达增加。在预防给药$3125\ \mu g \cdot mL^{-1}$ YQFM 2 h后发现Caspase-3的表达情况明显降低，与DOX对照组相比较差异显著（$P < 0.05$），这可能提示$3125\ \mu g \cdot mL^{-1}$ YQFM能够保护H9C2细胞，抑制凋亡通路，减少凋亡发生。其他YQFM预防给药组和DOX处理组比较无明显差异性。

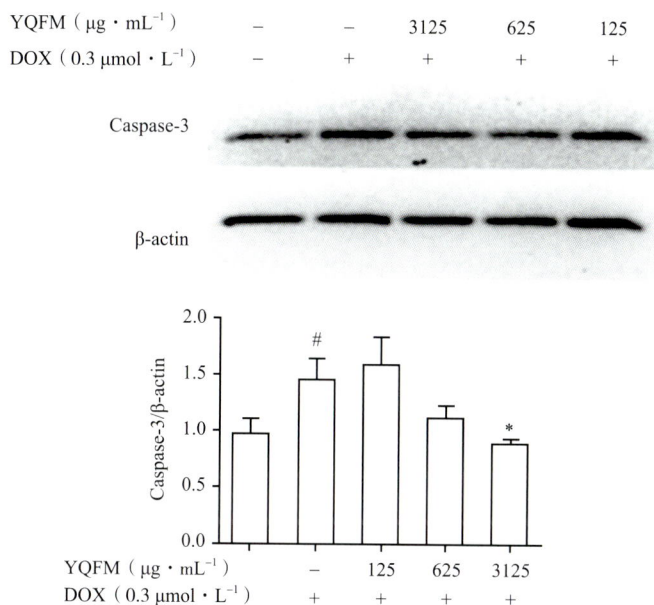

图 5-43　Western blotting 检测 DOX 损伤 H9C2 细胞模型中 Caspase-3 表达水平

注：*$P < 0.05$，与 DOX 处理组相比差异显著；#$P < 0.05$，与正常对照组相比差异显著

（十二）结论

本研究结果显示，采用腹腔注射YQFM对DOX诱导的心脏病模型小鼠进行治疗后，能够改善小鼠外在表现、精神状态和体重。对血清心肌酶谱和肝肾功能进行分析，发现YQFM组LDH、CK、AST、ALT、BUN、CRE水平和DOX组比显著减少。对心脏组织中SOD、CAT、GSH-Px的检测，发现YQFM能够显著改善心脏毒性小鼠心脏组织中SOD、CAT、GSH-Px降低的现象。另外，YQFM治疗组小鼠和DOX组比较心脏组织中MDA、IL-6、TNF-α显著降低。在给予YQFM后，小鼠心肌细胞排列较紧密，空泡较少以及炎症细胞浸润有所减轻，心肌组织病理评分显著降低。上述结果说明YQFM对DOX诱导的心脏损伤具有一定的保护作用。

YQFM对DOX心脏毒性的保护作用研究证实YQFM抑制DOX对H9C2细胞的凋亡，减轻心脏组织的损伤。可能是通过细胞凋亡机制来发挥作用的，可以通过细胞模型，动物模型，检测细胞存活率、线粒体膜电位、细胞凋亡、心肌酶等方面来证明。

六、YQFM 对大鼠心绞痛的药效作用

YQFM 来源于古方生脉散，临床上主要用于慢性心衰和心绞痛的治疗，对 YQFM 治疗心衰及其机制的研究较多，但对其改善心绞痛的药效及作用机制研究较少，本节通过考察精氨酸血管升压素（AVP）诱导的大鼠心绞痛模型，对心电图和心肌酶谱等相关指标进行测定，评价 YQFM 对心绞痛的药效及机制。

（一）YQFM 对心绞痛大鼠心电图的影响

如图 5-44 所示，模型组大鼠注射血管升压素后，心电图的 ST 段下降约 0.11 mV，$\Delta ST > 0.1$ mV，说明心绞痛模型造模成功。阳性药维拉帕米组大鼠和 YQFM 高、中、低剂量组大鼠的 ΔST 较模型组大鼠显著降低（$P < 0.05$ 或 $P < 0.01$），表明 YQFM 对精氨酸血管升压素诱导的大鼠心绞痛有治疗作用，且这种治疗作用可能具有剂量依赖性。此外，模型组大鼠的心率较对照组低（$P < 0.01$），但 YQFM 给药组的心率均较模型组升高（$P < 0.05$ 或 $P < 0.01$）。

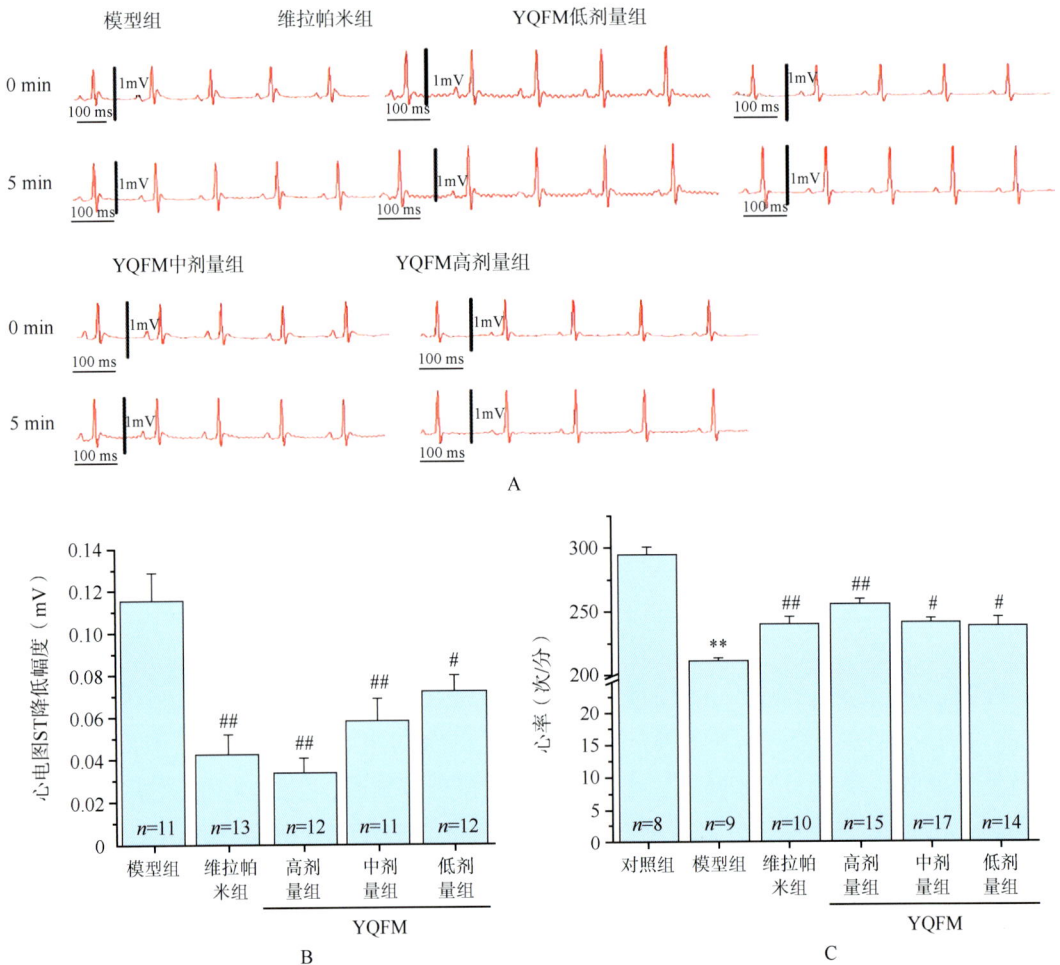

图 5-44 YQFM 对精氨酸血管升压素诱导的心绞痛大鼠心电图的影响

A. 各组大鼠中由精氨酸血管升压素诱导的心电图改变的典型图；B. 各组大鼠中精氨酸血管升压素诱导的心电图 ST 段降低的幅度；

C. 各组大鼠的心率

注：$**P < 0.01$ vs. 对照组；$\#\#P < 0.01$，$\#P < 0.05$ vs. 模型组

（二）YQFM 对心绞痛大鼠心肌 TTC 染色结果

对各组大鼠的心脏进行TTC染色，结果如图5-45所示，心绞痛模型组大鼠心脏切片染色后呈苍白色，YQFM高剂量组大鼠心肌切片未见苍白色，说明YQFM对心肌缺血有治疗作用。

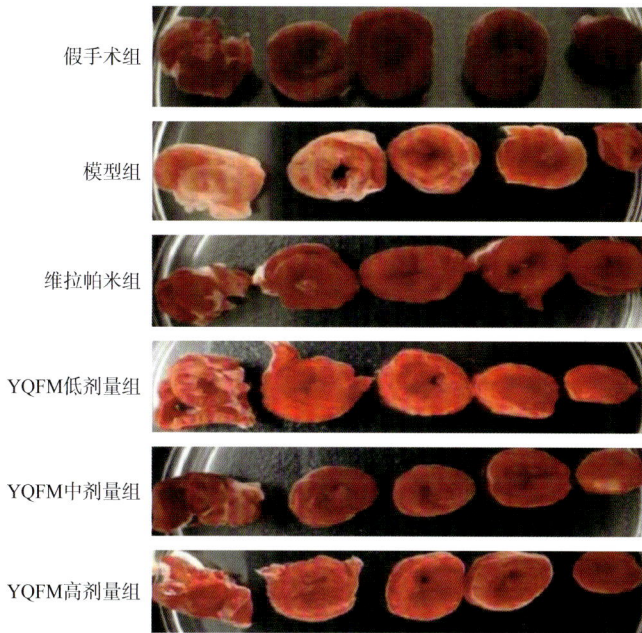

图 5-45　各组大鼠心肌 TTC 染色结果

（三）YQFM 对心绞痛大鼠心肌 HE 染色结果

各组大鼠的心脏制成石蜡切片并进行HE染色，结果如图5-46所示，假手术组和YQFM高剂量组大鼠心肌纹理清晰、细胞结构完整；其余的心绞痛模型组、阳性药维拉帕米组及YQFM中、低剂量组大鼠的心肌均出现了空泡变性、细胞核溶解、炎症细胞聚集等心肌损伤信息，说明高剂量的YQFM对精氨酸血管升压素诱导的心绞痛大鼠的心肌具有保护作用。

（四）YQFM 对心绞痛大鼠心肌酶谱的影响

CK和CK-MB存在于心肌细胞的线粒体中，细胞受损后，它们被释放到血液中造成血液中CK和CK-MB浓度上升，所以CK和CK-MB均为心脏损伤的标志指标，与正常对照组大鼠

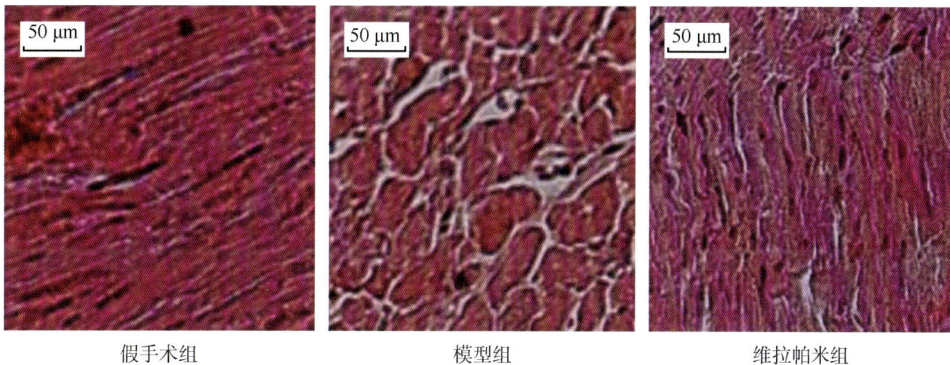

| 假手术组 | 模型组 | 维拉帕米组 |

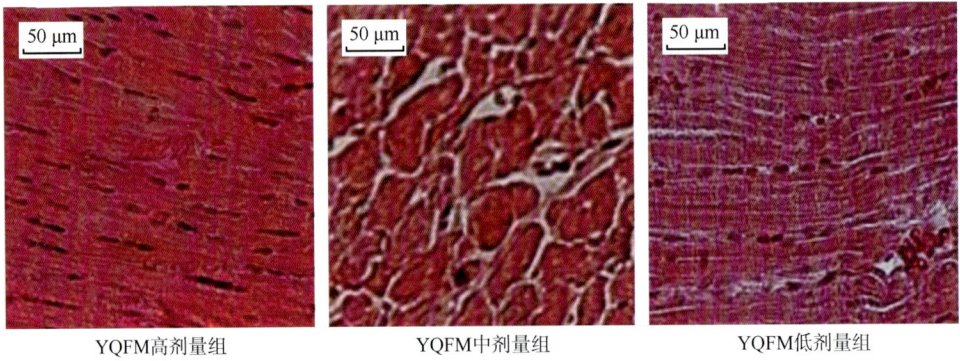

图 5-46　各组大鼠心脏 HE 染色结果

注：使用左心室壁处 400× 倍镜获得图像

相比，模型组大鼠CK和CK-MB水平均有显著提高（$P < 0.05$；$P < 0.01$）。AST、ALT、CK和CK-MB大都是心肌酶谱中反映心肌损伤的指标。各组大鼠血清中AST、ALT、CK和CK-MB的结果如图5-47所示，心绞痛模型组大鼠的各项均高于正常对照组（$P < 0.05$或$P < 0.01$），YQFM高、中剂量组大鼠的各项指标则显著低于心绞痛模型组（$P < 0.05$或$P < 0.01$），说明YQFM对心肌损伤有保护作用。

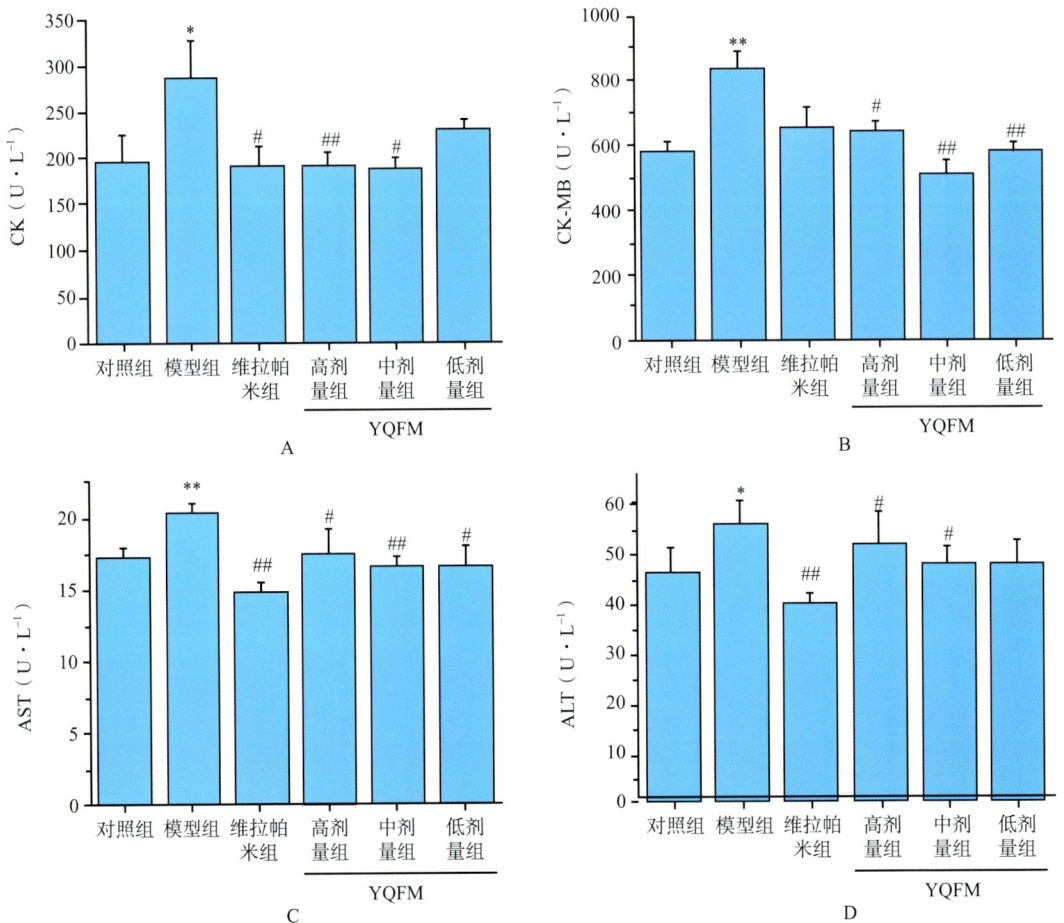

图 5-47　各组大鼠心肌酶水平

注：** $P < 0.01$ vs. 对照组，* $P < 0.05$ vs. 对照组；# $P < 0.05$ vs. 模型组，## $P < 0.01$ vs. 模型组

（五）YQFM对心绞痛大鼠心动超声指标的影响

各组大鼠心动超声指标如图5-48所示。模型组大鼠左心室收缩末期内径（LVDs）、左心室舒张末期内径（LVDd）与对照组比较水平明显升高（$P<0.01$），经YQFM治疗后明显降低（$P<0.01$或$P<0.05$）。模型组大鼠左心室射血分数（LVEF）、LVFS水平与对照组比较显著降低（$P<0.01$），YQFM治疗组LVEF、LVFS水平明显升高（$P<0.01$）。低剂量YQFM对心功能无明显保护作用（$P>0.05$）。结果表明，YQFM可通过降低左心室收缩压和左心室舒张压水平，提高LVEF和LVFS水平，对心绞痛产生保护作用。

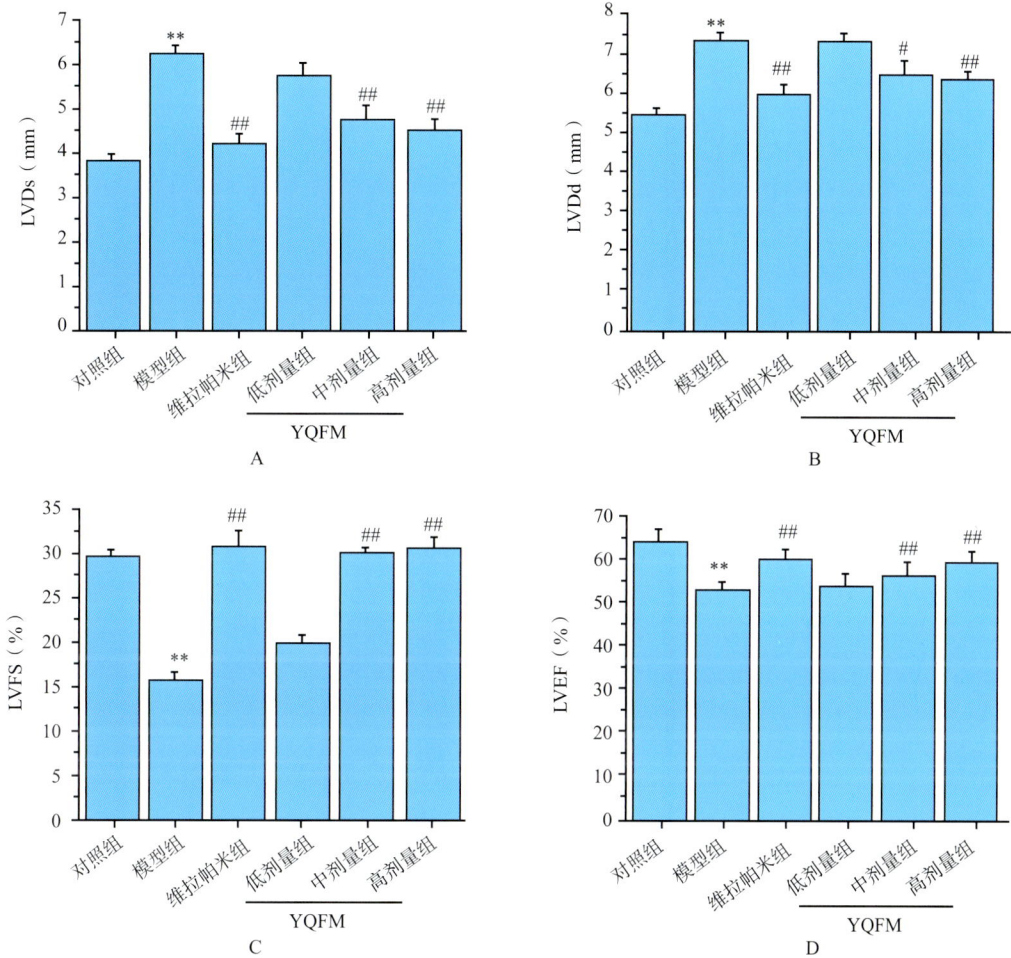

图 5-48　YQFM 改善心绞痛大鼠心动超声指标

A-D：各组大鼠心功能参数的汇总数据，包括 LVDs、LVDd、LV、LVFS 和 LVEF

注：**$P<0.01$ vs. 对照组，#$P<0.01$ vs. 模型组，##$P<0.05$ vs. 模型值

（六）YQFM 对心绞痛大鼠炎症因子表达的影响

如图5-49所示，与对照组相比，模型组心肌组织中炎性因子（IL-6和TNF-α）的表达均显著升高（$P<0.05$）。YQFM治疗后，心绞痛大鼠炎症因子水平均降低（$P<0.01$或$P<0.05$）。接下来检测NF-κB蛋白表达，模型组大鼠NF-κB蛋白表达升高，而YQFM治疗后NF-κB蛋白表达降低。结果表明，YQFM可抑制血管升压素注射后心肌组织中炎症因子表达

的升高，这可能是YQFM预防心绞痛的作用靶点。

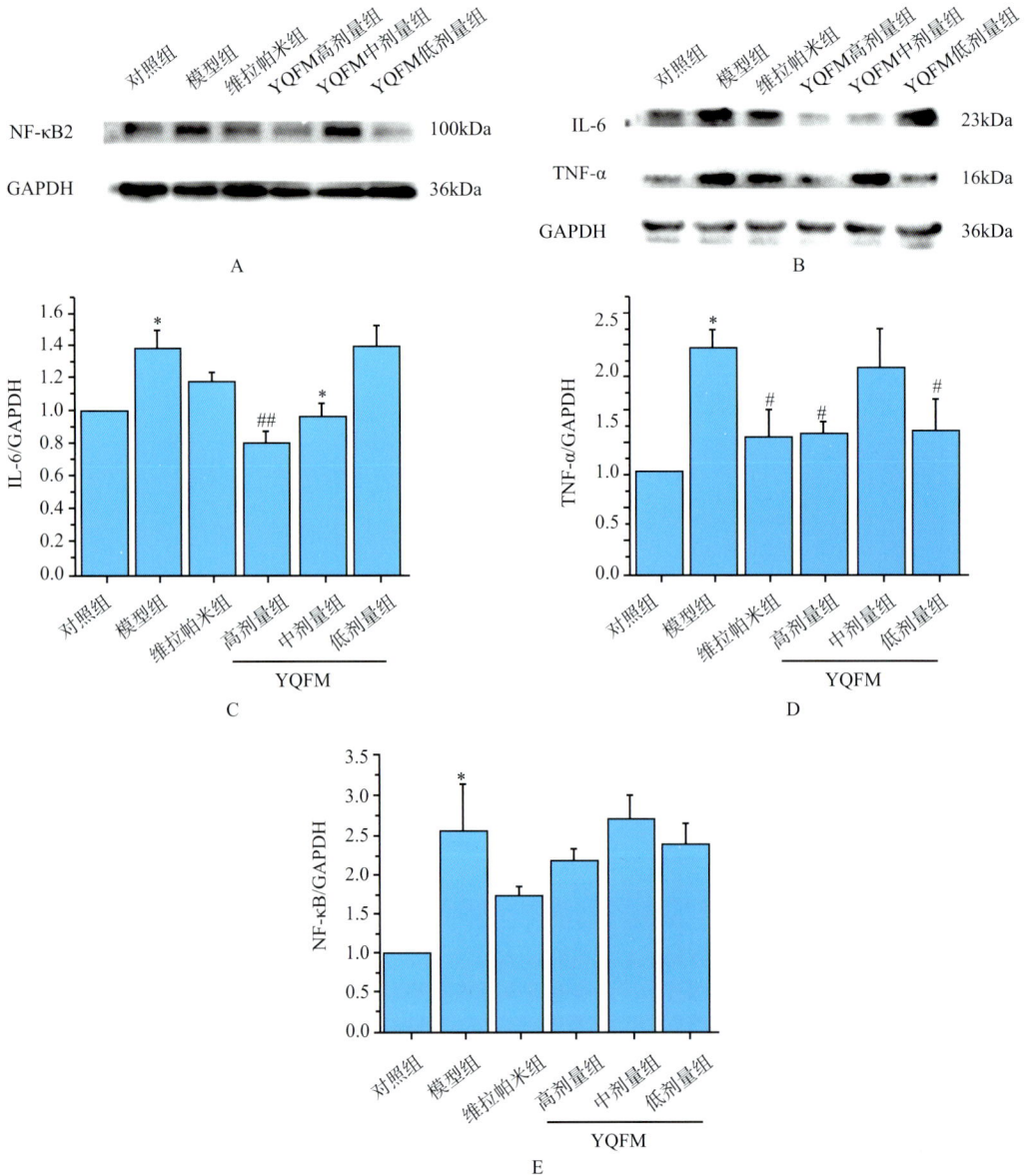

图 5-49　YQFM 抑制心绞痛大鼠 TNF-α、IL-6 和 NF-κB 的表达

A-B. 各组大鼠心脏组织中具有代表性的 TNF-α、IL-6 和 NF-κB 蛋白印迹，以 GAPDH 为标准对照；C-E：用 Western blotting 法对 TNF-α、IL-6 和 NF-κB 进行定量分析

注：$*P < 0.05$ vs. 对照组，$\#P < 0.05$ vs. 模型组，$\#\#P < 0.01$ vs. 模型组

七、YQFM 对心衰合并低血压大鼠的治疗效果

根据《中国心力衰竭诊断和治疗指南 2018》，慢性心衰（CHF）伴有液体潴留的患者首选襻利尿剂，临床上最常用呋塞米，然而呋塞米在治疗慢性心衰的过程常易引起低血压的不良反应。本实验首先选用心衰经典模型冠状动脉结扎手术造模形成慢性心衰大鼠，用呋塞米

进行低血压造模，从而模拟临床使用呋塞米类利尿剂治疗慢性心衰时所引起的低血压不良反应，然后给予不同的给药方案治疗，观察慢性心衰大鼠的血压变化情况以及心衰症状，为临床精准使用YQFM提供数据支持。

（一）造模后超声诊断仪检测

给药治疗14天后，再次以超声诊断仪检测各组大鼠（每组6只）心功能，结果如图5-50和表5-12所示，模型组大鼠心脏有明显的前壁运动异常，而各给药组心室收缩功能障碍不同程度减轻。如表5-13所示，与假手术组比较，模型E/A值＞1.2大鼠比例明显下降；与模型组比较，给药组的E/A值＞1.2的大鼠占比明显上升。与假手术组比较，模型组LVEF、LVFS显著降低，差异有统计学意义（$P<0.01$）；与模型组比较，非药物性低血压-YQFM组，YQFM低、高剂量组，呋塞米+YQFM低、高剂量组LVEF、LVFS均显著升高，差异有统计学意义（$P<0.05$或$P<0.01$）。结果表明，给予YQFM后可以有效地改善慢性心衰大鼠的心功能。

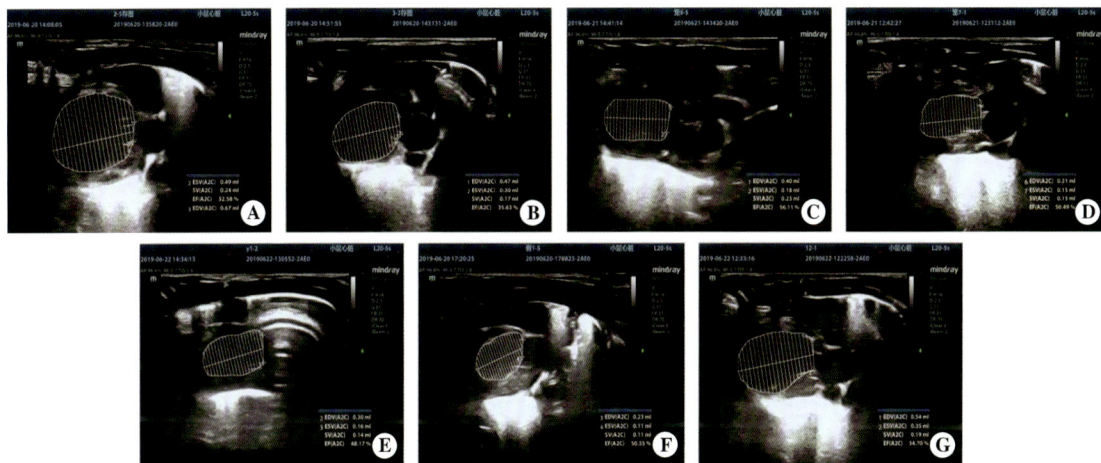

图 5-50　各组大鼠治疗后的心脏超声图

A. 联合给药低剂量组；B. 联合给药高剂量组；C. YQFM 低剂量组；D. YQFM 高剂量组；E. 非药物性低血压 -YQFM 组；
F. 假手术组；G. 模型组

表 5-12　各组慢性心衰大鼠治疗给药后的 E/A 值

组别	剂量（mg·kg⁻¹）	E/A ＞ 1.2	LVFS（%）	LVEF（%）
假手术组	–	100%	31.25±3.28	64±4
非药物性低血压 -YQFM 组	470	100%	30.34±1.16##	57±8##
模型组	–	33%	16.21±4.32**	35±6**
YQFM 组	470	33%	25.42±2.73*#	42±5**#
	940	100%	26.33±1.63*#	47±6**##
联合给药组	470	67%	28.32±2.81##	49±6**##
	940	100%	29.24±2.63##	54±2*##

注：*$P<0.05$，**$P<0.01$ vs. 对照组；#$P<0.05$，##$P<0.01$ vs. 模型组

（二）对大鼠 HWI 的影响结果

全心肥厚指数（HWI）是评价心功能不全程度的指标，HWI越大说明其心肌肥厚程度越加明显。如表5-13所示与模型组相比，给药组和假手术组的HWI显著降低（$P < 0.05$ 或 $P < 0.01$）。与假手术组相比，联合给药组的HWI略有升高，但没有统计学意义（$P > 0.05$）。结果表明：给药组均可以有效地改善慢性心衰大鼠的心肌肥厚症状。

表 5-13　各组慢性心衰大鼠治疗给药后的 HWI

组别	HWI（$mg \cdot g^{-1}$）
联合给药低剂量组	$3.01 \pm 0.13^{*}$
联合给药高剂量组	$2.86 \pm 0.12^{**}$
YQFM 低剂量组	$2.93 \pm 0.17^{*}$
YQFM 高剂量组	$2.84 \pm 0.23^{**}$
模型组	3.30 ± 0.27
非药物性低血压 -YQFM 组	$2.77 \pm 0.11^{**}$
假手术组	$2.66 \pm 0.14^{**}$

注：与模型组相比，$*P < 0.05$，$**P < 0.01$

（三）对慢性心衰大鼠血压的影响结果

各组大鼠经呋塞米低血压造模前后以及给药后（除假手术组）的血压变化见图5-51。经大剂量呋塞米给药后的各组大鼠血压均明显降低（$P < 0.01$），降低幅度为 23.9 ± 2.45 mmHg，说明大剂量给予呋塞米后确实能造成血压下降现象。降压后的大鼠经过静脉注射YQFM治疗后，YQFM低、高剂量组与联合给药组的低、高剂量组血压值均得到明显回升（$P < 0.01$）；非药物性低血压-YQFM组大鼠与之前的基础血压相比，也有明显升高。说明YQFM对慢性心衰自身低血压和呋塞米造模形成的低血压均有一定升压作用。

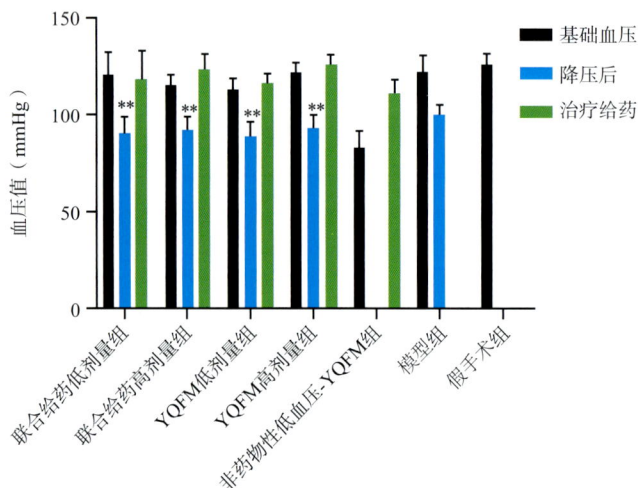

图 5-51　各组大鼠的基础血压，降压后血压以及治疗给药后的血压水平

注：与各组低血压造模后以及治疗给药后的血压相比，$**P < 0.01$

（四）对慢性心衰大鼠血清中 BNP，ANP，Ang Ⅱ，β1-AR，MB，IL-6 水平的影响

各组大鼠血清中生化指标的浓度见图 5-52。与模型组相比，给药组的 BNP，IL-6，心房利尿钠肽（ANP），血管紧张素 2（Ang Ⅱ）和心肌酶 MB 亚型（简称 MB）在血清中的水平显著下降（$P < 0.01$），$β_1$-AR 在血清中的水平显著升高（$P < 0.01$）。结果表明联合给药组和 YQFM 组都可以显著地降低慢性心衰大鼠血清中 BNP，ANP，Ang Ⅱ，MB，IL-6 的浓度，而显著地升高 $β_1$-AR 在血清中的浓度，表明 YQFM 单独使用或是连用呋塞米都可以有效地改善慢性心衰大鼠的心衰症状。

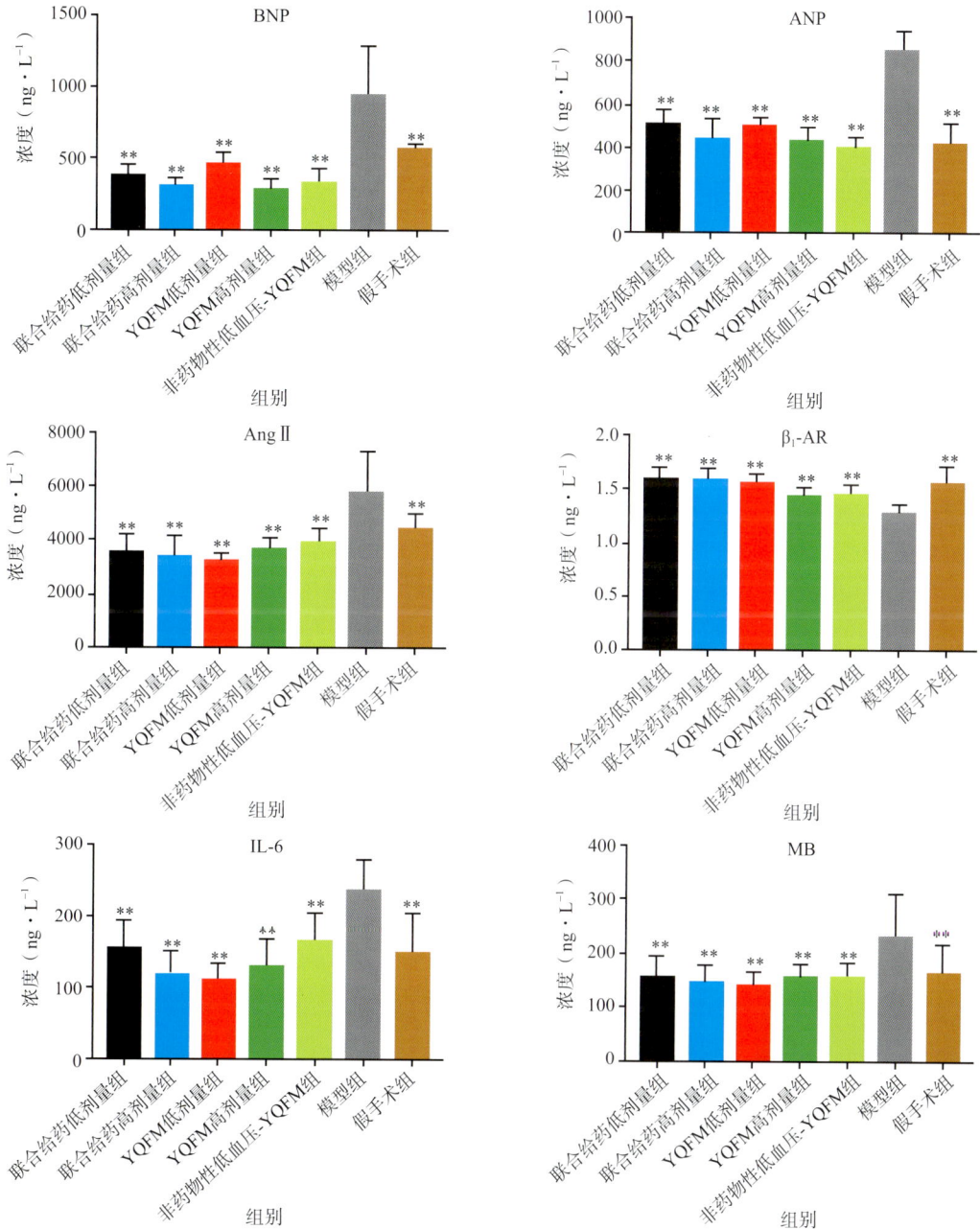

图 5-52　各组大鼠生化指标的浓度

注：与模型组相比，**$P < 0.01$

（五）结论

本研究采用冠状动脉左前降支结扎的方法建立了慢性心衰大鼠模型，对大鼠以大剂量呋塞米进行低血压造模（除假手术组和非药物性低血压-YQFM组），给药治疗14天，最后解剖大鼠，取血取材。实验全程进行血压监测，然后以超声诊断仪检测大鼠心功能，以ELISA法检测血清中相关的生化指标含量，测定大鼠HWI值。结果表明，YQFM可以有效改善心衰症状，还具有明显的升压作用，可有效升高大剂量呋塞米引起的低血压现象。

中医认为心衰是由心阳虚或阴虚所致，并常伴水饮和血瘀[8-10]。YQFM的主要成分中红参可以补元气，五味子敛元气，麦冬可养阴生津，三者互相作用，可以有效地缓解气阴两虚型的慢性心衰所引起的心悸、气短、胸闷隐痛症状。本研究根据实验结果得出，YQFM在治疗慢性心衰大鼠时，主要是通过降低BNP和ANP的含量来改善心功能，其次，YQFM还可通过抑制RAS系统和炎症因子的过度激活，改善心衰症状和升高血压，从而减缓心衰治疗药物呋塞米的低血压不良反应。总之，YQFM的抗心衰和调节血压的作用可能是通过多靶点，多途径，多种成分共同作用的结果，其确切的作用机制仍需进一步深入探究。

八、YQFM 对心肌肥厚大鼠药效作用研究

本研究通过使用Langendorff装置记录并统计分析ISO诱导的心肌肥厚大鼠心电图QRS，QT间期，评估YQFM对ISO诱导的心肌肥厚大鼠离体心脏心律失常保护作用；同时评估YQFM对腹主动脉结扎诱导的心肌肥厚大鼠与YQFM对Ang Ⅱ诱导的H9C2心肌肥大细胞的改善作用，为进一步探讨其相关的作用机制打下基础。

（一）YQFM 对心肌肥厚大鼠心功能的影响

连续给药14天后，利用高频彩色超声仪对各组大鼠心脏功能进行评估，超声心动图显示（图5-53），同假手术组比，模型组的LVEF和LVFS显著降低（$P < 0.001$），说明模型组大鼠心脏功能显著下降。模型组大鼠LVEF均值小于40%，LVFS均值小于20%，表明模型组大鼠心脏功能存在严重障碍。同模型组相比，给予YQFM连续治疗14天的大鼠的LVEF和LVFS显著增加（$P < 0.001$），二尖瓣舒张早期最大速度：E/A显著升高（$P < 0.001$），而LVDd（cm），LVDs（cm）减小（$P < 0.05$），说明YQFM可以显著改善因腹主动脉缩窄术造模后的心肌肥厚大鼠心脏功能的恶化。

| 假手术组 | 模型组 | 酒石酸美托洛尔组 | YQFM 组 |

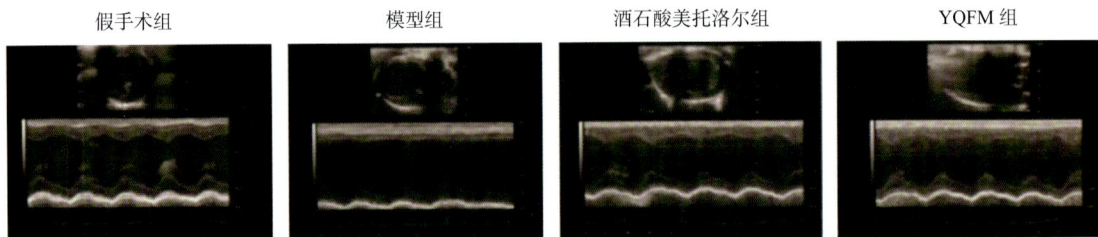

A

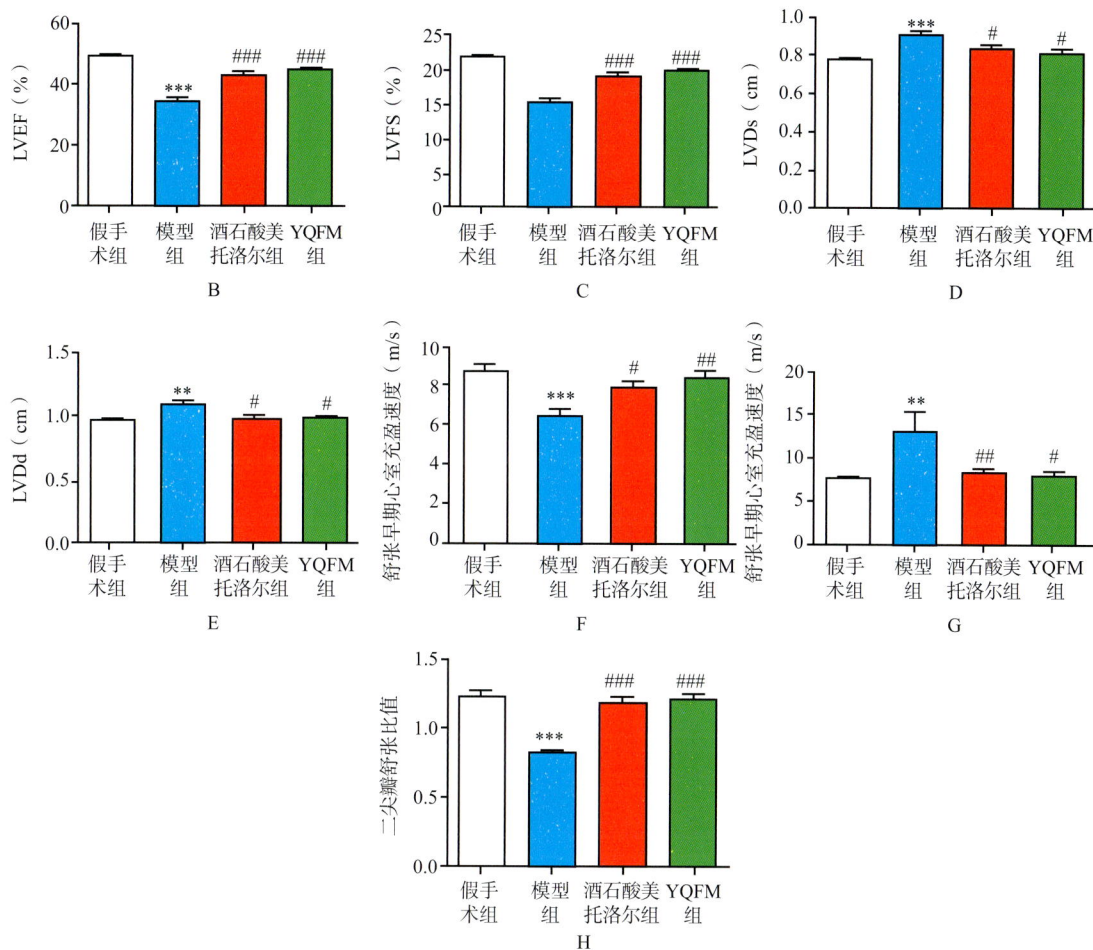

图 5-53　YQFM 对心肌肥厚大鼠心功能的影响

A. 心脏超声检测结果；B. EF%；C. FS%；D. LVDs（cm）；E. LVDd（cm）；F. 舒张早期心室充盈速度峰值（cm·s⁻¹）；

G. 舒张晚期心室充盈速度峰值（cm·s⁻¹）；H. E/A（$\bar{x}\pm s$，$n=8\sim10$）

注：***$P<0.001$ vs. 假手术组；** $P<0.01$ vs. 假手术组；###$P<0.001$ vs. 模型组；##$P<0.01$ vs. 模型组；#$P<0.05$ vs. 模型组

（二）YQFM 对心肌肥厚大鼠心脏指数的影响

YQFM 连续给药 2 周后，用游标卡尺测量大鼠心脏生理横向长度，直观上模型组大鼠心脏横向长度偏大，如图 5-54 A 所示。根据各组大鼠取材实验过程中得到的每只大鼠对应体重（BW），心脏质量（HW），左心室质量（LVW）数据，经统计软件数据分析：同假手术组相比，模型组全心质量，HW/BW 值明显增大（$P<0.01$），LVW/HW 显著增大（$P<0.01$），表明腹主动脉结扎诱导的心肌肥厚大鼠模型制备成功；同模型组比较，YQFM 组全心质量，HW/BW，LVW/HW 比值降低（$P<0.05$），阳性药组全心质量，HW/BW，LVW/HW 比值降低（$P<0.05$），表明 YQFM 可减缓腹主动脉缩窄术造模后的大鼠心肌肥厚的进程，如图 5-54 C-E 所示。

（三）YQFM 对心肌肥厚大鼠心肌组织中 ANP，BNP 表达的影响

病理性心脏肥厚的特征是心脏重量（HW）和细胞大小增加，以及基因表达的增加，例如，ANP 和 BNP[7]，两者的表达情况是反映心肌肥厚的相关标志性物质。用 Western blotting

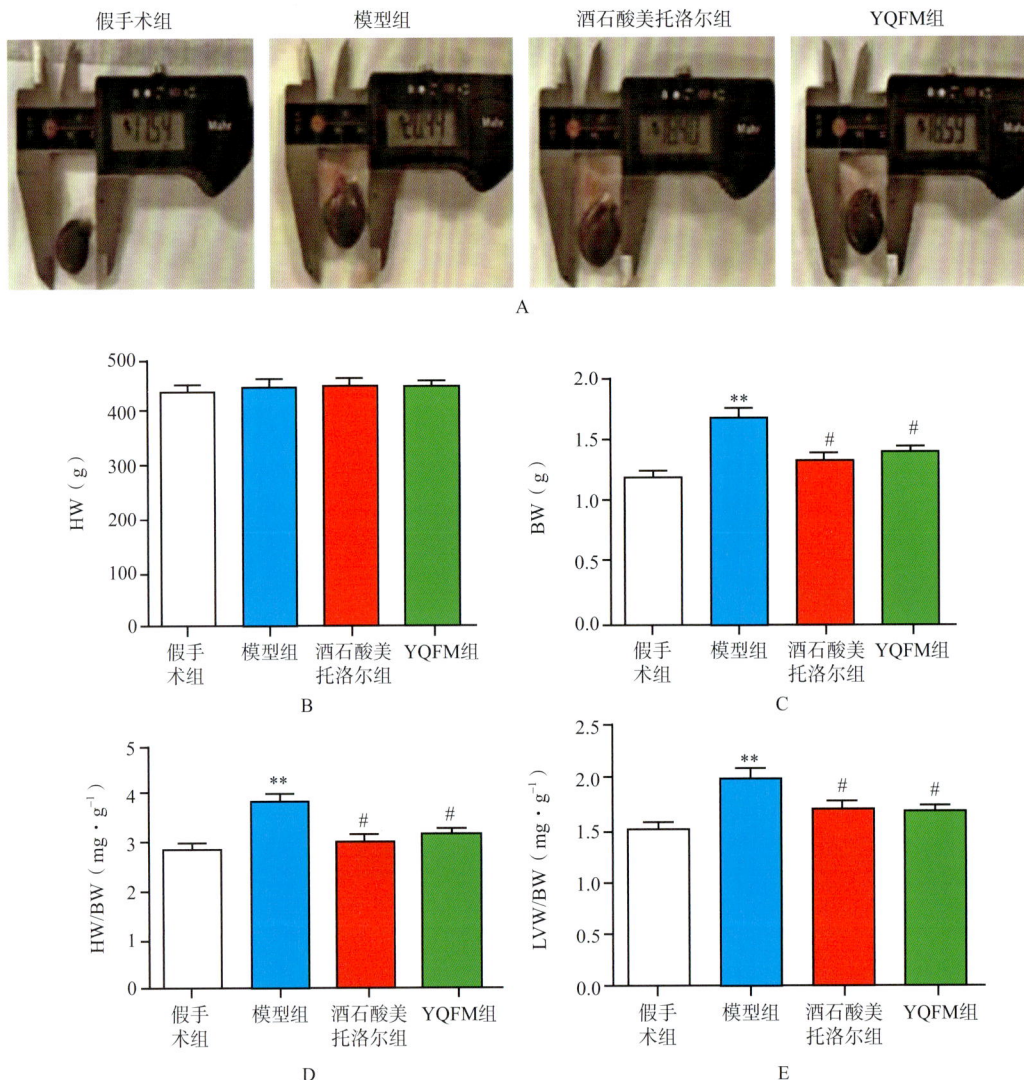

图 5-54　YQFM 对心肌肥厚大鼠心脏指数的影响

A. 心脏横向长度测量结果；B. HW；C. BW；D. HW/BW（mg·g⁻¹）；E. LVW/BW（mg·g⁻¹）（$\bar{x}\pm s$，$n=5\sim7$）

注：**$P<0.01$ vs. 假手术组；#$P<0.05$ vs. 模型组

法检测各组大鼠心肌组织细胞中 ANP，BNP 蛋白表达情况（图 5-55），同假手术组相比，模型组大鼠心脏组织中 ANP，BNP 蛋白表达量显著升高（$P<0.05$；$P<0.01$）；同模型组相比，YQFM 组 ANP，BNP 蛋白表达量降低（$P<0.05$），表明 YQFM 对腹主动脉缩窄术造模后的心肌肥厚大鼠具有一定保护作用。

（四）YQFM 对心肌肥厚大鼠血清中 ANP，NT-proBNP 水平的影响

同假手术组相比，模型组大鼠血清的 ANP，NT-proBNP 含量水平显著升高（$P<0.001$），表明模型组大鼠存在病理性心肌肥厚病变；同模型组相比，YQFM 组大鼠血清 ANP，NT-proBNP 含量水平降低（$P<0.05$；$P<0.01$），同时阳性药也能显著降低大鼠血清 ANP，NT-proBNP 含量水平（$P<0.05$；$P<0.01$），表明 YQFM 对腹主动脉缩窄术造模后大鼠的心肌肥厚具有一定保护作用（图 5-56）。

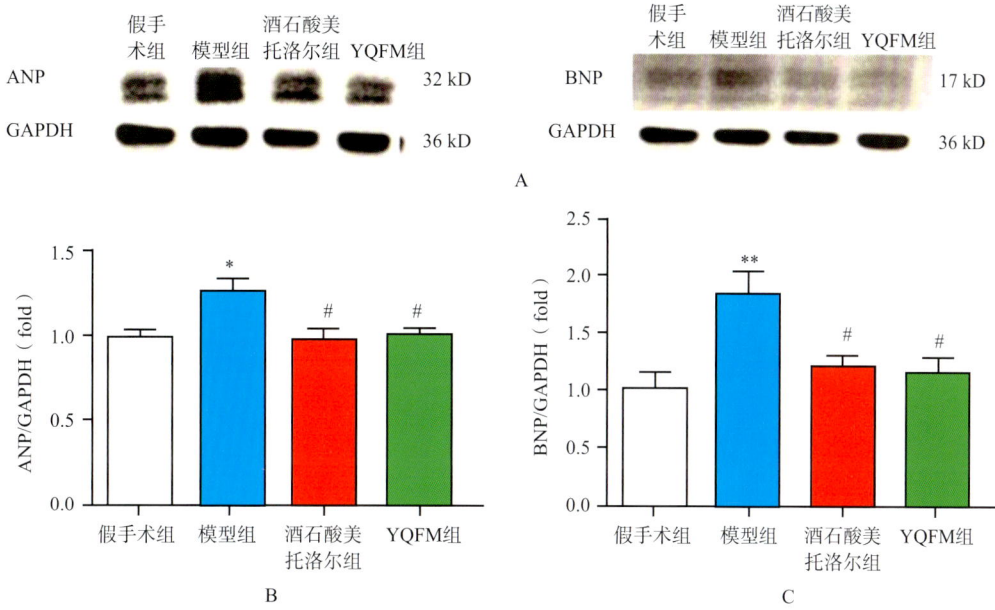

图 5-55　YQFM 对心肌肥厚大鼠心肌组织中 ANP 和 BNP 表达的影响

A. Western blotting 检测心肌组织中 ANP 和 BNP 的蛋白表达情况；B. 心肌组织中 ANP 的蛋白表达量；C. 心肌组织中 BNP 的蛋白表达量（$\bar{x}\pm s$，$n=5$）

注：**$P < 0.01$ vs. 假手术组；*$P < 0.05$ vs. 假手术组；#$P < 0.05$ vs. 模型组

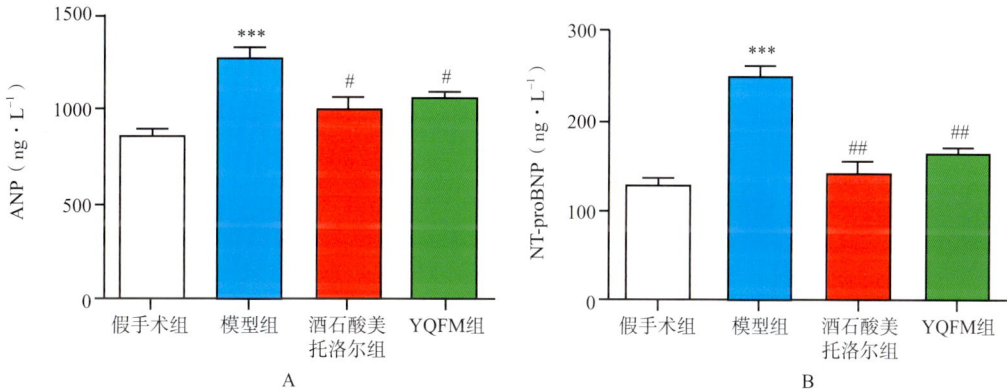

图 5-56　YQFM 对心肌肥厚大鼠血清中 ANP，NT-proBNP 水平的影响

A. ELISA 试剂盒检测血清中 ANP 的含量；B. ELISA 试剂盒检测血清中 NT-proBNP 的含量（$\bar{x}\pm s$，$n=10$）

注：***$P < 0.001$ vs. 假手术组；##$P < 0.01$ vs. 模型组；#$P < 0.05$ vs. 模型组

（五）YQFM 对腹主动脉缩窄诱导的心肌肥厚大鼠的心肌组织炎症反应的作用

心室壁重构的易感性与人体血压水平和炎症反应水平呈正相关[8]，炎性因子主要包括 TNF-α 和 IL-1、IL-6、IL-10、IL-18 等。采用 ELISA 试剂盒检测大鼠血清中 IL-6 和 TNF-α。结果如图 5-57 所示，同假手术组比较，模型组大鼠血清中的 IL-6 含量水平显著增加（$P < 0.001$），而同模型组相比，YQFM 组和阳性药组大鼠血清中的 IL-6 含量则降低（$P < 0.01$）。同假手术组比较，模型组大鼠血清中的 TNF-α 含量显著增高（$P < 0.001$）；而同模型组比较，YQFM 组和阳性药组 TNF-α 的含量降低（$P < 0.001$），表明模型组心肌肥厚大鼠心脏炎症反应明显，而 YQFM 可以一定程度改善心肌肥厚大鼠心肌组织的炎症反应。

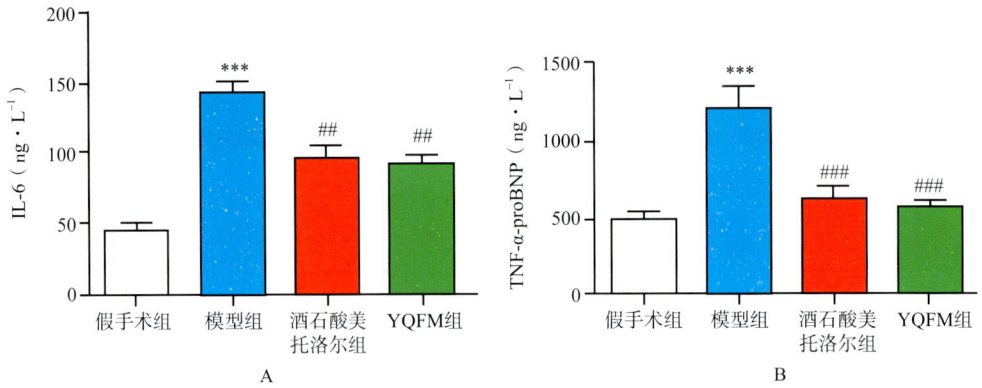

图 5-57　YQFM 对心肌肥厚大鼠炎症因子的影响

注：***$P < 0.001$ vs. 假手术组；###$P < 0.001$ vs. 模型组；##$P < 0.01$ vs. 模型组

（六）YQFM 对心肌肥厚大鼠血清中心肌组织坏死因子和 MDA 水平的影响

心肌损伤后细胞中CK-MB，CK 和LDH的渗漏导致其含量在血清中浓度升高，这可以反映心肌损伤的程度[9]。同假手术组相比，模型组大鼠血清中LDH，CK-MB 和CK 活性显著增高（$P < 0.01$，$P < 0.001$）。同模型组比较，YQFM组大鼠血清中LDH，CK-MB，CK 含量降低（$P < 0.01$，$P < 0.001$），说明YQFM可以减少腹主动脉缩窄术造模后的心肌肥厚大鼠心肌细胞的坏死，如图5-58 A-C所示。

丙二醛（MDA）是一种氧化应激标志物，其表达水平被认为是心脏组织中活性氧（ROS）诱导的脂质过氧化的指标，可间接反映心肌细胞受氧自由基损害的程度[10]。同假手

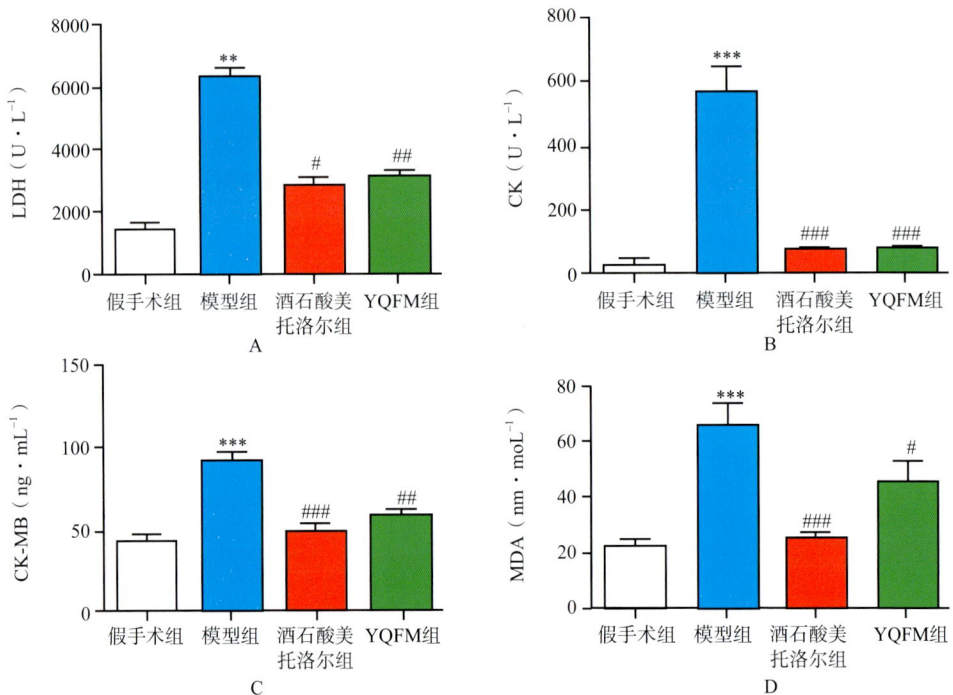

图 5-58　YQFM 对心肌肥厚大鼠血清中心肌组织坏死因子和 MDA 水平的影响

A. 血清中 LDH 的含量；B. 血清中 CK 含量；C. 血清中 CK-MB 含量；D. 血清中 MDA 含量（$\bar{x}\pm s$，$n=8 \sim 10$）

注：***$P < 0.001$ vs. 假手术组；**$P < 0.01$ vs. 假手术组；###$P < 0.001$ vs. 模型组；##$P < 0.01$ vs. 模型组；#$P < 0.05$ vs. 模型组

术组相比，模型组大鼠血清的MDA含量水平显著升高（$P < 0.001$）；同模型组相比，YQFM组大鼠血清MDA含量水平降低（$P < 0.05$），如图5-58 D所示，表明YQFM可以减轻腹主动脉缩窄术造模后的心肌肥厚大鼠心肌细胞的氧化损伤。

（七）YQFM对心肌肥厚大鼠心脏组织病理变化的影响

HE染色结果表明：同假手术组相比，模型组大鼠心肌组织排列紊乱，断裂明显；同模型组相比，YQFM组大鼠心肌组织排列较整齐，断裂程度显著减轻，表明YQFM可以一定程度改善心肌肥厚大鼠心肌细胞的损伤，如5-59 A所示。

Masson染色结果表明：假手术组大鼠心肌组织蓝色区域少，模型组大鼠心肌组织蓝色区域多，如图5-59 B-C所示。同假手术组相比，模型组大鼠心肌组织，蓝染面积广泛，纤维化程度严重（$P < 0.001$）；同模型组相比，YQFM组心肌组织蓝染面积较小，纤维化面积显著减少（$P < 0.01$），阳性药组大鼠心肌组织纤维化面积也显著减少（$P < 0.01$），结果表明YQFM能够有效抑制心肌肥厚大鼠心脏组织的纤维化程度。

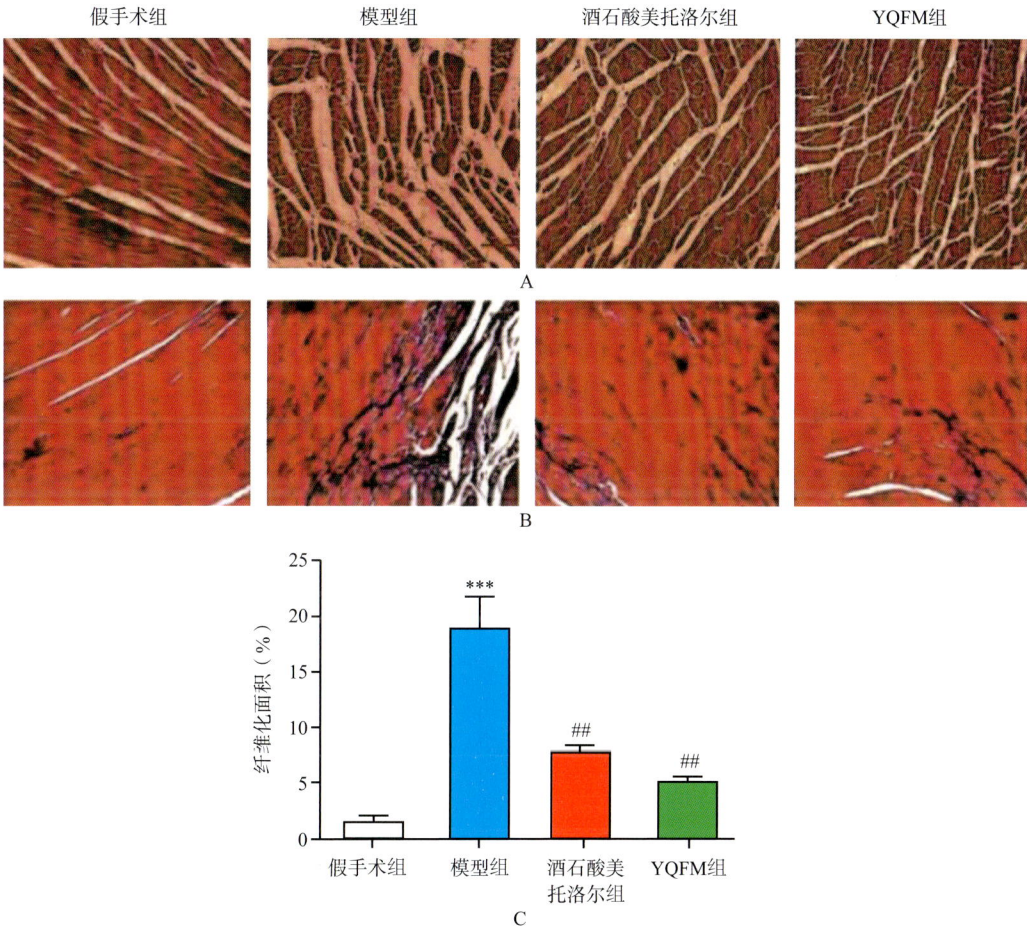

图 5-59　YQFM 对心肌肥厚大鼠 HE 和 Masson 染色结果

A. 大鼠心脏组织 HE 染色结果；B. 大鼠心脏组织 Masson 染色结果；C. Masson 染色后定量分析结果（$\bar{x} \pm s$，$n=8 \sim 10$）

注：*** $P < 0.001$ vs. 假手术组；## $P < 0.01$ vs. 假手术组

（八）YQFM 对心肌肥厚大鼠心肌细胞凋亡的影响

TUNEL 染色是评价细胞凋亡的经典荧光染色法，其染料能将细胞凋亡产生的破碎的 DNA 片段标记为绿色荧光，绿色荧光越多，细胞内破碎的 DNA 越多，说明细胞凋亡水平越高。同假手术组相比，模型组大鼠心肌组织中绿色斑点显著增加，细胞凋亡率明显增加；同模型组相比，YQFM 组绿色荧光面积明显减少，如图 5-60 A 所示。使用病理统计软件 Image J 统计分析，同假手术组相比，模型组绿色斑点显著增多（$P < 0.001$）；同模型组相比，YQFM 组和阳性药组绿色斑点显著减少，细胞凋亡明显减少（$P < 0.01$），如 5-60 B 所示，结果表明：YQFM 能减少心肌肥厚大鼠心肌细胞的凋亡。

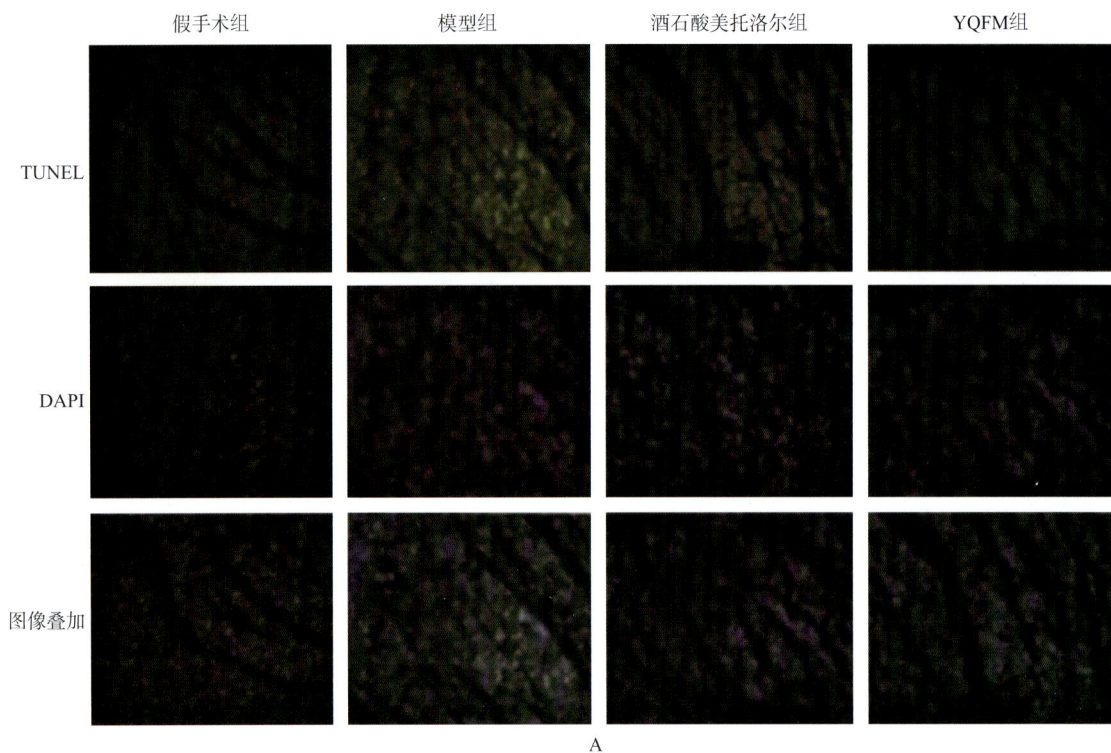

A

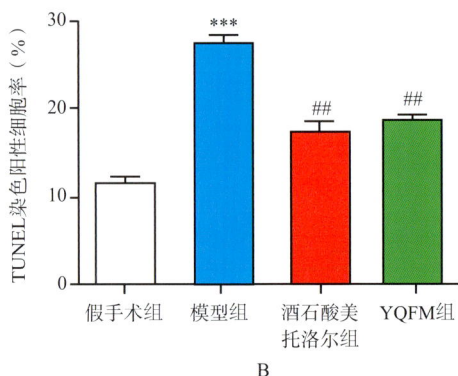

B

图 5-60　YQFM 对心肌肥厚大鼠心肌凋亡的影响

A. TUNEL 染色结果（50×）；B. TUNEL 染色阳性细胞率（%）

注：***$P < 0.001$ vs. 假手术组；##$P < 0.01$ vs. 模型组

（九）YQFM 对心肌肥厚大鼠心电图的影响

同假手术组相比，模型组QRS，QT间期显著增长（$P<0.001$）；同模型组相比，YQFM组QRS，QT间期缩短（$P<0.001$），结果表明YQFM可显著降低心肌肥厚大鼠发生心律失常的可能性，如图5-61和表5-14所示。

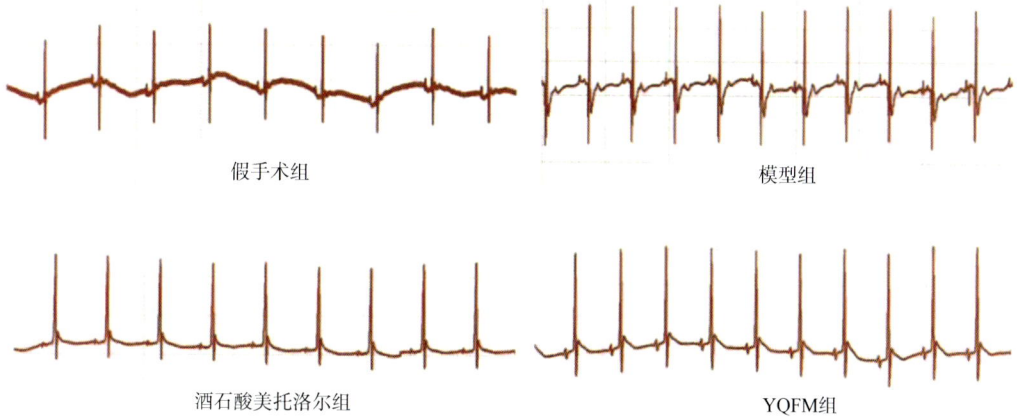

假手术组　　　　　　　　　　　　　　模型组

酒石酸美托洛尔组　　　　　　　　　　YQFM组

图 5-61　YQFM 对心肌肥厚大鼠心电图的影响

表 5-14　YQFM 对心肌肥厚大鼠心电图的影响（$\bar{x}\pm s$，$n=10$）

组别	HR	QRS（s）	QT（s）
假手术组	156.09±17.14	0.022±0.0042	0.040±0.0099
模型组	231.53±22.52**	0.043±0.0146***	0.084±0.0094***
酒石酸美托洛尔组	149.87±18.80#	0.026±0.0055###	0.042±0.0131###
YQFM 组	146.9±15.15##	0.024±0.0041###	0.050±0.0092###

注：***$P<0.001$ vs. 正常组；**$P<0.01$ vs. 正常组；###$P<0.001$ vs. 模型组；##$P<0.01$ vs. 模型组；#$P<0.05$ vs. 模型组

（十）YQFM 对心肌肥厚大鼠心律失常评分的影响

根据统一的评分标准，对各组大鼠离体心脏心电图进行评分，结果见图5-62。同假手术组相比，模型组心律失常评分显著增高（$P<0.01$）；同模型组相比，YQFM能降低心律失常评分（$P<0.05$），结果表明YQFM对ISO诱导的心肌肥厚大鼠离体心脏心律失常具有保护作用。同时模型组发生室性心律失常的概率大于YQFM组。

（十一）结论

综上所述，YQFM连续给药两周对ISO诱导的心肌肥厚大鼠心律失常具有明显的保护作用；各项生理生化指标表明：YQFM对腹主动脉结扎诱导的心肌肥厚大鼠有显著改善作用，对心肌肥厚大鼠心脏功能、心肌纤维化、炎症反应、氧化损伤、坏死都有显著改善作用。细胞水平上，YQFM给药能够抑制血管紧张素Ⅱ诱导的H9C2心肌细胞的肥大和大量凋亡。

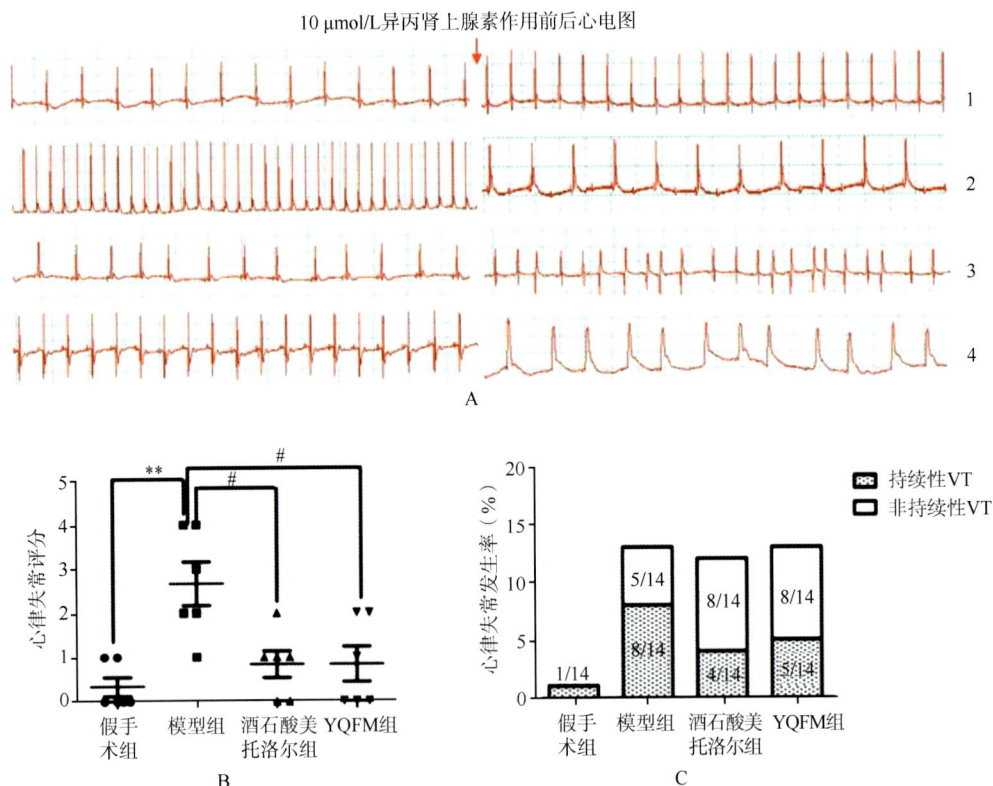

图 5-62　YQFM 对心肌肥厚大鼠心律失常评分的影响

A. 典型心电图：1.窦性心律；2.心房期前收缩（早搏）；3.心室心动过速；4.心室颤动（室颤）；B. 心律失常评分；C. 心律失常
发生率（$\bar{x} \pm s$，$n=14$）

注：$**P < 0.01$ vs. 假手术组；$\#P < 0.05$ vs. 模型组

九、YQFM 对 Ang Ⅱ 诱导 H9C2 肥大细胞的改善作用及机制研究

本研究通过 Ang Ⅱ 诱导 H9C2 肥大细胞模型，评估 YQFM 抑制 H9C2 细胞肥大和减少凋亡的改善作用，为进一步证明 YQFM 抑制心肌肥厚，同时通过对心肌细胞内凋亡标记蛋白 Bcl-2，BAX，Caspase-3，p53 和自噬相关蛋白 Beclin-1，LC-Ⅰ，LC-Ⅱ，p62 以及信号通路 PI₃K/Akt/mTOR 蛋白表达情况的检测，开展 YQFM 通过减少心肌细胞的凋亡和调节细胞自噬发挥心肌肥厚治疗作用的机制研究。

（一）YQFM 对 H9C2 细胞活力的影响

采用 CCK-8 试剂盒检测 H9C2 细胞活力，颜色越浅，则细胞毒性越大；颜色越深，则细胞增殖越快越多。实验结果显示：同对照组相比，Ang Ⅱ（1 μmol·L^{-1}）与 200～1500 μg·mL^{-1} 多个浓度的 YQFM 培养条件下均未造成 H9C2 细胞活力的显著下降，如图 5-63 所示，表明 Ang Ⅱ（1 μmol·L^{-1}）和 YQFM 对 H9C2 细胞均无显著毒性。

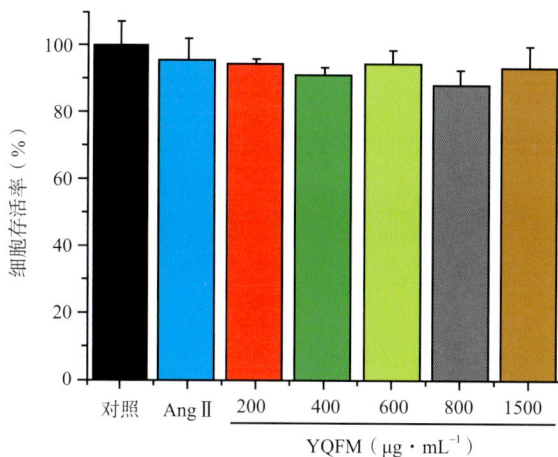

图 5-63 YQFM 对 H9C2 细胞活力的影响

（二）YQFM 对 Ang Ⅱ 诱导 H9C2 肥大细胞形态学的影响

实验结果如图5-64 A-B显示：同假手术组相比，模型组H9C2心肌细胞直径显著增长（$P < 0.001$），体积显著增大，表明本实验采用Ang Ⅱ诱导肥大心肌细胞模型成功；同模型组相比，YQFM组H9C2心肌细胞直径减短（$P < 0.01$），体积减小，表明YQFM能抑制Ang Ⅱ诱导H9C2心肌细胞的肥大。

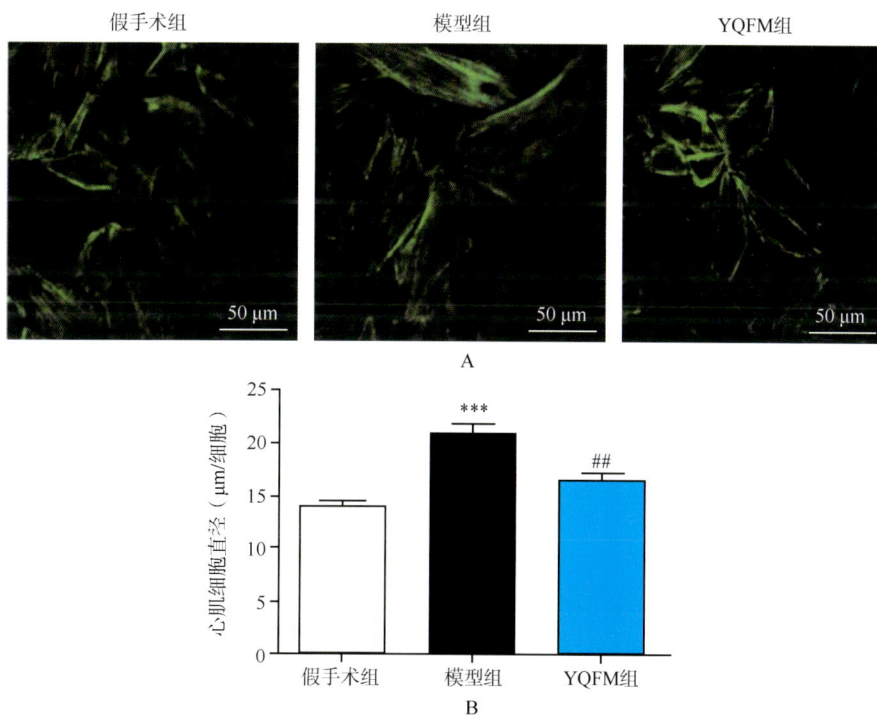

图 5-64 YQFM 对 Ang Ⅱ 诱导的 H9C2 肥大细胞形态学的影响

A. 各组细胞微丝染色；B. H9C2 心肌细胞直径统计结果

注：***$P < 0.001$ vs. 假手术组；##$P < 0.01$ vs. 模型组

（三）YQFM 对 H9C2 细胞中 ANP，BNP 表达的影响

用Western blotting法检测H9C2细胞内ANP，BNP蛋白表达情况，同假手术组相比，模型组ANP，BNP蛋白表达量显著升高（$P<0.01$），表明模型组H9C2心肌细胞存在严重的损伤，本实验采用Ang II诱导H9C2心肌肥大细胞模型成功；同模型组相比，YQFM组ANP，BNP蛋白表达量降低（$P<0.05$），表明YQFM对Ang II诱导肥大心肌细胞具有保护作用，如图5-65 A-C所示。

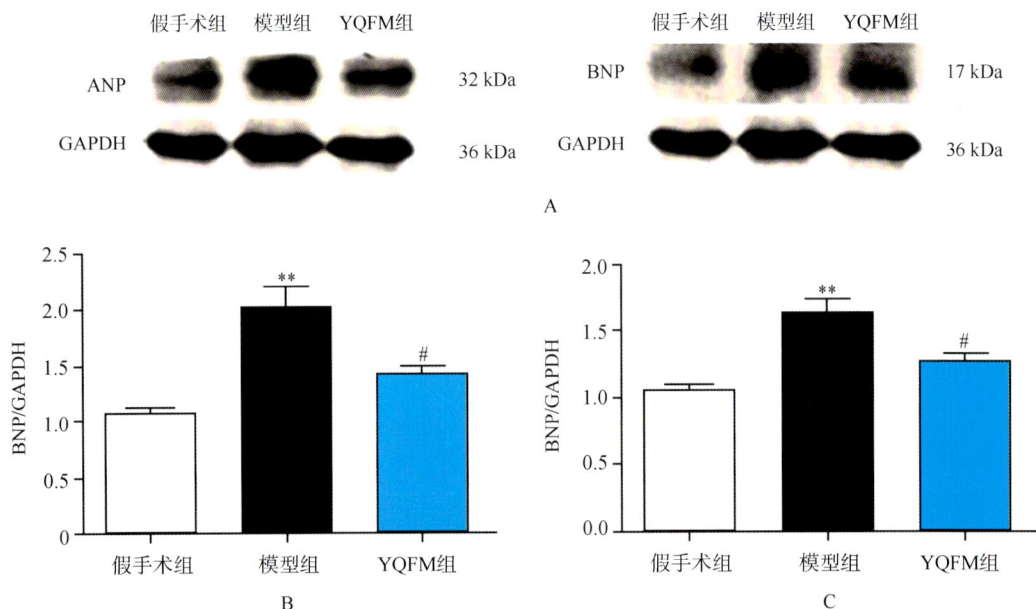

图 5-65　YQFM 对 H9C2 细胞中 ANP 和 BNP 表达的影响

A. Western blotting 检测结果；B. H9C2 心肌细胞中 ANP 的蛋白表达量；C. H9C2 心肌细胞中 BNP 的蛋白表达量（$\bar{x}\pm s$，$n=5$）

注：**$P<0.01$ vs. 假手术组；#$P<0.05$ vs. 模型组

（四）YQFM 对 H9C2 细胞线粒体膜电位和凋亡的影响

线粒体膜电位与细胞凋亡检测试剂盒是一种联合使用细胞凋亡绿色荧光探针和线粒体膜电位依赖性的红色荧光探针来检测培养细胞的线粒体膜电位和细胞凋亡的双染试剂盒。绿色荧光标记的是发生凋亡或坏死的细胞，红色荧光标记的是保持线粒体膜电位的活细胞，当细胞发生凋亡时，线粒体膜电位下降，此时线粒体的红色荧光会逐渐减弱。红绿荧光面积之比可以反映细胞凋亡的程度。同假手术组相比，模型组红色荧光面积与绿色荧光面积比值显著减少，表明模型组H9C2心肌细胞线粒膜电位显著下降（$P<0.001$），H9C2心肌细胞大量凋亡；同模型组相比，YQFM组红色荧光面积与绿色荧光面积比值增大（$P<0.01$），表明YQFM可以抑制Ang II诱导的心肌细胞线粒体膜电位下降，减少心肌细胞的凋亡，如图5-66 A-B所示。

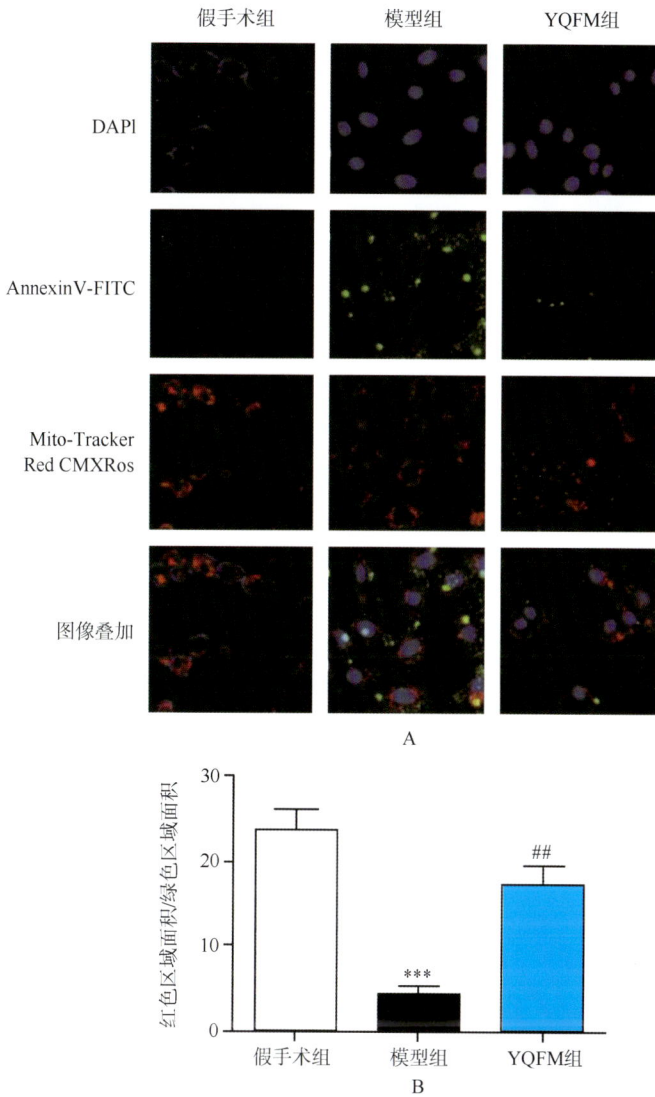

图 5-66 YQFM 对 H9C2 细胞线粒体膜电位和凋亡的影响

A. 线粒体膜电位染色结果（50×）；B. 红色区域/绿色区域的染色结果（$\bar{x}\pm s$，$n=6$）

注：***$P < 0.001$ vs. 假手术组；##$P < 0.01$ vs. 模型组

（五）YQFM 对心肌肥厚大鼠心肌细胞凋亡相关蛋白表达的影响

用 Western blotting 法检测大鼠心肌组织凋亡标记蛋白 Bcl-2，BAX，Caspase-3 和 p53 表达情况，如图 5-67 所示，结果显示：同假手术组相比，模型组大鼠心肌细胞内 Bcl-2/BAX 比值显著减小（$P < 0.01$），Caspase-3 和 p53 的蛋白表达显著增加（$P < 0.01$），表明模型组大鼠心脏心肌组织中可能存在心肌细胞的大量凋亡；同模型组相比，YQFM 组 Bcl-2/BAX 比值增大（$P < 0.05$），Caspase-3 和 p53 的蛋白表达减少（$P < 0.05$），说明 YQFM 能通过调节 Bcl-2，BAX，Caspase-3 和 p53 这些凋亡标记蛋白的表达，来抑制心肌肥厚过程中的心肌细胞凋亡。

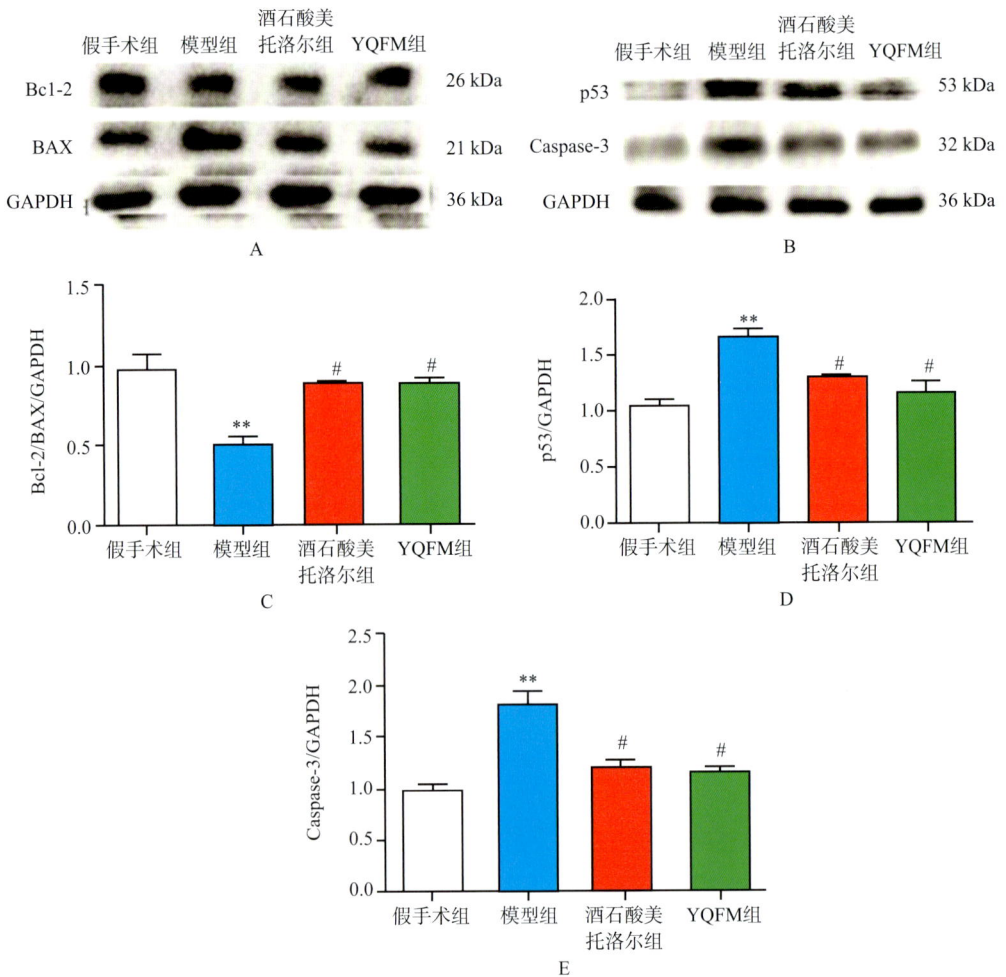

图 5-67　YQFM 对心肌肥厚大鼠心肌细胞凋亡相关蛋白表达的影响

A. Western blotting 检测心肌组织中 Bcl-2 和 BAX 蛋白表达量；B. Western blotting 检测心肌组织中 Caspase-3 和 p53 蛋白表达量；
C. Bcl-2 和 BAX 比值；D. p53 的相对表达量；E. Caspase-3 的相对表达量（$\bar{x} \pm s$，$n=4$）

注：**$P < 0.01$ vs. 假手术组；#$P < 0.05$ vs. 模型组

（六）YQFM 对心肌肥厚大鼠心肌组织自噬蛋白表达的影响

用 Western blotting 法检测大鼠心肌组织蛋白 LC3，Beclin-1 和 p62 的表达情况，如图 5-68 所示，同假手术组相比，模型组 Beclin-1，LC3-Ⅱ/LC3-I 蛋白表达量显著升高（$P < 0.01$），p62 蛋白表达量显著减少（$P < 0.05$）；同模型组相比，YQFM 组 Beclin-1，LC-Ⅱ/LC-I 蛋白表达量降低（$P < 0.05$），p62 蛋白表达量升高（$P < 0.05$），说明 YQFM 能通过调节 LC3，Beclin-1 和 p62 这些自噬标志蛋白的表达，来抑制心肌肥厚过程中的过度自噬。

（七）YQFM 对 H9C2 肥大细胞凋亡相关蛋白的影响

用 Western blotting 法检测 H9C2 细胞中蛋白 Bcl-2，BAX，Caspase-3 和 p53 的表达情况，如图 5-69 所示。同假手术组相比，模型组 H9C2 心肌细胞 Bcl-2/BAX 蛋白表达量比值显著减

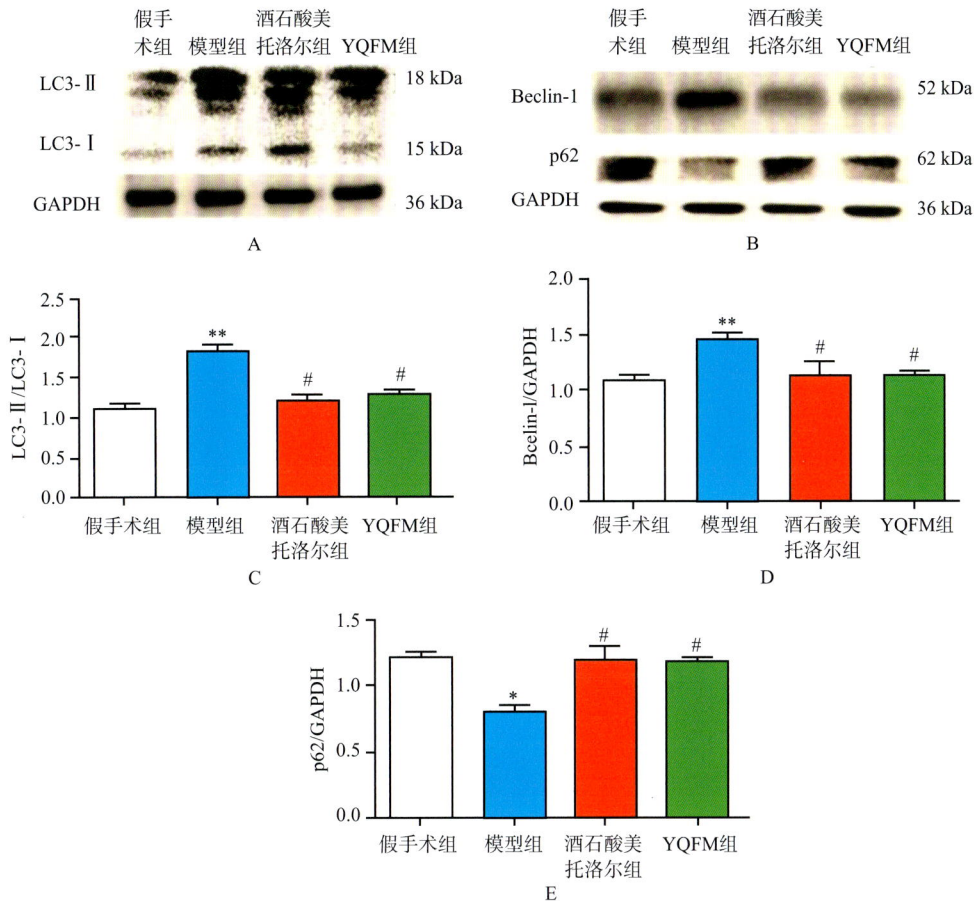

图 5-68 YQFM 对心肌肥厚大鼠心肌组织自噬蛋白表达的影响

A. 心肌组织中 p62 的表达量；B. LC3-Ⅱ，LC3-Ⅰ和 Beclin-1 的表达量；C. LC3-Ⅱ和 LC3-Ⅰ的比值；D. Beclin-1 的相对表达量；

E. p62 的相对表达量（$\bar{x}\pm s$, $n=4$）

注：$**P < 0.01$ vs. 假手术组；$*P < 0.05$ vs. 假手术组；$\#P < 0.05$ vs. 模型组

小（$P < 0.05$），p53 和 Caspase-3 的蛋白表达显著增加（$P < 0.05$）；同模型组相比，YQFM组Bcl-2/BAX蛋白表达量比值增大（$P < 0.05$），p53 和 Caspase-3 的蛋白表达量减少（$P < 0.05$），说明YQFM能通过调节 Bcl-2，BAX，Caspase-3 和p53这些凋亡调节蛋白的表达，来抑制心肌肥厚过程中心肌细胞的凋亡。

（八）YQFM 对 H9C2 细胞自噬相关蛋白表达的影响

用Western blotting法检测H9C2细胞自噬相关蛋白LC3，Beclin-1和p62的表达情况，如图5-70所示。同假手术组相比，模型组LC3-Ⅱ/LC3-Ⅰ，Beclin-1蛋白表达量显著升高（$P < 0.05$，$P < 0.01$），p62蛋白表达量显著减少（$P < 0.05$）；同模型组相比，YQFM组LC3-Ⅱ/LC3-Ⅰ，Beclin-1蛋白表达量降低（$P < 0.05$），p62蛋白表达量增多（$P < 0.05$），说明YQFM能通过调节LC3，Beclin-1和p62这些自噬调节蛋白的表达，来抑制心肌肥厚过程中的过度自噬。

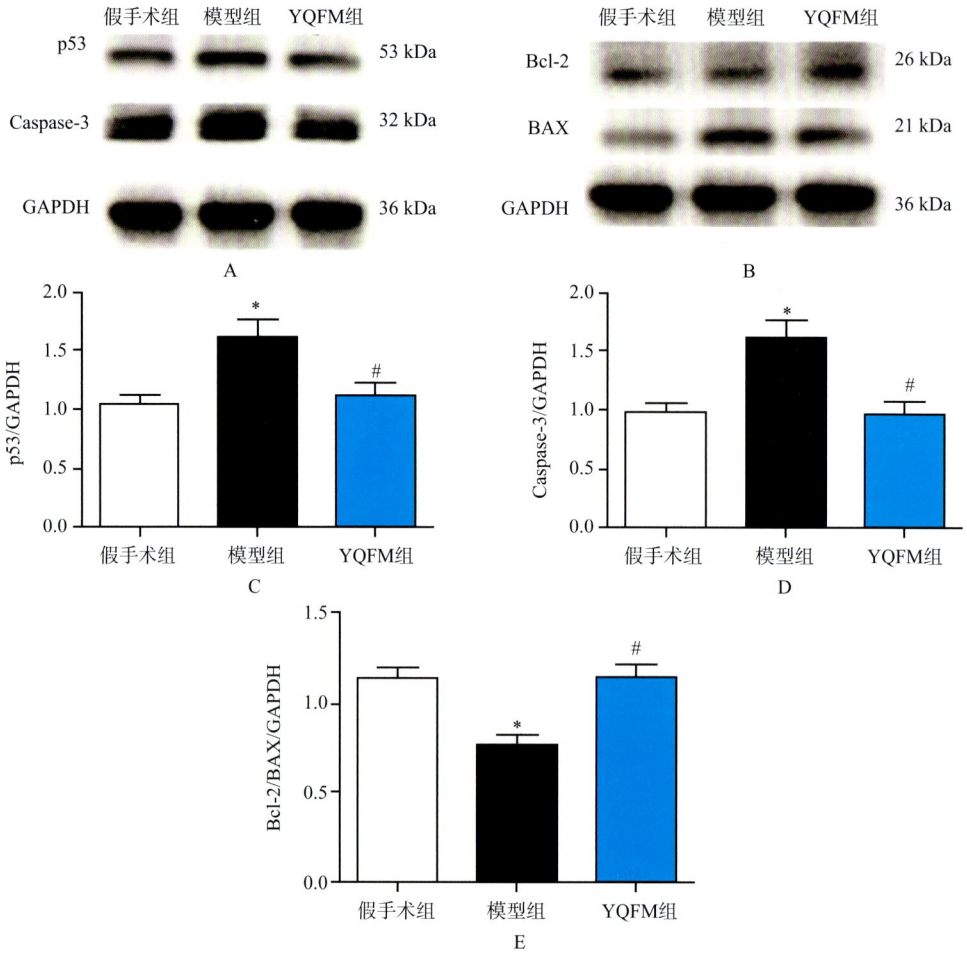

图 5-69　YQFM 对 H9C2 肥大细胞凋亡相关蛋白的影响

A. H9C2 肥大细胞中 p53 和 Caspase 3 蛋白表达量；B. H9C2 肥大细胞中 Bcl-2 和 BAX 蛋白表达量；C. p53 的相对表达量；

D. Caspase-3 的相对表达量；E. Bcl-2/BAX 比值（$\bar{x} \pm s$，$n=4$）

注：$*P < 0.05$ vs. 假手术组；$\#P < 0.05$ vs. 模型组

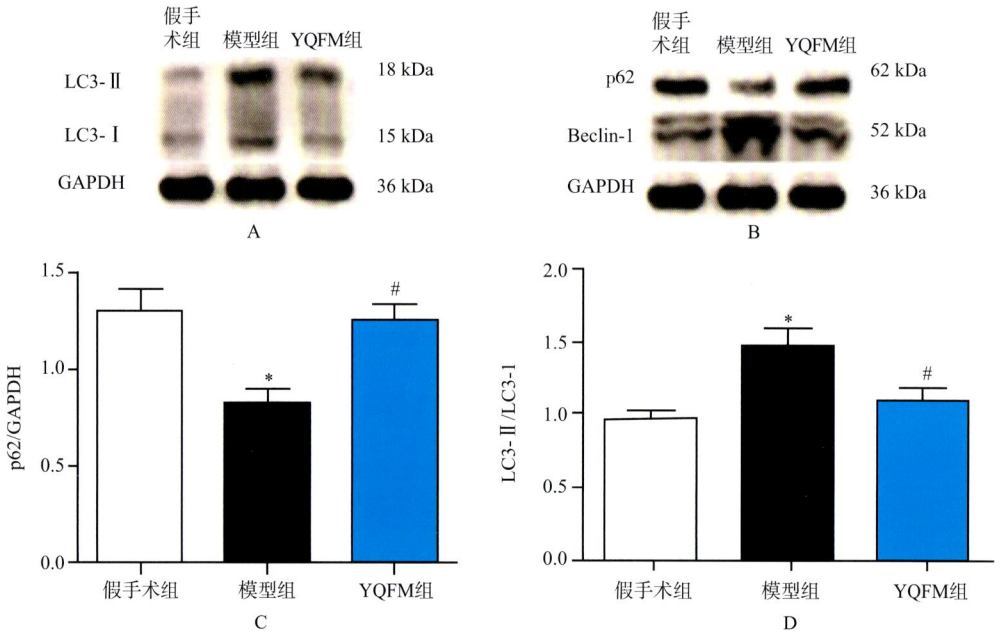

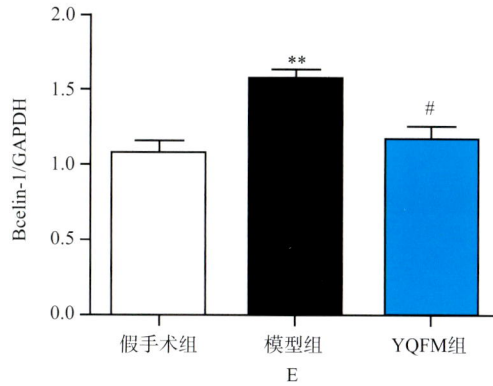

图 5-70　YQFM 对 H9C2 细胞自噬相关蛋白表达的影响

A. H9C2 细胞 p62 蛋白的表达量；B. LC3- Ⅱ，LC3- Ⅰ 和 Beclin-1 e 蛋白的表达；C. p62 的相对表达量；D. LC3- Ⅱ和 LC3- Ⅰ 比值；E. Beclin-1 相对表达量（$\bar{x}\pm s$，n=4）

注：**P＜0.01 vs. 假手术组；*P＜0.05 vs. 假手术组；#P＜0.05 vs. 模型组

（九）YQFM 对 H9C2 细胞 PI3K/Akt/mTOR 信号通路蛋白表达的影响

用 Western blotting 法检测 H9C2 细胞 PI3K/Akt/mTOR 信号通路的表达情况，如图 5-71 所示，实验结果表明：同假手术组相比，模型组 p-Akt/GAPDH，p-Akt/Akt，p-PI3K/GAPDH，p-PI3K/PI3K，p-mTOR/GAPDH，p-mTOR/mTOR 比值显著减小（P＜0.05 或 P＜0.01），说明 Ang Ⅱ 抑制 H9C2 心肌细胞 PI3K/Akt/mTOR 信号通路；同模型组相比，YQFM 组 p-Akt/GAPDH，p-Akt/Akt，p-PI3K/GAPDH，p-PI3K/PI3K，p-mTOR/GAPDH，p-mTOR/mTOR 比值增大（P＜0.05 或 P＜0.01），说明 YQFM 通过激活 H9C2 心肌细胞中 PI3K/Akt/mTOR 信号通路调节细胞自噬和抑制心肌细胞的凋亡。

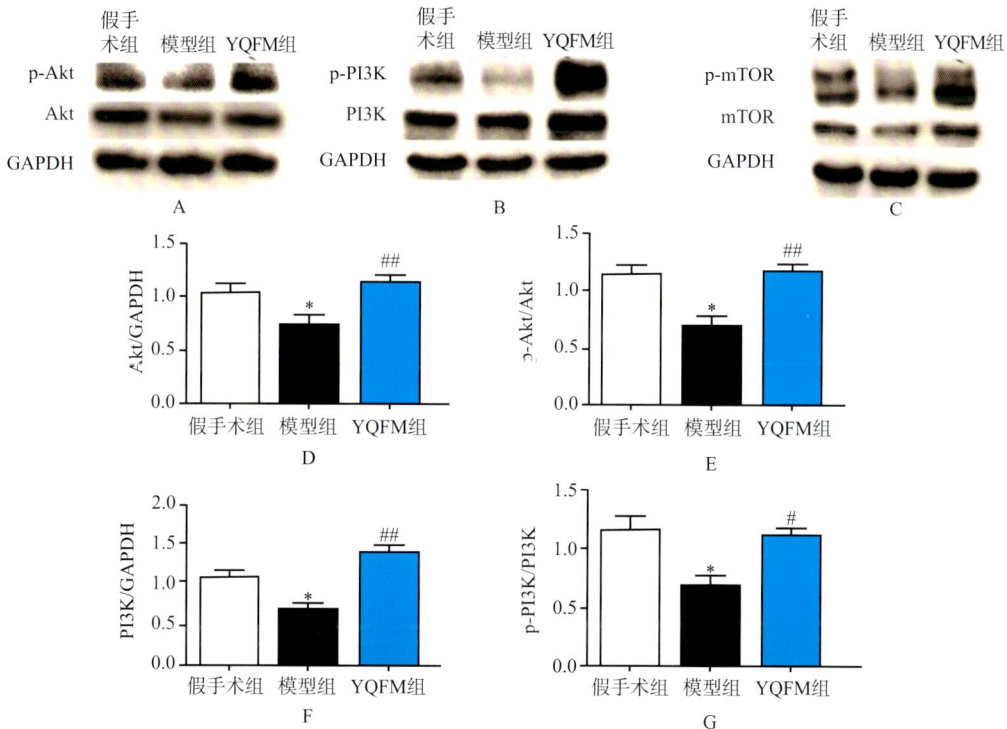

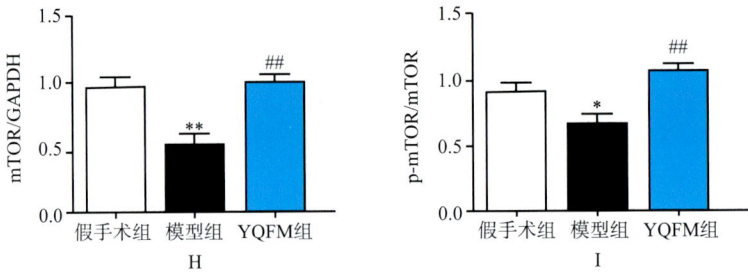

图 5-71　YQFM 对 H9C2 细胞 PI3K/Akt/mTOR 信号通路蛋白表达的影响

A. p-Akt 和 Akt 的表达量；B. p-PI3K 和 PI3K 的表达量；C. p-mTOR 和 mTOR 比值；D. Akt 和 GAPDH比值；E. P-Akt 和 Akt 的比值；

F. PI3K 和 GAPDH 的比值；G. p-PI3K 和 PI3K 比值；H. mTOR 和 GAPDH 比值；I. p-mTOR 和 mTOR 比值（$\bar{x}\pm s$, n=5）

注：**$P < 0.01$ vs. 假手术组；*$P < 0.05$ vs. 假手术组；##$P < 0.01$ vs. 模型组；#$P < 0.05$ vs. 模型组

（十）YQFM 通过激活 mTOR 信号通路对 H9C2 细胞自噬的影响

用 Western blotting 法检测 H9C2 细胞蛋白 LC3，Beclin-1 的表达情况，如图 5-72 所示。同假手术组相比，模型组 Beclin-1 表达量，LC3-Ⅱ/LC3-Ⅰ比值显著增高（$P < 0.05$ 或 $P < 0.01$）；同模型组相比，YQFM 组 Beclin-1 表达量，LC3-Ⅱ/LC3-Ⅰ比值较小（$P < 0.05$）；同 YQFM+RAPA 组相比，YQFM 组 Beclin-1 表达量，LC3-Ⅱ/LC3-Ⅰ比值降低（$P < 0.05$），说明 YQFM 通过调节 mTOR 信号通路抑制心肌肥厚过程中心肌细胞的过度自噬。

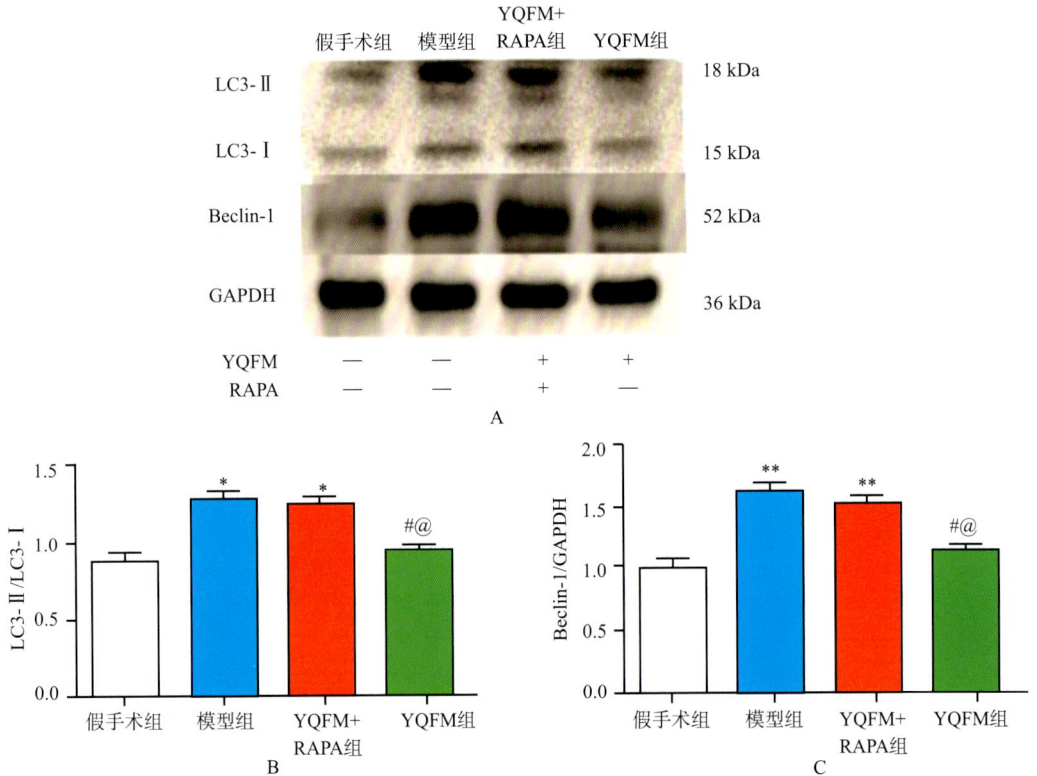

图 5-72　YQFM 通过激活 mTOR 信号通路对 H9C2 细胞自噬的影响

A. LC3-Ⅱ，LC3-Ⅰ和 Beclin-1 的表达量；B. LC3-Ⅱ和 LC3-Ⅰ比值；C. Beclin-1 的表达量（$\bar{x}\pm s$, n=4）

注：**$P < 0.01$ vs. 假手术组；*$P < 0.05$ vs. 假手术组；##$P < 0.01$ vs. 模型组；#$P < 0.05$ vs. 模型组；@$P < 0.05$ vs. YQFM+RAPA

（十一）结论

本研究表明YQFM可抑制Ang-Ⅱ诱导的H9C2肥大细胞膜电位的下降，减少细胞凋亡。YQFM能增加p-PI3K，p-Akt，p-mTOR的相对表达量，YQFM可能通过激活PI3K/Akt/mTOR信号通路抑制心肌细胞肥大进程中细胞过度自噬和凋亡从而发挥改善心肌肥大的作用。同时，实验也证明YQFM通过激活mTOR信号通路抑制心肌肥大细胞的过度自噬发挥改善细胞肥大的作用。

综上所述，YQFM能够通过激活PI3K/Akt/mTOR信号通路调节自噬相关蛋白LC3，Beclin-1和凋亡标记蛋白Bcl-2，p53的表达，抑制心肌细胞自噬，减少细胞凋亡，发挥改善心肌肥大的作用。

十、YQFM 对新临床适应证研究

（一）YQFM 对野百合碱（MCT）诱导的肺源性心脏病的作用研究

本研究基于前期YQFM防治慢性心衰的作用机制研究，初步探讨其防治肺源性心脏病的可能作用机制。采用野百合碱诱导肺源性心脏病模型，取心脏解剖分离右心室和左心室+室间隔，分别称重，考察不同剂量YQFM对右心肥厚指数的影响，同时，利用HE染色及Masson染色于光学显微镜下观察YQFM对心、肺脏器病理结构的改变。为拓展YQFM的新适应证提供一定实验依据。

1. YQFM 对肺源性心脏病大鼠一般情况的影响

通过预实验及正式实验观察发现，从第2周开始，与对照组相比，部分大鼠出现活动迟缓、皮毛无光泽、口唇发绀和呼吸急促表现，到第3周时，开始出现死亡，第23天时，模型组死亡一只，第24天时，YQFM高剂量组死亡一只，第25天时，卡托普利组死亡一只，第26天时，YQFM高剂量组死亡一只。第27天时，卡托普利组死亡一只。

2. YQFM 对大鼠右心室肥厚指数的影响

通过右心室肥厚指数[RV/（LC+S）]的测定（图5-73），观察到MCT组大鼠较正常对照组右心室肥厚明显，相比模型组，给予低剂量YQFM（0.07 g·kg⁻¹）连续治疗14天的大鼠的右心室肥厚指数显著降低（$P<0.05$），说明低剂量（YQFM 0.07 g·kg⁻¹）可以显著改善MCT所造成的肺源性心脏病。

3. YQFM 对大鼠肺组织形态学的影响

光镜下对照组大鼠肺小动脉血管壁较薄，厚薄均匀，管壁层次结构清晰，内皮细胞连续性好；而MCT模型组大鼠肺小动脉管壁明显

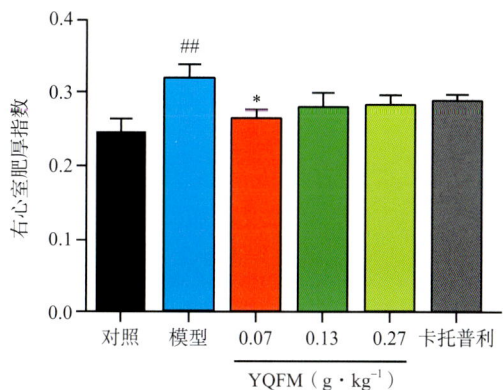

图 5-73　YQFM 对 MCT 造模大鼠右心室肥厚指数的影响

注：##$P<0.01$ vs. 对照组，*$P<0.05$ vs. 模型组

增厚、管腔明显变小，接近堵塞，中膜平滑肌细胞增生，内皮细胞连续性破坏，其至肿胀、坏死和脱落（图5-74A）；通过计算相对中膜厚度（PAWT），发现MCT模型组较对照组明显升高，两组比较差异具有统计学意义（$P < 0.01$），而与模型组比较，各给药组PAWT均显著降低（$P < 0.01$）。高剂量组YQFM（0.27 g·kg^{-1}）给药后，PAWT显著低于低剂量组YQFM（0.07 g·kg^{-1}）和中剂量组YQFM（0.13 g·kg^{-1}）给药（图5-74B）。说明各给药组对MCT致肺源性心脏病都有保护作用。相比之下，高剂量YQFM（0.27 g·kg^{-1}）的作用显著强于低剂量组YQFM（0.07 g·kg^{-1}）和中剂量YQFM（0.13 g·kg^{-1}）给药。

对照组　　　　　　　　　模型组　　　　　　　　YQFM 0.07 g·kg^{-1}

YQFM 0.13 g·kg^{-1}　　　　　　YQFM 0.27 g·kg^{-1}　　　　　　卡托普利组

A

B

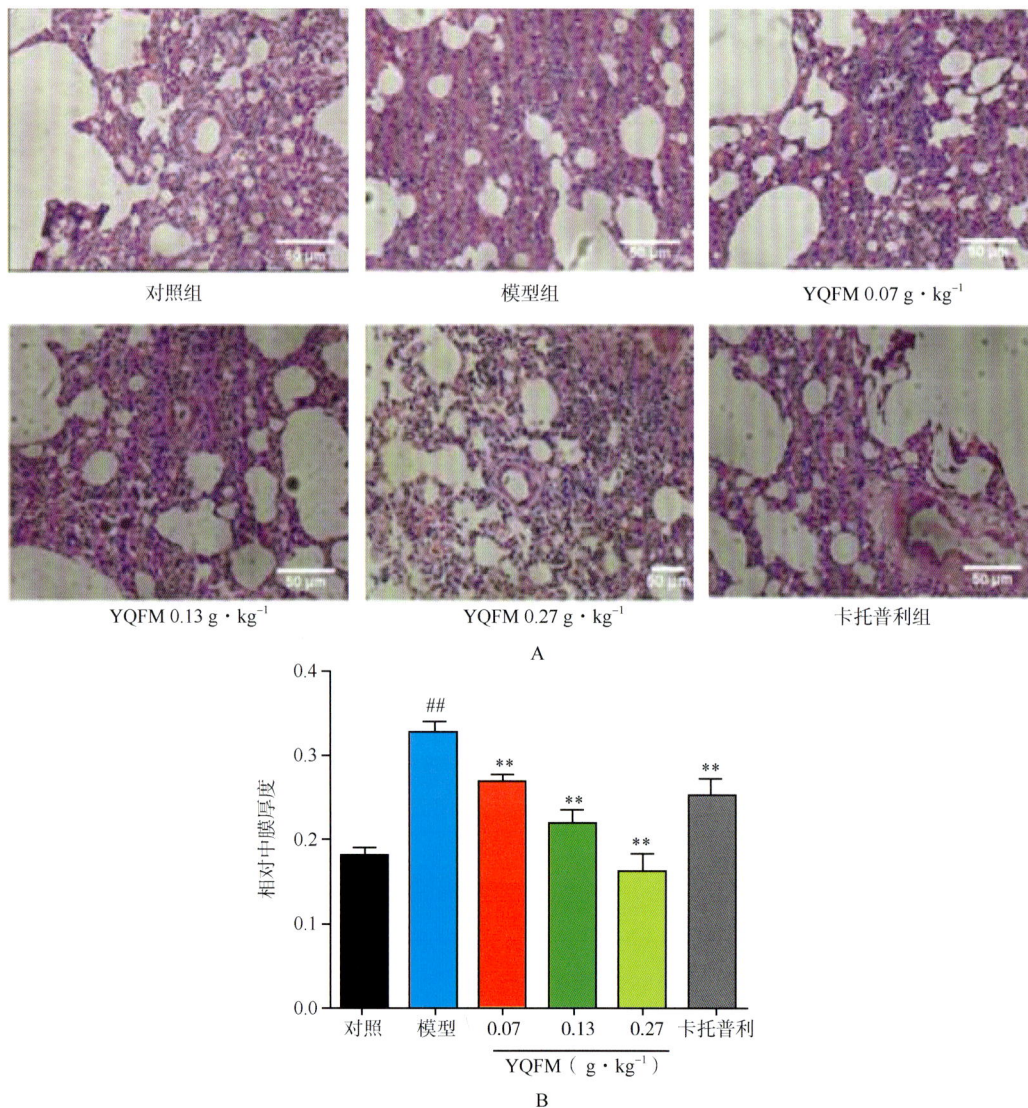

图 5-74　YQFM 对大鼠肺小动脉组织形态学影响

A. 各组大鼠肺小动脉 HE 染色（标尺长度：50 μm）；B. PAWT 测算结果

注：##$P < 0.01$ vs. 对照组，**$P < 0.01$ vs. 模型组

4. YQFM 对大鼠右心室病理形态结构的影响

与正常对照组相比，MCT组右心室心肌细胞排列紊乱，心肌细胞肥大，心肌细胞横截面积（CSA）显著增加（$P < 0.01$），细胞肿胀，部分心肌细胞核宽大畸形，心肌细胞间质

增加，炎症细胞浸润（图 5-75A）。与模型组比较，中剂量组 YQFM（0.13 g·kg^{-1}）、高剂量组 YQFM（0.27 g·kg^{-1}）和卡托普利组（Cap 0.08 g·kg^{-1}）显著降低了心肌细胞横截面面积（$P < 0.01$）（图 5-75 B）。

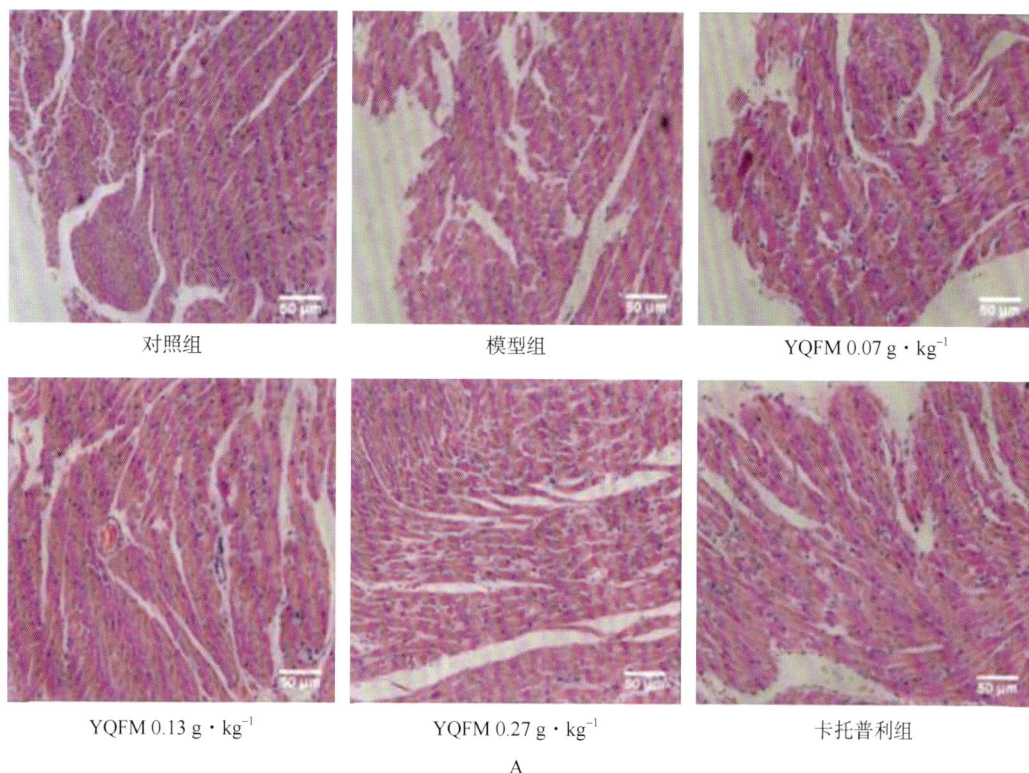

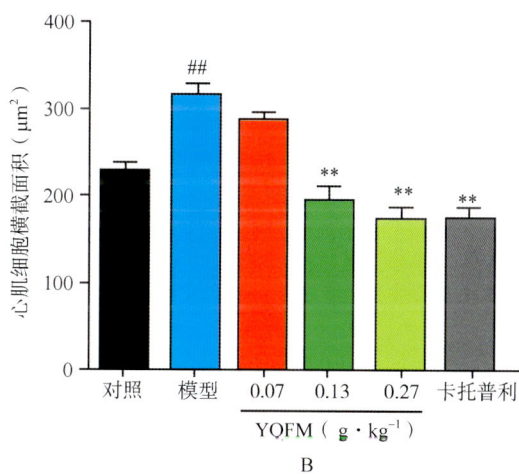

图 5-75　YQFM 对大鼠右心室心肌组织病理形态结构的影响

A. 各组大鼠心肌组织 HE 染色（标尺长度：50 μm）；B. 心肌细胞横截面积（CSA）测算结果

注：##$P < 0.01$ vs. 对照组，**$P < 0.01$ vs. 模型组

5. YQFM 对大鼠右心室纤维化的影响

通过 Masson 染色，发现模型小鼠右心室壁周围有蓝染的纤维组织增生，极重度纤维化的大鼠左心室壁极薄，多数心肌细胞为纤维组织替代（图 5-76A）。而与模型组相比，低剂量组 YQFM（0.07 g·kg^{-1}）、中剂量组 YQFM（0.13 g/kg）、高剂量组 YQFM（0.27 g·kg^{-1}）、卡托

普利组（Cap 0.08 g · kg^{-1}）都显著减少了右心室纤维化面积（$P < 0.01$）（图 5-76B）。

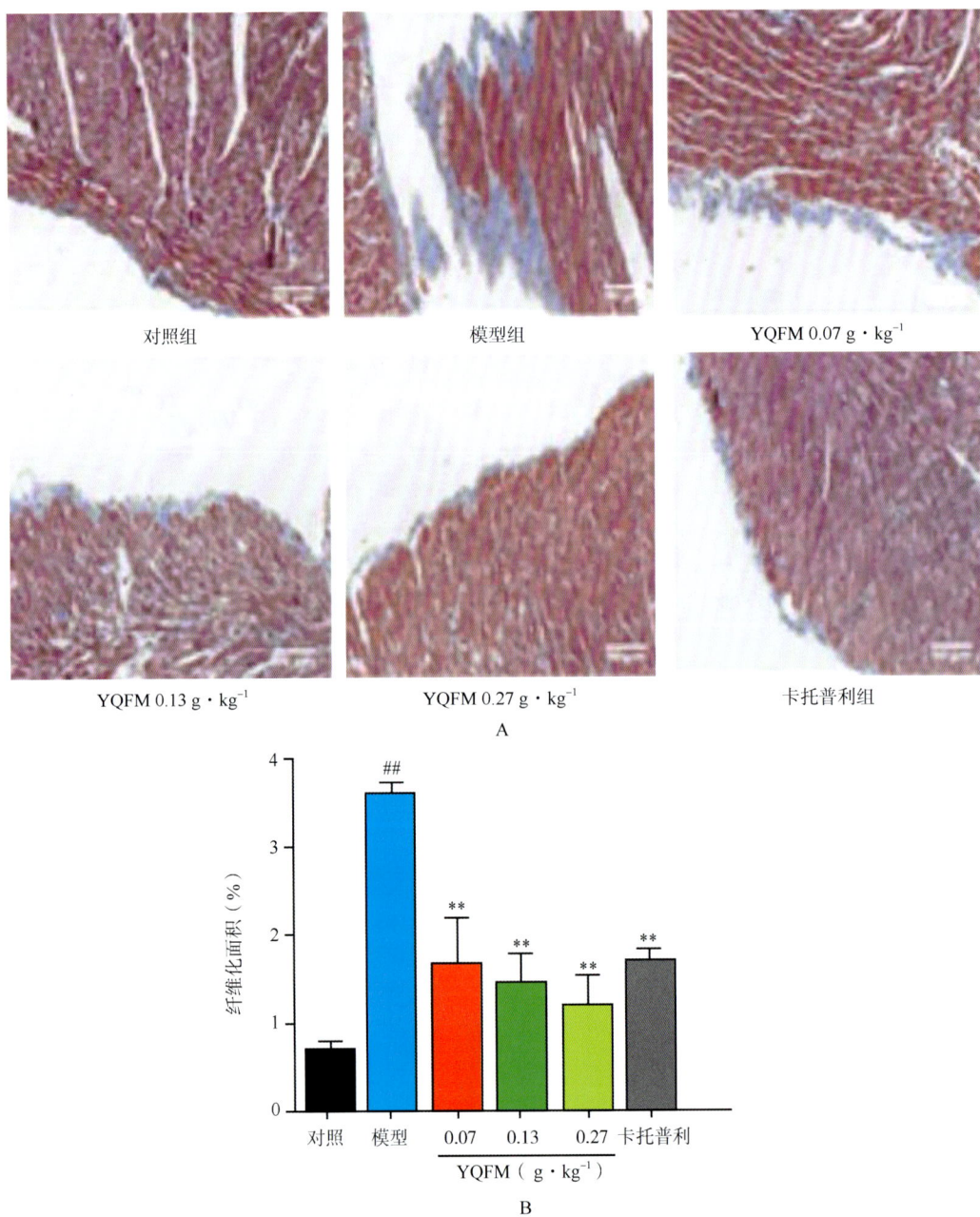

图 5-76 YQFM 对大鼠右心室纤维化的影响

A. 各组大鼠右心室 Masson 染色（标尺长度：50 μm）；B. 纤维化面积

注：##$P < 0.01$ vs. 对照组，**$P < 0.01$ vs. 模型组

6. YQFM 对大鼠肺血管周围纤维化的影响

通过 Masson 染色，发现模型组大鼠小动脉纤维组织增生明显，周围组织结构不清（图 5-77A），而与模型组相比，低剂量组 YQFM（0.07 g · kg^{-1}）（$P < 0.05$）、中剂量组 YQFM（0.13 g · kg^{-1}）（$P < 0.05$）、高剂量组 YQFM（0.27 g · kg^{-1}）（$P < 0.01$）、卡托普利组（Cap 0.08 g · kg^{-1}）（$P < 0.01$）都显著减少了大鼠肺血管纤维化面积（图 5-77B）。

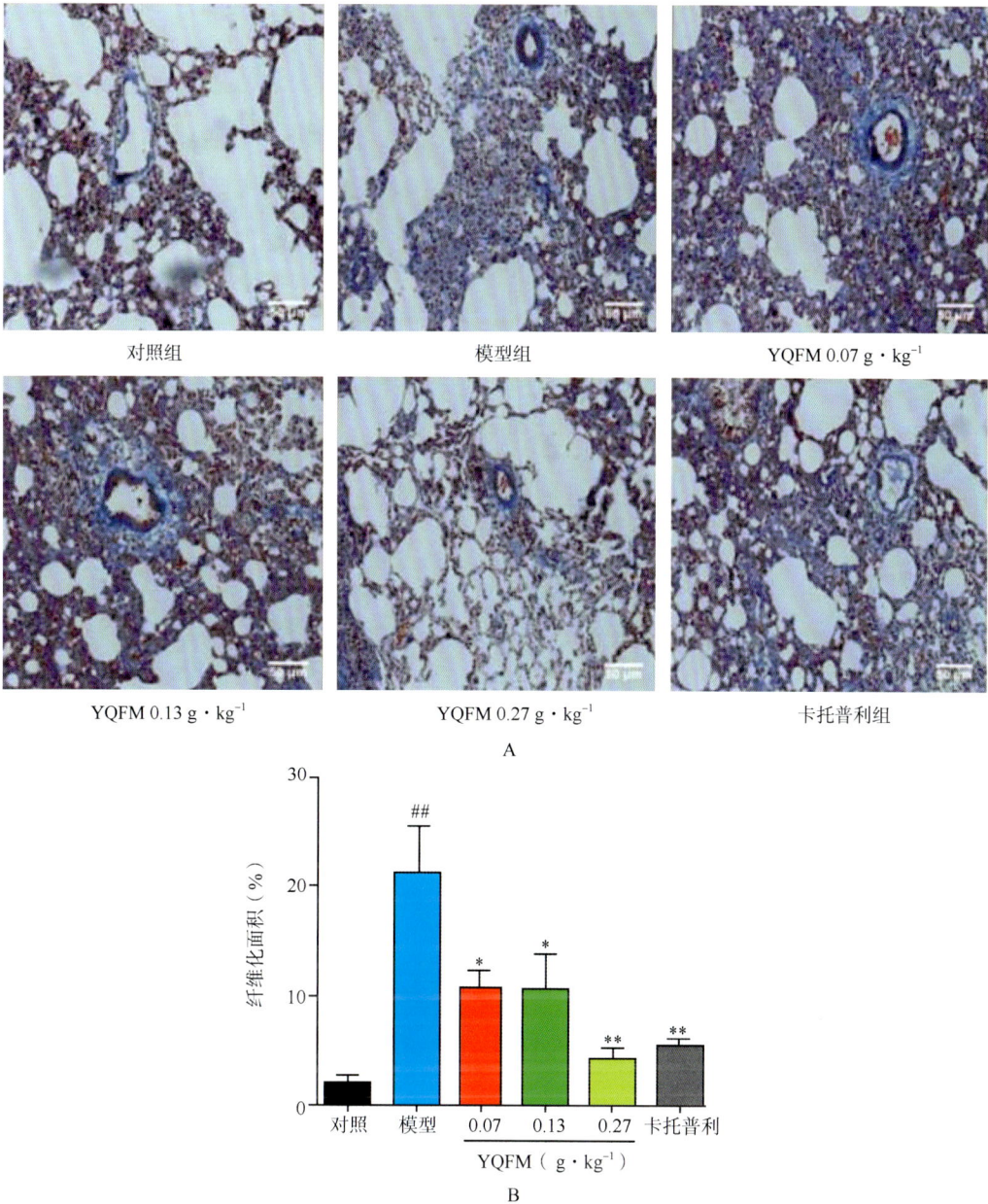

对照组　　　　　　　　模型组　　　　　　　　YQFM 0.07 g·kg^{-1}

YQFM 0.13 g·kg^{-1}　　　YQFM 0.27 g·kg^{-1}　　　卡托普利组

A

B

图 5-77　YQFM 对大鼠肺血管周围纤维化的影响

A. 各组大鼠肺血管周围 Masson 染色（标尺长度：50 μm）；B. 纤维化面积

注：$^{\#\#}P < 0.01$ vs. 对照组，$^{**}P < 0.01$ vs. 模型组，$^{*}P < 0.05$ vs. 模型组

7. 结论

YQFM 可抑制 MCT 诱导的大鼠右心肥厚指数的升高；可抑制肺小动脉重构及右心室肥大，提示 YQFM 对 MCT 诱导的大鼠肺源性心脏病具有防治作用。

（二）YQFM 改善 PM2.5 致小鼠急性肺损伤的作用研究

本研究拟在前期研究基础上，通过测定小鼠肺组织病理改变、水肿程度以及肺组织中髓过氧化物酶（MPO）和一氧化氮（NO）水平等指标，验证 YQFM 对 PM2.5 致小鼠肺损伤是

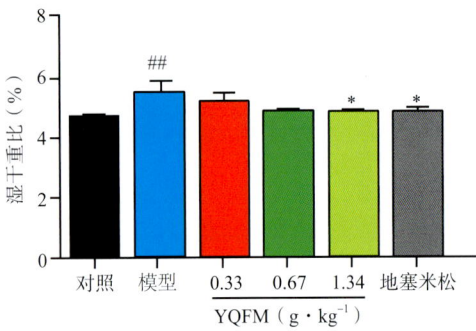

图 5-78　YQFM 对 PM2.5 诱导的 ALI 小鼠肺
组织湿干重比的影响

注：#P＜0.05 vs. 对照组，*P＜0.05 vs. PM2.5组（PM2.5）

否有保护作用。

1. YQFM 对 PM2.5 诱导的急性肺损伤小鼠肺组织湿干重比的影响

如图5-78所示，气管滴注50 mg·kg^{-1}的PM2.5后，模型组的肺组织湿干重比（W/D）值较空白对照组明显升高，经统计，两组之间具有显著性差异。用各剂量的YQFM干预之后，结果显示，YQFM低剂量组和中剂量组的肺组织湿干重比，与PM2.5组比较，有一定降低趋势，但差异无统计学意义；YQFM高剂量组和地塞米松组对PM2.5诱导的急性肺损伤（ALI）小鼠的肺组织湿干重比有明显的改善作用，经统计，与模型组比较，具有显著差异（P＜0.05）。提示PM2.5诱导小鼠ALI模型成功，1.34 g·kg^{-1}的YQFM对PM2.5诱导的ALI小鼠的肺水肿有明显的改善作用。

2. YQFM 对 PM2.5 诱导的 ALI 小鼠肺组织病理形态学的影响

如图5-79所示，对照组肺泡正常，结构完整，肺泡壁无增厚，无炎症细胞浸润，未见明显病理改变；气管滴注50 mg·kg^{-1}的PM2.5后模型组肺组织血管周围水肿明显，可见以大量中性粒细胞为主，且含少量淋巴细胞和巨噬细胞的渗出物，肺泡间隔增生、水肿；肺组织病理评分结果显示，YQFM（1.34 g·kg^{-1}）可显著改善PM2.5致小鼠肺组织损伤情况（P＜0.01）。

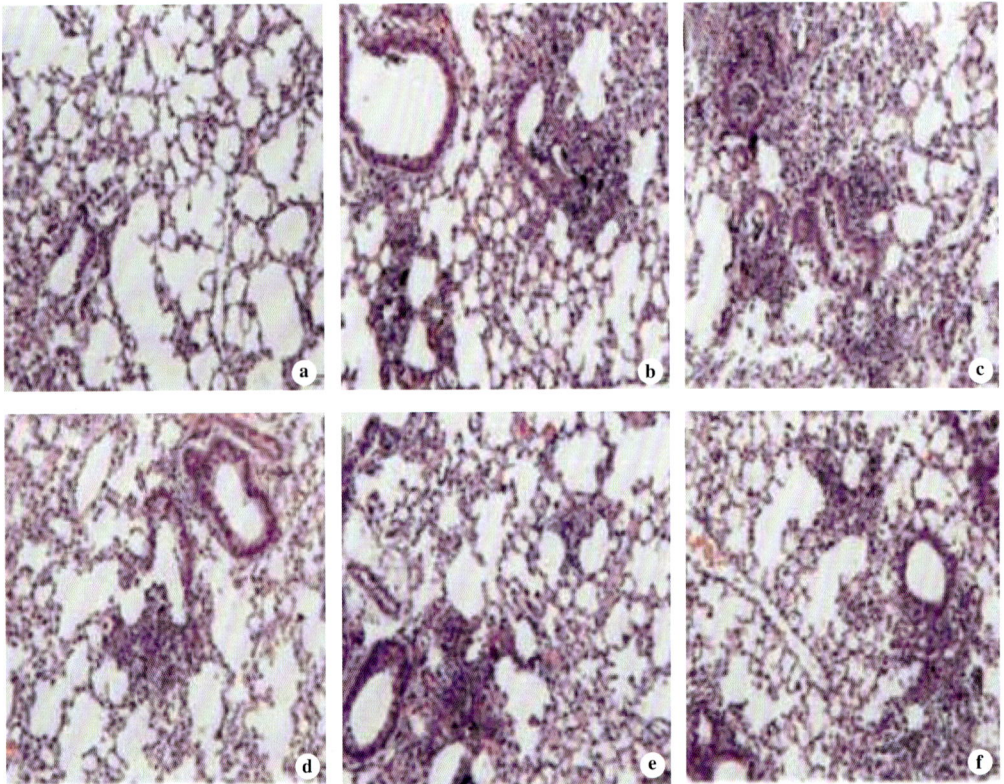

A

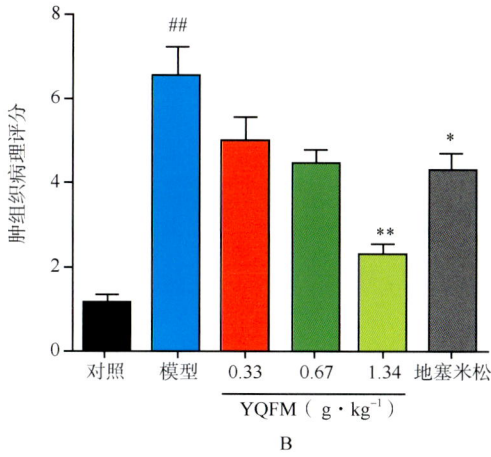

图 5-79　YQFM 对 PM2.5 诱导 ALI 小鼠肺组织病理形态学的影响

A. 各组小鼠肺组织 HE 染色（a：对照组；b：模型组；c：0.33 g·kg⁻¹YQFM；d：0.67 g·kg⁻¹YQFM；e：1.34 g·kg⁻¹YQFM；
f：5 mg·kg⁻¹地塞米松）；B. 肺组织病理学评分（200×，HE 染色）

注：##$P < 0.01$ vs. 对照组，*$P < 0.05$ vs. 模型组，**$P < 0.01$ vs. 模型组

3. YQFM 对 PM2.5 诱导的 ALI 小鼠肺泡灌洗液中一氧化氮水平的影响

如图 5-80 所示，气管滴注 50 mg·kg⁻¹ 的 PM2.5 后，模型组的肺泡灌洗液中 NO 含量较空白对照组的明显升高，经统计，两组之间具有显著性差异（$P < 0.01$），表明 PM2.5 致小鼠 ALI 模型成功。实验结果显示，用各剂量的 YQFM 干预之后，YQFM 低剂量组和中剂量组的肺泡灌洗液中 NO 含量，与模型组比较，有一定降低趋势，但无统计学差异；1.34 g·kg⁻¹ 的 YQFM 和 5 mg·kg⁻¹ 的地塞米松干预后均可明显降低 PM2.5 诱导的 ALI 小鼠肺泡灌洗液中 NO 含量，经统计，与模型组比较，具有非常显著差异（$P < 0.01$）。

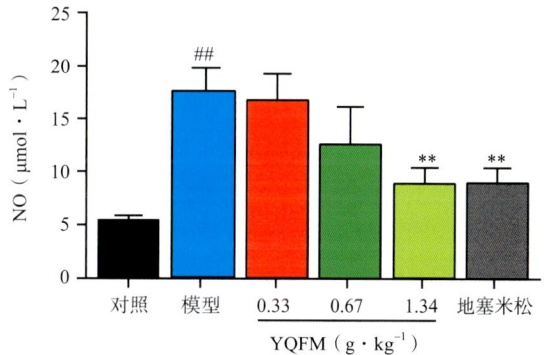

图 5-80　YQFM 对 PM2.5 诱导的 ALI 小鼠肺泡灌洗液一氧化氮（NO）水平的影响

注：##$P < 0.01$ vs. 对照组，**$P < 0.01$ vs. 模型组

4. YQFM 对 PM2.5 诱导的 ALI 小鼠肺泡灌洗液中氧化应激水平的影响

与空白对照组比较，模型组小鼠肺泡灌洗液中的丙二醛（MDA）含量显著增加（$P < 0.01$）（图 5-81A）。而与模型组比较，中剂量组 YQFM（0.67 g·kg⁻¹）、高剂量组 YQFM（1.34 g·kg⁻¹）和地塞米松组（5 mg·kg⁻¹）小鼠肺泡灌洗液中的 MDA 含量则显著降低（$P < 0.05$ 或 $P < 0.01$）。此外，同空白对照组比较，模型组小鼠肺泡灌洗液中的超氧化物歧化酶（SOD）显著降低（$P < 0.01$）（图 5-81B）。而与模型组比较，高剂量组 YQFM（1.34 g·kg⁻¹）和地塞米松组（5 mg·kg⁻¹）SOD 水平显著升高（$P < 0.05$）。

5. YQFM 对 PM2.5 诱导的 ALI 小鼠肺泡灌洗液中炎症因子水平的影响

如图 5-82A 所示，气管滴注 50 mg·kg⁻¹ 的 PM2.5 组的 TNF-α 水平明显高于空白对照组，

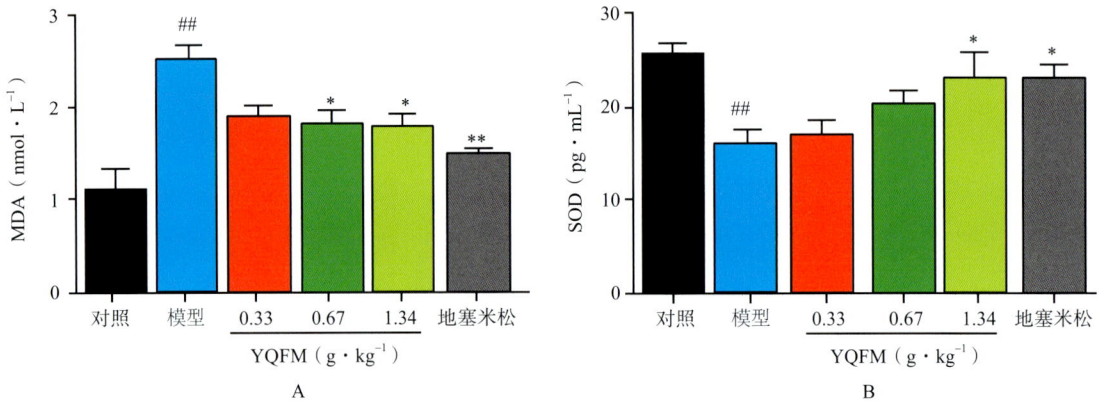

图 5-81　YQFM 对 PM2.5 诱导的 ALI 小鼠肺泡灌洗液氧化应激水平的影响

A. 各组小鼠肺泡灌洗液中 MDA 水平；B. 各组小鼠肺泡灌洗液中 SOD 水平

注：##P < 0.01 vs. 对照组；*P < 0.05，**P < 0.01 vs. 模型组

说明 PM2.5 建立小鼠 ALI 模型成功（P < 0.01）。实验结果显示，用各剂量的 YQFM 干预之后，各给药组 TNF-α 水平均显著降低（P < 0.05）。且高剂量组 YQFM（1.34 g·kg^{-1}）给药后，小鼠肺泡灌洗液中 TNF-α 水平显著低于低剂量组 YQFM（0.33 g·kg^{-1}）（P < 0.01）和中剂量组 YQFM（0.67 g·kg^{-1}）（P < 0.01）给药。此外，与空白对照组相比，模型组小鼠肺泡灌洗液中 IL-1β 水平显著增高（P < 0.01）（图 5-82B）。而与模型组比较，各给药组 IL-1β 水平均显著降低（P < 0.01）。高剂量组 YQFM（1.34 g·kg^{-1}）给药后，小鼠肺泡灌洗液中 IL-1β 水平显著低于低剂量组 YQFM（0.33 g·kg^{-1}）（P < 0.01）和中剂量组 YQFM（0.67 g·kg^{-1}）（P < 0.01）给药。说明各给药组对 PM2.5 诱导的小鼠的急性肺损伤都有保护作用。相比之下，高剂量 YQFM（1.34 g·kg^{-1}）的作用显著强于低剂量组 YQFM（0.33 g·kg^{-1}）（P < 0.01）和中剂量 YQFM（0.67 g·kg^{-1}）给药（P < 0.01）。

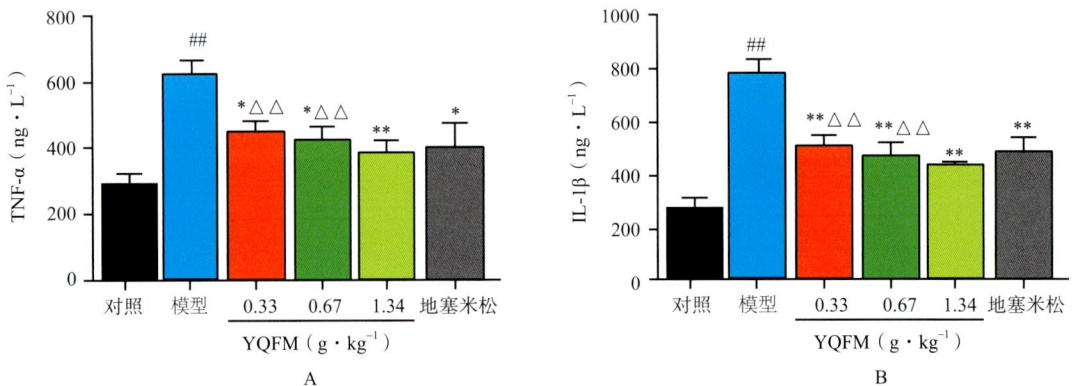

图 5-82　YQFM 对 PM2.5 诱导的 ALI 小鼠肺泡灌洗液炎症因子水平的影响

A. 各组小鼠肺泡灌洗液中 TNF-α 水平；B. 各组小鼠肺泡灌洗液中 IL-1β 水平

注：##P < 0.01 vs. 对照组；*P < 0.05，**P < 0.01 vs. 模型组；△△P < 0.01 vs. 高剂量 YQFM 组

6. YQFM 对 PM2.5 诱导的 ALI 模型小鼠肺泡灌洗液中蛋白含量的影响

如图 5-83 所示，50 mg·kg^{-1} PM2.5 刺激后，模型组肺泡灌洗液中蛋白含量较空白组明显升

高（$P < 0.05$），高剂量组YQFM（1.34 g·kg^{-1}）给药后，小鼠肺泡灌洗液中蛋白含量显著低于模型组（$P < 0.05$），说明高剂量YQFM（1.34 g·kg^{-1}）可以一定程度抑制小鼠肺总蛋白渗漏。

7. 结论

本实验研究结果发现，尾静脉注射YQFM（1.34 g·kg^{-1}）可显著改善PM2.5致ALI小鼠肺组织病理形态学改变，可有效降低肺组织中MDA和NO水平，减少肺水肿。因此证实了YQFM对PM2.5致ALI小鼠有一定的保护作用，为后期探讨YQFM防治小鼠ALI的深入机制提供实验数据参考。

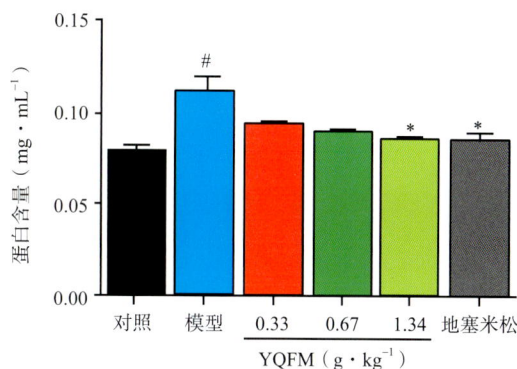

图 5-83　YQFM 对 PM2.5 诱导的 ALI 小鼠肺泡灌洗液蛋白含量的影响

注：#$P < 0.05$ vs. 对照组，*$P < 0.05$ vs. 模型组

（三）YQFM 对脂多糖诱导的小鼠急性肺损伤的作用研究

YQFM组成药物麦冬中的鲁斯可皂苷元和五味子中的五味子乙素对小鼠、大鼠急性肺损伤有一定改善作用，提示YQFM对脂多糖（LPS）诱导的ALI小鼠有一定的治疗作用。本研究拟在前期研究基础上，通过测定小鼠肺组织病理改变、水肿程度以及肺组织中髓过氧化物酶（MPO）和NO水平等指标，探究YQFM对ALI小鼠是否具有保护作用。

1. YQFM 对 LPS 诱导 0.5 h，3 h，6 h，12 h，18 h，23.5 h 急性肺损伤小鼠肺部的影响

为了筛选出YQFM对LPS诱导的肺损伤小鼠治疗作用的最佳给药时间，选取了LPS诱导肺损伤0.5 h，3 h，6 h，12 h，18 h，23.5 h六个不同的时间点，考察YQFM不同治疗时间点对肺损伤的改善作用，以筛选出最佳的给药干预时间。

YQFM显著抑制了0.5 h LPS诱导的肺损伤小鼠肺湿干重比和血浆中MPO的增加（$P < 0.05$），但YQFM对6～23.5 h的LPS诱导的肺损伤的作用并不显著（图5-84）。以上结果说明，0.5 h LPS诱导的肺损伤小鼠在YQFM给药后，其肺损伤改善作用较为显著。

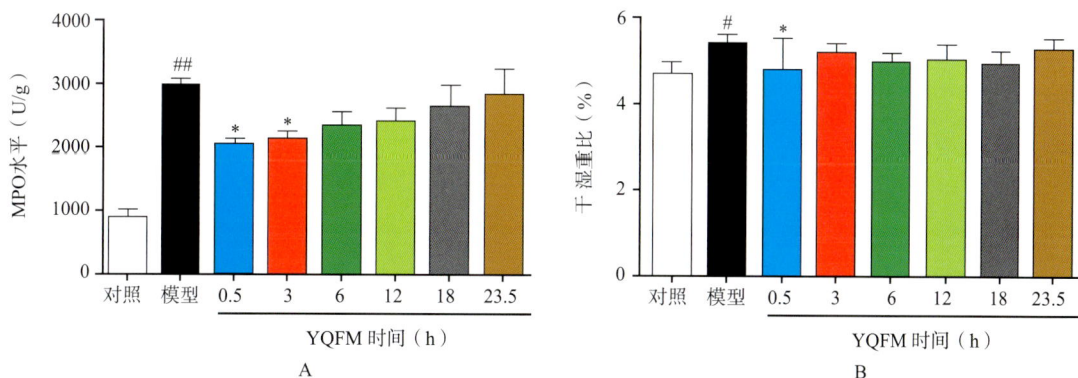

图 5-84　YQFM 不同时间点给药对 LPS 诱导急性肺损伤小鼠肺部的影响

A. 各组小鼠血浆中 MPO 水平；B. 各组小鼠肺组织湿干重比水平

注：##$P < 0.01$ vs. 对照组，#$P < 0.01$ vs. 对照组，*$P < 0.05$ vs. 模式组（LPS）

2. 不同剂量 YQFM 对 LPS 诱导的 ALI 髓过氧化物酶水平的影响

与模型组相比，给予不同剂量的YQFM干预后，MPO水平均显著下降（$P<0.05$或$P<0.01$），如图5-85所示。

3. YQFM 对 LPS 诱导的 ALI 小鼠肺组织湿干重比的影响

如图5-86结果所示，LPS造模24 h后，与对照组比较，LPS组湿干重比值显著增加（$P<0.01$）。而与模型组比较，中剂量组YQFM（0.67 g·kg⁻¹）和高剂量组YQFM（1.34 g·kg⁻¹）和地塞米松组（5 mg·kg⁻¹）的湿干重比值，则显著降低（$P<0.05$）。提示LPS诱导的小鼠ALI模型成功，同时也说明YQFM（0.67 g·kg⁻¹和1.34 g·kg⁻¹）对LPS诱导的ALI小鼠的肺水肿有明显的改善作用。

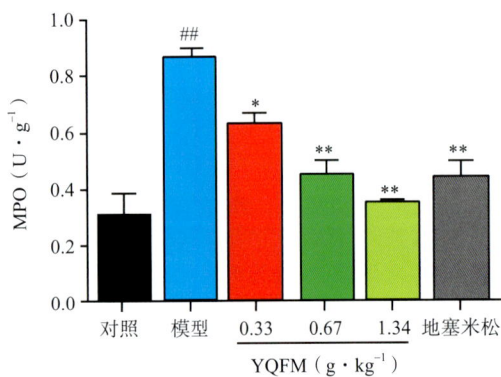

图 5-85 YQFM 对 LPS 诱导的 ALI 小鼠 MPO 水平的影响

注：##$P<0.01$ vs. 对照组，**$P<0.01$ vs. 模型组（LPS），
*$P<0.05$ vs. 模型组（LPS）

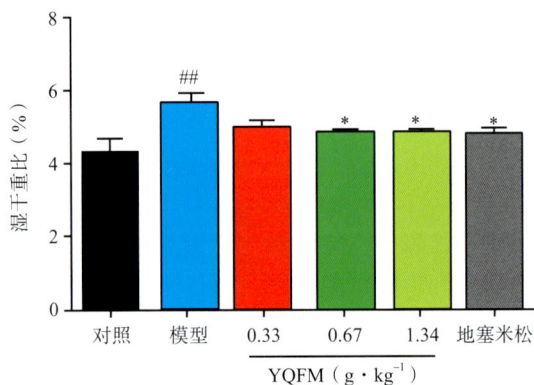

图 5-86 YQFM 对 LPS 诱导的 ALI 小鼠肺组织湿干重比的影响

注：##$P<0.01$ vs. 对照组，*$P<0.05$ vs. 模型组（LPS）

4. YQFM 对 LPS 诱导的 ALI 小鼠肺组织病理形态学的影响

如图5-87所示，对照组肺泡正常，结构完整，肺泡壁无增厚，无炎症细胞浸润，未见明显病理改变；气管滴注5 mg·kg⁻¹的LPS后模型组肺组织血管周围水肿明显，可见以大量中性粒细胞为主，且含少量淋巴细胞和巨噬细胞的渗出物，肺泡间隔增生、水肿；尾静脉注射0.33 g·kg⁻¹、0.67 g·kg⁻¹、1.34 g·kg⁻¹三种剂量的YQFM均可改善模型组的病理学改变，而且改善程度与剂量有一定相关性。

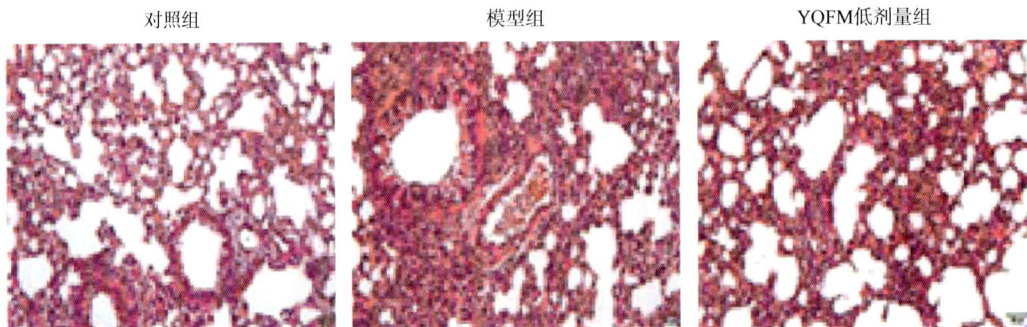

对照组　　　　　　　　模型组　　　　　　　　YQFM低剂量组

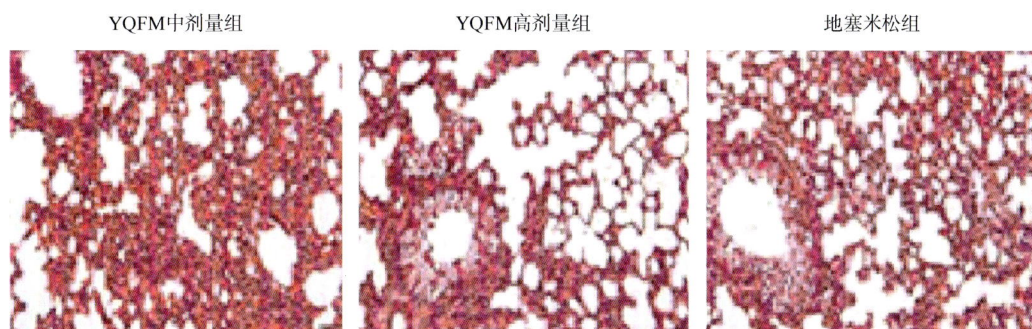

图 5-87　YQFM 对 LPS 诱导的 ALI 小鼠肺组织病理形态学的影响

注：使用 200× 倍镜获得图像，HE 染色

5. YQFM 对 LPS 诱导的 ALI 小鼠肺泡灌洗液中一氧化氮水平的影响

如图 5-88 所示，气管滴注 5 mg·kg^{-1} 的 LPS 24 h 后，LPS 组的肺泡灌洗液中 NO 含量较空白对照组的明显升高（$P < 0.01$），用各剂量的 YQFM 干预之后，低剂量组 YQFM（0.33 g·kg^{-1}）和中剂量组 YQFM（0.67 g·kg^{-1}）与模型组比较，有一定降低趋势，但差异无统计学意义；但高剂量组 YQFM（1.34 g·kg^{-1}）小鼠肺泡灌洗液中的 NO 含量则显著降低（$P < 0.01$）。

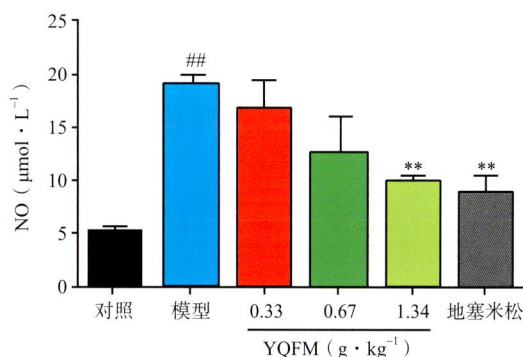

图 5-88　YQFM 对 LPS 诱导的 ALI 小鼠肺泡灌洗液中一氧化氮（NO）水平的影响

注：##$P < 0.01$ vs. 对照组；**$P < 0.01$ vs. 模型组

6. YQFM 对 LPS 诱导的 ALI 小鼠肺泡灌洗液中氧化应激水平的影响

与对照组比较，模型组小鼠肺泡灌洗液中的 MDA 含量显著增加（$P < 0.01$）（图 5-89A）。而与模型组比较，中剂量组 YQFM（0.67 g·kg^{-1}）、高剂量组 YQFM（1.34 g·kg^{-1}）和地塞米松组（5 mg·kg^{-1}）小鼠肺泡灌洗液中的 MDA 含量则显著降低（$P < 0.05$ 或 $P < 0.01$）。此外，同空白对照组比较，模型组小鼠肺泡灌洗液中的 SOD 显著降低（$P < 0.01$）（图 5-89B）。而与模型组比较，高剂量组 YQFM（1.34 g·kg^{-1}）和地塞米松组（5 mg·kg^{-1}）SOD 水平显著升高（$P < 0.01$）。

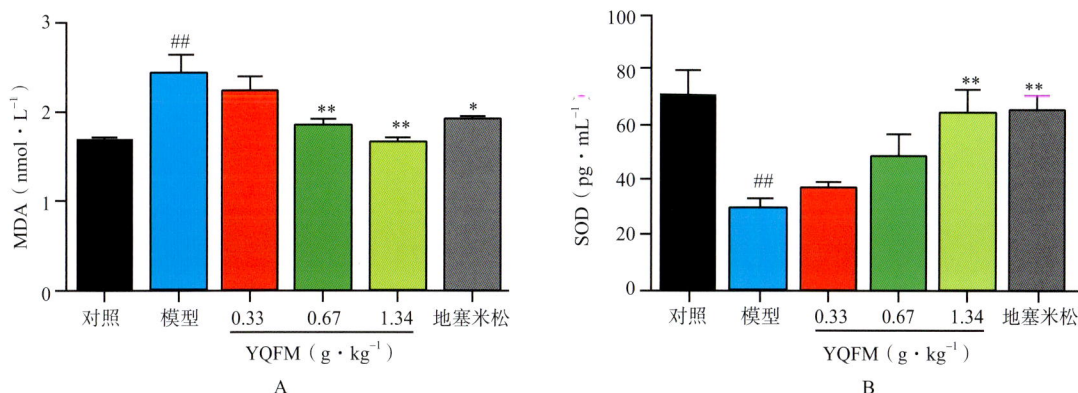

图 5-89　YQFM 对 LPS 诱导的 ALI 小鼠肺泡灌洗液中氧化应激水平的影响

A. 各组小鼠肺泡灌洗液中 MDA 水平；B. 各组小鼠肺泡灌洗液中 SOD 水平

注：##$P < 0.01$ vs. 对照组；*$P < 0.05$，**$P < 0.01$ vs. 模型组（LPS）

7. YQFM 对 LPS 诱导的 ALI 小鼠肺泡灌洗液中炎症因子水平的影响

如图5-90A所示，气管滴注5 mg·kg^{-1}的LPS之后检测小鼠肺泡灌洗液中TNF-α水平，LPS组的TNF-α水平明显高于空白对照组的，表明LPS诱导的小鼠ALI模型成功。实验结果显示，用各剂量的YQFM干预之后，YQFM低剂量组和中剂量组的小鼠肺泡灌洗液中TNF-α含量较LPS组的低，但是数据无统计学意义；1.34 g·kg^{-1}的YQFM和5 mg·kg^{-1}的地塞米松干预后均可显著降低LPS诱导的ALI小鼠的肺泡灌洗液中TNF-α含量（$P < 0.05$；$P < 0.01$）。此外，与空白对照组相比，模型组小鼠肺泡灌洗液中IL-1β水平显著增高（$P < 0.01$）（图5-90B）。而与模型组比较，各给药组IL-1β水平均显著降低（$P < 0.01$）。说明各给药组对LPS诱导的小鼠的急性肺损伤都有保护作用。

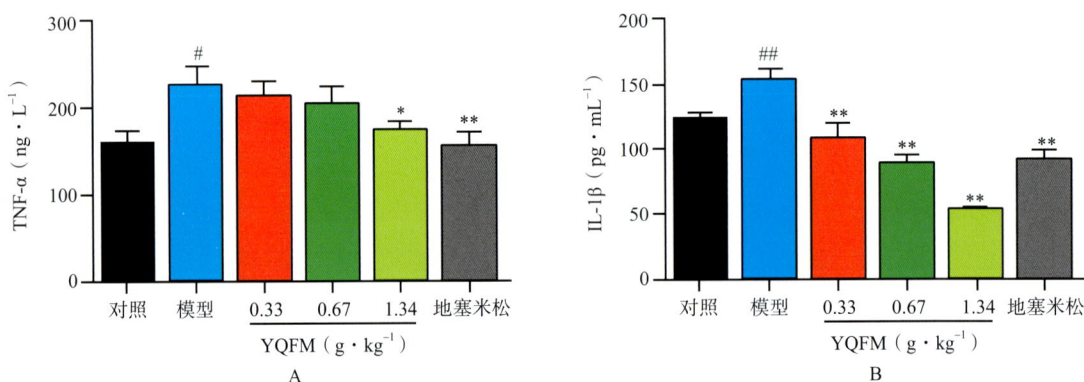

图 5-90　YQFM 对 LPS 诱导的 ALI 小鼠肺泡灌洗液中炎症因子水平的影响

A. 各组小鼠肺泡灌洗液中 TNF-α 水平；B. 各组小鼠肺泡灌洗液中白细胞介素 -1β（IL-1β）水平

注：#$P < 0.05$，##$P < 0.01$ vs. 对照组；*$P < 0.05$，**$P < 0.01$ vs. 模型组（LPS）

8. YQFM 对 LPS 诱导的 ALI 模型小鼠肺泡灌洗液中蛋白含量和中性粒细胞数量的影响

如图5-91所示，用5 mg·kg^{-1} LPS刺激后，模型组肺泡灌洗液中蛋白含量和中性粒细胞数量较空白对照组明显升高（$P < 0.05$），高剂量组YQFM（1.34 g·kg^{-1}）给药后，小鼠肺泡灌洗液中蛋白含量和中性粒细胞含量显著低于模型组（$P < 0.05$），说明高剂量YQFM（1.34 g·kg^{-1}）可以一定程度抑制小鼠炎症反应程度。此外，同空白对照组比较，模型组小鼠肺组织中的MPO活力显著增大（$P < 0.05$）。高剂量组YQFM（1.34 g·kg^{-1}）的MPO活性显著降低（$P < 0.01$）。说明LPS刺激使肺泡灌洗液中蛋白含量及细胞数增加，也增加了MPO含量，促进了中性粒细胞迁移，加重了肺组织炎症及水肿，恶化了肺组织病理损伤，YQFM可改善此症状。

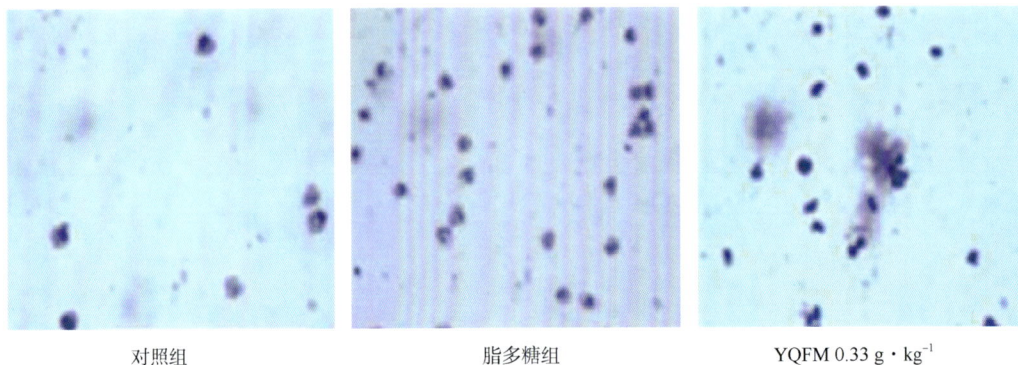

对照组　　　　　　　　　脂多糖组　　　　　　　　YQFM 0.33 g·kg^{-1}

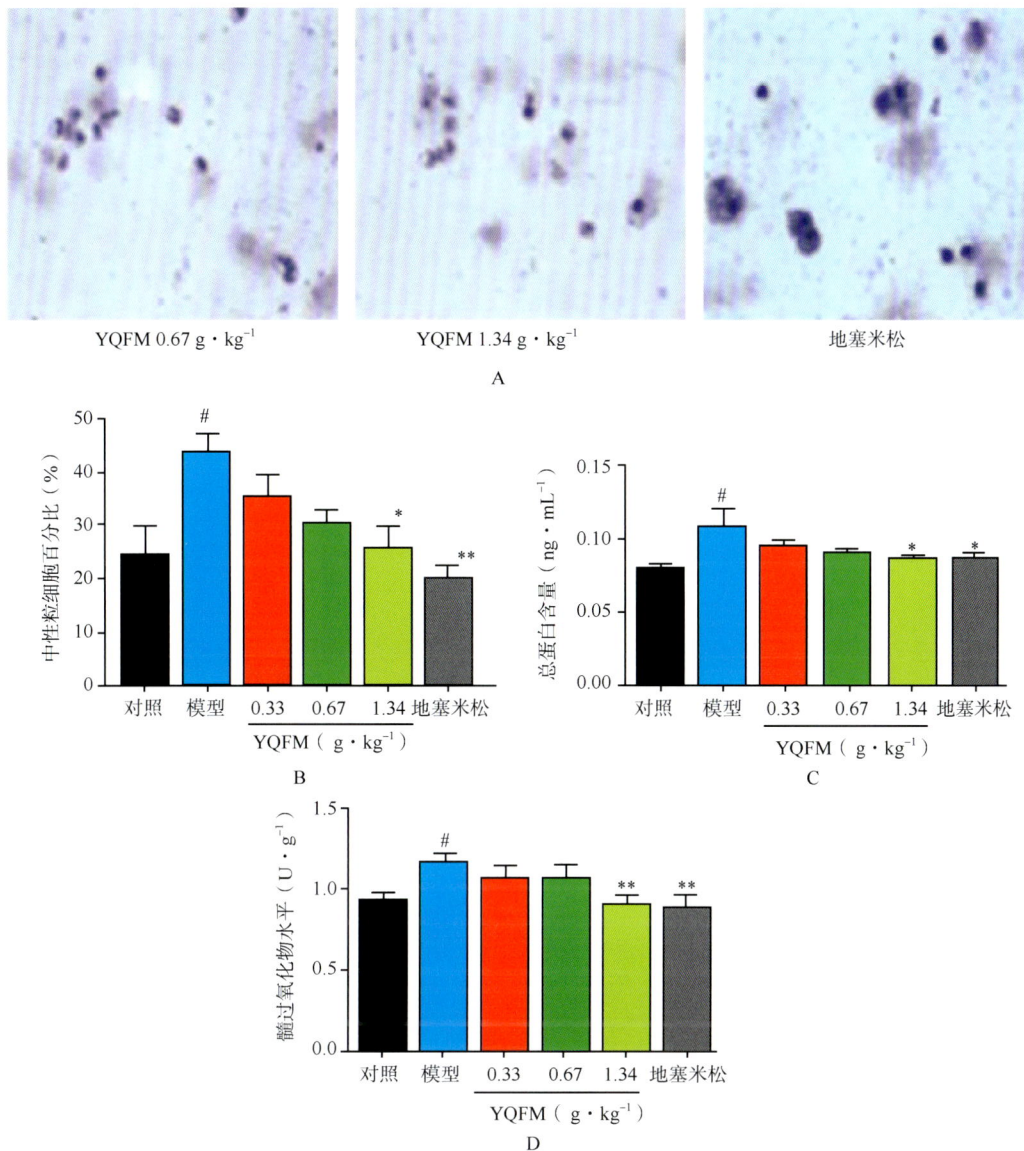

图 5-91　YQFM 对小鼠肺泡灌洗液中蛋白含量、中性粒细胞数量、肺组织中 MPO 水平的影响

A. 各组小鼠肺泡灌洗液中性粒细胞变化情况（瑞氏吉姆萨染色）；B. 各组小鼠肺泡灌洗液小鼠中性粒细胞百分比；C. 各组小鼠肺泡灌洗液中总蛋白含量；D. 各组小鼠肺组织中髓过氧化物（MPO）水平

注：#$P < 0.05$ vs. 对照组；*$P < 0.05$，**$P < 0.01$ vs. 模型组（LPS）

9. YQFM 对 LPS 诱导的 ALI 模型小鼠肺组织 TLR4-MyD88 通路的影响

如图 5-92 所示，用 Western blotting 检测 TLR4、MyD88 的蛋白表达，结果显示，LPS 诱导肺损伤后，小鼠肺组织内 TLR4 的表达及 MyD88 水平显著高于空白对照组（$P < 0.01$），说明肺损伤发生后小鼠肺部 TLR4-MyD88 信号通路被激活。而在 YQFM 给药后，相比模型组，小鼠肺组织中 TLR4 的表达及 MyD88 水平显著降低（$P < 0.05$ 或 $P < 0.01$）。说明 YQFM 能够抑制由于急性肺损伤引起的小鼠肺组织内 TLR4-MyD88 信号通路激活的增加。

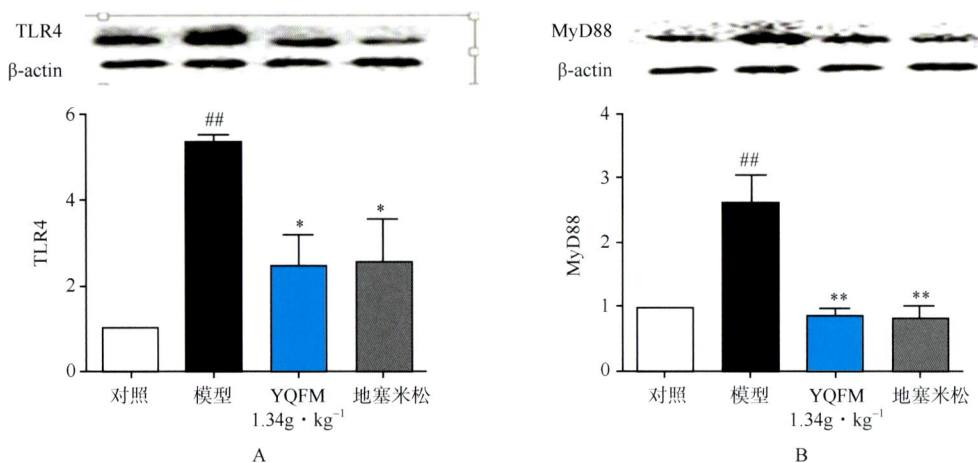

图 5-92　YQFM 对小鼠肺组织中 TLR4（A）和 MyD88（B）蛋白表达的影响

注：##P ＜ 0.01 vs. 对照组；*P ＜ 0.05，**P ＜ 0.01 vs. 模型组（LPS）

10. 结论

本实验研究结果发现，尾静脉注射 YQFM（1.34 g·kg^{-1}）可显著改善 LPS 所致 ALI 小鼠肺组织病理形态学改变，可有效降低肺组织中 MPO 和 NO 水平，减少肺水肿，并通过抑制 TLR4-MyD88 信号通路改善小鼠急性肺损伤。因此证实了 YQFM 对 LPS 所致 ALI 小鼠有一定的保护作用，为后期探讨 YQFM 防治小鼠 ALI 的深入机制提供实验数据参考。

参 考 文 献

[1] Xing L，Jiang M，Dong L Y，et al. Cardioprotective effects of the YiQiFuMai injection and isolated compounds on attenuating chronic heart failure via NF-κB inactivation and cytokine suppression[J]. J Ethnopharmacol，2013，148（1）：239-245.

[2] Yuan Q，Wang J，Fang Q H，et al. Attenuating effect of pretreatment with Yiqifumaion lipopolysaccharide-induced intestine injuryand survival rate in rat[J]. J Inflamm，2011，8（1）：10.

[3] Feng Y Q，Ju A C，Liu C H，et al. Protective effect of the extract of Yi-Qi-Fu-Mai preparation on hypoxia-induced heart injury in mice[J]. Chin J Nat Med，2016，14（6）：401-406.

[4] Kou J P，Cao G S，Ye X Y，et al. YiQiFuMai Powder injection ameliorates blood-brain barrier dysfunction and brain edema after focal cerebral ischemia-reperfusion injury in mice[J]. Drug Des Dev Ther，2016，10：315-325.

[5] Hou X F，Wang S C，Zhang T，et al. Recent advances in cell membrane chromatography for traditional Chinese medicines analysis[J]. J Pharm Biomed Anal，2014，101：141-150.

[6] Hou X F，Wang S C，Zhang T，et al. Recent advances in cell membrane chromatography for traditional Chinese medicines analysis[J]. Journal of Pharmaceutical and Biomedical Analysis，2014，101：141-150.

[7] Efferth T，Kaina B. Toxicities by herbal medicines with emphasis to traditional Chinese medicine[J]. Current Drug Metabolism，2011，12（10）：989-996.

[8] 胡琼文，白贺霞，边文贵. 中医药治疗慢性心力衰竭研究进展[J]. 新疆中医药，2018，36（5）：80-83.

[9] 朱敏，李思宁. 中医药治疗慢性心力衰竭的研究进展[J]. 中成药，2018，40（8）：1804-1807.

[10] 孙许涛，姜德友，陈飞，等. 中医药治疗慢性心力衰竭研究进展[J]. 中医学报，2018，33（3）：496-499.

第二节　注射用益气复脉（冻干）药效物质基础研究

中药含有多类化学成分，它们与中药的有效性和安全性有关，当具备了一定条件，中药成分就能成为反映中药质量的物质基础[1]。中药的效应作用是物质基础在体内生物效应的表达，基于药物传输及体内过程的基本认识，药物成分从原材料中经制剂工艺传递到成药制剂中，进而通过一定的给药途径吸收入血直至到达靶器官的成分才可能是药效作用的物质基础，而传统药性理论中也包含药物成分体内药物代谢过程的科学内涵[2]。因此研究基于"成分–药效"和"成分–药性"关联关系的药效物质基础研究，有助于阐明中药活性成分及机体的相互关系，也是确定中药质量标志物的重要研究路径。

一、基于"成分–药效"关联关系的药效物质基础研究

中药药效是指中药在用药后对机体产生一定强度的药理效应，是中医理论的核心内容。中药化学成分是中药发挥药效的物质基础。每一味中药都由不同的化学成分组成，药物具有疗效是由于它所含的某种成分在起作用[3]。中药药效学特点的形成与中药成分复杂、进入体内的相互作用、各种成分发挥作用的靶点、系统及组织器官的功能状态等密切相关。

网络药理学在中医药理论指导下通过计算，构建"疾病–基因–靶标–成分"的复杂生物学网络，阐明中药成分的靶标谱，预测药理活性与机制，发掘方剂配伍规律等，越来越广泛地应用于中药多组分体系的研究[4-6]。本节基于网络药理学思想研究了YQFM治疗心血管疾病的网络机制，为阐明其复方配伍机制提供依据。

（一）材料和方法

1. YQFM 化学成分收集与关键母核结构的筛选

依据本实验室前期对 YQFM 成分解析的基础，结合数据库与文献，对 YQFM 中的药效成分进行归类总结，筛选其代表性成分，并确认主要化合物母核。将上述结构绘制在 Chemdraw Profational 15.0软件中，并储存为*sdf 格式。

2. 分子对接及药物靶点筛选

通过 DRAR-CPI 服务器（https：//cpi.bio-x.cn/drar/）对母核结构进行模拟分子–靶蛋白对接，选择Z'-score＜–0.5的靶点。进一步通过UniProt数据库（http：//www.uniprot.org/uploadlists/）将上述药物靶点的PDB ID转换成 UniProt ID，梳理潜在的基因和靶点。

3. 靶点通路的筛选

采用String 10.0 蛋白质标准数据库（https：// string-db.org/），对获取的靶点信息通过 KEGG数据库（http：//www.kegg.jp/）进行注释。保留 falsediscovery rate＜0.01 的通路，并结合文献对所得通路进行分析。

4. 网络药理学网络的构建

利用Cytoscape 3.6.0 软件，构建上述靶点的"化合物–靶点–通路–网络"整合模型。并进一步通过网络模型来研究YQFM在治疗心血管相关疾病中的成分、靶点、通路的相互作用。

（二）结果

1. YQFM 化学成分母核的筛选

在本实验室前期研究基础上并结合文献共计选出7个结构母核，分别为人参中的 20(S)-原人参三醇、齐墩果酸（红参）；麦冬中的2′-羟基异麦冬黄酮A、麦冬黄酮B、麦冬皂苷元；五味子中的五味子甲素、五味子乙素，结构式见图5-93。

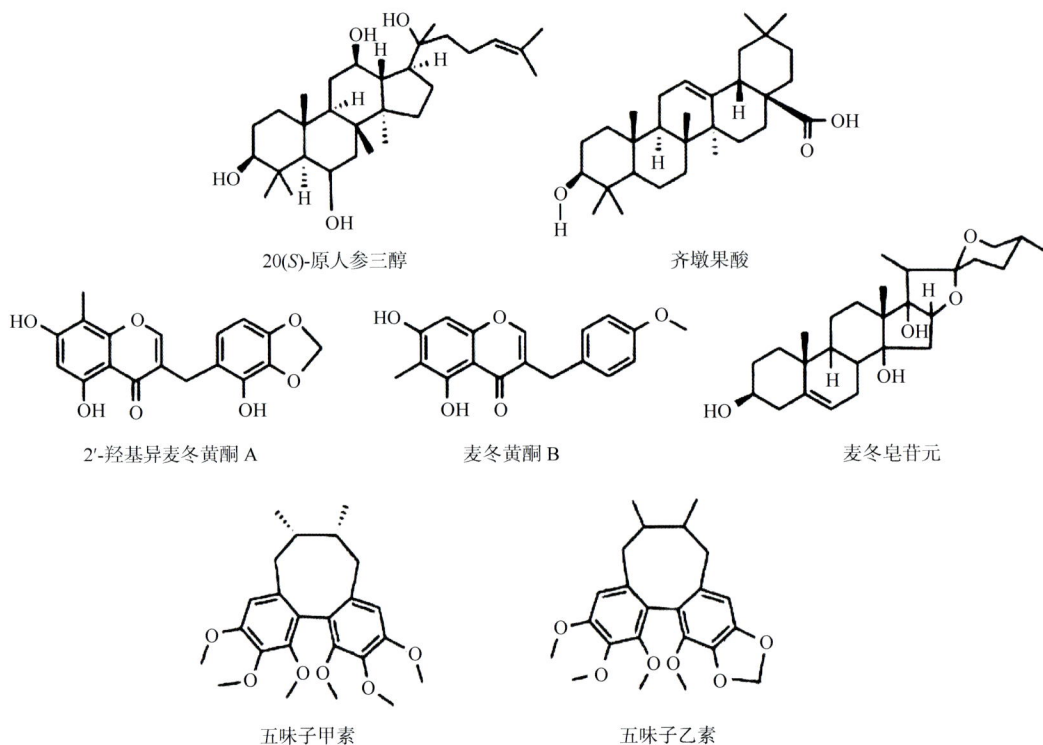

20(S)-原人参三醇　　　　　　　　　　齐墩果酸

2′-羟基异麦冬黄酮A　　　　　麦冬黄酮B　　　　　麦冬皂苷元

五味子甲素　　　　　　　五味子乙素

图 5-93　YQFM 代表性成分母核结构

2. 靶点预测分析

在 DRAR-CPI 服务器中投入筛选得到的7个母核结构，保留 Z′ 分数小于–0.5 的靶点，并对结果进行整理总结，共涉及124个靶点，结果见表5-15。

表 5-15　YQFM 化合物母核 – 靶点信息

化合物母核	靶点
20(S)-原人参三醇	SRC、INSR、CSNK2A1、EGFR、CASP3、IL-1R1、Akt2、NTRK1、TNFRSF1A、TP53、C1R、BMP2、F3、F7、MASP2、PLAU、BMPR1A、IL-10、IL-4、ARNT、EPHA2、GSK3β、LCK、INS、FCER1A、MAPK8、MMP-3、PAK6、HSP90AA1、PAK7、FASN、YWHAZ、USP7、PKLR、NTRK2

化合物母核	靶点
齐墩果酸	CSF2RB、IL-₁R1、NTRK1、TNFRSF1A、TP53、TRAF2、GSK3β、MAPK1、Akt2、C1R、BMP2、CX3CL1、GAPDH、ADH1A、PDHA1、CD44、CSNK2A1、CRAT、AGXT、EGFR、SYK、INS、CASP3、IL-4、BMPR1A、EPHA2、FYN、F13A1、RAC2、FGFR1、HGF、NOS2、PDHB、CASP8、PAK1、PAK6、ITGA1、PAK7、TNFRSF4、PDPK1、CFTR、FASN、HMGCR、CASP7、PKLR、SOD1、C1S、BMP7、ARNT、IL-10、MASP2、USP7、PLG、NTRK2、NOG、SELE
五味子甲素	G6PD、GSTA3、ADH7、ADH1B、CASP3、FGFR1、FGFR2、LDHB、C1R、EPHA2、HRAS、IL-10、F13A1、F3、INS、F7、MAPK1、CBS、GSTM2、IL-4、PLA2G2A、PDPK1、GSTO1、PIM1、RARA、MAPK10、TAT、MAPK8、PLK1、NOS2、USP7、TNFRSF1A、GSTP1、PAK1、GSTT2B、PAK6、TP53、SULT2A1、ITGAL、PAK7、GSTA1、GSTM1、ODC1、PKLR、F9、MASP2、PLAU、HDAC8、MAPKAPK2、CASP7、HPN、NTRK2、YWHAZ
五味子乙素	PAK1、PAK6、PAK7、PKLR、F13A1、CASP8、TRAF2、C1S、MAPK10、C1R、SORD、TPI1、LCK、EPHA2、ITGAL、AGXT、BMP2、FASN、FGFR2、PARP1、ADH7、IL-10、FBP1、ADH1B、GAPDH、BMPR1A、RHOA、CRAT、EPHX2、NOS2、MAPK1、PDPK1、INS、TP53、NTRK1、F9、KLKB1、MASP2、PLAU、HMOX1、HSP90AA1、PLK1、USP7、MAPKAPK2、NTRK2
2′-羟基异麦冬黄酮	Akt1、BRAF、RARA、GSK3β、JAK2、F2、F10、MAPK10、MAPK8、EGFR、CSNK1G2、PRKACA、FGFR2、ABL1、HADH、NCOA1、NCOA2、CSNK2A1、ITGAL、PAK1、PLA2G2A、PPARA、RXRA、JAK3、F3、F7、F9、KLKB1、SYK、FASN、MAPKAPK2、LCK、MAOA、TPH1
麦冬黄酮B	Akt1、JAK2、GSK3β、PAK1、PRKACA、MAPK10、MAPK8、LDHB、ADH7、CSNK1G2、HMOX1、MAPKAPK2、PDPK1、ABL1、PPARD、RARA、PPARA、RXRA、PDHA1、PDHB、PPARG、PLA2G2A、NCOA1
麦冬皂苷元	FGFR1、CSNK2A1、INSR、INS、FASN、CASP3、AMD1、ASS1、NOS2、C1R、BMP2、FCER1A、MAPK1、MAPK14、IL-10、GAPDH、CASP1、IL-1ᵣ1、EPHA2、LCKSYK、CASP8、PIN1、TRAF2、PAK7、PDPK1、CX3CL1、YWHAZ、PAK6、CSF2RB、NTRK1、TNFRSF1A、TP53、NTRK2、HMGCR、OAT、ODC1、C1S、F13A1、MASP2、SYK、USP7、CASP7、BMPR1A、HSP90AA1、ITGA1、LCK、TNFRSF4

3. 靶点相关的通路信息

通过 UniProt 数据库将潜在靶点投入 String 10.0 蛋白质标准数据库，对结果进行注释分析，结合 KEGG 数据库及文献调研筛选出与心血管疾病相关通路，共涉及 40 条通路，按照功能将其分为心血管功能相关、糖脂代谢以及炎症与免疫 3 类。结果见表 5-16。

表 5-16　YQFM 心血管疾病相关通路分类信息

分类	通道	分类	通道
心血管功能相关	醛固酮调节的钠重吸收 低氧诱导因子-1信号通路 过氧化物酶体 过氧化物酶体增殖物激活受体信号通路细胞因子-细胞因子受体互作 刺猬信号通路 补体与凝血级联系统 棒状体相关蛋白1信号通路 丝裂原活化蛋白激酶信号通路 色氨酸代谢 急性髓细胞性白血病	炎症与免疫	节点样受体信号通路 B细胞受体信号通路 趋化因子信号通路 FcεRI信号通路 FcγR介导的吞噬作用 造血细胞系 核因子κB信号通路 RIG-I样受体信号通路 T细胞抗原受体信号通路 肿瘤坏死因子信号通路 病毒性心肌炎 FoxO信号通路 黏着连接 程序性细胞死亡 磷脂酰肌醇3′-激酶/丝氨酸/苏氨酸激酶信号通路 大鼠肉瘤信号通路 肌动蛋白细胞骨架 转化生长因子β信号通路 甲状腺激素信号通路
糖脂代谢	黏着斑 单磷酸腺苷活化蛋白激酶信号通路 果糖和甘露糖代谢 糖酵解/糖原异生 胰岛素信号通路 2型糖尿病 细胞外因子信号通路 哺乳动物雷帕霉素靶蛋白信号通路 脂肪细胞因子信号通路 精氨酸和脯氨酸代谢		

4. YQFM 治疗心血管疾病的调控网络

利用Cytoscape 3.6.0 软件将化合物、靶点、通路信息相连接，主要聚焦炎症及免疫，糖脂代谢以及心血管功能相关通路。结果显示同一化合物可对应不同的靶点，同一靶点可参与不同的通路，体现了 YQFM 多靶点、多通路协同作用的特点。

（三）YQFM 治疗心血管疾病的相关机制分析

现代研究认为，心血管疾病主要与炎症、糖脂代谢、血压调节、凝血因子、血管收缩与扩张、氧自由基的产生以及细胞信号转导相关[7]。本节共筛选出心血管相关通路40条，发现 YQFM 可能通过调控心血管系统相关通路、氧自由基产生通路、糖脂代谢、能量代谢、炎症及细胞因子相关通路，以及信号转导通路等多个方面来达到治疗心血管疾病的目的。

1. 心血管功能相关通路

丝裂原活化蛋白激酶（MAPK）级联是一种高度保守的模块，参与细胞的多种功能，包括细胞增殖、分化和迁移等。在人类细胞中存在3种重要的MAPK信号通路，分别是传统MAPK通路、c-Jun氨基端激酶JNK通路和p38 MAPK通路（p38）。MAPK被激活后进入细胞核，导致一些转录因子磷酸化，介导了细胞外信号向细胞内的转导。与心血管疾病的发生和发展密切相关，具体信号通路见图5-94A。研究发现，MAPK通路激活后可诱导血管内皮细胞分泌肿瘤坏死因子（TNF-α）、白细胞介素-1（IL-1）等炎症因子，介导中性粒细胞活化及炎症聚集，从而加重血管内皮损伤。同时，MAPK通路的激活是多种细胞因子诱导血管平滑肌细胞增殖和迁移的共同途径[8]，可提升胞外信号调节激酶（ERK）的磷酸化水平，诱导对氧化还原敏感的基因的表达，从而导致了血管平滑肌的增殖和迁移。Li 等[9]研究认为，YQFM 主要作用于MAPK通路中的NF-κB、STAT3 和 MAPK14关键节点，可以减轻心肌缺血损伤，预防和治疗心肌缺血。

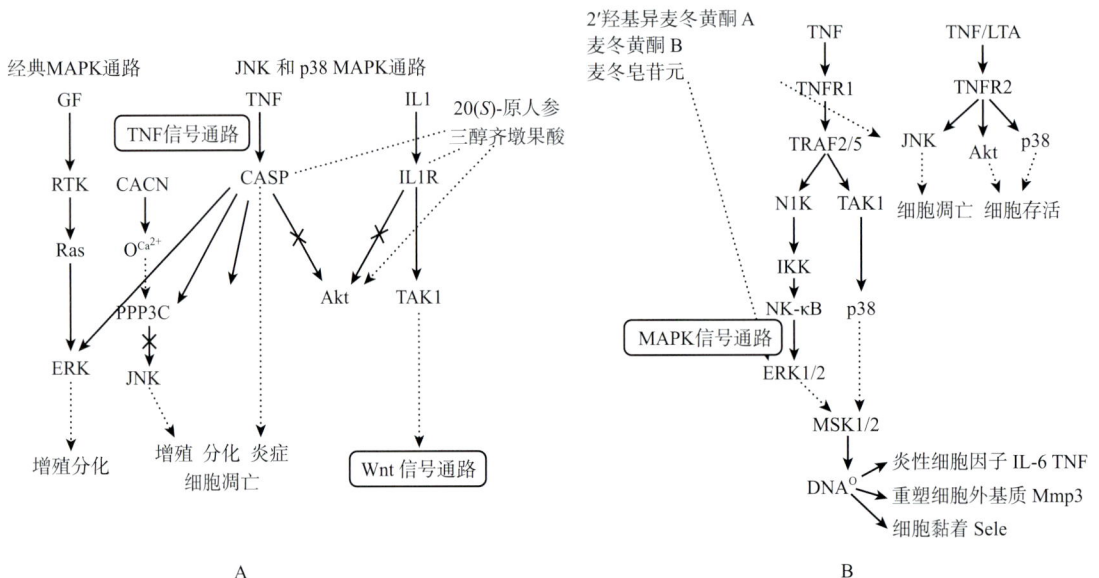

A

B

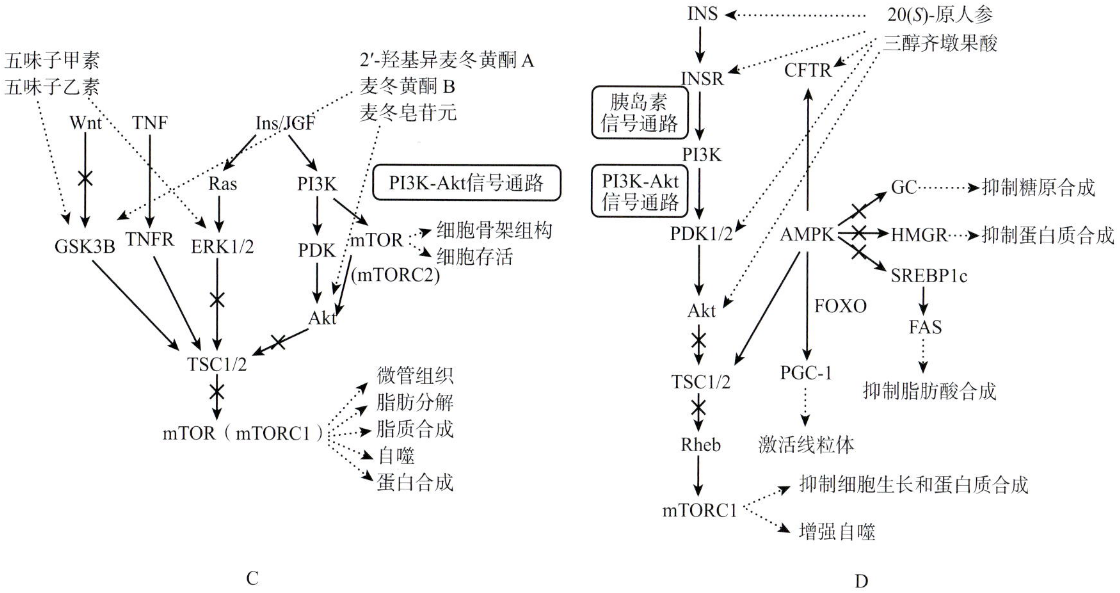

图 5-94　YQFM 的作用机制示意图

此外，CACN因子的激活可促使细胞产生大量活性氧和Ca^{2+}内流，导致细胞内 Ca^{2+} 超负荷，造成血管内皮细胞渗透性增加，加剧了中性粒细胞和单核细胞与内皮细胞的黏附，进而引起内皮功能的损伤[8]。Yang 等[10]实验结果发现，YQFM 可通过调节 Ca^{2+} 抑制线粒体介导的细胞凋亡，从而减弱心肌缺血诱导的心力衰竭。李昊娲等[11]的研究也证明了 YQFM 能通过抑制平台期 Ca^{2+} 电流，缩短异丙肾上腺素诱导的心肌细胞动作电位。

本研究的网络分析结果显示，20（S）-原人参三醇及齐墩果酸多作用于心血管相关靶点通路。由此推测 YQFM 中对心血管系统起主要作用的药效成分多来源于红参。而《本草蒙筌》中记载红参有"通畅血脉"的功效。红参皂苷类成分可能通过作用于血管内皮细胞及血管平滑肌细胞，调节 Na^+ 重吸收，并作用于凝血系统与造血功能，体现了通畅血脉的功效。

2. 炎症相关通路

TNF-α 作为一种重要的细胞因子，可以诱导多种细胞内信号通路，包括细胞凋亡、存活以及炎症和免疫。而炎症反应在心血管系统疾病中起重要作用，如组胺、前列腺素和一氧化氮（NO）等可作用于血管平滑肌引起血管舒张，增加血液流动并引起白细胞循环；而组胺和白三烯等炎症介质通过作用于内皮细胞增加血管渗透性，使血浆蛋白和白细胞退出循环。TNF-α、IL-1 等细胞因子又通过增加内皮细胞上白细胞黏附分子的水平促进白细胞外渗。

TNF 受体（TNFR）可分为 TNFR1 和 TNFR2 两亚型，活化的 TNFR 可介导激酶的磷酸化，并诱导脂肪酶和蛋白酶的表达，调节多种信号转导；同时 TNF 通路的激活可引起 TNFR 相关因子 3（Traf3）的泛素化，并与转化生长因子 β 活化激酶 1（TAK1）形成复合物，进一步激活 IKKs，促使 NF-κB 向核内转移，导致炎症反应的发生[12]（图 5-94B）。实验发现，益气类方能够通过抑制一氧化氮合酶（COX）减缓 NO 在脑内的累积，以及抑制外周血中炎症因子高表达所诱发的动脉低血压和脑缺血[13-14]。此外，Tan 等[15]通过 Western blotting 发现，

YQFM可通过调控TNF-α诱导的人血管内皮EA.hy926细胞的相关炎症通路，发挥对心血管的保护作用。

在感染或损伤部位，损伤细胞通过分泌细胞因子激活树突状细胞、巨噬细胞和中性粒细胞等先天性免疫细胞，再通过淋巴细胞介导的适应性免疫应答来吞噬外来颗粒和宿主碎片[16]。何志明等[17]研究证明，YQFM可以有效降低血管内皮生长因子的表达，升高可溶性细胞间黏附因子-1和血清基质金属蛋白酶-9，从而降低炎症反应。

网络药理学的分析发现，作用于炎症相关通路靶点的成分多来源于麦冬中的 2′-羟基异麦冬黄酮A、麦冬黄酮 B 和麦冬皂苷元。由此推测YQFM中对免疫调节起主要作用的药物为麦冬。现代药理研究表明，麦冬具有提高细胞免疫的功能[18]，而《神农本草经》中所述麦冬具有"养阴润肺、泻热生津"的功效，推测其主要是通过抑制炎症，调节免疫和糖脂代谢等发挥作用。

3. 糖脂代谢通路

哺乳动物雷帕霉素靶蛋白（mTOR）是一种高度保守的丝氨酸/苏氨酸蛋白激酶，可分为mTOR复合物1（mTORC1）和2（mTORC2），其中mTORC1调节脂质代谢、自噬、蛋白质和核糖体的合成等过程，mTORC2参与了控制细胞骨架的构建、细胞的代谢、分化和凋亡。mTOR通路对于心肌细胞代偿性的增殖及心脏对压力超负荷的适应能力具有重要的调节作用。Akt可以分别被磷酸肌醇依赖性蛋白激酶1（PDK1）和mTORC2磷酸化，激活后的Akt通过磷酸化糖原合成激酶（GSK3）、叉头框转录因子（FoxO）和mTORC1，最终调节细胞生长和凋亡等过程[19]。mTOR信号通路对于心肌细胞能量剥夺及缺血损伤也具有调节作用，磷酸化的mTORC1会负调控蛋白复合物结节性硬化症致病基因1和2（TSC1/2），通过减少细胞能量的消耗、诱导自噬来维持细胞相对正常的能量状态，帮助细胞的存活[20]（图5-94C）。Guo 等[21]提出YQFM 能够显著抑制mTOR 的磷酸化，缓解局部缺血再灌注所引起的损伤，起到神经保护作用。李晓阳等[22]的研究也证实了YQFM具有维持心肌能量的平衡和改善心肌功能的作用。

腺苷酸活化蛋白激酶（AMPK）是一种异源三聚体蛋白，由α、β和γ 3个亚单位组成，在真核细胞中能够发挥能量调节的作用。AMPK作为能量感受信号的中转站，可将细胞内的能量信号汇聚到mTOR上。当细胞内ATP 生成减少，磷酸化激活的AMPK可抑制 mTORC1，继而增强自噬及分解代谢。

此外激活的AMPK还可使TSC2磷酸化，间接地抑制了mTORC1 的功能[23]。在肌肉收缩或者组织缺氧时，细胞因为能量代谢导致AMP/ATP 比率升高，此时 AMPK 就会激活，通过上调葡萄糖转运体4（GLUT4）和过氧化物酶体增殖物激活受体（PPARγ）共激活因子 1α（PGC1α），增加ATP的生成以及减少ATP的消耗来恢复AMP/ATP比率[24]（图5-94D）。因此AMPK能够通过促进葡萄糖摄取，抑制细胞凋亡和心肌梗死，发挥心脏保护作用[25]。Li等[26]的研究证明了YQFM通过激活 AMPK介导的线粒体裂变，对心肌缺血再灌注诱导的小鼠心肌损伤起到保护作用。

网络药理学结果显示，与糖脂代谢靶点通路相关的药效分子主要源于20（S）-原人参三醇、齐墩果酸、五味子甲素、五味子乙素，由此推测YQFM中红参和五味子对糖脂代谢起主要作用。红参能"大补元气，复脉固脱"；五味子具有"收敛固涩，益气生津，补肾宁心"的功效，可能是通过调节胰岛素信号、控制AMPK 来调节能量代谢达到"益气"的目的[27]。

（四）讨论

通过 YQFM 药理作用的相关文献整理发现，YQFM 对心肌缺血导致的心衰、脑缺血引起的血脑屏障功能障碍、缺血再灌注引起的微循环障碍等心脑血管疾病具有治疗效果[28-31]。而MAPK 信号通路通过影响炎症细胞、血管平滑肌细胞及血管内皮细胞与动脉粥样硬化的发生发展直接相关，且调控了多种心血管疾病的进程。Tan 等[15]曾对 YQFM 进行的网络药理学研究也认为，MAPK、AMPK 及 TNF 信号通路对其治疗效果起到关键作用。另有文献报道，丹参酮ⅡA 具有调节血脂和抗动脉粥样硬化的作用，其机制也与 TNF 信号通路相关，这也侧面证明了 TNF 信号通路确与心血管疾病相关。Guo 等[21]的研究认为，调节 mTOR 通路可减轻脑缺血再灌注损伤，改善心脏内环境稳态，对心脏肥大、缺血性损伤、心脏代谢等病理过程起着至关重要的作用。任俊芳等[32]研究显示，AMPK 在心血管重构过程中对心肌细胞、血管平滑肌细胞、内皮细胞的增殖及能量代谢均有影响。

利用网络药理学的方法对 YQFM 治疗心脑缺血性疾病潜在的药物靶点进行研究，基于前期研究结果，选定 YQFM 中 28 个人参皂苷和木脂素类化合物，结果表明，这些物质作用于心脑缺血性疾病相关的通路有 12 条，包括 NF-κB、MAPK 和 mTOR 等信号通路，为后续深入的机制研究指明了方向。同时，表明人参皂苷 Rg₃、Rb₁、Rg₁ 和五味子醇甲是 YQFM 中最为重要的治疗心脑缺血性疾病的药效物质。后期又选定 20(S)-原人参三醇、齐墩果酸、2′-羟基异麦冬黄酮 A、麦冬黄酮 B、麦冬皂苷元、五味子甲素、五味子乙素 7 个化合物母核，采用 DRAR-CPI 服务器、KEGG 数据库及 Cytoscape 3.6.0 软件，进行靶点及信号通路预测。结果表明，这些物质对应作用靶点有 127 个，相关通路有 40 条，其主要是通过保护心血管、抑制炎症、调节免疫功能及干预糖脂代谢等途径发挥治疗作用。进一步分析 YQFM 作用机制分别通过影响炎症、离子通道、能量代谢、糖脂代谢、细胞因子、信号转导、血管内皮细胞生长、氧自由基生成等过程对心血管疾病起到治疗作用。其中方中君药红参作用在 GASP、Akt、INS 等靶点上，通过 MAPK、AMPK 等心血管相关功能以及糖脂代谢通路起到大补元气、复脉固脱、益气摄血的作用；臣药麦冬作用在 Akt、GSK3β、JNK 等靶点上，通过 TNF、mTOR 等炎症以及糖脂代谢通路起到生津解渴、养阴润肺的功效，与人参相配，气阴双补；佐药五味子作用在 GSK3β、ERK1、ERK2 等靶点上，通过 mTOR 等糖脂代谢通路起到收敛固涩、益气的作用，辅佐人参与麦冬固气养津。

本研究通过网络药理学手段，初步解释了 YQFM 治疗气阴两虚证的网络作用机制。通过网络药理学研究，对 YQFM 物质基础及其作用靶点、通路进行预测分析，阐释了 YQFM 多成分、多靶点、多途径生物效应的科学内涵，为进一步研究心血管疾病的治疗方法提供了思路和路径，也为 YQFM 质量标志物的预测提供了有力的支持。

二、基于"成分 – 药性"关联关系的药性（味）物质基础研究

药性是中药有效性的核心内涵，其中五味药性是中药药性理论的重要组成部分。按照传统药性理论，五味药性包含真实滋味（气味）和生物效应两方面的含义。本研究分别通过味觉受体分子对接实验从味觉真实滋味表达，以及通过 G 蛋白偶联受体及关键酶活性实验对接功能属性表达，阐释 YQFM 的药效物质基础。

（一）基于计算机模拟技术的 YQFM 药性（味）物质基础研究

研究发现，对于滋味的感知是味觉物质和味觉细胞微绒毛上的味觉受体及离子通道相互作用实现的，一些味觉传导过程把化学信息转变成分子第二信使，如磷酸环苷酸（cNMPs）和三磷酸肌醇（IP$_3$），使味觉细胞去极化和Ca^{2+}释放，另一些将味觉物质本身作为细胞信号（如Na$^+$，K$^+$，H$^+$）使味觉细胞产生动作电位，味觉信号沿支配味觉细胞的舌咽神经、面神经的鼓索神经侧支和迷走神经，传导至延髓孤束核后到达脑桥的味觉区，再经过丘脑味觉中继核投射到中央后回最下部的味觉中枢进行味觉感知[33]。分子对接主要是研究分子间（如配体和受体）相互作用，并预测其结合模式和亲合力的一种理论模拟方法。配体和受体的结合不但要满足空间的匹配，还要满足能量的匹配，若结合能＜0，表明配体分子均能和受体蛋白自发地结合，结合能＜-5.0 kJ·mol^{-1}，表明其结合性好，结合能越小对接越好[34]。

在《方剂气味配伍理论及应用》中将生脉饮归为酸甘化阴类方剂，酸甘合化是为本方方根[35]。另外，在2020年版《中国药典》[36]中，红参性味为甘、微苦；麦冬性味为甘、微苦；五味子性味为酸、甘。虽然五味子在《唐本草》中记述："其果实五味，皮肉甘、酸，核中辛、苦，都有咸味。此则五味俱也。"但根据生脉散气味配伍规律，五味子在该方中以酸为主，因此本研究主要针对其酸、甘味物质基础进行研究。综上，本实验通过将YQFM中的主要化学成分（表5-17）与甘、酸、苦味受体进行分子对接实验，从真实滋味的角度确定其性味物质基础。

1. 甘味受体分子对接实验研究

（1）受体选择及预处理

味觉受体第一家族（T1Rs）是一类能感知甜味和鲜味的受体家族，属于G蛋白耦联受体（GPCR）超家族C亚型成员，它包括T1R1，T1R2，T1R3三个成员。T1Rs是一类独具特色的GPCR，它们拥有大的细胞外结构域，其中包括捕蝇夹（venus fly trap，VFT）域，半胱氨酸富集（cys-teine-rich，CRD）域和七次螺旋跨膜（heptahelical transmembrane，HD）域。T1R2+T1R3以异二聚体形式形成感受各种糖和人工甜味剂的功能受体而参与甜味识别[37]。T1R2或T1R3基因单剔除的小鼠对各种人工甜味剂的反应消失，对低浓度糖液的反应强烈降低，但对较高浓度的糖液的反应则是部分降低。然而T1R2+T1R3基因双剔除的小鼠对所有测试的不同浓度的糖液的行为学与电生理学反应均会消失。这些实验证据表明T1R2和T1R3形成了针对人工甜味剂的功能性受体与高亲和力的糖受体，而仅表达其中一种受体的则是作为一种低亲和力的糖受体[38]。因此可以通过T1R2和T1R3复合受体研究药物的相关作用位点。

本部分实验从PDB数据库下载5X2M晶体结构，导入Schrodinger 2020 Maestro12.4，通过Protein Preparation Wizard进行预处理，将delete water的范围设置为0Å。应用Binding Site Detection计算可能的活性空腔，选择打分最高的空腔，通过Receptor Grid Generation生成受体格点文件（图5-95），用于后续分子对接。

表 5-17　甘味小分子库

序号	名称	结构类型	来源	序号	名称	结构类型	来源
1	人参皂苷 Rg$_1$			30	五味子醇甲		
2	人参皂苷 Re			31	五味子甲素		
3	人参皂苷 Rf			32	五味子乙素		
4	三七皂苷 R$_1$			33	五味子醇乙		
5	人参皂苷 Rg$_2$	原人参三醇型皂苷		34	戈米辛 N	木脂素	
6	人参皂苷 Rh$_1$			35	戈米辛 D		
7	三七皂苷 R$_2$						
8	人参皂苷 F$_1$			36	戈米辛 J		五味子
9	人参皂苷 Rk$_3$		红参				
10	人参皂苷 Rb$_1$			37	柠檬酸		
11	人参皂苷 Rd			38	苹果酸		
12	人参皂苷 Rg$_3$			39	莽草酸		
13	人参皂苷 Rc			40	琥珀酸		
14	人参皂苷 Rb$_2$	原人参二醇型皂苷		41	奎宁酸	有机酸	
15	人参皂苷 Rb$_3$			42	酒石酸		
16	人参皂苷 Rh$_2$						
17	人参皂苷 F$_2$			43	富马酸		
18	人参皂苷 Rk$_1$						
19	鲁斯可皂苷元			44	麦芽糖		
20	麦冬皂苷 D						
21	麦冬皂苷 C			45	果糖		
22	麦冬皂苷 B	甾体皂苷		46	蔗糖		
23	麦冬皂苷 A			47	阿拉伯糖		
24	14-羟基麦冬皂苷 C		麦冬	48	鼠李糖	糖类	麦冬、红参、五味子
25	麦冬黄烷酮 E						
26	甲基麦冬二氢高异黄酮 B			49	甘露醇		
27	麦冬二氢高异黄酮 B	高异黄酮类					
28	甲基麦冬黄酮 A			50	葡萄糖		
29	甲基麦冬黄酮 B						

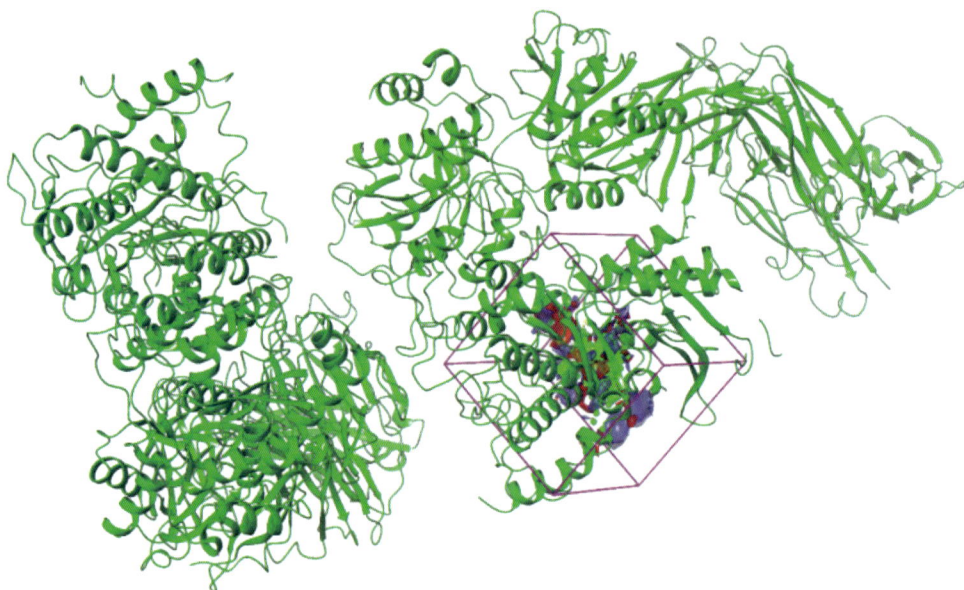

图 5-95　5X2M 晶体结构可能的格点文件

（2）建立甘味配体小分子库

选取 YQFM 中甘味药材红参、麦冬和五味子的代表性化合物作为对接配体（化合物详细信息见表5-18），包括红参药材中的原人参三醇型三萜皂苷、原人参二醇型三萜皂苷类成分及糖类成分；麦冬药材中甾体皂苷类成分、高异黄酮类成分及糖类成分；五味子药材中木脂素类、有机酸类成分及糖类成分（由于处方药材中相对分子质量较大的物质如蛋白质、多肽、多糖等在提取和制剂工艺过程中是作为杂质而去除的物质，因此在本实验中并未对此类成分进行选择）。从 PubChem 下载小分子sdf.格式文件，建立甘味小分子库。

（3）分子对接

葡萄糖是自然界分布最广且最为重要的一种单糖，纯净葡萄糖为无色晶体，有甜味。本部分实验以葡萄糖作为阳性甘味小分子，同时将甘味配体小分子库导入 Schrödinger 软件，进行小分子预处理，电场力OPLS3e、不改变小分子离子化状态、保留指定手性、最多产生分子5个，在 Ligand Docking 中选择第一步中生成的受体格点文件，与小分子进行分子对接。

（4）实验结果

通过 Schrödinger 软件将阳性对照葡萄糖小分子与甘味受体 5X2M 的格点文件进行对接，对接得分为–6.06，结合模式如图5-96所示。甘味小分子库内各化合物与甘味受体 5X2M 的对接结果见表5-18，对接得分绝对值结果见图5-97。分析结果发现，麦冬、红参及五味子中的糖类成分，如葡萄糖、麦芽糖、果糖、蔗糖、阿拉伯糖、鼠李糖等与甘味受体 5X2M 的对接得分分别为–6.06、–6.88、–6.36、–5.49、–6.55、–6.14，均有较高的得分，因此推测糖类成分具有较好的甘味特性，为 YQFM 的甘味物质基础。此外，红参中的原人参三醇型皂苷如人参皂苷 Re、三七皂苷 R_2、人参皂苷 Rg_1 等及原人参二醇型皂苷人参皂苷 Rc、人参皂苷 Rd、人参皂苷 Rb_1、人参皂苷 Rg_3、人参皂苷 Rb_2、人参皂苷 Rb_3 等与甘味受体 5X2M 的对接得分均较高，因此推测红参药材中的人参皂苷类成分具有一定的甘味特性，可能为注射用益气复脉

（冻干）的甘味物质基础。麦冬中甾体皂苷类化合物及高异黄酮类化合物与甘味受体5X2M的对接得分整体较差，因此推测麦冬的主要甘味物质基础并非其甾体皂苷类及高异黄酮类成分。五味子中的木脂素类化合物、有机酸类化合物与甘味受体5X2M的对接得分整体较差，因此推测木脂素类、有机酸类成分并非五味子的甘味物质基础。对接展示图见图5-96。

表 5-18 甘味小分子库与 5X2M 的对接结果

结构类型	化合物名称	对接得分	疏水作用	范德华作用	库伦作用	结合能（kcal·mol^{-1}）
原人参三醇型皂苷	人参皂苷 Rg$_1$	−5.38	−0.45	−30.32	−21.48	−51.80
	人参皂苷 Re	−6.85	−0.30	−45.33	−26.27	−71.60
	人参皂苷 Rf	−4.42	−0.27	−26.21	−19.79	−46.00
	三七皂苷 R$_1$	−4.40	−0.26	−20.69	−19.28	−39.96
	人参皂苷 Rg$_2$	−3.65	−0.79	−30.14	−9.50	−39.63
	人参皂苷 Rh$_1$	−4.56	−0.19	−31.13	−18.45	−49.57
	三七皂苷 R$_2$	−5.57	−0.62	−28.58	−19.45	−48.02
	人参皂苷 F$_1$	−4.12	−0.38	−33.69	−12.00	−45.69
	人参皂苷 Rk$_3$	−3.00	−0.61	−33.21	−6.01	−39.21
原人参二醇型皂苷	人参皂苷 Rb$_1$	−6.11	−0.17	−46.60	−23.97	−70.57
	人参皂苷 Rd	−6.50	−0.59	−39.89	−26.39	−66.29
	人参皂苷 Rg$_3$	−5.57	−0.97	−28.94	−20.62	−49.56
	人参皂苷 Rc	−6.63	−0.62	−36.39	−29.34	−65.73
	人参皂苷 Rb$_2$	−5.97	−0.19	−31.74	−26.49	−58.22
	人参皂苷 Rb$_3$	−5.80	−0.11	−40.91	−23.60	−64.51
	人参皂苷 Rh$_2$	−3.66	−0.12	−19.22	−18.28	−37.50
	人参皂苷 F$_2$	−4.31	−0.36	−44.82	−10.99	−55.81
	人参皂苷 Rk$_1$	−4.37	−0.36	−44.82	−10.99	−55.81
甾体皂苷	鲁斯可皂苷元	−2.48	−0.11	−24.47	−4.52	−28.99
	麦冬皂苷 D	−3.08	−0.09	−33.80	−8.69	−42.49
	麦冬皂苷 C	−4.03	−0.60	−39.38	−10.64	−50.03
	麦冬皂苷 B	−4.51	−0.68	−43.68	−9.87	−53.55
	麦冬皂苷 A	−3.06	−0.38	−36.19	−6.94	−43.14
	14-羟基麦冬皂苷 C	−	−	−	−	−
高异黄酮	麦冬黄烷酮 E	−3.43	−0.33	−24.27	−13.39	−37.66
	甲基麦冬二氢高异黄酮 B	−4.04	−0.05	−29.01	−9.81	−38.82
	麦冬二氢高异黄酮 B	−4.41	−0.50	−31.78	−7.40	−39.18
	甲基麦冬黄酮 A	−4.39	−0.28	−31.35	−7.60	−38.95
	甲基麦冬黄酮 B	−3.68	−0.65	−28.97	−5.02	−34.00

结构类型	化合物名称	对接得分	疏水作用	范德华作用	库伦作用	结合能（kcal·mol^{-1}）
木脂素	五味子醇甲	−4.52	−0.77	−36.78	−6.78	−43.56
	五味子甲素	−3.86	−0.86	−36.27	−3.15	−39.42
	五味子乙素	−3.78	−0.71	−36.14	−2.30	−38.43
	五味子醇乙	−4.08	−0.59	−33.77	−5.77	−39.53
	戈米辛 N	−3.78	−0.71	−36.14	−2.30	−38.43
	戈米辛 D	−3.69	−1.01	−32.89	−4.40	−37.29
	戈米辛 J	−3.81	−0.35	−28.64	−4.64	−33.28
有机酸	柠檬酸	−5.22	−0.61	−6.91	−22.45	−27.36
	苹果酸	−4.60	0.00	−8.43	−16.37	−25.80
	莽草酸	−4.88	−0.76	−19.57	−19.02	−26.59
	琥珀酸	−4.82	0.00	−6.16	−18.13	−24.29
	奎宁酸	−2.01	−0.07	−32.60	−11.19	−43.80
	酒石酸	−3.64	−0.18	−40.23	−10.53	−50.75
	富马酸	−3.02	0.00	−9.03	−10.71	−19.74
糖类	麦芽糖	−6.88	−0.95	−18.11	−35.30	−53.40
	果糖	−6.36	−0.59	−13.65	−20.99	−34.64
	蔗糖	−5.49	−0.44	−17.02	−24.37	−41.39
	阿拉伯糖	−6.55	−0.65	−11.46	−18.88	−30.34
	鼠李糖	−6.14	−0.38	−18.32	−15.28	−33.60
	甘露醇	−4.43	−0.47	−17.18	−22.13	−39.31
	葡萄糖	−6.06	−0.43	−14.29	−17.88	−32.17

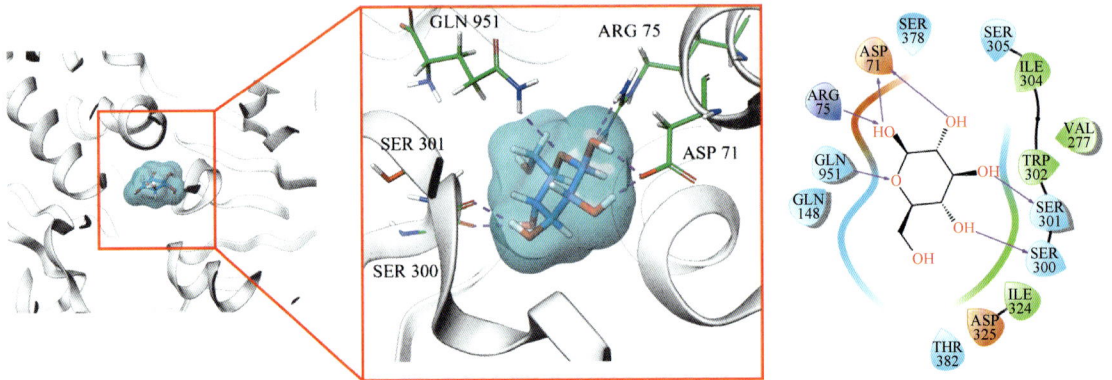

A

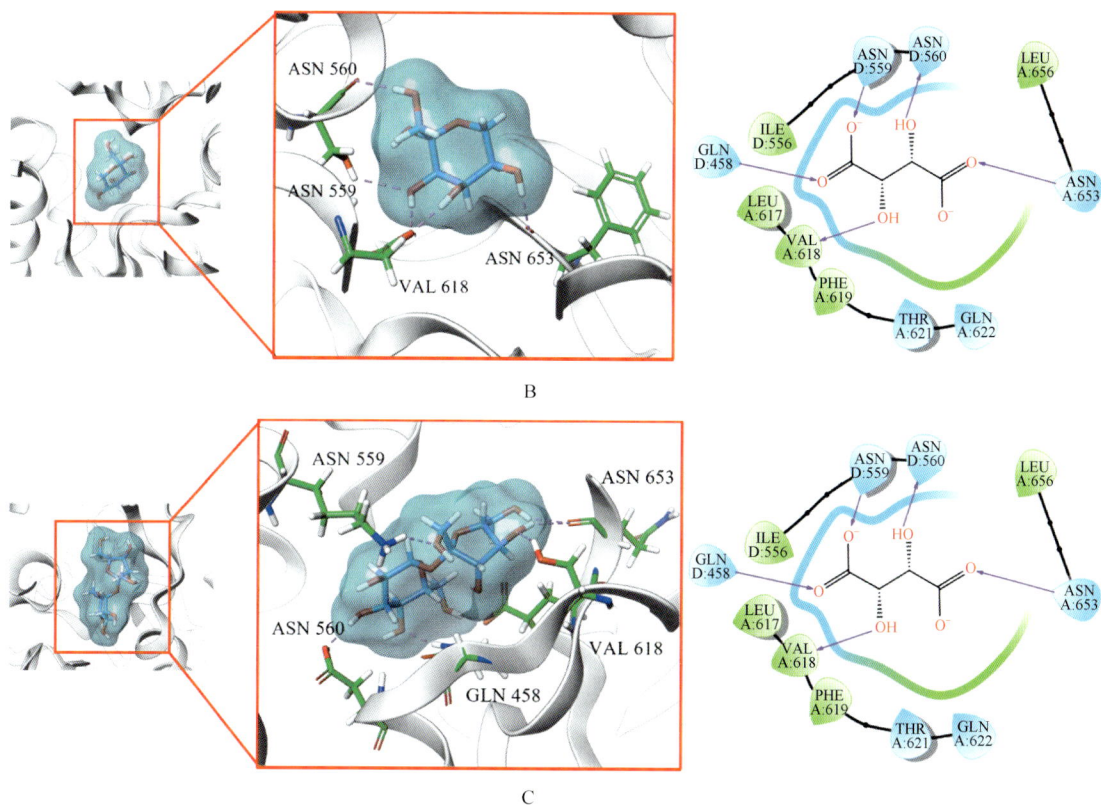

图 5-96　葡萄糖（A）、果糖（B）、蔗糖（C）与甘味受体 5X2M 的对接展示图

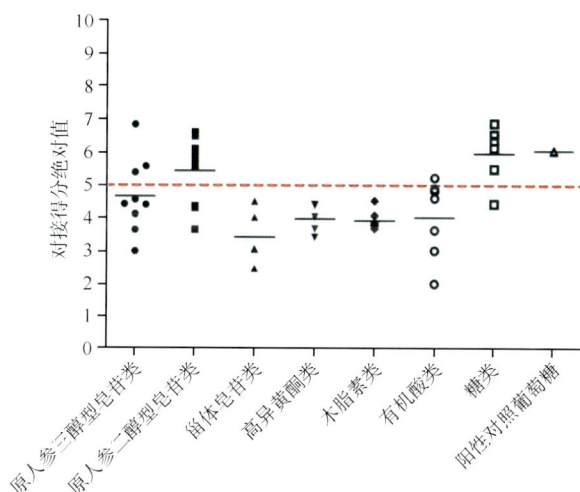

图 5-97　甘味小分子库化合物与甘味受体 5X2M 的对接得分绝对值结果图

2. 酸味受体分子对接实验研究

（1）受体选择及预处理

瞬时受体电位（transient receptor potential，TRP）通道是细胞膜上的一类阳离子通道，分布广泛，可参与感知细胞内外各种刺激及维持离子稳态等多种生命活动，它可被温度、pH、渗透压等因素调节。TRPP 是 TRP 家族中一个重要的亚家族，包括 PKD1、PKD2、PKD2L1、

PKD1L3、PKD2L2等。研究发现[39] PKD2L1是一个非选择性阳离子通道，具有高度Ca²⁺渗透性，可以和PKD1L3形成异源四聚体，作为酸味受体进行酸信号的传递。酸味传导涉及的离子通道有酸敏感离子通道、超极化激活的离子通道和2个孔域钾通道[40]。质子激活的PKD1L3-PKD2L1离子通道能够在除去酸性刺激之后被激活，即产生应答反应，并将其定义为关闭响应（延迟响应）。电生理分析表明，PKD1L3-PKD2L1通道活性取决于pH，而且是当周围环境的pH低于3.0时通道的活性才能表现出来[41-42] PKD1L3-PKD2L1的关闭响应特性可以作为酸味感觉出现的解释。Miyamoto等[43]认为酸味信号转导过程中可能涉及3种机制，包括通过阿米洛利敏感性Na⁺通道的质子渗透，细胞内外因素固定式封闭电导以及质子门控通道来转导酸味。

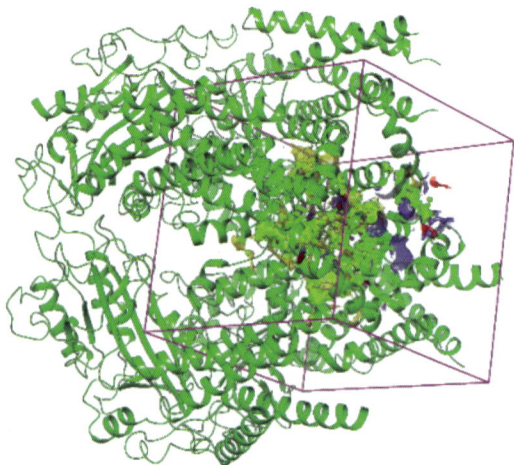

图 5-98 6D1W 晶体结构可能的格点文件

本部分实验从PDB（Protein Data Bank）数据库（http：//www.rcsb.org/）下载6D1W晶体结构，导入Schrodinger2020 Maestro12.4，提取chain D，通过Protein Preparation Wizard进行预处理，将delete water的范围设置为0 Å。应用Binding Site Detection计算可能的活性空腔，选择打分最高的空腔，通过Receptor Grid Generation生成受体格点文件（图5-98），用于后续分子对接。

（2）建立配体小分子库

选取YQFM中酸味药材五味子的代表性化合物作为对接配体（化合物详细信息见表5-19），包括五味子药材中木脂素类成分、有机酸类成分及糖类成分。并从PubChem（https：//pubchem.ncbi.nlm.nih.gov/）下载小分子sdf.格式文件，建立酸味小分子库。

（3）分子对接

枸橼酸又名柠檬酸，是一种重要的有机酸，无色晶体，无臭，有很强的酸味，易溶于水，是天然防腐剂和食品添加剂，同时也是复方中五味子的活性成分。本部分实验以枸橼酸为阳性酸味小分子，并对其加以预处理，电场力OPLS3e、不改变小分子离子化状态、保留指定手性、最多产生分子5个。同时将小分子库导入Schrödinger软件，和阳性酸味小分子相同条件进行预处理，在Ligand Docking中选择第一步生成的受体格点文件，与处理后的小分子进行分子对接。

（4）实验结果

通过Schrödinger软件将柠檬酸（为酸味受体的阳性配体）小分子与酸味受体6D1W的格点文件进行对接，对接得分为–5.72。酸味小分子库内各化合物与酸味受体6D1W的对接结果见表5-19，对接得分绝对值结果见图5-99。通过分析结果发现，五味子有机酸类化合物中莽草酸、奎宁酸和酒石酸与6D1W受体对接得分分别为–6.61、–6.76、–6.09，均高于阳性配体柠檬酸的对接得分，对接结果较好；木脂素类化合物五味子醇甲、五味子甲素、五味子乙素、戈米辛N、五味子醇乙、戈米辛J与酸味受体6D1W的整体对接得分均较高，除五味子甲素外，其他化合物的对接得分均高于阳性配体柠檬酸的对接结果。因此推测五味子中的有机酸类及木脂素类化合物具有一定的酸味特性，为YQFM的主要酸味物质基础。对接展示图见图 5-100。

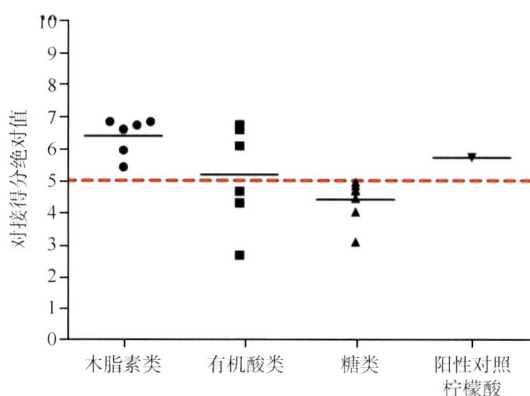

图 5-99　酸味小分子库化合物与酸味受体 6D1W 的对接得分绝对值结果图

表 5-19　酸味小分子库与 6D1W 的对接结果

结构类型	化合物名称	对接得分	疏水作用	范德华作用	库伦作用	结合能（kcal·mol^{-1}）
木脂素	五味子醇甲	−6.61	−3.14	−42.90	−2.07	−44.97
	五味子甲素	−5.42	−3.11	−46.38	1.27	−45.11
	五味子乙素	−6.85	−3.51	−40.93	−2.48	−43.41
	五味子醇乙	−6.85	−3.51	−40.93	−2.48	−43.41
	戈米辛 N	−6.74	−3.24	−40.60	−2.69	−43.29
	戈米辛 D	−	−	−	−	−
	戈米辛 J	−5.95	−2.13	−36.57	−3.30	−39.87
有机酸	柠檬酸	−5.72	−0.18	−12.29	−17.06	−29.35
	苹果酸	−4.66	−0.01	−9.05	−12.87	−21.92
	莽草酸	−6.61	−0.93	−21.45	−13.06	−34.51
	琥珀酸	−4.30	−0.48	−8.67	−9.35	−18.02
	奎宁酸	−6.76	−0.97	−14.64	−18.02	−32.66
	酒石酸	−6.09	−0.23	−7.19	−19.34	−26.53
	富马酸	−2.67	−0.44	−9.87	−4.84	−14.71
糖类	麦芽糖	−4.45	−2.22	−34.60	−9.00	−43.60
	果糖	−4.71	−2.40	−29.69	−5.12	−44.81
	蔗糖	−3.09	−1.99	−43.39	−3.94	−47.34
	阿拉伯糖	−4.96	−0.17	−12.39	−12.26	−24.65
	鼠李糖	−4.68	−0.85	−16.05	−21.62	−37.67
	甘露醇	−4.03	−0.30	−12.37	−10.75	−21.93
	葡萄糖	−4.85	−0.09	−11.99	−11.35	−23.34

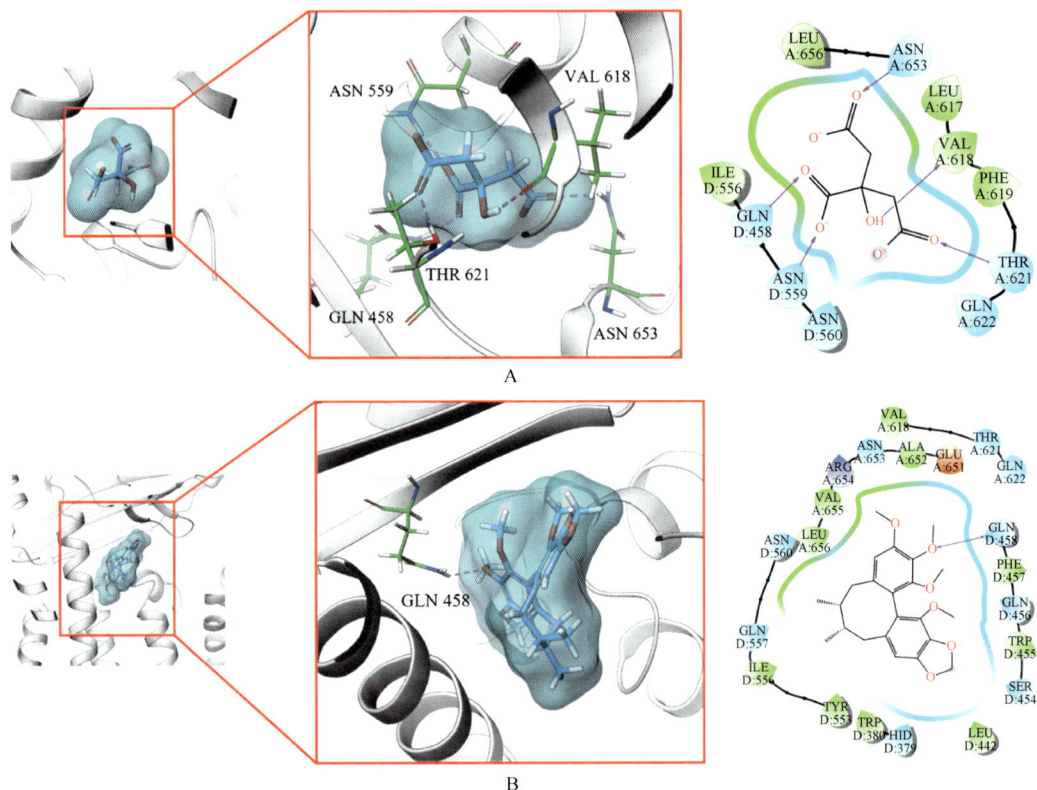

图 5-100　柠檬酸（A）、五味子乙素（B）与酸味受体 6D1W 的对接图

3. 苦味受体分子对接实验研究

（1）苦味受体选择及同源模建

苦味的产生是由于味觉物质作用于味觉感受器（味蕾）上，苦味受体基因在味觉受体细胞（taste receptor cell，TRC）中表达后再由 TRC 将产生的味觉信号经细胞内信号转导、神经传递等过程最终传达至大脑味觉皮层[44]。苦味产生包括 3 个基本要素即味觉物质、相关受体和离子通道。Matsunami 等[45] 根据人对苦味敏感的基因作为在遗传草图上的位置并搜索 DNA 序列数据库，发现了苦味受体基因 T2R。T2R 基因除共表达外，还可以在表达味导素的细胞中选择性表达[46]，但均在受体细胞表面表达，受体细胞不仅存在于口腔的味蕾中，在脑、消化道和呼吸道等多个部位也发现表达的 T2R 受体[47]。

目前已发现苦味的味觉相关受体为 TAS2Rs 家族，是一类 7 次跨膜的 G 蛋白偶联受体（GPCR）[48]，且研究发现苦味受体能与多数苦味中药的化学成分结合，如苦艾中的木防己苦毒素等 8 种苦味物质均能与 hT2R14 受体相结合[49]；马兜铃酸能激活 hT2R43 和 hT2R42 两种受体[50]；hT2R43 受体亦能被芦荟素所激活[51]，初步表明中药苦味物质激活依赖于 T2R 受体基因，可认为苦味中药的味觉表达与 T2R 受体有一定联系。总之，苦味受体的研究不仅为中药新药开发提供了更多渠道，更为治疗神经系统、消化道和呼吸道疾病提供一个新方法。本部分实验通过同源模建构建苦味受体，从 NCBI 下载 hTAS2R10 序列，以晶体结构 3SN6 为模板用 Prime 方法进行同源模建，构建得到 hTAS2R10 的三维结构。

（2）建立苦味配体小分子库

选取 YQFM 中苦味药材红参、麦冬和五味子的代表性化合物作为对接配体（化合物详细信息见表5-20），包括红参药材中的原人参三醇型皂苷、原人参二醇型皂苷类成分及糖类成分；麦冬药材中甾体皂苷类成分、高异黄酮类成分及糖类。并从PubChem下载小分子sdf.格式文件，建立苦味小分子库。

（3）分子对接

导入小分子库，进行小分子预处理，电场力OPLS3e、不改变小分子离子化状态、保留指定手性、最多产生分子5个；提取hTAS2R10和奎宁（quinine）的复合物结构，进行500步的能量最小化，所得结构作为受体用于与苦味小分子的对接计算。在Glide模块中以quinine为中心进行受体格点生成，与小分子库配体进行分子对接。

（4）实验结果

阳性配体奎宁及苦味小分子库各化合物与苦味受体hTAS2R10的对接结果见表5-20，对接得分绝对值结果见图5-101。由结果表可知，阳性配体奎宁与苦味受体hTAS2R10的对接得分为–7.59，红参中除人参皂苷 Rk$_3$及人参皂苷 Rh$_2$外，其原人参三醇型皂苷及原人参二醇型皂苷与hTAS2R10受体的对接得分在–8.4～–4.9之间，得分较高，其中人参皂苷 Rc 对接得分为–8.38，高于阳性配体。麦冬中的皂苷类化合物麦冬皂苷B、麦冬皂苷C、麦冬皂苷A及14-羟基麦冬皂苷C与hTAS2R10受体对接得分分别为–5.50、–5.63、–5.28、–5.38，高异黄酮类化合物甲基麦冬二氢高异黄酮B等与hTAS2R10受体的对接得分在–5.8～–7.6范围内，得分均较高，说明此类化合物与苦味受体结合作用较好。而糖类物质与苦味受体的对接得分整体都较低，推测该类化合物并不能与hTAS2R10苦味受体进行较强的结合。因此推测，红参药材中的三萜皂苷类成分、麦冬药材中的甾体皂苷类及高异黄酮类成分具有一定的苦味特性，可能为YQFM的苦味物质基础。对接展示图见图5-102。

表 5-20　苦味小分子库与 hTAS2R10 的对接结果

结构类型	化合物名称	对接得分	疏水作用	范德华作用	库伦作用	结合能（kcal·mol^{-1}）
原人参三醇型皂苷	人参皂苷 Rg$_1$	–5.41	–0.53	–27.76	–21.43	–49.19
	人参皂苷 Re	–7.07	–1.68	–33.67	–22.08	–55.75
	人参皂苷 Rf	–5.07	–1.51	–29.02	–14.18	–43.20
	三七皂苷 R$_1$	–4.97	–0.59	–34.19	–17.77	–51.96
	人参皂苷 Rg$_2$	–6.27	–1.33	–27.36	–23.18	–50.53
	人参皂苷 Rh$_1$	–6.22	–0.64	–26.04	–21.83	–47.87
	三七皂苷 R$_2$	–5.95	–0.37	–23.99	–26.41	–50.39
	人参皂苷 F$_1$	–5.78	–1.49	–32.25	–16.36	–48.61
	人参皂苷 Rk$_3$	–3.71	–1.34	–33.72	–4.68	–38.39
原人参二醇型皂苷	人参皂苷 Rb$_1$	–6.70	–0.56	–46.96	–25.00	–71.97
	人参皂苷 Rd	–6.79	–1.36	–24.40	–28.82	–53.22
	人参皂苷 Rg$_3$	–6.20	–1.91	–34.14	–16.52	–50.66
	人参皂苷 Rc	–8.38	–2.22	–36.09	–29.24	–65.32
	人参皂苷 Rb$_2$	–7.40	–1.74	–20.47	–30.12	–50.59
	人参皂苷 Rb$_3$	–6.87	–0.83	–33.93	–27.97	–61.91
	人参皂苷 Rh$_2$	–4.08	–1.58	–29.66	–8.44	–38.10
	人参皂苷 F$_2$	–5.72	–1.08	–21.80	–23.68	–45.47
	人参皂苷 Rk$_1$	–5.26	–1.59	–34.01	–11.52	–45.53

续表

结构类型	化合物名称	对接得分	疏水作用	范德华作用	库伦作用	结合能（kcal·mol^{-1}）
甾体皂苷	鲁斯可皂苷元	−3.89	−0.30	−27.66	−9.81	−37.47
	麦冬皂苷 D	−3.79	−0.40	−31.68	−11.32	−43.01
	麦冬皂苷 C	−5.63	−0.38	−33.80	−24.26	−58.06
	麦冬皂苷 B	−5.50	−1.71	−42.14	−9.39	−51.54
	麦冬皂苷 A	−5.28	−1.20	−31.53	−11.58	−43.10
	14-羟基麦冬皂苷 C	−5.38	−0.23	−26.85	−25.50	−52.35
高异黄酮	麦冬黄烷酮 E	−7.61	−2.34	−34.18	−16.39	−50.57
	甲基麦冬二氢高异黄酮 B	−6.72	−2.05	−32.67	−11.53	−44.20
	麦冬二氢高异黄酮 B	−6.17	−1.94	−33.02	−9.59	−42.61
	甲基麦冬黄酮 A	−6.00	−2.05	−33.20	−7.51	−40.71
	甲基麦冬黄酮 B	−5.89	−2.18	−32.34	−6.15	−38.49
糖类	麦芽糖	−4.62	−0.04	−10.18	−12.44	−22.63
	果糖	−3.91	−1.71	−31.14	−12.53	−43.66
	蔗糖	−4.91	−2.32	−31.33	−15.01	−46.34
	阿拉伯糖	−2.36	−0.29	−33.08	−2.89	−35.97
	鼠李糖	−4.22	−0.33	−26.55	−12.38	−38.93
	甘露醇	−3.78	−0.28	−10.72	−11.47	−32.19
	葡萄糖	−4.31	−0.23	−32.48	−14.19	−46.67
阳性对照	奎宁	−7.59	−3.41	−28.98	−8.31	−37.28

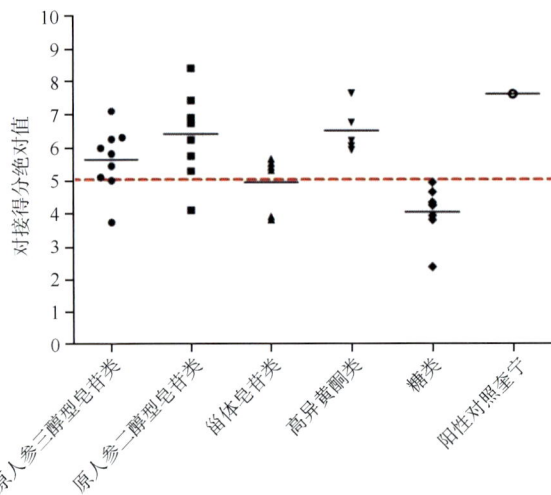

图 5-101　苦味小分子库化合物与苦味受体 hTAS2R10 的对接得分绝对值结果图

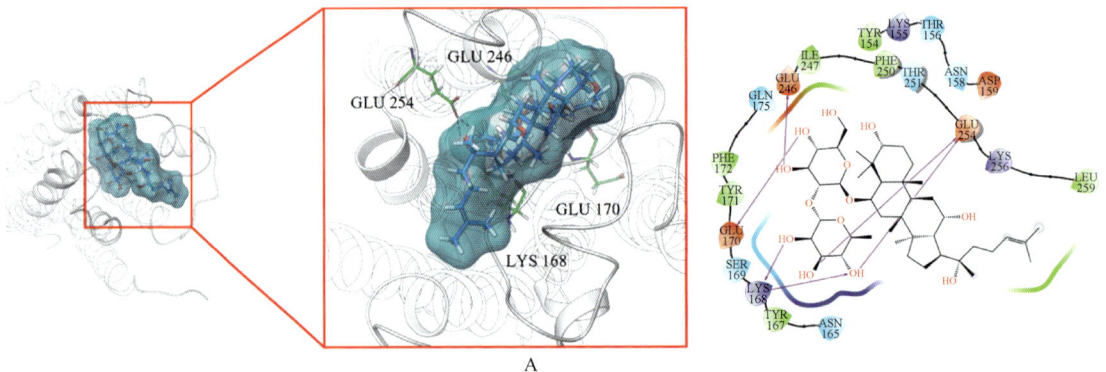

A

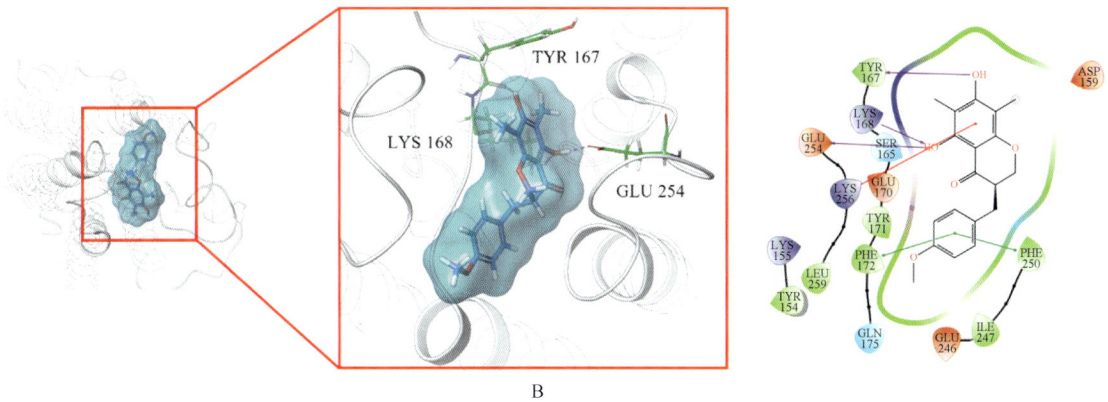

图 5-102　人参皂苷 Rg$_2$（A）、甲基麦冬二氢高异黄酮 B（B）与苦味受体对接图

4. 结果与讨论

通过分析 YQFM 中君药红参的主要化学成分（包括原人参三醇型皂苷、原人参二醇型皂苷及糖类）与甘味、苦味受体的对接结果，并结合相关文献报道[52-53]，初步推测红参中的糖类物质为其主要甘味物质基础；人参皂苷类成分为其主要的苦味物质基础，同时也具有一定的甘味特性。

通过分析 YQFM 中臣药麦冬的主要化学成分（包括甾体皂苷类、高异黄酮类和糖类）与甘味、苦味受体的对接结果可以发现，麦冬的甘味物质基础可能是糖类成分；甾体皂苷类和高异黄酮类化合物可能是麦冬的苦味物质基础。

通过分析 YQFM 中佐药五味子的主要化学成分（包括木脂素类、有机酸类和糖类）与甘味、酸味受体的对接结果并结合相关文献报道[52-54]，推测木脂素类及有机酸类化合物是五味子的酸味物质基础；糖类化合物是五味子的甘味物质基础。

综上得出结论：①麦冬、红参及五味子药材中的糖类成分以及红参药材中的三萜皂苷类成分具有一定的甘味特性，推测为 YQFM 的甘味物质基础；②五味子药材中的木脂素类及有机酸类成分具有较好的酸味特性，推测为 YQFM 的酸味物质基础；③红参药材中的三萜皂苷类成分、麦冬药材中的甾体皂苷及黄酮类成分具有较好的苦味特性，推测为 YQFM 的苦味物质基础。YQFM 性味物质基础分析示意图见图5-103。

虽然分子对接技术已广泛应用于药物虚拟筛选、分子设计、药物潜在作用靶点发现、药物–靶点相互作用机制等方面，但是由于靶蛋白脱离了其原先存在的环境，其空间构象发生变化，可能无法得到真实的三维空间结构，并且目前大部分的受体都是通过药理实验推理得到，它们真正的结构还不清晰[55]；而且尽管通过在计算机上进行模拟可以得到非常详尽的数据，但是这些数据是否与真实状态下的实验数据相匹配，以及在对接打分值很高的情况下是否可以成功地进行分子动力学模拟等[56]，都是有待验证的问题。因此，鉴于分子对接方法的局限性，还应结合其他手段进行药味的拆分界定。例如，近年来随着人们对中药性味的不断探索以及科学技术的进步，许多仿生模型得到广泛应用，其中应用较多的有电子鼻、电子舌等技术。所以，在本部分实验的基础上，后续还可以利用仿生技术对 YQFM 的药性（味）物质基础进行深入研究。

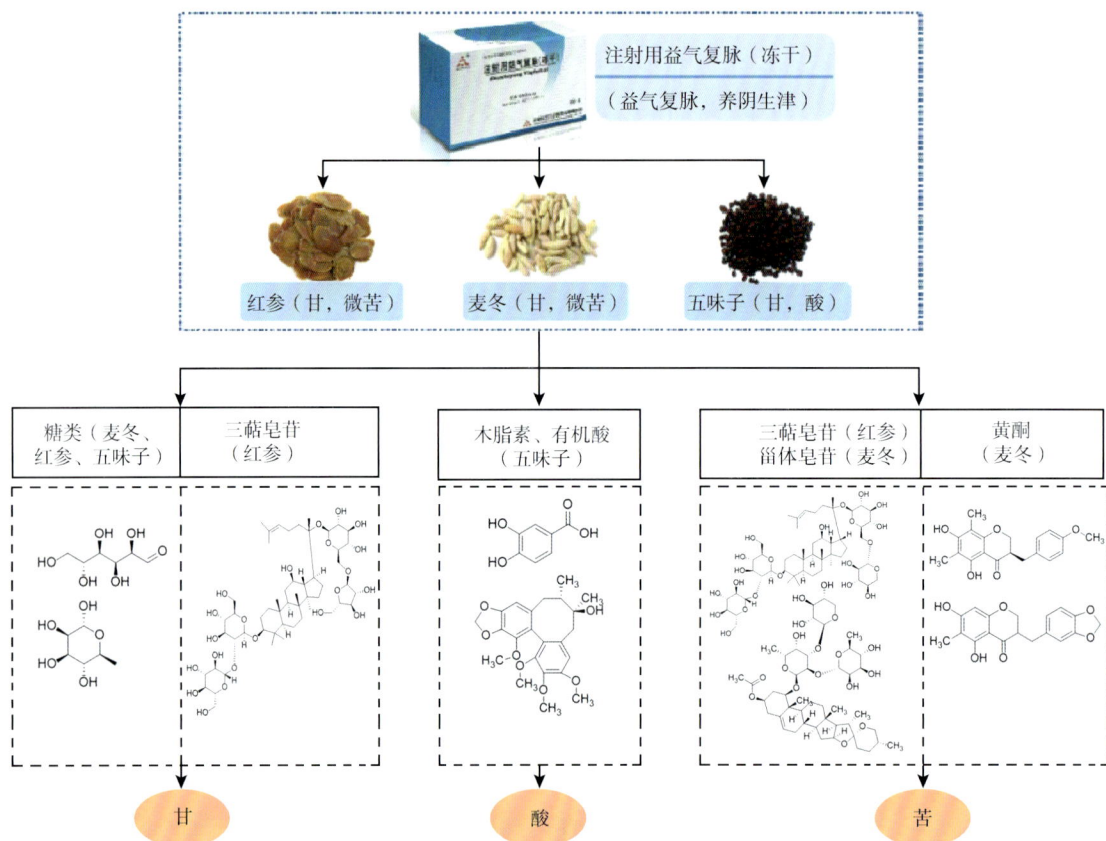

图 5-103　YQFM 性味物质基础分析图

（二）基于 G 蛋白偶联受体和酶活性测定的 YQFM 药性（味）物质基础研究

YQFM 具有益气复脉、养阴生津等功效，可改善心功能、降低脑钠肽（BNP）水平和基质金属蛋白酶（MMPs）系统活性、抑制炎症因子的释放等。本研究选取了与强心（正性肌力效应）相关受体：磷酸二酯酶Ⅲ型（PDE3A）、β1-肾上腺素受体（ADRB1）；与调节能量代谢相关受体：腺苷酸活化蛋白激酶（AMPK）；与抗炎止痛相关受体：环氧化酶-2（COX-2）、一氧化氮合酶（NOS）、核转录因子-κB（NF-κB）；与抑制心室重构相关受体：基质金属蛋白酶（MMP-9、MMP-3）；与抗氧化相关的1, 1-二苯基-2-三硝基苯肼（DPPH）自由基；与抑制细胞凋亡相关受体：半胱天冬酶-3（Caspase-3）为研究载体，通过运用胞内钙离子荧光检测和酶抑制剂检测技术评价YQFM及代表性单体成分干预后对以上靶点的拮抗或激动作用，在分子水平探究药效物质基础，为质量标志物的确定提供参考。实验方案简表见表5-21。

表 5-21　YQFM 受体实验方案表

药材	结构类型	化学成分	强心靶点（正性肌力效应）	调节能量代谢靶点	抗炎靶点	抑制心室重构靶点	抗氧化靶点	抑制细胞凋亡靶点
红参（君）	原人参三醇型皂苷	人参皂苷 Rg1	1.PDE3A 2.ADRB1	AMPK	1.COX-2 2.NOS 3.NF-κB	1. MMP-9 2. MMP-3	DPPH	Caspase-3
		人参皂苷 Re						
		人参皂苷 Rf						
	原人参二醇型皂苷	人参皂苷 Rb1						
		人参皂苷 Rd						
		人参皂苷 Rg3						
		人参皂苷 Rc						

续表

药材	结构类型	化学成分	强心靶点（正性肌力效应）	调节能量代谢靶点	抗炎靶点	抑制心室重构靶点	抗氧化靶点	抑制细胞凋亡靶点
麦冬（臣）	皂苷元	鲁斯可皂苷元						
	甾体皂苷	麦冬皂苷 D						
		麦冬皂苷 C						
五味子（佐）	木脂素	五味子醇甲						
		五味子甲素						
		五味子乙素						
		戈米辛 N						
	有机酸	柠檬酸						

1. 强心（正性肌力效应）相关靶点实验研究

（1）实验目的

研究 YQFM 及代表性化合物对磷酸二酯酶 Ⅲ（PDE3A）的酶学抑制活性，以及对 $β_1$ 肾上腺素受体（ADRB1）的激动作用。

（2）PDE3A 实验结果

1）阳性抑制剂曲喹辛对 PDE3A 的剂量效应：通过多浓度梯度给药，得到了阳性激动剂曲喹辛（Trequinsin）对 PDE3A 的抑制率曲线，见图 5-104，计算得到 IC_{50} 值为 0.09 nmol·L^{-1}。

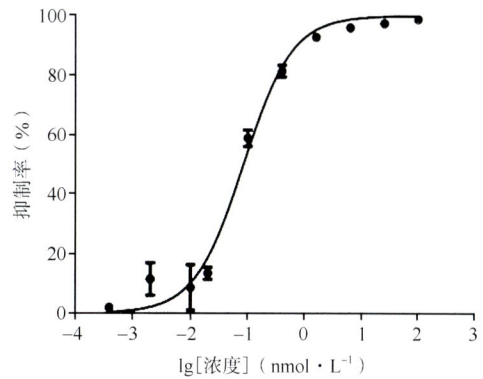

图 5-104　Trequinsin 对 PDE3A 抑制率曲线

2）YQFM 及化合物对 PDE3A 的抑制活性：YQFM 及化合物对 PDE3A 的抑制活性实验结果见表 5-22，图 5-105。由结果可知，YQFM 在 800 μg·L^{-1} 给药浓度下对该酶的抑制率为 30.2%，有一定的抑制活性，在低浓度给药下抑制活性较弱；人参皂苷 Rf、五味子甲素和柠檬酸高浓度给药下对该酶抑制率在 20% 以上，有较弱的抑制活性。

表 5-22　YQFM 及化合物对 PDE3A 抑制率数据表

名称	浓度（μmol·L^{-1}）	抑制率（%）（mean±SD）	名称	浓度（μmol·L^{-1}）	抑制率（%）（mean±SD）
人参皂苷 Rg₁	100	4.40±0.10	麦冬皂苷 D	100	1.51±4.93
	10	0.40±0.10		10	2.19±0.65
人参皂苷 Re	100	−0.20±0.10	麦冬皂苷 C	100	1.53±0.61
	10	0.40±0.50		10	0.29±2.06
人参皂苷 Rf	100	20.81±8.00	五味子醇甲	100	1.65±2.46
	10	4.19±6.62		10	0.04±3.80
人参皂苷 Rb₁	100	2.80±5.40	五味子甲素	100	25.81±1.01
	10	4.00±3.70		10	3.76±0.85
人参皂苷 Rd	100	2.00±0.10	五味子乙素	100	1.18±0.00
	10	−0.80±2.10		10	3.83±2.46

名称	浓度（μmol·L⁻¹）	抑制率（%）（mean±SD）	名称	浓度（μmol·L⁻¹）	抑制率（%）（mean±SD）
人参皂苷 Rg_3	100	5.30±0.50	戈米辛 N	100	2.93±2.18
	10	−2.50±0.40		10	5.58±1.21
人参皂苷 Rc	100	8.96±2.46	柠檬酸	100	21.92±0.12
	10	1.81±0.16		10	2.59±8.32
鲁斯可皂苷元	100	1.86±0.73	YQFM	800 μg·L⁻¹	30.20±2.87
	10	0.92±0.20		400 μg·L⁻¹	13.21±11.31

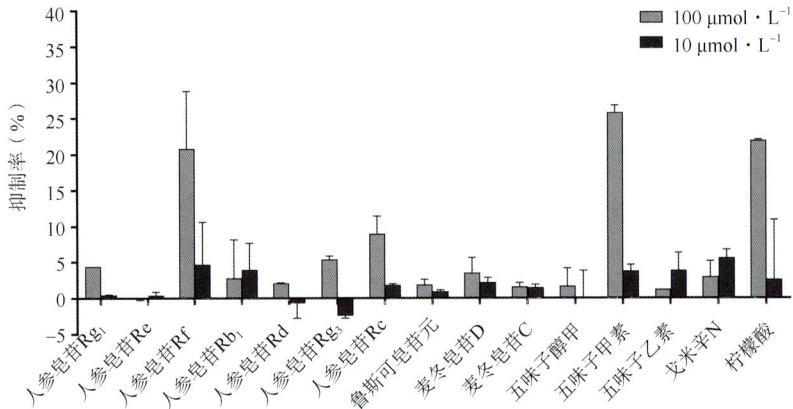

图 5-105　化合物对 PDE3A 抑制率结果图

（3）ADRB1 实验结果

1）阳性激动剂异丙肾上腺素对 ADRB1 的剂量效应：通过多浓度梯度给药，得到了阳性激动剂异丙肾上腺素（isoproterenol）对 ADRB1 的激动率曲线，见图 5-106，计算得到 EC_{50} 值为 0.87 nmol·L⁻¹。

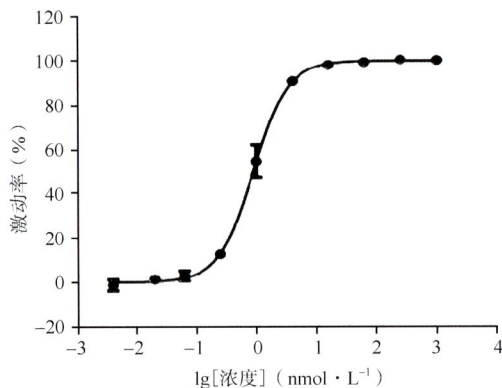

图 5-106　Isoproterenol 对 ADRB1 的激动率曲线

2）YQFM 及化合物对 ADRB1 的激动活性：YQFM 及化合物对 ADRB1 的激动活性结果见表 5-23，图 5-107。由结果可知，YQFM 和化合物对 ADRB1 无显著激动活性。

表 5-23　YQFM 及化合物对 ADRB1 激动率数据表

名称	浓度 （µmol·L⁻¹）	抑制率（%） （mean±SD）	名称	浓度 （µmol·L⁻¹）	抑制率（%） （mean±SD）
人参皂苷 Rg₁	100	0.77±0.40	麦冬皂苷 D	100	−0.79±1.33
	10	2.09±0.09		10	0.18±1.22
人参皂苷 Re	100	1.77±1.14	麦冬皂苷 C	100	−1.27±1.60
	10	0.71±1.72		10	−1.88±0.33
人参皂苷 Rf	100	−1.03±1.22	五味子醇甲	100	1.10±1.00
	10	1.97±0.73		10	−0.07±0.67
人参皂苷 Rb₁	100	0.46±1.63	五味子甲素	100	−0.02±0.01
	10	1.57±1.32		10	−0.45±0.73
人参皂苷 Rd	100	1.90±2.67	五味子乙素	100	−1.17±1.59
	10	1.36±0.48		10	−1.73±0.60
人参皂苷 Rg₃	100	0.41±0.50	戈米辛 N	100	0.09±1.82
	10	−0.37±0.44		10	−0.13±0.89
人参皂苷 Rc	100	−1.60±2.19	柠檬酸	100	−0.19±1.66
	10	2.58±0.77		10	0.10±0.72
鲁斯可皂苷元	100	0.59±1.82	YQFM	800 µmol·L⁻¹	−1.33±2.56
	10	0.24±0.42		400 µmol·L⁻¹	−1.98±0.63

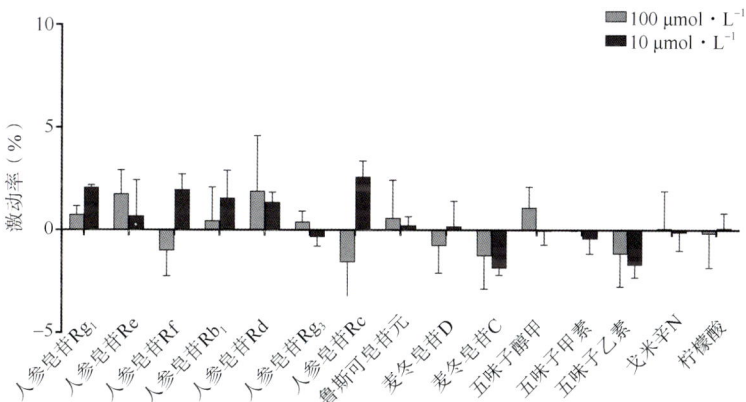

图 5-107　化合物对 ADRB1 激动率结果图

2. 调节能量代谢相关靶点实验研究

（1）实验目的及原理

研究 YQFM 及代表性化合物对环腺苷酸活化蛋白激酶（AMPK）的激动作用。

AMPKα2β1γ1 的活性检测采用 TR-FRET 技术。AMPKα2β1γ1 被 CaMKKβ 激活后，具备使下游底物发生磷酸化的活性。以 ULight 染料标记的 CREB 肽段为底物，AMPKα2β1γ1 在 ATP 的参与下可催化 ULight 标记的多肽底物 CREB 发生磷酸化修饰。当 Eu 标记的 CREB 特异性磷酸化抗体与底物通过抗原抗体反应相结合后，经 320 nm 激发光照射，Eu 标记的 CREB 抗体受到激发，发射波长为 620 nm，同时将能量转移至荧光受体 ULight，使其受到激发并发射 665 nm

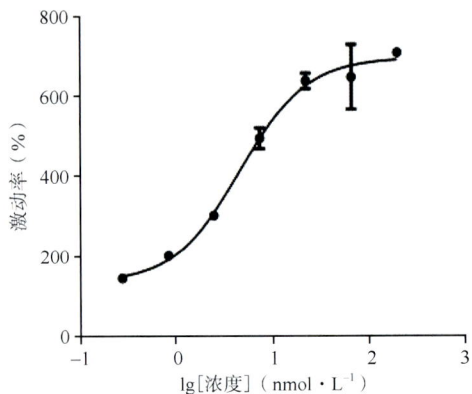

图 5-108　阳性抑制剂 A-769662 对 AMPK 的激动率曲线

的光信号。通过检测单位时间内 665 nm 和 620 nm 的荧光比值的变化，经计算得到 AMPKα2β1γ1 反应初速度。

（2）实验结果

1）阳性抑制剂 A-769662 对 AMPK 的剂量效应：通过多浓度梯度给药，得到了阳性抑制剂 A-769662 对 AMPK 的激动率曲线，见图 5-108，计算得到 EC$_{50}$ 值为 4.84 nmol · L^{-1}。

2）YQFM 及化合物对 AMPK 的激动活性：YQFM 及化合物对 AMPK 的激动活性实验结果见表 5-24，图 5-109。通过分析结果可知，YQFM 在 400 μg · mL^{-1}

低浓度下对 AMPK 激动率为 12.07%，有较微弱的激动活性。人参皂苷 Re 及人参皂苷 Rg$_3$ 在 10 μmol · L^{-1} 低浓度下对 AMPK 激动率分别为 15.61%、18.47%，也表现出微弱的激动作用。

表 5-24　YQFM 及化合物对 AMPK 激动率数据表

名称	浓度（μmol · L^{-1}）	激动率（%）（mean±SD）	名称	浓度（μmol · L^{-1}）	抑制率（%）（mean±SD）
人参皂苷 Rg$_1$	100	7.30±5.79	麦冬皂苷 D	100	7.19±12.50
	10	5.93±3.89		10	1.71±3.09
人参皂苷 Re	100	−0.71±2.16	麦冬皂苷 C	100	−1.67±2.27
	10	15.61±5.52		10	−4.96±3.35
人参皂苷 Rf	100	6.44±2.49	五味子醇甲	100	4.24±4.48
	10	3.37±0.38		10	3.81±1.90
人参皂苷 Rb$_1$	100	7.19±4.40	五味子甲素	100	−3.11±1.21
	10	−0.25±10.02		10	−3.21±3.82
人参皂苷 Rd	100	−15.36±0.17	五味子乙素	100	−6.51±3.03
	10	−50.46±0.55		10	7.52±11.01
人参皂苷 Rg$_3$	100	−3.41±1.90	戈米辛 N	100	−12.83±8.80
	10	18.47±0.09		10	1.24±1.08
人参皂苷 Rc	100	2.47±2.51	柠檬酸	100	−0.82±11.47
	10	6.88±3.31		10	−0.06±2.27
鲁斯可皂苷元	100	6.12±1.70	YQFM	800 μg · mL^{-1}	−0.40±13.83
	10	0.45±3.06		400 μg · mL^{-1}	12.07±1.59

3. 抗炎作用相关靶点实验研究

（1）实验目的

研究 YQFM 及代表性化合物在不同浓度下对一氧化氮合酶（NOS）、环氧化酶 2（COX-2）、核转录因子 κB（NF-κB）的抑制率。

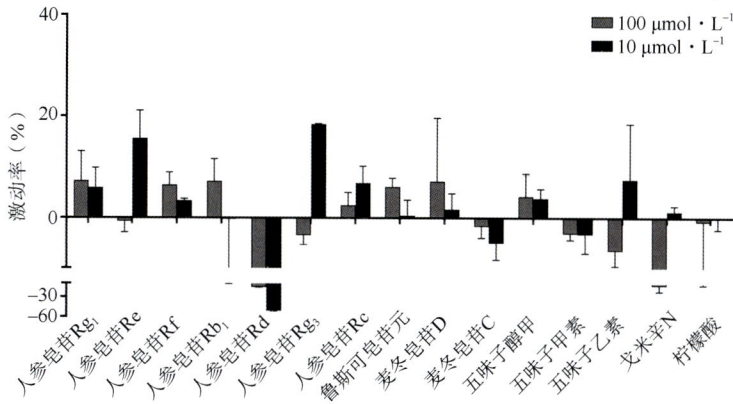

图 5-109　化合物对 AMPK 激动率结果图

（2）NOS 实验结果

1）阳性抑制剂 DPI 对 NOS 的剂量效应：通过多浓度梯度给药，得到了阳性抑制剂对 NOS 的抑制率曲线，见图 5-110，计算得到 IC_{50} 值为 25.01 $nmol \cdot L^{-1}$。

2）YQFM 及化合物对 NOS 的抑制活性：YQFM 及化合物对 NOS 的抑制活性实验结果见表 5-25，图 5-111。由结果发现，YQFM 在 800 $\mu g \cdot mL^{-1}$ 浓度下对 NOS 的抑制率为 36.08%，有一定抑制活性，低浓度下对 NOS 无明显抑制活性。人参皂苷 Rg_1、人参皂苷 Rf、人参皂苷 Rb_1、人参皂苷 Rd、五味子甲素在 100 $\mu mol \cdot L^{-1}$ 高给药浓度下，对 NOS

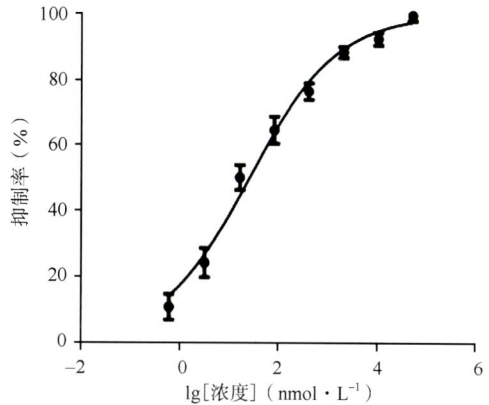

图 5-110　DPI 对 NOS 抑制率曲线

的抑制率分别为 50.66%、50.95%、52.72%、47.19%、40.53%，有显著抑制活性，5 个化合物在低浓度 10 $\mu mol \cdot L^{-1}$ 给药下对 NOS 的抑制作用较弱。人参皂苷 Re、人参皂苷 Rg_3、鲁斯可皂苷元在高浓度时对 NOS 的抑制率分别为 33.58%、33.53%、30.47%，也表现出一定的抑制活性。

表 5-25　YQFM 及化合物对 NOS 活性抑制率数据表

名称	浓度（$\mu mol \cdot L^{-1}$）	抑制率（%）（mean±SD）	名称	浓度（$\mu mol \cdot L^{-1}$）	抑制率（%）（mean±SD）
人参皂苷 Rg_1	100	50.66±10.25	麦冬皂苷 D	100	6.45±7.37
	10	16.49±8.98		10	12.24±10.53
人参皂苷 Re	100	33.58±4.57	麦冬皂苷 C	100	−15.45±2.95
	10	28.53±5.31		10	10.89±9.73
人参皂苷 Rf	100	50.95±7.85	五味子醇甲	100	8.02±8.09
	10	21.92±1.06		10	18.91±5.86
人参皂苷 Rb_1	100	52.72±7.61	五味子甲素	100	40.53±7.34
	10	17.02±9.79		10	15.40±3.70

续表

名称	浓度 （μmol·L⁻¹）	抑制率（%） （mean±SD）	名称	浓度 （μmol·L⁻¹）	抑制率（%） （mean±SD）
人参皂苷 Rd	100	47.19±1.82	五味子乙素	100	−1.37±2.29
	10	7.57±8.25		10	−16.75±11.43
人参皂苷 Rg₃	100	33.53±3.93	戈米辛 N	100	−1.56±4.38
	10	22.73±2.01		10	−13.82±5.66
人参皂苷 Rc	100	−4.07±0.35	柠檬酸	100	−10.97±7.04
	10	9.39±1.44		10	15.21±3.58
鲁斯可皂苷元	100	30.47±7.44	YQFM	800 μg·mL⁻¹	36.08±11.61
	10	9.16±8.66		400 μg·mL⁻¹	1.23±4.88

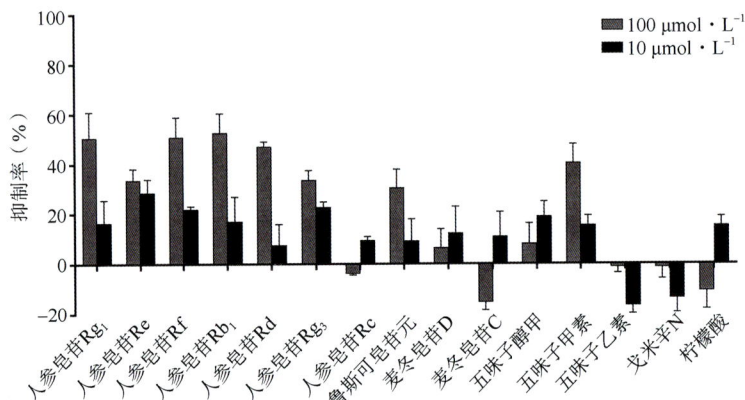

图 5-111　化合物对 NOS 活性抑制率

（3）COX-2 实验结果

1）阳性抑制剂塞来昔布对COX-2的剂量效应：通过多浓度梯度给药，得到了阳性抑制剂塞来昔布对COX-2的抑制率曲线，见图5-112，计算得到IC$_{50}$值为6.71 nmol·L⁻¹。

2）YQFM及化合物对COX-2的抑制活性：YQFM及化合物对COX-2的抑制活性实验结果见表5-26，图5-113。由结果发现，YQFM在800 μg·mL⁻¹浓度下对COX-2抑制率为64.03%，有显著抑制活性。麦冬皂苷D在高（100 μmol·L⁻¹）、低（10 μmol·L⁻¹）给药浓度下，对COX-2抑制率分别为104.89%、60.83%，抑制作用强，且呈现浓度依赖。五味子甲素在高浓度下对COX-2抑制率为95.15%，也具有较高的抑制作用。人参皂苷Rg₁、人参皂苷Re、人参皂苷Rf、人参皂苷Rb₁、人参皂苷Rd、人参皂苷Rg₃、鲁斯可皂苷元、麦冬皂苷C在高浓度下对COX-2抑制率均在40%以上，活性较好，且具有一定的浓度依赖性。

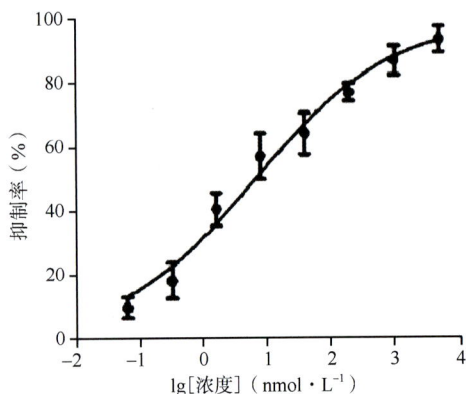

图 5-112　塞来昔布对 COX-2 抑制率曲线

表 5-26　YQFM 及化合物对 COX-2 抑制率数据表

名称	浓度 (μmol·L^{-1})	抑制率（%） (mean±SD)	名称	浓度 (μmol·L^{-1})	抑制率（%） (mean±SD)
人参皂苷 Rg$_1$	100	49.55±2.65	麦冬皂苷 D	100	104.89±1.78
	10	24.06±9.67		10	60.83±11.48
人参皂苷 Re	100	56.54±2.01	麦冬皂苷 C	100	47.42±11.27
	10	43.79±10.38		10	−7.43±25.25
人参皂苷 Rf	100	42.96±5.40	五味子醇甲	100	−1.45±17.30
	10	47.37±3.01		10	−34.59±3.33
人参皂苷 Rb$_1$	100	44.50±1.28	五味子甲素	100	95.15±2.86
	10	40.72±5.67		10	−11.53±6.95
人参皂苷 Rd	100	52.83±4.21	五味子乙素	100	3.05±2.64
	10	23.79±2.27		10	4.30±4.10
人参皂苷 Rg$_3$	100	63.48±3.37	戈米辛 N	100	4.13±4.24
	10	45.49±9.18		10	−27.78±5.78
人参皂苷 Rc	100	28.44±10.57	柠檬酸	100	−14.82±9.58
	10	0.31±22.94		10	7.12±1.63
鲁斯可皂苷元	100	52.83±4.21	YQFM	800 μg·mL^{-1}	64.03±14.92
	10	29.24±18.20		400 μg·mL^{-1}	8.21±6.92

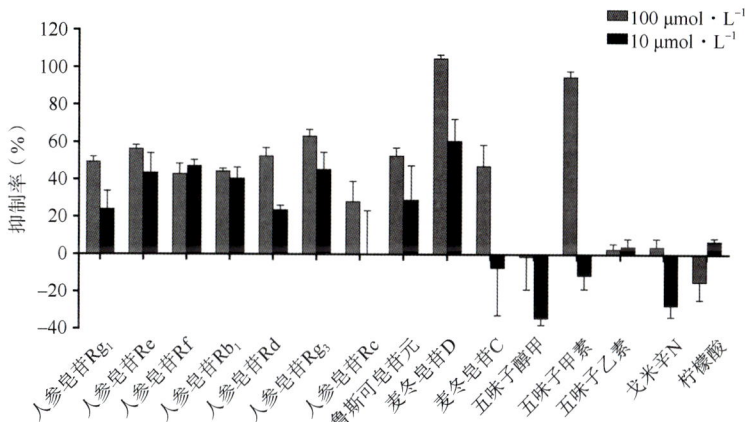

图 5-113　化合物对 COX-2 抑制率

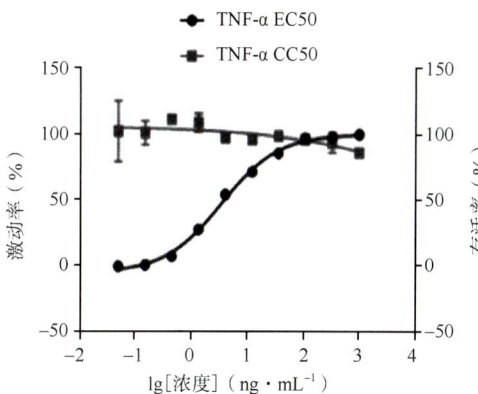

图 5-114　TNF-α 对 NF-κB 的激动结果及细胞存活率曲线

（4）NF-κB 实验结果

1）阳性激动剂 TNF-α 对 NF-κB 的剂量效应：通过多浓度梯度给药，得到了阳性激动剂 TNF-α 对 NF-κB 的激动结果及细胞存活率，见图 5-114，计算得到 EC$_{50}$ 值为 3.48 ng·mL^{-1}，CC$_{50}$ 值为 > 1000 ng·mL^{-1}。

2）YQFM 及化合物对 NF-κB 的抑制活性：YQFM 及化合物对 NF-κB 的抑制活性实验结果见表 5-27，图 5-115、图 5-116。由结果发现，YQFM 在 200 μg·mL^{-1} 和 50 μg·mL^{-1} 给药浓度

下对NF-κB均无显著抑制活性。人参皂苷Rd、人参皂苷Rg$_3$在100 μmol·L^{-1}的高给药浓度下对NF-κB的抑制率为13.99%和14.58%，细胞存活率均在90%以上，说明两个化合物具有较微弱的抑制活性。五味子甲素、五味子乙素和戈米辛N在高浓度下对NF-κB的抑制率均在90%以上，鲁斯可皂苷元在高浓度下抑制率为64.72%，且4个化合物在高浓度对应的细胞存活率均在60%左右，说明以上4个化合物对该酶也有一定程度的抑制作用。麦冬皂苷D、麦冬皂苷C在高浓度下对该酶的抑制率分别为：103.80%和104.32%，但同时细胞存活率较低，推测可能存在假阳性结果，两个化合物对NF-κB的抑制率高可能是由于细胞凋亡引起。

表 5-27　YQFM 及化合物对 NF-κB 活性抑制率及细胞存活率数据表

名称	浓度 （μmol·L^{-1}）	抑制率（%） （mean±SD）	存活率（%） （mean±SD）	激动率 – 细胞毒（%）
人参皂苷 Rg$_1$	100	−1.53±2.07	98.52±0.74	−3.01
	10	1.37±4.52	100.14±7.17	1.51
人参皂苷 Re	100	−0.57±1.03	101.14±5.03	0.57
	10	−0.95±8.06	106.79±0.30	5.84
人参皂苷 Rf	100	0.23±1.40	105.63±4.44	5.87
	10	−4.50±7.98	105.53±8.14	1.03
人参皂苷 Rb$_1$	100	9.85±5.07	101.24±3.11	11.10
	10	−5.84±4.29	107.31±5.47	1.47
人参皂苷 Rd	100	13.99±5.93	94.39±0.52	8.39
	10	−5.44±6.89	109.19±3.55	3.76
人参皂苷 Rg$_3$	100	14.58±4.79	99.15±1.33	13.73
	10	−0.13±5.58	108.98±2.66	8.86
人参皂苷 Rc	100	2.32±3.27	105.37±1.85	7.70
	10	2.08±5.87	107.67±6.14	9.76
鲁斯可皂苷元	100	64.72±32.72	59.93±18.64	24.65
	10	1.71±5.89	110.92±2.44	12.62
麦冬皂苷 D	100	103.80±0.07	4.97±0.81	8.77
	10	−5.10±2.66	100.14±6.73	−4.95
麦冬皂苷 C	100	104.32±0.02	1.99±0.15	6.31
	10	−12.27±2.02	106.52±4.66	−5.74
五味子醇甲	100	8.81±0.22	107.73±2.51	16.54
	10	0.88±0.75	107.47±4.07	8.35
五味子甲素	100	99.85±0.12	65.21±4.51	65.06
	10	5.44±2.18	103.39±4.81	8.82
五味子乙素	100	99.58±0.67	56.37±1.77	55.95
	10	5.37±2.14	102.08±3.70	7.45
戈米辛 N	100	94.74±0.89	66.99±2.74	61.73
	10	7.68±1.84	100.82±0.59	8.51
柠檬酸	100	−23.29±0.59	108.41±3.77	−0.14
	10	−20.97±0.90	108.46±1.04	8.74
YQFM	200 μg·mL^{-1}	−1.53±2.07	98.52±0.74	−14.89
	50 μg·mL^{-1}	1.37±4.52	100.14±7.17	−12.52

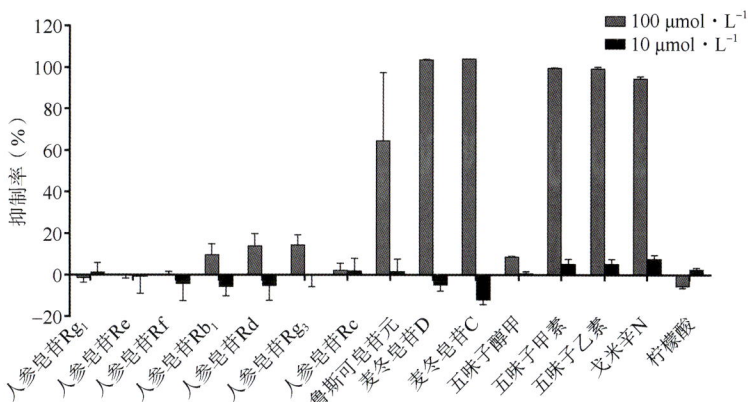

图 5-115　化合物对 NF-κB 活性抑制率

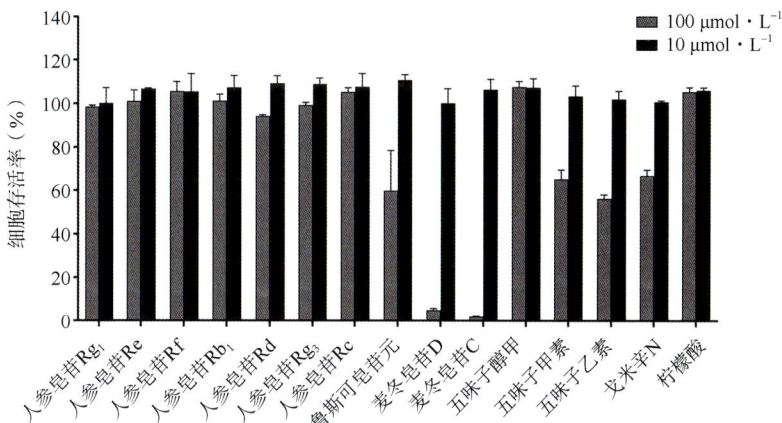

图 5-116　化合物对细胞存活率的影响

4. 抑制心室重构相关靶点实验研究

（1）实验目的

研究YQFM及代表性化合物对MMP-3和MMP-9的抑制作用，进一步探讨益气复脉及代表性化合物对心室重构的作用。

（2）MMP-3实验结果

1）阳性抑制剂NNGH对MMP-3的剂量效应：通过多浓度梯度给药，得到了阳性抑制剂NNGH对MMP-3的抑制剂量效应曲线图，见图5-117，计算得到IC_{50}值为18.14 nmol·L^{-1}。

2）YQFM及化合物对MMP-3的抑制活性：YQFM及化合物对MMP-3的抑制活性实验结果见表5-28，图5-118。由结果可知：YQFM在800 μmol·L^{-1}浓度下对MMP-3的抑制率为40.13%，在400 μg·mL^{-1}下抑制率为30.16%，对MMP-3有较好的抑制活性，且呈现浓度依赖。人参皂苷Rd在100 μmol·L^{-1}给药浓度下对

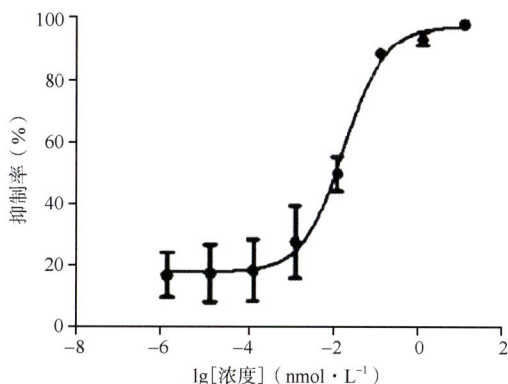

图 5-117　阳性抑制剂 NNGH 对 MMP-3 的抑制剂量曲线

MMP-3的抑制率为88.55%，有显著的抑制活性。人参皂苷Rg$_1$、人参皂苷Rb$_1$、人参皂苷Rc、鲁斯可皂苷元、戈米辛N、柠檬酸在100 μmol·L^{-1}给药浓度下，对MMP-3的抑制率分别为30.23%、30.44%、30.16%、36.02%、32.29%、35.81%，有明显抑制活性，且呈现浓度依赖。麦冬皂苷C和五味子甲素在100 μmol·L^{-1}时，对MMP-3抑制率分别为29.19%、25.21%，表现出较弱的抑制活性。

表 5-28　YQFM 及化合物对 MMP-3 抑制率

名称	浓度（μmol·L^{-1}）	抑制率（%）（mean±SD）	名称	浓度（μmol·L^{-1}）	抑制率（%）（mean±SD）
人参皂苷 Rg$_1$	100	30.23±5.16	麦冬皂苷 D	100	21.34±6.00
	10	−1.97±3.33		10	12.77±5.11
人参皂苷 Re	100	19.60±2.90	麦冬皂苷 C	100	29.19±10.99
	10	14.63±0.62		10	13.98±2.62
人参皂苷 Rf	100	18.90±6.84	五味子醇甲	100	22.15±3.63
	10	14.42±0.32		10	11.32±9.49
人参皂苷 Rb$_1$	100	30.44±2.21	五味子甲素	100	25.21±0.57
	10	16.76±0.98		10	−7.69±10.20
人参皂苷 Rd	100	88.55±3.92	五味子乙素	100	22.95±2.03
	10	15.42±6.39		10	12.31±1.16
人参皂苷 Rg$_3$	100	22.65±10.81	戈米辛 N	100	32.29±8.21
	10	7.94±3.42		10	20.1±7.85
人参皂苷 Rc	100	30.16±4.24	柠檬酸	100	35.81±2.14
	10	14.50±0.98		10	24.84±6.07
鲁斯可皂苷元	100	36.02±8.55	YQFM	800 μg·mL^{-1}	40.13±1.46
	10	19.45±7.34		400 μg·mL^{-1}	30.16±1.69

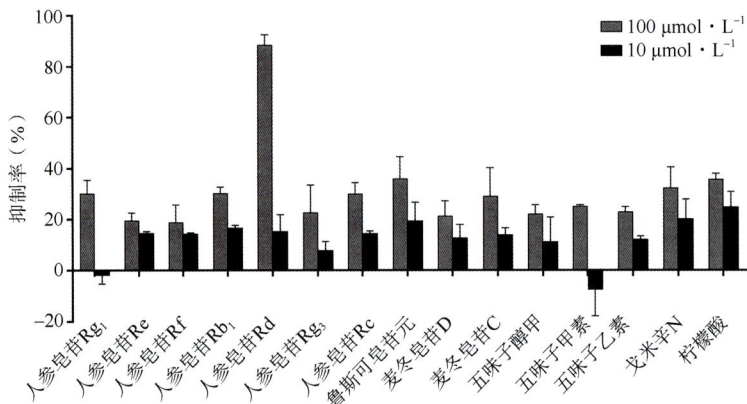

图 5-118　化合物对 MMP-3 的抑制率

（3）MMP-9实验结果

1）阳性抑制剂NNGH对MMP-9的剂量效应：通过多浓度梯度给药，得到了阳性抑制剂

NNGH 对 MMP-9 的抑制剂量效应曲线图，见图 5-119，计算得到 IC_{50} 值为 4.56 nmol·L^{-1}。

2）YQFM 及化合物对 MMP-9 的抑制活性：YQFM 及化合物对 MMP-9 的抑制活性实验结果见表 5-29，图 5-120。由结果可知：YQFM 在 800 μg·mL^{-1} 浓度下对 MMP-9 的抑制率为 19.72%，有较弱抑制活性。人参皂苷 Rf、人参皂苷 Rb₁、麦冬皂苷 D、五味子醇甲、五味子乙素、柠檬酸在 100 μmol·L^{-1} 给药浓度下，对 MMP-9 的抑制率分别为 16.68%、19.23%、19.87%、27.42%、22.13%、26.40%，有较弱抑制活性。

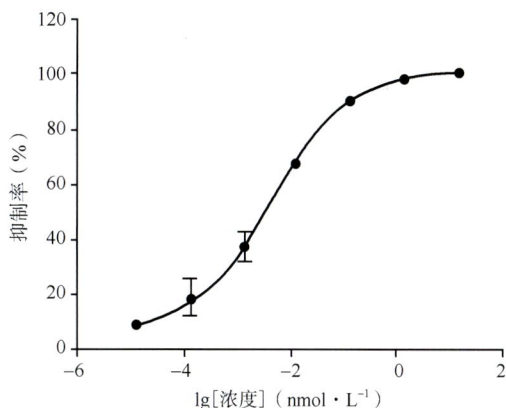

图 5-119　阳性抑制剂 NNGH 对 MMP-9 的抑制剂量曲线

表 5-29　YQFM 及化合物对 MMP-9 抑制率

名称	浓度（μmol·L^{-1}）	抑制率（%）（mean±SD）	名称	浓度（μmol·L^{-1}）	抑制率（%）（mean±SD）
人参皂苷 Rg₁	100	13.91±1.23	麦冬皂苷 D	100	19.87±3.82
	10	0.01±12.19		10	14.43±1.44
人参皂苷 Re	100	13.83±5.53	麦冬皂苷 C	100	8.17±4.18
	10	4.12±0.54		10	4.24±0.47
人参皂苷 Rf	100	16.68±13.56	五味子醇甲	100	27.42±13.17
	10	−11.42±11.14		10	−10.66±1.19
人参皂苷 Rb₁	100	19.23±4.63	五味子甲素	100	11.07±6.31
	10	−3.49±1.07		10	2.22±3.60
人参皂苷 Rd	100	7.85±1.04	五味子乙素	100	22.13±4.28
	10	−9.65±13.20		10	−0.38±5.86
人参皂苷 Rg₃	100	9.27±2.29	戈米辛 N	100	5.36±0.19
	10	−15.02±0.62		10	−4.87±1.34
人参皂苷 Rc	100	5.74±5.06	柠檬酸	100	26.40±6.65
	10	−18.66±13.67		10	−11.30±8.04
鲁斯可皂苷元	100	−6.40±8.69	YQFM	800 μg·mL^{-1}	19.72±5.48
	10	−6.15±13.97		400 μg·mL^{-1}	9.47±3.50

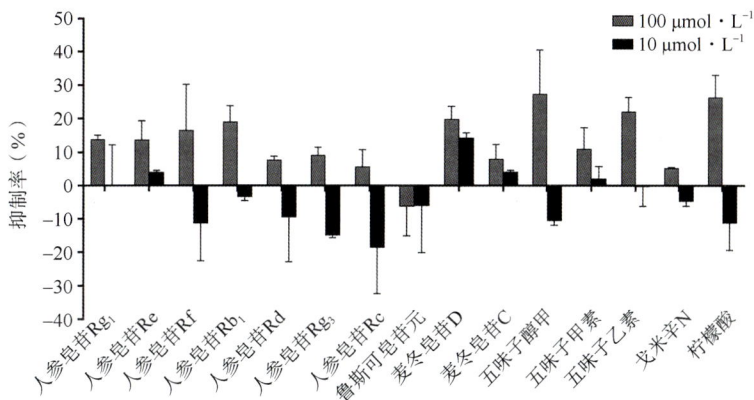

图 5-120　化合物对 MMP-9 抑制率结果图

5. 抗氧化作用相关靶点实验研究

（1）实验目的

采用DPPH自由基清除试验对YQFM及代表性化合物的抗氧化活性进行评价。

（2）实验结果

1）阳性对照维生素C对DPPH清除率的剂量效应：通过多浓度梯度给药，得到了阳性对照维生素C抗氧化活性曲线，见图5-121，计算得到EC_{50}值为55.85 $\mu mol \cdot L^{-1}$。

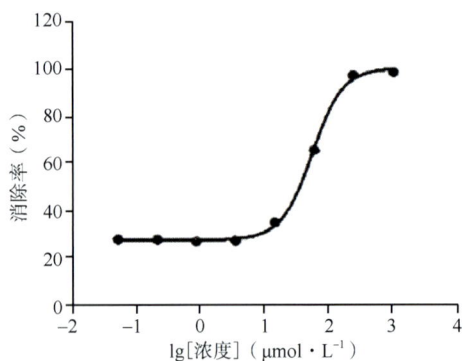

图 5-121 阳性对照维生素 C 对 DPPH 清除率剂量效应图

2）YQFM及化合物抗氧化活性：本实验考察了YQFM及化合物的DPPH抗氧化活性，实验结果见表5-30，图5-122。分析发现，YQFM在高浓度9 $mg \cdot mL^{-1}$时对DPPH清除率较高，达到66.44%，抗氧化活性较强；在3 $mg \cdot mL^{-1}$时，对DPPH清除率为37.96%，也表现出一定的抗氧化活性。在100 $\mu mol \cdot L^{-1}$高浓度下，鲁斯可皂苷元、麦冬皂苷D、五味子乙素、戈米辛N对DPPH表现出较弱的抗氧化活性。

表 5-30 YQFM 及化合物对 DPPH 清除率结果

名称	浓度（$\mu mol \cdot L^{-1}$）	清除率（%）（mean±SD）	名称	浓度（$\mu mol \cdot L^{-1}$）	清除率（%）（mean±SD）
人参皂苷 Rg₁	100	6.14±0.58	麦冬皂苷 D	100	18.47±5.11
	10	6.25±0.50		10	7.78±4.72
人参皂苷 Re	100	6.92±0.28	麦冬皂苷 C	100	13.77±2.25
	10	7.77±0.41		10	5.98±0.87
人参皂苷 Rf	100	5.49±0.12	五味子醇甲	100	1.67±3.65
	10	5.42±0.52		10	−4.30±2.31
人参皂苷 Rb₁	100	6.13±0.22	五味子甲素	100	−1.22±1.61
	10	6.41±0.03		10	−3.52±4.84
人参皂苷 Rd	100	5.45±0.18	五味子乙素	100	16.80±1.22
	10	7.60±4.10		10	10.37±6.85
人参皂苷 Rg₃	100	5.08±1.99	戈米辛 N	100	17.30±0.13
	10	5.95±1.16		10	15.77±1.07
人参皂苷 Rc	100	10.57±0.75	柠檬酸	100	14.61±0.65
	10	8.78±2.19		10	13.31±0.13
鲁斯可皂苷元	100	15.55±3.06	YQFM	9 $mg \cdot mL^{-1}$	66.44±2.51
	10	10.08±0.92		3 $mg \cdot mL^{-1}$	37.96±1.45

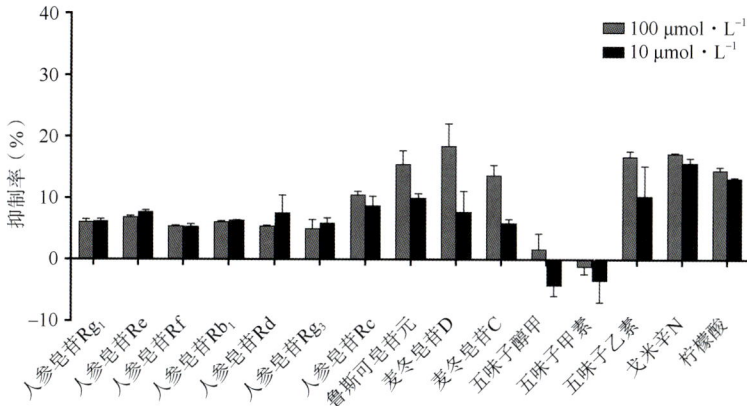

图 5-122　化合物对 DPPH 清除率图

6. 抑制细胞凋亡相关靶点实验研究

（1）实验目的

本实验通过研究YQFM及代表化合物对半胱天冬酶-3（Caspase-3）的抑制活性，进而探讨YQFM及代表化合物对细胞凋亡的影响。

（2）实验结果

YQFM及代表化合物对Caspase-3的抑制结果表5-31，图5-123；由结果可知：YQFM在200 $\mu g \cdot mL^{-1}$ 和40 $\mu g \cdot mL^{-1}$ 给药浓度下，对该酶均无显著抑制活性。人参皂苷Rd、人参皂苷Rg_3、麦冬皂苷D在100 $\mu mol \cdot L^{-1}$ 给药浓度下，对Caspase-3的抑制率分别为19.99%、21.11%、15.85%，表现出较弱的抑制活性。

表 5-31　YQFM 及代表化合物对 Caspase-3 的抑制结果

名称	浓度（$\mu mol \cdot L^{-1}$）	抑制率（%）（mean±SD）	名称	浓度（$\mu mol \cdot L^{-1}$）	抑制率（%）（mean±SD）
人参皂苷 Rg_1	100	4.28±3.00	麦冬皂苷 D	100	15.85±0.37
	10	−1.46±0.54		10	12.52±1.46
人参皂苷 Re	100	0.27±3.64	麦冬皂苷 C	100	12.94±0.02
	10	−2.29±2.37		10	2.26±7.45
人参皂苷 Rf	100	3.92±4.56	五味子醇甲	100	6.80±3.13
	10	−2.85±0.40		10	−6.30±2.12
人参皂苷 Rb_1	100	−2.09±1.65	五味子甲素	100	−7.35±8.46
	10	−1.89±1.31		10	−10.70±1.36
人参皂苷 Rd	100	19.99±2.15	五味子乙素	100	−2.66±3.11
	10	4.05±0.04		10	−1.69±1.88
人参皂苷 Rg_3	100	21.11±2.75	戈米辛 N	100	0.46±2.93
	10	16.68±1.54		10	−4.42±1.11
人参皂苷 Rc	100	12.45±1.26	柠檬酸	100	−4.90±2.86
	10	3.09±0.89		10	−7.19±5.68
鲁斯可皂苷元	100	9.45±0.28	YQFM	200 $\mu g \cdot mL^{-1}$	9.76±1.47
	10	4.35±1.91		40 $\mu g \cdot mL^{-1}$	−0.11±1.38

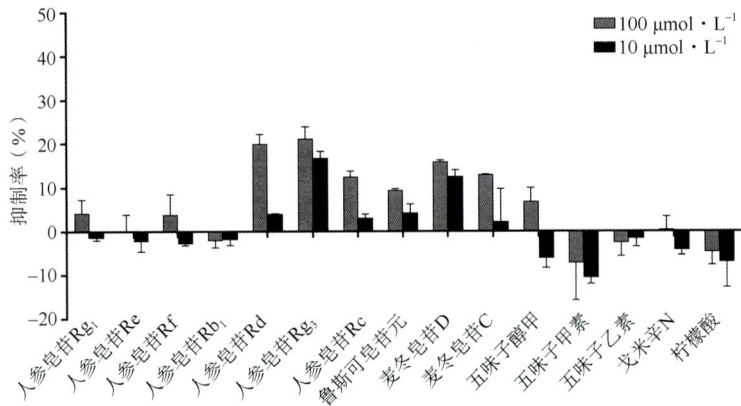

图 5-123　化合物对 Caspase-3 的抑制结果

7. 小结

综上所述，通过体外受体实验研究发现，PDE3A、AMPK、COX-2、NOS、NF-κB、MMP-3、MMP-9、Caspase-3 可能是 YQFM 发挥益气复脉、养阴生津功效的部分靶点。实验结果总结简表见下表 5-32。

1）强心：YQFM 通过抑制 PDE3A 活性，使细胞内 cAMP 降解受阻，Ca^{2+} 浓度升高，心肌收缩力增强，进而发挥强心作用，其药效物质基础可能为人参皂苷 Rf、五味子甲素、柠檬酸。

2）调节能量代谢：YQFM 通过激动 AMPK 受体，抑制合成代谢，减少 ATP 消耗，并且刺激分解代谢产生 ATP，进而调节心肌能量代谢，其药效物质基础可能为人参皂苷 Re、人参皂苷 Rg₃。

3）抗炎止痛：YQFM 通过抑制 COX-2、NOS 及 NF-κB 的活性，减少致炎因子的合成分泌，发挥抗炎止痛，保护心肌功能的作用。其 COX-2 抑制剂可能为人参皂苷 Rg₁、人参皂苷 Re、人参皂苷 Rf、人参皂苷 Rb₁、人参皂苷 Rd、人参皂苷 Rg₃、鲁斯可皂苷元、麦冬皂苷 D、麦冬皂苷 C、五味子甲素；NOS 抑制剂可能为人参皂苷 Rg₁、人参皂苷 Re、人参皂苷 Rf、人参皂苷 Rb₁、人参皂苷 Rd、人参皂苷 Rg₃、鲁斯可皂苷元、五味子甲素；NF-κB 抑制剂可能为人参皂苷 Rd、人参皂苷 Rg₃、鲁斯可皂苷元、五味子甲素、五味子乙素、戈米辛 N。

4）抑制心室重构：YQFM 通过抑制 MMP-3 和 MMP-9 活性，抑制心肌胶原降解及胶原结构的破坏，进而改善心肌细胞外基质重构，减缓心衰进展。其 MMP-3 抑制剂可能为人参皂苷 Rg₁、人参皂苷 Rb₁、人参皂苷 Rd、人参皂苷 Rc、鲁斯可皂苷元、麦冬皂苷 C、五味子甲素、戈米辛 N、柠檬酸；MMP-9 抑制剂可能为人参皂苷 Rf、人参皂苷 Rb₁、麦冬皂苷 D、五味子醇甲、五味子乙素、柠檬酸。

5）抗氧化：YQFM 及其主要成分鲁斯可皂苷元、麦冬皂苷 D、五味子乙素、戈米辛 N 对DPPH 有一定的清除作用，推测 YQFM 通过抗氧化、抗心肌缺血/缺氧损伤等，发挥心血管保护作用。

6）抑制细胞凋亡：YQFM 中人参皂苷 Rd、人参皂苷 Rg₃、麦冬皂苷 D 通过抑制Caspase-3，抑制心肌细胞凋亡，发挥心肌保护作用。

表5-32　YQFM及代表性成分的受体实验结果总结

药材	结构类型	化学成分	强心（正性肌力效应）		调节能量代谢	抗炎止痛			抑制心室重构		抗氧化	抑制细胞凋亡
			PDE3A	ADRB1	AMPK	NF-κB（−）	NOS（−）	COX-2（−）	MMP-9	MMP-3	DPPH	Caspase-3
红参（君）	原人参三醇型皂苷	人参皂苷 Rg₁						√		√		
		人参皂苷 Re			√		√	√				
		人参皂苷 Rf	√				√	√	√			
	原人参二醇型皂苷	人参皂苷 Rb₁					√	√	√	√		
		人参皂苷 Rd				√	√	√	√	√		√
		人参皂苷 Rg₃			√	√	√	√		√		√
		人参皂苷 Rc								√		
麦冬（臣）	皂苷元	鲁斯可皂苷元				√	√	√		√	√	√
	甾体皂苷	麦冬皂苷 D						√	√		√	
		麦冬皂苷 C						√		√		
五味子（佐）	木脂素	五味子醇甲							√			
		五味子甲素	√			√	√	√	√	√		
		五味子乙素				√						
		戈米辛 N				√			√	√	√	
	有机酸	柠檬酸	√						√	√	√	
YQFM			√		√		√	√	√	√	√	

√：表示有活性

8. 讨论

YQFM来源于中医经典名方"生脉散"，是由红参、麦冬、五味子3味中药，经现代工艺精制而成的中药注射冻干粉针剂。红参为君药，性温，味甘，微苦；有大补元气，复脉固脱，益气摄血之效；麦冬为臣药，性寒，味甘、微苦；有养阴生津，润肺清心之效，五味子有收敛固涩，益气生津，补肾宁心之功，为佐使。三药配伍使用，具有益气复脉、养阴生津的功效[57-58]。现代药理研究表明，YQFM具有抗心衰，抗心肌缺血/缺氧损伤，抗炎，抗氧化，改善能量代谢，抑制心肌细胞凋亡，减少心肌组织胶原沉积，纤维化等药理作用[59]。临床上主要用于心力衰竭的治疗，同时可对冠心病心绞痛、心肌梗死、低血压和休克发挥疗效[60]。本研究在明确YQFM药理作用的基础上，考察了YQFM及关键代表性化合物对强心（正性肌力效应）、调节能量代谢、抗炎止痛、抑制心室重构、抗氧化及抑制细胞凋亡相关受体的调节作用。初步探究YQFM的药理作用机制及相关药效物质。

（1）强心（正性肌力）相关受体机制

心力衰竭是因心脏的结构或功能发生异常改变，导致心室收缩、舒张功能障碍，进而引起的一组复杂的临床综合征[61]。传统正性肌力药物作为临床治疗心力衰竭的重要手段，主要通过增加细胞内Ca^{2+}浓度来增强心肌收缩力，增加心排血量。cAMP依赖型药物主要为β受体激动剂和磷酸二酯酶Ⅲ抑制剂，前者通过兴奋心肌肾上腺素β受体，使心肌腺苷酸环化酶活性增加，腺苷酸环化酶使三磷腺苷（ATP）转变为环磷腺苷（cAMP），cAMP使肌浆网释放Ca^{2+}增加，使细胞内Ca^{2+}量增加，从而发挥正性肌力效应[62-64]；后者作用机制是降低磷酸二酯酶活性使细胞内cAMP降解受阻，cAMP浓度升高，进一步使细胞膜上的蛋白激酶活性增高，促进Ca^{2+}通道膜蛋白磷酸化，Ca^{2+}通道激活使Ca^{2+}内流增加，心肌收缩力增强[65-68]，两种受体的作用机制如图5-124所示。

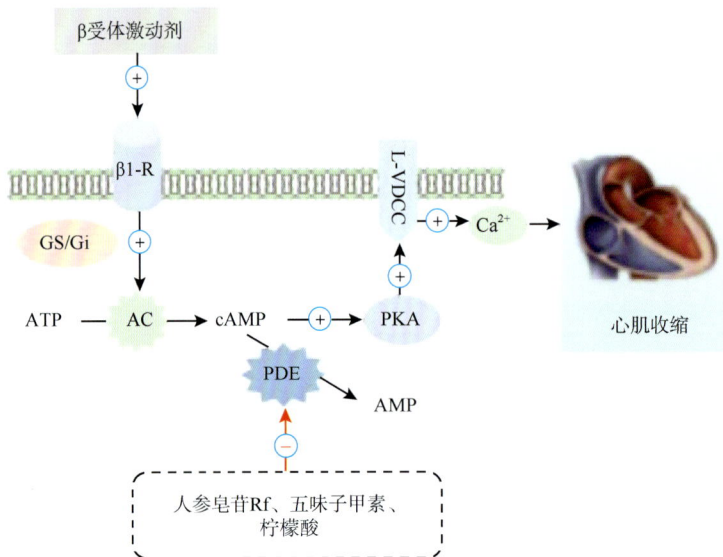

图 5-124　强心相关受体作用机制

本研究通过检测YQFM和代表性化合物对PDE3A和ADRB1的作用，探究YQFM发挥强心作用的机制及药效物质基础。结果表明，YQFM及其单体人参皂苷Rf、五味子甲素、柠檬酸对PDE3A均显示出抑制效果，对ADRB1无显著作用。因此推测YQFM可能是通过抑制

PDE3A活性，使细胞内cAMP降解受阻，cAMP浓度升高，进一步使细胞膜上的蛋白激酶活性增高，促进Ca通道膜蛋白磷酸化，Ca通道激活使Ca^{2+}内流增加，心肌收缩力增强，发挥强心（正性肌力）作用。

（2）调节能量代谢相关受体机制

心衰时，心肌细胞出现能量代谢障碍，包括高能磷酸盐代谢的改变、底物利用的转变、线粒体的功能障碍及氧化应激损伤等，加快心室重构，导致心功能的继续恶化[69-72]。腺苷酸活化蛋白激酶（AMPK）是一种异三聚体复合物，广泛分布于真核细胞，是生物能量代谢调节的关键分子，被称为能量开关。AMPK参与多种生理活动，在维持能量平衡、氧化还原平衡和生长方面等发挥重要作用，研究发现，机体内AMPK活性与高血压、心力衰竭、心肌纤维化及炎症反应等疾病发生紧密联系[73-75]。AMPK对能量的调控主要是通过抑制合成代谢减少ATP消耗和刺激分解代谢产生ATP。AMPK诱导过氧化物酶体增殖活化受体γ辅助活化因子1α（PGC-1α）的表达，增加线粒体的数量，为能量产生提供更多的场所，增加能量的储存量；还可以增加葡萄糖转运体4（GLUT4）的生成和乙酰辅酶A羧化酶（ACC）的磷酸化，促进葡萄糖和脂肪酸的代谢，促进能量的产生；通过抑制活性氧簇（ROS）的生成，增加Ca^{2+}-Mg^{2+}-ATP酶、Ca^{2+}-ATP酶的活性，改善心肌细胞内外Ca^{2+}浓度，加强能量的利用[76]。与此同时，AMPK又可以促进糖酵解途径，分解葡萄糖，进而产生ATP，维持机体能量[77]。研究表明：AMPK通过调控葡萄糖代谢及线粒体的生物功能，调节心肌细胞代谢，进而改善心力衰竭；AMPK可通过SIRT1信号通路来调控心肌能量代谢，同时抑制氧化反应，进而抑制心肌肥厚[78]。AMPK调控能量代谢的相关机制如图5-125所示[79]。

为了探究YQFM对能量代谢的调节机制，本研究选取AMPK为研究载体，探究了YQFM及代表性化合物对AMPK的激动活性，结果表明：YQFM、人参皂苷Re、人参皂苷Rg_3对AMPK有较微弱的激动活性，推测激活AMPK受体为YQFM发挥调节能量代谢作用的机制之一。

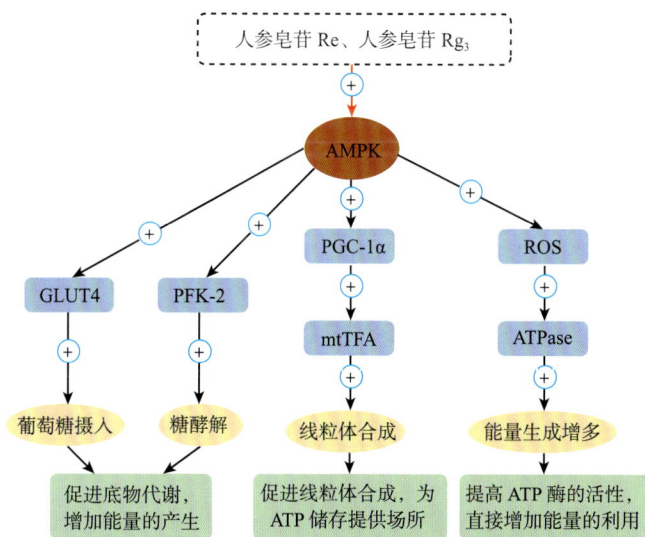

图 5-125 AMPK 参与能量代谢相关通路图

（3）抗炎相关受体机制

心衰时，许多炎症因子如CRP、TNF-α、IL-1、IL-6、MCP-1等均明显升高。炎症因子的过度表达，可降低心肌收缩力及心输出量，诱导心肌细胞凋亡和坏死，构成心肌重塑的恶性循环，促进心衰的发生发展。心衰时炎症因子水平是判断心衰严重程度及预后的指标，抗炎治疗可降低高危患者心衰的死亡率。现代药理学研究表明，YQFM有良好的抗炎作用，可通过抑制炎症因子水平，缓解自身炎症反应，缓解心衰症状[80-81]。

NF-κB是炎症反应进程中的一个重要转录因子，与免疫、炎症和应激反应的多种基因转录调控相关，同时也参与调控细胞增殖和凋亡等过程。已有研究发现心衰患者心肌组织中NF-κB的蛋白表达显著高于正常人的心肌组织，细胞因子可激活NF-κB，而NF-κB的过度激活又能够增强炎症细胞因子的基因转录，多种细胞因子长期过度分泌导致心肌细胞结构改变，加速心肌细胞凋亡，最终引发心室重构的发生。NF-κB的激活主要通过NF-κB的抑制性蛋白（IκB）磷酸化及其在蛋白激酶（IKK）作用下降解而实现[82]。IKB和NF-κB复合体降解使得NF-κB转移至细胞核，进而诱导一系列炎症基因如诱导型的一氧化氮合酶（iNOS），环氧合酶-2（COX-2）和肿瘤坏死因子-α（TNF-α）等表达，同时，当NF-κB被炎症细胞因子如TNF-α，IL-1β，IL-2，IL-6，IL-8等激活时，被激活的转录因子能够上调这些细胞因子相对应的基因表达，大量表达的细胞因子反过来进一步扩大炎症反应刺激的信号[83-86]（信号通路如图5-126所示）。因此，抑制NF-κB、COX-2及iNOS的表达对炎性反应具有潜在的抑制作用。

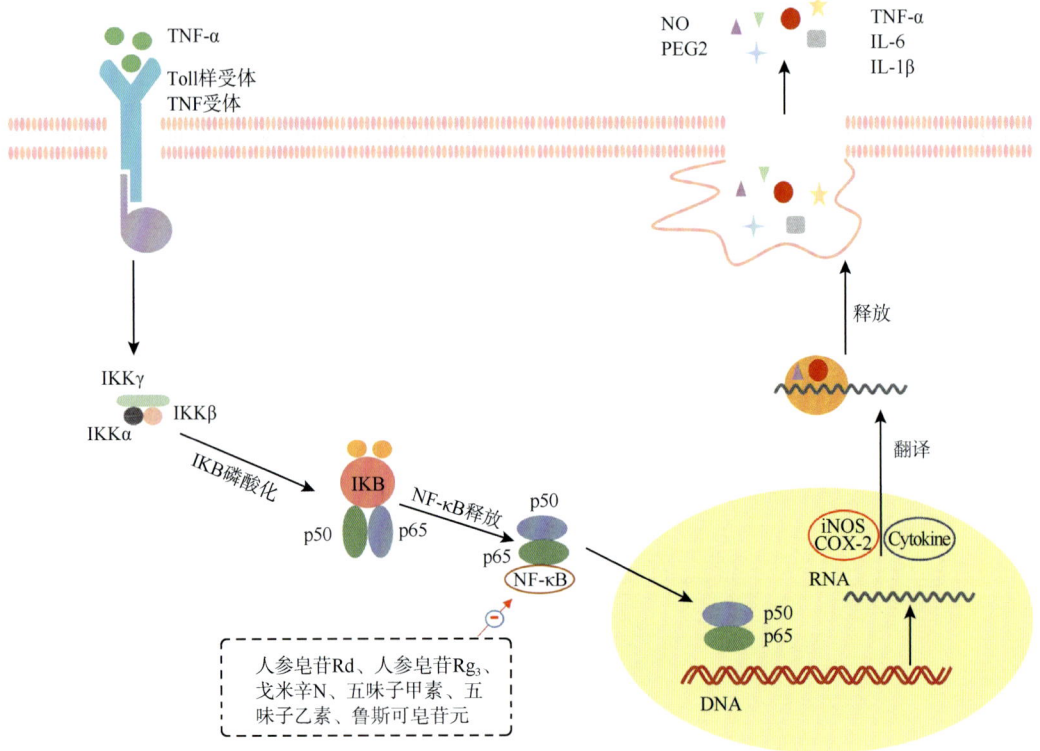

图 5-126　NF-κB 诱导炎症机制图示

本实验发现，人参皂苷Rd和人参皂苷Rg₃对NF-κB有较弱的抑制活性；五味子甲素、五味子乙素、戈米辛N和鲁斯可皂苷元可能为潜在的NF-κB抑制剂。YQFM、人参皂苷Rg₁、人参皂苷Re、人参皂苷Rf、人参皂苷Rb₁、人参皂苷Rd、人参皂苷Rg₃、鲁斯可皂苷元、五味子甲素对COX-2及NOS均表现出显著抑制活性；麦冬皂苷D、麦冬皂苷C对COX-2也具有良好的抑制活性，由此推测YQFM可通过抑制NF-κB、COX-2、NOS活性，调控炎症因子的释放，降低炎症反应，保护心肌功能。

（4）抑制心室重构相关受体机制

心室重构是心衰发生的主要机制，主要包括心肌细胞重构和细胞外基质重构两方面；其主要病理表现为：心肌细胞肥大、心肌细胞凋亡及和坏死，以及心肌细胞外基质过度纤维化或降解增加，最终会导致心室腔扩大、心肌肥厚、心肌功能恶化及心力衰竭等症状[87, 88]。基质金属蛋白酶（MMPs）属于锌依赖性内肽酶家族，参与细胞外基质（ECM）中各种蛋白质的降解[89, 90]。MMP-3是MMPs家族中的一种蛋白质，存在于多种组织和细胞中，其不仅能够降解胶原、基底膜成分，而且随着其水平升高可以激活其他MMPs，发生级联反应，从而引起心肌胶原过度降解，破坏胶原结构，促进心室重构，进而破坏正常心肌功能，加速心衰过程[91, 92]。MMP-9又称明胶酶B，参与调节多种心血管疾病，尤其在心衰及心室重构中发挥重要作用[93]。研究发现：MMP-9能通过降解心肌细胞外基质、胶原及纤维蛋白；形成基质素，同时诱导生长因子、成纤维细胞因子等异常表达，导致心肌细胞结构和功能受破坏，引起心肌细胞纤维化和心室不可逆性扩张，心肌细胞间隙被其他纤维组织和结缔组织所填充，促进形成心肌重构[94-96]，相关作用机制如图5-127所示。

本研究结果表明，YQFM、人参皂苷Rd、人参皂苷Rg₁、人参皂苷Rb₁、人参皂苷Rc、鲁斯可皂苷元、戈米辛N、柠檬酸在高浓度给药时，对MMP-3表现出显著抑制活性，麦冬皂苷C和五味子甲素表现出较弱抑制活性。YQFM、人参皂苷Rb₁、麦冬皂苷D、五味子醇甲、五味子乙素、柠檬酸对MMP-9具有微弱活性。由此推测：YQFM通过抑制MMP-3及MMP-9的活性，抑制心室重构，保护心肌功能，从而发挥抗心衰作用。

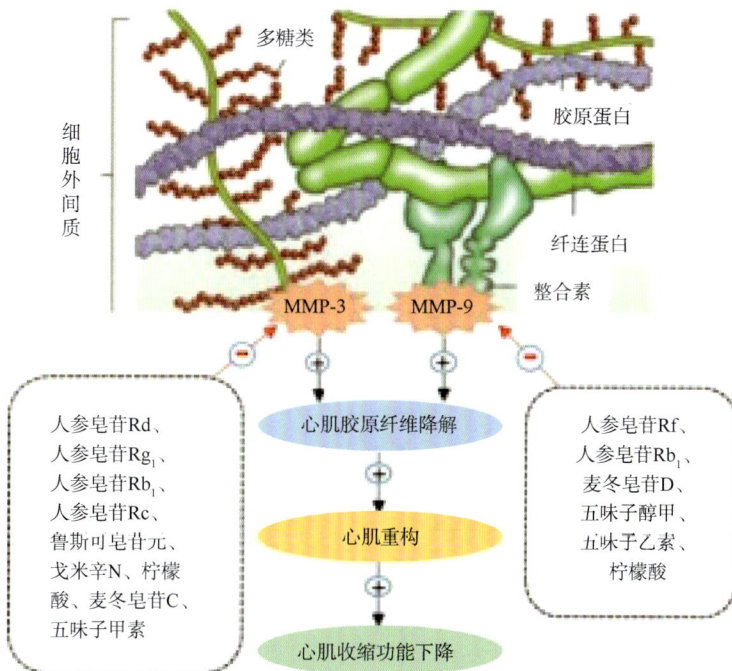

图 5-127 MMP-3 和 MMP-9 心衰作用机制图

（5）抗氧化机制

近年来越来越多的研究表明氧化应激在心室重构及心衰发生发展中有重要作用[97,98]。心衰时氧自由基产生增多伴随抗氧化能力下降，而抗氧化剂可以改善心室重构，延缓心衰的进展。研究表明：自由基对组织细胞的损伤，与心血管疾病发生相关，抗氧化剂可以清除体内多余的自由基，避免机体损伤，有利于保护心肌细胞[99]。评价和筛选自由基清除剂的方法包括体内和体外实验。体内实验费时费力，不适于大量抗氧化剂的筛选。绝大部分研究集中于体外模拟测定，主要包括DPPH自由基、羟基自由基、超氧自由基，以及氮自由基等[100]。DPPH自由基是一种合成的、具有单电子、稳定的、以氮为中心的顺磁化合物。当自由基清除剂存在时，DPPH自由基接受一个电子或氢原子，形成稳定的DPPH-H化合物，使其甲醇（或乙醇）溶液从深紫色变为黄色，变色程度与其接受的电子数量（自由基清除活性）成定量关系，因而可用分光光度计进行快速的定量分析[101]。

本研究结果表明：当YQFM浓度为9 mg·mL^{-1}时，对DPPH有显著的清除活性，具有抗氧化作用。其中，鲁斯可皂苷元、麦冬皂苷D、五味子乙素和戈米辛N对DPPH有较弱清除作用，可能为YQFM发挥抗氧化作用的物质基础。

（6）抑制细胞凋亡机制

细胞自噬是一种保守的细胞分解与细胞代谢机制，在慢性心力衰竭的心肌损伤过程中起到关键作用[102]。研究表明[103]，细胞凋亡是由一系列基因调控的程序性细胞死亡，与坏死有很大不同，心肌细胞凋亡参与了多种心脏病的发生。随着心衰的进展，心肌细胞凋亡可能导致心肌收缩力降低。因此，抗凋亡干预也可能是减缓心衰进展的有效方法。

Caspases（半胱天冬酶）家族是一类进化保守的特异性半胱氨酸蛋白酶，主要参与细胞凋亡及炎症反应。Caspase-3作为Caspase家族的重要成员，是履行细胞凋亡的关键酶[104]。研究发现，Caspase-3主要通过触发两条途径参与细胞凋亡过程：

1）细胞膜死亡受体介导的凋亡途径：其机制主要是细胞膜上的死亡性配体与Fas受体结合，形成特殊结构的三聚体复合物，其中复合物受体的死亡结构域发生改变，并与具有死亡结构域的接头蛋白进行结合，进一步激活Caspase-8和Caspase-10，引起级联效应，使下游的Caspase-3活化，从而执行细胞凋亡功能；同时，细胞凋亡受到凋亡蛋白的调控，Bax作为Bcl-2家族重要的促凋亡蛋白，可作为线粒体膜上离子通道的重要组成部分，使细胞色素C可以进入线粒体，激活Caspase-9，从而进一步激活Caspase-3，促进细胞凋亡。Caspase-3激活后，可降解DNA损伤修复酶，同时激活核酸内切酶，促进细胞凋亡[105, 106]。

2）线粒体介导的内源细胞凋亡途径：线粒体作为细胞凋亡的调控器，当细胞受到凋亡刺激时，线粒体膜通透性升高，并释放促凋亡因子，如：包括细胞色素C（cyto-C），凋亡诱导因子（AIF）、Caspase酶原等。细胞色素C一旦释放进入胞质，与胞质中的凋亡酶激活因子-1（Apaf-1）结合后，在dATP存在下，三者形成复合物，激活Caspase-9酶原，形成凋亡体，引起Caspase-9自身活化，活化的Caspase-9启动下游的Caspase-3引起Caspase的级联反应，使核纤层蛋白分裂、核碎裂，导致细胞凋亡[107, 108]。细胞凋亡作用机制如图5-128所示。

本实验通过研究YQFM及代表性化合物对Caspase-3的抑制作用，发现人参皂苷Rd、人参皂苷Rg$_3$、麦冬皂苷D对该酶有较弱抑制活性，推测YQFM通过以上药效物质发挥抑制细胞凋亡的作用，进而防止心肌损伤，维护心血管功能。

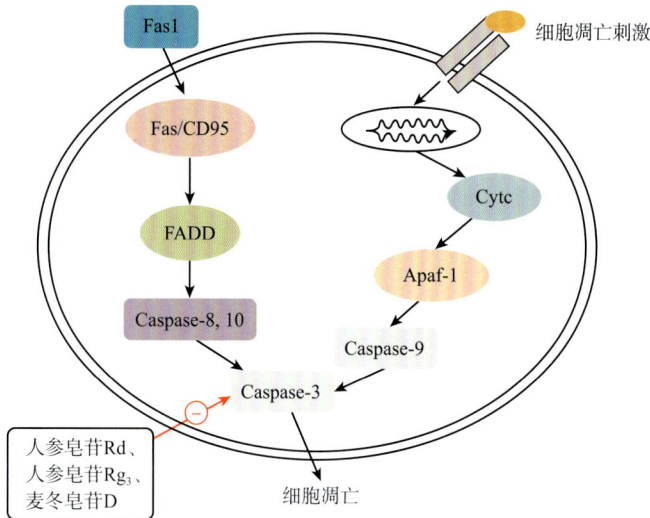

图 5-128　Caspase-3 细胞凋亡作用机制图

（三）基于五味药性表达的 YQFM 配伍规律整合分析

中药配伍理论是中医药理论的核心内容，在中药配伍理论中，"七情和合"被视为中药配伍理论之纲。基于气味配伍的药对多是中药方剂的"方根"，而方根是方剂中不可轻易减除的药味。《素问·藏气法时论》指出五脏苦欲补泻的论治、配方规律，如"肺苦气上逆，急食苦以泄之""肝欲散，急食辛以散之"，故有"四时五脏，病随五味所宜也"。以药物五味之性去纠正脏腑"苦欲"之偏，正是体现"方–证对应"的制方大法，"方从法立，以法统方"，执法以制方。《素问·至真要大论》提出药物的气味薄厚与寒热温凉是制方的基础，"急则气味厚，缓则气味薄，寒热温凉，反从其病"。金代成无己所撰的《伤寒明理药方论》，提出了"是以制方之体，欲成七方之用者，必本于气味生成，而制方成焉"。张元素也指出"凡药之五味，随五脏所入而为补泻，亦不过因其性而调之"，并创立了药物升降浮沉说，且与气味配伍制方相联系（《医学启源·用药备要》）；发明了药物归经理论，并与气味配伍制方相联系（《珍珠囊》《医学启源·用药备要》）；并确立了"风制法""暑制法""湿制法""燥制法"和"寒制法"等制方大法。历代医家多以其为配伍立法，"论药必首推气味"（叶天士《临证指南医案》），可见气味配伍是体现中医药理论特点的核心内容。

YQFM 来源于古方"生脉散"，在《方剂气味配伍理论及应用》中将生脉饮归为酸甘化阴类方剂，其气味配伍规律为：本方证为温热、暑热之邪，耗伤气阴，或久咳肺虚，气阴两伤而致。热伤元气，气阴两虚。肺主气，朝百脉，布津液；心主血，汁为心之液。本方之证，实乃肺心气阴两亏之证。治宜益气生津，敛阴止汗。方中人参甘温，大补元气，止渴生津，为君；辅以麦冬甘寒，养阴清热，润肺生津；佐以五味子酸温，敛肺止汗而生津。人参与五味子相配，酸甘化阴，益气生津敛汗，人参补心气，其治在甘，五味子敛肺气，其治在酸，酸甘合化是为本方方根。麦冬与五味子相配，滋阴敛气。此外，麦冬能清心育阴，五味子又可固肾气，敛心气。三药合用，一补，一清，一敛，共成益气养阴、敛汗生津之功（多维气味配伍解析图见图5-129）。《灵枢》指出："阴阳形气俱不足……可将以甘药。"提示甘味药可通过其补益作用治疗虚损病证，"调以甘药"是中医治疗虚损病证的基本原则。如《本草汇言》曰："人参味甘性温，补气生血，助精养神之药也。"甘味药能补，主要体现在补气、补阳、补血、补阴4个方面。现代化学研究表明，糖类、皂苷、脂肪、维生素、蛋白质、甾醇及氨基酸等是甘味中药甘味的主要来源。《类经》中注云："热盛于经而不敛者，以酸收之。"结合药物的功效可知"酸"的收敛表现在酸收心气、酸收肺气、酸收津液、酸收阴气及酸敛咽疮。代表药物如芍药、五味子，《注解伤寒论》记载："芍药之酸，以收心气……芍药、五味子之酸，以收逆气而安肺……芍药之酸，收津液而益荣……芍药之酸，以收阴气。"酸甘相配能生化阴津、缓急止痛。现代研究指出，植物类酸味药的化学成分主要是有机酸、挥发油、香豆素、木脂素、生物碱、黄酮、鞣酸、苷类、环烯醚萜类和金属离子等。

药名	气味	药物功效	君臣佐使	方剂功效
人参	甘温	大补元气，止渴生津	（君）	益气生津 敛阴止汗
五味子	酸温	敛肺止汗而生津，固肾气，敛心气	（佐）	
麦冬	甘寒	养阴清热，润肺生津，清心育阴	（臣）	

（方根：人参、五味子、麦冬）

图 5-129 生脉饮多维气味配伍解析图

因此，本研究中基于五味药性配伍的"性–效–物"三元论中药药效物质基础与作用机制研究模式，通过味觉受体分子对接实验以及G蛋白偶联受体及关键酶活性实验，从味觉和功能属性表达等角度对YQFM的药性（味）物质基础进行研究，分子对接实验结果表明：红参、麦冬及五味子药材中的糖类成分以及红参药材中的三萜皂苷类成分可能为YQFM的甘味物质基础；五味子药材中的木脂素类及有机酸类成分可能为YQFM的酸味物质基础；红参药材中的三萜皂苷类成分、麦冬药材中的甾体皂苷及黄酮类成分可能为YQFM的苦味物质基础。受体实验结果表明：PDE3A、AMPK、COX-2、NOS、NF-κB、MMP-3、MMP-9、Caspase-3可能是YQFM通过强心、调节能量代谢、抗炎止痛、抑制心室重构、抗氧化、抑制细胞凋亡，进而发挥益气复脉、养阴生津功效的部分作用靶点，其药效物质基础可能为人参皂苷 Rg_1、人参皂苷 Re、人参皂苷 Rf、人参皂苷 Rb_1、人参皂苷 Rd、人参皂苷 Rg_3、人参皂苷 Rc、麦冬皂苷 D、麦冬皂苷 C、五味子醇甲、五味子甲素、五味子乙素、戈米辛 N、柠檬酸等。

本方中，红参味甘，微苦，可大补元气，复脉固脱，益气摄血。红参中的甘味物质人参皂苷类成分，如人参皂苷 Re、人参皂苷 Rg_3 通过激活 AMPK 信号通路，进而调控葡萄糖代谢及线粒体的生物功能，促进能量的产生，维持机体能量，调节心肌细胞代谢，进而改善心力衰竭，缓解症状；甘味物质人参皂苷 Rf 可通过降低磷酸二酯酶（PDE3A）活性使细胞内 cAMP 降解受阻，cAMP 浓度升高，进一步使细胞膜上的蛋白激酶活性增高，促进 Ca^{2+} 通道膜蛋白磷酸化，Ca^{2+} 内流增加，心肌收缩力增强，发挥强心作用。方中麦冬味甘，微苦，可养阴生津、润肺清心。麦冬中的甘味物质糖类如果糖，以及苦味物质皂苷类成分如麦冬皂苷 C，均能提高细胞活力，降低细胞 LDH 泄露并改善细胞形态，提高心脏收缩力，保护心肌细胞；并且能共同调节心脏能量代谢限速酶蛋白 6-磷酸果糖激酶（6-PFK）、丙酮酸激酶 M2（PKM2）、PDK4 及糖转运体蛋白的表达，从而促进多个底物利用的环节而发挥改善能量代谢的作用。麦冬中的皂苷类成分如麦冬皂苷 D，能抑制心肌缺血所致的自由基生成，增加氧自由基清除作用，使受损较严重的心肌细胞得以修复；还能通过抑制 Caspase-3，进而抑制心肌细胞凋亡，发挥心肌保护作用。方中五味子味酸、甘，可收敛固涩、益气生津、补肾宁心。其苦味物质木脂素类成分五味子甲素及酸味成分柠檬酸可抑制 PDE3A 活性，增强心脏收缩能力，发挥正性肌力作用；木脂素类成分，如五味子甲素、五味子乙素、戈米辛 N 等以及红参中的人参皂苷类成分人参皂苷 Rd、人参皂苷 Rg$_3$ 均能拮抗 NF-κB，调节 NF-κB 信号通路，抑制炎性因子的表达。此外，红参中的三萜皂苷类成分人参皂苷 Rb$_1$、人参皂苷 Rf 等，麦冬中的甾体皂苷成分麦冬皂苷 D 以及五味子中的五味子甲素等均能抑制 COX-2 及 iNOS 等关键酶，调节花生四烯酸及 NO 合成代谢通路，进而抑制炎症因子的过度表达，保护心肌细胞，抑制心肌损伤。同时，红参中的多个三萜皂苷类成分、麦冬中的多个甾体皂苷成分及五味子中的木脂素类和有机酸类成分均能显著抑制 MMP-3 和 MMP-9 的活性，从而抑制细胞外基质的降解，抑制心室重构。YQFM 的"病－证－方－药－味－物－效"关联分析见图 5-130。

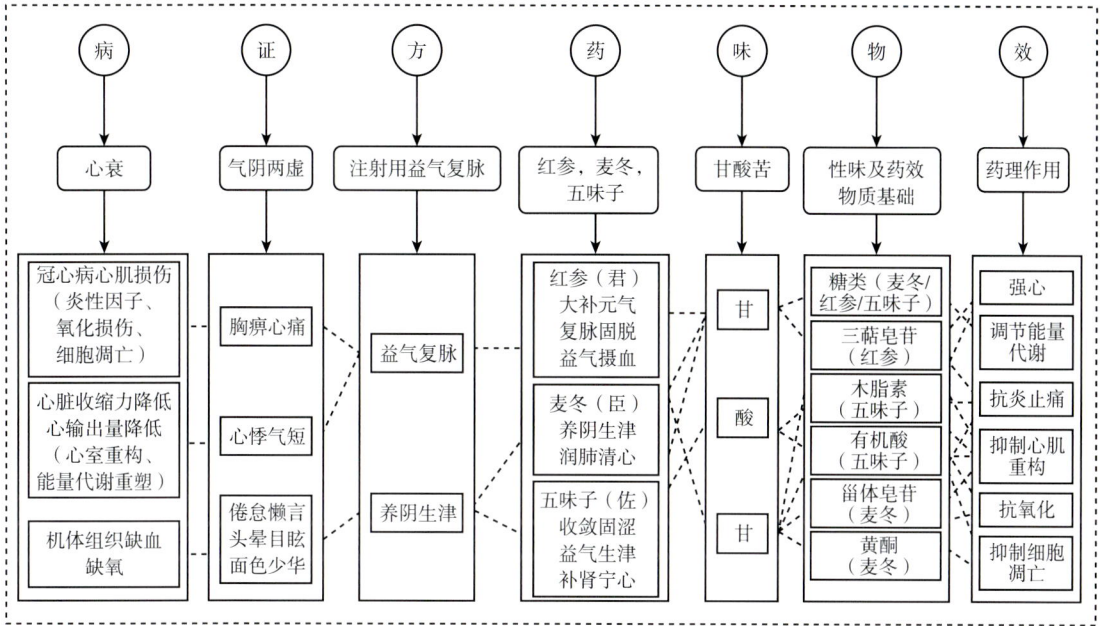

图 5-130　YQFM"病－证－方－药－味－物－效"关联分析图

参 考 文 献

[1] 蔡少青. 从中药化学成分及代谢产物看中药药效物质本质及其作用机制 [C]//. 中国化学会第十二届全国天然有机化学学术会议论文摘要集. 2018.

[2] 王赛，谢逸轩，田硕，等. 中药组分－药性－药效关系探讨 [J/OL]. 中药药理与临床：1-14 [2022-09-23]. DOI：10.13412/j.cnki. zyyl. 20220301.001.

[3] 工星，张燕玲，乔延江. 药效团技术在中药药效成分研究中的应用 [J]. 世界科学技术（中医药现代化），2012，14（4）：1779-1785.

[4] 庄延双，蔡宝昌，张自力. 网络药理学在中药研究中的应用进展 [J]. 南京中医药大学学报，2021，37（1）：156-160.

[5] 罗国安，梁琼麟，王义明，等. 中医药系统生物学发展及展望 [J]. 中国天然药物，2009，7（4）：242-248.

[6] Liu C X，Liu R，Fan H R，et al. Network pharmacology bridges traditional application and modern development of traditional Chinese medicine [J]. Chin Herb Med，2015，7（1）：3-17

[7] 揭红波. 浅谈心血管疾病的发病机理与预防 [J]. 中外医疗，2011，30（12）：184.

[8] 王蒙，陈绍良. P38 MAPK 信号通路与心血管疾病关系的研究进展 [J]. 现代生物医学进展，2012，12（30）：5968-5970.

[9] Li F，Zhang Y，Zeng D L，et al. The combination of three components derived from Sheng MaiSan protects myocardial ischemic diseases and inhibits oxidative stress via modulating MAPKs and JAK2-STAT3 signaling pathways based on bioinformatics approach[J]. Front Pharmacol，2017，8：21.

[10] Yang Y，Tian Y S，Hu S Y，et al. Extract of Sheng-Mai-San ameliorates myocardial ischemia-induced heart failure by modulating Ca^{2+}-calcineur inmediated Drp1 signaling pathways[J]. Int J Mol Sci，2017，18（9）：1825.

[11] 李昊娲，武乾，石晓璐，等. 益气复脉合剂抗心律失常作用机制研究[J]. 中西医结合心脑血管病杂志，2015，13（2）：132-134.

[12] George D K，Lionel B I. TNF biology，pathogenic mechanisms and emerging therapeutic strategies[J]. Nat Rev Rheumatol，2016，12（1）：49-62.

[13] Yuan Q，Wang J，Fang Q H，et al. Attenuating effect of pretreatment with Yiqifumai on lipopolysaccharide-induced intestine injury and survival rate in rat[J]. J Inflamm（Lond），2011，8：10.

[14] Martin L P. The NO/ONOO-Cycle as the central cause of heart failure[J]. Int J Mol Sci，2013，14（11）：22274-22330.

[15] Tan Y，Li F，Lv Y，et al. Study on the multi-targets mechanism of YiQiFuMai Powder injection on cardiocerebral ischemic diseases based on network pharmacology[J]. J Proteomics Comput Biol，2014，1（1）：1-9.

[16] Kim N，Vishva M D. Signaling in innate immunity and inflammation[J]. Cold Spring Harb Perspect Biol，2012，4（3）：829-841.

[17] 何志明，陈冬清，吕小强，等. 自拟益气复脉通络方对冠心病介入治疗后心绞痛疗效及对VEGF、sICAM-1、MMPs-9、炎症因子表达的影响[J]. 中国中医急症，2017，26（7）：1306-1308.

[18] 陈柳，李悌聪，胡静波，等. 橘红麦冬药对的免疫增强实验研究[J]. 中华中医药学刊，2014，32（6）：1481-1483.

[19] 吴红，韩薇. mTOR 信号通路在心血管系统中作用研究的进展[J]. 心血管康复医学杂志，2016，25（2）：225-228.

[20] 张英驰，程涛，袁卫平. PI3K/AKT/mTOR 信号通路在造血干细胞中作用的研究进展[J]. 中国实验血液学杂志，2013，21（1）：245-249.

[21] Guo Z S，Cao G S，Yang H P，et al. A combination of four active compounds alleviates cerebral ischemia-reperfusion injury in correlation with inhibition of autophagy and modulation of AMPK/mTOR and JNK pathways[J]. J Neurosci Res，2014，92（10）：1295-1306.

[22] 李晓阳，杨志欣. 注射用益气复脉（冻干）研究概况[J]. 黑龙江科技信息，2016，（6）：79.

[23] 刘北. 葛根素通过AMPK/mTOR信号通路调控自噬发挥对心肌肥厚的保护作用[D]. 广州：南方医科大学，2016.

[24] 王钰钢，范启明，汤亭亭. AMPK信号通路对骨代谢的调节作用[J]. 中国骨质疏松杂志，2014，20（3）：322-326.

[25] Morrison A，Li J. PPAR-γ and AMPK-advantageous targets for myocardial ischemia/reperfusion therapy[J]. Biochem Pharmacol，2011，82（3）：195-200.

[26] Li F，Fan X，Zhang Y，et al. Cardioprotection by combination of three compounds from ShengMai preparations in mice with myocardial ischemia/reperfusion injury through AMPK activation-mediated mitochondrial fission[J]. Sci Rep，2016，6：37114.

[27] 苗艳艳，苗明三，马霄，等. 五味子醇提部位对反复脑缺血再灌注模型小鼠脑能量代谢的影响[J]. 中华中医药杂志，2009，24（9）：1207-1209.

[28] Cao G，Ye X，Xu Y，et al. YiQiFuMai Powder injection ameliorates blood-brain barrier dysfunction and brain

edema after focal cerebral ischemia-reperfusion injury in mice[J]. Drug Des Dev Ther, 2016, 10: 315-325.

[29]Cao G, Zhou H, Jiang N, et al. YiQiFuMai Powder injection ameliorates cerebral ischemia by inhibiting endoplasmic reticulum stress-mediated neuronal apoptosis[J]. Oxid Med Cell Longev, 2016, 2016: 5493279-5493293.

[30]Li F, Fan X X, Zhang Y, et al. Cardioprotection by combination of three compounds from ShengMai preparations in mice with myocardial ischemia/reperfusion injury through AMPK activation-mediated mitochondrial fission[J]. Sci Rep, 2016, 6: 1-14.

[31]Li F, Lv Y N, Tan Y S, et al. An integrated pathway interaction network for the combination of four effective compounds from ShengMai preparations in the treatment of cardio-cerebral ischemic diseases[J]. Acta Pharmacol Sin, 2015, 36(11): 1337-1348.

[32]任俊芳, 秦旭平. AMPK与心血管重构[J]. 国际病理科学与临床杂志, 2008, 28(1): 33-36.

[33]李燕, 刘清君, 徐莹, 等. 味觉传导机理及味觉芯片技术研究进展[J]. 科学通报, 2005, 50(14): 1425-1433.

[34]庄莉, 翟园园, 姚卫峰, 等. 基于网络药理学的二至丸对肾脏保护作用的机制研究[J]. 药学学报, 2019, 54(5): 877-885.

[35]程昭寰. 方剂气味配伍理论及应用[M]. 北京: 中国中医药出版社, 2006.

[36]国家药典委员会. 中国药典（2020版）[M]. 北京: 中国医药科技出版社, 2020: 160.

[37]Nelson G, Hoon M A, Chandrashekar J, et al. Mammalian Sweet Taste Receptors[J]. Cell, 2001, 106(3): 381-390.

[38]张根华, 邓少平. 味觉受体第一家族与味觉识别[J]. 生命的化学, 2005, 25(3): 179-181.

[39]Ishimaru Y, Inada H, Kubota M, et al. Transient receptor potential family members PKD1L3 and PKD2L1 form a candidate sour taste receptor[J]. Proc Natl Acad Sci USA, 2006, 103(33): 12569-12574.

[40]Lopez-Jimenez N D, Cavenagh M M, Sainz E, et al. Two members of the TRPP family of ion channels, Pkd1l3 and Pkd2l1, are co-expressed in a subset of taste receptor cells[J]. J Neuro chem, 2006, 98(1): 68-77.

[41]Inada H, Kawabata F, Ishimaru Y, et al. Off-response property of an acid-activated cation channel complex PKD1L3-PKD2L1[J]. EMBO Rep, 2008, 9(7): 690-697.

[42]陈大志, 叶春, 李萍. 味觉受体分子机制[J]. 生命的化学, 2010, 30(5): 810-814.

[43]Miyamoto T, Fujiyama R, Okada Y, et al. Acid and salt responses in mouse taste cells[J]. Prog Neurobiol, 2000, 62(2): 135-157.

[44]李燕, 刘清君, 徐莹, 等. 味觉传导机理及味觉芯片技术研究进展[J]. 科学通报, 2005, 50(14): 1425-1433.

[45]Matsunami H, Montmayeur J P, Buck L B. A family of candidate taste receptors in human and mouse[J]. Nature, 2000, 404(6778): 601-604.

[46]Adler E, Hoon M A, Mueller K L, et al. A novel family of mammalian taste receptors[J]. Cell, 2000, 100(6): 693-702.

[47]Levit A, Nowak S, Peters M, et al. The bitter pill: clinical drugs that activate the human bitter taste receptor TAS2R14[J]. FASEB J, 2014, 28(3): 1181-1197.

[48]胡玲玲, 施鹏. 苦味受体基因家族功能和演化研究的最新进展[J]. 科学通报, 2009, 54(17): 2472-2482.

[49]Behrens M, Brockhoff A, Kuhn C, et al. The human taste receptor hTAS2R14 responds to a variety of different bitter compounds[J]. Biochem Biophysic Res Comm, 2004, 319(2): 479-485.

[50]Pronin A N, Tang H, Connor J, et al. Identification of ligands for two human bitter T2R receptors[J]. Chem

Sens，2004，29（7）：583-593.

[51]Pronin A N，Xu H，Tang H X，et al. Specific alleles of bitter receptor genes influence human sensitivity to the bitterness of aloin and saccharin[J]. Curr Biol，2007，17（16）：1403-1408.

[52]张静雅，曹煌，许浚，等.中药苦味药性表达及在临证配伍中的应用[J].中草药，2016，47（2）：187-193.

[53]张静雅，曹煌，龚苏晓，等.中药甘味的药性表达及在临证配伍中的应用[J].中草药，2016，47（4）：533-539.

[54]曹煌，张静雅，龚苏晓，等.中药酸味的药性表达及在临证配伍中的应用[J].中草药，2015，46（24）：3617-3622.

[55]李洪林，沈建华，罗小民，等.虚拟筛选与新药发现[J].生命科学，2005，（2）：125-131.

[56]Schneider G. Virtual screening：an endless staircase[J]. Nat Rev Drug Discov，2010，9（4）：273-276.

[57]张磊，苏小琴，李德坤，等.基于临床疗效的注射用益气复脉（冻干）质量标志物确证[J].中草药，2021，52（18）：5741-5750.

[58]国家药典委员会.中华人民共和国药典[M].一部.北京：中国医药科技出版社，2020.

[59]鞠爱春，罗瑞芝，秦袖平，等.注射用益气复脉（冻干）药理作用及临床研究进展[J].药物评价研究，2018，41（3）：354-364.

[60]杜韩，孟昭平，原景，等.注射用益气复脉（冻干）对心血管系统的药理及临床研究进展[J].药物评价研究，2021，44（11）：2300-2307.

[61]Gogiraju R，Bochenek M L，Schäfer K. Angiogenic endothelial cell signaling in cardiac hypertrophy and heart failure[J]. Front Cardiovasc Med. 2019，6：20.

[62]洪暄，余珊珊，陈明，等.ADRB1基因多态性与收缩性心力衰竭相关性研究[J].山西医科大学学报，2015，46（3）：202-207.

[63]Ali D C，Naveed M，Gordon A，et al. β-Adrenergic receptor，an essential target in cardiovascular diseases[J]. Heart Fail Rev. 2020，25（2）：343-354.

[64]Machuki J O，Zhang H Y，Harding S E，et al. Molecular pathways of oestrogen receptors and β-adrenergic receptors in cardiac cells：Recognition of their similarities，interactions and therapeutic value[J]. Acta Physiol（Oxf），2018，222（2）：e12978.

[65]孙欢，于明，赵绮旋，等.磷酸二酯酶在心力衰竭治疗中的研究进展[J].中国比较医学杂志，2020，30（3）：115-120.

[66]Sucharov C C，Nakano S J，Slavov D，et al. A PDE3A promoter polymorphism regulates camp-induced transcriptional activity in failing human myocardium[J]. J Am Coll Cardiol，2019，73（10）：1173-1184.

[67]Begum N，Shen W，Manganiello V. Role of PDE3A in regulation of cell cycle progression in mouse vascular smooth muscle cells and oocytes：implications in cardiovascular diseases and infertility[J]. Curr Opin Pharmacol，2011，11（6）：725-729.

[68]郑刚，赵智勇，秦建君，等.磷酸二酯酶抑制剂药理学作用机制和临床应用研究进展[J].世界临床药物，2021，42（2）：149-154.

[69]Marrache S，Dhar S. The energy blocker inside the power house：Mitochondria targeted delivery of 3-bromopyruvate[J]. Chemical Science，2015，6（3）：1832-1845.

[70]Serasinghe M N，Chipuk J E. Mitochondrial fission in human diseases[J]. Handb Exp Pharmacol，2017，240：159-188.

[71]向阳，杨海燕，赵春生，等.基于线粒体心肌能量代谢探讨从"气"治疗慢性心力衰竭[J].中国民族民间医药，2021，30（2）：5-8.

[72]Maack C，Böhm M. Targeting mitochondrial oxidative stress in heart failure throttling the afterburner[J]. J Am

Coll Cardiol，2011，58（1）：83-86.

[73] Carling D. AMPK signalling in health and disease[J]. Curr Opin Cell Biol. 2017，45：31-37.

[74] Lin L，Zeng L，Liu A，et al. l-Theanine regulates glucose，lipid，and protein metabolism via insulin and AMP-activated protein kinase signaling pathways[J]. Food Funct，2020，11（2）：1798-1809.

[75] Miki S，Suzuki J，Kunimura K，et al. Mechanisms underlying the attenuation of chronic inflammatory diseases by aged garlic extract：involvement of the activation of AMP-activated protein kinase[J]. Exp Ther Med，2020，19（2）：1462-1467.

[76] 李旭，王孟孟，谷飞，等. 淫羊藿及其主要成分调节 AMPK 通路治疗心力衰竭研究进展[J]. 上海中医药杂志，2019，53（1）：106-110.

[77] Garcia D，Shaw R J. AMPK：mechanisms of cellular energy sensing and restoration of metabolic balance[J]. Mol Cell. 2017，66（6）：789-800.

[78] 王微，张瑞英. AMPK 与心力衰竭发病机制和治疗的研究进展[J]. 心脏杂志，2022，34（1）：94-97.

[79] 熊延路，王明星，韩勇，等. AMPK：细胞能量中枢[J]. 现代生物医学进展，2014，14（31）：6190-6196.

[80] 夏远利，吴云皓，姜思宇，等. 注射用益气复脉（冻干）改善脂多糖诱导小鼠急性肺损伤作用研究[J]. 药物评价研究，2018，41（3）：372-379.

[81] 李来红，汪俊松，孔令义. 生脉散及其三个部位对脑缺血再灌注损伤的保护作用[J]. 中国天然药物，2013，11（3）：222-230.

[82] Hasnat M A，Pervin M，Cha K M，et al. Anti-inflammatory activity on mice of extract of Ganoderma lucidum grown on rice via modulation of MAPK and NF-κB pathways. Phytochemistry，2015，114：125-136.

[83] 张静，杨柏松，汪雨静. Toll 受体 4/核转录因子信号通路与动脉粥样硬化关系[J]. 创伤与急危重病医学，2019，7（1）：63-64.

[84] 石勤业，郭剑，徐建红. 核转录因子 κB 及其抑制因子研究[J]. 医学信息，2020，33（22）：45-47，54.

[85] 乔彬峻，段虎斌，皇甫斌，等. 核转录因子-κB 在动脉粥样硬化缺血性脑卒中模型大鼠脑组织中的表达[J]. 中西医结合心脑血管病杂志，2014，12（9）：1116-1117.

[86] 左园园，任佳丽，李忠海. 食用菌中甾醇物质抗炎活性研究概述[J]. 食品与机械，2018，34（1）：167-172.

[87] Li L，Zhao Q，Kong W. Extracellular matrix remodeling and cardiac fibrosis[J]. Matrix Biol，2018，68-69：490-506.

[88] 吴薇，冯相平，陈新山. 基质金属蛋白酶与心血管疾病及其法医学意义[J]. 中国法医学杂志，2005，20（1）：37-40.

[89] Cui N，Hu M，Khalil R A. Biochemical and biological attributes of matrix metalloproteinases[J]. Prog Mol Biol Transl Sci，2017，147：1-73.

[90] 刘明明，李爱玲，修瑞娟. 基质金属蛋白酶的研究进展[J]. 中国病理生理杂志，2018，34（10）：1914-1920.

[91] 张冰，马金国，吴刚，等. 普罗布考对心衰大鼠心肌 MMP-3、TIMP-3 及 OPN 表达的影响[J]. 哈尔滨医科大学学报，2015，49（2）：115-120.

[92] 何志红. 参附注射液辅助治疗急性心衰的效果及对 TIMP-1、MMP-3 的影响[J]. 中国医药导报，2016，13（31）：105-108.

[93] Nandi S S，Katsurada K，Sharma N M，et al. MMP9 inhibition increases autophagic flux in chronic heart failure[J]. Am J Physiol Heart Circ Physiol，2020，319（6）：H1414-H1437.

[94] Shi Y，Yan W H，Lin Q Y，et al. Icariin influences cardiac remodeling following myocardial infarction by regulating the CD147/MMP-9 pathway[J]. J Int Med Res，2018，46（6）：2371-2385.

［95］孙洋. 基质金属蛋白酶与心肌梗死后心脏重构［J］. 心血管病学进展，2019，40（8）：1094-1098.

［96］Wang H，Liu Y，Shi J，et al. ORMDL3 knockdown in the lungs alleviates airway inflammation and airway remodeling in asthmatic mice via JNK1/2-MMP-9 pathway［J］. Biochemical and Biophysical Research Communications，2019，516（3）：739-746.

［97］Reyes D A，Gomes M J，Rosa C M，et al. N-acetylcysteine influence on oxidative stress and cardiac remodeling in rats during transition from compensated left ventricular hypertrophy to heart failure［J］. Cell Physiol Biochem，2017，44（6）：2310-2321.

［98］Li J W，Liu Y F，Fan L P，et al. Antioxidant activities of polysaccharides from the fruiting bodies of Zizyphus Jujuba cv Jinsixiaozao［J］. Carbohydrate Polymers，2011，84（1）：390-394.

［99］谢静文，苏天德，魏雨亭，等. 抗氧化药物在心肌缺血再灌注损伤中的研究进展［J］. 药学学报，2021，56（7）：1845-1855.

［100］Locatelli M，Gindro R，Travaglia F，et al. Study of the DPPH scavenging activity：development of a free software for the correct interpretation of data［J］. Food Chemistry，2009，114（3）：889-897.

［101］熊双丽，卢飞，史敏娟，等. DPPH自由基清除活性评价方法在抗氧化剂筛选中的研究进展［J］. 食品工业科技，2012，33（8）：380-383.

［102］Mariño G，Niso-Santano M，Baehrecke E H，et al. Self-consumption：the interplay of autophagy and apoptosis［J］. Nat Rev Mol Cell Biol，2014，15（2）：81-94.

［103］Young M M，Takahashi Y，Khan O，et al. Autophagosomal membrane serves as a platform for intracellular death-inducing signaling complex（iDISC）-mediated caspase-8 activation and apoptosis［J］. J Biol Chem，2012，287（15）：12455-12468.

［104］Van Opdenbosch N，Lamkanfi M. Caspases in cell death，inflammation，and disease［J］. Immunity，2019，50（6）：1352-1364.

［105］程宇凌，任艳萍. Caspase-3和核因子-κB在细胞凋亡外途径中的双向作用研究进展［J］. 广东医学，2016，37（18）：2837-2840.

［106］Beroske L，Van den Wyngaert T，Stroobants S，et al. Molecular imaging of apoptosis：The case of Caspase-3 radiotracers［J］. Int J Mol Sci，2021，22（8）：3948.

［107］焦佩娟，应小平. Caspase-3与肿瘤细胞凋亡关系的中医药研究进展［J］. 山东中医杂志，2017，36（8）：721-724.

［108］Lossi L，Castagna C，Merighi A. Caspase-3 mediated cell death in the normal development of the mammalian cerebellum［J］. Int J Mol Sci，2018，19（12）：3999.

第六章

注射用益气复脉（冻干）过敏、类过敏相关安全性研究

中药注射剂的安全性广受人们的关注，从2009年7月，原国家食品药品监督管理局发布《关于做好中药注射剂安全性再评价工作的通知》至今，中药注射剂的安全性再评价稳步推进，部分企业也启动了中药注射剂上市品种的临床和非临床安全性研究。中药注射剂作为一种在临床上使用多年的中药剂型，必然有其临床应用价值，因此，应科学认识中药注射剂的安全性和有效性，理性看待其不良反应。

中药注射剂的药物不良反应（adverse drug reaction，ADR）发生率为0.16%，总体上是处于偶见水平[1]，且多数ADR集中发生在用药后60 min内，呈速发型超敏反应，其中临床主要表现为皮肤附件、消化系统、循环系统、呼吸系统和神经系统等过敏样症状[2]。药物超敏反应包括过敏性超敏反应和非过敏性超敏反应[3]，其中过敏性超敏反应属于典型的过敏反应；而非过敏性超敏反应是指非免疫机制介导的不良反应，也被称为类过敏反应，二者在临床上很难区分[4]。中药注射剂的不良反应多于首次用药即可发生，且多数不良反应以过敏、类过敏类为主，因此，中药注射剂的安全性研究对过敏和类过敏的研究更加重视。

中药注射剂生产过程中的全过程风险控制是一个复杂的体系，涉及很多环节，本章仅从过敏、类过敏反应检测及其物质控制两个方面论述注射用益气复脉（冻干）（YQFM）过敏、类过敏安全性研究，包括被动皮肤过敏试验研究、小鼠耳廓蓝染类过敏安全性研究、豚鼠回肠收缩性研究和实时细胞分析系统（real-time cell analysis，RTCA）的RBL-2H3细胞脱颗粒研究。

第一节　注射用益气复脉（冻干）过敏、类过敏相关研究

过敏性试验是观察动物接触受试物后的全身或局部过敏反应，应用较多的方法是全身主动过敏试验（active systemic anaphylaxis，ASA）和被动皮肤过敏试验（passive cutaneous anaphylaxis，PCA）。其中ASA是被《中国药典》收录的方法；而PCA是《药物刺激性、过敏性和溶血性研究技术指导原则》规定的检测注射剂药物上市前必须要开展的过敏性的试验方法之一[4]。

近年来国内外关于类过敏反应的研究模型主要有动物、细胞和组织模型。其中动物模型一般选择Beagle犬等观察类过敏的症状和小鼠的耳廓蓝染通透性严重程度[5-7]；细胞模型一般选择大鼠嗜碱性粒细胞（RBL-2H3）、人肥大细胞LAD2和Ku812等[8]，考查药物对肥大细

胞脱颗粒的生物标志物影响来检测类过敏反应；组织模型一般是研究回肠条或气管条收缩等来比较药物引起收缩的最大反应百分率和收缩幅度等[9]。

本节内容通过PCA、小鼠耳廓蓝染、豚鼠回肠收缩和实时细胞分析四种方法来考察YQFM致敏性。

一、基于被动皮肤过敏试验评价 YQFM 的致敏性研究

本研究结果旨在观察YQFM是否可以引起大鼠被动皮肤过敏反应，为临床安全用药提供参考。

（一）实验方法

抗血清制备阶段、被动致敏和激发阶段分别选用24只SD大鼠，每组6只，雌雄各半。

（1）抗血清制备阶段

设阴性对照组（氯化钠注射液）、阳性对照组（卵清白蛋白100 mg·kg^{-1}）、YQFM低量组（0.5 g·kg^{-1}，按生药计）和YQFM高剂量组（3.0 g·kg^{-1}，按生药计）共四个组别，隔日腹腔注射一次，共5次。

（2）被动致敏和激发阶段

取按照1∶2、1∶4、1∶8、1∶16比例稀释的致敏血清各0.1 mL皮内注射到已剔除毛的大鼠背部，44 h后单次静脉推注同抗体制备剂量（同时注射1%伊文思蓝染料0.5 mL·只$^{-1}$）的各组相应药物进行激发，30 min后处死各组动物，剪取背部皮肤，于注射血清部位检查是否有蓝斑，用直尺测量蓝斑直径，按评分标准对皮肤蓝斑进行评定。其中无蓝斑或蓝斑直径＜5 mm，过敏反应判定为阴性；蓝斑直径＞5 mm或弥漫性蓝斑，过敏反应判定为阳性。

（二）实验结果

1. 被动皮肤过敏试验大体观察

（1）抗血清制备阶段

阴性对照组、阳性对照组及低剂量给药组给药后未见明显异常症状，高剂量组给药后大部分动物（4/6～6/6）立即出现短暂的扭体症状，所有动物在3 min内恢复正常，分析认为是配置的药液浓度过大导致的刺激性，非过敏反应症状。

（2）被动致敏和激发阶段

各组动物精神状态、外观体征、行为活动、腺体分泌、呼吸等临床症状均未见明显异常。

2. YQFM 被动皮肤过敏试验激发结果及判定

①阴性对照组中各只动物注射部位皮肤未出现蓝斑，见图6-1。②阳性对照组中雄性动物

不同稀释度血清注射部位出现不同程度的蓝斑（1只动物各稀释度血清注射部位周围出现弥漫性蓝斑；1只动物1：2及1：4稀释度蓝斑直径分别为8 mm/6 mm、1：8、1：16稀释度血清注射部位周围出现弥漫性蓝斑，1只动物1：2稀释度血清注射部位处蓝斑直径为7 mm）；雌性动物各稀释度血清注射部位周围均出现弥漫性蓝斑，见图6-2。③低剂量组中各只动物注射部位皮肤未出现蓝斑，见图6-3。④高剂量组中各只动物注射部位皮肤未出现蓝斑，见图6-4。

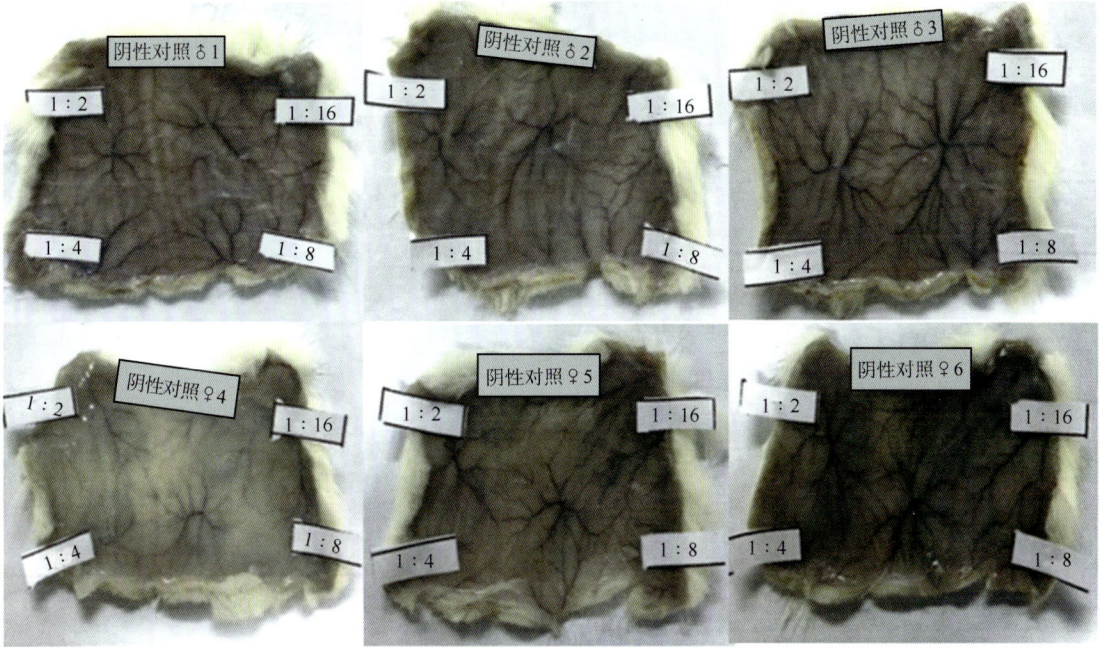

图 6-1　阴性对照组大鼠背部蓝斑图

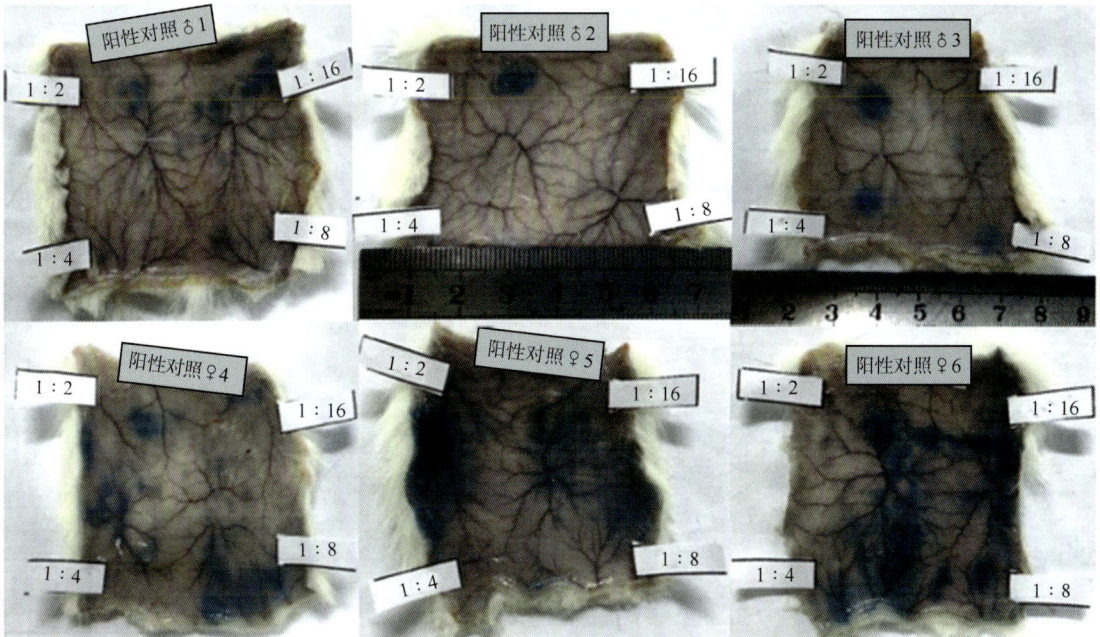

图 6-2　阳性对照组大鼠背部蓝斑图

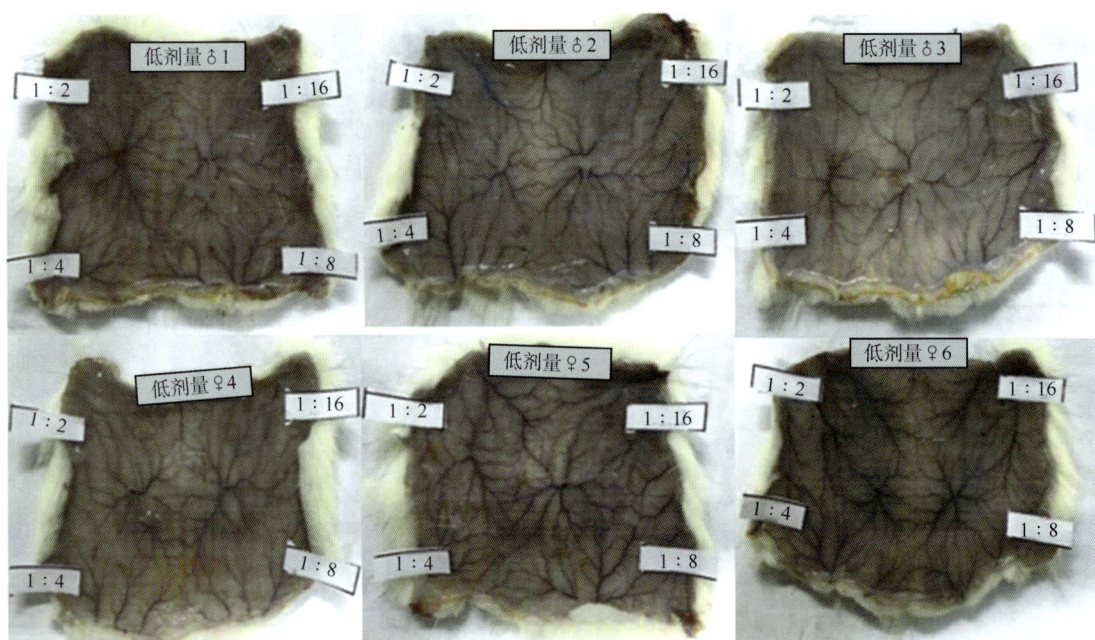

图 6-3　YQFM 低剂量组大鼠背部蓝斑

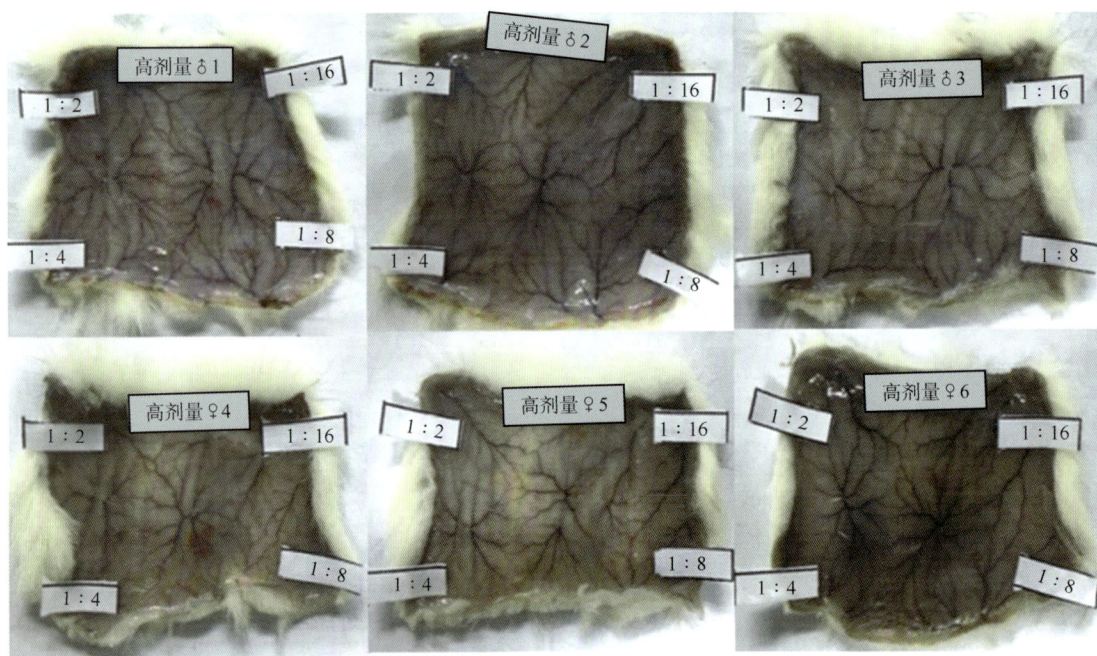

图 6-4　YQFM 高剂量组大鼠背部蓝斑

　　根据判断标准，阴性对照组、YQFM低剂量组和YQFM高剂量组各只动物被动皮肤过敏反应均为阴性；阳性对照组各只动物被动皮肤过敏反应均为阳性。蓝斑观察结果见表6-1。

表 6-1　被动皮肤过敏试验各组大鼠背部皮肤蓝斑个体数据

组别	动物号	性别	蓝斑直径（mm）				过敏反应发生程度			
			1：2	1：4	1：8	1：16	1：2	1：4	1：8	1：16
阴性对照组	1	雄	0	0	0	0	—	—	—	—
	2		0	0	0	0	—	—	—	—
	3		0	0	0	0	—	—	—	—
	4	雌	0	0	0	0	—	—	—	—
	5		0	0	0	0	—	—	—	—
	6		0	0	0	0	—	—	—	—
阳性对照组	1	雄	弥漫	弥漫	弥漫	弥漫	+	+	+	+
	2		7	弥漫	0	0	+	+	+	+
	3		8	6	弥漫	弥漫	+	+	+	+
	4	雌	弥漫	弥漫	弥漫	弥漫	+	+	+	+
	5		弥漫	弥漫	弥漫	弥漫	+	+	+	+
	6		弥漫	弥漫	弥漫	弥漫	+	+	+	+
YQFM 低剂量组	1	雄	0	0	0	0	—	—	—	—
	2		0	0	0	0	—	—	—	—
	3		0	0	0	0	—	—	—	—
	4	雌	0	0	0	0	—	—	—	—
	5		0	0	0	0	—	—	—	—
	6		0	0	0	0	—	—	—	—
YQFM 高剂量组	1	雄	0	0	0	0	—	—	—	—
	2		0	0	0	0	—	—	—	—
	3		0	0	0	0	—	—	—	—
	4	雌	0	0	0	0	—	—	—	—
	5		0	0	0	0	—	—	—	—
	6		0	0	0	0	—	—	—	—

注：过敏反应程度一栏无蓝斑用"—"表示；有蓝斑，直径≥5 mm 或蓝斑弥漫用"+"表示

（三）结果与结论

YQFM低剂量组（0.5 g·kg^{-1}，按生药计）和YQFM高剂量组（3.0 g·kg^{-1}，按生药计）大鼠被动皮肤过敏反应均为阴性。

二、基于豚鼠回肠收缩法评价 YQFM 的致敏性研究

豚鼠回肠富含组胺（His），His能与回肠黏膜上的H$_1$受体结合，引起平滑肌兴奋、回肠收缩和痉挛；乙酰胆碱（ACh）为兴奋性神经递质，能够刺激肠肌收缩和促进肠道蠕动，对肠道平滑肌有双重收缩效应，因此，His和ACh是引起回肠收缩及诱发变态反应的主要递质，而ACh和His又是M、H1受体完全激动剂。因此，豚鼠离体回肠模型通常被用于研究药物的致敏作用[9-10]。

本部分内容通过建立豚鼠离体回肠收缩模型，考察YQFM对豚鼠回肠的作用，对其致敏性进行评价。

（一）实验方法

建立豚鼠离体回肠模型，待离体肠标本制备好后，肠平滑肌自发型收缩运动处于平衡状态，此时加入不同终质量浓度的YQFM药液（$0.2\ mg \cdot mL^{-1}$、$0.4\ mg \cdot mL^{-1}$、$0.6\ mg \cdot mL^{-1}$、$0.8\ mg \cdot mL^{-1}$、$1.2\ mg \cdot mL^{-1}$、$1.4\ mg \cdot mL^{-1}$、$1.6\ mg \cdot mL^{-1}$），每次加药后平衡3 min，记录平滑肌收缩曲线，通过张力值参数比较作用强弱，计算收缩抑制率。收缩抑制率=（对照组收缩张力–给药组收缩张力）/对照组收缩张力。

待离体肠收缩稳定后，向浴槽内加入ACh（终浓度为$20\ \mu mol \cdot L^{-1}$）制备肠收缩模型，平衡3 min，加入一定质量浓度的YQFM（$0.2\ mg \cdot mL^{-1}$、$0.4\ mg \cdot mL^{-1}$、$0.6\ mg \cdot mL^{-1}$、$0.8\ mg \cdot mL^{-1}$、$1.2\ mg \cdot mL^{-1}$、$1.4\ mg \cdot mL^{-1}$、$1.6\ mg \cdot mL^{-1}$），平衡3 min，记录加入YQFM前后3 min内离体回肠平滑肌收缩张力的变化。更换肠段标本，将ACh换成His（终浓度为$10\ \mu mol \cdot mL^{-1}$）重复以上实验。计算收缩抑制率，公式如下：收缩抑制率=（ACh/His组收缩张力–给药组收缩张力）/（ACh/His组收缩张力）。

分别考察YQFM对静息离体肠、乙酰胆碱（ACh）及组胺（His）诱导的离体肠收缩的抑制率。

（二）实验结果

1. YQFM 对静息离体肠（正常离体肠）平滑肌自主收缩运动的影响

不同浓度YQFM（$0.4\ mg \cdot mL^{-1}$、$1.6\ mg \cdot mL^{-1}$、$3.2\ mg \cdot mL^{-1}$）对豚鼠离体回肠自主收缩均呈现一定的抑制作用，其中$3.2\ mg \cdot mL^{-1}$浓度组差异显著（$P < 0.05$），YQFM能够抑制豚鼠离体回肠的自主收缩，并呈现一定的剂量相关性，结果见表6-2。

表6-2　不同浓度 YQFM 对静息豚鼠离体回肠平滑肌的影响

组别	浓度（$mg \cdot mL^{-1}$）	收缩张力（N）	收缩抑制率（%）
对照	–	1.67 ± 0.08	–
YQFM	0.4	1.58 ± 0.02	−4.98
	0.5	1.57 ± 0.24	5.56
	1.6	1.53 ± 0.98	7.93
	3.2	$1.44 \pm 0.54^{\#}$	13.57

注：与对照组相比，$\#P < 0.05$

2. YQFM 对 ACh、His 致收缩状态下离体肠平滑肌的影响

与对照组相比，ACh和His组肠收缩张力显著增加（$P < 0.01$；$P < 0.05$）；YQFM溶液（$0.2\ mg \cdot mL^{-1}$、$0.4\ mg \cdot mL^{-1}$、$0.6\ mg \cdot mL^{-1}$、$0.8\ mg \cdot mL^{-1}$、$1.0\ mg \cdot mL^{-1}$、$1.2\ mg \cdot mL^{-1}$）能够降低ACh和His引起的痉挛状态下离体肠平滑肌的收缩张力，且呈剂量相关性，各剂量组均差异显著（$P < 0.01$），表明YQFM能够拮抗ACh和His所致的豚鼠离体回肠的收缩，结果见表6-3和表6-4。

表6-3　YQFM 对 ACh 致收缩状态下离体肠平滑肌的影响

组别	浓度（mg·mL⁻¹）	收缩张力（N）	收缩抑制率（%）
对照	–	1.67 ± 0.08	–
ACh	1.81×10^{-3}	$3.17\pm0.06^{\#\#}$	–
YQFM	0.2	$0.95\pm0.01^{**}$	43.01
	0.4	$0.76\pm0.07^{**}$	54.25
	0.6	$0.70\pm0.02^{**}$	57.94
	0.8	$0.66\pm0.05^{**}$	60.30
	1.0	$0.33\pm0.09^{**}$	79.96
	1.2	$0.21\pm0.06^{**}$	87.05

注：与对照组相比，$\#\#P<0.01$；与ACh组相比，$**P<0.01$

表6-4　YQFM 对 His 致收缩状态下离体肠平滑肌的影响

组别	收缩张力（N）	收缩抑制率（%）	收缩张力（N）
对照	–	1.67 ± 0.08	
His	0.01	$2.07\pm0.13^{\#}$	–
YQFM	0.2	$1.16\pm0.38^{**}$	30.65
	0.4	$1.00\pm0.25^{**}$	39.85
	0.6	$0.73\pm0.29^{**}$	56.24
	0.8	$0.50\pm0.03^{**}$	69.58
	1.0	$0.20\pm0.04^{**}$	88.25
	1.2	$0.17\pm0.05^{**}$	89.52

注：与对照组相比，$\#P<0.05$；与His组相比，$**P<0.01$

（三）结果与讨论

豚鼠离体回肠收缩实验是筛选抗I型变态反应性疾病药物的有效、简便手段之一。过敏介质His及ACh是引起回肠平滑肌收缩及诱发变态反应的主要递质，而且乙酰胆碱、组胺又为M、H_1受体完全激动剂[3]。其中ACh是兴奋性神经递质，能够刺激肠肌收缩和促进肠道蠕动，对肠道平滑肌有双重收缩效应，本实验结果显示，YQFM对ACh、His致收缩状态下离体肠平滑肌收缩有抑制作用，一方面说明YQFM的作用位点可能为His H_1受体，另一方面，也说明YQFM能够抑制His诱发的离体肠收缩，说明其有轻微的抗过敏作用。因此，YQFM的临床不良反应较少且无严重不良反应可能跟此有一定的关系[4]。

三、基于小鼠耳廓蓝染类过敏检测法评价 YQFM 的类过敏安全性研究

小鼠耳廓蓝染类过敏检测法是近几年大家比较认可的、敏感可靠的类过敏检测方法。其原理是：当致类过敏反应的药物首次静脉注射进入小鼠体内时，刺激肥大细胞、嗜碱性粒细胞等释放组胺或其他致敏活性因子，从而导致血管扩张、毛细血管通透性增高。依文思蓝（EB）经静脉进入体内，迅速与血浆蛋白结合。当毛细血管正常时，结合于白蛋白上的EB不

会渗出到血管外，但当致类过敏物质导致血管通透性增高时，EB随血浆蛋白渗出到血管外的组织间隙，观察到小鼠耳廓蓝染，可以通过分析耳廓蓝染情况，评价类过敏反应。

本研究以小鼠耳廓蓝染类过敏检测方法对YQFM的类过敏反应进行安全性评价。

（一）实验方法

本研究以小鼠耳廓蓝染类过敏检测方法对YQFM的类过敏反应进行安全性评价。小鼠一次性静脉注射含0.4% EB的受试物，以耳廓蓝染发生率和EB渗出量作为类过敏评价指标，以C48/80为阳性对照考察YQFM的类过敏发生程度。雄性ICR小鼠随机分为阴性对照组、阳性对照组（C48/80，25 mg·kg^{-1}），5个批次的YQFM低剂量组（1800 mg·kg^{-1}）和YQFM高剂量组（2132 mg·kg^{-1}）组，每组10只。阴性和阳性对照组静脉注射0.4%的EB氯化钠注射液，YQFM组则尾静脉注射含0.4% EB的相应药液；给药体积为20 mL·kg^{-1}。

给药后30 min，观察小鼠的行为学变化及耳廓染蓝情况，计算反应率及耳蓝染率。其中反应率=耳廓染蓝的小鼠只数/组内小鼠总只数×100%。耳廓蓝染面积（S）按照以下标准进行分级：双耳无蓝染（阴性）为0分；S占耳廓面积的1/8或以下（0＜S≤1/8，可疑）为1分；1/8＜S≤1/4（弱阳性）为2分；1/4＜S≤1/2（阳性）为3分；1/2＜S≤3/4（强阳性）为4分；3/4＜S≤1（极强阳性）为5分。评分完毕后，颈脱臼处死小鼠，沿耳根剪下双耳，剪碎，浸泡于甲酰胺中48 h，萃取耳廓内渗出的EB染料。过滤除去组织碎片，将滤液加入96孔板中，每孔200 μL。用酶标仪在610 nm处检测吸光度（A）值。根据EB标准曲线，计算EB染料渗出量和EB渗出升高率。

（二）实验结果

结果如表6-5所示，阳性药C48/80组小鼠耳廓蓝染反应率为100%，EB升高率为325.22%，类过敏发生率为阳性；而5个批次的YQFM在1800和2132 mg·kg^{-1}剂量下，小鼠耳廓蓝染反应率均≤10%，其EB升高率均小于50%，类过敏发生率为阴性。

表6-5　各组药物给药后类过敏反应率及依文思蓝渗出含量升高率结果

组别	剂量（mg·kg^{-1}）	反应率（%）	EB渗出（mg）	EB升高率（%）
阴性	–	0	0.565±0.082	–
阳性 C48/80	20	100	2.402±0.696	325.22
YQFM A 批	1800	0	0.661±0.100	16.99
	2132	10	0.668±0.092	18.23
YQFM B 批	1800	0	0.484±0.098	-14.34
	2132	10	0.677±0.129	19.82
YQFM C 批	1800	0	0.583±0.380	3.19
	2132	10	0.611±0.384	7.96
YQFM D 批	1800	0	0.661±0.223	16.99
	2132	10	0.645±0.154	14.16
YQFM F 批	1800	10	0.708±0.167	25.30
	2132	0	0.584±0.182	24.32

（三）结果与讨论

本次试验中考察了5个批次的YQFM在1800和2132 mg·kg^{-1}（分别是人用临床等效剂量的 1.97、2.33倍，也是人用临床最高使用浓度的 4.34和5.14倍）剂量下，小鼠耳廓蓝染类过敏检测结果均为阴性，表明YQFM在此浓度或剂量下使用，不会发生类过敏反应。

四、基于实时细胞分析系统评价 YQFM 的类过敏安全性研究

RBL-2H3细胞是Wistar大鼠嗜碱性白血病细胞株，胞质内含有大量颗粒，当受到抗原或者非抗原物质刺激时，活化后发生脱颗粒反应，可释放含有组胺、β-氨基己糖苷酶等物，从而产生一系列的生物学效应，被认为是体外检测脱颗粒反应的最佳模型。RTCA可实时检测电极板中细胞形态及结构的变化，且以细胞指数的形式反应，是一种新兴、基于电子阻抗技术监测活细胞状态的检测方法[11-12]。RTCA是通过细胞指数值变化评价肥大细胞脱颗粒反应的新方法，该方法快速、灵敏、可靠，可实时连续检测肥大细胞的脱颗粒反应，为中药注射剂的临床安全性评价提供了可靠的监测手段，具有广泛的应用价值。

本研究通过RTCA检测方法，考察YQFM对RBL-2H3细胞脱颗粒的影响，进而考察其类过敏反应。

（一）研究方法

体外培养RBL-2H3细胞，以$1×10^5$·mL^{-1}的细胞浓度接种于16孔细胞电极板，每孔100 μL，监测24 h，待细胞增殖稳定后，选择C48/80为阳性药，加入不同批次YQFM使终浓度为100 μg·mL^{-1}，每组设5个复孔，监测间隔为5 min，实时监测24 h，通过RTCA系统实时监测细胞状态的变化，并绘制出RBL-2H3细胞的实时特征细胞指数值曲线，基于RTCA技术综合考察20个批次的YQFM的类过敏反应评价。

（二）实验结果

1. 实时监测 RBL-2H3 细胞的增殖情况

RTCA 实时检测细胞增殖情况48 h后，如图6-5所示，可观察到不同密度的细胞均有不同的生长曲线，并且有不同的细胞指数值。细胞指数值依赖于接种浓度，不同浓度细胞的细胞指数值从0.1到2.2不等。RBL-2H3细胞接种浓度低于1875/孔时，细胞指数值在观察时间内未发生明显变化，说明细胞并未增殖；而RBL-2H3细胞接种浓度高于1875/孔时，细胞指数值在48 h内持续增高，说明细胞增殖较活跃；当接种浓度为7500/孔或者15 000/孔时，细胞指数值在32 h内持续增长，且呈对数生长趋势，32 h后进入平台期，细胞增殖活跃。RBL-2H3细胞接种浓度达到30 000/孔时，细胞指数值

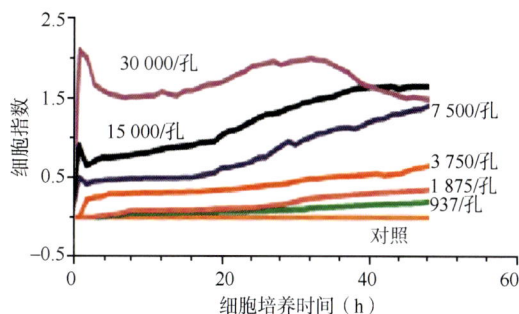

图 6-5　不同 RBL-2H3 细胞指数值的变化

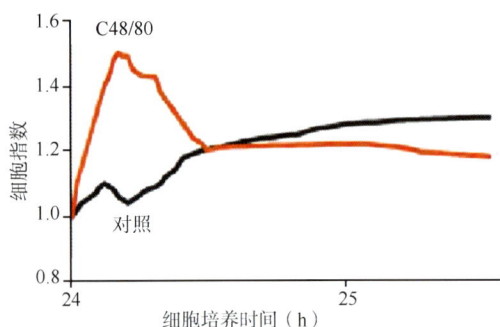

图 6-6   C48/80 诱导的 RBL-2H3 细胞脱颗粒情况

在 24 h 内持续上升，直到 24 h 达到顶峰，直至 32 h 开始下降。本实验后续研究选取 15 000/孔作为最适的细胞接种浓度。

2. C48/80 诱导的 RBL-2H3 细胞脱颗粒情况

如图 6-6 所示，与对照组比较，阳性药 C48/80（20 μg·mL^{-1}）可明显改变 RBL-2H3 细胞正常的增长规律，细胞指数值在加药后 30 min 内呈先快速上升后下降，30～60 min 略微上升，60 min 后有下降的趋势。结果提示，阳性药 C48/80 可诱导 RBL-2H3 细胞脱颗粒、结构变形，在 RTCA 实时监测过程中呈现先快速上升后下降的特异性变化趋势。

3. 多批次 YQFM 对 RBL-2H3 细胞脱颗粒的影响

RTCA 实时监测结果显示，10 个批次的 YQFM（100 μg·mL^{-1}）对 RBL-2H3 细胞细胞指数值均没有明显影响，未引起 RBL-2H3 细胞脱颗粒，无类过敏反应发生，结果见图 6-7。

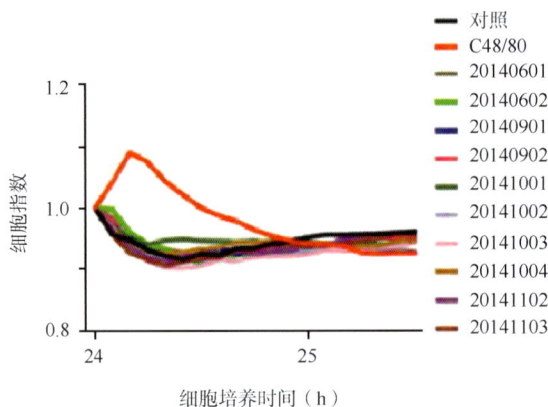

图 6-7   多批次 YQFM 对 RBL-2H3 细胞脱颗粒情况

4. 结果与讨论

本研究通过细胞指数值变化来评价肥大细胞脱颗粒反应，该方法具有快速、灵敏、可靠、可实时连续检测肥大细胞的特点，为中药注射剂的临床安全性评价提供了一种可靠的监测手段。

基于 RTCA 方法，我们发现多批次的 YQFM 对 RBL-2H3 细胞细胞指数值均没有明显影响，未引起 RBL-2H3 细胞脱颗粒，无类过敏反应发生，说明 YQFM 安全性较好。

参 考 文 献

[1] 李晴，李蓓蓓，郑文科，等. 基于 296200 例的中药注射剂临床安全性集中监测研究的系统评价 [J]. 中国循证医学杂志，2019，19（1）：28-35.

[2] 朱峰，郭代红，袁凤仪，等. 3695 例中药注射剂不良反应分析 [J]. 药物流行病学杂志，2015，24（3）：158-160.

[3] 韩佳寅，易艳，梁爱华，等．药物过敏和类过敏的临床前评价要求概述[J]．中国中药杂志，2015，40（14）：2685-2689．

[4] 梁爱华，易艳．中药注射剂超敏反应评价和风险控制相关问题的思考[J]．药学进展，2020，44（10）：752-758．

[5] 梁爱华，李春英，易艳，等．药物类过敏反应的临床前评价方法研究（Ⅰ）：小鼠类过敏反应评价方法的建立和验证[J]．中国中药杂志，2012，37（13）：1865-1870．

[6] 梁爱华，赵雍，李春英，等．药物类过敏反应的临床前评价方法研究（Ⅱ）：大鼠皮肤类过敏试验[J]．中国中药杂志，2012，37（13）：1871-1874．

[7] 易艳，李春英，张宇实，等．3种中药注射剂类过敏反应评价及其机制探讨[J]．中国中药杂志，2015，40（14）：2711-2716．

[8] 陈梦，李伟，王雪，等．药物类过敏反应发生机制及临床前评价方法研究进展[J]．中国新药杂志，2017，26（1）：51-59．

[9] 潘卫松，刘肃，符路娣，等．中药注射剂降压物质检查结果与类过敏反应的相关性研究[J]．药物分析杂志，2015，35（8）：1346-1353．

[10] 杨新建，王雷．黄芩苷局部皮肤给药对小鼠血管通透性及豚鼠离体回肠收缩的影响[J]．中草药，2004，35（7）：85-86．

[11] 王曼，庄朋伟，周会芳，等．基于实时细胞分析的化合物48/80诱导肥大细胞脱颗粒评价研究[J]．中国药理学通报，2014，30（3）：441-442．

[12] 范姗姗，陈瑞，尹清晟，等．基于实时细胞分析技术评价注射用益气复脉（冻干）类过敏反应[J]．药物评价研究，2018，41（3）：411-416．

第二节　基于安全性的注射用益气复脉（冻干）质量标志物研究

目前，很多企业已经在利用"质量标志物"理念从药材、饮片、制剂质量等方面进行全过程的研究，开展基于安全性的质量标志物研究，并取得了较好的成果。由于中药注射剂多由复方组成，成分相对复杂，因此，应从药材、提取物等源头中开始筛选潜在的致敏组分，以期能找到解决或降低产品不良反应的成分或物质，从而提高产品的安全性，对提高整个制剂的安全性显得更为重要[1]。

实时细胞分析技术（RTCA）具有快速、敏感、特异性高、条件易控等优点，不仅可以避免使用大批动物进行长时间的毒理研究，还可缩短实验周期，节省动物及人力投入。本节研究通过RTCA系统检测YQFM或其中的成分对RBL-2H3细胞脱颗粒的影响，佐以肥大细胞脱颗粒染色，找出YQFM中引起RBL-2H3细胞脱颗粒的主要物质基础，并检测成分中是否有诱导过敏反应的成分，从而建立体外检测肥大细胞脱颗粒的评价方法，为完善中药注射剂不良反应的评价方法提供依据。

一、实验方法

RBL-2H3细胞以2×10^5个·mL^{-1}浓度接种于电极板中培养24 h，24 h后加入YQFM有效

成分对应的不同标准品（Ro）以及 5-HMF、LPS、C48/80，浓度均为 20 μg·mL^{-1}，检测间隔设为 2 min，实时监测 24 h，通过 RTCA 系统实时监测细胞状态的变化，并绘制出 RBL-2H3 细胞的实时特征细胞指数值曲线，找出可能引起致敏的成分或物质。

二、实验结果

1. 5-HMF、LPS 和 C48/80 对 RBL-2H3 细胞的影响

如图 6-8 所示，中药注射液中可能含有的易引发不良反应的 5-HMF、LPS 及常用阳性药 C48/80 并未发生特征性细胞指数曲线变化，而 C48/80 对应细胞指数曲线在加药后出现细胞指数值先下降后上升的现象，从 30 min 后上升直至 1 h 达到最高点时开始持续下降，可能引起 RBL-2H3 细胞的死亡。

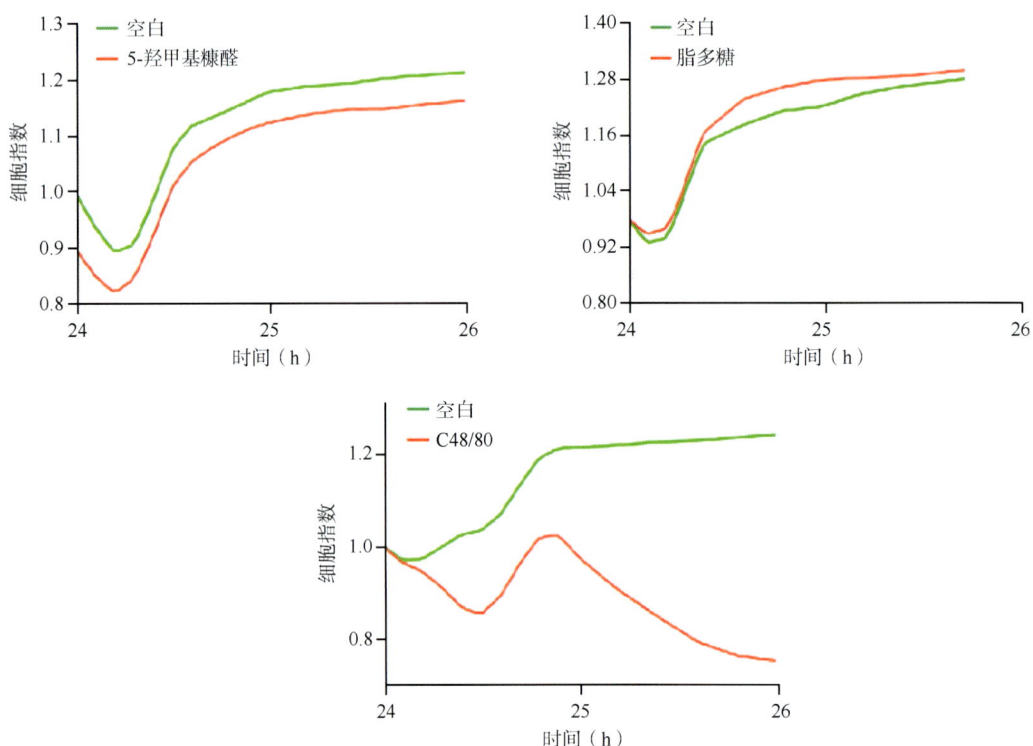

图 6-8　5-羟甲基糠醛、脂多糖、C48/80 对 RBL-2H3 细胞细胞指数的影响

2. 不同浓度人参皂苷 Ro 对 RBL-2H3 细胞细胞指数值的影响

RBL-2H3 细胞以 2×10^5 个·mL^{-1} 浓度接种于电极板中培养 24 h，24 h 后加入不同浓度人参皂苷 Ro，通过 RTCA 系统实时监测不同浓度人参皂苷 Ro 对 RBL-2H3 细胞的影响直至 48 h，如图 6-9 所示，可以发现浓度低于 10 μg·mL^{-1} 的人参皂苷 Ro 对 RBL-2H3 细胞几乎无影响，加药后细胞指数值呈现与空白组一样先下降后上升的状态，继而持续上升；浓度为 10 μg·mL^{-1} 的人参皂苷 Ro 开始影响电极板中 RBL-2H3 细胞的状态，加药后细胞指数值在 2 min 左右出现略微上升的小高峰后下降，待到 10 min 左右降至谷底又开始持续上升；浓度越高，达到峰值顶峰的细胞指数值越高，且达到峰值所需的时间更长，100 μg·mL^{-1} 的人参皂苷 Ro 可在加药

后 8 min 达到细胞指数最高值 1.25，待 50 min 后降至 1.14 的细胞指数最低值，可以说明不同浓度人参皂苷 Ro 对 RBL-2H3 细胞的生长产生不同的影响。

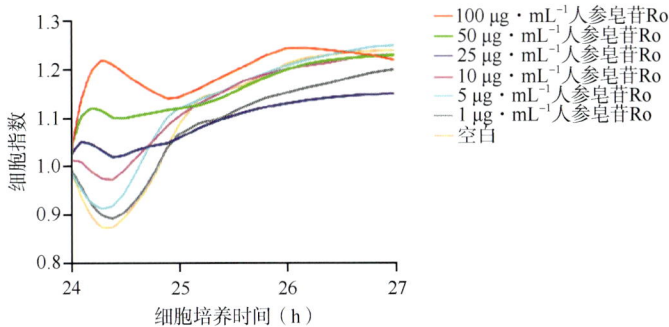

图 6-9　不同浓度人参皂苷 Ro 对 RBL-2H3 细胞细胞指数值的影响

3. 人参皂苷 Ro 致 RBL-2H3 细胞脱颗粒的机制研究

RBL-2H3 细胞以 $2×10^5$ 个·mL^{-1} 浓度接种于电极板 24 h 后，分别加入三组受试药，结果发现，如图 6-10 所示，单独加药 20 μg·mL^{-1} 人参皂苷 Ro，5 min 内可发生明显的细胞指数值由 1.0 上升到 1.2 的现象，单独加药 2.5 μg·mL^{-1} 马可地尼不影响细胞指数值的变化，说明单独应用此浓度马可地尼不影响 RBL-2H3 细胞的状态，而另一受试组同时加入 20 μg·mL^{-1} 人参皂苷 Ro 以及 2.5 μg·mL^{-1} 马可地尼，5 min 内细胞指数值上升幅度明显小于单独加人参皂苷 Ro 时的状态，说明钙通道阻滞剂减少细胞内钙浓度的同时确实抑制 RBL-2H3 细胞的脱颗粒反应，也证明 RBL-2H3 细胞脱颗粒确实依赖于细胞内钙离子的浓度。

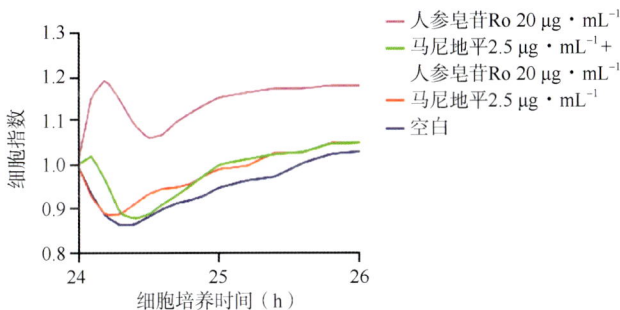

图 6-10　马可地尼联合人参皂苷 Ro 对 RBL-2H3 细胞细胞指数值的影响

4. 不同浓度人参皂苷 Ro 对 RBL-2H3 细胞的影响

RBL-2H3 细胞与不同浓度人参皂苷 Ro 分别作用不同时间后，用甲苯胺蓝染色，如图 6-11 所示，可见空白对照组细胞生长良好，呈梭形，细胞核清晰可见，细胞质饱满，染成深蓝色；人参皂苷 Ro 浓度为 10 μg·mL^{-1} 组，加药 20 min 后开始脱颗粒，细胞膜外有散在的颗粒，人参皂苷 Ro 浓度为 25 μg·mL^{-1} 组，4 min 时细胞梭形逐渐变圆甚至呈多边形，20 min 时细胞膜外有大量明显的颗粒，人参皂苷 Ro 至浓度为 50 μg·mL^{-1} 时，4 min 时的细胞梭形基本消失，细胞变圆，至 60 min 时大量颗粒散在细胞膜外，且许多颗粒融合在一起，染色较深。

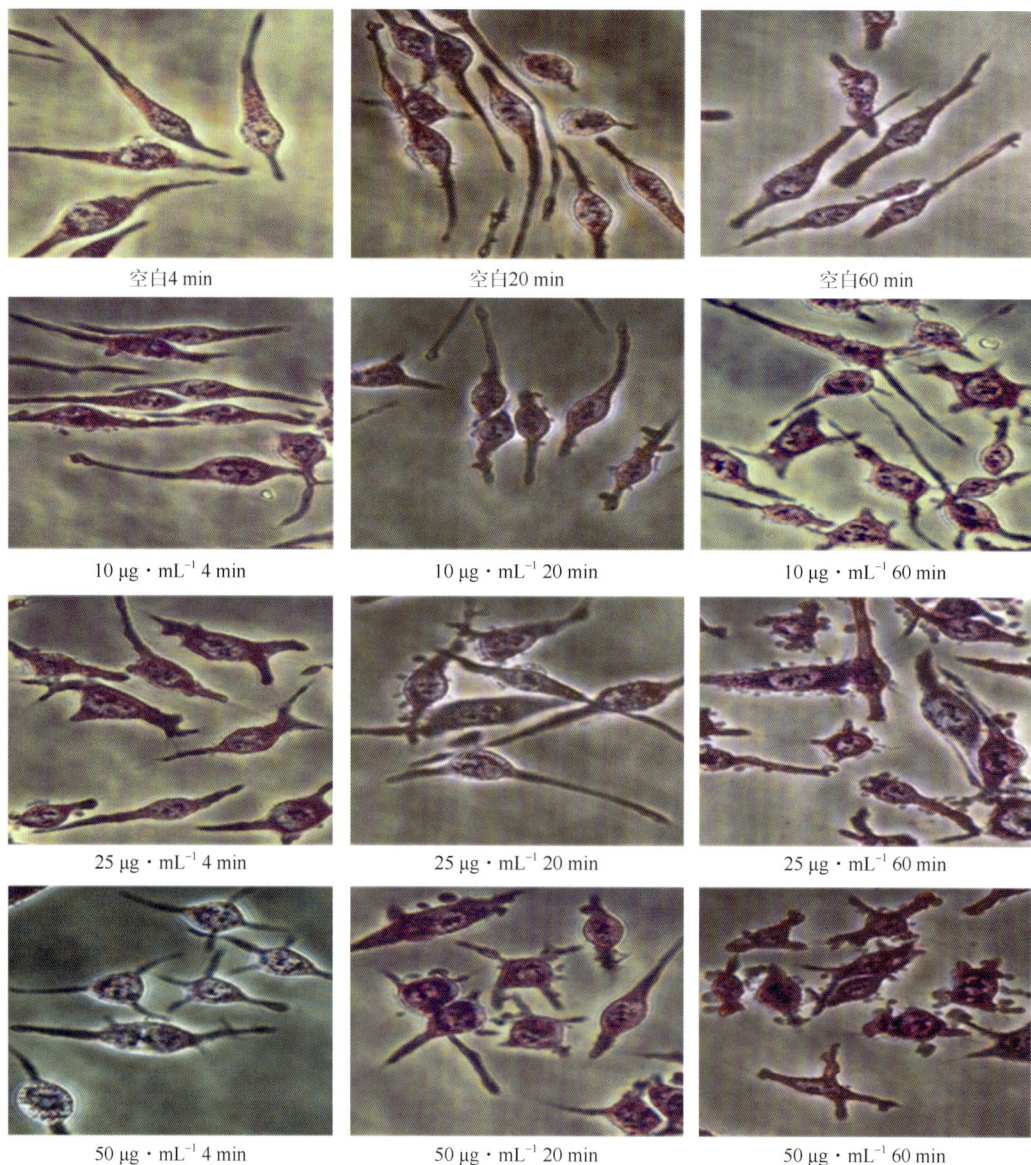

图 6-11　甲苯胺蓝染色人参皂苷 Ro 作用不同时间对 RBL-2H3 细胞形态的影响

5. 人参皂苷 Ro 作用不同时间对肥大细胞骨架的影响

25 μg·mL^{-1} 人参皂苷 Ro 作用于 RBL-2H3 细胞不同时间后，用多聚甲醛固定细胞，再用鬼笔环肽染色，30 min 后在荧光显微镜下观察细胞骨架的变化，如图 6-12 所示，可见 RBL-2H3 细胞在人生皂苷 Ro 刺激 4 min 内即出现细胞骨架的变化，展现出细胞铺展的现象，而细胞骨架在 20 min 左右细胞骨架明显变化，整体骨架铺展，在 50 min 细胞骨架开始恢复，直至 90 min 时基本恢复到原来的纺锤形，这与 RTCA 检测对应的细胞指数值变化结果基本一致。

6. 人参皂苷 Ro 诱导 5-HMF 对 RBL-2H3 细胞的影响

5-HMF 是常见的引起中药注射液中不良反应的原因之一，本研究考察 5-HMF 是否是 RBL-2H3 细胞脱颗粒的主因之一，其是单独作用抑或是需要特殊物质诱导从而发生反应。待 RBL-2H3 细胞增长稳定后，在一块电极板中加入不同浓度 5-HMF，都未发生细胞指数值上升

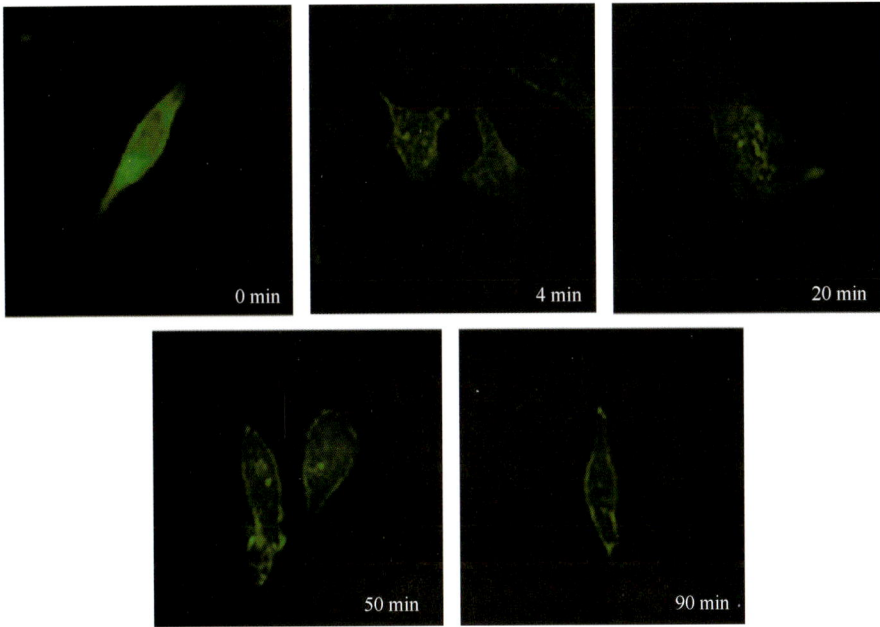

图 6-12　鬼笔环肽染色 25 μg·mL^{-1} 人参皂苷 Ro 作用不同时间对 RBL-2H3 细胞骨架的影响

的现象，见图 6-13A，而另一块加入人参皂苷 Ro 诱导的不同浓度 5-HMF 的电极板，如图 6-13B 所示，加药后，各浓度的 5-HMF 的细胞指数值都在加药后立即发生上升后下降的现象，这与人参皂苷 Ro 高浓度导致 RBL-2H3 细胞脱颗粒的特征细胞指数曲线相似，其中以最高浓度 40 μg·mL^{-1} 的 5-HMF 最明显。说明经过人参皂苷 Ro 的诱导 5-HMF 可以引起 RBL-2H3 细胞脱颗粒，人参皂苷 Ro 可以增加 5-HMF 作用的敏感度。

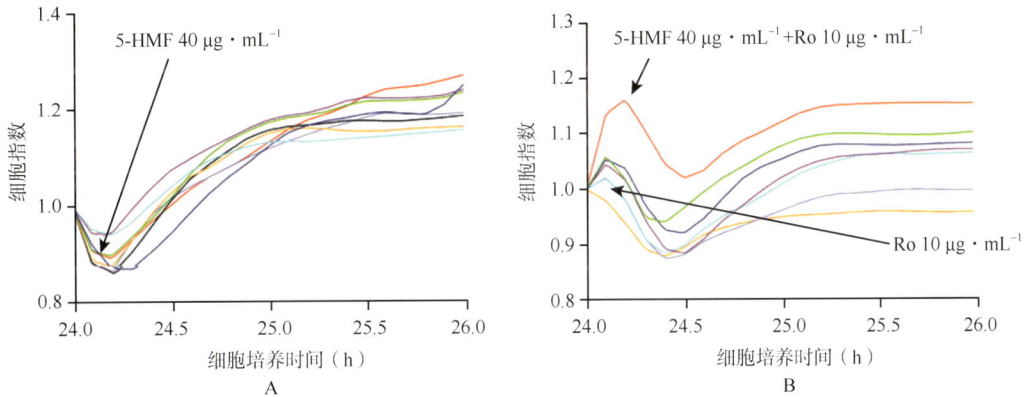

图 6-13　单独 / 联合人参皂苷 Ro 应用不同浓度 5- 羟甲基糠醛对 RBL-2H3 细胞细胞指数值的影响

7. 人参皂苷 Ro 诱导色素成分对 RBL-2H3 细胞的影响

色素成分是常见的可引起中药注射液不良反应的原因之一，本研究探索色素成分是否是 RBL-2H3 细胞脱颗粒的主因之一，其是单独作用抑或是需要特殊物质诱导从而发生反应。待 RBL-2H3 细胞增长稳定后，在一块电极板中加入不同浓度的色素成分，如图 6-14A 所示，加药后，仅 80 μg·mL^{-1}、40 μg·mL^{-1} 的色素成分发生轻微细胞指数值上升的现象，且细胞指数上升值小于 0.5；而另一块电极板（图 6-14B）加入人参皂苷 Ro 诱导的不同浓度的色素成分，加药后，各浓度的色素成分的细胞指数值都在加药后立即发生上升后下降的现象，其中以最高浓度 80 μg·mL^{-1} 的色素成分细胞指数值上升最明显，上升值大于 1，而 40 μg·mL^{-1}、20 μg·mL^{-1} 的色素成分细胞指数值上升值也大于 0.5。这与人参皂苷 Ro 高浓度导致 RBL-2H3 细胞脱颗粒的特征细胞指数曲线相似，说明经过人参皂苷 Ro 的诱导色素成分可以引起 RBL-2H3 细胞脱颗粒，说明人参皂苷 Ro 可以增加色素成分作用的敏感度。

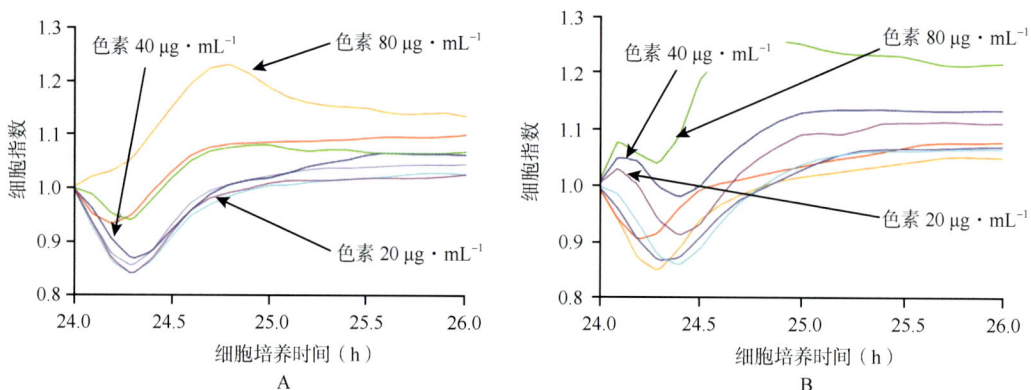

图 6-14　单独/联合人参皂苷 Ro 应用不同浓度色素成分对 RBL-2H3 细胞的影响

三、结果与讨论

利用 RTCA 系统，确定最适宜的 RBL-2H3 细胞的接种密度为 $2 \times 10^5 \cdot mL^{-1}$。通过 RTCA 系统筛选，发现 YQFM 中最有可能引起 RBL-2H3 细胞脱颗粒的有效成分是人参皂苷 Ro，其在加药后可发生特征的细胞指数值曲线变化。人参皂苷 Ro 大于 10 μg·mL^{-1} 时就会在加药后引起 RBL-2H3 脱颗粒的现象，且随着浓度的增高，细胞指数值升高值越高。联合应用人参皂苷 Ro 和 2.5 μg·mL^{-1} 马可地尼，5 min 内细胞指数值上升幅度明显小于单独加人参皂苷 Ro 时的细胞指数值变化，说明钙通道阻滞剂抑制 RBL-2H3 细胞的脱颗粒反应，肥大细胞脱颗粒依赖于细胞内钙离子的浓度的升高。同时也说明经过人参皂苷 Ro 诱导后的 5-HMF 可引起 RBL-2H3 脱颗粒，因此，人参皂苷 Ro 有一定的增敏作用，在生产过程中应尽可能剔除或降低该成分的含量。

参 考 文 献

[1] 杜武. 葛根素和清开灵注射液 I 型过敏反应检测和可疑致敏物质筛选的研究. 济南：山东大学，2012.

第七章

注射用益气复脉（冻干）配伍规律研究

中药多以复方的形式进行临床应用，配伍理论是中医药理论的核心内容。中药质量标志物是中药质量控制的新概念，包括"有效性""特有性""传递与溯源""配伍环境"和"可测性"五个方面，其中"配伍环境"占有非常重要的地位，是质量研究回归到中医药理论的必要条件[1]。

基于配伍环境的中药质量标志物研究多以拆方的形式，基于组方配伍原理，以功效药对、减除药味及谱-效分析和成分配伍等形式，从整体动物、离体细胞、分析和网络分析等不同层次进行系统研究。

注射用益气复脉（冻干）（YQFM）来源于古方生脉散，最早记载于《医学启源》中，由红参、麦冬、五味子三味药组成，生脉散以人参补肺益气生津为主药，辅助以麦冬养阴、清热以生津；五味子敛肺止汗而生津为佐使药，正如吴鞠通云"汗多而脉散大，其为阳气发泄太甚，内虚不司留恋可知。生脉散酸甘化阴，守阴所以留阳。阳留，汗自止也。以人参为君，所以补肺中元气也"[2]。

YQFM在临床上主要用于心力衰竭、冠心病心绞痛等心脏疾病的治疗，大量实验发现其在心肌保护方面有很好的疗效。但其配伍的合理性研究还有一定的空白，且目前市面上已有药品以及经典书目中关于三味药的用药比例也有一定的差异。为验证其配伍的合理性并找寻其在不同病症中最佳配伍比例，本研究通过三种动物、细胞模型对其展开研究，初步阐述其组方配伍的合理性和科学性。

第一节　生脉方对阿霉素所致大鼠急性心肌损伤保护作用的配伍、比例合理性研究

阿霉素，又称多柔比星，属于蒽环类抗肿瘤药物，具有抗瘤谱广、临床疗效高等优点，用于治疗多种恶性肿瘤，是临床上最常用的抗肿瘤药物之一[3]。但是阿霉素对心脏有着严重的心脏毒性，严重影响其在临床上的应用[4]。临床研究[5,6]发现，阿霉素所造成的心肌损伤往往是不可逆的，严重者可出现心律失常和心力衰竭等问题[7]。很多中成药对阿霉素造成的心肌损伤具有一定的保护作用[8-10]。

一、YQFM 及提取物对阿霉素所致大鼠心肌损伤的作用

（一）实验方法

用阿霉素对大鼠造成急性心肌损伤模型，并以此模型为基础对生脉方进行配伍合理性验证以及配伍最佳比例筛选。造模前对实验动物进行预给药3天处理，采用尾静脉注射方式给药，后一次性大剂量腹腔注射阿霉素造模，造模后继续给药至第7天，期间不断观察大鼠行为状态；第7天给药后检测大鼠体重、心功能、采集心电图、行腹主动脉取血后检测外周血心肌酶谱、取心脏计算脏器指数，以及行心肌病理学检查。

（二）实验结果

1. 大鼠一般状态及体重的影响

对照组大鼠毛色正常、进食正常、对外界刺激反应良好，实验第1天与第7天体重变化不大。和对照组比较，阿霉素组大鼠有较严重的脱毛现象、眼球充血、口鼻出血、行动迟缓、便稀、厌食、体重增幅与对照组比较减少，且腹腔积液严重。各给药组大鼠相较于阿霉素组在以上方面均有不同程度的改善。相同的剂量组中，YQFM组状态最好，且中、高剂量组均未出现口鼻出血和腹部积液等情况；在体重上，各给药组体重相较于阿霉素组均有上升趋势，其中YQFM中、高剂量组，红参各剂量组和麦冬低、中剂量组大鼠体重增加显著（$P<0.05$）。各组体重变化表7-1所示。

表7-1 YQFM 及红参、麦冬、五味子提取物对大鼠一般状态及体重的影响（$\bar{x}\pm s$，$n=10$）

组别	剂量（$g\cdot kg^{-1}$）	0天（g）	7天（g）
对照组		204.9±5.5	214.6±8.0
阿霉素组		211±7.3	213.4±9.3
YQFM 组	0.28	214±10.3	215.7±9.0
	0.55	219.3±11.5	219.3±8.3[#]
	1.1	216.8±7.5	220.1±10.0[#]
红参组	0.21	218.1±12.7	222±16.9[#]
	0.42	216.5±10.5	225.5±11.2[#]
	0.85	215.8±10.7	223.8±10.8[#]
麦冬组	0.63	215.5±12.4	243.2±13.3[#]
	1.27	210.1±9.8	226.8±12.3[#]
	2.55	216.8±11.3	220.4±12.6
五味子组	0.31	209.6±8.8	244.6±15.7
	0.63	214.9±10.5	244.6±11.6
	1.27	218.1±9.7	252.7±15.2

注：与阿霉素组比较 # $P<0.05$

2. YQFM 及红参、麦冬、五味子提取物对大鼠心电图的影响

对照组大鼠心电图波形正常规则，基线平稳；阿霉素与对照组比较，心电图T波异常高耸（$P < 0.05$），YQFM和各单味药提取物对T波幅有不同程度的降低作用。起效程度方面，YQFM中、高剂量，红参、麦冬高剂量和五味子中、高剂量作用显著（$P < 0.05$），YQFM高剂量组起效程度最大。与对照组相比，阿霉素组大鼠QT间期明显延长（$P < 0.05$），而YQFM高剂量和红参高剂量组可以显著性缩短缓解QT间期（$P < 0.05$），说明YQFM高剂量和红参高剂量组可以明显改善这种现象，如图7-1所示。

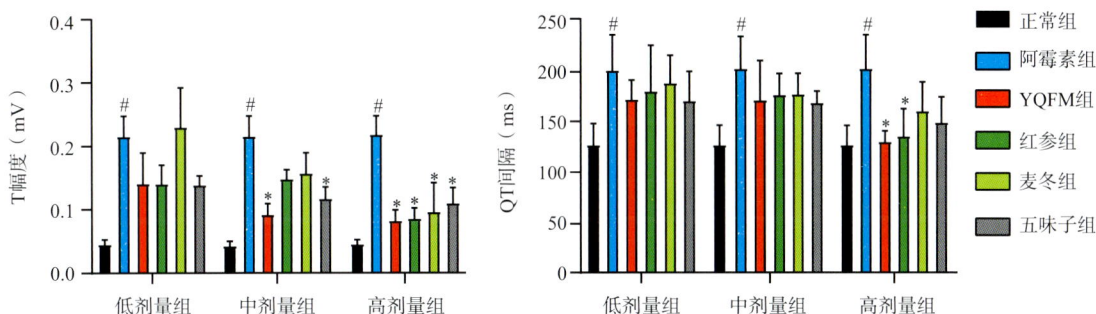

图 7-1　YQFM 及红参、麦冬、五味子提取物对大鼠心电图的影响（$\bar{x} \pm s$，$n=10$）

注：与对照组比较，#$P < 0.05$；与阿霉素组比较，*$P < 0.05$

3. YQFM 及红参、麦冬、五味子提取物对大鼠心功能的影响

阿霉素组大鼠的LVDd明显增加（$P < 0.05$），LVFS明显下降（$P < 0.05$），E/A下降至1以下，说明心脏的收缩舒张功能下降，阿霉素已对心脏功能造成损伤；与阿霉素组相较，YQFM中、高剂量组对LVDd均有显著性改善（$P < 0.05$），提取物各组高剂量对此也有显著性改善（$P < 0.05$），YQFM各剂量组均对LVFS有显著性提高（$P < 0.05$），各提取物中、高剂量组也有此药效，在对E/A的缓解上面，各给药组均有一定的缓解作用，见表7-2。

表 7-2　YQFM 及红参、麦冬、五味子提取物对大鼠心功能的影响（$\bar{x} \pm s$，$n=10$）

组别	剂量（g·kg^{-1}）	LVDd（cm）	LVDs（cm）	LVFS（%）	E/A（>1）
对照组		0.34±0.04	0.38±0.03	28.86±0.52	100%
阿霉素组		0.55±0.04#	0.43±0.03	9.11±0.96#	0.00%
YQFM 组	0.28	0.47±0.04	0.42±0.03	13.27±1.45*	40.00%
	0.55	0.44±0.05*	0.40±0.02	17.66±0.81*	60.00%
	1.10	0.40±0.05*	0.39±0.02	21.34+1.36*	90.00%
HS 组	0.21	0.48±0.03	0.42±0.03	9.99±1.07	30.00%
	0.42	0.46±0.05	0.41±0.02	16.93±1.13*	50.00%
	0.85	0.35±0.04*	0.40±0.02	17.87±0.89*	80.00%
MD 组	0.63	0.48±0.03	0.43±0.03	9.40±0.75	20.00%
	1.27	0.47±0.04	0.41±0.04	12.95±0.88*	50.00%
	2.55	0.34±0.05*	0.39±0.04	15.88±0.99*	70.00%
WWZ 组	0.31	0.49±0.05	0.42±0.05	9.49±0.799	30.00%
	0.63	0.48±0.04	0.42±0.04	16.51±0.869*	60.00%
	1.27	0.34±0.05*	0.39±0.04	18.509±0.79*	70.00%

注：与对照组比较，#$P < 0.05$；与阿霉素组比较，*$P < 0.05$

4. YQFM 及红参、麦冬、五味子提取物对大鼠外周血心肌酶谱的影响

阿霉素组大鼠血清中 CK、LDH 和 AST 水平和对照组相较出现了显著的升高（$P < 0.05$）。与阿霉素组相比，YQFM 各剂量组对 LDH 都有明显的降低作用（$P < 0.05$），各味药提取物高剂量组的肌酸激酶（CK）、乳酸脱氢酶（LDH）和谷草转氨酶（AST）含量都有显著性下降（$P < 0.05$），五味子中剂量对 LDH 和 AST 的降低也有显著作用（$P < 0.05$），结果如图 7-2。

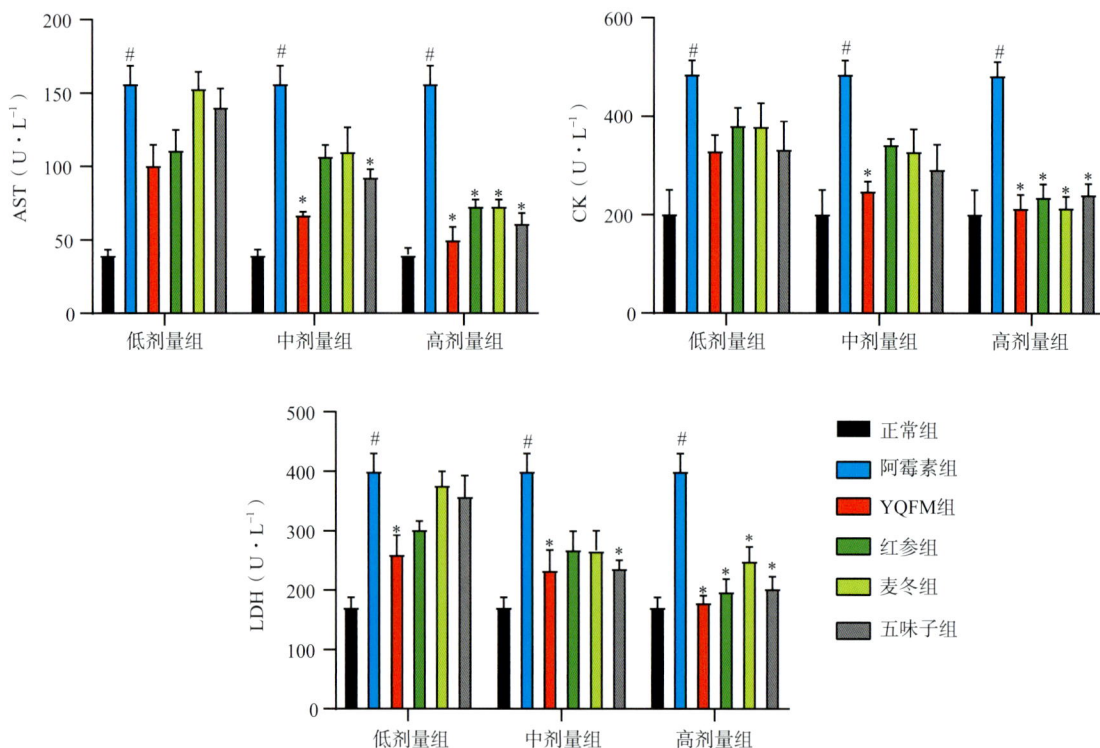

图 7-2　YQFM 及红参、麦冬、五味子提取物对大鼠的外周血心肌酶谱的影响（$\bar{x} \pm s$，$n=10$）

注：与正常组比较，#$P < 0.05$；与阿霉素组比较，*$P < 0.05$

5. YQFM 及红参、麦冬、五味子提取物对大鼠全心质量指数（HW/BW）的影响

与对照组相比，各组的全心质量指数无显著性差异，结果如表 7-3。

表 7-3　YQFM 及提取物对大鼠 HW/BW 测定结果（$\bar{x} \pm s$，$n=10$）

组别	剂量（$g \cdot kg^{-1}$）	全心重量 / 体重（$mg \cdot g^{-1}$）
对照组		3.40 ± 0.14
阿霉素组		3.15 ± 0.14
YQFM 组	0.28	3.19 ± 0.23
	0.55	3.19 ± 0.18
	1.1	3.27 ± 0.19
红参组	0.21	3.05 ± 0.23
	0.42	3.00 ± 0.12
	0.85	3.11 ± 0.15

续表

组别	剂量（g·kg^{-1}）	全心重量/体重（mg·g^{-1}）
麦冬组	0.63	2.75±0.99
	1.27	3.23±0.19
	2.55	3.08±0.18
五味子组	0.31	3.21±0.35
	0.63	3.13±0.15
	1.27	3.11±0.25

6. YQFM 及红参、麦冬、五味子提取物对大鼠心肌病理学的影响

对照组心肌纤维束排列规整，无明显组织病理学改变；阿霉素组心肌细胞排列紊乱，肌纤维有明显断裂，空泡化严重且有细胞溶解现象发生；相比阿霉素组，YQFM 显示出较好的心肌保护作用：心肌排列较整齐，空泡现象轻于同等剂量的其他各组，其中中、高剂量效果较为明显。各单味药提取物组心肌病理学改变未见明显差异。光镜下观察结果如图 7-3。

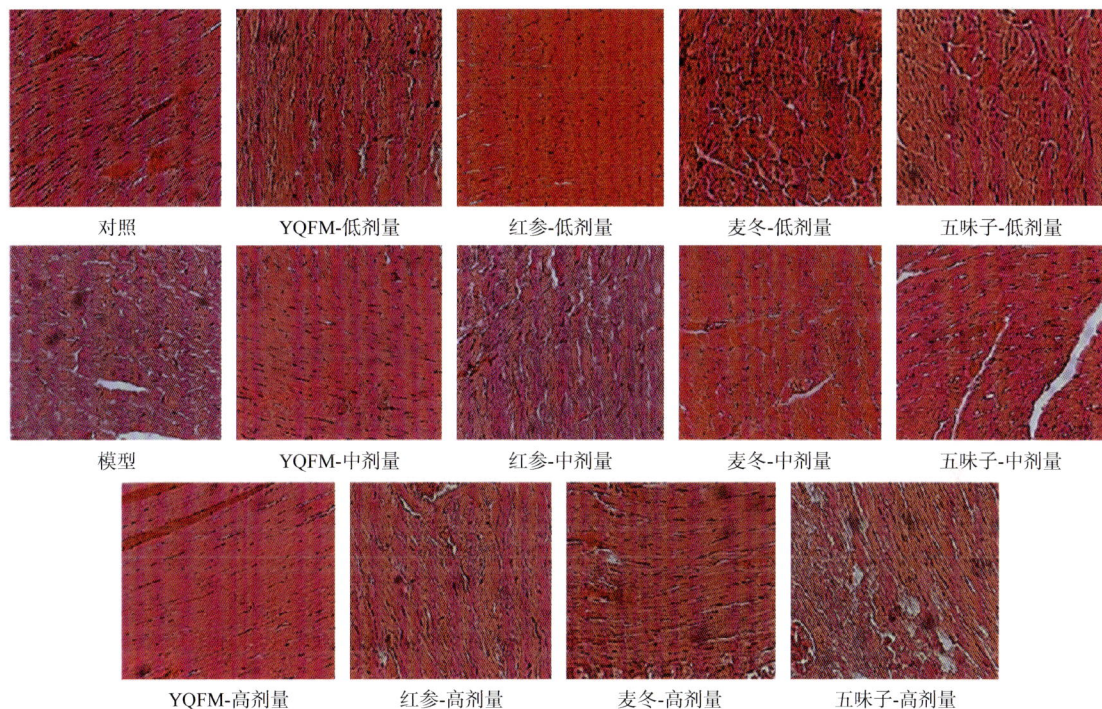

图 7-3　YQFM 及红参、麦冬、五味子提取物对大鼠心肌病理学的影响

二、不同比例生脉方对阿霉素所致大鼠心肌损伤的作用

（一）实验方法

用阿霉素对大鼠造成急性心肌损伤模型，并以此模型为基础对生脉方进行配伍合理性验证以及配伍最佳比例筛选。造模前对实验动物进行预给药 3 天处理，采用尾静脉注射方式给药，后一次性大剂量腹腔注射阿霉素造模，造模后继续给药至第 7 天，期间不断观察大鼠行为状态；第 7 天给药后检测大鼠体重、心功能、采集心电图、行腹主动脉取血后检测外周血心肌酶谱、取心脏计算脏器指数。

（二）实验结果

1. 不同比例生脉方对大鼠一般状态及体重的影响

对照组大鼠毛色正常、进食正常、对外界刺激反应良好，实验第1天与第7天体重变化不大。和对照组比较，阿霉素组大鼠有较严重的脱毛现象、眼球充血、口鼻出血、行动迟缓、便稀、厌食、体重有下降情况发生，且腹腔积液严重。各给药组大鼠相较于阿霉素组在以上方面均有不同程度的改善。相同的剂量组中，1∶3∶1.5组状态最好，且各比例高剂量组均未出现厌食、腹泻、口鼻出血和腹部积液等情况；在体重上，除1∶1∶0.6低剂量组外各给药组体重相较于阿霉素组外均有上升趋势，其中各比例中、高剂量组大鼠体重增加显著（$P < 0.05$）。各组体重变化如表7-4所示。

表7-4 不同比例生脉方对大鼠一般状态及体重的影响（$\bar{x} \pm s$，$n=10$）

组别	剂量（$g \cdot kg^{-1}$）	0天（g）	7天（g）
对照组		204.9±5.5	214.6±8.0
阿霉素组		211.0±7.3	213.4±9.3
1∶3∶1.5组	0.21	211.3±7.6	218.4±6.8
	0.42	210.4±7.1	221.2±5.3#
	0.85	209.0±9.3	222.5±8.2#
1∶2∶1组	0.21	209.3±7.9	215.0±5.9
	0.42	207.6±8.0	219.3±8.6#
	0.85	208.4±8.4	221.8±9.3#
1∶1∶0.6组	0.21	206.2±6.9	212.9±7.0
	0.42	208.7±8.1	219.2±5.2#
	0.85	208.9±8.2	221.0±6.4#

注：与阿霉素组比较 #$P < 0.05$

2. 不同比例生脉方对大鼠心电图的影响

对照组大鼠心电图波形正常规则，基线平稳；阿霉素与对照组比较，心电图T波异常高耸（$P < 0.05$），各比例生脉方对T波幅有不同程度的降低作用。起效程度方面，1∶3∶1.5组低、中、高剂量，其余两种比例中、高剂量作用显著（$P < 0.05$）。与对照组相比，阿霉素组大鼠QT间期明显延长（$P < 0.05$），而1∶3∶1.5和1∶2∶1高剂量组可以明显缓解阿霉素造成的QT间期延长问题（$P < 0.05$），如图7-4所示。

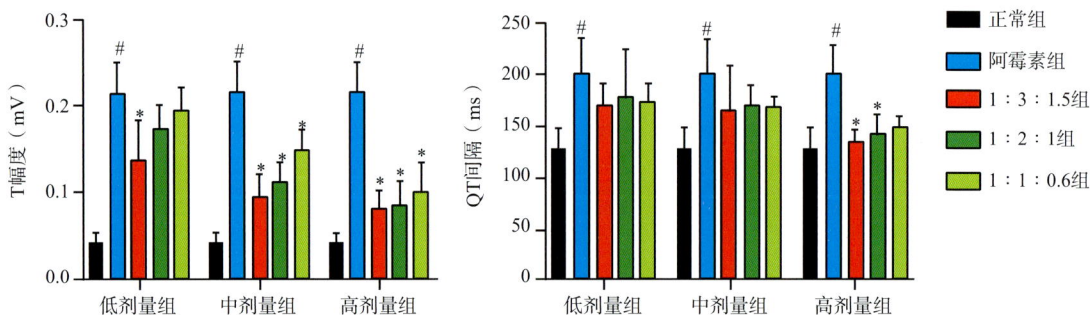

图7-4 不同比例生脉方对大鼠心电图的影响（$\bar{x} \pm s$，$n=10$）

注：与对照组比较，#$P < 0.05$；与阿霉素组比较，*$P < 0.05$

3. 不同比例生脉方对大鼠心功能的影响

阿霉素组大鼠的LVDd明显增加（$P<0.05$），LVFS明显下降（$P<0.05$），E/A下降至1以下，说明心脏的收缩舒张功能下降，阿霉素已对心脏功能造成损伤；与阿霉素组相较，1∶3∶1.5和1∶2∶1的中、高剂量对LVDd的增加有显著性改善（$P<0.05$），除1∶1∶0.6低剂量组外，其余各组均对LVFS有明显提高（$P<0.05$），在对E/A的改善方面，各给药组均有一定的缓解作用，见表7-5。

表 7-5　不同比例生脉方对大鼠心功能的影响（$\bar{x}\pm s$，$n=10$）

组别	剂量（以红参计，g·kg⁻¹）	LVDd（cm）	LVDs（cm）	LVFS（%）	E/A（>1）
对照组		0.34±0.05	0.38±0.03	28.86±0.53	100%
阿霉素组		0.55±0.05#	0.43±0.03	9.12±0.97#	0.00%
1∶3∶1.5组	0.21	0.48±0.05	0.42±0.02	13.38±1.18*	40.00%
	0.42	0.43±0.05*	0.40±0.02	17.96±0.96*	70.00%
	0.85	0.35±0.04*	0.39±0.02	21.83±1.63*	80.00%
1∶2∶1组	0.21	0.48±0.03	0.43±0.03	11.94±1.21*	30.00%
	0.42	0.45±0.03*	0.41±0.02	17.23±1.44*	50.00%
	0.85	0.36±0.05*	0.39±0.02	18.04±1.16*	70.00%
1∶1∶0.6组	0.21	0.49±0.04	0.42±0.03	10.12±0.98	30.00%
	0.42	0.49±0.03	0.42±0.03	13.95±1.01*	40.00%
	0.85	0.38±0.03*	0.39±0.04	16.22±1.39*	60.00%

注：与对照组比较，#$P<0.05$；与阿霉素组比较，*$P<0.05$

4. 不同比例生脉方对大鼠外周血心肌酶谱的影响

阿霉素组大鼠血清中CK、LDH和AST水平和对照组相比，有显著的升高（$P<0.05$）。与阿霉素组相比，1∶3∶1.5和1∶2∶1各剂量组以及1∶1∶0.6中、高剂量组对AST都有明显的降低作用（$P<0.05$），三个比例的中、高剂量对CK都有显著性下降（$P<0.05$），1∶3∶1.5各剂量以及另外两种比例的中、高中剂量对LDH有显著降低作用（$P<0.05$），结果如图7-5。

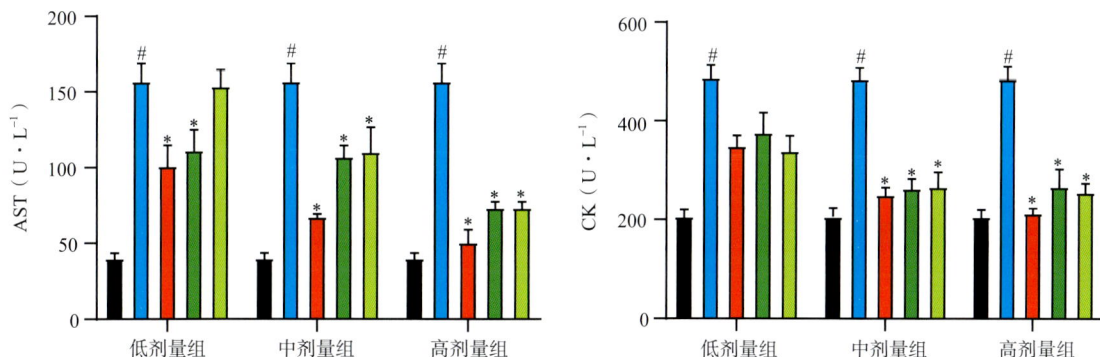

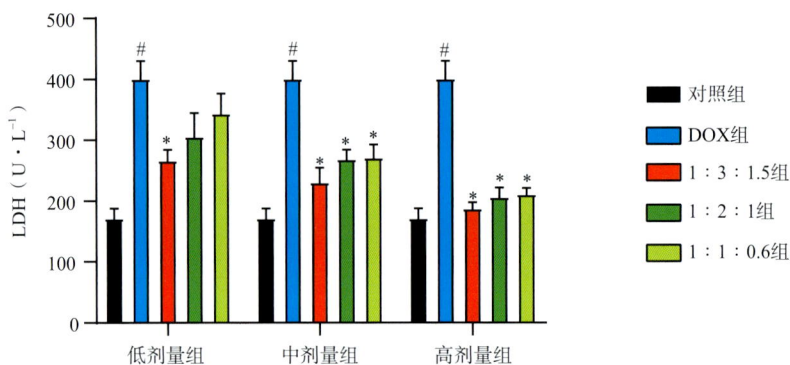

图 7-5 不同比例生脉方对大鼠的外周血心肌酶谱影响（$\bar{x} \pm s$，$n=10$）

注：与对照组比较，$\#P < 0.05$；与模型组比较，$*P < 0.05$

5. 不同比例生脉方对大鼠 HW/BW 的影响

各组全心质量指数无显著性差异，可能是由于造模时间较短导致的，结果如表7-6。

表 7-6 不同比例生脉方对大鼠 HW/BW 的影响（$\bar{x} \pm s$，$n=10$）

组别	剂量（$g \cdot kg^{-1}$）	HW/BW（$mg \cdot g^{-1}$）
对照组		3.22±0.13
阿霉素组		3.19±0.14
1：3：1.5组	0.21	3.10±0.18
	0.42	3.14±0.16
	0.85	3.20±0.10
1：2：1组	0.21	3.25±0.04
	0.42	3.22±0.16
	0.85	3.15±0.17
1：1：0.6组	0.21	3.23±0.10
	0.42	3.18±0.06
	0.85	3.18±0.09

三、结果与讨论

在阿霉素所致大鼠急性心肌损伤模型中，生脉方（YQFM）组方用药起效范围广于单味用药（起效指标较多），且起效浓度较低，1：3：1.5组和1：2：1组起效范围要广于1：1：0.6组，1：3：1.5组起效浓度要低于1：2：1组。具体如下：

1）一次性大剂量注射阿霉素可引起大鼠心功能下降、外周血心肌酶谱异常，染色出现病理学变化，可初步判断阿霉素已造成大鼠心肌细胞损伤，模型建立成功。

2）在所检测的几个指标中YQFM均有良好的药效，制成YQFM所用的红参、麦冬、五味子提取物在大多数指标中同剂量下同时起效，在个别指标中单味药有相近于YQFM的药效，综上，生脉方的配伍具有一定的科学性、合理性。

3）不同比例的生脉方在所测指标中均有一定的药效，在大多数指标中 1∶3∶1.5 和 1∶2∶1 的起效浓度要低于 1∶1∶0.6，在一些指标中，1∶3∶1.5 的起效浓度要低于其他两种比例，综上，红参∶麦冬∶五味子之间的比例为 1∶3∶1.5 是目前所研究比例中治疗阿霉素所致大鼠急性心肌损伤的最优配比。

第二节　生脉方对过氧化氢所致 H9C2 心肌细胞损伤保护的配伍、比例合理性研究

有研究证实，心血管疾病的发生和体内氧自由基有密切联系[11-13]。氧化应激是指机体氧化和抗氧化能力失衡，导致体内氧自由基大量堆积的现象[14]。人体中存在清除氧自由基的物质和酶，但当氧自由基的数量超过人体自身清除能力时，会造成许多不可逆的损伤，如脂质过氧化、DNA 和 RNA 的损伤、蛋白质变性、氧化酶的破坏等[15]。因此，考察心血管药物的抗氧化活性成为评价心血管药物的一个重要指标。氧化应激模型的造模方式有很多，主要分为动物模型和细胞模型，与动物模型相比，细胞模型克服了动物模型的个体差异性大，模型结果不稳定的特点，并且细胞模型操作严格规范，结果更加严谨，更能从微观反映药物的特点。氧化应激源有很多种，如化学源过氧化氢（H_2O_2）、阿霉素、溴化苯等，物理源紫外照射、辐照等[16]。H_2O_2 作为一种常见的氧自由基，易穿透细胞膜，性质相对稳定[17]，因此在文献报道中最为常见。

本研究建立 H_2O_2 致 H9C2 细胞损伤的模型考察不同生脉组方对心肌细胞损伤的保护作用，以探讨 YQFM 的组方合理性。

一、YQFM 及红参、麦冬、五味子提取物对 H_2O_2 致 H9C2 细胞损伤保护作用

（一）实验方法

体外培养 H9C2 大鼠心肌细胞，建立过氧化氢（H_2O_2）对 H9C2 心肌细胞的损伤模型。保证模型稳定后，对建立完成的细胞模型分组给药，给药后收集细胞上清检测细胞活力百分比、LDH、AST、CK、丙二醛（MDA）等指标，对细胞行裂解处理，检测细胞基质中超氧化物歧化酶（SOD）、过氧化氢酶（CAT）、谷胱甘肽过氧化物酶（GSH-P_X）等指标。

（二）实验结果

1. YQFM 及红参、麦冬、五味子提取物对 H9C2 细胞活力的影响

从实验结果来看，各组细胞活力没有显著性差异（$P < 0.05$），提示：实验所涉及的 YQFM 以及红参、麦冬、五味子提取物的给药浓度对细胞的正常活力状态无影响（为使图表便于直接观察，各提取物组浓度均已换算成相对应的 YQFM 浓度，实际浓度为相应浓度的

YQFM中所含的各生药材含量所相对应的提取物浓度，下同）。如图7-6所示。

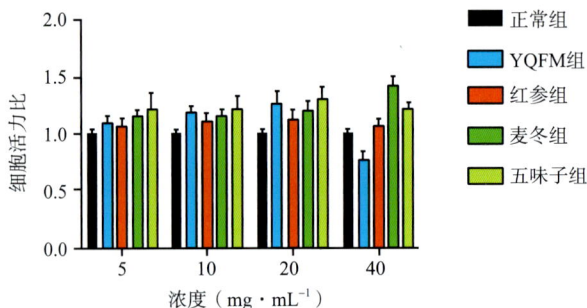

图 7-6　不同浓度 YQFM 以及红参、麦冬、五味子提取物对 H9C2 细胞活力的影响（$\bar{x}\pm s$，$n=6$）

2. YQFM 及红参、麦冬、五味子提取物对 H_2O_2 所致 H9C2 细胞损伤细胞生存率的影响

H_2O_2 模型组与对照组细胞生存率有显著性差异（$P<0.05$），证明造模成功且较为稳定，实验结果有一定的可信度。在各浓度给药组中，YQFM起效浓度最低，在5 mg·mL^{-1}时与 H_2O_2 模型组有显著性差异（$P<0.05$）。其余各浓度提取物组与H_2O_2模型组相比较均无显著性差异，如图7-7所示。

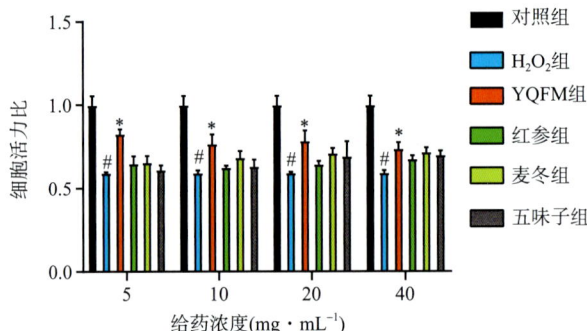

图 7-7　不同浓度各给药组对 H9C2 细胞活力的影响（$\bar{x}\pm s$，$n=6$）

注：与对照组比较，#$P<0.05$；与 H_2O_2 模型组比较，*$P<0.05$

3. YQFM 及红参、麦冬、五味子提取物对 H_2O_2 所致 H9C2 细胞损伤在 LDH、AST、CK、MDA 的影响

在四个指标中H_2O_2模型组与对照组均有显著性差异（$P<0.05$），说明在此模型基础上所进行的各给药组药效验实验结果有一定的可信度。对于LDH这一指标而言，YQFM在5 mg·mL^{-1}开始显著减少LDH在细胞培养液中的含量（$P<0.05$），说明5 mg·mL^{-1}浓度的YQFM就可以在一定程度上减少 H9C2细胞的损伤情况，各提取物在这一指标中也有一定的药效，其中麦冬、五味子在浓度达到10 mg·mL^{-1}时就可以起效（$P<0.05$），而红参则是在10 mg·mL^{-1}以及 40 mg·mL^{-1}两个浓度时起到显著改善作用（$P<0.05$）；在CK方面，YQFM的优势明显，在10 mg/mL的浓度下就可以起到显著性的改善作用（$P<0.05$），而其他各提取物组，则是在40 mg·mL^{-1}时才显现出与对照组间的显著性差异（$P<0.05$）；在对AST这一指标的改善方面，各给药组与模型组相比均有非常好的效果（$P<0.05$），且YQFM与各个提取物给药组相比，无明显的剂量优势；观察MDA实验结果可以发现，除20 mg·mL^{-1}与40 mg·mL^{-1}这

两个浓度的 YQFM 外，其余各提取物给药组均无药效；结果如图 7-8 所示。在量效关系方面，虽然个别指标的个别组别有随着剂量增加药效逐渐增强的趋势，但在统计学上并没有得到证明，因此结合目前数据，暂时认为各给药剂量间并无浓度依赖性。

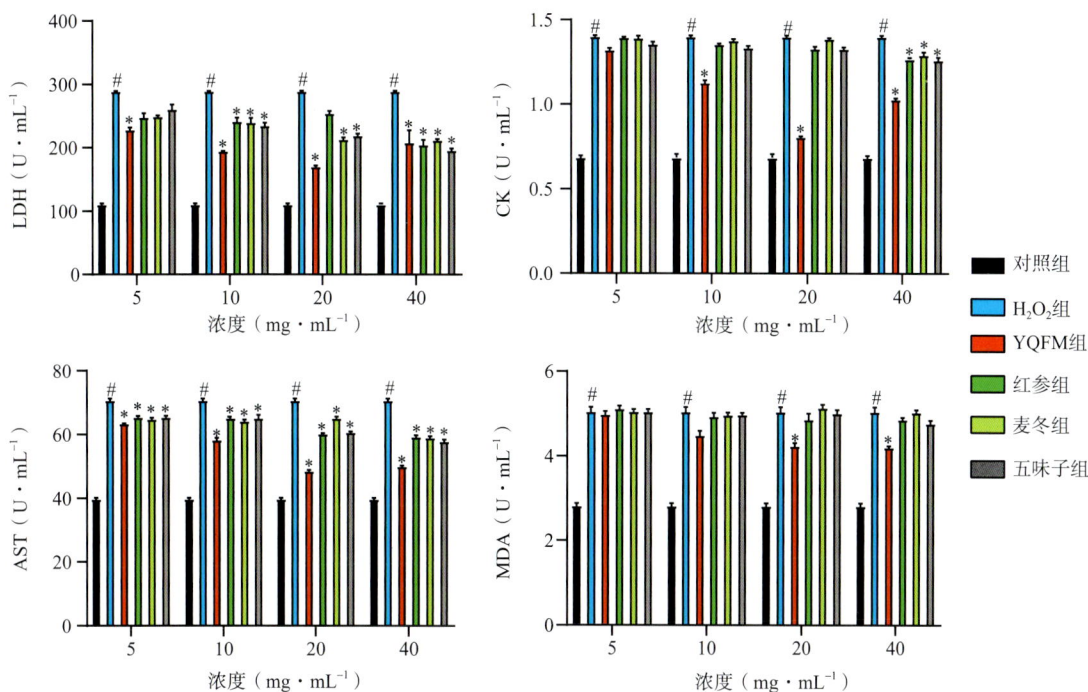

图 7-8　不同浓度各给药组对细胞培养液中 LDH、CK、AST、MDA 的影响（$\bar{x} \pm s$，$n=6$）

注：与对照组比较，#$P < 0.05$；与 H_2O_2 模型组比较，*$P < 0.05$

4. YQFM 及红参、麦冬、五味子提取物对 H_2O_2 所致 H9C2 细胞损伤在 SOD、CAT 的影响

在所检测的两个指标中 H_2O_2 模型组与对照组均有显著性差异（$P < 0.05$），说明在此模型基础上所进行的各给药组药效验证实验结果有一定的可信度。从两个指标结果中可以看出，YQFM 药效优势明显；除了 10mg·mL^{-1}、20mg·mL^{-1}、40 mg·mL^{-1} 三个浓度的 YQFM 对细胞内 SOD 含量下降问题有显著性改善作用外（$P < 0.05$），其余各给药组与 H_2O_2 模型组相比较均无显著性变化；同时，四个浓度的 YQFM 对细胞内 CAT 含量减低也有明显的抑制作用（$P < 0.05$），40 mg·mL^{-1} 的红参提取物组相较于 H_2O_2 模型组的细胞内 CAT 含量有了明显的提高（$P < 0.05$）。在量效关系方面，从数值观察，YQFM 起效浓度中，20 mg·mL^{-1} 组药效最好，这个浓度也是临床的高浓度给药剂量，与临床反馈有一定的相似性，但是从统计学看，该浓度与其他各起效浓度相比并没有显著性差异，结果如图 7-9 所示。

5. YQFM 及红参、麦冬、五味子提取物对 H_2O_2 所致 H9C2 细胞损伤在 GSH-P$_X$ 的影响

在所检测 GSH-PX 指标中 H_2O_2 模型组与对照组均有显著性差异（$P < 0.05$），说明在此模型基础上所进行的各给药组药效验证实验结果有一定的可信度。从图 7-10 结果中不难看出，YQFM 药效优势明显；除了 10 mg·mL^{-1}、20 mg·mL^{-1} 两个浓度的 YQFM 对细胞内 GSH-P$_X$ 含量下降问题有显著性改善作用外（$P < 0.05$），其余各给药组与 H_2O_2 模型组相比较均无显著性变化。在量效关系方面，两个起效浓度在对 GSH-P$_X$ 含量下降问题的改善效果上，差别不

大，未见明显的趋势。

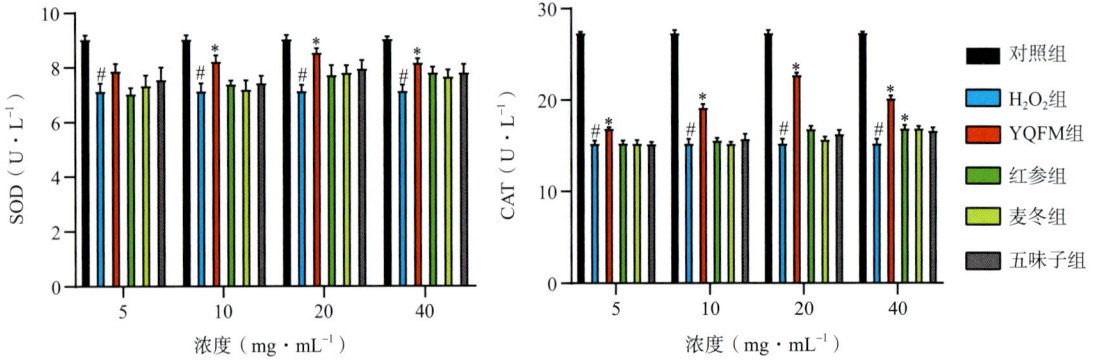

图 7-9　不同浓度各给药组对细胞中 SOD、CAT 的影响（$\bar{x} \pm s$，$n=6$）

注：与对照组比较，#$P < 0.05$；与 H_2O_2 模型组比较，*$P < 0.05$

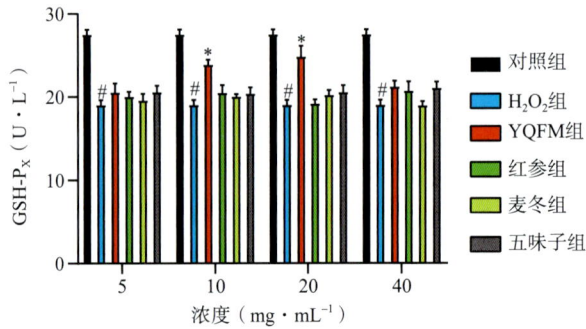

图 7-10　不同浓度各给药组对细胞中 GSH-PX 的影响（$\bar{x} \pm s$，$n=6$）

注：与对照组比较，#$P < 0.05$；与 H_2O_2 模型组比较，*$P < 0.05$

二、不同比例生脉方对 H_2O_2 所致 H9C2 细胞损伤的保护作用

（一）实验方法

对 H_2O_2 所致的 H9C2 损伤细胞分组给药，考察不同比例生脉方对细胞损伤的保护作用。给药后收集细胞上清检测细胞活力百分比、LDH、AST、CK、丙二醛（MDA）等指标，对细胞行裂解处理，检测细胞基质中超氧化物歧化酶（SOD）、过氧化氢酶（CAT）、谷胱甘肽过氧化物酶（GSH-P_X）等指标。

（二）实验结果

1. 不同比例生脉方对 H_2O_2 所致 H9C2 细胞损伤的影响

H_2O_2 模型组与对照组的细胞生存率有显著性差异（$P < 0.05$），且细胞活力百分比与模型探索时相近，证明造模成功且较为稳定，实验结果有一定的可信度。从图 7-11 中可发现，

各比例生脉方相较于 H_2O_2 模型组均对细胞活力有积极影响，但在起效浓度方面，1∶3∶1.5 比例组有优势，在 5 mg·mL^{-1} 浓度时就对细胞活力有明显提高（P < 0.05），而其余两种比例组别中，起效浓度则是从 10 mg·mL^{-1} 开始。

2. 不同比例生脉方对 H_2O_2 所致 H9C2 细胞损伤在 LDH、AST、CK、MDA 方面的影响

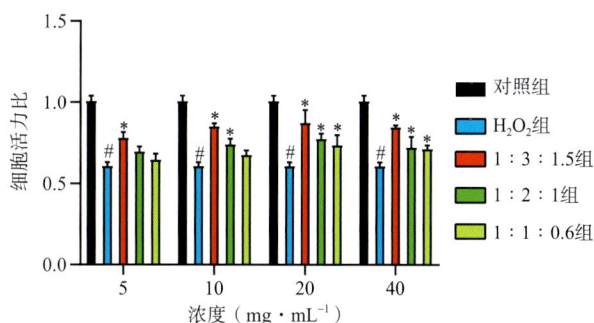

图 7-11　不同浓度各给药组对 H9C2 细胞活力的影响（$\bar{x}\pm s$，$n=6$）

注：与对照组比较，#P < 0.05；与 H_2O_2 模型组比较，*P < 0.05

在四个指标中 H_2O_2 模型组与对照组均有显著性差异（P < 0.05），说明在此模型基础上所进行的各给药组药效验证实验结果有一定的可信度。对于 LDH 这一指标而言，各比例各浓度给药组均有明显药效（P < 0.05），说明生脉方在对于 LDH 漏出的改善效果上有较大的优势；在 CK 方面，1∶3∶1.5 比例组的起效浓度更低，在 10 mg·mL^{-1} 的浓度下就可以起到显著性的改善作用（P < 0.05），而其他比例组，则是在 20 mg·mL^{-1} 时才与模型组出现显著性差异（P < 0.05）；在对 AST 这一指标的改善方面，各比例各浓度给药组与模型组相比均有非常好的药效（P < 0.05）；观察 MDA 实验结果可以发现，只有 40 mg·mL^{-1} 1∶3∶1.5 比例组有明显改善（P < 0.05），其余各提取物给药组均无药效；结果如图 7-12 所示。在量效关系方面，大多数指标中有随着剂量增加药效逐渐增强的趋势，但在统计学上并没有得到证明，因此结合目前数据，暂时认为各给药剂量间并无浓度依赖性。

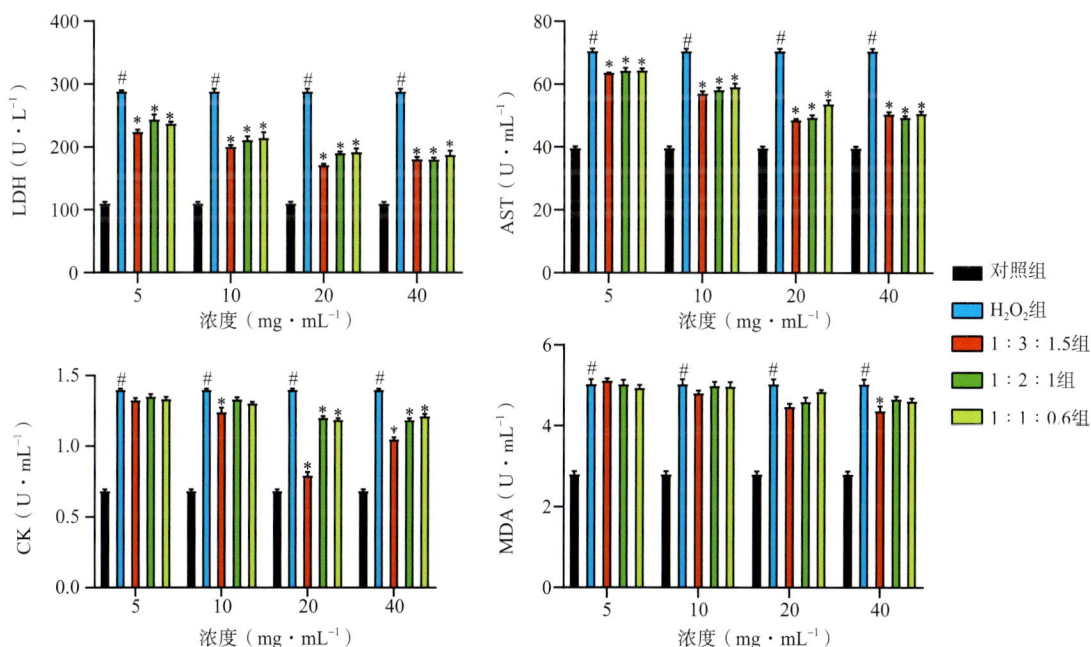

图 7-12　不同浓度各给药组对细胞培养液中 LDH、CK、AST、MDA 的影响（$\bar{x}\pm s$，$n=6$）

注：与对照组比较，#P < 0.05；与 H_2O_2 模型组比较，*P < 0.05

3. 不同比例生脉方对 H₂O₂ 所致 H9C2 细胞损伤在 SOD、CAT 方面的影响

在所检测的两个指标中H_2O_2模型组与对照组均有显著性差异（$P < 0.05$），说明在此模型基础上所进行的各给药组药效验证实验结果有一定的可信度。结果表明：1∶3∶1.5 和 1∶2∶1 两种比例相较于 1∶1∶0.6 比例组对于两种指标改善作用的起效浓度相对较低；对于细胞内CAT含量而言，1∶3∶1.5 和 1∶2∶1 两种比例起效浓度在 10 mg·mL⁻¹，而 1∶1∶0.6 比例组则在 20 mg·mL⁻¹（$P < 0.05$）；对于SOD的改善作用来说，1∶3∶1.5 和 1∶2∶1 两种比例的起效浓度在 20 mg·mL⁻¹（$P < 0.05$），1∶1∶0.6 比例组则在 40 mg·mL⁻¹ 时才与H_2O_2模型组有显著性差异（$P < 0.05$）。在量效关系方面，各比例组内有随着剂量增加药效逐渐增强的趋势，但在统计学上并没有得到证明，结果如图7-13所示。

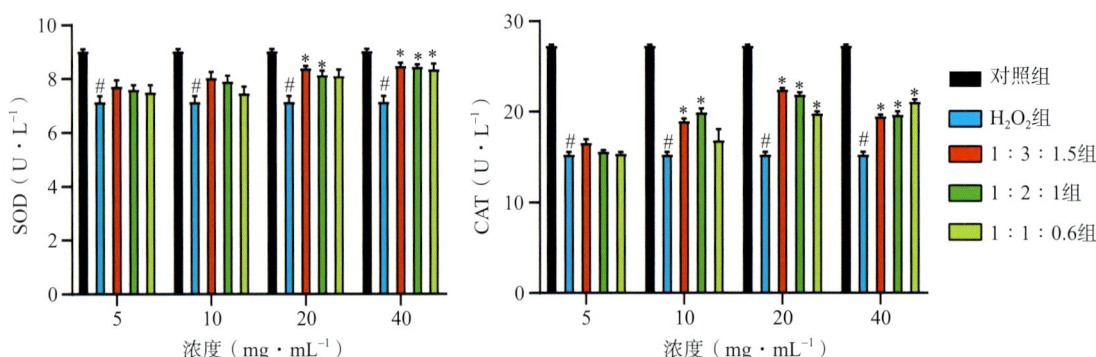

图 7-13　不同浓度各给药组对细胞中 AST、SOD 的影响（$\bar{x} \pm s$，$n=6$）

注：与对照组比较，#$P < 0.05$；与H_2O_2模型组比较，*$P < 0.05$

4. 不同比例生脉方对 H₂O₂ 所致 H9C2 细胞损伤在 GSH-Pₓ 方面影响

在所检测GSH-Pₓ指标中H_2O_2模型组与对照组有显著性差异（$P < 0.05$），说明在此模型基础上所进行的各给药组药效验证实验结果有一定的可信度。从图7-14结果中不难看出，1∶3∶1.5 组药效优势明显，在 10 mg·mL⁻¹ 浓度时对细胞内GSH-Pₓ含量下降问题有显著性改善作用（$P < 0.05$），1∶2∶1 组在 40 mg·mL⁻¹ 时与H_2O_2模型组相比出现显著性差异（$P < 0.05$），而 1∶1∶0.6 比例组则未出现药效。在量效关系方面，从数值观察 1∶3∶1.5 组改善效果最佳的浓度是 10 mg/mL，1∶2∶1 组则有随着剂量增加药效逐渐增强的趋势，但在统计学上未得到证实。

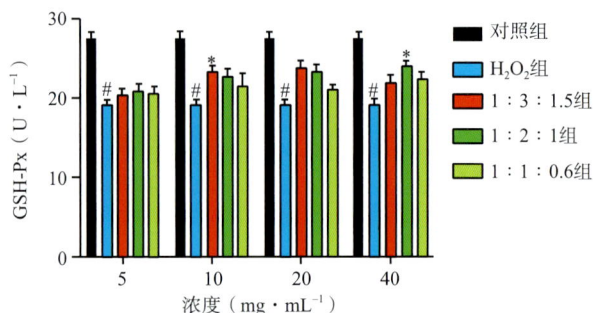

图 7-14　不同浓度各给药组对细胞中 GSH-Pₓ 的影响（$\bar{x} \pm s$，$n=6$）

注：与对照组比较，#$P < 0.05$；与H_2O_2模型组比较，*$P < 0.05$

三、结果与讨论

在 H_2O_2 所致 H9C2 细胞损伤模型中，红参的起效指标要多于其他两味药，且生脉方（YQFM）组方用药起效范围广于单味用药（起效指标较多），起效浓度较低，1∶3∶1.5组和1∶2∶1组起效范围要广于1∶1∶0.6组，1∶3∶1.5组起效浓度要低于1∶2∶1组。

$0.2 \ mmol \cdot L^{-1} \ H_2O_2$ 作用于 H9C2 细胞 1 h，可以对细胞造成氧化损伤，在减少操作误差的情况下，可以建立较为稳定的细胞模型进行实验研究。

综合所检测的指标来看，红参、麦冬、五味子的配伍方案较为合理，在大多数检测指标中，药效程度具有一致性，且配伍用药药效最佳。

结合所检测的所有指标，测试的三种比例中，1∶3∶1.5组药效最佳，为最佳的配伍比例。

第三节　生脉方对心衰大鼠治疗作用的配伍、比例合理性研究

慢性心衰（chronic heart failure，CHF）是由不同原因导致心肌损伤，从而使心脏的泵血或充盈功能处于持续低下的状态，是循环系统疾病终末期的表现。CHF动物模型有很多种，而基于现代医学CHF的动物造模主要有阿霉素法、异丙肾上腺素法、冠状动脉左前降支结扎法和腹主动脉缩窄法等[18]，其中冠状动脉左前降支结扎法主要是通过部分阻断心肌的供血产生心肌梗死，继而出现心功能下降，随着时间的延续最终会导致动物心衰，是目前研究CHF药物最常选择的模型[19]。

本研究通过冠状动脉左前降支结扎造成大鼠CHF，探讨YQFM对CHF药效改善的组方合理性。

一、YQFM 及提取物对结扎所致大鼠心衰的治疗作用

（一）实验方法

大鼠行冠状动脉左前降支结扎手术造成心衰模型大鼠，以E/A是否大于1作为评判标准对大鼠进行评估，造模成功者连续给药14天，期间不断观察大鼠行为状态；第14天给药后检测大鼠心功能，行腹主动脉取血后检测外周血中CK、LDH、脑利钠肽（BNP）、MDA等含量，取心脏计算脏器指数。

（二）实验结果

1. YQFM 及红参、麦冬、五味子提取物对心衰大鼠一般状态及体重的影响

对照组大鼠进食正常，毛发有光泽，生活习惯与造模前无明显区别，对于外界刺激反应及时；模型组大鼠出现进食量减少，毛发出现暗淡、粗糙等问题，部分大鼠出现口鼻有液体流出等现象，出现畏冷，不愿运动等症状，对外界刺激反应减慢，甚至无反应；YQFM给药组较模型组而言，大鼠毛色有较为明显的改善，畏冷情况有一定改善，进食量有一定增加，

口鼻液体流出量随着给药时间增加有减少趋势且部分动物恢复了一定程度的对外界刺激的反应力，红参、麦冬给药组较结扎组大鼠畏冷状况有改善，进食量也有小幅度增加，五味子组大鼠相较于模型组，进食量有增加趋势，且部分大鼠毛色有一定改善。各个组别中高剂量给药组动物改善情况普遍优于低剂量给药组动物。

2. YQFM 及提取物对心衰大鼠心功能的影响

从表7-7可以发现：模型组的LVDd、LVDs、LVFS与对照组相比均出现了显著性差异（$P < 0.05$），E/A值大于1大鼠数量所占百分比也从100%降到了0%；在各给药组的改善方面，YQFM组相对其他提取物组对于心功能的改善明显，对于LVDd各剂量均有明显的改善作用（$P < 0.05$），对于LVDs的改善作用则是从中剂量开始显著（$P < 0.05$），对于LVFS的改善也是各剂量组均有明显效果（$P < 0.05$），对于E/A值的改善作用效果最好的是中剂量组，从0%提升到了66.67%；其余各提取物组中，麦冬低剂量、五味子高剂量对LVDd改善作用明显（$P < 0.05$），红参、麦冬中高剂量，五味子的中剂量对LVFS的改善作用明显（$P < 0.05$），各个给药组对于E/A值的提高均有不同程度的效果。

表 7-7　YQFM 及红参、麦冬、五味子提取物对大鼠心功能的影响（$\bar{x} \pm s$，$n=6$）

组别	剂量（$g \cdot kg^{-1}$）	LVDd（cm）	LVDs（cm）	LVFS（%）	E/A（>1）
对照组		0.36±0.05	0.31±0.03	30.78±2.08	100%
结扎组		0.58±0.04#	0.48±0.05#	8.58±1.07#	0.00%
YQFM 组	0.28	0.49±0.03*	0.45±0.02	12.39±0.95*	50.00%
	0.55	0.45±0.03*	0.40±0.02*	20.59±1.60*	66.67%
	1.1	0.46±0.03*	0.41±0.03*	20.67±1.38*	50.00%
红参组	0.21	0.50±0.04	0.47±0.02	9.91±1.21	33.33%
	0.42	0.50±0.06	0.45±0.02	16.57±2.46*	33.33%
	0.85	0.50±0.04	0.45±0.02	16.25±2.41*	33.33%
麦冬组	0.63	0.50±0.03*	0.46±0.02	10.03±1.85	16.67%
	1.27	0.50±0.05	0.47±0.02	16.03±1.14*	16.67%
	2.55	0.49±0.04	0.46±0.03	17.96±2.45*	33.33%
五味子组	0.31	0.49±0.04	0.46±0.02	9.98±0.91	16.67%
	0.63	0.49±0.05	0.45±0.03	14.26±2.24*	33.33%
	1.27	0.47±0.03*	0.45±0.03	11.81±0.88	33.33%

注：与对照组比较，#$P < 0.05$；与模型组比较，*$P < 0.05$

3. YQFM 及提取物对心衰大鼠外周血生化指标的影响

（1）YQFM 及提取物对心衰大鼠外周血中LDH、CK 的影响

由图7-15可知，与对照组相比，模型组的CK、LDH具有显著性的升高（$P < 0.05$），各个给药组中，YQFM的中、高剂量组对CK值有明显的降低作用，两种剂量的疗效没有显著性的差异；而对于降低LDH，YQFM以及各个提取物给药组均有一定的疗效，其中YQFM各个剂量均有药效，红参、五味子的中、高剂量，麦冬的低剂量均有显著性的降低效果（$P < 0.05$）。从目前的现有数据看，未发现明显的量效关系或趋势。

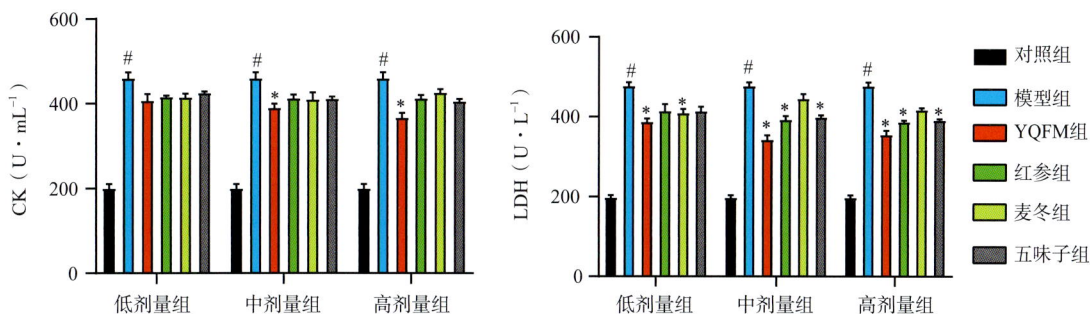

图 7-15　YQFM 及红参、麦冬、五味子提取物对大鼠血清中 LDH、CK 的影响（$\bar{x}\pm s$，$n=6$）

注：与对照组比较，#$P < 0.05$；与模型组比较，*$P < 0.05$

（2）YQFM 及提取物对心衰大鼠外周血中 BNP 的影响

与对照组相比，模型组 BNP 出现了显著性的升高，说明大鼠确实已发生心衰，在各给药组中，只有 YQFM 中剂量能够显著地降低 BNP（$P < 0.05$），说明其对心衰有一定的缓解作用，结果见图 7-16。

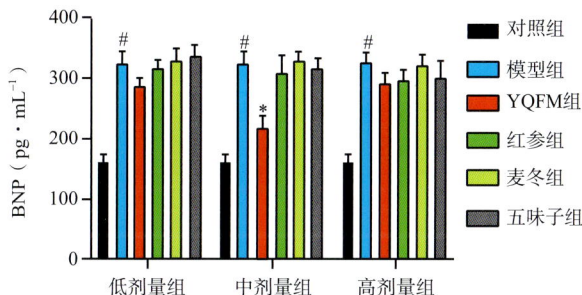

图 7-16　YQFM 及红参、麦冬、五味子提取物对大鼠血清中 BNP 的影响（$\bar{x}\pm s$，$n=6$）

注：与对照组比较，#$P < 0.05$；与模型组比较，*$P < 0.05$

（3）YQFM 及提取物对心衰大鼠外周血中 MDA 的影响

如图 7-17，与对照组相比，模型组 MDA 出现了显著性的升高，说明细胞膜出现了损伤，而 YQFM、红参的三种剂量，麦冬低剂量，五味子的中、高剂量均对其有显著性的改善作用（$P < 0.05$）。

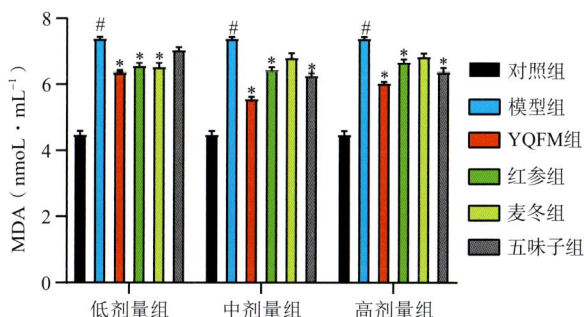

图 7-17　YQFM 及红参、麦冬、五味子提取物对大鼠血清中 MDA 的影响（$\bar{x}\pm s$，$n=6$）

注：与对照组比较，#$P < 0.05$；与模型组比较，*$P < 0.05$

4. YQFM 及提取物对心衰大鼠全心质量指数测定（HW/BW）

从现有结果看，各组间没有显著性的差异，见表7-8。

表 7-8　YQFM 及红参、麦冬、五味子提取物对大鼠 HW/BW 的影响（$\bar{x}\pm s$，$n=6$）

组别	剂量（g·kg^{-1}）	全心质量/体重（mg·g^{-1}）
对照组		1.93±0.07
模型组		2.04±0.13
YQFM 组	0.28	1.95±0.09
	0.55	1.96±0.07
	1.1	1.95±0.07
红参组	0.21	1.98±0.03
	0.42	1.98±0.08
	0.85	1.99±0.05
麦冬组	0.63	1.98±0.07
	1.27	2.00±0.03
	2.55	1.96±0.04
五味子组	0.31	2.00±0.04
	0.63	2.01±0.03
	1.27	2.00±0.01

二、不同比例生脉方对阿霉素所致大鼠急性心肌损伤的保护作用

（一）实验方法

大鼠行冠状动脉左前降支结扎手术造成心衰模型大鼠，以E/A是否大于1作为评判标准对大鼠进行评估，造模成功者连续给药14天，期间不断观察大鼠行为状态；第14天给药后检测大鼠心功能，行腹主动脉取血后检测外周血中CK、LDH、脑利钠肽（BNP）、MDA等含量，取心脏计算脏器指数。

（二）实验结果

1. 不同比例生脉方对心衰大鼠一般状态及体重的影响

对照组大鼠进食正常，毛发有光泽，生活习惯与造模前无明显区别，对于外界刺激反应及时；模型组出现进食量减少，毛发出现暗淡、粗糙等问题，部分大鼠出现口鼻有液体流出等现象，出现畏冷，不愿运动等症状，对外界刺激反应减慢，甚至无反应；各给药组较模型组而言，大鼠毛色均有不同程度的改善，1∶3∶1.5高剂量组改善最明显，各个组别畏冷情况均有减少，进食量增加，口鼻有液体流出现象也随着给药时间增加有减少趋势，且部分高剂量组大鼠对外界刺激的反应力有恢复趋势。

2. 不同比例生脉方对心衰大鼠心功能的影响

从表7-9可以发现：模型组的LVDd、LVDs、LVFS与对照组相比均出现了显著性差异（$P < 0.05$），E/A值大于1大鼠数量所占百分比也从100%降到了0%；在各给药组的改善方面，各个组别对于心功能的改善作用差别并不十分明显，对于LVDd，各比例的中、高剂量均有明显的改善作用（$P < 0.05$）；对于LVFS而言，除了低剂量的1∶1∶0.6组外，其余各组与模型组相比均有显著性差异（$P < 0.05$），对于E/A值的改善作用效果最好的是1∶3∶1.5中剂量组，从0%提升到了66.67%，其余各个给药组对于E/A值的提高均有不同程度的效果。

表 7-9   不同比例生脉方对大鼠心功能的影响（$\bar{x} \pm s$，$n=6$）

组别	剂量（$g \cdot kg^{-1}$）	LVDd（cm）	LVDs（cm）	LVFS（%）	E/A
对照组		0.36 ± 0.05	0.31 ± 0.03	30.78 ± 2.08	100%
模型组		$0.58 \pm 0.04^*$	$0.48 \pm 0.05^\#$	$8.58 \pm 1.07^*$	0.00%
1∶3∶1.5组	0.21	0.51 ± 0.04	0.44 ± 0.03	$11.72 \pm 1.94^*$	50.00%
	0.42	$0.46 \pm 0.02^*$	0.41 ± 0.03	$20.16 \pm 0.73^*$	66.67%
	0.85	$0.48 \pm 0.05^*$	0.42 ± 0.04	$19.63 \pm 0.80^*$	50.00%
1∶2∶1组	0.21	0.50 ± 0.04	0.44 ± 0.04	$11.72 \pm 2.12^*$	50.00%
	0.42	$0.46 \pm 0.04^*$	0.43 ± 0.03	$18.82 \pm 1.32^*$	50.00%
	0.85	$0.47 \pm 0.02^*$	0.42 ± 0.03	$19.32 \pm 2.35^*$	50.00%
1∶1∶0.6组	0.21	0.51 ± 0.04	0.46 ± 0.02	11.18 ± 1.08	33.33%
	0.42	$0.49 \pm 0.05^*$	0.46 ± 0.04	$16.59 \pm 0.56^*$	50.00%
	0.85	$0.47 \pm 0.03^*$	0.43 ± 0.04	$16.94 \pm 1.05^*$	33.33%

注：与对照组比较，$\#P < 0.05$；与模型组比较，$*P < 0.05$

3. 不同比例生脉方对心衰大鼠外周血生化指标的影响

（1）不同比例生脉方对心衰大鼠外周血中LDH、CK的影响

由图7-18可知，与对照组相比，模型组的CK、LDH具有显著性的升高（$P < 0.05$），各个给药组中，三种比例的高剂量组对CK值有明显的降低作用；而对于LDH的降低，各个给药组均有一定的疗效（$P < 0.05$）。从目前的现有数据看，还未发现明显的量效关系或趋势。

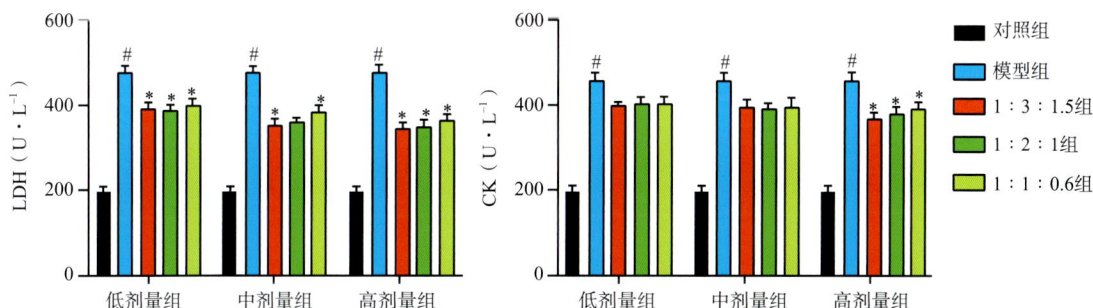

图 7-18   不同比例生脉方对大鼠血清中LDH、CK的影响（$\bar{x} \pm s$，$n=6$）

注：与对照组比较，$\#P < 0.05$；与模型组比较，$*P < 0.05$

（2）不同比例生脉方对心衰大鼠外周血中BNP的影响

与对照组相比，模型组BNP出现了显著性的升高，说明大鼠确实已发生心衰，在各给药组中，1∶3∶1.5中剂量组以及1∶2∶1高剂量组能够显著性地降低BNP含量（$P < 0.05$），说明其对心衰有一定的缓解作用，结果见图7-19。

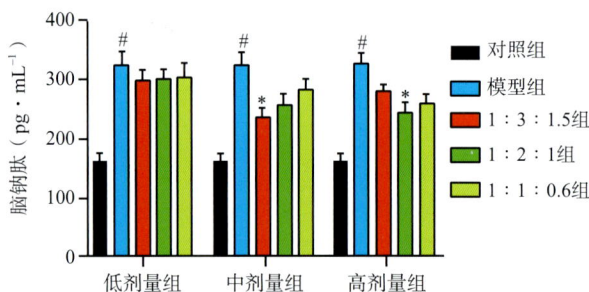

图 7-19　不同比例生脉方对大鼠血清中 BNP 的影响（$\bar{x} \pm s$，$n=6$）

注：与对照组比较，#$P < 0.05$；与模型组比较，*$P < 0.05$

（3）不同比例生脉方对心衰大鼠外周血中MDA的影响

与对照组相比，模型组MDA出现了显著性的升高，说明细胞膜出现了损伤，各个给药组对其均有显著性的改善作用（$P < 0.05$），见图7-20。

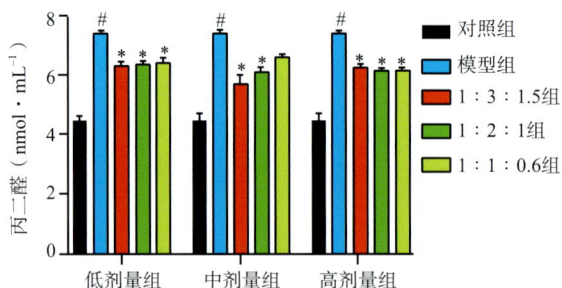

图 7-20　不同比例生脉方对大鼠血清中 MDA 的影响（$\bar{x} \pm s$，$n=6$）

注：与对照组比较，#$P < 0.05$；与模型组比较，*$P < 0.05$

4. 不同比例生脉方对心衰大鼠 HW/BW 的影响

由现有数据看，各组间没有显著性的差异，见表7-10。

表 7-10　不同比例生脉方对大鼠 HW/BW 的影响（$\bar{x} \pm s$，$n=6$）

组别	剂量（$g \cdot kg^{-1}$）	全心质量 / 体重（$mg \cdot g^{-1}$）
对照组	–	1.93 ± 0.07
模型组	–	2.04 ± 0.13
1∶3∶1.5组	0.21	1.96 ± 0.04
	0.42	2.01 ± 0.05
	0.85	1.99 ± 0.02
1∶2∶1组	0.21	2.00 ± 0.04
	0.42	2.00 ± 0.03
	0.85	2.00 ± 0.05

续表

组别	剂量（g·kg⁻¹）	全心质量/体重（mg·g⁻¹）
1∶1∶0.6组	0.21	1.96±0.05
	0.42	2.01±0.08
	0.85	2.00±0.04

三、结果与讨论

在冠状动脉左前降支结扎所致大鼠心衰模型中，生脉方（YQFM）组方用药起效范围广于单味用药（起效指标较多），且起效浓度较低。三味药在不同的起效指标中各有优势，但1∶3∶1.5组和1∶2∶1组起效范围要广于1∶1∶0.6组，1∶3∶1.5组起效浓度要低于1∶2∶1组。具体如下：

1）左前降支结扎造成心衰这种经典造模方法确实存在着存活率较低，造模方法复杂等问题，本实验中的造模成功率在55%～60%，符合大多数文献的报道。

2）在所检测的几个指标中YQFM均有良好的药效，制成YQFM所用的红参、麦冬、五味子提取物在大多数指标中均能起效，在个别指标中单味药有显著药效或同时未产生显著性药效。综上，生脉方的配伍具有一定的科学性、合理性。

3）不同比例的生脉方在所测指标中均有一定的药效，在大多数指标中起效浓度相同，相比之下，1∶1∶0.6的药效相对较低；综合全部指标看，1∶3∶1.5的药效较为全面。

参 考 文 献

[1] Liu C X，Chen S L，Xiao X H，et al. A new concept on quality marker of Chinese materia medica：quality control for Chinese medicinal products[J]. Chin Tradit Herb Drugs，2016，47（9）：1443-1457.

[2] Zhang T J，Bai G，Han Y Q，et al. The method of quality marker research and quality evaluation of traditional Chinese medicine based on drug properties and effect characteristics[J]. Phytomedicine，2018，44：204-211.

[3] Singal P K，Iliskovic N. Doxorubicin-induced cardiomyopathy[J]. N Engl J Med，1998，339（13）：900-905.

[4] 王青伟，丁荣晶.阿霉素诱导心脏毒性的发病机制与防治[J].自然杂志，2022，44（2）：103-108.

[5] 郭辅定，赖燕秋，江洪.蒽环类药物相关心脏毒性的研究进展[J].疑难病杂志，2021，20（3）：299-303，309.

[6] 马军，沈志祥，秦叔逵.防治蒽环类抗肿瘤药物心脏毒性的中国专家共识（2011版）[J].临床肿瘤学杂志，2011，16（12）：1122-1129.

[7] 徐一斌，李若谷，方唯一.抗肿瘤药物的心血管毒副反应[J].心血管病学进展，2010，31（3）：392-398.

[8] 郭金栋，姜毅，刘颖，等.益气活血方抗阿霉素心肌毒性的实验研究[J].中华中医药学刊，2016，34（3）：705-707.

[9] 廖丹.养心血颗粒对慢性心力衰竭大鼠心功能及心肌能量代谢的影响[D].成都：成都中医药大学，2020.

[10] 张晓囡.益气养阴法干预蒽环类药物心脏毒性的临床证据与效应机制研究[D].天津：天津中医药大学，2020.

[11] 杨文娟，洪泽，严思敏，等.氧化应激对血管活性物质的影响及其机制研究进展[J].药学研究，2015，34（12）：726-730.

[12] 魏智民，崔华，范利.慢性阻塞性肺疾病与心血管疾病相关性研究进展[J].心血管病学进展，2011，32（1）：85-89.

[13] 蒋春海.氧化应激与糖尿病心血管并发症[J].中西医结合心血管病电子杂志，2016，4（26）：12.

[14] Petrou A L，Terzidaki A. A meta-analysis and review examining a possible role for oxidative stress and singlet

oxygen in diverse diseases[J]. Biochem J，2017，474（16）：2713-2731.

[15] 何方婷，陈嘉熠，徐佳伊，等. 氧化应激细胞模型建立的研究进展[J]. 食品工业科技，2019，40（7）：341-345.

[16] 刘建，聂广宁，杨洪艳. 过氧化氢诱导人卵巢颗粒细胞氧化应激模型的建立[J]. 广东医学，2017，38（7）：986-989.

[17] 郑延松，李源，张珊红. 用低浓度过氧化氢建立心肌细胞氧化损伤模型[J]. 第四军医大学学报，2001，22（20）：1849-1851，1854.

[18] 陆小华，张璐，文建霞，等. 心力衰竭大鼠模型的研究进展[J]. 中国医院用药评价与分析，2018，18（11）：1444-1446，1449.

[19] 黄明，熊可，李霄，等. 心力衰竭动物模型的研究进展[J]. 天津中医药大学学报，2019，38（6）：534-540.

第八章

注射用益气复脉（冻干）联合用药的安全性研究

中药注射剂具有起效快、疗效佳的特点，被广泛用于临床，但中药注射剂成分相对复杂，配制完成后，药液中不溶性微粒的数量随放置时间延长可能增加。同时，中药注射剂与其他药物联合用药时，其中的某些成分与其他药物可能发生相互作用，引起药液中不溶性微粒数量的增加，最终导致热原样反应的发生，因此其临床应用后出现的不良反应也受到重点关注，其中配伍禁忌是重要因素。

"中药质量标志物"研究的核心内容包括"特有性、可测性、有效性、传递性和配伍环境"五个要素，反映了其与中医药理论有效性、安全性的密切关联，可以做到针对中药全生命周期动态变化和质量的传递与溯源，有利于建立全程质量控制体系。其中配伍环境既包含配伍组方的合理性和科学性等研究[1]，还包括中药使用环节时与其他药物联合使用的具体临床配伍研究，因此，临床应用时的配伍环境直接关系着用药的安全性。

因此本章从体外实验和体内实验分别考察了注射用益气复脉（冻干）（YQFM）与临床常用注射剂联合使用的安全性，从而对 YQFM 与注射剂混合给药的安全性进行评估。

第一节　注射用益气复脉（冻干）与 17 种常用注射剂的体外配伍稳定性考察

2009 年国家食品药品监督管理局（CFDA）发布的《关于开展中药注射剂安全性再评价工作的通知》（国食药监办【2009】28号）要求，给药时需使用附带专用溶剂的，或使用前需要用其他溶剂稀释、配液的，应对稀释液的种类、浓度及与临床常用药品的配伍稳定性进行研究，从而进一步提升产品的科技含量和市场竞争力。

前期也有较多研究者开展了 YQFM 与 0.9% 氯化钠（NaCl）注射液、5% 葡萄糖注射液（5% GS）、5% 果糖注射液、木糖醇注射液配伍后 6 h 内的稳定性研究[2-6]。本研究参照临床用药剂量和方法，以 0.9%NaCl 注射液为溶媒，将 YQFM 与 17 种临床常用注射剂分别配伍，考察配伍液在 0 h、3 h、6 h、9 h、12 h 内外观、pH、不溶性微粒、紫外吸收、指纹图谱及 YQFM 中主要成分人参皂苷 Rg_1、Re、Rb_1、Rc、Rb_2、Rd 和五味子醇甲的变化情况。初步考察 YQFM 与临床常用注射剂的体外配伍稳定性，为 YQFM 临床合理配伍用药提供参考。

一、YQFM 与 17 种注射液配伍液的外观观察

（一）实验方法

YQFM 溶液及 17 组配伍液，置于室温条件下密封保存，分别于 0 h、3 h、6 h、9 h、12 h 取样，观察外观变化情况：颜色、澄明度变化、气泡及浑浊产生情况等。

（二）实验结果

结果表明，YQFM 空白液在 12 h 内始终保持澄清、透明；YQFM 与注射用泮托拉唑钠配伍 9 h 后，配伍液颜色变暗，出现絮状漂浮物，轻摇即刻消失，静置又会出现；与其他 16 种注射剂配伍 12 h 内，除去药液本身颜色（淡黄色）外，配伍液颜色无明显变化，始终保持澄清透明，且无气泡、无浑浊及可见异物产生，结果见表 8-1。

表 8-1 配伍后的外观变化情况

配伍液	外观				
	0 h	3 h	6 h	9 h	12 h
YQFM	淡黄色，澄明	淡黄色，澄明	淡黄色，澄明	淡黄色，澄明	淡黄色，澄明
YQFM+ 注射用辅酶 A	淡黄色，澄明	淡黄色，澄明	淡黄色，澄明	淡黄色，澄明	淡黄色，澄明
YQFM+ 注射用环磷酰胺	淡黄色，澄明	淡黄色，澄明	淡黄色，澄明	淡黄色，澄明	淡黄色，澄明
YQFM+ 维生素 C 注射液	淡黄色，澄明	淡黄色，澄明	淡黄色，澄明	淡黄色，澄明	淡黄色，澄明
YQFM+ 维生素 B_6 注射液	淡黄色，澄明	淡黄色，澄明	淡黄色，澄明	淡黄色，澄明	淡黄色，澄明
YQFM+ 维生素 K_1 注射液	淡黄色，澄明	淡黄色，澄明	淡黄色，澄明	淡黄色，澄明	淡黄色，澄明
YQFM+ 三磷酸腺苷二钠注射液	淡黄色，澄明	淡黄色，澄明	淡黄色，澄明	淡黄色，澄明	淡黄色，澄明
YQFM+ 奥扎格雷钠注射液	淡黄色，澄明	淡黄色，澄明	淡黄色，澄明	淡黄色，澄明	淡黄色，澄明
YQFM+ 去乙酰毛花苷注射液	淡黄色，澄明	淡黄色，澄明	淡黄色，澄明	淡黄色，澄明	淡黄色，澄明
YQFM+ 胞磷胆碱钠注射液	淡黄色，澄明	淡黄色，澄明	淡黄色，澄明	淡黄色，澄明	淡黄色，澄明
YQFM+ 氨茶碱注射液	淡黄色，澄明	淡黄色，澄明	淡黄色，澄明	淡黄色，澄明	淡黄色，澄明
YQFM+ 碳酸氢钠注射液	淡黄色，澄明	淡黄色，澄明	淡黄色，澄明	淡黄色，澄明	淡黄色，澄明
YQFM+ 呋塞米注射液	淡黄色，澄明	淡黄色，澄明	淡黄色，澄明	淡黄色，澄明	淡黄色，澄明
YQFM+ 注射用盐酸纳洛酮	淡黄色，澄明	淡黄色，澄明	淡黄色，澄明	淡黄色，澄明	淡黄色，澄明
YQFM+ 注射用泮托拉唑钠	淡黄色，澄明	淡黄色，澄明	淡黄色，澄明	絮状漂浮物	絮状漂浮物
YQFM+ 硝酸甘油注射液	淡黄色，澄明	淡黄色，澄明	淡黄色，澄明	淡黄色，澄明	淡黄色，澄明
YQFM+ 地塞米松磷酸钠注射液	淡黄色，澄明	淡黄色，澄明	淡黄色，澄明	淡黄色，澄明	淡黄色，澄明
YQFM+ 地西泮注射液	淡黄色，澄明	淡黄色，澄明	淡黄色，澄明	淡黄色，澄明	淡黄色，澄明

二、YQFM 与 17 种注射液配伍液的 pH 考察

（一）实验方法

YQFM 溶液及 17 组配伍液适量，用酸度计测定 pH，并计算 0～12 h 内 pH 的 RSD 及 △ pH。

（二）实验结果

结果见表8-2。结果表明，YQFM溶解于0.9%NaCl注射液后，本体pH为6.15左右，且12 h内未发生明显变化（RSD=0.05%）；与各药物配伍后0时刻，pH出现了一定范围的波动，其中与维生素B$_6$注射液、三磷酸腺苷二钠注射液、奥扎格雷钠注射液、氨茶碱注射液、碳酸氢钠注射液、呋塞米注射液、注射用泮托拉唑钠配伍后pH分别达到了4.820、7.004、7.335、8.515、7.900、7.039、7.648，与本体相比，变化幅度分别为1.337、0.947、1.178、2.358、1.743、1.882、1.491；与其余10种注射剂配伍后pH均在正常范围（5.0～7.0）内略有变化。考虑到注射剂本身的酸碱性，还应观察配伍液在0～12 h内pH的波动情况。结果，YQFM与维生素C注射液、维生素B$_6$注射液、呋塞米注射液配伍后0～12 h内pH波动明显（RSD＞2.00%），且△pH＞0.2，表明这3组配伍液的pH不稳定；YQFM与三磷酸腺苷二钠注射液、奥扎格雷钠注射液和碳酸氢钠注射液配伍后0～12 h内仅pH波动明显△pH＞0.2，（RSD＜2.00%）；YQFM与其他11种注射剂配伍后pH波动不明显（RSD＜2.00%），△pH＜0.2，结果见表8-2。

表8-2　配伍后的pH变化情况（$n=3$）

配伍液	pH					RSD（%）	△pH$_1$	△pH$_2$
	0 h	3 h	6 h	9 h	12 h			
YQFM	6.157	6.161	6.159	6.155	6.153	0.05	0.004	0.008
YQFM+注射用辅酶A	6.050	6.106	6.081	6.042	6.062	0.42	0.012	0.064
YQFM+注射用环磷酰胺	6.056	6.172	6.182	6.158	6.104	0.87	0.048	0.126
YQFM+维生素C注射液	6.424	6.782	6.670	6.583	6.504	2.12	0.080	0.358
YQFM+维生素B$_6$注射液	4.820	4.858	4.908	4.872	5.187	3.00	0.367	0.367
YQFM+维生素K$_1$注射液	6.118	6.146	6.094	6.048	5.995	0.98	0.123	0.151
YQFM+三磷酸腺苷二钠注射液	7.004	7.260	7.151	7.077	7.113	1.33	0.109	0.256
YQFM+奥扎格雷钠注射液	7.335	7.047	7.052	7.045	7.068	1.78	0.267	0.290
YQFM+去乙酰毛花苷注射液	6.166	6.099	6.116	6.124	6.116	0.41	0.050	0.067
YQFM+胞磷胆碱钠注射液	6.299	6.298	6.296	6.295	6.288	0.07	0.011	0.011
YQFM+氨茶碱注射液	8.515	8.443	8.341	8.375	8.384	0.81	0.131	0.174
YQFM+碳酸氢钠注射液	7.900	8.148	8.031	8.129	8.144	1.32	0.244	0.244
YQFM+呋塞米注射液	7.039	7.173	6.641	6.658	6.683	3.64	0.356	0.532
YQFM+注射用盐酸纳洛酮	6.050	6.061	6.101	6.102	6.104	0.43	0.054	0.054
YQFM+注射用泮托拉唑钠	7.648	7.618	7.625	7.625	7.636	0.15	0.012	0.030
YQFM+硝酸甘油注射液	6.037	6.108	6.075	6.075	6.074	0.41	0.037	0.071
YQFM+地塞米松磷酸钠注射液	6.350	6.352	6.348	6.348	6.353	0.04	0.003	0.005
YQFM+地西泮注射液	6.070	6.065	6.060	6.061	6.067	0.07	0.003	0.010

注：△pH$_1$为0 h与12 h的差值，△pH$_2$为最大值与最小值的差值；当△pH＞0.2时表明有变化

三、YQFM 与 17 种注射液配伍液的不溶性微粒考察

（一）实验方法

参照 2015 年版《中国药典》，采用"光阻法"分别于 0 h、3 h、6 h、9 h、12 h 量取 17 组配伍液及空白 YQFM 溶液适量，测定各配伍液中 ≥10 μm 和 ≥25 μm 的不溶性微粒数。

（二）实验结果

结果见表 8-3。结果显示，YQFM 溶解于 0.9% NaCl 注射液后，溶液中粒径 ≥10 μm 和 ≥25 μm 的微粒数（配伍后 0～12 h）均未超出《中国药典》规定范围；与注射用辅酶 A、注射用环磷酰胺的配伍液中粒径 ≥10 μm 的微粒数，与注射用盐酸纳洛酮、注射用泮托拉唑钠的配伍液中粒径 ≥10 μm 和 ≥25 μm 的微粒数（配伍后 0～12 h）均超出《中国药典》规定范围，其他 13 种注射剂的配伍液中粒径 ≥10 μm 和 ≥25 μm 的微粒数均符合规定。

表 8-3　配伍后的不溶性微粒变化情况（n=3）

配伍液	粒径 /μm	不溶性微粒数（粒 /mL）					RSD（%）
		0 h	3 h	6 h	9 h	12 h	
YQFM	≥10	7.0	7.2	7.6	6.4	6.8	6.39
	≥25	0.4	0.2	0.4	0.8	0.8	51.60
YQFM+ 注射用辅酶 A	≥10	96.6	97.2	90.8	88.4	93.4	4.02
	≥25	1.4	1.4	1.6	1.6	1.0	17.50
YQFM+ 注射用环磷酰胺	≥10	30.6	30.8	30.8	31.6	31.4	1.40
	≥25	2.2	2.8	2.6	2.4	3.0	12.16
YQFM+ 维生素 C 注射液	≥10	14.2	14.0	13.6	13.6	12.4	5.15
	≥25	1.0	2.0	2.8	2.2	2.0	32.40
YQFM+ 维生素 B6 注射液	≥10	13.6	12.8	13.4	12.8	13.6	3.10
	≥25	2.6	1.8	2.4	2.4	1.6	20.07
YQFM+ 维生素 K1 注射液	≥10	22.6	21.6	22.6	22.8	21.6	2.65
	≥25	2.8	2.0	3.4	2.4	2.0	23.54
YQFM+ 三磷酸腺苷二钠注射液	≥10	16.6	13.6	15.0	15.6	15.8	7.30
	≥25	1.4	1.0	2.2	1.6	1.0	34.58
YQFM+ 奥扎格雷钠注射液	≥10	8.4	6.8	6.2	6.2	6.2	14.10
	≥25	1.0	1.0	0.8	1.2	0.6	24.79
YQFM+ 去乙酰毛花苷注射液	≥10	9.4	9.4	9.4	8.2	8.0	8.06
	≥25	1.4	1.2	1.0	1.0	0.6	28.52
YQFM+ 胞磷胆碱钠注射液	≥10	12.2	12.6	12.4	11.8	10.4	7.40
	≥25	1.4	1.0	2.4	1.8	0.8	43.37
YQFM+ 氨茶碱注射液	≥10	14.8	15.4	15.6	13.4	13.2	7.73
	≥25	1.4	3.0	4.2	1.4	2.0	50.00
YQFM+ 碳酸氢钠注射液	≥10	18.4	17.0	18.2	16.4	13.0	13.12
	≥25	1.8	2.2	2.0	1.8	2.4	12.78

续表

| 配伍液 | 粒径 /μm | 不溶性微粒数（粒 /mL） | | | | | RSD（%） |
		0 h	3 h	6 h	9 h	12 h	
YQFM+ 呋塞米 注射液	≥ 10	11.6	12.2	8.6	9.0	9.2	16.33
	≥ 25	1.4	1.4	2.0	0.6	1.4	36.62
YQFM+ 注射用盐 酸纳洛酮	≥ 10	74.9	69.2	50.4	38.3	37.3	32.15
	≥ 25	15.3	12.4	8.2	3.2	3.8	61.59
YQFM+ 注射用泮 托拉唑钠	≥ 10	101.3	100.1	99.5	100.2	99.6	0.72
	≥ 25	26.6	28.8	26.8	26.4	29.2	4.82
YQFM+ 硝酸甘油 注射液	≥ 10	18.0	18.4	18.4	17.8	16.6	3.68
	≥ 25	0.2	0.2	0.0	0.6	0.4	81.44
YQFM+ 地塞米松磷酸 钠注射液	≥ 10	8.2	8.6	8.2	9.4	8.6	5.70
	≥ 25	0.2	0.0	0.8	0.4	0.4	82.40
YQFM+ 地西泮 注射液	≥ 10	12.2	10.2	10.2	10.4	9.8	8.92
	≥ 25	0.2	0.6	0.0	0.0	0.2	122.47

四、YQFM 与 17 种注射液配伍液的紫外吸收考察

（一）实验方法

在室温、避光条件下，于 0 h、3 h、6 h、9 h、12 h 分别量取 17 组配伍液及空白 YQFM 溶液适量，使用紫外分光光度计，以 0.9%NaCl 注射液归零，消除背景干扰，在 190～500 nm 波长范围内进行全波段扫描，比对每个时间段扫描图谱及最大吸收波长、最大吸光度。观察各配伍液最大吸收峰有无偏移，吸收曲线形状是否发生改变，以及是否有其他吸收峰产生。

（二）实验结果

结果见表 8-4 和图 8-1。结果显示，YQFM 与 17 种常用注射剂配伍后，各配伍液的最大吸收波长为 256～266 nm（RSD ＜ 1.34%），最大吸光度为 3.534～3.722（RSD ＜ 1.53%）。其中与维生素 B_6 注射液、氨茶碱注射液、呋塞米注射液配伍后 0～12 h 内紫外全波段扫描图谱在 340 nm 附近发生显著变化，表明化学成分有一定变化；其余配伍液的吸收曲线无显著变化，表明大部分配伍液在本实验设计的时间范围内较稳定。

表 8-4　配伍后的紫外吸收变化情况（$n=3$）

| 配伍液 | 考察指标 | 最大吸收波长及吸光度 | | | | | RSD（%） |
		0 h	3 h	6 h	9 h	12 h	
YQFM	λ_{max}/nm	264	263	261	261	262	0.50
	A_{max}	3.662	3.660	3.656	3.656	3.658	0.07
YQFM+ 注射用辅酶 A	λ_{max}/nm	262	257	256	256	256	1.01
	A_{max}	3.674	3.662	3.664	3.666	3.656	0.18

续表

配伍液	考察指标	最大吸收波长及吸光度					RSD（%）
		0 h	3 h	6 h	9 h	12 h	
YQFM+ 注射用环磷酰胺	λ_{max}/nm	264	258	256	256	256	1.34
	A_{max}	3.666	3.655	3.658	3.651	3.649	0.18
YQFM+ 维生素 C 注射液	λ_{max}/nm	262	259	259	259	263	0.75
	A_{max}	3.664	3.534	3.653	3.648	3.665	1.53
YQFM+ 维生素 B₆ 注射液	λ_{max}/nm	263	258	257	256	256	1.13
	A_{max}	3.669	3.658	3.657	3.647	3.656	0.21
YQFM+ 维生素 K₁ 注射液	λ_{max}/nm	262	260	258	257	258	0.77
	A_{max}	3.665	3.644	3.641	3.631	3.634	0.37
YQFM+ 三磷酸腺苷二钠注射液	λ_{max}/nm	260	258	258	258	257	0.42
	A_{max}	3.660	3.640	3.634	3.634	3.632	0.32
YQFM+ 奥扎格雷钠注射液	λ_{max}/nm	261	258	259	258	258	0.50
	A_{max}	3.655	3.649	3.648	3.622	3.62	0.45
YQFM+ 去乙酰毛花苷注射液	λ_{max}/nm	260	258	258	258	258	0.35
	A_{max}	3.653	3.647	3.722	3.622	3.620	1.13
YQFM+ 胞磷胆碱钠注射液	λ_{max}/nm	258	260	258	258	258	0.35
	A_{max}	3.663	3.667	3.663	3.663	3.663	0.05
YQFM+ 氨茶碱注射液	λ_{max}/nm	262	258	259	258	259	0.63
	A_{max}	3.642	3.628	3.624	3.613	3.615	0.32
YQFM+ 碳酸氢钠注射液	λ_{max}/nm	258	257	257	257	258	0.21
	A_{max}	3.634	3.623	3.62	3.61	3.613	0.26
YQFM+ 呋塞米注射液	λ_{max}/nm	261	259	259	258	259	0.42
	A_{max}	3.643	3.628	3.625	3.614	3.616	0.32
YQFM+ 注射用盐酸纳洛酮	λ_{max}/nm	259	258	259	258	259	0.21
	A_{max}	3.669	3.685	3.664	3.660	3.663	0.27
YQFM+ 注射用泮托拉唑钠	λ_{max}/nm	266	266	266	262	261	0.94
	A_{max}	3.680	3.680	3.680	3.673	3.671	0.12
YQFM+ 硝酸甘油注射液	λ_{max}/nm	260	258	258	259	258	0.35
	A_{max}	3.673	3.663	3.662	3.664	3.661	0.10
YQFM+ 地塞米松磷酸钠注射液	λ_{max}/nm	261	258	259	258	258	0.50
	A_{max}	3.67	3.664	3.666	3.664	3.664	0.07
YQFM+ 地西泮注射液	λ_{max}/nm	261	258	258	258	259	0.50
	A_{max}	3.67	3.664	3.664	3.664	3.666	0.07

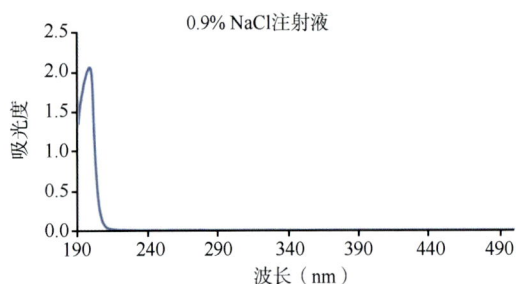

0.9% NaCl注射液

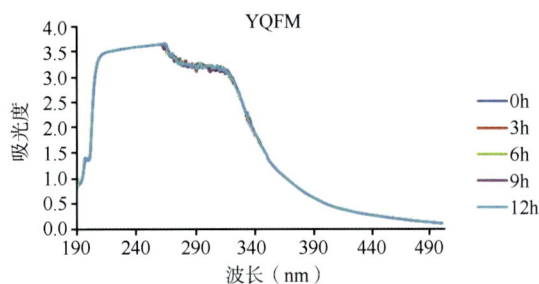

YQFM

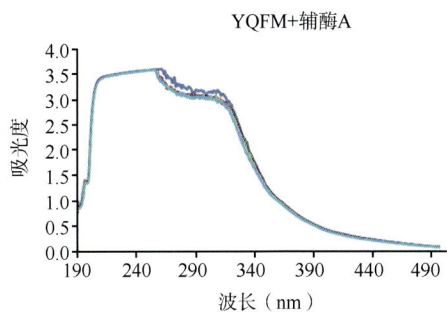

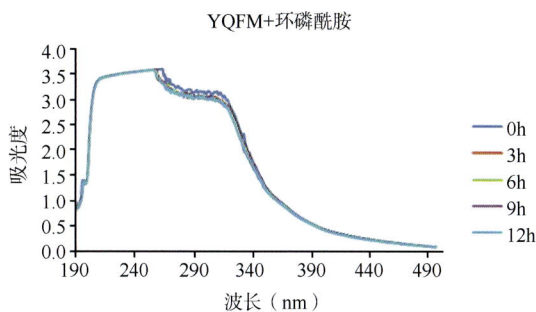

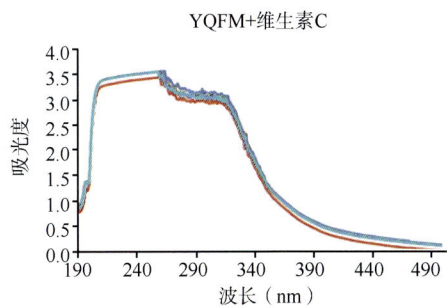

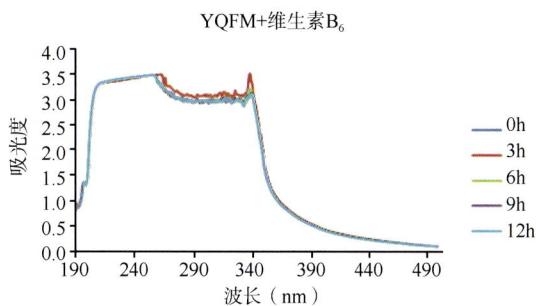

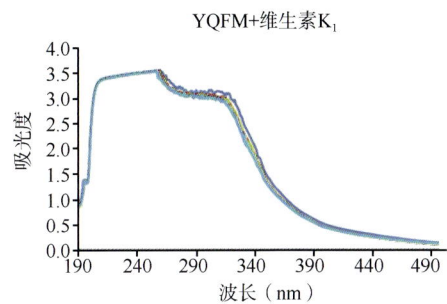

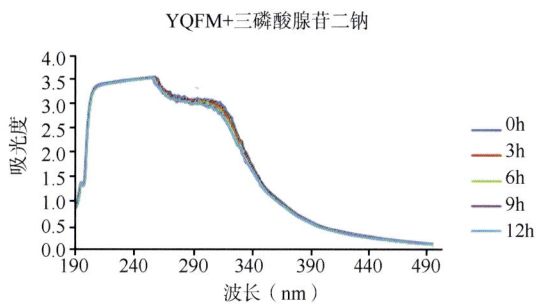

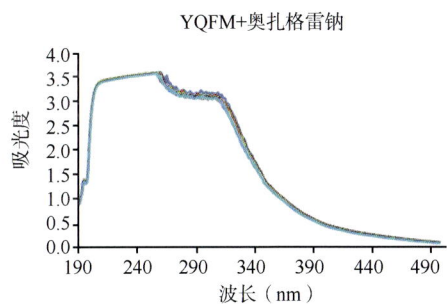

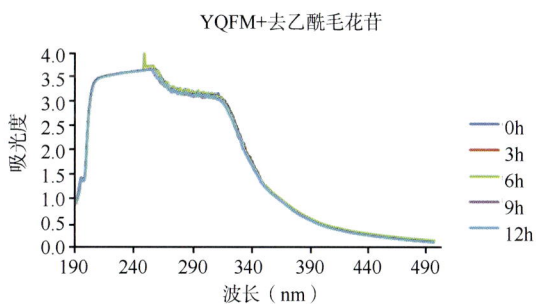

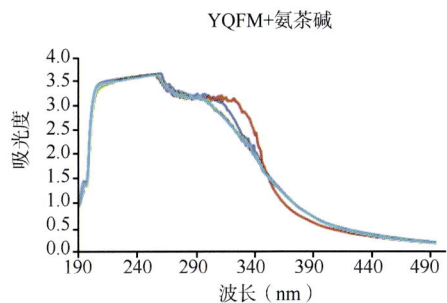

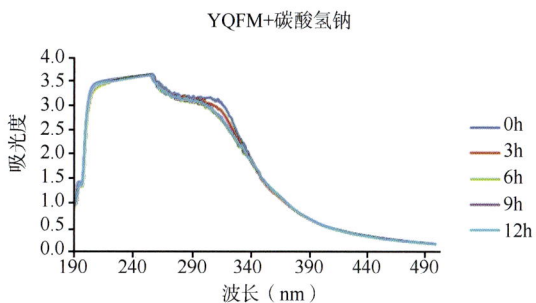

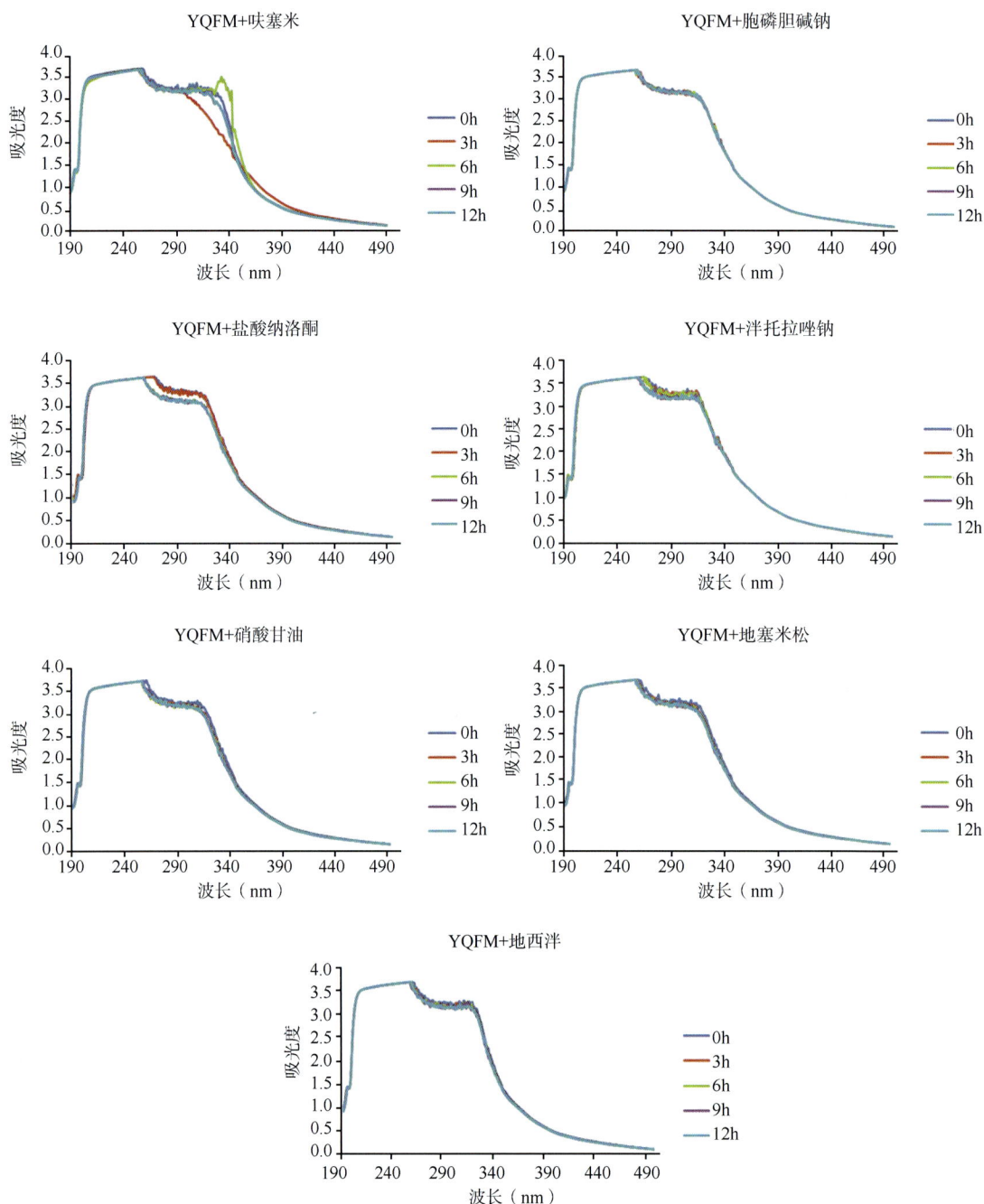

图 8-1　配伍液在不同时间点的紫外吸收图谱

五、YQFM 与 17 种注射液配伍液的指纹图谱考察

（一）实验方法

分别吸取各配伍液的供试液 20 μL，注入高效液相色谱仪，采集各色谱流出曲线，将各样品的分析信息导入国家药典委员会颁布的中药色谱指纹图谱相似度评价系统（2.0 版）中，将各配伍液在 0 h 所测图谱作为参照图谱，3 h、6 h、9 h、12 h 所测图谱与其进行比较，经多点校正，全谱峰匹配后，生成对照指纹图谱，并计算相似度。

（二）实验结果

结果见表8-5。结果显示，YQFM空白溶液在0～12 h内，各时间点色谱图与0 h相比，相似度均大于0.994，说明稳定性较好；与注射用辅酶A、维生素K₁注射液、三磷酸腺苷二钠注射液、去乙酰毛花苷注射液、胞磷胆碱钠注射液、碳酸氢钠注射液、注射用盐酸纳洛酮、硝酸甘油注射液、地塞米松磷酸钠注射液配伍后0～12 h内，各时间点色谱图与0 h相比，相似度均大于0.917，说明配伍液较稳定；而与其他6种注射剂配伍后0～12 h内，各时间点色谱图与0 h相比，相似度均小于0.9，说明配伍液不稳定。比较YQFM配伍前与配伍后的色谱图，可以看出个别色谱峰的峰面积、数目及保留时间发生了变化，说明配伍对YQFM的化学成分有一定的影响。

表 8-5　配伍后指纹图谱相似度变化情况

配伍液	相似度				
	0 h	3 h	6 h	9 h	12 h
YQFM	1.000	0.999	0.994	0.994	0.994
YQFM+ 注射用辅酶 A	1.000	0.933	0.993	0.994	0.994
YQFM+ 注射用环磷酰胺	1.000	0.834	0.867	0.866	0.867
YQFM+ 维生素 C 注射液	1.000	0.719	0.710	0.709	0.709
YQFM+ 维生素 B₆ 注射液	1.000	0.855	0.677	0.676	0.676
YQFM+ 维生素 K₁ 注射液	1.000	0.956	0.932	0.935	0.944
YQFM+ 三磷酸腺苷二钠注射液	1.000	0.984	0.921	0.921	0.921
YQFM+ 奥扎格雷钠注射液	1.000	0.994	0.756	0.861	0.818
YQFM+ 去乙酰毛花苷注射液	1.000	0.982	0.926	0.935	0.935
YQFM+ 胞磷胆碱钠注射液	1.000	0.992	0.991	0.991	0.991
YQFM+ 氨茶碱注射液	1.000	0.880	0.880	0.855	0.864
YQFM+ 碳酸氢钠注射液	1.000	0.972	0.935	0.936	0.935
YQFM+ 呋塞米注射液	1.000	0.744	0.689	0.686	0.690
YQFM+ 注射用盐酸纳洛酮	1.000	0.998	0.995	0.995	0.995
YQFM+ 注射用泮托拉唑钠	—	—	—	—	—
YQFM+ 硝酸甘油注射液	1.000	0.970	0.950	0.933	0.917
YQFM+ 地塞米松磷酸钠注射液	1.000	0.998	0.998	0.999	0.994
YQFM+ 地西泮注射液	—	—	—	—	—

注："—"表示样品中单个色谱峰强度过大，导致无法计算相似度。

六、YQFM 与 17 种注射液配伍液中指标成分的含量变化

（一）实验方法

分别吸取各供试液20 μL进样测定，重复2次，记录各色谱峰峰面积，计算不同时间点各成分的含量及RSD。

（二）实验结果

结果见表8-6。结果显示，YQFM与17种常用注射剂配伍12 h内，7种指标成分的含量变化较小，RSD均小于2.00%。

表 8-6　配伍后各时间点指标成分含量变化情况（*n*=2）

| 配伍液 | 成分 | 含量（mg·g^{-1}） | | | | | RSD（%） |
		0 h	3 h	6 h	9 h	12 h	
YQFM	Rg$_1$	1.882	1.895	1.886	1.896	1.881	0.38
	Re	0.995	0.994	0.995	1.005	1.047	0.63
	Rb$_1$	4.668	4.538	4.588	4.706	4.539	1.66
	Rc	2.063	2.103	2.086	2.135	2.129	1.42
	Rb$_2$	2.065	2.049	2.059	2.034	2.003	1.21
	Rd	1.008	1.025	1.015	1.021	1.038	1.10
	五味子醇甲	0.699	0.706	0.699	0.707	0.729	1.74
YQFM+ 注射用辅酶 A	Rg$_1$	1.945	1.936	1.910	1.936	1.923	0.71
	Re	1.155	1.166	1.176	1.198	1.183	1.39
	Rb$_1$	3.962	3.962	4.002	3.875	4.062	1.72
	Rc	1.879	1.879	1.914	1.873	1.924	1.24
	Rb$_2$	1.622	1.637	1.647	1.639	1.629	0.59
	Rd	0.792	0.798	0.781	0.801	0.812	1.43
	五味子醇甲	0.785	0.789	0.788	0.792	0.796	0.53
YQFM+ 注射用环磷酰胺	Rg$_1$	1.907	1.898	1.926	1.929	1.952	1.09
	Re	1.407	1.427	1.435	1.385	1.435	1.52
	Rb$_1$	5.157	5.118	5.176	5.110	5.210	0.80
	Rc	2.105	2.194	2.104	2.107	2.127	1.81
	Rb$_2$	1.949	1.893	1.951	1.954	1.963	1.44
	Rd	1.209	1.205	1.203	1.183	1.233	1.48
	五味子醇甲	0.794	0.816	0.792	0.814	0.815	1.50
YQFM+ 维生素 C 注射液	Rg$_1$	2.339	2.343	2.356	2.323	2.319	0.65
	Re	1.081	1.091	1.112	1.117	1.101	1.34
	Rb$_1$	4.963	4.769	4.967	4.972	4.959	1.78
	Rc	2.261	2.253	2.257	2.255	2.255	0.13
	Rb$_2$	2.112	2.113	2.125	2.118	2.117	0.24
	Rd	1.137	1.141	1.124	1.118	1.108	1.21
	五味子醇甲	0.726	0.724	0.749	0.747	0.748	1.71
YQFM+ 维生素 B$_6$ 注射液	Rg$_1$	3.221	3.295	3.352	3.225	3.332	1.83
	Re	1.545	1.567	1.569	1.538	1.614	1.90
	Rb$_1$	5.201	5.243	5.227	5.290	5.113	1.26
	Rc	2.698	2.688	2.705	2.625	2.708	1.28
	Rb$_2$	2.791	2.788	2.844	2.712	2.743	1.82
	Rd	1.685	1.692	1.744	1.700	1.754	1.85
	五味子醇甲	1.552	1.530	1.590	1.564	1.574	1.45

续表

配伍液	成分	含量（mg·g⁻¹）					RSD（%）
		0 h	3 h	6 h	9 h	12 h	
YQFM+ 维生素 K₁ 注射液	Rg₁	2.751	2.683	2.659	2.647	2.722	1.62
	Re	1.226	1.274	1.231	1.239	1.243	1.51
	Rb₁	5.073	5.220	5.128	5.106	5.122	1.07
	Rc	2.257	2.234	2.255	2.232	2.288	1.00
	Rb₂	2.278	2.282	2.306	2.313	2.321	0.83
	Rd	1.163	1.171	1.182	1.181	1.210	1.51
	五味子醇甲	0.736	0.735	0.738	0.732	0.721	0.92
YQFM+ 三磷酸腺苷二钠注射液	Rg₁	2.512	2.519	2.540	2.544	2.466	1.24
	Re	1.027	1.017	1.029	1.018	1.035	0.74
	Rb₁	4.833	4.946	4.872	4.902	4.848	0.92
	Rc	2.212	2.213	2.126	2.146	2.196	1.84
	Rb₂	2.235	2.279	2.264	2.247	2.202	1.31
	Rd	1.135	1.145	1.106	1.111	1.111	1.54
	五味子醇甲	0.676	0.685	0.695	0.700	0.672	1.75
YQFM+ 奥扎格雷钠注射液	Rg₁	2.706	2.763	2.811	2.815	2.728	1.76
	Re	1.199	1.191	1.216	1.223	1.228	1.31
	Rb₁	4.290	4.437	4.428	4.316	4.365	1.50
	Rc	2.102	2.104	2.187	2.139	2.186	1.95
	Rb₂	2.203	2.205	2.200	2.217	2.253	0.99
	Rd	1.424	1.445	1.427	1.428	1.423	0.63
	五味子醇甲	1.218	1.214	1.217	1.207	1.247	1.26
YQFM+ 去乙酰毛花苷注射液	Rg₁	3.498	3.523	3.404	3.506	3.588	1.89
	Re	1.521	1.532	1.541	1.533	1.574	1.31
	Rb₁	6.112	6.124	6.030	6.057	6.143	0.78
	Rc	2.872	2.895	2.836	2.817	2.838	1.10
	Rb₂	2.816	2.818	2.806	2.782	2.808	0.51
	Rd	1.647	1.689	1.698	1.690	1.689	1.20
	五味子醇甲	1.314	1.369	1.322	1.332	1.345	1.62
YQFM+ 氨茶碱注射液	Rg₁	2.473	2.484	2.506	2.502	2.585	1.75
	Re	1.129	1.140	1.111	1.118	1.124	0.98
	Rb₁	4.755	4.845	4.857	4.888	4.992	1.76
	Rc	1.983	1.959	1.948	1.990	2.034	1.68
	Rb₂	2.126	2.129	2.121	2.152	2.172	1.00
	Rd	1.141	1.101	1.144	1.153	1.150	1.86
	五味子醇甲	0.749	0.758	0.770	0.783	0.776	1.79

续表

配伍液	成分	含量（mg·g^{-1}）					RSD（%）
		0 h	3 h	6 h	9 h	12 h	
YQFM+ 碳酸氢钠注射液	Rg$_1$	1.984	1.992	2.001	2.020	2.072	1.75
	Re	0.939	0.921	0.949	0.939	0.934	1.09
	Rb$_1$	3.642	3.600	3.619	3.699	3.750	1.68
	Rc	1.560	1.564	1.596	1.612	1.593	1.40
	Rb$_2$	1.815	1.891	1.842	1.834	1.891	1.87
	Rd	0.884	0.901	0.881	0.903	0.900	1.17
	五味子醇甲	0.638	0.623	0.632	0.636	0.629	0.94
YQFM+ 呋塞米注射液	Rg$_1$	2.557	2.526	2.528	2.548	2.571	0.75
	Re	1.080	1.070	1.113	1.100	1.090	1.54
	Rb$_1$	4.818	4.788	4.901	4.969	4.922	1.53
	Rc	1.991	1.999	2.028	2.070	2.081	2.00
	Rb$_2$	2.290	2.313	2.296	2.320	2.300	0.54
	Rd	1.120	1.126	1.129	1.120	1.130	0.43
	五味子醇甲	0.768	0.765	0.780	0.783	0.787	1.24
YQFM+ 胞磷胆碱钠注射液	Rg$_1$	2.931	2.938	3.021	3.000	2.973	1.31
	Re	1.193	1.183	1.194	1.195	1.147	1.72
	Rb$_1$	5.035	5.103	5.283	5.210	5.126	1.87
	Rc	2.380	2.431	2.421	2.459	2.465	1.40
	Rb$_2$	2.350	2.376	2.405	2.336	2.429	1.61
	Rd	1.134	1.157	1.191	1.177	1.172	1.86
	五味子醇甲	0.755	0.763	0.794	0.779	0.777	1.96
YQFM+ 注射用盐酸纳洛酮	Rg$_1$	2.265	2.518	2.562	2.607	2.633	1.72
	Re	1.053	1.054	1.037	1.056	1.067	1.02
	Rb$_1$	4.968	4.970	4.881	5.072	5.097	1.75
	Rc	2.133	2.150	2.217	2.225	2.216	1.97
	Rb$_2$	2.210	2.183	2.190	2.201	2.238	0.97
	Rd	1.014	1.052	1.065	1.032	1.041	1.86
	五味子醇甲	0.758	0.737	0.740	0.758	0.763	1.57
YQFM+ 注射用泮托拉唑钠	Rg$_1$	2.653	2.617	2.617	2.544	2.544	1.88
	Re	1.124	1.110	1.137	1.115	1.115	0.95
	Rb$_1$	5.300	5.273	5.212	5.326	5.326	0.90
	Rc	2.417	2.434	2.410	2.448	2.438	0.64
	Rb$_2$	2.337	2.325	2.395	2.336	2.336	1.19
	Rd	1.222	1.222	1.207	1.229	1.219	0.65
	五味子醇甲	0.796	0.788	0.787	0.792	0.782	0.67

续表

配伍液	成分	含量（mg·g⁻¹）					RSD（%）
		0 h	3 h	6 h	9 h	12 h	
YQFM+ 硝酸甘油注射液	Rg₁	3.498	3.523	3.404	3.506	3.558	1.64
	Re	1.521	1.532	1.541	1.533	1.574	1.31
	Rb₁	6.212	6.124	6.130	6.057	6.143	0.90
	Rc	2.872	2.895	2.836	2.817	2.838	1.10
	Rb₂	2.816	2.818	2.806	2.782	2.908	1.70
	Rd	1.657	1.689	1.698	1.700	1.689	1.03
	五味子醇甲	1.314	1.369	1.322	1.332	1.345	1.62
YQFM+ 地塞米松磷酸钠注射液	Rg₁	2.473	2.484	2.506	2.522	2.485	0.79
	Re	1.129	1.140	1.111	1.118	1.124	0.98
	Rb₁	4.755	4.845	4.857	4.888	4.992	1.76
	Rc	1.983	1.959	1.968	1.990	2.034	1.46
	Rb₂	2.123	2.129	2.121	2.152	2.172	1.00
	Rd	1.141	1.101	1.144	1.153	1.150	1.86
	五味子醇甲	0.749	0.758	0.770	0.783	0.776	1.79
YQFM+ 地西泮注射液	Rg₁	1.984	1.992	2.001	2.020	2.072	1.75
	Re	0.939	0.921	0.949	0.939	0.934	1.09
	Rb₁	3.642	3.600	3.619	3.699	3.750	1.68
	Rc	1.560	1.564	1.596	1.612	1.593	1.40
	Rb₂	1.815	1.891	1.842	1.834	1.891	1.87
	Rd	0.884	0.901	0.891	0.903	0.900	0.90
	五味子醇甲	0.638	0.643	0.632	0.636	0.629	0.85

（三）总结与讨论

注射液中不溶性微粒的粒径及数量受注射剂的生产条件、储存条件、配制环境、药物溶媒、药物配伍、药物配制后的状态，以及滴注速度影响，都可能引起注射剂中微粒数的增加[7-8]。

YQFM 在临床使用时，因患者所患疾病常非单一疾病，所以常与一些其他注射剂联合使用，本研究选取了与其常用的17种注射剂进行体外配伍稳定性考察，结果表明，酸性或碱性注射液与 YQFM 配伍易引起溶液 pH 变化，会对 YQFM 的有效性和安全性造成影响。因此，上述注射剂在临床上与 YQFM 应谨慎配伍使用。

YQFM 与维生素 K₁ 注射液、三磷酸腺苷二钠注射液、去乙酰毛花苷注射液、胞磷胆碱钠注射液、碳酸氢钠注射液、硝酸甘油注射液、地塞米松磷酸钠注射液、地西泮注射液配伍后各项指标无显著变化，符合相关规定，能否配伍使用还需根据药物体内代谢动力学信息，谨慎选择给药间隔时间，以确保联合用药安全、有效。

本研究综合外观、pH、不溶性微粒数、紫外吸收、指纹图谱、主要成分含量等多项指标，对 YQFM 与17种临床常用注射剂的配伍稳定性进行全面考察，为 YQFM 临床合理配伍用药提供了参考依据。

第二节　注射用益气复脉（冻干）与临床常用 9 种药物联合使用的安全性研究

中药注射剂因受其复杂的化学成分和生产过程等因素影响，在联合使用时易导致中药注射剂的稳定性、酸碱度、微粒数、化学组分等物理化学性质发生变化，引起不良反应的发生，对其临床使用的有效性和安全性带来不利影响。《中药注射剂临床使用基本原则》中指出：中药注射剂应单独使用，联合用药时应格外谨慎。无法避免需要联合用药时，应当考虑两种药物的间隔给药时间，以及药物相互作用的影响。但在实际使用过程中常有中药注射剂联合用药的现象发生，大部分医院能实行冲管等降低不良反应的措施，但不冲管的现象也时有发生，因此存在一定的安全隐患。

临床上出现的急性过敏反应大部分为类过敏反应，与过敏反应临床表现相似，但体内不会产生 IgE，首次用药即可产生。目前用于类过敏研究的模型包括多种细胞和动物模型[9-10]。动物模型一般采用小鼠的皮肤血管渗透性等类过敏评价模型，其中小鼠耳廓蓝染类过敏检测方法较为可靠，利用致敏物质可刺激肥大细胞、嗜碱性粒细胞等免疫细胞，释放组胺等物质，引起血管扩张、血管通透性增高，与血浆蛋白相结合的 EB 随即渗出至组织间隙，使小鼠耳廓发生蓝染。再通过分析耳廓蓝染情况，评价类过敏反应发生的强度[11-12]。

本研究在前期体外配伍稳定性考察筛选出的 9 种配伍后会发生 pH、颜色、微粒数等发生变化的临床常用药中，再通过小鼠耳廓蓝染类过敏实验、家兔滴注体温升高实验、及溶血与凝聚实验，考察 YQFM 与 9 种临床常用药物联合使用的类过敏反应、发热反应、溶血与凝聚反应进行考察，从而对 YQFM 与 9 种注射剂混合给药的安全性进行评估。

一、YQFM 与 9 种常用药物配伍小鼠类过敏研究

（一）实验方法

采用小鼠耳廓蓝染类过敏检测方法，考察 YQFM 与 9 种注射剂联合给药对小鼠类过敏反应的影响，设阴性对照组：给予 0.4% EB 生理盐水溶液；阳性对照组：C48/80–0.4%EB 生理盐水溶液；给药组：分为各受试药物单独给药，以及混合给药，按照临床最大给药剂量的两倍等效剂量给药（预实验发现，氨茶碱给予 2 倍等效剂量后，小鼠出现死亡，最终确定氨茶碱正式实验时给药剂量为 0.5 倍的等效剂量）。小鼠均按 20 mL·kg^{-1} 尾静脉注射给药。

（二）实验结果

类过敏实验结果如表 8-7 所示，阳性药、单独给药组中的维生素 B$_6$、盐酸纳洛酮以及配伍给药组中的盐酸纳洛酮发生程度较严重的类过敏反应；类过敏发生程度较低的是单独给药组中的注射用辅酶 A 和呋塞米注射液、配伍给药组中的维生素 B$_6$ 和呋塞米注射液；其他受试样品药物与阴性组不发生类过敏反应。从 EB 升高率的结果来看，除氨茶碱的配伍给药组较

单独给药组有轻微增加外，剩余8种药物配伍给药组EB含量升高率均较单独给药组有明显下降的趋势。

表 8-7　各组药物给药后类过敏反应率及 EB 渗出含量升高率结果

受试物名称	给药剂量（mg·kg⁻¹）	反应率（%）	EB 含量（μg）	升高率（%）
阴性对照	——	0	0.565 ± 0.082	
C48/80	20	100	2.402 ± 0.696	325.22
YQFM	1800	0	0.661 ± 0.100	17.03
氨茶碱	352	0	0.768 ± 0.092	35.88
氨茶碱 +YQFM	352	0	0.926 ± 0.135	63.83
维生素 C	264	10	0.714 ± 0.098	26.44
维生素 C+YQFM	264	10	0.677 ± 0.129	19.74
维生素 B_6	35	50	1.770 ± 0.468	213.22
维生素 B_6+YQFM	35	30	1.313 ± 0.380	132.45
注射用辅酶 A	140 单位·kg⁻¹	20	1.311 ± 0.384	132.09
注射用辅酶 A+YQFM	140 单位·kg⁻¹	10	0.824 ± 0.139	45.78
奥扎格雷注射液	8	40	0.810 ± 0.223	43.43
奥扎格雷注射液 +YQFM	8	10	0.745 ± 0.154	31.89
呋塞米注射液	351.5	20	0.877 ± 0.103	107.63
呋塞米注射液 +YQFM	351.5	20	0.958 ± 0.167	89.97
注射用盐酸纳洛酮	3.51	90	2.743 ± 1.297	494.34
注射用盐酸纳洛酮 +YQFM	3.51	60	1.647 ± 0.506	256.88
注射用泮托拉唑钠	56.2	40	0.589 ± 0.149	27.66
注射用泮托拉唑钠 +YQFM	56.2	40	0.505 ± 0.170	9.49
注射用环磷酰胺	351.4	0	0.448 ± 0.115	−2.97
注射用环磷酰胺 +YQFM	351.4	0	0.374 ± 0.078	−18.89

化学法测定血液中组胺的释放结果如表8-8所示，分别按照临床最大给药剂量的两倍等效剂量（氨茶碱给药剂量为0.5倍的等效剂量）进行给药。阳性药组、呋塞米注射液的单独给药组及混合给药组，组胺释放量明显高于阴性对照组。剩余8种药物的单独给药组和混合给药组，组胺释放量均低于阴性对照组，说明该方法没有检测到这些组的组胺释放。耳廓蓝染类过敏阳性药物组的组胺释放量并无增加，组胺释放量与耳廓蓝染结果无对应关系。混合给药组与单独给药组比，血液组胺释放量无显著性差异，并无增加的趋势。

表 8-8　组胺释放测定结果

受试物名称	给药剂量（mg·kg⁻¹）	OD 值	受试物名称	给药剂量（μg·kg⁻¹）	OD 值
阴性对照		175.7±19.3	奥扎格雷注射液	8	118.2±22.5
C48/80	2.5	466.2±61.3	奥扎格雷注射液 +YQFM	8	120.5±36.4
YQFM	1800	148.0±42.5	呋塞米注射液	351.5	517.8±117.1
氨茶碱	352	146.9±32.5	呋塞米注射液 +YQFM	351.5	509.7±129.0
氨茶碱 +YQFM	352	152.4±33.6	注射用盐酸纳洛酮	3.51	151.7±9.9
维生素 C	264	116.3±40.8	注射用盐酸纳洛酮 +YQFM	3.51	146.1±39.9
维生素 C+YQFM	264	130.6±29.7	注射用泮托拉唑钠	56.2	128.4±19.4
维生素 B₆	35	158.2±28.9	注射用泮托拉唑钠 +YQFM	56.2	140.6±30.5
维生素 B₆+YQFM	35	148.8±25.2	注射用环磷酰胺	351.4	142.2±31.0
注射用辅酶 A	140 单位·kg⁻¹	130.4±32.9	注射用环磷酰胺 +YQFM	351.4	121.6±12.3
注射用辅酶 A+YQFM	140 单位·kg⁻¹	164.9±34.0			

二、YQFM 与 9 种常用药物配伍家兔热原反应研究

（一）实验方法

选取符合实验要求的家兔，分别耳缘静脉注射：YQFM 与氨茶碱注射液、维生素 C 注射液、维生素 B₆ 注射液、注射用辅酶 A、奥扎格雷注射液、注射用环磷酰胺、呋塞米注射液、注射用盐酸纳洛酮、注射用泮托拉唑钠 9 种药物的单独或混合药物溶液，给药后热原测温仪每 30 min 测量一次家兔体温，共测量 6 次，然后将测量得到的各组家兔体温均值的变化情况绘制成折线图。

（二）实验结果

如图 8-2。将每只家兔 6 次体温测量结果中的最高值或最低值与正常体温相减，可以得到每只家兔体温升高或降低的幅度。根据家兔热原实验的判断标准，对各受试物引起家兔体温的变化情况进行评估，最终筛选得到不符合规定、可能使家兔体温发生异常升高的受试物，结果如表 8-9。在 YQFM 与 9 种药物的单独或混合药物溶液中，仅有氨茶碱注射液的单独给药组与混合药物组，给药后使家兔体温升高幅度大于等于 0.6℃的家兔超过 1 只，不符合热原反应的规定。

氨茶碱是茶碱与乙二胺的复盐，药理作用来自茶碱，乙二胺作为助溶剂保证茶碱在注射剂中完全溶解。氨茶碱对气道平滑肌有直接的松弛作用，对处于痉挛状态的支气管作用更加明显，主要用于支气管哮喘等呼吸系统疾病。虽然氨茶碱注射液在临床上应用广泛，但其治疗剂量与中毒剂量相近，安全剂量范围窄，易引起不良反应的发生。给药剂量大或给药速度快均可能导致氨茶碱血药浓度过高，而引起中毒。一般来说，氨茶碱血药浓度在 10～20 mg·L⁻¹ 为最佳的治疗浓度，当大于等于 25 mg·L⁻¹ 时即为中毒浓度。可以看出氨茶碱注射液安全剂

量范围窄的特点。因此，在使用过程中应采用低剂量、低浓度、慢滴速给药，及时进行血药浓度监测也有一定的必要性。氨茶碱的中毒症状一般表现为恶心等轻度消化道症状，以及发热、失眠、抽搐、昏迷等严重的不良反应。

表 8-9　家兔体温升高或降低的幅度以及判定结果

检验品名称	升温总和（℃）	降温总和（℃）	结论
YQFM	0.6	−0.2	
维生素 C 注射液	0.1	−1.6	符合规定
维生素 B₆ 注射液	0.8	−0.1	符合规定
氨茶碱注射液	2.3	0.0	不合格
注射用环磷酰胺	0.1	−0.9	符合规定
注射用泮托拉唑钠	0.4	−0.4	符合规定
注射用盐酸纳洛酮	0.2	−0.6	符合规定
注射用辅酶 A	0.4	−0.7	符合规定
呋塞米注射液	0.5	−0.9	符合规定
奥扎格雷注射液	0.7	0.0	符合规定
维生素 C 与 YQFM 配伍使用	0	0	符合规定
维生素 B₆ 与 YQFM 配伍使用	0.4	−0.3	符合规定
氨茶碱与 YQFM 配伍使用	2.0	−6.7	不合格
环磷酰胺与 YQFM 配伍使用	0.3	−0.3	符合规定
泮托拉唑钠与 YQFM 配伍使用	0.6	−0.8	符合规定
盐酸纳洛酮与 YQFM 配伍使用	0.8	0.0	符合规定
辅酶 A 与 YQFM 配伍使用	0.2	−0.4	符合规定
呋塞米与 YQFM 配伍使用	0.4	−0.3	符合规定
奥扎格雷与 YQFM 配伍使用	0.5	−0.4	符合规定

在本研究中使用的所有注射液，均为购自医院的合格药品，可排除药品自身存在的安全性问题。下面对氨茶碱注射液单独以及与 YQFM 混合后给药，可能引起家兔体温升高的原因进行分析。氨茶碱注射液的治疗剂量安全范围窄，易引起不良反应：正如上面分析，氨茶碱注射液的治疗剂量与中毒剂量相近，治疗剂量安全范围非常窄，加上个体差异较大，稍有不慎就会出现给药后的不良反应。在临床上氨茶碱注射液给药剂量过大或是给药速度过快，均可以引起不良反应发生，甚至出现中毒症状，其中包括发热一项。对于家兔来说，没有找到氨茶碱注射液引起家兔发热的相关文献，但考虑到正因为家兔与人类体温升高过程相似，才将家兔选择作为热原检测的动物，可以更好地模拟人体的体温升高过程。因此，家兔也很可能因氨茶碱血药浓度过高，达到中毒剂量而导致发热反应。

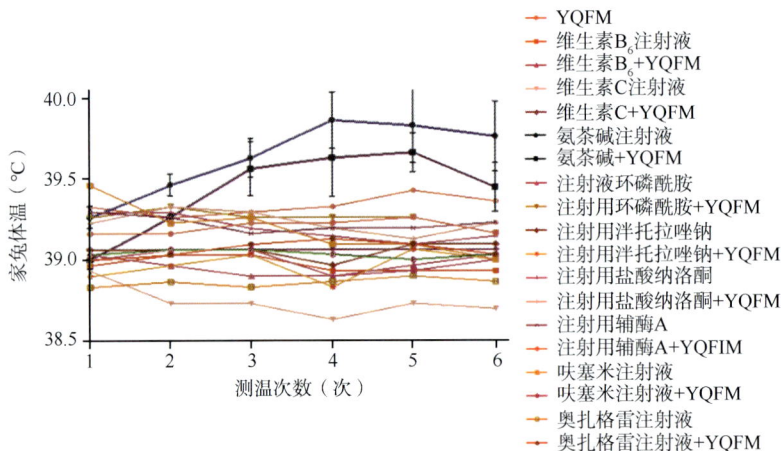

图 8-2　给药后各组家兔体温变化折线图

注：深色代表氨茶碱注射液的单独及混合给药组，其他彩色代表其他 8 种注射剂的体温变化折线

三、YQFM 与 9 种常用药物配伍溶血与凝聚反应研究

（一）实验方法

含有供试品溶液的 2% 红细胞混悬液试管，在 37℃恒温水浴箱中孵育 3 h。肉眼观察试管中红细胞悬液状态，结果见图 8-3。根据《中国药典》规定的溶血或红细胞凝血实验的判断标准，对各供试品溶液的实验结果进行评估判断。

（二）实验结果

如图 8-3 所示 9 种注射剂单独或与 YQFM 混合后溶液的临床最大给药浓度 5 倍、10 倍、15 倍三种等效给药浓度，均没有引起溶血与凝聚反应（9 种注射剂结果相同）。

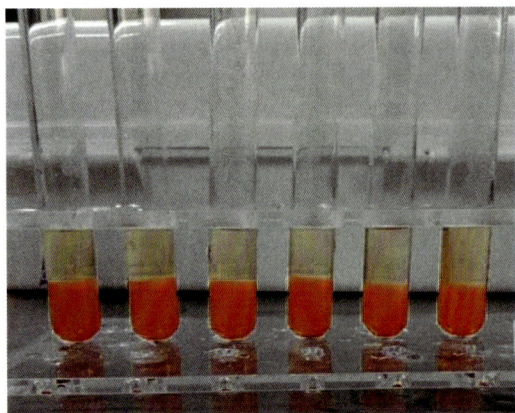

图 8-3　试管法测定供试物溶血或凝聚实验结果示例图

注：图 8-3 为氨茶碱与 YQFM 混合给药组溶血或凝血试管法实验结果，从左至右依次为临床最大给药浓度 5 倍、10 倍、15 倍给药剂量组，每组两支试管

（三）总结与讨论

中药注射剂在联合用药过程中，可能产生药液微粒数、pH、颜色等理化性质变化[7]。例如，在静脉滴注给药过程中，变更药液时输液器内仍存留残余药物，药液就可能发生理化特性的改变。静脉滴注速度快可能引起静脉炎、注射部位疼痛等不良反应。

本研究从类过敏反应、热原和溶血与凝聚三方面出发，考察了 YQFM 与 9 种临床常用药物的配伍用药非临床安全性研究，结果发现：

1）YQFM 与 9 种临床常用药物混合给药组与单独给药组相比，小鼠耳廓蓝染类过敏考察指标和组胺检测指标没有出现类过敏发生风险增加的证据。

2）除氨茶碱注射液外，其他8种注射液的单独及混合给药均没有发生发热反应，混合给药组较单独给药组没有增加机体发热的概率。据分析可能是氨茶碱注射液安全治疗剂量范围窄，治疗剂量与中毒剂量相近，给药剂量过大，或者给药速度过快均可能引起发热等不良反应的发生，选用家兔作为氨茶碱注射液发热反应模型的合理性需要研究。同时，药物之间的相互作用、溶媒对于药物溶解度的影响，均可能引起热原样反应的出现，引起家兔发热。

3）混合给药组较单独给药组并无增加溶血凝聚反应的现象。

因此，从小鼠耳廓蓝染类过敏、家兔发热反应和溶血与凝聚考察三个角度可以看出，YQFM与9种常用中药注射剂联合配伍使用，未增加类过敏和发热等不良反应。

参考文献

[1] Liu C X，Chen S L，Xiao X H，et al. A new concept on quality marker of Chinese materia medica：quality control for Chinese medicinal products[J]. Chin Tradit Herb Drugs（中草药），2016，47（9）：1443-1457.

[2] 赵彬琳，乔化民.注射用益气复脉与两种常规输液配伍的稳定性[J]. 医药导报，2011，30（10）：1363-1364.

[3] 吕芳，叶正良，李德坤，等.注射用益气复脉（冻干）与果糖注射液的配伍稳定性考察[J]. 天津中医药，2013，30（3）：175-178.

[4] 吕芳，叶正良，兰淑玲，等.注射用益气复脉（冻干）与木糖醇注射液的配伍稳定性研究[J]. 时珍国医国药，2013，24（5）：1124-1126.

[5] 冯雪，鄢丹，闫琰，等.基于等温滴定量热技术表征的中药注射剂临床联合用药相容性评价[J]. 药学学报，2011，46（3）：322-328.

[6] 刘红宇，马丽娜，张萍，等.基于等温滴定量热法的注射用益气复脉（冻干）临床联合用药相容性研究[J]. 中国中药杂志，2015，40（5）：889-893.

[7] 吴嘉瑞.基于文献数据库和传统药物警戒思想的中药注射剂安全性研究[D].北京：北京中医药大学，2007.

[8] 魏戊，谢雁鸣.中药注射剂不良反应的影响因素与发生机制分析[J]. 中国中药杂志，2012，37（18）：2748-2751.

[9] 梁爱华，李春英，易艳，等.药物类过敏反应的临床前评价方法研究（Ⅰ）——小鼠类过敏反应评价方法的建立和验证[J].中国中药杂志，2012，37（13）：1865-1870.

[10] 梁爱华，赵雍，李春英，等.药物类过敏反应的临床前评价方法研究（Ⅱ）——大鼠皮肤类过敏试验[J].中国中药杂志，2012，37（13）：1871-1874.

[11] 易艳，李春英，张宇实，等.3种中药注射剂类过敏反应评价及其机制探讨[J].中国中药杂志，2015，40（14）：2711-2716.

[12] 陈梦，李伟，王雪，等.药物类过敏反应发生机制及临床前评价方法研究进展[J]. 中国新药杂志，2017，26（1）：51-59.

第九章
注射用益气复脉（冻干）质量标志物的"可测性"研究

中药注射剂不同于其他注射剂，因其来源于中药，且处方含一种甚至多种中药，故其化学成分非常复杂。而随着其临床应用越来越广泛，暴露的问题也越来越多，临床不良反应频繁出现，诸如鱼腥草注射液、双黄连注射液、清开灵注射液等不良反应事件，使中药注射剂的安全性、有效性和全面质量控制引起了社会的广泛关注。究其原因，除生产工艺落后，临床使用不规范，缺乏上市后再评价机制等原因外，其质量标准不严格也是重要的原因之一，因此中药注射剂质量一致性评价一直呼声很高，但中药本身的特殊复杂原因，中药注射剂质量一致性评价缺乏可参考的经验。然而，当前以化学检测为主的质量控制手段存在着不足，一是难以从化学层面完全厘清中药注射剂的化学信息，二是难以从生物效应角度关联临床上的有效性与安全性。因此，亟须建立有效的中药注射剂质量评价方法，以尽量减少中药注射剂引发的不良反应。

为了客观全面评价注射用益气复脉（冻干）（以下简称YQFM）质量，基于成分的"可测性"的"点-线-面-体"结合的质量评价思路，从单一标志性成分含量、大类组分含量、指纹图谱及体现安全性与有效性的生物学质控方法等四个层面开展YQFM质量标志物的可测性研究。目前，YQFM现有的质控标准包括单一成分（人参皂苷和五味子醇甲）、大类成分（多糖）和指纹图谱（人参皂苷和五味子醇甲）等。为进一步建立多维、多元质量评价方法，本章节围绕质量标志物的可测性开展了系列基础研究工作。

第一节　注射用益气复脉（冻干）单一成分的可测性研究

YQFM由红参、麦冬、五味子组成，生产过程复杂，制剂过程中需通过煎煮、浓缩、调酸碱等步骤去除鞣质、蛋白质等成分，制剂过程中引入了钠离子并生成了美拉德产物，考虑产品临床使用的安全性有必要制定该类物质的限度；因YQFM为冻干制剂，为保证冻干产品的骨架结构和稳定性，生产过程所用的辅料有甘露醇和葡甲胺。目前YQFM的质量标准中单一成分有质控标准的仅有人参皂苷和五味子醇甲。从产品质控角度考虑，本章节建立了YQFM中的钠离子、美拉德产物、甘露醇、葡甲胺、麦冬皂苷、类三萜内酯等成分的含量测定方法，并建立了可同时测定多种人参皂苷类及五味子醇甲的一测多评方法。

一、HPLC-ELSD 测定 YQFM 中钠离子含量

本章节建立了HPLC-ELSD测定制剂中钠离子含量的方法，所建立的方法操作简便、准确可靠，可为YQFM的质量控制及可测成分定量分析提供技术方法。

（一）液相条件的优化

初始色谱条件：色谱柱：Waters Sepherisorb SCX（250 mm×4.6 mm，5 μm）；柱温：30℃；流动相：以0.05 mol·L^{-1}乙酸铵（乙酸调节pH 4.8）-乙腈（50∶50）为流动相，流速：1.0 mL·min^{-1}。ELSD检测器参数：增益10，气体压力25 psi；加热器功率60%；漂移管温度100℃。

1. 流动相比例考察

流动相分别选择0.05 mol·L^{-1}乙酸铵（乙酸调节pH 4.8）-乙腈（70∶30）、（60∶40）、（50∶50）、（40∶60）按初始色谱条件和等度洗脱程序进行测定，结果如图9-1所示。

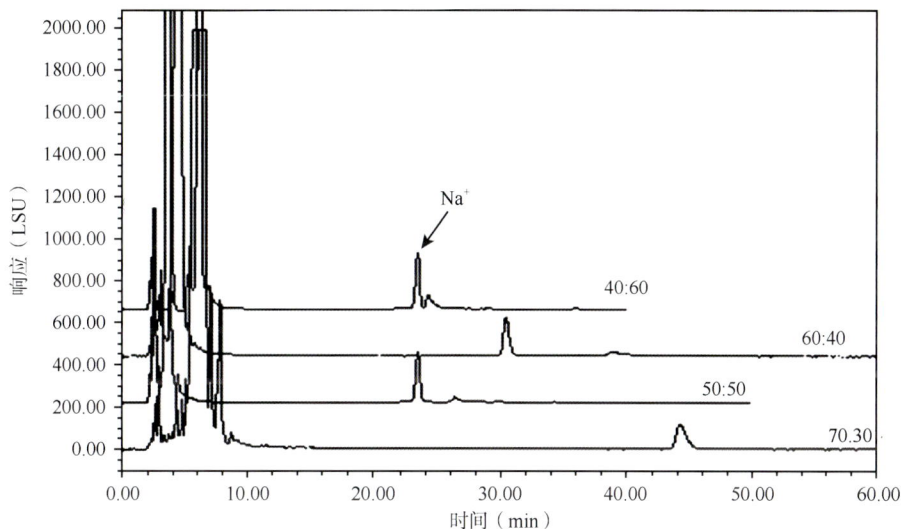

图 9-1　洗脱系统色谱图

根据色谱图可以看出，当水-乙腈比例为50∶50时，钠离子的分离效果好，故选择该比例为洗脱比例。

2. 流动相 pH 考察

流动相选取0.05 mol·L^{-1}乙酸铵（乙酸调节pH 4.8）-乙腈（50∶50），将水相用乙酸分别调pH至3.5、4.0、4.8、5.2，按色谱条件和等度洗脱程序进行测定，实验发现水相pH为4.8时，钠离子色谱峰峰型较好，分离度满足要求，所以选择水相pH为4.8。

3. 流动相基本组成的选择

分别考察洗脱系统甲醇-水和乙腈-水对样品中钠离子的洗脱效果，按色谱条件和等度洗脱程序进行测定，实验发现甲醇-水系统与乙腈-水系统保留时间接近，但前者的分离效

果不如乙腈-水系统。所以确定以乙腈-水洗脱系统作为流动相的基本组成。

4. 漂移管温度的考察

采用流动相 0.05 mol·L⁻¹ 乙酸铵（乙酸调节 pH 4.8）-乙腈（50∶50）等度洗脱，其他条件按初始色谱条件设置，分别考察漂移管温度为 80℃、90℃、100℃时 ELSD 检测器对样品中钠离子色谱峰的响应情况。实验发现，随着漂移管温度的升高，钠离子色谱峰的保留时间没有明显的变化，但峰面积随之降低。当漂移管温度为 90℃、100℃时，钠离子色谱峰的面积值接近，但与 80℃时相比，峰面积显著降低。所以，综合考虑，确定漂移管温度为 80℃。

5. 增益的考察

采用流动相 0.05 mol·L⁻¹ 乙酸铵（乙酸调节 pH4.8）-乙腈（50∶50）等度洗脱，漂移管温度为 80℃，其他条件按色谱初始条件设置，分别考察增益值为 10、15、20 时 ELSD 检测器对样品中钠离子色谱峰的响应情况。实验证明，检测器增益参数设置值大，检测器响应值就大，但仪器的噪声亦增大，对于色谱峰信号的改善并无大的帮助。综合考虑多种因素，确定增益为 15。

6. 气体压力考察

漂移管温度为 80℃，增益值为 15，流动相采用 0.05 mol·L⁻¹ 乙酸铵（乙酸调节 pH 4.8）-乙腈（50∶50）进行测定。分别考察气体压力为 25 psi（1 psi=6.895kPa）、30 psi、35 psi、40 psi 时，检测器对钠离子的响应情况。实验表明，气体流速对信号响应值有影响，但影响有限，具体表现为气压在 25、30 psi 时峰面积值较小，峰高较低，峰宽较大；气压为 35、40 psi 时，峰面积及峰高较为接近，但气压为 35 psi 时，峰型比 40 psi 时的好。所以综合考虑，选择检测器的气体压力为 35 psi。

7. 柱温的考察

设定漂移管温度为 80℃，增益值为 15，气体压力为 35 psi，流动相采用 0.05 mol·L⁻¹ 乙酸铵（乙酸调节 pH 4.8）-乙腈（50∶50）进行测定。分别考察柱温为 28℃、30℃、35℃时检测器对钠离子信号的响应情况。但实验表明，温度在 28～30℃内对保留时间影响较小。但在 35℃时，保留时间延长，峰面积较小、峰高较低。28℃和 30℃的峰面积值接近，但 30℃时的峰型更好。结合环境温度的波动及仪器柱温箱的控温性能，综合考虑将柱温设定为 30℃。

（二）液相条件的确定

1. 样品的制备

对照品溶液的制备：精密称取氯化钠对照品适量，置于 250 mL 容量瓶中，加水至刻度，混匀，制成浓度为 12.333 mg·mL⁻¹（以钠离子计算）的对照品溶液。

供试品溶液的制备：取 YQFM 0.65 g，精密称定，精密加入 2 mL 水溶解（超声助溶），用 0.45 μm PES 微孔滤膜滤过，即得。

2. 色谱条件及系统适用性试验

根据实验考察结果，确定 HPLC-ELSD 检测 YQFM 中钠离子含量的色谱条件为：采用 Waters Sepherisorb SCX 色谱柱（250 mm×4.6 mm，5 μm），以 0.05 mol·L⁻¹ 乙酸铵（乙酸调

节 pH 4.8- 乙腈（50：50）为流动相；ELSD检测器，漂移管温度80℃，载气流量35 psi，增益15。流速1.0 mL·min⁻¹，柱温30℃，样品进样体积为10 μL。

在上述色谱条件下，钠离子峰与相邻峰的分离度大于1.5，对称因子符合要求，理论塔半数按钠离子峰计高于1万。

3. 方法学验证

（1）线性关系考察

分别精密吸取对照品溶液3.0 mL、7.0 mL、13.0 mL、17.0 mL、19.0 mL、21.0 mL、25.0 mL，置于25 mL容量瓶中，加水定容至刻度，摇匀，制成浓度（以钠离子计算）依次为1.480 mg·mL⁻¹、3.453 mg·mL⁻¹、6.413 mg·mL⁻¹、8.386 mg·mL⁻¹、9.373 mg·mL⁻¹、10.359 mg·mL⁻¹、12.333 mg·mL⁻¹的标准品溶液，依次精密吸取10 μL，注入液相色谱仪，按色谱条件测定，记录峰面积。进样量（μg）的对数 X 与峰面积的对数 Y 经线性回归，得回归方程为：$Y=1.0527X+5.0881$（$r=0.9995$）。

结果表明钠离子进样量在14.799～123.325 μg范围内线性关系良好，因回归曲线不过"零点"，故采用两点法进行测定，以确保检测结果的准确。

（2）定量限和检测限

以信噪比10：1时确定钠离子的定量限为60.90 μg·mL⁻¹，以信噪比为3：1时确定钠离子的检测限为18.45 μg·mL⁻¹。

（3）精密度试验

精密吸取对照品溶液4.0 mL，置于25 mL容量瓶中，加水定容至刻度，摇匀。按色谱条件进样10 μL，连续进样6次，结果钠离子峰面积值的RSD为0.42%，表明仪器精密度良好。

（4）重复性试验

取同一批样品（批号20150515）6份，每份为1瓶量药粉0.65 g，精密称定，平行制备6份供试品溶液，进样10 μL进行测定，结果样品中钠离子的平均含量为19.71 mg·g⁻¹，RSD为0.99%，表明本方法重复性良好。

（5）稳定性试验

取YQFM（批号20150515）制备的供试品溶液，分别在0 h、2 h、4 h、6 h、8 h、10 h、12 h进样10 μL进行测定，结果钠离子峰面积的RSD为1.57%，表明供试品溶液12 h内稳定性良好。

（6）加样回收率试验

精密称取已知含量的YQFM（批号20150515）0.325 g，共9份，3份为一组，分别按照样品中钠离子含量的80%、100%、120%加入氯化钠标准品，平行制备成供试品溶液，每份溶液进样10 μL，按上述色谱条件测定并计算回收率，回收率=（测定值−样品中钠离子量）/钠离子加入量×100%。结果平均回收率（$n=9$）为96.9%，RSD为0.90%。

（三）样品测定

取27批YQFM各3份，制备供试品溶液，再按色谱条件分别进样10 μL进行分析，记录色谱峰面积，以峰面积的常用对数代入曲线计算钠离子含量（外标两点法），结果见表9-1。

表9-1　27批YQFM中钠离子含量测定结果（n=3）

样品批号	样品量（g）	钠离子含量（mg·g⁻¹）	RSD（%）
20060601	0.6654	22.66	1.2
20060701	0.6640	24.59	1.7
20070702	0.6370	19.29	1.4
20071002	0.6369	15.00	2.3
20080401	0.6444	14.56	1.5
20080705	0.6285	19.73	1.9
20081103	0.6414	19.90	1.2
20090301	0.6337	19.59	2.0
20090701	0.6320	20.67	2.1
20090801	0.6441	23.48	1.4
20091004	0.6414	16.96	1.6
20100301 s	0.5487	7.52	1.5
20100302 s	0.5314	6.55	1.8
20100503	0.6439	19.05	1.4
20100504	0.6439	16.15	2.2
20101102	0.6431	8.59	1.5
20100602	0.6369	14.61	2.1
20120313	0.6463	10.40	1.3
20150203	0.6372	9.60	1.4
20150507	0.6370	19.29	1.1
20150508	0.6285	19.73	0.79
20150515	0.6420	19.71	0.99
20150602	0.6337	19.59	1.0
20150603	0.6320	20.67	1.3
20150605	0.6439	19.05	1.3
20150110	0.6237	10.07	1.5
20150105	0.6349	8.35	1.2

（四）小结与讨论

随着流行病学的研究，已有确切数据表明随着食盐摄入量的增加，人体体重指数（BMI）、超重、肥胖率均呈上升趋势，且血压正常高值检出率和高血压患病率也随着食盐摄入的增多而增加[1-2]，而低盐对降低高血压患者血压能起积极的作用[3-4]。按照人类生理需求，人体每天的食盐摄入量应小于0.25 g，世界卫生组织建议成人的摄入量为5 g·d⁻¹，《中国居民膳食指南》中建议其摄入量应为6 g·d⁻¹，而世界大多数国家食盐平均摄入量达到9～12 g·d⁻¹，许多亚洲国家甚至超过12 g·d⁻¹，我国北方人群的食盐摄入量达到12～18 g·d⁻¹，是世界卫生组织建议值的两倍以上[5]。

本节对YQFM中的钠离子的含量进行了研究，从表9-1的检测结果可以看出，测定的27批样品中钠离子含量变化范围是6.55～24.59 mg·g⁻¹，以每瓶YQFM 0.65 g计，钠离子的含量波动范围在4.26～15.98 mg·瓶⁻¹之间。YQFM临床使用剂量为每日一次，每次8瓶，每次使用时钠离子含量以NaCl计最高可达0.33 g。若临床使用时用250～500 mL 0.9%的氯化钠注射液稀释后静脉滴注，则每次使用时来源于YQFM中的钠离子最高可占药物溶解后溶液中钠离子的13%，其产生的影响不容忽视。中药注射剂溶媒选择不当是引起不良反应原因之一，虽然YQFM临床使用时可选择5%葡萄糖注射液或0.9%的氯化钠注射液，但是还需根据具体情况而定，若患者有高血压、冠心病及心功能不好，应减少0.9%的NaCl的摄入，以减轻心脏负担，如患者肾功能不好，也要减少NaCl的摄入，以减轻水钠潴留[6]，故选择0.9%的氯化钠注射液作溶媒并非一定安全，而产品中钠离子过高也可能给产品使用带来风险，从这一点来看，控制产品中钠离子的含量也是十分必要的。

对YQFM中钠离子的含量进行测定，可以间接反映生产工艺的稳定性，若钠离子含量过高，提示是由于该批原料药（麦冬、五味子）中所含酸性物质偏多，在工艺过程中需加入更多的NaOH调节pH所致，进一步提示我们有必要反过来对该批药材中成分加强检测，以考察该批药材质量是否会对成品制剂质量产生影响，这一点也对制剂质量控制具有十分重要的意义。

钠离子含量测定通常采用原子吸收分光光度法[7-9]、离子选择性电极法[10]、离子色谱法[11-14]、ICP-AES法[15]、HPLC-ELSD法[16-19]等。本文采用通用型检测器ELSD测定不具有紫外吸收的钠离子含量，利用阳离子交换色谱柱对阳离子具有保留及洗脱能力存在差异的特点，选取具有挥发性的乙酸铵–乙酸作为缓冲对，对液相条件进行优化，并进行了方法学验证，所建立的条件稳定、可靠，可以用来测定YQFM中钠离子的含量，以更好地控制制剂的质量。

Waters Sepherisorb SCX色谱柱填料是一种强阳离子型交换树脂，它能对溶液中的阳离子保留，从而达到分离的目的。采用ELSD作为检测器，需要求流动相具有挥发性，被测物质沸点高于流动相的蒸发温度，并且被测物质的质量与峰面积在分别取自然对数后才呈线性关系。

本法的线性考察尽管呈线性关系，相关性很好（r=0.9995），但截距较大，是一条不过原点的曲线，在进行含量测定时，必须采用外标两点法测定，因此本文采用外标两点法进行样品的含量测定。

二、HPLC 测定 YQFM 中美拉德产物含量

1912年，法国化学家美拉德发现甘氨酸与葡萄糖混合加热时，形成褐色的类黑精，后来人们发现这类反应不仅影响食品的颜色，而且对食品的香味有重要影响，并将此反应称为非酶棕化反应或美拉德反应。美拉德反应[20-21]是氨基化合物与还原糖之间发生的非酶催化的褐变反应，反应经过复杂的历程，最终生成棕色甚至是黑色的大分子物质类黑精或称拟黑素。美拉德反应虽然是多种多样的，但其基本反应类型是氨基化合物与还原糖或其他羰基化合物之间经加热而发生的一系列反应过程，该反应是构成加工食品、烟草等香味的重要来源。研究发现，天然食品的香味物质，如萜类、醇类、醛类、酮类、内酯类、羟酸类、氨类和含硫化合物是在水果与蔬菜中经酶催化而生成的，而加工食品产生的香味物质是这些食品本身所

含的某些成分之间经加热反应而产生的，也即由美拉德反应所产生的。

近年来美拉德反应产物在中药领域的研究也呈上升趋势，学者们逐步从板蓝根、滇黄精、西南忍冬、云木香、月腺大蓟等[22-27]药材中分离出5-羟甲基糠醛（5-HMF）、4-羟甲基糠醛、5-羟甲基糠酸、2,4,5-三甲氧基苯甲酸、4-羟基-3-甲氧基苯甲酸、丁二酸、辛二酸、双（5-甲酰基糠基）醚和2,5-二甲氧基苯醌、3,5-二甲氧基-4-羟基苯甲醛等美拉德反应的简单产物；另在一些中药复方制剂中也检测出5-HMF[28-33]。为安全起见，针对中药注射剂中应该关注存在的美拉德反应产物，尤其是如5-HMF、丙烯酰胺、5-羟基麦芽酚、2,3-二氢-3,5-二羟基-6-甲基-4(H)-吡喃-4-酮（DDMP）等已经有毒性报道的物质，以控制各批成品质量的稳定性和均一性，保证临床疗效稳定和使用安全。

YQFM由红参、麦冬和五味子组方而成，组方中不仅含有一定量的醛、酮、还原糖、氨基酸、蛋白质和有机酸等物质，而且在制剂的工艺制备过程中又存在一系列的煎煮、浓缩、调酸碱等步骤，为美拉德反应的发生提供了必要的物质基础和外部条件，致使YQFM中含有一定量的美拉德反应产物。为保证YQFM的稳定性，提高其在临床应用上的安全性，本章节针对从YQFM中分离出来的DDMP、5-HMF和异麦芽酚-3-O-α-甘露糖苷3种美拉德反应产物，建立了定量分析方法，本方法简便精确保证了YQFM质量的稳定性，为药物使用的安全有效提供了保证。

（一）试验方法

1. 色谱条件

Waters Symmetry色谱柱（4.6 mm×250 mm，5 μm），流动相为甲醇–水梯度洗脱，见表9-2，柱温：30℃，流速：1 mL·min^{-1}，检测波长284 nm，理论板数按DDMP峰计算不低于6000。

表 9-2　梯度洗脱系统

时间（min）	流量（mL·min^{-1}）	水（%）	甲醇（%）
0～3	1.00	95	5
3～4	1.00	95→90	5→10
4～14	1.00	90	10
14～25	1.00	90→80	10→20
25～30	1.00	80	20

2. 样品制备

（1）对照品溶液制备

分别精密称取上述DDMP、5-HMF和异麦芽酚-3-O-a-甘露糖苷对照品适量，置于10 mL棕色容量瓶中，加甲醇溶解并定容至刻度，混匀，依次得到DDMP、5-HMF和异麦芽酚-3-O-a-甘露糖苷的浓度分别为0.510 mg·mL^{-1}、0.837 mg·mL^{-1}、0.679 mg·mL^{-1}的对照品储备液。精密吸取上述对照品储备液，按需要混合并稀释成适宜浓度，依次得到DDMP、5-HMF和异麦芽酚-3-O-α-甘露糖苷的浓度分别为91.04 μg·mL^{-1}、6.89 μg·mL^{-1}、36.87 μg·mL^{-1}的混合溶液。

（2）供试品溶液制备

取YQFM 1瓶，用5 mL水溶解后，上预先处理好的商品树脂柱顶端（Cleanert™，内径1.2 cm，树脂床高约2 cm，200目），速度约为1 mL·min⁻¹，继续用水5 mL冲洗，弃去洗脱液；再以40%甲醇洗脱，洗脱液收集于10 mL棕色量瓶中，并定容至刻度，混匀，即得。

3. 测定法

分别精密吸取上述两种溶液各5 μL，对上述两种溶液进行分析测定。

（二）方法学考察

1. 专属性

通过前期预实验发现，DDMP在红参、麦冬和五味子三味药材的单独提取物中都未检测出，而是在三味药材的提取物混合后加入相应的工艺辅料葡甲胺加热的过程中生成的；5-HMF在三味药材的提取过程中均有，且含量差异较大；异麦芽酚-3-O-α-甘露糖苷只存在于红参提取物中。故在此处设计实验，对YQFM中的这三种物质用LC-MS技术进行了确认。

具体实验为：HPLC参数同上；MS参数为：ESI源，雾化气压力：25.0 psi，干燥气流速：9.0 L·min⁻¹，干燥气温度：350℃，扫描范围：50～800 m/z，正离子扫描模式，在此色谱条件下的峰指认结果见表9-3。结果表明，供试品溶液和对照品溶液中的三种目标物质具有一致性，且在相应的色谱位置无杂质峰干扰。

表9-3　供试品和对照品溶液中色谱峰质谱指认结果

编号	物质名称	质谱碎片信息	分子式
1	2,3-二氢-3,5-二羟基-6-甲基-4(H)-吡喃-4-酮（DDMP）	145[M+H]⁺，127[M-OH]⁺	$C_6H_8O_4$（144）
2	2,3-二氢-3,5-二羟基-6-甲基-4(H)-吡喃-4-酮（DDMP）	127[M+H]⁺，109[M-OH]⁺	$C_6H_6O_3$（126）
3	异麦芽酚-3-O-α-甘露糖苷	599[2M+Na]⁺，311[M+Na]⁺	$C_{12}H_{16}O_8$（288）

2. 线性考察

分别精密称取上述的对照品储备液，稀释得到梯度浓度的混合对照品溶液，按色谱条件进样分析测定，以峰面积为纵坐标、进样量为横坐标进行线性回归，DDMP回归方程式为$Y=795115X-32531$（$r=0.9994$），范围为0.0910～0.9104 μg；5-HMF回归方程式为$Y=9437000X-24340$（$r=0.9974$），范围为0.0069～0.0689μg；异麦芽酚-3-O-α-甘露糖苷回归方程式为$Y=1688246X-18860$（$r=0.9994$），范围为0.0369～0.3687μg，结果表明各对照品在进样量范围内呈现良好的线性。

3. 精密度试验

精密吸取上述对照品溶液5 μL，连续进样5次，测得DDMP、5-HMF和异麦芽酚-3-O-α-甘露糖苷的峰面积，分别求得峰面积的RSD依次为0.61%、0.98%、0.28%，表明仪器的精密度良好。

4. 重复性试验

取同一批号的YQFM（1号）6瓶，制成供试品溶液，按色谱条件进行分析，测得DDMP、5-HMF和异麦芽酚-3-O-α-甘露糖苷的含量，其含量的平均值依次为416.1 μg·瓶$^{-1}$（RSD=0.40%），33.8 μg·瓶$^{-1}$（RSD=1.91%），212.6 μg·瓶$^{-1}$（RSD=0.83%），结果表明本方法重复性良好。

5. 稳定性试验

取同一供试品溶液，分别在配置后的0 h、3 h、6 h、9 h、12 h、15 h、18 h进样测定，测得DDMP、5-HMF和异麦芽酚-3-O-α-甘露糖苷的峰面积，其峰面积的RSD依次为1.80%、0.28%、1.01%，表明供试品溶液在18 h内稳定。

6. 加样回收试验

取已知含量的YQFM（1号）6份，每份取半瓶装量，精密称定，分别精密加入一定量的三种对照品，加入水5 mL溶解，制成供试品溶液，按色谱条件进行分析测定，结果DDMP、5-HMF和异麦芽酚-3-O-α-甘露糖苷的平均加样回收率依次为98.18%（RSD=0.47%），98.85%（RSD=0.21%），96.06%（RSD=0.83%），结果表明本方法精确度良好。

（三）样品测定

按上述建立好的方法对三批样品中的三种物质含量分别进行测定，参数及结果见表9-4，三批样品的测定结果均在线性范围内。

表9-4　三批样品的测定结果（n=2）

样品编号	2, 3-二氢-3, 5-二羟基-6-甲基-4（H）-吡喃-4-酮（DDMP）（μg·瓶$^{-1}$）	5-羟甲基糠醛（5-HMF）（μg·瓶$^{-1}$）	异麦芽酚-3-O-α-甘露糖苷（μg·瓶$^{-1}$）	总计（μg·瓶$^{-1}$）
1	423.55	28.52	229.41	681.50
2	506.15	32.92	157.46	696.55
3	462.78	40.99	160.31	664.09

实验结果表明，本方法简便精确，可用于测定YQFM中三种美拉德反应产物的含量。

（四）小结与讨论

以DDMP、5-HMF和异麦芽酚-3-O-α-甘露糖苷为对照品，建立了YQFM中这三种物质的HPLC测定方法，并利用LC-MS技术对样品中峰的专属性进行了指认，确认在相应位置无杂质干扰。

1. 波长的选择

DDMP、5-HMF和异麦芽酚-3-O-α-甘露糖苷三种物质在紫外区的最大吸收波长分别为290 nm、284 nm和280 nm，本研究中取284 nm处作为检测波长。

2. 样品处理方法考察

同时考察了用SPE柱处理样品时样品的未保留流出液，5 mL水洗脱液、收集完供试品溶液之后另外10 mL的甲醇洗柱液及空白甲醇走梯度时3个目标物质的检测，结果说明在1瓶制剂上样处理时在这四部分中均没有检测到目标物质，表明SPE小柱处理技术没有带来损失。

3. 稳定性讨论

前期的研究中发现DDMP和5-HMF稳定性欠佳，尤其是DDMP，对酸和热敏感，保存不当时能变化生成部分麦芽酚和其他杂质，故混合对照品配制时需要迅速、避光，用醇类作为溶剂，配制好之后需要保存在冰箱中。供试品溶液和对照品溶液在进行HPLC测定时样品箱中的温度不能过高。初步实验发现在稳定性考察实验超过20 h（室温）时DDMP和5-HMF存在分解变化。就本实验中的样品而言，随着储藏时间的不同，此类物质的量会有变化。

4. 限量确定

作为美拉德的反应产物，曾经报道过5-HMF在注射剂中存在着一定的不良药理活性，多国的药典中已经控制了其在注射剂中的限量；而目前对DDMP和异麦芽酚-3-O-α-甘露糖苷对这两种组分药理方面的报道还不多，还不能确定其利弊，第四节的初步致敏实验表明DDMP也可能存在一定程度的致敏性，故还需在后继的研究中进行进一步的实验，将药理和实际生产结合起来，积累多批制剂的含量数据，制定合理的限度。

此外，美拉德反应的产物中还有麦芽酚，DDMP变化也能衍生出少许麦芽酚，但对10批YQFM的检测发现，麦芽酚含量却很少，有的批次几乎检不出，分析发现由于麦芽酚主要是来自于红参中，在红参提取物中的含量就很少，故未对其测定进行含量测定。

以DDMP、5-HMF和异麦芽酚-3-O-α-甘露糖苷为对照品，建立了YQFM中这三种物质的HPLC测定方法，并利用LC-MS技术对样品中峰的专属性进行了指认，确认在相应位置无杂质干扰。

三、HPLC-ELSD 法测定 YQFM 中甘露醇含量

YQFM的辅料有甘露醇和葡甲胺，甘露醇被作为赋形剂使用，甘露醇无紫外吸收，不能采用紫外检测[34-35]，现文献报道多采用碘量法[36]及HPLC-RID[35-37]，但示差折光检测器灵敏度低，易受外界环境影响，并且不普及，所以限制了该检测方法的使用。本章节以YQFM为研究对象，建立了HPLC-ELSD测定制剂中甘露醇含量的方法，该方法稳定可靠，不但可以用于成品质量监测还可用于后期多糖定量测定时使用。

（一）试验方法

1. 色谱条件

采用Prevail™ Carbohydrate ES（4.6 mm×250 mm，5 μm）色谱柱，柱温30℃；以乙腈–四氢呋喃（100：2）为流动相A，0.1%乙酸水溶液为流动相B，流速：1 mL·min⁻¹；按表9-5进行梯度洗脱。以ELSD检测器进行检测，载气流速2.5 L·min⁻¹，漂移管85℃。理论板数按

果糖计应不低于6000（表9-5）。

表 9-5 糖类物质分离梯度洗脱系统

时间（min）	流动相 A（%）	流动相 B（%）
0	80	20
20	80	20
23	72	28
30	72	28
33	80	20
45	80	20

2. 对照品溶液的制备

精密称取甘露醇对照品适量，加水制得含甘露醇 0.337 mg·mL^{-1} 和 0.673 mg·mL^{-1} 的对照品溶液。

（二）方法学验证

1. 专属性实验

取不含甘露醇的阴性制剂内容物适量（相当于制剂 0.13 g 粉末），按给定的供试品溶液制备方法制备及给定的色谱条件测定，结果见图9-2。图色谱表明，甘露醇色谱峰与其他组分峰分离良好，无干扰，表明该色谱系统对甘露醇测定的专属性很好。

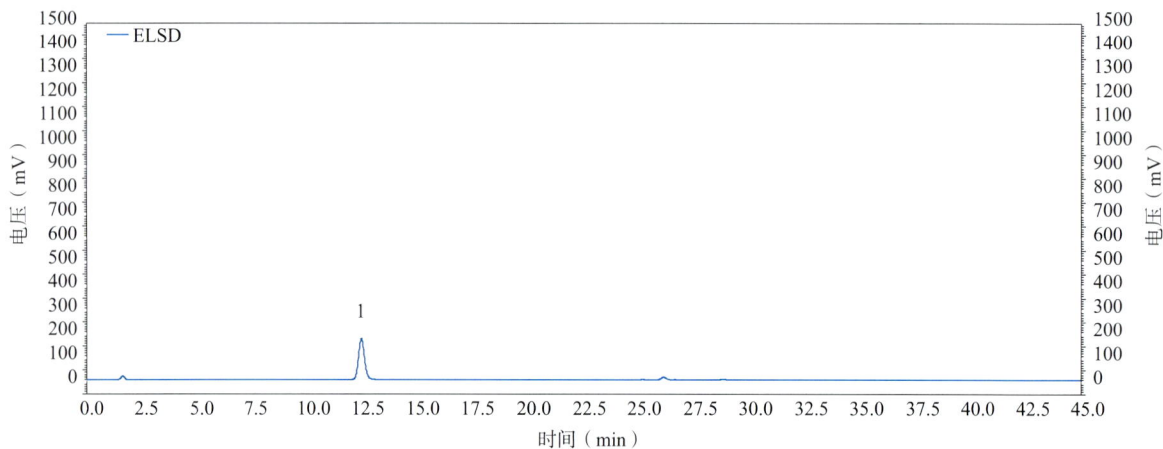

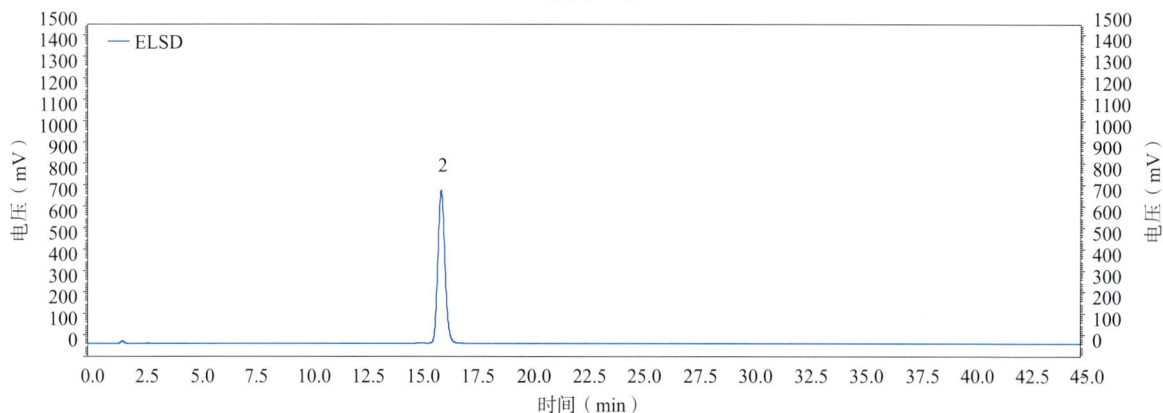

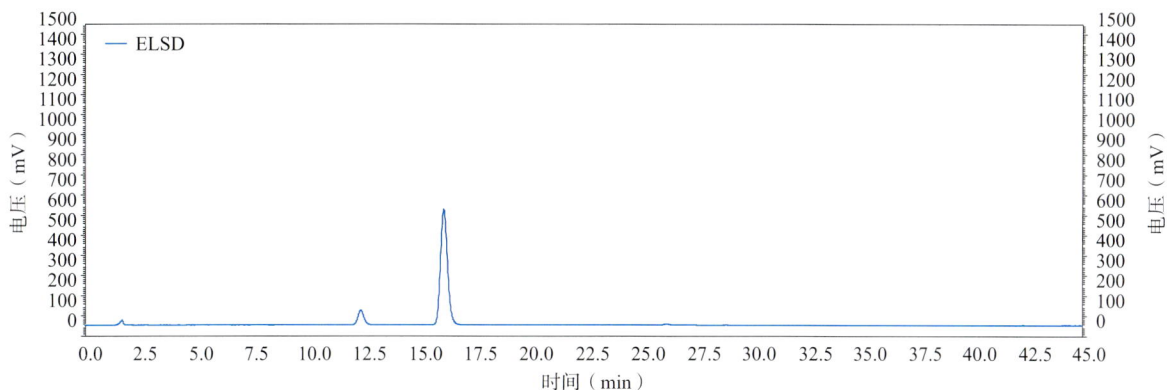

图 9-2　HPLC-ELSD 测定甘露醇专属性色谱图

1. 果糖，2. 甘露醇

2. 线性与范围考察

取干燥恒重后的甘露醇对照品适量，精密称定，配制成 $0.673\ \mathrm{mg\cdot mL^{-1}}$，分别进样 2 μL、4 μL、6 μL、8 μL、12 μL、16 μL、20 μL、24 μL。

按给定的色谱条件进样、测定，以甘露醇色谱峰峰面积的对数值为纵坐标，进样质量的对数值为横坐标作图，得线性回归方程为 $Y=1.45X+5.9841$（$R^2=0.999$），进样范围为 $1.346\sim10.768\ \mu\mathrm{g}$，表明只要在此浓度范围内测定，结果是可靠的。

另外，从回归曲线看出，其截距远远大于零，是一条不过"0"点的直线，因此，含量测定时至少采用两点浓度法，才能准确测定甘露醇含量。

3. 供试品溶液中甘露醇含量测定的重复性试验考察

取制剂内容物 0.1 g，分别精密称定，按给定的供试品溶液制备条件制备及给定的色谱条件测定，每组样品平行 3 次，RSD 为 0.55%，表明测定时，色谱分离系统及较紫检测器状态较稳定，从一个侧面说明建立的色谱分离与测定方法是较好的。

供试品溶液中的甘露醇含量测定结果是为制剂的总糖测定的辅助测定。因此采用的是同一份供试品溶液测定，只要供试品溶液中的甘露醇含量能够准确测定，则制剂中的总多糖测定的结果就能比较准确，比显色法测定总多糖的结果更稳定、可靠。

4. 供试品溶液中甘露醇稳定性考察

取重复性试验中的 1 份供试品溶液按给定的色谱条件，连续进样 6 次进样，以甘露醇色谱峰面积进行统计，结果显示 RSD 为 0.49%（$n=6$），完全满足供试品溶液中的甘露醇含量测定的要求。

5. 甘露醇加样回收率考察

取干燥恒重的甘露醇对照品适量，精密称定，制成浓度为 $5.405\ \mathrm{mg\cdot mL^{-1}}$ 甘露醇对照品溶液，已知甘露醇含量批号为 20111106 的制剂粉末（甘露醇含量为 $589.8627\ \mathrm{mg\cdot g^{-1}}$）0.05 g，共 9 份，精密称定，分别加入甘露醇对照品溶液（$5.405\ \mathrm{mg\cdot mL^{-1}}$）5 mL 和水 5 mL，混匀，按给定的预处理和给定的色谱条件分析测定，每组样品平行2次。以（供试品测得量－原溶液中甘露醇量）/甘露醇加入量，求得回收率，结果显示加样回收率测定的均值为100.17%，RSD%=2.46%，表明供试品溶液制备方法及色谱分离测定方法是比较好的，结果稳定、准确和可靠。

（三）样品测定

分别取6批YQFM内容物，研匀；精密称定0.1 g，每批平行2份，分别按给定的供试品溶液制备条件制备，得到各自供试品溶液。

分别按给定的色谱方法分离测定甘露醇，即得结果，见表9-6。

表9-6　6批制剂中甘露醇含量测定结果

样品批号	取样量（g）	峰面积	峰面积对数	样品含量（mg·g^{-1}）	平均每瓶含量（mg·瓶$^{-1}$）	均值（mg·瓶$^{-1}$）	RSD（%）
20131012	0.1024	13553539	7.1321	604.4934	392.92		
	0.1024	13542962	7.1317	604.1680	392.71		
20131015	0.1001	13193382	7.1204	607.0030	394.55		
	0.1001	13249631	7.1222	608.7866	395.71		
20131017	0.1010	13627336	7.1344	615.1720	399.86		
	0.1010	13624190	7.1343	615.0740	399.80	396.54	0.77
20131019	0.1002	13207124	7.1208	606.8327	394.44		
	0.1002	13179087	7.1199	605.9440	393.86		
20131021	0.1002	13285897	7.1234	609.3266	396.06		
	0.1002	13348354	7.1254	611.3006	397.35		
20131025	0.1006	13657085	7.1354	618.5475	402.06		
	0.1006	13515363	7.1308	614.1136	399.17		

（四）小结与讨论

由以上的含量测定结果可以看出，此6个批号的YQFM样品中甘露醇的含量都比较稳定，说明相关工艺已经很成熟。本节所采用的样品前处理方法以及HPLC-ELSD的方法测定YQFM中甘露醇的含量，方法简便易行，适用于控制和评价YQFM的质量。

四、HPLC-ELSD 法测定 YQFM 中葡甲胺的含量

YQFM的辅料有甘露醇和葡甲胺，葡甲胺可作为食品药品添加剂使用，由于其结构中具有胺基，可以与一些药物成盐，增加其溶解度，因而在一些药品中常被作为助溶剂使用。近年来，少见有药物中葡甲胺含量测定的报道，未见文献对YQFM中葡甲胺的含量进行测定。

本章节以YQFM为研究对象，建立了HPLC-ELSD测定制剂中葡甲胺含量的方法，所建立的方法操作简便、准确可靠，可为YQFM的质量控制及可测成分定量分析提供技术方法。

（一）液相条件的优化

初始条件：采用Waters Sepherisorb SCX（250 mm×4.6 mm，5 μm）色谱柱，柱温：30℃；以0.05 mol·L^{-1}乙酸铵（乙酸调节pH 3.0）-乙腈（50∶50）为流动相，等度洗脱，流速1.0 mL·min^{-1}。检测器：ELSD，参数设置为增益15，气体压力35 psi；Neb heater：60%；漂移管温度80℃，进样体积10 μL。

1. 乙酸铵浓度的考察

在其他条件如初始条件，分别考察乙酸铵浓度为0.01 mol·L^{-1}、0.03 mol·L^{-1}、0.05 mol·L^{-1}时葡甲胺色谱峰峰形、响应值、峰高情况，见图9-3。结果显示0.01 mol·L^{-1}乙酸铵时流动相洗脱液洗脱能力太弱，在40 min内未能冲出葡甲胺，故弃用，当乙酸铵浓度为0.05 mol·L^{-1}时，峰形、峰面积和峰高明显优于0.03 mol·L^{-1}，故选用0.05 mol·L^{-1}乙酸铵。

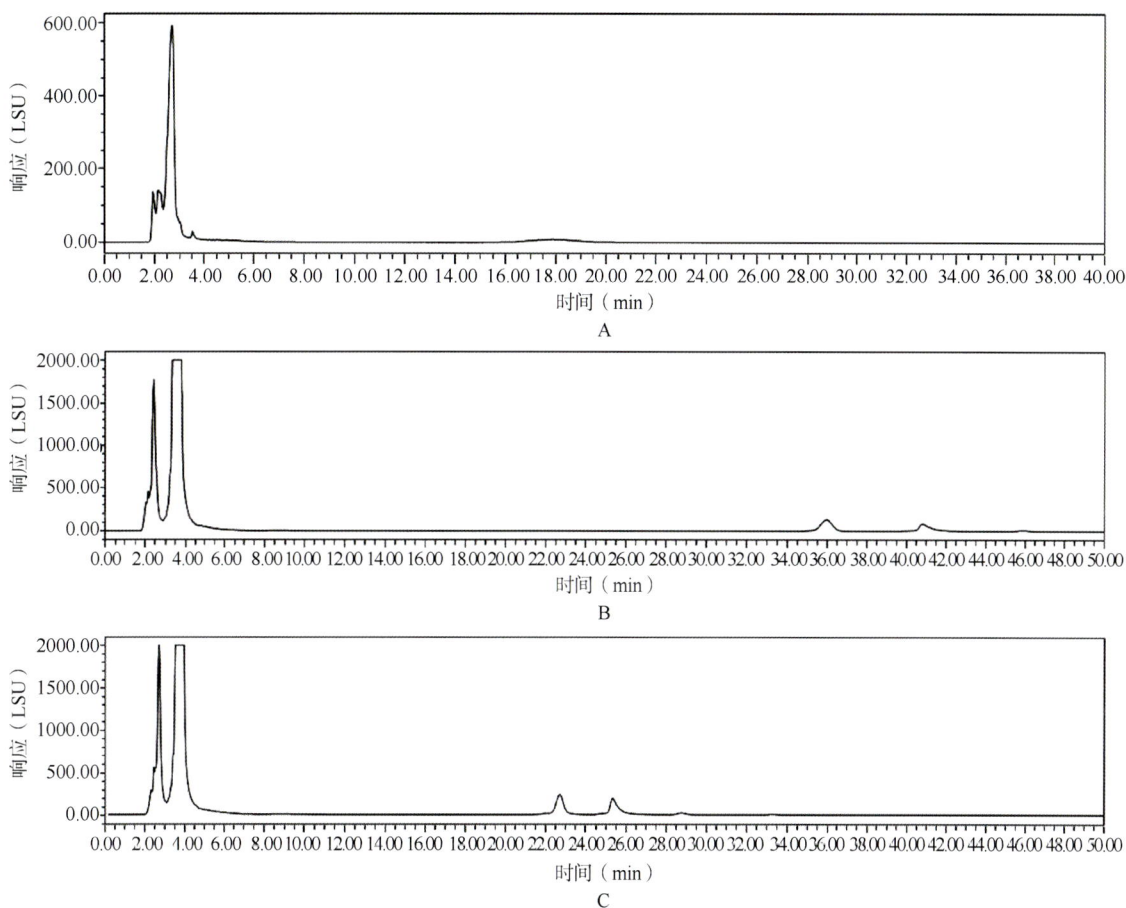

图 9-3　不同浓度乙酸铵对葡甲胺色谱分离的影响
A. 0.01 mol·L^{-1}；B. 0.03 mol·L^{-1}；C. 0.05 mol·L^{-1}

2. 流动相比例的考察

其他条件如初始条件的情况下，分别考察流动相乙腈∶水=60∶40，50∶50，40∶60，45∶55，48∶52时葡甲胺的峰形、响应值、峰高、分离度情况，见图9-4。结果可以看出乙腈比例越高，色谱峰分离度越高，水相比例越高，系统洗脱能力越强，但是乙腈∶水=40∶60是临界值，当比例低于此值，峰分不开，从图9-4显示的结果可以看出当乙腈：水=48：52时，分离度较好，峰型较好，出峰时间合适，故选择乙腈：水相=48：52。

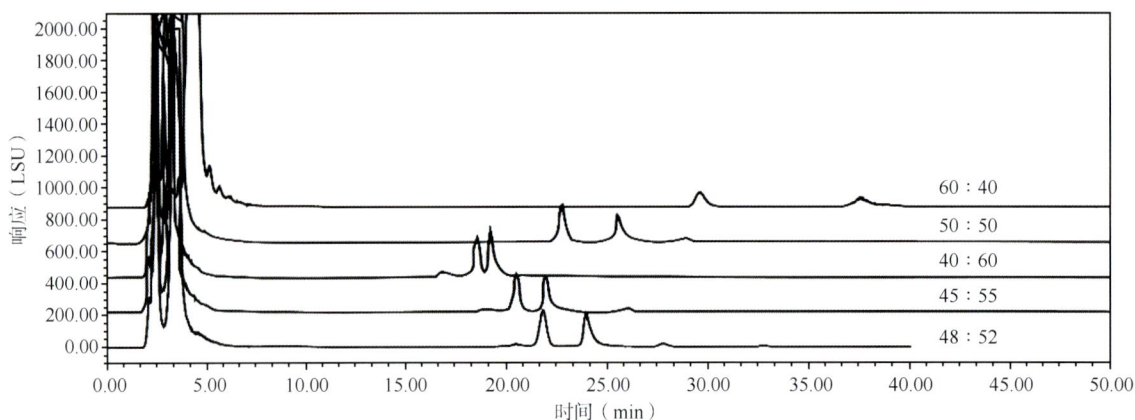

图9-4　流动相比例对葡甲胺色谱分离的影响

3. 色谱柱温度的考察

流动相乙腈：水比例为48：52，其他条件如初始条件情况下，分别考察不同色谱柱温度对葡甲胺色谱峰、响应值、分离度等的影响，考察的色谱柱柱温分别为20℃、30℃、35℃、40℃，结果显示，4个条件下色谱峰的分离度均符合要求，柱温越高峰响应值越大，峰高越大，因此选择柱温40℃作为检测条件。

4. 增益的考察

流动相乙腈：水比例为48：52，色谱柱温为40℃时，其他条件如初始条件情况下，分别考察检测器增益为5、15、20、30时色谱峰的响应值、峰高的值，检测结果显增益为30时葡甲胺峰的信号最大，信噪比也最大，因此选择增益为30。

5. 气体压力的考察

设定流动相乙腈：水比例为48：52，色谱柱温为40℃，增益为30，其他条件初始条件情况下，分别考察气体压力为25 psi、30 psi、35 psi时色谱峰的响应值、峰高及峰宽的值，实验表明，气体压力对信号响应值有一定的影响，随着气体压力的增加，峰面积和峰宽均增加，但峰面积增加相较峰宽增加并不明显，压力为30 psi时峰高最小，为25 psi和35 psi峰高差不多大小，当压力为20 psi时峰形最好，综合以上结果，选择气体压力为20 psi。

6. 漂移管温度的考察

设定流动相乙腈：水比例为48：52，色谱柱温为40℃，增益为30，气体压力为20 psi，分别考察漂移管温度为60℃、70℃、80℃、90℃时色谱峰的响应值、峰高的值，实验发现，随着漂移管温度的升高，葡甲胺色谱峰的保留时间没有发生明显的变化，但峰面积随之降低。当漂移管温度为90℃时，葡甲胺峰面积降至60℃时的一半以下，当漂移管温度为60℃、70℃时，葡甲胺色谱峰的面积值接近，但60℃时的峰面积和峰高均更大，而峰宽更小，峰形更好，综合以上因素，选择漂移管温度为60℃。

7. pH 和流动相比例的综合调整

在实验过程中，发现用上述优化出的条件，葡甲胺色谱峰拖尾还是很严重，实验过程中考虑采取换流动相比例及采用2010年版《中国药典》方法均不能解决此问题，考察改变流动相pH，并结合调整流动相乙腈：乙酸铵溶液的比例继续优化条件，结果如图9-5所示。

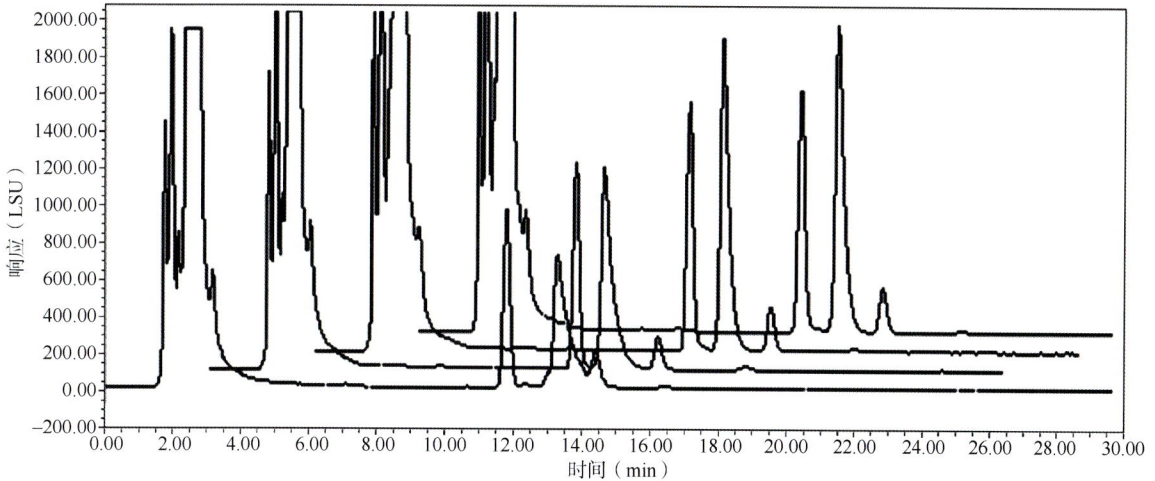

图 9-5 pH 和流动相比例综合考察

注：从上向下依次为 pH=3.5，乙腈：乙酸铵 =48 ：52；pH=3.5，乙腈：乙酸铵 =43 ：57；pH=3.0，乙腈：乙酸铵 =43 ：57；pH=3.0，乙腈：乙酸铵 =44 ：56

从以上结果可以看出，一定条件下，流动相中乙酸铵溶液比例越大，色谱峰之间分离度越好，但是流动相比例的改变并不能改善峰型，只有当流动相 pH 低至3.0时葡甲胺峰拖尾才得到明显抑制，此时乙腈：乙酸铵溶液=43 ：57，峰分离度、峰形更好，因此选择pH=3.0，乙腈：乙酸铵溶液=43 ：57。

（二）检测条件的确定

1. 样品的制备

对照品溶液：精密称取葡甲胺对照品适量，置于250 mL 容量瓶中，加水至刻度，混匀，制成浓度为3.6256 mg·mL^{-1}的对照品溶液。

阴性对照溶液：按照YQFM配方比例，取红参提取物、五味子提取物、麦冬提取物，按照工艺流程制备葡甲胺阴性对照溶液。

供试品溶液的制备：取一支YQFM 0.65 g，精密称定，加水溶解并定溶于10 mL 容量瓶中（超声助溶），用0.45 μm PES 微孔滤膜滤过，即得。

2. 色谱条件及系统适用性试验

采用 Waters Sepherisorb SCX 色谱柱（250 mm×4.6 mm，5 μm），以0.05 mol·L^{-1}乙酸铵（乙酸调节 pH 3.0）-乙腈（57 ：43）为流动相；ELSD检测器，漂移管温度60℃，载气流量20 psi，增益30。流速1.0 mL·min^{-1}，柱温40℃，进样量10 μL。

在上述色谱条件下，葡甲胺峰与相邻峰的分离度大于1.5，对称因子符合要求，理论塔半数按葡甲胺峰计高于2万。样品与对照品的色谱图见图9-6。

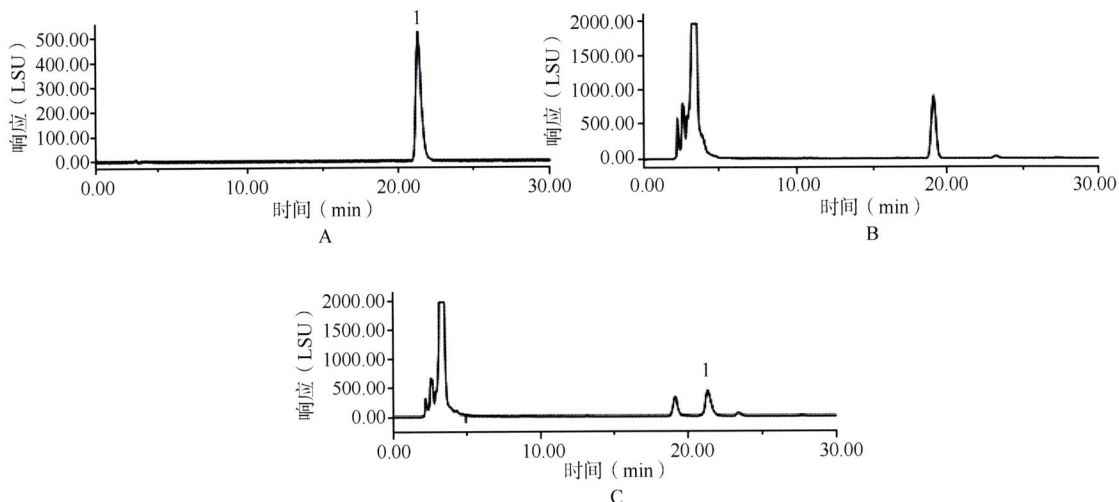

图9-6　葡甲胺对照品（A）、YQFM阴性对照（B）和YQFM样品（C）的HPLC-ELSD色谱图

（三）方法学验证

1. 线性关系考察

分别精密吸取葡甲胺对照品溶液3.0 mL、5.0 mL、9.0 mL、13.0 mL、15.0 mL、20.0 mL，置于25 mL容量瓶中，加水至刻度，摇匀，制成浓度依次为0.435 mg·mL^{-1}、0.725 mg·mL^{-1}、1.305 mg·mL^{-1}、1.885 mg·mL^{-1}、2.175 mg·mL^{-1}、2.900 mg·mL^{-1}的标准品溶液，依次精密吸取10 μL，注入液相色谱仪，按色谱条件测定，记录峰面积。进样量（μg）的对数X与峰面积的对数Y经线性回归，得回归方程为：$Y=1.1956 X+9.4059$（$r=0.9998$），结果表明葡甲胺进样量在4.351～29.005 μg范围内线性关系良好。

2. 定量限和检测限

以信噪比10∶1时确定葡甲胺的定量限为17403 μg·mL^{-1}，以信噪比为3∶1时确定葡甲胺的检测限为72.51 μg·mL^{-1}。

3. 精密度试验

精密吸取浓度为1.305 mg·mL^{-1}的阳性对照品溶液，按色谱条件进样10 μL，连续进样6次，结果葡甲胺峰面积值的RSD为1.30%，表明仪器精密度良好。

4. 重复性试验

取同一批样品（批号：20100404），分别取1瓶量药粉，精密称定，平行制备6份供试品溶液，进样10 μL进行测定，结果样品中葡甲胺的平均含量为16.29 mg·g^{-1}，RSD为2.72%，表明本方法重复性良好。

5. 稳定性试验

取同一样品（批号：20100404）的供试品溶液1份，分别在0 h、2 h、4 h、6 h、8 h、10 h、12 h进样10 μL进行测定，结果葡甲胺峰面积的RSD为2.02%，表明供试品溶液12 h内稳定性良好。

6. 加样回收率试验

精密称取已知含量的 YQFM（批号：20100404）0.368 g，共9份，3份为一组，分别按照样品中葡甲胺含量的80%、100%、120%加入葡甲胺对照品溶液（浓度为6.03 mg·mL^{-1}），平行制备供试品溶液，每份溶液进样10 μL，测定并计算回收率，结果平均回收率（$n=9$）为100.27%，RSD为2.21%。

（四）样品测定

取18批YQFM各3份，制备供试品溶液，分别进样10 μL进行分析，分别取浓度为0.435、1.305 mg·mL^{-1}的标准品溶液，精密吸取10 μL，注入液相色谱仪，记录色谱峰面积，以峰面积的常用对数代入曲线（外标两点法）计算葡甲胺含量，结果见表9-7。

表 9-7　18 批 YQFM 中葡甲胺含量测定结果（$n=3$）

样品编号	样品量（g）	葡甲胺含量（mg·g^{-1}）	RSD（%）
1	0.6413	16.66	1.1
2	0.6399	16.29	0.81
3	0.6479	16.34	0.56
4	0.6532	17.62	1.1
5	0.6374	16.41	1.1
6	0.6421	16.88	1.0
7	0.6393	17.11	1.9
8	0.6423	17.15	1.1
9	0.6428	17.09	0.87
10	0.6352	17.74	1.2
11	0.6426	17.62	0.88
12	0.6472	14.94	1.3
13	0.6420	15.50	2.1
14	0.6383	12.10	1.5
15	0.6374	16.41	1.2
16	0.6421	16.88	0.98
17	0.6423	17.15	1.6
18	0.6352	17.74	1.9

（五）小结与讨论

研究者曾考察过2010年版方法，发现《中国药典》方法峰形差，拖尾严重。本章节采用了通用型检测器ELSD测定不具有紫外吸收的葡甲胺含量，利用阳离子交换色谱柱对阳离子具有保留能力的特点，选取具有挥发性的乙酸铵-乙酸作为缓冲液，对液相色谱分离条件进行优化，最终建立了稳定、可靠的HPLC-ELSD法测定YQFM中葡甲胺的含量。

18批次的检测结果显示批间含量差别不大，说明工艺稳定。考察葡甲胺在制剂工艺过程中变化情况，实验室模拟和实际工艺中取样结果一致，葡甲胺含量在工艺中一直比较稳定，但是测得量均稍低于实际加入量，一方面可能是工艺过程中损失，另一方面可能是由于葡甲胺的氨基与制剂中某些成分发生反应所致。

五、LCMS-IT-TOF 同时测定 YQFM 中 3 种麦冬皂苷类成分的含量

目前虽然有很多对生脉散类制剂的物质基础及药效等方面的研究，但是几乎没有报道制剂中麦冬皂苷类成分的研究，其一是因为麦冬皂苷在制剂中含量极低，容易被人参皂苷的信号覆盖，普通液相色谱方法无法检测，其二是因为麦冬皂苷的对照品难以获得。本研究利用实验室前期制备的麦冬皂苷对照品和能从市场上购得的对照品作对照，采用高灵敏度的UPLC-IT-TOF/MS 多级质谱鉴定这些成分在 YQFM 中是否存在，此外，还建立了稳定可靠的UPLC-IT-TOF/MS 含量测定方法，同时测定了 YQFM 中 3 种麦冬皂苷的含量。

（一）试验方法

1. 样品制备

对照品溶液制备：精密称取适量的麦冬皂苷 B、C、Ra、D、D'、25R-龙血苷 F 对照品，溶于甲醇中制得浓度约 1.0 mg/mL 的各对照品储备液，摇匀即可。

供试品制备：精密称取 YQFM 样品 200 mg，加 10 mL 纯水溶解，上已活化好的 SPE 小柱，先用 10 mL 20% 甲醇洗脱，再用纯甲醇洗脱，用 10 mL 容量瓶收集洗脱液至近刻度，甲醇加至刻度，摇匀，经 0.45 μm 微孔滤膜滤过，得制剂供试品溶液。精密称取麦冬提取物 20 mg，加 10 mL 纯水溶解，上已活化好的 SPE 小柱，其余步骤同上，即得麦冬提取物供试品溶液。

2. 检测条件

色谱条件：色谱柱 ACQUITY UPLC HSS T3（100 mm×2.1 mm，1.8 μm），流动相 A 为 0.05% 甲酸水，B 为乙腈，流速为 0.4 mL·min^{-1}，柱温为 30℃，供试品溶液进样 5 μL，洗脱条件见表 9-8。

表 9-8　洗脱程序表

时间（h）	流动相 A（%）	流动相 B（%）
0	80	20
3	63	37
4	53	47
8	53	47
10	40	60
11	40	60
12	20	80
14	12	88
16	1	99
20	1	99
21	80	20
23	80	20

质谱条件：检测器电压1.65千伏，ESI毛细管电压3.5千伏，锥孔电压30伏，氮气流速1.5 L·min^{-1}，温度40℃，CDL温度200℃，HBT温度200℃，离子阱压力1.9×10^{-2}帕，TOF压力2.2×10^{-4}帕，正负离子两种模式进行扫描，一级扫描范围为200～1400 Da。

取配制好的对照品储备液按照上述液相条件检测，取制得的各对照品储备液，注入LC-IT-TOF-MS中，考察各对照品最佳提取总离子流（TIC）；按照供试品溶液制备方法分别制备一份YQFM制剂供试品溶液（YQFM）和麦冬提取物供试品溶液（MD），注入LC-IT-TOF-MS，在样品检测结果中提取相应对照品TIC，结果如表9-9。

表9-9　样品中各麦冬皂苷化合物离子流检测情况

标准品	麦冬皂苷 B	麦冬皂苷 C	麦冬皂苷 D	麦冬皂苷 D′	麦冬皂苷 Ra	25R-龙血苷 F
TIC（−）	767.41	931.42	899.45	899.45	799.38	783.39
YQFM	−	+	−	−	+	+
MD	+	+	+	+	+	+

注："+"表示检测有，"−"表示检测无

由于上述条件下，麦冬皂苷负离子模式下响应值较大，故上述对照品均是提取负离子流。从表9-9中可以看出这6种化合物在麦冬提取物中均存在，制剂中只能检测到3种（提示可能与制剂过程中的过滤和超滤步骤有关），可以考察制剂中这3种化合物的含量。

（二）方法学考察

1. 专属性考察

以样品的溶剂甲醇作为空白进样，与样品同用上述色谱质谱条件和数据处理方法，分别提取离子流，结果如图9-7C所示，专属性好，所测样品监测离子特异性强。

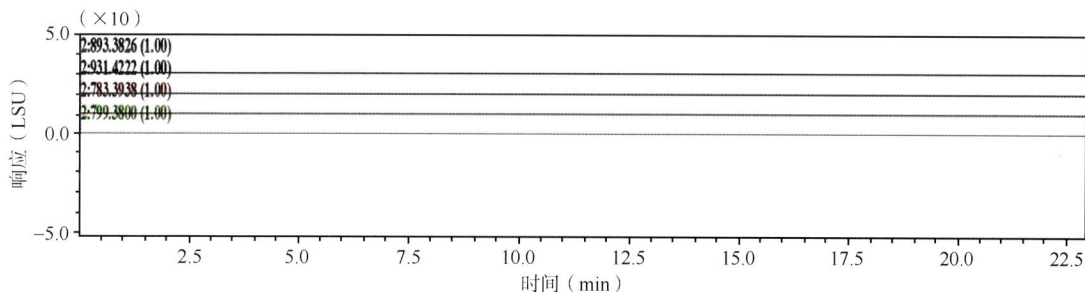

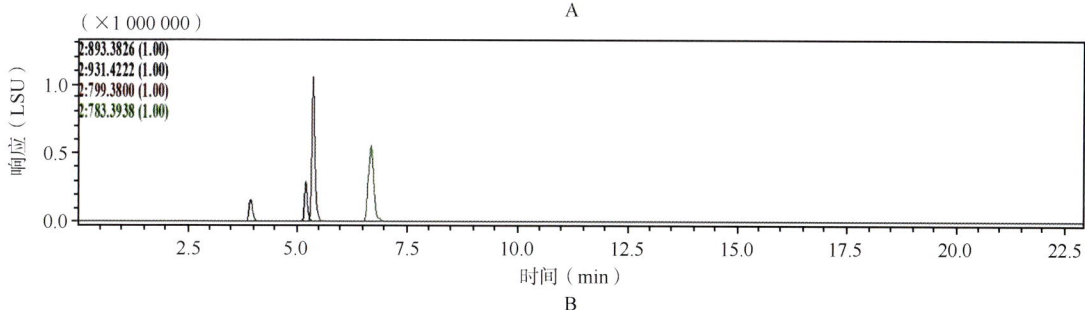

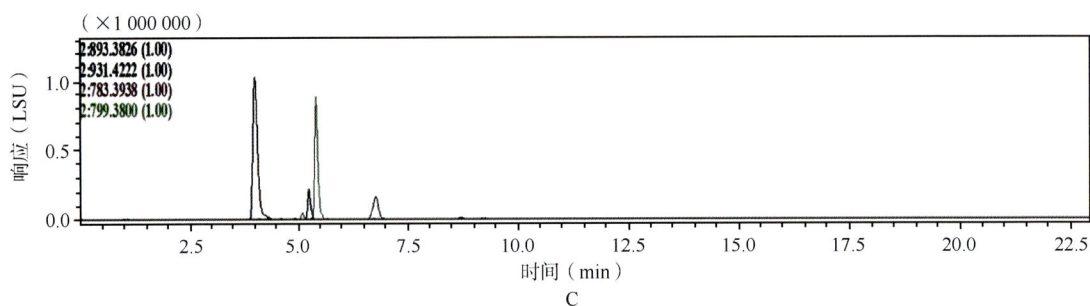

图 9-7 专属性

A. 空白；B. 标准品；C. YQFM 样品

2. 线性和范围

取各对照品储备液，不断稀释，配制合适的一系列已知浓度的对照品溶液，共 5 个不同浓度，以目标物相应离子流峰面积为 y 轴，进样量为 x 轴，进行线性回归，结果如表 9-10 所示，结果显示 3 个化学成分在一定范围内线性良好（$r \geqslant 0.9961$）。

表 9-10 线性和范围

标准品	保留时间（h）	提取离子流	线性范围（ng）	线性	r
麦冬皂苷 C	5.15	931.4222[M+HCOO]⁻	0.47 ～ 4.72	$y=1E+09x+116941$	0.9961
麦冬皂苷 Ra	5.33	799.3800[M+HCOO]⁻	0.96 ～ 9.56	$y=2E+09x+654028$	0.9979
25R- 龙血苷 F	6.69	783.3938[M+HCOO]⁻	0.87 ～ 8.72	$y=1E+09x+272090$	0.9992

3. 精密度试验

精密吸取同一混合对照品溶液 5 μL，在上述条件下连续进样 6 针，计算 6 次进样各标准品峰面积的相对标准偏差（RSD），考察日内精密度，结果显示麦冬皂苷 C RSD 为 2.7%、麦冬皂苷 Ra RSD 为 2.7%、25R- 龙血苷 F RSD 为 3.0%，表明仪器精密度良好。

4. 稳定性试验

取 YQFM（批号：20150506），制备制剂供试品溶液，在室温下放置，分别于 0 h、2 h、4 h、6 h、8 h、10 h、12 h 进样分析，记录色谱图，提取相应组分离子流并积分，计算峰面积的 RSD，结果显示麦冬皂苷 C RSD 为 2.4%、麦冬皂苷 Ra RSD 为 3.0%、25R- 龙血苷 F RSD 为 3.1%，表明样品溶液在 12 h 内稳定。

5. 重复性试验

取同一批 YQFM（批号：20150506），精密称取 6 份，每份约 200 mg，制备供试品溶液，以同样的进样方法分析，计算每个成分的含量，计算 RSD，由于 3 种标准品的标准曲线斜率远大于截距，故采用外标一点法进行计算，结果显示麦冬皂苷 C RSD 为 3.13%、麦冬皂苷 Ra RSD 为 3.63%、25R- 龙血苷 F RSD 为 3.12% 说明重复性良好，方法稳定。

6. 加样回收率试验

取已知待测物含量的样品，精密取样 9 份，按照 f3 个水平（80%，100%，120%）加入相应量的对照品，每个水平重复3次，按照实验方法处理样品及进样5 μL分析，测定含量，计算加样回收率，计算公式：加样回收率（%）=（测得量－样品中含量）/加入量×100%，结果显示麦冬皂苷C加样回收率为96.73%，RSD为2.45%；麦冬皂苷Ra加样回收率为98.38%，RSD为3.02%；25R-龙血苷F加样回收率99.06% RSD为2.59%，表明该方法的准确度良好。

（三）制剂含量测定

用建立好的方法测定13批YQFM中3种麦冬皂苷的含量，测定结果见表9-11。

表 9-11　　13 批样品中含量测定结果（*n*=13）

批号	成分					
	麦冬皂苷 C		麦冬皂苷 Ra		25R- 龙血苷 F	
	含量（μg·g⁻¹）	RSD（%）	含量（μg·g⁻¹）	RSD（%）	含量（μg·g⁻¹）	RSD（%）
20130306	6.45		24.98		16.41	
20130506	12.47		22.27		17.17	
20140306	12.41		21.86		17.97	
20140503	10.79		20.47		17.21	
20140705	9.08		22.35		17.65	
20140806	11.18		20.34		15.22	
20141006	9.87	23.58	20.91	9.67	15.97	16.39
20141108	13.34		25.47		16.96	
20150203	12.94		23.03		13.20	
20150406	15.21		24.83		9.85	
20150506	12.84		21.79		11.17	
20150606	16.46		26.56		14.82	
20150806	16.67		26.63		15.68	

（四）小结与讨论

本章将之前分得的5个化合物以及实验室现有的麦冬皂苷B、C作为标准品，考察这些成分在麦冬药材提取物以及YQFM中的存在情况，结果发现这些麦冬皂苷在麦冬药材提取物中均存在，但是在YQFM制剂中只能检测到麦冬皂苷C、Ra、25R-龙血苷F，麦冬皂苷B、麦冬皂苷D、麦冬皂苷D′在生产过程中完全损失，结合制剂的生产工艺以及实验室其他人员的研究发现，这些成分可能是在制剂工艺过程中的过滤、超滤步骤损失。根据表9-11测定的结果可以看出，制剂中所含麦冬皂苷Ra较多，其次是25R-龙血苷F，麦冬皂苷C含量相对较少，并且3种成分含量变化波动都很大，麦冬皂苷C的含量检测结果RSD达到23.58%。以麦冬皂苷为考察指标可以看出，YQFM工艺不够稳定，建议在该产品的质量标准中加入对麦冬皂苷类成分的控制，并且改进生产工艺，尤其是制剂工艺过程中的过滤、超滤等步骤，以减少麦冬皂苷的损失并使制剂的质量得到进一步提升。

六、YQFM 中的类三萜内酯类物质含量测定

近年来研究者先后从五味子属植物中发现了约100多种三萜化合物，他们有较好的抗艾滋病病毒和抗肿瘤活性[38]，类三萜内酯是三萜类经过一系列结构重排和氧化形成的结构新奇、高度氧化的物质，报道有很好的活性[39]。YQFM中五味子含量的质量控制主要集中在木脂素的定量上，没有对三萜类物质进行研究。本文对基础研究获得的4种五味子中的类三萜内酯类物质，结合光谱数据和理化数据参考文献[40-42]后确认为De-hydroxy arisanlactone D，25-hydroxy schindilactone，Schindilachone A，Lancifodilactone D，建立了4种类三萜内酯类物质定量分析方法。

（一）试验方法

1. 色谱条件

Waters Symmetry 色谱柱（4.6 mm×250 mm，5 μm），流动相为乙腈–水（33∶67），柱温37℃，流速1 mL·min^{-1}，检测波长246 nm，进样10 μL。

2. 对照品溶液的制备

4种类三萜类对照品分别为：De-hydroxy arisanlactone D，25-hydroxy schindilactone，Schindilachone A，Lancifodilactone D（本实验室制备，经HPLC分析纯度＞96%）分别精密称取该4种对照品适量，置于10 mL容量瓶中，加甲醇溶解并稀释至刻度，混匀即得。

3. 供试品溶液的制备

取3个批号的五味子提取物粉末1 g和YQFM 10瓶（从生产部门的统计数据分析，每10瓶YQFM中所含的五味子提取物约为0.5 g），精密称定，置于20 mL离心管中，精密加入0.1 mol·L^{-1}氢氧化钠的50%甲醇溶液5 mL，超声溶解30 min（不加热），混匀，离心，精密量取上清液2 mL置于已处理（先用10 mL水洗脱，继用10 mL甲醇洗脱，再用10 mL水冲洗即可，流速均为1 mL·min^{-1}）的SPE小柱（Strata^{TM}-X商品柱，内径1 cm，树脂床高约2 cm，200目）顶端，先用50%甲醇溶液20 mL洗脱，弃去，继用甲醇洗脱至10 mL量瓶中，摇匀，即得。

（二）方法学考察

1. 专属性

用LC-MS方法对上述两种溶液中的目标峰进行了一致性指认。液相参数同上；质谱参数为：ESI源，雾化气压力55 psi，干燥气流速12 L·min^{-1}，干燥气温度350℃，扫描范围200～1300 m/z，负离子扫描模式，在此色谱条件下的峰指认结果见表9-12。结果表明供试品溶液和对照品溶液中的目标物质一致，在相应的色谱峰位置无杂质峰干扰（图9-8）。

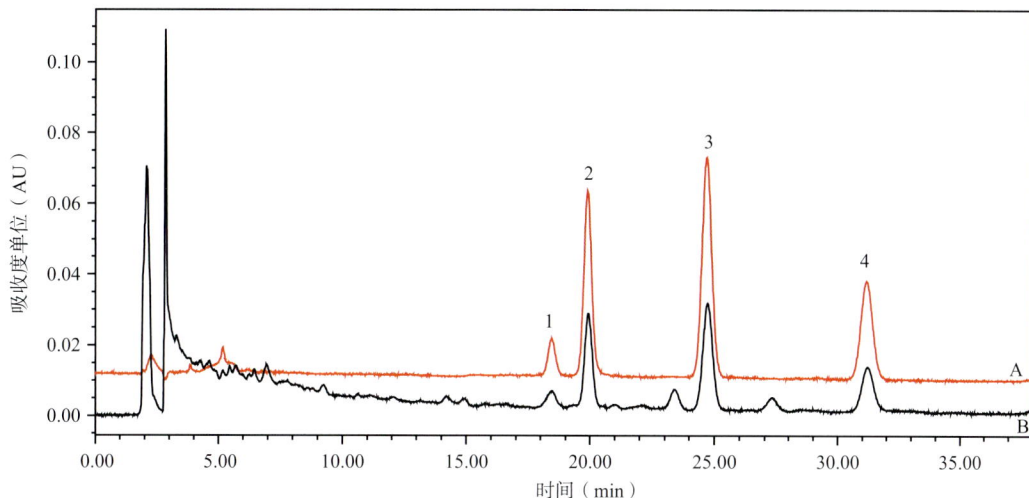

图 9-8　样品和对照品 HPLC 图

1. De-hydroxy arisanlactone D；2. 25-hydroxy schindilactone；3. Schindilachone A；4. Lancifodilactone D

A. 混合对照品溶液；B. 供试品溶液

表 9-12　供试品和对照品溶液中峰质谱指认结果

编号	物质名称	保留时间 t_R（min）	质谱碎片信息	分子式
1	De-hydroxy arisanlactone D	19.0	531[M−AC]⁻，609[M+Cl]⁻	$C_{31}H_{42}O_{10}$（574）
2	25-hydroxy schindilactone	20.6	557[M−H]⁻，593[M+Cl]⁻	$C_{29}H_{34}O_{11}$（558）
3	Schindilachone A	25.6	541[M−H]⁻，577[M+Cl]⁻	$C_{29}H_{34}O_{10}$（542）
4	Lancifodilactone D	32.3	525[M−H]⁻，561[M+Cl]⁻	$C_{29}H_{34}O_9$（526）

2. 线性考察

分别精密称取上述4种对照品适量，置于5 mL容量瓶中，加甲醇溶解并定容至刻度，混匀，得到含 De-hydroxy arisanlactone D，25-hydroxy schindilactone，Schindilachone A，Lancifodilactone D 浓度分别为1.80 mg·mL⁻¹，0.98 mg·mL⁻¹，0.95 mg·mL⁻¹，0.53 mg·mL⁻¹的对照品储备液。此储备液稀释得到一系列浓度梯度的对照品溶液，按色谱条件进行分析测定，以峰面积为纵坐标、进样量为横坐标进行线性回归，结果见表9-13。

表 9-13　4 种对照品的线性范围

对照品	回归方程	r	线性范围（µg）
De-hydroxy arisanlactone D	$Y=104333X-2222.6$	0.9993	0.075 ~ 1.800
25-hydroxy schindilactone	$Y=711360X-13964$	0.9993	0.098 ~ 0.980
Schindilachone A	$Y=657143X-13336$	0.9996	0.095 ~ 0.950
Lancifodilactone D	$Y=669433X-9465.8$	0.9992	0.053 ~ 0.530

结果表明各对照品在进样范围内呈现良好的线性。

3. 精密度试验

精密吸取对照品溶液10 µL，色谱条件连续进样5次，测得 De-hydroxy arisanlactone D，

25-hydroxy schindilactone，Schindilachone A，Lancifodilactone D峰面积，RSD依次为1.30%、1.59%、1.84%、0.88%，表明方法精密度良好。

4. 重复性试验

精密称取同一批号五味子提取物5份，制成供试品溶液，按色谱条件进行分析测定，测得De-hydroxy arisanlactone D，25-hydroxy schindilactone，Schindilachone A，Lancifodilactone D的含量的RSD依次为1.12%、1.29%、0.94%、1.44%，结果表明本方法重复性良好。

5. 稳定性试验

取供试品溶液，分别在配置后的0 h、4 h、8 h、14 h、20 h、26 h、32 h进样测定，分别测得De-hydroxy arisanlactone D，25-hydroxy schindilactone，Schindilachone A，Lancifodilactone D峰面积，其RSD依次为1.06%、1.15%、0.35%、0.53%，表明供试品溶液在32 h内稳定。

6. 加样回收试验

精密称取已知含量的五味子提取物样品6份，每份约0.5 g，精密称定，分别加入一定量的4种类三萜对照品，精密加入0.1 mol·L^{-1}氢氧化钠的50%甲醇溶液至5 mL，制成供试品溶液，按色谱条件进行分析测定，计算回收率，结果De-hydroxy arisanlactone D，25-hydroxy schindilactone，Schindilachone A，Lancifodilactone D的回收率分别为98.57（RSD=0.71%），96.44（RSD=1.87%），97.96（RSD=1.17%），97.27（RSD=1.28%），结果表明本方法精确性良好。

（三）五味子提取物和制剂含量测定

1. 提取物含量测定

对3批五味子提取物进行含量测定，结果见表9-14。

表9-14　3批样品的测定结果（n=3）

五味子提取物	De-hydroxy arisanlactone D（mg·g^{-1}）	25-hydroxy schindilactone（mg·g^{-1}）	Schindilachone A（mg·g^{-1}）	Lancifodilactone D（mg·g^{-1}）
1	3.634	1.067	1.223	0.656
2	1.898	0.761	0.892	0.336
3	1.778	0.318	0.498	0.252

结果表明，3批样品的测定结果均在线性范围内，且不同批次的样品之间含量差异较大。

2. YQFM 含量测定

分别精密吸取对照品溶液10 μL，YQFM溶液20 μL，按色谱条件对上述两种溶液进行分析测定，结果见图9-9，实验结果表明，在此分析条件下，4种物质分离良好，说明供试品溶液的制备方法能有效去除杂质对目标测定物质的干扰。

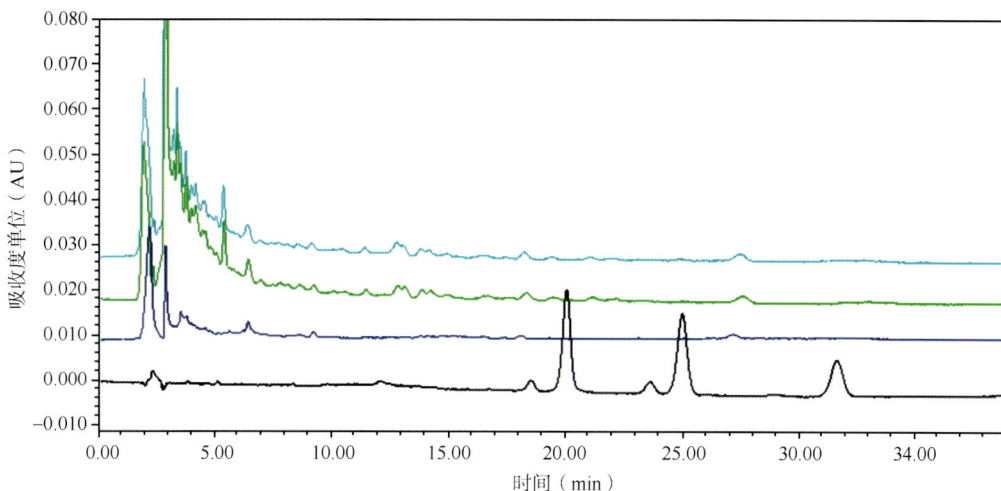

图 9-9　YQFM 中 4 种类三萜内酯类物质测定色谱图

从图9-9图谱可以看出，在折合成相同取样量的情况下，制剂中却几乎检测不出。

（四）小结与讨论

1. 色谱条件的优化

测定并比较了4种对照品的紫外光谱，发现De-hydroxy arisanlactone D 为末端吸收，其余3个物质的 λ_{max} 分别为246 nm、246 nm、247 nm，故选择了246 nm作为检测波长。同时比较了乙腈、甲醇、四氢呋喃、水、0.5%磷酸水等不同比例和组成的流动相的配比，以分离度和理论塔板数为优化指标，最后确定流动相组成为乙腈∶水（33∶67）。

2. 前处理方法的优化

三萜类物质在五味子提取物中的含量很低，且杂质干扰严重，故在前期研究中考察了不同的样品处理方法：001×1强酸性阳离子树脂柱还原、D261强碱性阴离子树脂柱富集、大孔树脂富集梯度洗脱及离子交换树脂和大孔树脂联用等不同种前处理方法，最终选定为SPE小柱富集。

五味子提取物由于含有较多酸性物质，在水中的溶解度欠佳，直接水溶过滤后分析发现目标物质转移不完全。前期预研究发现，五味子提取物在碱性溶液中较易溶解，且在溶解前其类三萜内酯类物质没有发生变化，另过大孔树脂时，类三萜内酯类物质主要存在于纯甲醇洗脱部分，故实验中选择用0.1 mol·L^{-1}氢氧化钠的50%甲醇溶液溶解上SPE小柱，用4倍柱体积的50%甲醇洗脱前期杂质，再用10 mL甲醇洗脱收集。在相同的色谱条件下，用HPLC考察了前期4倍柱体积的50%甲醇洗脱液和后期第二个10 mL甲醇溶液中的4种类三萜内酯类物质，结果在这两部分溶液中都没有目标物质，表明供试品溶液的处理方法合理。

3. 制剂中未检出原因分析

五味子中类三萜内酯类物质结构中有2个酯键，如图9-10为化合物Schindilachone A的结构：

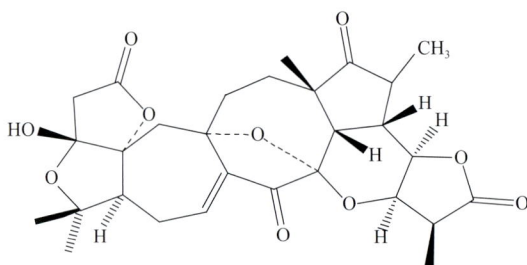

图 9-10　Schindilachone A 的结构式

因为分子中存在有两个双酯结构，存在着对 pH 的不稳定性，分析认为工艺中的一些辅料的引入和加热浓缩等步骤能引起结构的变化，比如在生产工艺中为了调节混合药液的酸碱度，加入了葡甲胺，并进行 100℃ 加热 1 h，初步推测是这步破坏了类三萜内酯类物质的结构。

七、基于一测多评法对 YQFM 中 9 种成分的质量控制研究

一测多评法（QAMS）是利用中药所含化学成分之间的比例关系，通过测定其中一种成分的含量，进而推算出其他成分含量的一种方法[43-44]，它能很大程度上降低了实验成本，提高了实验效率。目前，该方法已被《中国药典》收录，也是中药多指标、多成分质量控制模式未来发展的方向。

本章采用 QAMS 法，以人参皂苷 Rb_1 为内参物，建立其与人参皂苷 Rg_1、人参皂苷 Re、人参皂苷 Rf、人参皂苷 Rc、人参皂苷 Ro、人参皂苷 Rb_2、人参皂苷 Rd、五味子醇甲的相对校正因子（f）。通过外标法计算人参皂苷 Rb_1 的含量，再通过 f 计算 YQFM 中其他成分的含量。并将 QAMS 结果与外标法所得结果进行比较，以验证 QAMS 法的可行性和准确性。结果表明，QAMS 可以作为一种简便准确的质量控制模式用于 YQFM 中多种人参皂苷类成分及五味子醇甲的含量测定。

（一）试验方法

1. 样品预处理

YQFM 中含有复杂的化学成分，除人参皂苷和木脂素外，还含有糖类、色素类、辅料等物质，为减少后者对前者测定时的干扰，需对样品进行预处理。本实验采用 SPE 树脂柱对样品进行预处理，实验步骤（图 9-11）主要包括：先采用甲醇对 SPE 柱进行预处理，然后用水替换滞留在柱中的甲醇；用纯化水溶解样品后上样，使液体样品以适当流速通过 SPE 柱，由于吸附作用的存在，人参皂苷、木脂素、色素等物质被保留在 SPE 柱上，而糖类和辅料则没有保留；然后通过碱醇溶液来调节 pH，改变色素的形态，减弱其与树脂之间的吸附力，使其解吸流出；最后用纯甲醇洗脱 SPE 柱，收集洗脱液，备用。

通过对不同品牌 SPE 柱、上样浓度、体积流量、碱醇溶液浓度等因素的考察和筛选，最终确定的供试品溶液制备方法如下：

精密称取 YQFM 1.3 g，用 10 mL 纯化水充分溶解，上已处理好的 SPE 树脂柱，体积流量为 $1.0\ mL \cdot min^{-1}$，弃去流出液，待流至树脂层液面时，然后用 5 mL 0.5 $mol \cdot L^{-1}$ NaOH 30%

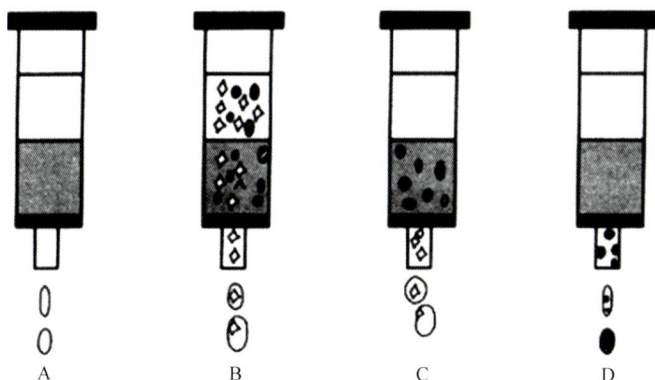

图 9-11　样品预处理基本步骤

A. SPE 柱预处理；B. 上样；C. 洗去干扰杂质；D. 洗脱及收集目标物

甲醇溶液分 2 次冲洗，再用 5 mL 20% 甲醇冲洗，最后用 5 mL 纯甲醇洗脱，收集洗脱液于 10 mL 量瓶中，定容，摇匀，过 0.22 μm 微孔滤膜，即得。

阴性对照溶液的制备：精密称取麦冬提取物 3.0 g，按照上述方法进行样品预处理。

混合对照品溶液的制备：称取人参皂苷 Rb_1（38.98 mg）、Re（22.15 mg）、Rf（20.41 mg）、Rg_1（25.32 mg）、Rb_2（1.01 mg）、Rc（18.85 mg）、Rd（20.11 mg）、Ro（20.07 mg）、五味子醇甲（22.33 mg）对照品适量，精密称定，分置 10 mL 的容量瓶中，加甲醇溶解并稀释至刻度，制成单一对照品母液。再取上述母液各 1 mL，置 10 mL 容量瓶，加甲醇定容至刻度，摇匀，制成混合对照品溶液，备用。

2. 色谱条件

在色谱条件的优化过程中，分别考察了不同色谱柱、不同流动相、不同波长、不同柱温、不同流速、不同进样量，经综合比较，最终确定的色谱条件如下：

色谱柱为 Dikma Diamonsil® C18（2）（4.6 mm×250 mm，5 μm）；流动相为乙腈-0.05% 磷酸水；流速 1.0 mL·min^{-1}；柱温 30℃；检测波长 203 nm；进样量 20 μL；梯度洗脱条件见表 9-15。

表 9-15　梯度洗脱条件

时间（min）	0.05% 磷酸水（%）	乙腈（%）
0	79	21
20	79	21
30	77	23
35	73	27
90	68	32
100	58	42
110	52	48
116	45	55
120	5	95

（二）方法学考察

1. 专属性试验

分别取空白溶剂（甲醇），阴性对照溶液，混合对照品溶液，及YQFM供试品溶液按色谱条件进样分析。结果表明，人参皂苷Rg_1、Re、Rf、Rb_1、Rc、Ro、Rb_2、Rd及五味子醇甲相互测定均无干扰，且空白溶剂对9个成分测定也无干扰峰的存在。

2. 标准曲线及线性范围

精密吸取混合对照品溶液1 μL、2 μL、4 μL、8 μL、10 μL、15 μL注入高效液相色谱仪，平行3针，按色谱条件测定，记录相应的色谱峰面积。以进样质量（X）为横坐标，以峰面积（Y）为纵坐标，绘制标准曲线，得人参皂苷Rg_1、Re、Rf、Rb_1、Rc、Ro、Rb_2、Rd、五味子醇甲的回归方程及线性范围，结果表明，8种人参皂苷及五味子醇甲在相应质量范围内线性关系良好。结果见表9-16。

表9-16　线性关系

成分	回归方程	线性范围（μg）	r
Rg_1	$Y=698956X-12951$	$0.929 \sim 4.644$	0.999
Re	$Y=348828X-67060$	$0.818 \sim 4.089$	0.999
Rf	$Y=437141X-53404$	$0.732 \sim 3.660$	0.999
Rb_1	$Y=370209X-97486$	$1.461 \sim 7.305$	0.999
Rc	$Y=326240X-46600$	$0.636 \sim 3.181$	0.999
Ro	$Y=314565X-49136$	$0.618 \sim 3.092$	0.999
Rb_2	$Y=293561X-53513$	$0.788 \sim 3.941$	0.999
Rd	$Y=335622X-45534$	$0.758 \sim 3.789$	0.999
五味子醇甲	$Y=4\times10^6X-133707$	$0.178 \sim 0.889$	0.999

3. 精密度试验

精密吸取混合对照品溶液10 μL，按色谱条件，于同一日内连续进样6次，记录各色谱峰峰面积，结果人参皂苷Rg_1、Re、Rf、Rb_1、Rc、Ro、Rb_2、Rd、五味子醇甲峰面积值的RSD分别为0.37%、0.47%、0.35%、0.43%、0.22%、0.47%、0.37%、0.30%、0.37%，表明仪器精密度良好。

4. 重复性试验

取同一批样品（S20）约1.3 g，平行制备6份供试品溶液，测定，记录各色谱峰峰面积，按回归方程分别计算样品中人参皂苷Rg_1、Re、Rf、Rb_1、Rc、Ro、Rb_2、Rd、五味子醇甲的含量，结果样品中各成分的平均含量分别为0.441 mg·g^{-1}、0.430 mg·g^{-1}、0.299 mg·g^{-1}、1.364 mg·g^{-1}、0.661 mg·g^{-1}、0.725 mg·g^{-1}、0.727 mg·g^{-1}、0.423 mg·g^{-1}、0.181 mg·g^{-1}，RSD分别为2.79%、1.68%、2.43%、1.11%、1.30%、1.25%、1.72%、1.28%、2.52%，表明本方法重复性良好。

5. 稳定性试验

取同一供试品溶液（S20）在室温下放置 0 h、3 h、6 h、9 h、24 h、36 h，按色谱条件进样测定，记录各色谱峰峰面积，结果人参皂苷 Rg$_1$、Re、Rf、Rb$_1$、Rc、Ro、Rb$_2$、Rd、五味子醇甲峰面积的 RSD 分别为 1.48%、1.68%、1.65%、1.36%、1.45%、2.11%、2.63%、2.58%、1.84%，表明样品溶液在 36 h 内稳定性良好。

6. 加样回收率试验

取同一批样品（S20）约 0.65 g，平行 6 份，精密称定，分别按样品中各成分量 – 对照品大致 1∶1 的比例加入一定量的对照品，配制溶液按色谱条件进样测定，记录各色谱峰峰面积，计算加样回收率，结果人参皂苷 Rg$_1$、Re、Rf、Rb$_1$、Rc、Ro、Rb$_2$、Rd、五味子醇甲的平均回收率分别为 100.88%、97.08%、99.82%、99.86%、100.35%、98.95%、99.10%、98.06%、100.94%，RSD 分别为 1.65%、1.74%、1.50%、0.70%、1.69%、1.70%、1.05%、0.69%、1.73%，表明该方法的准确度良好。

（三）相对校正因子（$f_{k/s}$）的计算

精密吸取混合对照品溶液 6 μL、8 μL、10 μL、12 μL、14 μL、16 μL、18 μL、20 μL 注入液相色谱仪，按色谱条件测定，以人参皂苷 Rb$_1$ 为内参物，分别计算不同进样体积下的 $f_{k/s}$ 值，以多个进样体积点计算所得校正因子的平均值，作为最终的相对校正因子，其计算公式为[43-44]

$$f_{k/s} = (A_k \times C_s)/(C_k \times A_s) \tag{9-1}$$

式中，A_s 为内参物峰面积，C_s 为内参物进样质量，A_k 为待测组分峰面积，C_k 为待测组分进样质量。结果见表 9-17。

表 9-17　各成分的相对校正因子（$n=3$）

进样体积（μL）	f_{Rg_1/Rb_1}	f_{Re/Rb_1}	f_{Rf/Rb_1}	f_{Rc/Rb_1}	f_{Ro/Rb_1}	f_{Rb_2/Rb_1}	f_{Rd/Rb_1}	$f_{甲/Rb_1}$
6.0	1.965	0.900	1.187	0.851	0.801	0.767	0.907	12.117
8.0	1.969	0.913	1.192	0.861	0.817	0.769	0.910	12.114
10.0	1.970	0.922	1.191	0.867	0.823	0.775	0.909	12.111
12.0	1.970	0.923	1.190	0.867	0.826	0.778	0.909	12.095
14.0	1.969	0.928	1.187	0.872	0.831	0.778	0.907	12.087
16.0	1.968	0.926	1.187	0.872	0.833	0.780	0.909	12.068
18.0	1.971	0.931	1.182	0.871	0.834	0.781	0.905	12.067
20.0	1.974	0.932	1.183	0.872	0.839	0.790	0.905	12.075
平均值	1.969	0.922	1.187	0.867	0.826	0.777	0.908	12.092
RSD（%）	0.13	1.17	0.33	0.84	1.46	0.92	0.19	0.17

1. QAMS 耐用性和系统适应性评价

（1）不同仪器、不同色谱柱对 f 的影响

本实验考察了 2 台不同厂家的高效液相色谱仪和 2 根不同厂家的色谱柱对各 f 的影响，结

果各 f 的 RSD 依次 为 0.53%、2.10%、1.20%、1.29%、1.65%、1.98%、0.95%、0.25%，表明不同仪器和色谱柱对各 f 无显著影响。

（2）不同柱温对 f 的影响

本实验考察了不同柱温（25℃、30℃、35℃）对各 f 的影响，结果各 f 的 RSD 依次为 0.04%、0.10%、0.19%、0.16%、0.21%、0.45%、0.30%、0.19%，表明不同柱温对各 f 无显著影响。

（3）不同体积流量对 f 的影响

本实验考察了不同流速（0.8 mL·min^{-1}、1.0 mL·min^{-1}、1.2 mL·min^{-1}）对各 f 的影响，结果各 f 的 RSD 依次 为 0.17%、0.85%、1.03%、0.27%、0.96%、1.40%、2.18%、1.17%，表明不同流速对各 f 无显著影响。

（4）不同实验人员对 f 的影响

本实验考察了 3 名实验人员对各 f 的影响，结果各 f 的 RSD 依次为 0.04%、0.23%、0.09%、0.12%、0.10%、0.13%、0.08%、0.01%，表明不同实验人员所得 f 无显著差异。

2. f 的确定

综合以上各种因素，最终确定人参皂苷各成分间的 f 分别为 $f_{Rg_1/Rb_1}=1.971$，$f_{Re/Rb_1}=0.928$，$f_{Rf/Rb_1}=1.195$，$f_{Rc/Rb_1}=0.870$，$f_{Ro/Rb_1}=0.829$，$f_{Rb_2/Rb_1}=0.785$，$f_{Rd/Rb_1}=0.906$，$f_{甲/Rb_1}=12.081$，RSD 分别为 0.09%、1.01%、0.69%、0.87%、0.86%、1.24%、0.32%、0.30%。

3. 待测组分色谱峰的定位

以人参皂苷 Rb$_1$ 为参照峰，计算不同仪器和不同色谱柱条件下人参皂苷 Rg$_1$、Re、Rf、Rc、Ro、Rb$_2$、Rd、五味子醇甲色谱峰的相对保留时间（RRT），结果分别为 $t_{Rg_1/Rb_1}=0.340$，$t_{Re/Rb_1}=0.359$，$t_{Rf/Rb_1}=0.745$，$t_{Rc/Rb_1}=1.084$，$t_{Ro/Rb_1}=1.109$，$t_{Rb_2/Rb_1}=1.181$，$t_{Rd/Rb_1}=1.359$，$t_{甲/Rb_1}=1.404$，RSD 分别为 1.51%、1.93%、1.55%、0.24%、0.77%、0.62%、1.43%、1.19%，结果见表 9-18。

表 9-18　待测组分色谱峰的定位

仪器	色谱柱	t_{Rg_1/Rb_1}	t_{Re/Rb_1}	t_{Rf/Rb_1}	t_{Rc/Rb_1}	t_{Ro/Rb_1}	t_{Rb_2/Rb_1}	t_{Rd/Rb_1}	$t_{甲/Rb_1}$
Waters 2695-2489	Diamonsil C18（迪马）	0.345	0.367	0.742	1.081	1.117	1.173	1.341	1.415
	Waters Symmetry C18（沃特世）	0.337	0.355	0.753	1.082	1.105	1.185	1.375	1.421
Agilent 1100	Diamonsil C18（迪马）	0.343	0.363	0.730	1.086	1.099	1.177	1.343	1.385
	Waters Symmetry C18（沃特世）	0.334	0.352	0.755	1.086	1.115	1.189	1.376	1.396
平均值		0.340	0.359	0.745	1.084	1.109	1.181	1.359	1.404
RSD（%）		1.51	1.93	1.55	0.24	0.77	0.62	1.43	1.19

（四）QAMS 与外标法测定结果比较

取 25 批 YQFM（S1～S25），制备样品，按色谱条件进样测定，记录各色谱峰峰面积，采用外标法对其8种人参皂苷及五味子醇甲进行同步含量测定，再用所建立的QAMS法进行定量计算，以验证QAMS法用于YQFM中多指标成分含量测定的准确性，结果2种方法所得结果无显著差异，表明所建立的方法具有较好的可信度。结果见表9-19。

表 9-19　一测多评法与外标法测定人参皂苷和五味子醇甲的结果（n=3）

批次	Rg$_1$（mg·g^{-1}）		Re（mg·g^{-1}）		Rf（mg·g^{-1}）		Rc（mg·g^{-1}）		Rb$_1$（mg·g^{-1}）
	外标法	一测多评法	外标法	一测多评法	外标法	一测多评法	外标法	一测多评法	外标法
S1	0.373	0.385	0.396	0.397	0.260	0.258	0.536	0.533	1.166
S2	0.421	0.433	0.442	0.446	0.283	0.283	0.558	0.555	1.224
S3	0.431	0.441	0.424	0.424	0.285	0.284	0.584	0.582	1.288
S4	0.467	0.478	0.453	0.455	0.296	0.296	0.596	0.593	1.323
S5	0.476	0.488	0.477	0.471	0.297	0.297	0.603	0.601	1.315
S6	0.483	0.495	0.484	0.489	0.295	0.293	0.601	0.600	1.312
S7	0.483	0.493	0.496	0.492	0.299	0.298	0.624	0.622	1.358
S8	0.473	0.484	0.492	0.498	0.316	0.312	0.611	0.609	1.348
S9	0.433	0.442	0.469	0.462	0.312	0.308	0.627	0.626	1.352
S10	0.466	0.477	0.497	0.493	0.299	0.298	0.610	0.608	1.333
S11	0.467	0.477	0.502	0.503	0.299	0.298	0.637	0.637	1.375
S12	0.310	0.325	0.345	0.347	0.219	0.215	0.446	0.443	0.956
S13	0.468	0.479	0.448	0.449	0.295	0.294	0.632	0.632	1.334
S14	0.277	0.291	0.292	0.297	0.199	0.197	0.409	0.403	0.919
S15	0.336	0.349	0.342	0.346	0.226	0.229	0.499	0.496	1.087
S16	0.452	0.463	0.432	0.429	0.289	0.287	0.607	0.606	1.304
S17	0.394	0.403	0.366	0.362	0.273	0.272	0.612	0.613	1.288
S18	0.403	0.413	0.388	0.385	0.277	0.277	0.595	0.595	1.256
S19	0.425	0.435	0.419	0.423	0.292	0.291	0.575	0.571	1.306
S20	0.421	0.417	0.426	0.423	0.296	0.295	0.662	0.664	1.373
S21	0.403	0.415	0.388	0.386	0.274	0.273	0.527	0.521	1.221
S22	0.448	0.457	0.456	0.457	0.301	0.297	0.612	0.609	1.377
S23	0.386	0.393	0.429	0.428	0.287	0.285	0.677	0.680	1.358
S24	0.320	0.335	0.300	0.294	0.234	0.235	0.444	0.438	1.004
S25	0.457	0.469	0.438	0.436	0.292	0.292	0.592	0.589	1.298

批次	Ro（mg·g^{-1}）		Rb$_2$（mg·g^{-1}）		Rd（mg·g^{-1}）		五味子醇甲（mg·g^{-1}）	
	外标法	一测多评法	外标法	一测多评法	外标法	一测多评法	外标法	一测多评法
S1	0.559	0.559	0.584	0.567	0.385	0.384	0.156	0.159
S2	0.599	0.602	0.600	0.582	0.400	0.399	0.176	0.177
S3	0.634	0.638	0.632	0.615	0.407	0.405	0.175	0.176
S4	0.654	0.658	0.639	0.621	0.410	0.417	0.181	0.181
S5	0.646	0.649	0.637	0.619	0.413	0.412	0.178	0.179
S6	0.641	0.644	0.631	0.613	0.413	0.415	0.175	0.176
S7	0.661	0.665	0.655	0.637	0.421	0.418	0.183	0.185

续表

批次	Ro（mg·g⁻¹）		Rb₂（mg·g⁻¹）		Rd（mg·g⁻¹）		五味子醇甲（mg·g⁻¹）	
	外标法	一测多评法	外标法	一测多评法	外标法	一测多评法	外标法	一测多评法
S8	0.654	0.657	0.648	0.630	0.422	0.421	0.182	0.180
S9	0.639	0.640	0.671	0.655	0.423	0.409	0.185	0.184
S10	0.622	0.622	0.648	0.630	0.422	0.420	0.178	0.176
S11	0.647	0.649	0.678	0.661	0.430	0.428	0.178	0.175
S12	0.419	0.410	0.492	0.475	0.316	0.315	0.124	0.121
S13	0.649	0.652	0.684	0.669	0.431	0.429	0.177	0.169
S14	0.356	0.340	0.475	0.458	0.303	0.302	0.131	0.137
S15	0.482	0.476	0.576	0.563	0.349	0.346	0.148	0.142
S16	0.651	0.655	0.668	0.654	0.418	0.412	0.199	0.195
S17	0.623	0.625	0.666	0.652	0.399	0.396	0.185	0.186
S18	0.621	0.625	0.642	0.627	0.394	0.391	0.184	0.185
S19	0.691	0.700	0.656	0.640	0.356	0.358	0.180	0.181
S20	0.714	0.722	0.730	0.719	0.427	0.424	0.184	0.183
S21	0.583	0.583	0.623	0.608	0.330	0.323	0.169	0.161
S22	0.649	0.651	0.706	0.692	0.377	0.375	0.186	0.185
S23	0.847	0.870	0.767	0.759	0.437	0.436	0.180	0.183
S24	0.514	0.516	0.493	0.474	0.292	0.297	0.143	0.149
S25	0.681	0.689	0.622	0.602	0.383	0.386	0.181	0.182

（五）小结与讨论

1. 检测波长的确定

研究表明，人参皂苷类成分在203 nm处具有最大吸收[45]，而木脂素类成分在217 nm、254 nm处具有最大吸收[46-47]。本实验是对YQFM中这2类成分进行同时测定，在其色谱条件的优化上，比较了这3个波长处各成分的响应强度，结果显示，9种成分在203 nm波长处的响应强度最大，故确定本实验的检测波长为203 nm。

2. 质控指标及内参物的选择

研究表明，人参皂苷和五味子醇甲是YQFM发挥药效的主要成分[44-50]，因此选择人参皂苷Rg₁、人参皂苷Re、人参皂苷Rf、人参皂苷Rb₁、人参皂苷Rc、人参皂苷Ro、人参皂苷Rb₂、人参皂苷Rd及五味子醇甲为质控指标。人参皂苷类成分的QAMS法研究中，内参物一般选择人参皂苷Rg₁、Re、Rb₁[51-52]。QAMS法建立的技术指南[43-44]中指出，内参物尽量选择出峰时间居中，且含量较高的有效成分。本实验中人参皂苷Rg₁、Re、Rb₁的出峰时间分别为26 min、28 min、72 min，曾分别以人参皂苷Rg₁、Re、Rb₁作为内参物，建立QAMS法，计算各成分的含量，结果选用人参皂苷Rb₁作为内参物时，与外标法的结果误差最小。故最终选择人参皂苷Rb₁为内参物。

3. $f_{k/s}$ 的计算及耐用性考察

由于YQFM中待测成分较多，部分品牌或型号的色谱柱无法实现各成分的良好分离，尤其样品中人参皂苷Rg$_1$与Re，人参皂苷Rf与其相邻峰（人参皂苷Ro与Rb$_2$）难以实现完全分离，故对色谱柱品牌和型号有一定的限制。本研究发现，Dikma Diamonsil® C18（2）和Waters Symmetry C18色谱柱能使各待测成分实现良好分离。对于$f_{k/s}$的计算，文献普遍采用多点校正，求平均值的方法，即配制不同浓度的混合对照品（或精密吸取不同体积的同一混合对照品）分别进行测定，再计算不同浓度（或不同进样体积）下$f_{k/s}$的平均值[53]。为保证混合对照品配制和进样的准确性，本研究配制了同一浓度的混合对照品，精密吸取不同体积进样分析，再计算不同进样体积下$f_{k/s}$的平均值。除$f_{k/s}$的计算外，为保证不同条件下$f_{k/s}$的准确性和重现性，本研究还对不同色谱仪器、不同色谱柱、不同体积流量、不同柱温、不同实验人员等因素进行了考察。结果，各$f_{k/s}$在不同条件下的耐用性良好。

4. 色谱峰的定位

在QAMS的应用中，由于只有内参物对照品，而无其他待测成分对照品，因此，对于其他待测成分色谱峰的快速准确定位尤为关键。文献中，关于色谱峰的定位，普遍采用RRT法，该法适宜于待测成分化学性质相近，色谱柱填料或行为相似等情况。对于不同类型化合物，或色谱柱填料差异较大时，该法不适用。本研究中，各待测成分化学性质相近，且所选用的色谱柱填料相同。因此采用RRT法进行YQFM中各待测组分色谱峰的定位较为可靠。

参考文献

[1] 李巧先，姜化安，李冰，等.食盐摄入量对体质指数及血压的影响[J].中国慢性病预防与控制，2013，21（2）：196-197.

[2] 尚懿纯.高血压病与食盐摄入过量相关性的中西医进展及部分临床观察[D].北京：北京中医药大学，2011.

[3] 李玉青，刘秀荣，刘枫，等.高血压限盐干预效果评价[J].中国健康教育，2008，24（7）：501-503.

[4] 杨军，徐晓莉，刘枫，等.北京市部分人群食盐摄入调查及高血压限盐干预效果评价[J].中国公共卫生管理，2007，23（6）：542-544.

[5] 郭秀云，张雅玮，彭增起.食盐减控研究进展[J].食品科学，2012，33（21）：374-378.

[6] 吴洁芳.注射剂的溶媒选取分析[J].中国医药指南，2011，9（7）：71-73.

[7] 匡洪红，韩仲果.火焰原子吸收法测定氯化钾产品中钠离子含量[J].盐业与化工，2010，39（2）：26-27.

[8] 任丽萍，邓利娟，范慧红.火焰原子吸收法测定小牛血去蛋白提取物浓溶液中的钠离子和钾离子[J].药物分析杂志，2014，34（4）：636-638.

[9] 谷惠莉.原了吸收法测定氯化钡产品中的钠离子含量[J].天津化工，2012，26（6）：54-55.

[10] 薛晓燕.离子分析仪测定碳酸氢盐透析液中钾钠离子的含量[J].国际医药卫生导报，2004，10（12）：125-126.

[11] 晏菊姣，付丽娟.离子色谱法测定注射用头孢他啶中碳酸钠的含量[J].药物分析杂志，2010，30（7）：1268-1270.

[12] 闻宏亮，赵敬丹，秦峰，等.离子色谱法测定头孢噻吩钠中钠离子含量以及成盐率考察[J].中国药师，2015，18（2）：212-215.

[13] 钱敏，耿志旺，彭茗，等.离子色谱法测定头孢曲松钠中的钠离子含量以及成盐率[J].药物分析杂志，2015，35（3）：435-439.

[14] 张忠，王力春，鲁蕴甜.离子色谱法测定"地沟油"中钠离子和氯离子的含量及其比例关系[J].色谱，

2012，30（11）：1113-1116.

[15] 张萍，肖新月，魏锋，等. 应用ICP-AES法分析不同产地滑石粉中元素构成的差异[J]. 药物分析杂志，2013，33（3）：428-434.

[16] 乐健，陈桂良. HPLC-蒸发光散射器检测注射用头孢曲松钠中钠离子的含量[J]. 中国新药杂志，2004，13（7）：632-634.

[17] 李娅萍，薛晶，杨智慧，等. 采用新型混合模式离子交换柱HPLC-ELSD法测定头孢曲松钠中钠离子含量以及成盐率[J]. 中国抗生素杂志，2013，38（7）：524-530.

[18] 刘浩，仇仕林，王红武. HPLC-蒸发光散射检测法测定注射用头孢他啶中碳酸钠的含量[J]. 药物分析杂志，2002，22（3）：225-228.

[19] 李娅萍，常艳，姚尚辰，等. HPLC-ELSD法测定化学药物成盐离子含量准确性的影响因素探讨[J]. 药物分析杂志，2014，34（9）：1660-1666.

[20] Nicolaï B M，Beullens K，Bobelyn E，et al. Nondestructive measurement of fruit and vegetable quality by means of NIR spectroscopy：a review[J]. Postharvest Biology and Technology，2007，46（2）：99-118.

[21] 马强，张忠锋，董小卫，等. 近红外技术在烟草分析领域的研究进展[J]. 现代农业科技，2008（12）：185-186，188.

[22] 刘海利，吴立军，李华，等. 板蓝根的化学成分研究[J]. 沈阳药科大学学报，2002，19（2）：93-95，100.

[23] 杨晓燕，陈发奎. 石菖蒲水煎液化学成分的研究[J]. 中草药，1998，29（11）：730-731.

[24] 相婷，吴立军，林瑞红，等. 西南忍冬化学成分的结构鉴定Ⅱ[J]. 中国药物化学杂志，1999，9（1）：48-49.

[25] 相婷，吴立军，董梅，等. 西南忍冬化学成分的研究（Ⅰ）[J]. 中国药物化学杂志，1998，8（1）：44-45.

[26] 张涵庆，丁云梅，朱元龙. 月腺大戟根中有效成分的研究[J]. 植物学报，1987，29（4）：429-431.

[27] 尹宏权，齐秀兰，华会明，等. 云木香化学成分研究[J]. 中国药物化学杂志，2005，15（4）：217-220，4.

[28] 宋更申，裴丽娟，庞文哲，等. 高效液相色谱法测定甘露醇注射液的含量[J]. 解放军药学学报，2011，27（3）：246-247.

[29] 许利嘉，刘海涛，彭勇，等. 五味子科药用植物亲缘学初探[J]. 植物分类学报，2008，46（5）：692-723.

[30] 王薇丹，周大铮，叶正良. 五味子属植物降三萜成分研究进展[J]. 中成药，2009，31（12）：1912-1916.

[31] Cheng Y B，Liao T C，Lo Y W，et al. Nortriterpene lactones from the fruits of *Schisandra arisanensis*[J]. Journal of Natural Products，2010，73（7）：1228-1233.

[32] Huang S X，Li R T，Liu J P，et al. Isolation and characterization of biogenetically related highly oxygenated nortriterpenoids from *Schisandra chinensis*[J]. Organic Letters，2007，9（11）：2079-2082.

[33] Li R T，Xiang W，Li S H，et al. Lancifodilactones B–E，new nortriterpenes from *Schisandra lancifolia*[J]. J Nat Prod，2004，67（1）：94-97.

[34] 杨昕，涂秩平，李高. HPLC-ELSD法测定不同来源人工蛹虫草子实体中甘露醇的含量[J]. 药物分析杂志，2009，29（10）：1668-1671.

[35] 韩瑜，王永林，王爱民，等. 高效液相色谱法测定注射用辛芍中甘露醇含量[J]. 贵阳医学院学报，2009，34（2）：199-200.

[36] 国家药典委员会. 中华人民共和国药典（第二部）[S]. 北京：化学工业出版社，2010：72.

[37] 宋更申，裴丽娟，庞文哲，等. 高效液相色谱法测定甘露醇注射液的含量[J]. 解放军药学学报，2011，27（3）：246-247.

[38] 许利嘉，刘海涛，彭勇，等. 五味子科药用植物亲缘学初探[J]. 植物分类学报，2008，46（5）：692-723.

[39] 王薇丹，周大铮，叶正良. 五味子属植物降三萜成分研究进展[J]. 中成药，2009，31（12）：1912-1916.

[40] Cheng Y B，Liao T C，Lo Y W，et al. Nortriterpene lactones from the fruits of *Schisandra arisanensis*[J]. J Nat Prod，73（7）：1228-1233.

[41]Huang S X，Li R T，Liu J P，et al. Isolation and characterization of biogenetically related highly oxygenated nortriterpenoids from *Schisandra chinensis*[J]. Organic Letters，2007，9（11）：2079-2082.

[42]Li R T，Xiang W，Li S H，et al. Lancifodilactones B–E，new nortriterpenes from *Schisandra lancifolia*[J]. J Nat Prod，2004，67（1）：94-97.

[43]王智民，高慧敏，付雪涛，等."一测多评"法中药质量评价模式方法学研究［J］. 中国中药杂志，2006，31（23）：1925-1928.

[44]王智民，钱忠直，张启伟，等."一测多评"法建立的技术指南［J］.中国中药杂志，2011，36（6）：657-658.

[45]郭冲，郜玉钢，臧埔，等.HPLC法同时测定人参及其制剂中16种人参皂苷［J］.中草药，2014，45（14）：2009-2013.

[46]胡俊扬，陆兔林，毛春芹，等.HPLC法同时测定不同产地五味子中8种木脂素类成分［J］.中成药，2012，34（2）：313-316.

[47]黄文倩，李丽，肖永庆，等.HPLC同时测定五味子中6种木脂素类成分［J］.中国实验方剂学杂志，2011，17（10）：63-66.

[48]Xing L，Jiang M，Dong L Y，et al. Cardioprotective effects of the YiQiFuMai injection and isolated compounds on attenuating chronic heart failure via NF-κB inactivation and cytokine suppression［J］. J Ethnopharmacol，2013，148（1）：239-245.

[49]Wang Y Q，Liu C H，Zhang J Q，et al. Protective effects and active ingredients of yi-qi-fu-Mai sterile powder against myocardial oxidative damage in mice［J］. J Pharmacol SCI，2013，2013，122（1）：17-27.

[50]王淳，刘丽梅，宋志前，等. 心血管疾病常用中药注射液及相关中药有效组分研究概况［J］. 中草药，2015，46（15）：2315-2328.

[51]代百东，孙莉琼，李艳静，等."一测多评"法测定腰痹通胶囊中5种皂苷类成分的含量［J］.世界科学技术–中医药现代化，2014，16（10）：2227-2232.

[52]张美玲，蔡广知，宋媛，等.基于一测多评法的人参叶药材、提取物及制剂中皂苷测定方法研究［J］.药物分析杂志，2015，35（6）：997-1001.

[53]赵一懿，郭洪祝，陈有根，等. 中药多组分含量测定中相对校正因子计算方法的比较与建议［J］.中国药品标准，2014，15（4）：245-251.

第二节　注射用益气复脉（冻干）中大类成分的可测性研究

通过前期质量标志物的药效物质基础研究发现，目前已确定YQFM所含的化学成分主要包括三萜皂苷类、甾体皂苷类、木脂素类、糖类、有机酸类、黄酮类等[1]。

《中药、天然药物注射剂基本技术要求》规定，在质量研究方面，注射剂中所含成分应基本清楚。多成分制成的注射剂，所测成分应大于总固体量的80%。为了满足这方面的要求，我们对YQFM所含的大类物质，如总木脂素、总糖、总挥发油、总油脂成分进行了质控方法的研究，为产品质量标准的进一步完善提供支持和依据。

一、YQFM 中总木质素含量测定研究

木脂素是五味子的主要有效成分之一，具有改善心肌功能、保护肝脏等作用[1-2]。以往在控制制剂质量时，主要集中于作为木脂素之一的五味子醇甲的含量高低，而未对作为整体

发挥作用的总木脂素的含量进行评价。为全面控制制剂质量，本研究分别建立了YQFM中总木脂素含量测定的HPLC方法，为五味子及相关制剂的质量控制、化学成分研究、开发利用等提供新的方法。

（一）试验方法

1. 色谱条件

色谱柱Phenomenex luna C18色谱柱（250 mm×4.6 mm，5 μm）；流动相：乙腈-水梯度洗脱（0～45 min乙腈由40%变化至70%）；柱温30℃；检测波长218 nm；进样量10 μL；流速1.0 mL·min^{-1}。

2. F值和总木脂素峰面积的计算

市场上当归酰戈米辛H、当归酰戈米辛Q对照品比较少见，而五味子醇甲对照品容易得到，所以采用峰面积归一化法进行测定，总木脂素按五味子醇甲折算。另外3种木脂素相对应五味子醇甲的响应因子，即F值计算方法如下。

分别取五味子醇甲、五味子醇乙、当归酰戈米辛H、当归酰戈米辛Q对照品，精密称定，加甲醇配制混合对照品溶液，连续进样5次，记录峰面积，计算另外3种木脂素相对应五味子醇甲的响应因子，即F值。结果见表9-20。

则总木脂素峰面积计算公式为：$S_{总}=S_{醇甲}×1+S_{醇乙}×0.882+S_H×1.197+S_Q×1.139$

其中：$S_{总}$代表总木脂素峰面积，$S_{醇甲}$代表五味子醇甲峰面积，$S_{醇乙}$代表五味子醇乙峰面积，S_H代表当归酰戈米辛H峰面积，S_Q代表当归酰戈米辛Q峰面积。

表9-20　4种木脂素相对应五味子醇甲的F值

木脂素	浓度（mg·mL^{-1}）	峰面积					平均F值
五味子醇甲	0.1430	8843005	8822462	8836555	8849461	8827477	1
五味子醇乙	0.0580	4056326	4066200	4057294	4062442	4069250	0.882
当归酰戈米辛 H	0.0352	1815775	1820716	1816136	1819206	1821359	1.197
当归酰戈米辛 Q	0.0112	608675	607228	606818	607223	609241	1.139

3. 溶液配制

1）对照品溶液制备：分别取五味子醇甲、五味子醇乙、当归酰戈米辛H、当归酰戈米辛Q对照品，精密称定，加甲醇制成每1 mL含五味子醇甲0.0482 mg、五味子醇乙0.0017 mg、当归酰戈米辛H 0.0035 mg、当归酰戈米辛Q 0.0011 mg的混合溶液，备用。

2）供试品溶液制备：取YQFM约1.3 g，精密称定，置离心管中，加0.5 mol·L^{-1}氢氧化钠溶液5 mL使溶解，再沿壁精密加入环己烷10 mL，密塞，上下均匀颠倒4～5次（避免乳化），静置数秒钟，再以上法操作两次，离心3000 r·min^{-1}，分取环己烷提取液；再按上述方法提取两次，合并环己烷提取液，挥干，残渣加甲醇使溶解，转移至10 mL量瓶中，加甲醇至刻度，摇匀，备用。

3）阴性空白溶液制备：按处方比例，取不含五味子的样品约1.3 g，精密称定，按"2）供试品溶液制备"项下方法操作，制备阴性空白溶液。

（二）方法学考察

1. 专属性试验

将对照品溶液、供试品溶液、缺五味子阴性溶液分别过 0.45 μm 滤膜，进样，记录色谱图，结果在五味子醇甲、五味子醇乙、当归酰戈米辛 H、当归酰戈米辛 Q 相应保留时间处阴性空白均无吸收峰，见图 9-12。

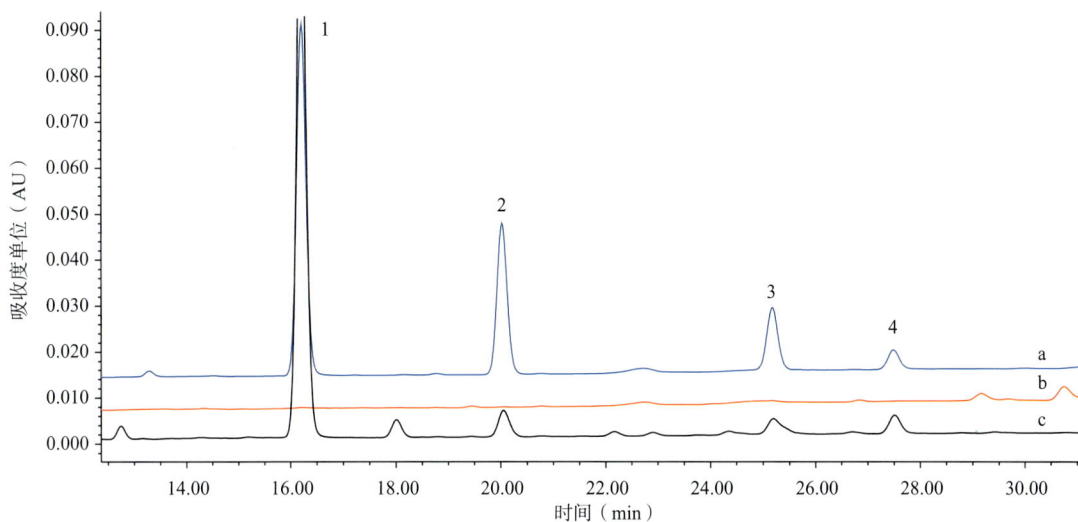

图 9-12　阴性试验色谱图

a. 混合对照品，b. 缺五味子阴性，c. 供试品溶液；1. 五味子醇甲，2. 五味子醇乙，3. 当归酰戈米辛 H，4. 当归酰戈米辛 Q

2. 线性关系考察

精密量取混合对照品溶液，分别进样 2.0 μL，4.0 μL，6.0 μL，8.0 μL，10.0 μL，12.0 μL 注入高效液相色谱仪，记录五味子醇甲、五味子醇乙、当归酰戈米辛 H、当归酰戈米辛 Q 的峰面积，计算相应体积下总木脂素的峰面积，以总木脂素峰面积对进样量进行线性回归，得回归方程 $Y=404589X-9426.4$（$r=0.9998$），结果表明五味子醇甲进样量在 0.096～0.578 μg 范围内线性关系良好。

3. 精密度试验

精密量取混合对照品溶液，进样 10 μL，连续进样 6 次，记录 $S_{醇甲}$、$S_{醇乙}$、S_{H}、S_{Q}，计算相应的 $S_{总}$，求得 $S_{总}$ 的 RSD 1.88%（$n=6$）。

4. 稳定性试验

精密称取 YQFM 1.3094 g（批号 20090301），按供试品制备方法处理，依次于 0 h、4 h、8 h、12 h、16 h、20 h、24 h 进样 10 μL，记录 $S_{醇甲}$、$S_{醇乙}$、S_{H}、S_{Q}，计算相应的 $S_{总}$，求得 $S_{总}$ 的 RSD 2.29%（$n=7$），表明供试品溶液在 24 h 内基本稳定。

5. 重复性试验

精密称取 YQFM 约 1.3 g（批号：20090301），共 6 份，制备供试品溶液，依法测定，求得

$S_{总}$的 RSD 1.49%（$n=6$）。

6. 加样回收试验

精密量取浓度为 0.1256 mg·mL^{-1}的五味子醇甲对照品溶液 0.7 mL 于离心管中，蒸干溶剂，再精密称取已知含量的同一批次样品（批号 20090301）约 0.65 g，置离心管中，平行 6 份，依法制备供试品溶液，依法测定，计算回收率，结果回收率分别为 100.81%，98.89%，97.11%，101.89%，98.19%，102.15%，平均加样回收率为 99.84%，RSD 为 2.08%。

（三）样品检测

取 6 个批号的 YQFM 各约 1.3 g，精密称定，依法制备供试品溶液，依法测定，计算含量，结果见表 9-21。

表 9-21 YQFM 中总木脂素 HPLC 法测定结果

批号	含量（mg·瓶$^{-1}$）
20090302	0.113
20080401	0.109
20080101	0.100
20071101	0.099
20071001	0.091
20070702	0.090

（四）小结与讨论

1）总木脂素含量：已确定 YQFM 中含有五味子醇甲、五味子醇乙、当归酰戈米辛 H、当归酰戈米辛 Q 四种木脂素。本试验条件下，这 4 种木脂素峰面积占 YQFM 总出峰面积的 95% 以上，所以本文以这 4 种木脂素含量之和作为 YQFM 中总木脂素的含量。

2）不同色谱柱：本实验还考察了 Waters Symmetry C18 色谱柱（250 mm×4.6 mm，5 μm），按色谱柱项下条件进行试验，依法分离测定，也能获得满意的分离效果。

3）不同高效液相色谱仪：本实验还考察了 Waters e 2695 型高效液相色谱单元配 Waters2998 二极管阵列检测器、Agilent 1100 型高效液相色谱仪，测定混合对照品溶液，$S_{总}$的 RSD 分别为 1.72%、2.04%。

二、YQFM 中总糖含量测定研究

现行质量标准中 YQFM 的总糖含量测定方法是苯酚–硫酸显色法，其基本原理为糖类物质在浓硫酸作用下水解成单糖，又迅速脱水生成糠醛或羟甲基糠醛，然后与苯酚缩合生成一种橙红色化合物[3]。由于受反应条件的影响较大，不同人和不同时段往往测定的结果变化较大，可操作性差，计算的糖含量往往重复性也较差，难于满足质量检验的需要，尤其不同人对同一份样品测定的结果误差较大，难于得到满意的结果。

为了解决此方法的可操作性，基于糖类物质均为邻羟基化合物，在强酸性条件下均能够与高碘酸钠定量反应，本文采用剩余碘量法准确测定，所测结果快速、准确，满足生产质量控制的要求。糖类物质测定的基本方法即：以高碘酸钠氧化滴定法测定制剂供试品溶液中的总多糖类物质含量，并根据当量关系将糖类物质测定结果均转换成葡萄糖或果糖来计算总糖类物质，最终制剂中的总多糖类物质含量=滴定法测得的供试品溶液中总多糖类物质–HPLC-ELSD色谱法测得的供试品溶液中甘露醇含量。

（一）高碘酸钠氧化还原滴定法基本原理

由于高碘酸钠为强氧化剂，可与制剂制备的供试品溶液中糖类物质定量发生反应，糖类成分的C-C键断裂，高碘酸钠被还原为碘酸钠，过量的高碘酸钠及碘酸钠再与碘化钾反应，生成游离碘后，用硫代硫酸钠标准滴定液滴定所生成的碘，并用空白校正，从而测出YQFM中总糖的含量。

以葡萄糖为例，其反应方程式如下：

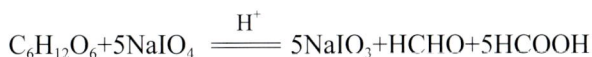

$$C_6H_{12}O_6 + 5NaIO_4 \xrightarrow{\quad H^+ \quad} 5NaIO_3 + HCHO + 5HCOOH$$

过量KI与剩余的$NaIO_4$和生成的$NaIO_3$的反应

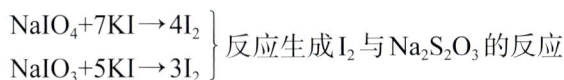

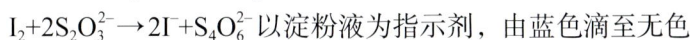

$$\left.\begin{array}{l} NaIO_4 + 7KI \rightarrow 4I_2 \\ NaIO_3 + 5KI \rightarrow 3I_2 \end{array}\right\} 反应生成I_2与Na_2S_2O_3的反应$$

$$I_2 + 2S_2O_3^{2-} \rightarrow 2I^- + S_4O_6^{2-} 以淀粉液为指示剂，由蓝色滴至无色$$

反应的比例关系为：$C_6H_{12}O_6$–$5NaIO_4$–$5I_2$–$10Na_2S_2O_3$

即当量关系为M葡萄糖分子量/10，即为1 mL 0.1 mol/L的硫代硫酸钠标准滴定液相当于葡萄糖或果糖（$C_6H_{12}O_6$）的量为1.8 mg（或甘露醇1.82 mg）。

（二）试验方法

1. 供试品溶液的制备

取装量项下的内容物，研细，取约0.1 g，精密称定，置烧杯中，加水10 mL使溶解，上已处理好的ProElut PWC离子交换树脂柱（6 mL，0.15 g，天津迪马科技有限公司），流速约1 mL·min⁻¹，收集流出液，再用水分次洗涤，合并流出液和水洗脱液，定容到100 mL容量瓶中作为供试品溶液。

2. 滴定方法

上述供试品溶液20 mL置碘量瓶中，精密加入高碘酸钠溶液10 mL（浓度约12 mg·mL⁻¹），加入稀硫酸40 mL和水50 mL，混匀，于沸水浴中放置30 min后，晾至室温；加碘化钾2 g，暗处放置5 min后，立即用0.1 mol·L⁻¹硫代硫酸钠标准溶液进行滴定，至溶液显淡黄色后，加入淀粉指示液1 mL，溶液变为蓝色，继续滴定至溶液由蓝色变为无色，并进行空白校正，即得。每1 mL 0.1 mol·L⁻¹的硫代硫酸钠滴定液相当于1.8 mg的葡萄糖（$C_6H_{12}O_6$），相当于1.82 mg的甘露醇。

3. 预处理方法

选用迪马ProElut PWC类型的阳离子交换树脂柱（0.15 g/6 mL）作为糖含量测定的预处理小柱，填充物是聚苯乙烯/二乙烯基苯共聚物上键合羧基，可以很好地吸附皂苷和葡甲胺及色素，树脂易再生，可重复利用。

（三）方法学验证

1. 高碘酸钠氧化还原滴定法方法可行性考察

（1）葡萄糖含量测定

精密称取干燥恒重过的无水葡萄糖0.2 g（0.2033 g）溶于100 mL容量瓶中，加水至刻度，摇匀。精密吸取5 mL置500 mL碘量瓶中，用滴定方法测定葡萄糖的含量，参照《中国药典》（二部）甘露醇测定方法进行，RSD为0.84%，结果表明高碘酸钠滴定法用于葡萄糖的含量测定，结果是比较稳定可靠的。

（2）水浴温度下加热时间对供试品溶液中的糖类物质含量测定结果的影响比较

取预处理条件制备的供试品溶液，分别精密吸取10 mL置500 mL碘量瓶中，加稀硫酸40 mL和水50 mL，水浴放置15 min、30 min和60 min，放冷，分别加碘化钾2 g和水10 mL，密塞，摇匀，暗处放置5 min，用硫代硫酸钠滴定液滴定。当滴定溶液近终点时，加入1 mL淀粉指示剂，继续滴至蓝色变无色，并做空白试验校正，即得。结果见表9-22。

表9-22　加热时间对样品溶液消耗硫代硫酸钠滴定液体积的影响

水浴加热时间（min）	$Na_2S_2O_3$滴定液滴定体积（mL）
15	37.72
30	37.62
60	37.60

从3份不同加热时间的样品溶液，最终用硫代硫酸钠滴定时消耗的体积差异很小，表明反应比较完全，考虑样品中除含有单糖如果糖、葡萄糖等外，还又含有蔗糖、麦芽糖等，需要在反应过程中水解成单糖再参与反应，保证反应的完全，故选择反应30 min。

由于YQFM中主要含的糖类物质为果糖、葡萄糖、蔗糖及麦芽糖等，水解后即为单糖（葡萄糖、果糖），而果糖与葡萄糖与高碘酸钠反应的当量关系基本是一致的，因此高碘酸钠滴定法适用于YQFM中糖类物质的含量测定，将大大增加糖类测定结果的准确性和稳定性，提升测定的精度。

此外，需要说明的是高碘酸钠溶液均是临时配制，不需要精确配制，在于滴定时需要进行空白校正，是通过差值来计算待测物中的糖类物质的含量。

2. 重复性考察

取20111106批制剂内容物，研碎，取粉末约0.1 g，精密称定，共7份，制备供试品溶液并测定，结果表明各滴定溶液中的糖类物质的含量结果相同，均值为901.40 mg·g⁻¹，RSD为1.08%（$n=6$），表明测定的测定方法稳定可靠。采用该法进行测定时，每次试验均需要平行操作，进行空白校正测定，消除因实验的试剂等条件的细微差异引入的误差，以保证测定结果的准确性。

3. 加样回收率实验考察

取葡萄糖对照品，于 P_2O_5 干燥器中干燥 24 h，取 0.1003 g，置 100 mL 量瓶中，精密称定，加水至刻度，混匀，即得（浓度为 1.003 mg·mL^{-1}）。

取已知糖含量的 20111106 批号制剂粉末约 0.05 g（包括甘露醇，含量为 901.40 mg·g^{-1}），精密称定，共 6 份。分别精密加入 1.003 mg·mL^{-1} 的葡萄糖对照品溶液 15 mL，按本章节中的预处理方法处理，得到各自的供试品溶液，即得。

按本章节中的滴定方法测定，以"（供试品溶液中测得量－样品中已知糖含量）/加入葡萄糖对照品量"求算加样回收率，结果表明葡萄糖平均回收率为 99.35%，表明高碘酸钠滴定测定方法是比较稳定可靠的。

由于样品中既含有糖类物质，也含有辅料甘露醇，均能够采用高碘酸钠滴定法测定，故已知含量中扣除的糖类物质量包括甘露醇与糖类物质。考虑糖类物质中含有葡萄糖、蔗糖、果糖及麦芽糖等，由于葡萄糖是常见糖类物质，故本次回收率采用加入葡萄糖对照品来进行，是按照制剂中含糖量的一半加入进行考察的。因此，实际上加样回收率加入葡萄糖量很小，但其加样回收率均很好，则进一步说明滴定法方法的可靠性，表明制剂中糖类物质的含量测定结果稳定、准确和可靠。

（四）样品检测

1. 滴定法测定总糖含量

供试品溶液制备：分别取 6 批 YQFM 内容物，研匀；取约 0.1 g，精密称定，分别按给定的供试品溶液制备条件制备，得到各自供试品溶液。

供试品溶液中的总糖含量测定：分别按给定滴定方法测定，即得总糖结果（表 9-23）。

表 9-23　YQFM 中糖类物质滴定测定（按葡萄糖计算）

样品批号	取样量（g）	滴定体积（mL）	空白体积（mL）	消耗体积（mL）	每毫升滴定液相当糖量（mg）	测得样品含量（mg）	样品含量（mg·g^{-1}）	每瓶装量（mg·瓶$^{-1}$）
20131012	0.1024	31.22	40.3	9.08	2.0466	92.91564	907.3793	589.7965
	0.1024	30.80	40.3	9.50	2.0466	97.2135	949.3506	617.0779
20131015	0.1001	31.20	40.3	9.10	2.0466	93.1203	930.2727	604.6773
	0.1001	31.05	40.3	9.25	2.0466	94.65525	945.6069	614.6445
20131017	0.1010	31.30	40.3	9.00	2.0466	92.097	911.8515	592.7035
	0.1010	31.20	40.3	9.10	2.0466	93.1203	921.9832	599.2891
20131019	0.1002	32.50	40.3	7.80	2.0466	79.8174	796.5808	517.7775
	0.1002	32.20	40.3	8.10	2.0466	82.8873	827.2186	537.6921
20131021	0.1002	31.15	40.3	9.15	2.0466	93.63195	934.4506	607.3929
	0.1002	31.30	40.3	9.00	2.0466	92.097	919.1317	597.4356
20131025	0.1006	31.50	40.3	8.80	2.0466	90.0504	895.1332	581.8366
	0.1006	31.45	40.3	8.85	2.0466	90.56205	900.2192	585.1425
RSD（%）	5.12	—	—	—	—	—	—	—

由于样品中既含有糖类物质也含有甘露醇，均能够采用高碘酸钠滴定法测定，并且制剂中甘露醇的含量还要大于药味中所含糖类物质。每 1 mL 0.1 mol/L 的硫代硫酸钠滴定液相当于 1.8 mg 的葡萄糖（$C_6H_{12}O_6$），相当于 1.82 mg 的甘露醇。若以葡萄糖计算样品中的糖类物质含量，则 YQFM 中所测得的糖类物质含量要比实际糖类物质含量稍微偏低一点。

2. 制剂中甘露醇含量测定

分别取 6 批 YQFM 内容物，研匀；精密称定 0.1 g，每批平行 2 份，分别按给定的供试品溶液制备条件制备，得到各自供试品溶液。

采用"第九章第一节的色谱方法第三部分 HPLC-ELSD 法测定 YQFM 中甘露醇含量"测定甘露醇，即得，结果如表 9-24 所示。

表 9-24　6 批 YQFM 甘露醇含量测定结果

样品批号	取样量（g）	峰面积	峰面积对数	样品含量（mg·g⁻¹）	平均每瓶含量（mg·瓶⁻¹）	均值（mg·瓶⁻¹）	RSD（%）
20131012	0.1024	13553539	7.1321	604.4934	392.92		
	0.1024	13542962	7.1317	604.1680	392.71		
20131015	0.1001	13193382	7.1204	607.0030	394.55		
	0.1001	13249631	7.1222	608.7866	395.71		
20131017	0.1010	13627336	7.1344	615.1720	399.86		
	0.1010	13624190	7.1343	615.0740	399.80	396.54	0.77
20131019	0.1002	13207124	7.1208	606.8327	394.44		
	0.1002	13179087	7.1199	605.9440	393.86		
20131021	0.1002	13285897	7.1234	609.3266	396.06		
	0.1002	13348354	7.1254	611.3006	397.35		
20131025	0.1006	13657085	7.1354	618.5475	402.06		
	0.1006	13515363	7.1308	614.1136	399.17		

3. YQFM 中实际总糖的含量

6 批 YQFM 实际总糖的含量按"供试品溶液中的总多糖含量=滴定法测得的总糖量（包括甘露醇）– HPLC-ELSD 法测得的甘露醇含量"求算即得，结果如表 9-25 所示。

表 9-25　YQFM 中糖类物质滴定测定

样品批号	滴定测得含量（mg·瓶⁻¹）	甘露醇含量（mg·瓶⁻¹）	每瓶含量（mg·瓶⁻¹）
20131012	589.7965	392.9207	196.8758
	617.0779	392.7092	224.3687
20131015	604.6773	394.5520	210.1253
	614.6445	395.7113	218.9332
20131017	592.7035	399.8618	192.8417
	599.2891	399.7981	199.4910

样品批号	滴定测得含量（mg·瓶⁻¹）	甘露醇含量（mg·瓶⁻¹）	每瓶含量（mg·瓶⁻¹）
20131019	517.7775	394.4413	123.3362
	537.6921	393.8636	143.8285
20131021	607.3929	396.0623	211.3306
	597.4356	397.3454	200.0902
20131025	581.8366	402.0559	179.7807
	585.1425	399.1738	185.9686
均值（mg）	587.1222	396.5413	179.1000
RSD（%）	5.12	0.77	15.68

（五）小结与讨论

6批制剂中的每瓶总糖类物质含量测定的均值为179.10 mg·瓶⁻¹，RSD为15.68%，表明制剂中的批间糖类物质含量仍有一定的变化幅度，实际反映了提取物收率的变化幅度。现质量标准规定为每瓶不得低于100 mg·瓶⁻¹，所测各批制剂的总糖含量均符合质量标准的要求。

采用高碘酸钠氧化还原滴定法结合HPLC-ELSD测定甘露醇法测定制剂中的总多糖类物质，平行测定结果令人满意，方法学考察表明糖类物质的测定结果稳定和准确，也进一步说明，高碘酸钠氧化滴定法用于YQFM中的糖类物质含量测定是可行的，测定的结果远比显色法准确、稳定，就总糖类物质的测定，不失为一个很好的方法。

滴定法测定的主要是邻羟基有机化合物，测得值包括糖类物质及糖酸类物质及非糖类邻羟基有机物，因此，如存在非糖类的邻羟基有机物，则总体结果肯定比实际含糖量要高，是一个系统性的增加，但结果是准确可靠的。由于每1 mL 0.1 mol/L的硫代硫酸钠滴定液相当于1.8 mg的葡萄糖（$C_6H_{12}O_6$），相当于1.82 mg的甘露醇。若以葡萄糖计算样品中的糖类物质含量，则YQFM中所测得的糖类物质含量要比实际糖类物质含量偏低。总之，滴定法结合HPLC-ELSD法测定YQFM中的糖类物质含量测定结果准确可靠，为YQFM质量标准修订其糖类物质含量测定，提供了一种更稳定和准确的分析方法。

三、YQFM中挥发油类物质测定研究

YQFM原料人参、麦冬、五味子中均含有一定比例的挥发油成分。已有关于YQFM的药理研究和质量标准中，没有挥发油成分控制的相关研究。目前对于挥发油含量的检测和分析，主要有GC法，HPLC法，GC/MS，近红外光谱法等[4-6]，通过比较3种方法，我们认为GC测定挥发油操作简便，专属性强，本章节采用GC法对YQFM中的挥发油进行测定。

（一）样品的制备

挥发油对照品的制备：称取红参药材30 g、麦冬药材90 g、五味子药材45 g，加水1500 mL，

用挥发油提取装置提取 6 h，放出挥发油共 0.1 mL，加氯仿萃取，稀释至 1 mL 备用。

YQFM 供试品的制备：取上述 10 个批次注 YQFM 各 10 瓶，溶出后再加水至 100 mL，采用挥发油提取器提取 6 h，放出挥发油提取器中液体，加入乙醚萃取 3 次，每次 10 mL，合并萃取液，挥干后加入氯仿 5 mL 溶解，取适量置于液相小瓶中备用。

（二）GC 条件

毛细管柱型号为 HP-5MS（30 m×0.25 mm×0.25 m）；载气为氦气；柱流量 1.0 mL·min^{-1}；进样温度 230℃；不分流，程序升温：初始温度 80℃，以 5℃·min^{-1} 升温至 200℃，保持 6 min；进样量 1 μL。

（三）方法学验证

1. 限量范围的确定

配制 100 ppm，10 ppm 和 5 ppm 的 YQFM 挥发油对照溶液，采用上述 GC 方法进行测定，结果如图 9-13 所示。

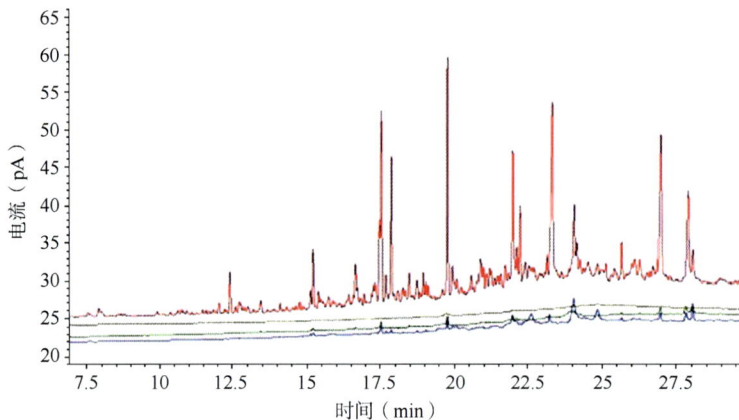

图 9-13　不同浓度挥发油对照溶液 GC 图

注：从上至下分别为 100 ppm，空白对照，10 ppm，5 ppm

综合考虑后选取保留时间 19.797 min 处色谱峰作为衡量挥发油含量指标，各浓度积分面积如表 9-26 所示。

表 9-26　不同浓度挥发油标准溶液积分面积（n=3）

浓度（ppm）	积分面积
100	82.7
10	4.9
5	3.09

2. 气相方法重复性的测定

为验证控制挥发油限量中所使用气相方法可行性，对该方法的重复性进行考察。平行取挥发油对照品溶液（从红参、麦冬、五味子原药材混合物中提取所得），采用氯仿进行稀释，稀释1000倍（浓度为100 ppm）后置于液相小瓶中，采用上述GC方法测定，测定谱图如图9-14所示，重复进样6次，测定重复性。

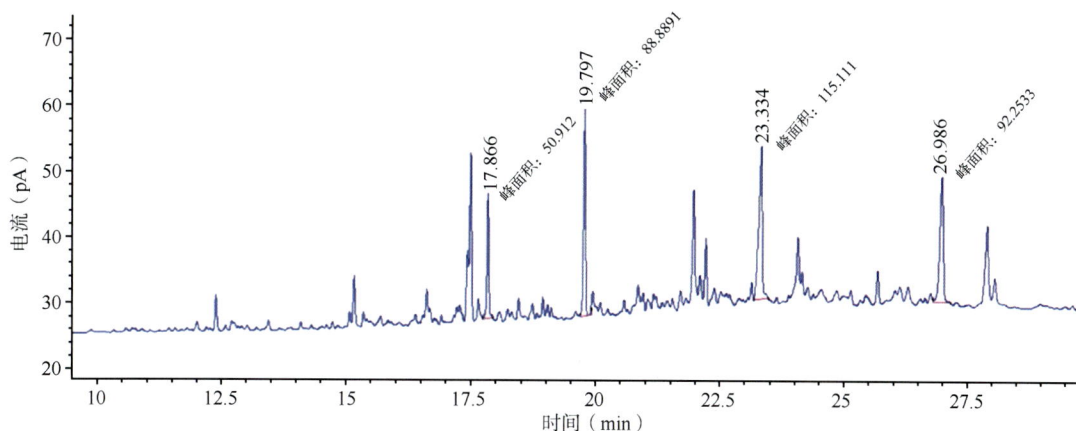

图 9-14　100 ppm 挥发油对照溶液 GC 谱图

对气相谱图进行处理，选取其中峰面积大，峰形完整的色谱峰（保留时间分别为17.866 min，19.797 min，23.333 min，26.988 min），记录积分面积，分别记为S1、S2、S3、S4，计算RSD分别为2.18%、1.48%、1.13%、3.62%，通过对上述方法的重复性考察，3个最主要色谱峰峰面积（包括判定挥发油含量所参照的色谱峰，保留时间9.797 min）RSD小于3%，故认为该方法重复性良好，能应用于YQFM中挥发油限量控制检测。

（四）样品检测

采用上述GC方法，测定10个批次YQFM制剂中挥发油的限量，结果如表9-27所示。
选取保留时间19.797 min处色谱峰为挥发油限量标准，得到积分面积结果如表9-27所示。

表 9-27　10 个批次 YQFM 挥发油检测（n=3）

批号	积分面积	批号	积分面积
20070204	2.7	20070709	2.7
20070601	2.9	20081002	1.14
20070605	2.3	20081003	2.4
20070704	14.4	20090201	0.33
20070705	3.06	20090202	2.56

（五）小结与讨论

1. 制剂中挥发油控制情况

药理和临床研究显示，目前YQFM注射剂量下是安全的，即制剂中的微量挥发油不会产生不良反应。但是，在现行质量标准中，关于挥发油的限量控制还没有明文规定，这实际上不利于YQFM的质量控制。本实验通过对比不同浓度挥发油对照浓度溶液和10个不同批次YQFM挥发油GC色谱峰积分面积（图9-15），可以发现10个不同批次中，除20070704批次外，其余各批次待测液浓度均小于5 ppm，折合成制剂含量，浓度均小于3.85 μg·g^{-1}，这一结果对YQFM中挥发油含量控制上限的制定具有一定的参考价值。

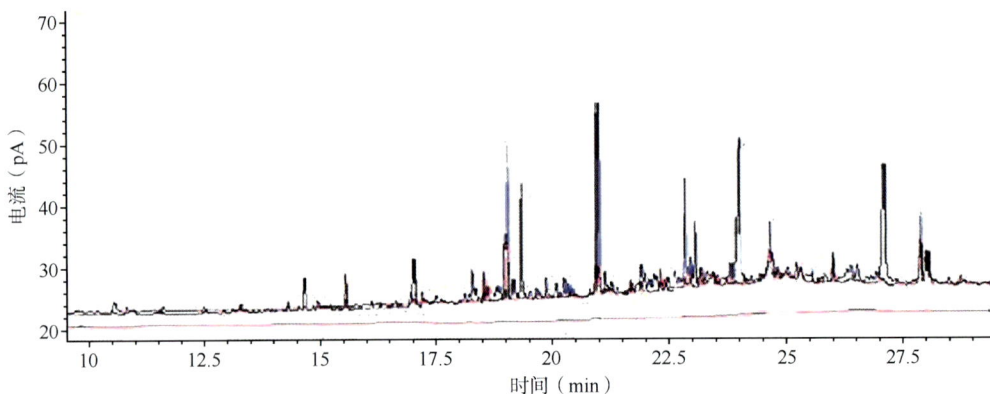

图 9-15　YQFM 挥发油的检测 GC 谱图

注：从上到下依次为 100 ppm 标准溶液，20070704 批次 YQFM，空白对照

为了制定完善的挥发油含量控制标准，在进一步研究中，可以尝试在制剂中添加不同剂量的挥发油（红参、麦冬、五味子混合提取），通过相关安全性药理实验，确定挥发油最大安全剂量，进而确定挥发油含量上限。

2. 气相积分方法的选择

在YQFM挥发油含量的控制过程中，本实验选择某一特定峰（保留时间19.797 min）进行研究；在确定红参分油过程中分油的终点时，本实验选取积分范围内所有峰面积的加和进行研究。这是因为在含量控制实验中，主要是为了确定最小检测限，而保留时间19.797 min处挥发油出的峰无论是在峰高还是峰面积方面都高于其他各个峰，因此，只要确定了此峰的最小检测限，就能确定整个挥发油测定方法的最小检测限。而在分油静置时间的研究中，主要目的是判断药液中挥发油含量的变化趋势，计算所有峰面积的加和会造成一些杂峰干扰加和结果，但不同时间段取样样品杂质的干扰基本相同，故不影响对整体趋势的判断，故采用峰面积加和，进行研究。

四、YQFM 中大分子物质检测方法

YQFM中不仅有糖类、皂苷类、木质素类和鞣质等丰富的物质基础，而且加上多道生产工艺的精制处理，最终的产品中可能会出现大分子物质。如果制剂的精制工艺参数不理想，高分子杂质未除去，或因储藏不当而引起产品在有效期内的变质，都会使制剂中的大分子物质含量过高，有一定风险性。因此为保证制剂在临床应用上的安全性，本研究建立了一种HPGPC法检测YQFM中的大分子物质，该方法简便快捷。

（一）色谱条件

色谱柱为Ultrahydrogel 250（7.8 mm×300 mm）；流动相0.1 mol·L^{-1}氯化钠溶液；流速0.3 mL·min^{-1}；柱温30℃；示差折光检测器温度40℃；进样量20 μL。

（二）方法学考察

1. 专属性和线性考察

精密称取上述9份对照品用氯化钠注射液配制成1 mg·mL^{-1}的溶液，同时取氯化钠注射液作空白对照溶液，分别进样，按上述条件测试，图谱如图9-16所示。以保留时间t_R为横坐标，右旋糖酐分子量的Lg$_{MW}$为纵坐标进行回归处理，得线性回归方程为：Lg$_{MW}$ = $-0.2086t_R$+8.918，r=0.991，测定结果见表9-28。

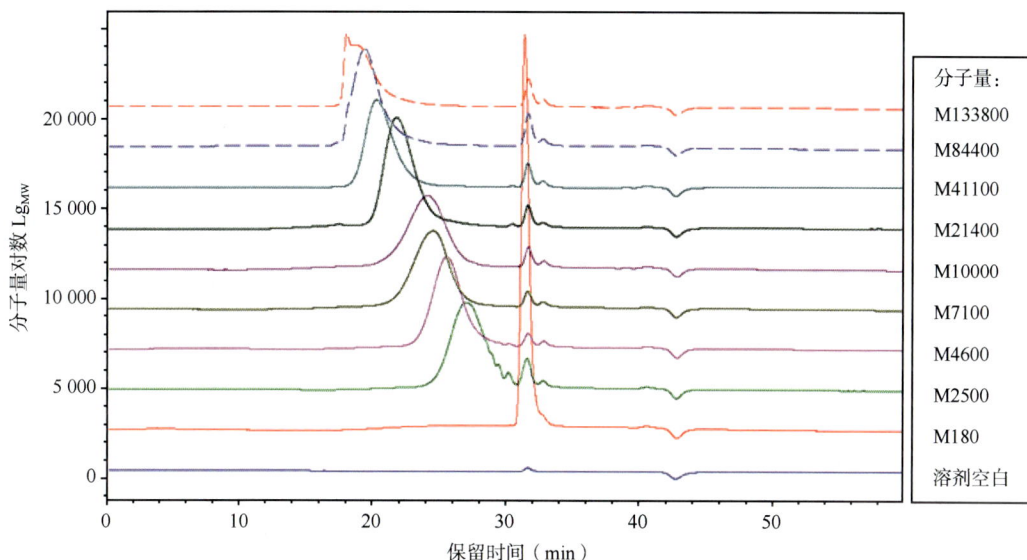

图 9-16　9种不同分子量右旋糖酐对照品及空白对照的液相图谱

表 9-28　9种不同分子量右旋糖酐对照品的保留时间

标准右旋糖酐分子量（MW）	Lg$_{MW}$	t_R
180	2.255	31.297
2500	3.398	26.957
4600	3.663	25.457
7100	3.851	24.480
10000	4.000	24.037
21400	4.330	21.751
41100	4.614	20.239
84400	4.926	19.297
133800	5.126	17.933

结果表明：空白对照溶液在相应的保留时间处均无干扰，右旋糖酐标准溶液在分子量180～133800范围内分子量与保留时间呈良好的线性关系。

2. 精密度考察

精密称量分子量为4600和10000的右旋糖酐对照品，分别用氯化钠注射液溶解定容，得浓度为1.96 mg·mL^{-1}和2.07 mg·mL^{-1}的溶液，分别连续进样6次，测定保留时间，计算RSD，结果分子量为4600的右旋糖酐保留时间的RSD为0.83%，分子量为10000的RSD为1.06%。表明此方法的精密度良好。

3. 最低检出限

取上述配制的右旋糖酐4600和10000对照品溶液，分别稀释至10倍、120倍、200倍、400倍、500倍，进样分析，色谱图如图9-17所示。

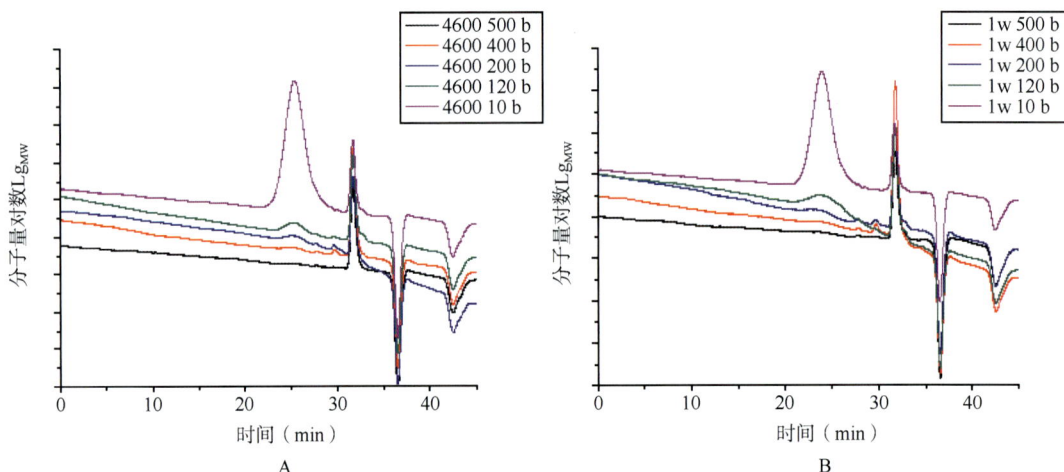

图 9-17　不同浓度 2 种右旋糖酐最低检测限对照品色谱图

A. 右旋糖酐 M4600；B. 右旋糖酐 M10000

结果表明，二者在稀释到500倍时，样品峰消失，故可判断右旋糖酐对照品的最低检出限为约4 μg·mL^{-1}。

4. 稳定性考察

取上述两种右旋糖酐对照品溶液，分别在放置0 h、2 h、4 h和8 h后按上述条件进样测定，计算保留时间的RSD，结果分子量为4600的右旋糖酐保留时间的RSD为0.57%，分子量为10000的RSD为0.72%。表明此方法的稳定性良好。

5. 样品测定

分别取5批YQFM用氯化钠注射液配制成浓度约为1.0 mg·mL^{-1}的溶液，微孔滤膜滤过，20 μL进样测定。样品色谱图如图9-18所示。

结果表明所测5批YQFM样品的出峰时间均高于30 min，可判断样品中无糖苷类大分子物质或含量极低。

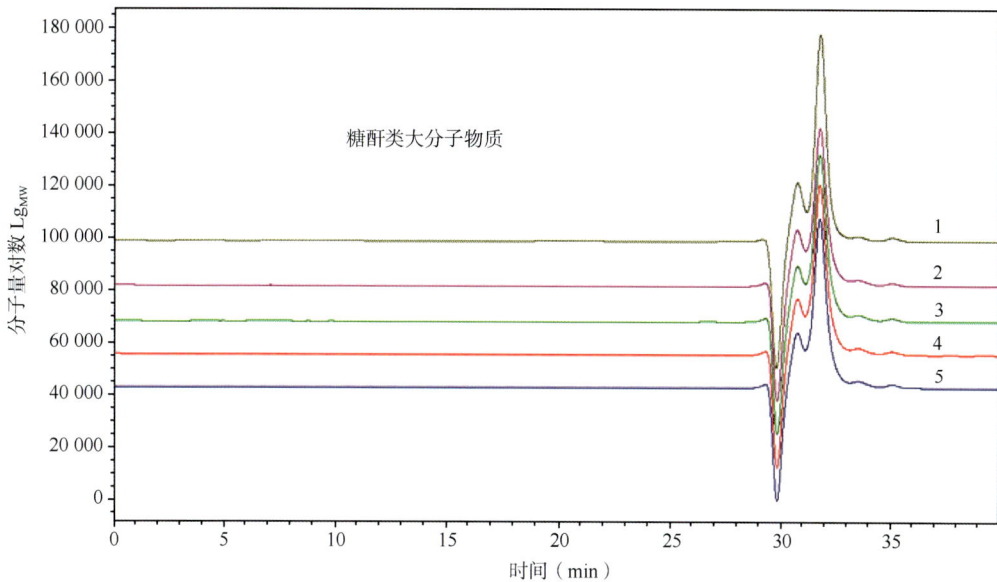

图9-18 5批YQFM的测定色谱图

6. 样品稳定性考察

精密称取批号为20080201YQFM，用氯化钠注射液溶解并定容至0.65 mg·mL^{-1}。分别考察在0 h、2 h、4 h和8 h放置后样品在注射用氯化钠注射液中的稳定性。结果表明：样品溶解于氯化钠注射液中后在8 h测定内没有出现大分子物质，样品在此辅助注射溶剂中稳定性良好。

（三）样品检测

依据凝胶色谱的分离原理：相同实验条件下，物质的分子量越大，保留时间越短；分子量越小，保留时间越长[5]。示差折光检测器是高度稳定和灵敏的液相色谱和凝胶渗透色谱检测器，可用于检测在紫外光范围内吸光度不高的化合物，如聚合物、糖、有机酸和甘油三酸酯[6]。示差折光检测器的偏转式设计，能够对那些具有低噪声和位移特性的化合物进行灵敏的检测。从HPLC图谱中可知所测5批YQFM样品出峰时间高于30 min，可判断YQFM中无糖苷类大分子物质或含量极低。

（四）小结与讨论

中药注射剂致机体过敏物质很多，一般分为完全抗原和半抗原两种，完全抗原多为大分子物质，分子量大于10000，如动物蛋白、多肽等，进入人体内能直接使人体致敏；半抗原为小分子化学物质，而大多数中药为低分子量化合物，进入人体后必须先与某些大分子物质如蛋白质等作为载体相结合，才能形成半抗原-载体复合物，引起机体对该种药物的特异性免疫反应[7-9]。故本研究中选择分子量为5000（实际为4600）和10000的两个右旋糖酐对照品做方法学验证。

因为是大分子物质的排除性检测，故在本研究中对精密度、最低检测限和稳定性的考察均用对照品的相应测定表示。在以氯化钠注射液做溶剂时0.1 mol·L^{-1}氯化钠溶液做流动相效果更好。

因蛋白质和鞣质等大分子物质在高效凝胶色谱柱上的保留行为与糖苷类物质不同，故此实验方法排除的仅仅是糖苷类分子物质。

五、YQFM 中总有机酸检测方法

制剂中的有机酸类成分测定，文献多采用电位滴定方法[9-12]。该方法通过电位变化确定滴定终点，可以有效排除因中药提取液或制剂溶液颜色深重或浑浊而造成的干扰，操作简便，结果准确。本实验拟以琥珀酸为对照品，采用电位滴定法测定 YQFM 中总有机酸，为其质量控制提供一些参考。

（一）供试品制备方法考察

1. 阳离子交换树脂柱选择

取 1 支 YQFM，以超纯水溶解并定容至 10 mL，平行制备 5 份，分别过 Waters WCX 型、Waters MCX 型、Agela PWCX 型、Agela PCX 型及 Agela SCX 型阳离子交换树脂柱，以树脂床体积 5 倍量超纯水洗，接流出液与水洗液，定容至 25 mL。使用梅特勒 G20 自动电位滴定仪，以 0.01026 mol·L^{-1} 的 NaOH 标准溶液滴定，空白校正。自动判别滴定终点。以琥珀酸按下式计算样品中总有机酸含量，结果见表 9-29，表明应该选取 Agela PCX 型阳离子交换树脂柱。

$$有机酸含量\% = C_{NaOH} \times V_{NaOH}/1000/2 \times M_{琥珀酸}/W_{YQFM}\%。 \tag{9-2}$$

表 9-29　不同树脂柱考察结果

	Waters WCX 型	Waters MCX 型	Agela PWCX 型	Agela PCX 型	Agela SCX 型
滴定终点（mL）		11.804		13.729	10.442
总酸含量（%）		1.140		1.327	0.995

2. 上样量考察

取 2 只 YQFM，分别以超纯水溶解并定容至 10 mL，混合后过处理好的 Agela PCX 阳离子交换树脂柱（分别以树脂床体积 1 倍量甲醇和 1 树脂床体积 1 倍量超纯水活化），接流出液 2 mL·管$^{-1}$，依此标号，测 pH 及 Na$^+$ 含量，以流出液中 Na$^+$ 含量达到 YQFM 原样中含量的 10% 为泄露点，考察上样量。结果见表 9-30，结果表明在此上样浓度下不泄露。

表 9-30　上样量考察结果

编号	1	2	3	4	5	6	7	8	9
pH	3.117	2.694	2.688	2.686	2.679	2.677	2.673	2.675	2.662

备注：YQFM pH：6.222

3. 洗脱溶剂种类考察

取 2 瓶 YQFM，分别以超纯水和去 CO$_2$ 水（煮沸冷却）溶解并定容至 10 mL，分别过处理好的Agela PCX型阳离子交换树脂柱，分别以树脂床体积5倍量超纯水、去CO_2水洗脱，接流出液与水洗液，定容至25 mL。测定结果见表9-31，表明应选取超纯水。

表 9-31　洗脱溶剂种类考察结果

	超纯水	去CO_2水
滴定终点（mL）	14.348	14.333
有机酸含量（%）	1.371	1.369

4. 洗脱溶剂用量考察

取2瓶YQFM，分别以超纯水溶解并定容至10 mL，分别过处理好的Agela PCX型阳离子交换树脂柱，分别以树脂床体积3倍量和7倍量的超纯水洗脱，接流出液及洗脱液，定容至25 mL即得。测定结果见表9-32，表明应选取树脂床体积5倍量超纯水洗脱。

表 9-32　洗脱溶剂用量考察结果

洗脱体积	滴定液体积（mL）	称样量（mg）	总酸含量（%）
树脂床体积3倍量	13.737	618.04	1.346
树脂床体积5倍量	14.348	633.86	1.371
树脂床体积7倍量	14.091	624.37	1.367

5. 流速考察

取1瓶YQFM，精密称定，以超纯水溶解并定容至10 mL，过Agela PCX阳离子交换树脂柱，流速控制为$0.5 \text{ mL} \cdot \text{min}^{-1}$，以树脂床体积5倍量超纯水洗脱，接流出液及洗脱液，定容至25 mL。测定结果显示与不控制流速的样品测定结果对比见表9-33；表明不控制流速较好。

表 9-33　流速考察结果

流速（$\text{mL} \cdot \text{min}^{-1}$）	滴定液体积（mL）	称样量（mg）	总酸含量（%）
0.5	14.042	627.08	1.357
不控制	14.348	633.86	1.371

6. YQFM 中辅料的考察

精密称取1瓶YQFM装量项下的甘露醇及葡甲胺量，以超纯水溶解并定容至10 mL，过Agela PCX阳离子交换树脂柱，不控制流速，以树脂床体积5倍量超纯水洗脱，接流出液及洗脱液，定容至25 mL。测定结果显示，未有滴定终点出现。故认为辅料对总酸测定无影响。

7. 供试品制备方法确定

取1瓶YQFM，以超纯水溶解并定容至10 mL，过Agela PCX阳离子交换树脂柱，不控制流速，以树脂床体积5倍量超纯水洗脱，合并流出液与洗脱液，定容至25 mL，备用。

（二）方法学考察

1. 对照品溶液突跃范围实验

取适量琥珀酸标准品，以超纯水溶解，配制成浓度为 0.304 mg·mL^{-1} 的标准品溶液。参照《中国药典》（2010年版）一部附录Ⅶ A 电位滴定法，选择 0.01026 mol·L^{-1} 的 NaOH 标准溶液，使用梅特勒 G20 自动电位滴定仪滴定，自动确定滴定终点，以空白校正。与理论值进行比较。结果见表 9-34，理论值与实测值相对偏差小，认为二者基本相吻合。

表 9-34　对照品突跃范围考察结果

突跃范围	琥珀酸
理论值（mL）	12.545
实测值（mL）	12.723
相对偏差（%）	1.40

2. 供试品溶液突越范围实验

取 1 瓶 YQFM，精密称定，以超纯水溶解并定容至 10 mL，过 Agela PCX 阳离子交换树脂柱，不控制流速，以树脂床体积 5 倍量超纯水洗脱，接流出液及洗脱液，定容至 25 mL。测定结果显示供试品溶液存在明显的滴定突跃，一阶导数曲线两边分布较为对称。

3. 精密度实验

精密称取适量琥珀酸标准品，以超纯水溶解，配制成浓度为 0.304 mg·mL^{-1} 的标准品溶液。平行操作 6 份，计算 RSD。结果见表 9-35，表明该方法精密度良好。

表 9-35　精密度考察结果

序号	1	2	3	4	5	6
耗碱量（mL）	12.793	12.754	12.796	12.787	12.723	12.832
RSD（%）	0.29					

4. 重复性实验

取 6 瓶 YQFM，精密称定，制备得到 6 份供试品溶液。测定方法同 3.1.1 项下，以琥珀酸按下式计算样品中总有机酸含量。有机酸含量（%）=$C_{NaOH} \times V_{NaOH}/1000/2 \times M_{琥珀酸}/W_{YQFM} \times 100\%$，计算 6 份样品的 RSD。结果如表 9-36 所示，表明该方法重复性良好。

表 9-36　重复性考察结果

序号	1	2	3	4	5	6
耗碱量（mL）	14.595	14.215	14.345	14.314	14.219	14.352
称样量（g）	641.37	628.01	632.03	633.00	627.85	630.70
RSD（%）	0.274					

5. 加样回收率实验

取YQFM 10瓶，精密称定，以超纯水溶解并定容至100 mL。分别精密吸取10 mL样品溶液，过Agela PCX阳离子交换树脂柱，不控制流速，以树脂床体积5倍量超纯水洗脱，合并流出液与洗脱液，定容至25 mL后进行滴定，平行三份样品，测定及计算方法同4项下。后设置低中高三个浓度组，配制浓度为1.25 mg·mL^{-1}的琥珀酸标准品溶液。精密吸取5 mL样品溶液，低浓度组加入2 mL标品溶液，中浓度组加入3.5 mL标品溶液，高浓度组加入5 mL标品溶液，整体定容至10 mL，每个浓度组平行制备三份。均过Agela PCX阳离子交换树脂柱，不控制流速，以树脂床体积5倍量超纯水洗脱，合并流出液与洗脱液，定容至25 mL，测定及计算。结果见表9-37，表明该方法回收率良好。

表 9-37 加样回收率考察结果

分组	取样量（mg）	耗碱量（mL）	测得总酸量（mg）	对照品量（mg）	回收率	RSD（%）
	314.415	10.752	6.514	2.500	93.65%	
低	314.415	10.801	6.543	2.500	94.84%	
	314.415	10.841	6.567	2.500	95.81%	
	314.415	13.839	8.384	4.375	93.17%	
中	314.415	13.854	8.393	4.375	93.38%	0.95
	314.415	13.878	8.407	4.375	93.71%	
	314.415	16.707	10.121	6.250	95.18%	
高	314.415	16.630	10.074	6.250	94.44%	
	314.415	16.653	10.088	6.250	94.66%	

6. 稳定性实验

取6瓶YQFM，分别精密称定并以超纯水溶解并定容至10 mL，过Agela PCX阳离子交换树脂柱，不控制流速，以树脂床体积5倍量超纯水洗脱，合并流出液与洗脱液，定容至25 mL，将六份样品混匀后常温下放置于烧杯中。分别于0 h、2 h、4 h、6 h、8 h精密吸取25 mL测定，结果见表9-38，表明供试品溶液在8 h内稳定。

表 9-38 加样回收率考察结果

时间（h）	耗碱量（mL）	RSD（%）
0	13.454	
2	13.442	
4	13.385	1.18%
6	13.444	
8	13.085	

7. 线性实验

精密称取琥珀酸对照品75.05 mg，以超纯水溶解并定容至50 mL，配制成1.501 mg·mL^{-1}的琥珀酸对照品溶液，分别精密量取该溶液3 mL、4 mL、4.5 mL、5 mL、5.5 mL、6 mL、

6.5 mL、7 mL、7.5 mL，分别定容至25 mL，配制成0.180 mg·mL^{-1}、0.240 mg·mL^{-1}、0.270 mg·mL^{-1}、0.300 mg·mL^{-1}、0.330 mg·mL^{-1}、0.360 mg·mL^{-1}、0.390 mg·mL^{-1}、0.420 mg·mL^{-1}、0.450 mg·mL^{-1}的对照品溶液。测定滴定液消耗体积，与对照品浓度进行线性回归，得琥珀酸回归方程为：$Y=42.24X-0.1676$（$r=0.9982$）。结果表明琥珀酸在0.180~0.450 mg·mL^{-1}范围内具有良好的线性关系。

（三）样品测定

2016年16批YQFM总有机酸含量测定结果见表9-39。

表9-39 2016 年 16 批 YQFM 总有机酸含量测定结果

批次	称样量（mg）	消耗体积（mL）	总酸含量
20161014	631.96	18.136	1.74%
	629.21	18.088	1.74%
20161015-1	630.19	18.82	1.81%
20161016	637.59	19.409	1.84%
	628.46	19.033	1.83%
20160408	628.44	15.374	1.48%
	629.16	15.371	1.48%
20160409	630.17	15.254	1.47%
	622.37	14.889	1.45%
20160410	618.97	15.404	1.51%
	617.63	15.288	1.50%
20161101	630.22	19.631	1.89%
	629.42	18.969	1.83%
20161102	630.34	18.903	1.82%
	630.59	18.909	1.82%
20161103	630.58	19.237	1.85%
	632.64	19.575	1.87%
20161104	634.1	19.385	1.85%
	640.2	19.705	1.86%
20161105	630.27	18.555	1.78%
	630.41	18.832	1.81%
20161106	629.14	18.785	1.81%
	629.4	18.817	1.81%
20161107	628.95	18.534	1.79%
	630.81	18.583	1.78%
20161108	628.16	17.491	1.69%
	629.78	17.482	1.68%
20161109	629.01	17.203	1.66%
	631.02	17.282	1.66%
20161110	630.76	17.42	1.67%
	629.52	17.48	1.68%

（四）小结与讨论

中药及其制剂中总有机酸含量测定方法最常用的即为酸碱滴定，电位滴定法是基于酸碱滴定原理，利用电位变化指示滴定终点，无须受限于指示剂选择困难等因素，有效排除溶液颜色、浑浊度等造成的干扰，更为灵敏，结果更为准确，操作简单。

依据本实验制作的对照品及供试品溶液滴定曲线可以看出，滴定过程存在明显突跃，说明使用电位滴定法测定YQFM中总有机酸是可行的。参照YQFM制备流程，有机酸在调节pH后变为有机酸盐，因此本实验先利用阳离子交换树脂对YQFM中的有机酸进行还原纯化，制备得到供试品溶液，进而利用酸碱滴定的原理对其中的有机酸进行含量测定。在考察YQFM有机酸盐还原过程中，分别对不同类型阳离子交换树脂还原能力、上样体积、洗脱溶剂种类及用量、流速、YQFM中辅料及其他成分对有机酸测定的影响进行了考察，最终确定YQFM总有机酸还原条件为：取1瓶YQFM，精密称定，以超纯水溶解并定容至10 mL，过001×1型阳离子交换树脂柱，流速2 mL·min^{-1}、树脂床体积5倍量超纯水洗脱，合并流出液与洗脱液定容至25 mL，即得。

YQFM组方药物之一五味子富含有机酸，目前本实验室从五味子提取物中分离得到琥珀酸、肉桂酸、对羟基苯甲酸等有机酸，其中琥珀酸比例最大，达1%以上[10]，且有关琥珀酸单体研究的实验仍在进行中。故本实验以琥珀酸为对照品测定YQFM中总有机酸的含量。

参 考 文 献

[1] 鞠爱春，罗瑞芝，苏小琴，等.注射用益气复脉（冻干）化学成分及质量控制研究进展[J].药物评价研究，2018，41（3）：365-371.

[2] 刘金平，张宏桂，吴广宣.东北刺人参根、茎脂肪酸成分对比分析[J].白求恩医科大学学报，1994，20（1）：29-30.

[3] 陈战国，周利燕，李鹏程.苯酚-硫酸法测定太白泡沙参总多糖的含量[J].陕西师范大学学报（自然科学版），2009，37（4）：48-51.

[4] 张加，陈晓辉，张迪，等.GC法同时测定荜澄茄挥发油中6种成分的含量[J].药物分析杂志，2010，30（3）：424-427.

[5] 吴振刚，王庆伟，刘雪英，等.反相高效液相色谱法测定细辛挥发油中甲基丁香酚及黄樟醚含量[J].第四军医大学学报，2008（13）：1175-1177.

[6] 王刚，祝诗平，阚建全，等.花椒挥发油含量的近红外光谱无损检测[J].农业机械学报，2008，39（3）：79-81，85.

[7] 马彬昌，吴川彦，胡兵.山麦健脾口服液总有机酸含量测定[J].中国药师，2005，8（11）：909-911.

[8] 尹莲，杨大凯，裘颖儿.加味四妙丸中总有机酸总量测定及分离纯化研究[J].中成药，2006，28（4）：552-554.

[9] 刘丽敏，年四辉，包淑云，等.板蓝根药材及颗粒中总有机酸含量测定方法研究[J].现代中药研究与实践，2011，25（6）：85-88.

[10] 张奇，叶正良，李德坤，等.电位滴定法测定五味子提取物中总有机酸的含量[J].陕西中医，2011，32（3）：342-343.

第三节　注射用益气复脉（冻干）指纹图谱创新型研究

中药化学成分的复杂性、生物效应的多样性构成中药质量的多重特点。单一或少数几个指标难以评价中药质量的完整性。近年来，随着分析科学技术的发展，高效液相色谱（HPLC）、超高效液相色谱（UPLC）、气相色谱（GC）、质谱（MS）及各种联用技术也被广泛应用于中药注射剂的质量标准研究中。

中药指纹图谱是一种综合的、可量化的手段，其中潜藏着大量可以反映中药内在化学物质信息的数据和变量，对其进行识别、挖掘和评价具有重大意义。YQFM样品批次间一致性的评价主要采用HPLC指纹图谱法。化学模式识别技术（chemical pattern recognition）是根据物质所含化学成分信息，用计算机对其进行分类或描述，其能够较好地迎合指纹图谱整体性和模糊性的要求，可对中药指纹图谱信息进行多维综合分析，实现数据降维、识别、分类等功能，该技术已广泛应用于中药及其制剂的质量控制研究当中[1]。

一、基于指纹图谱和化学模式识别的 YQFM 质量评价研究

本节采用UPLC-Q-TOF-MS^{E}技术，建立YQFM的指纹图谱，结合药材化学成分相关文献及对照品信息，对其共有色谱峰进行鉴定和药材归属。运用中药指纹图谱相似度评价系统对其进行相似度评价；运用化学模式识别技术进行HCA和PCA，最后结合各自结论对YQFM的质量进行综合评价，为其质量的一致性和稳定性评价提供科学依据。

（一）试验方法

1. 样品制备

对照品溶液制备：称取人参皂苷 Rg_1、Rg_3、Re、Rf、Rb_1、Rb_2、Rc、Rd、Ro对照品适量，精密称定，分置10 mL容量瓶中，加适量70%甲醇超声使其溶解，冷却至室温后定容。取以上各母液0.1 mL，置10 mL容量瓶中，加70%甲醇定容，摇匀，制成质量浓度约为20 μg·mL^{-1}的混合对照品溶液，备用。

供试品溶液制备：称取YQFM约100 mg，精密称定，置10 mL量瓶中，加入适量70%甲醇，超声使其溶解，放冷至室温后用70%甲醇定容，摇匀，过0.22 μm微孔滤膜，即得。

称取红参、麦冬、五味子提取物各100 mg，按上述方法制备提取物供试品溶液。

2. 色谱条件的优化

（1）流动相考察

在质谱定性分析中，流动相中往往要加入缓冲物质来调节pH，以改善色谱峰峰形，并提高离子化效率，增加待测物的响应强度。本实验对水相中甲酸的加入量（0.00%、0.05%、0.10%、0.20%）分别进行了考察，综合所有色谱峰峰形及质谱响应，最终选用0.1%甲酸水溶液–乙腈为实验所需的流动相。

（2）流速考察

本实验分别考察了 0.20 mL·min⁻¹、0.30 mL·min⁻¹、0.50 mL·min⁻¹ 三个不同的流速，结果发现当流速为 0.50 mL·min⁻¹ 时系统压力会超过压力上限，因此最终选择流速为 0.30 mL·min⁻¹。

（3）柱温考察

本实验分别考察了 25℃、30℃、35℃ 三个不同柱温，结果发现柱温对测定结果无显著影响，因此选择常用柱温 30℃。

（4）进样量考察

本实验分别考察了 2.0 μL、5.0 μL、7.0 μL 三个不同进样量，结果发现进样量为 2.0 μL 时，质谱响应偏低；进样量为 7.0 μL 时，质谱响应偏高，个别色谱峰出现平头峰，因此最终选择进样量为 5.0 μL。

（5）色谱柱考察

本实验对 ACQUITY UPLC BEH C18 和 ACQUITY UPLC HSS T3 C18 色谱柱进行了考察，通过比较色谱峰的峰形和分离度等，发现 ACQUITY UPLC HSS T3 C18 柱的分离效果较为理想，因此最终采用 ACQUITY UPLC HSS T3 C18 色谱柱。

色谱条件：Waters ACQUITY UPLC HSS T3 色谱柱（2.1 mm×100 mm，1.8 μm），柱温 30℃，流动相为乙腈-0.1%甲酸水溶液，进样量为 5 μL，流速为 0.3 mL·min⁻¹。梯度洗脱条件见表 9-40。

表 9-40　梯度洗脱条件

时间（min）	乙腈（%）	0.1% 甲酸水（%）
0	2	98
1	2	98
4	25	75
8	35	65
12	45	55
16	75	25
18	75	25
20	90	10

3. 质谱条件的优化

（1）扫描模式考察

本实验对正、负离子 2 种扫描模式进行了考察，结果见图 9-19 和图 9-20，发现在负离子模式下各成分具有更高的响应强度和更明确的质谱信息，故最终选择在负离子模式下进行。

（2）质荷比考察

本实验对质荷比 m/z 100～1000 Da 和 m/z 100～1800 Da 进行比较，结果发现 m/z 100～1800 Da 色谱峰数相对较多，信息量丰富，响应值较高。

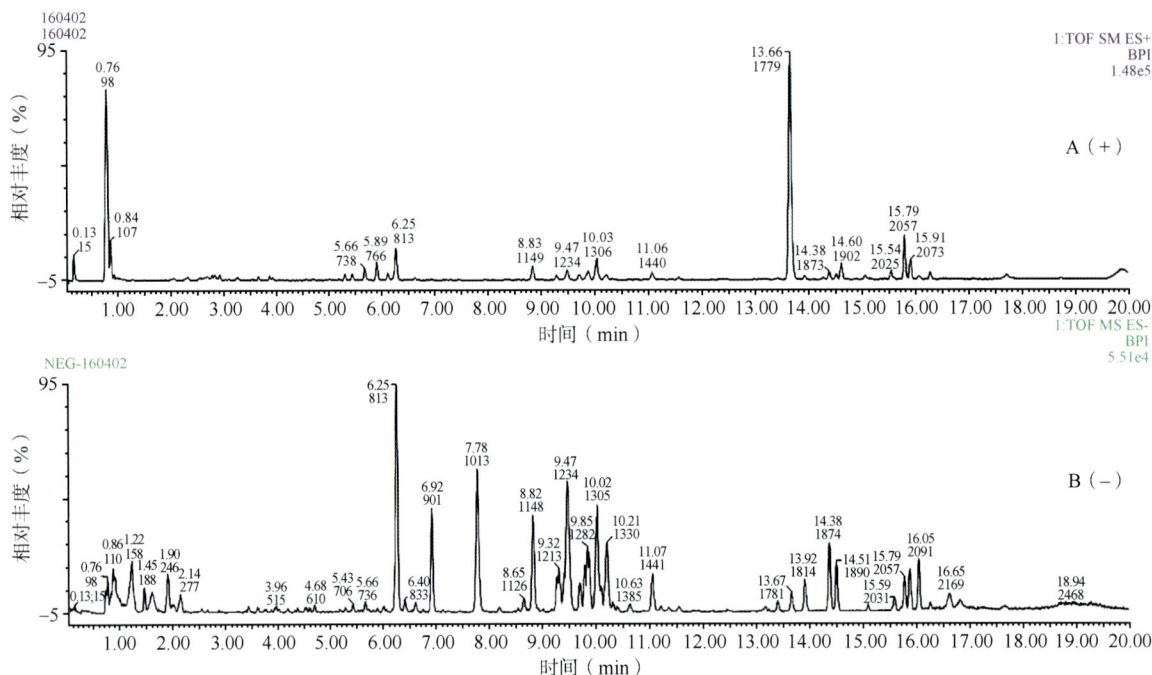

图 9-19　正（A）、负（B）离子模式下 YQFM 的基峰色谱（BPC）图

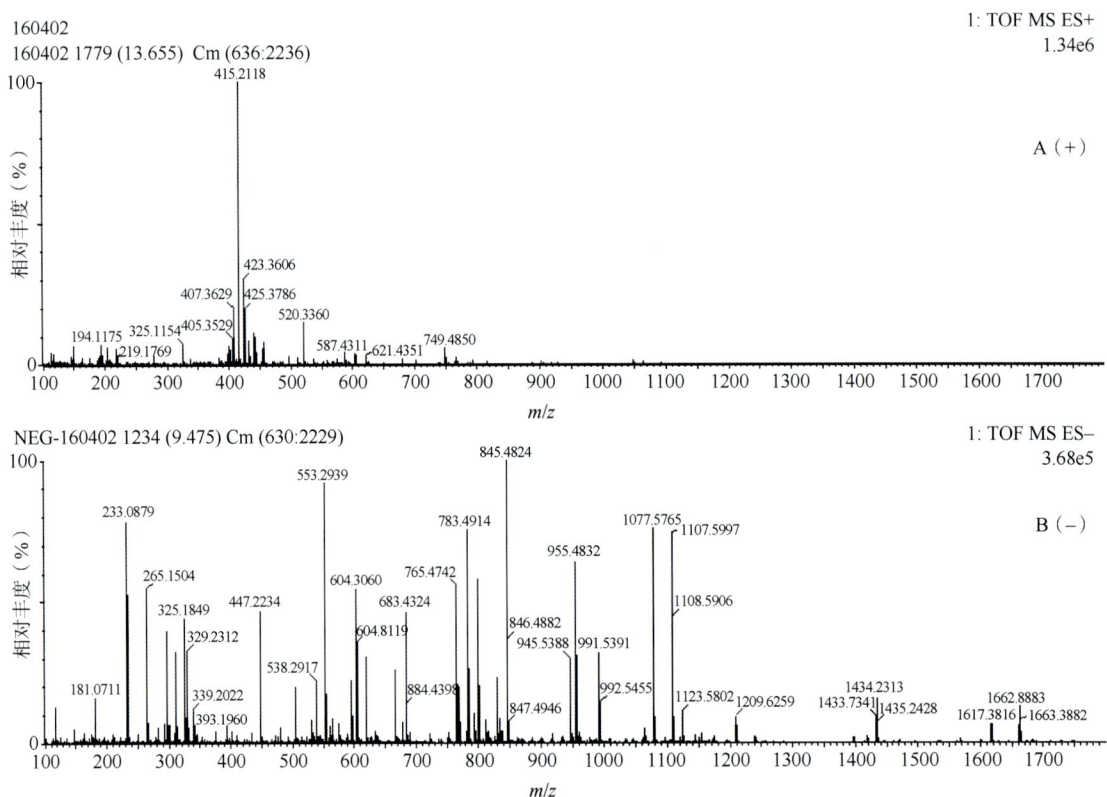

图 9-20　正（A）、负（B）离子模式下 YQFM 的质谱图

（3）其他质谱参数的确定

通过查阅相关文献，本实验还对离子源温度、脱溶剂气温度、脱溶剂气流量等质谱参数

进行了优化。最终确定的质谱条件为：电喷雾离子源（ESI），负离子模式，数据格式为形心（centroided），毛细管电压（capillary voltage）2.5 kV，锥孔电压（sample cone）45 V，提取锥孔电压4 V，离子源（source）温度100℃，脱溶剂气体（N$_2$）（desolvation）温度400℃，脱溶剂气体（desolvation gas）流量800 L·h^{-1}，锥孔气（cone gas）流量50 L·h^{-1}，采集频率0.1 s。MSE扫描模式检测，低能量扫描时碰撞能量为6 eV；高能量扫描时碰撞能量为30～50 eV，质量扫描范围 m/z 100～1800 Da。用亮氨酸脑啡肽作为内标（lock spray^{TM}）进行质量实时校正，流速为5 μL·min^{-1}。

（二）方法学考察

1. 专属性考察

精密吸取空白溶液（70%甲醇）、对照品溶液、供试品溶液各5 μL，依次进样测定，记录色谱图，见图9-21。结果表明，空白溶剂对YQFM样品的测定不存在干扰。

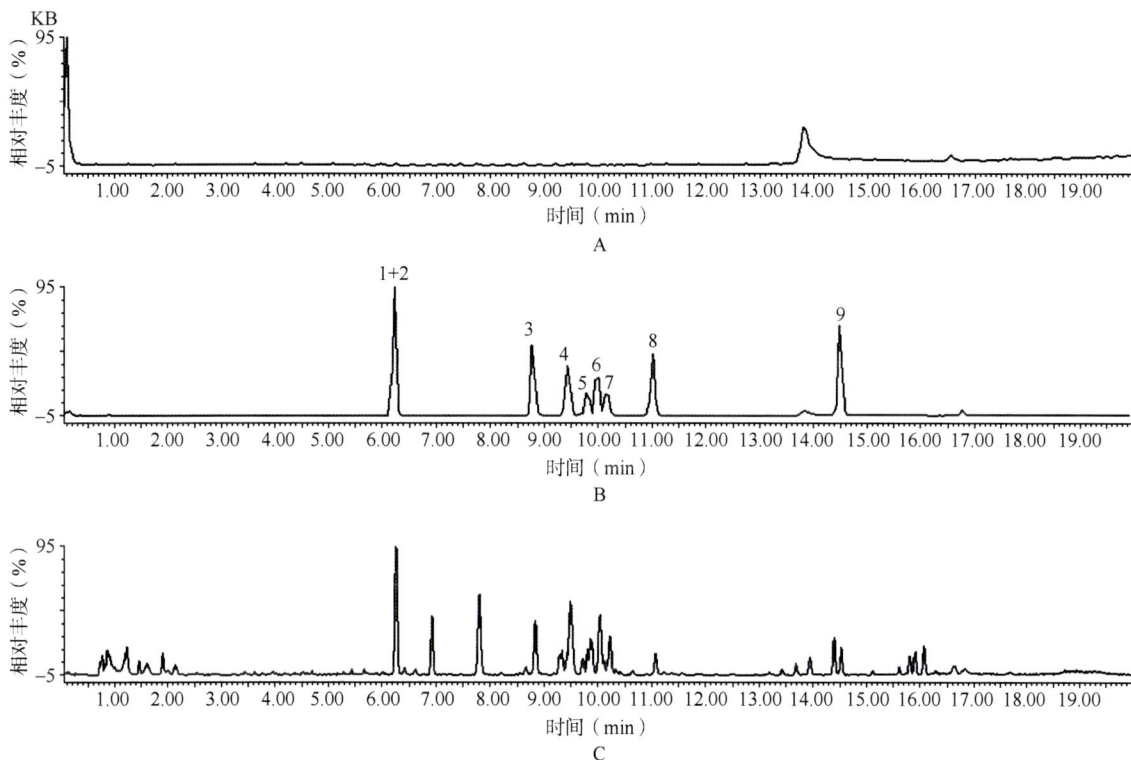

图9-21　空白溶液（A）、对照品溶液（B）及供试品溶液（C）的BPC图

1. 人参皂苷 Rg$_1$；2. 人参皂苷 Re；3. 人参皂苷 Rf；4. 人参皂苷 Rb$_1$；5. 人参皂苷 Rc；6. 人参皂苷 Ro；7. 人参皂苷 Rb$_2$；8. 人参皂苷 Rd；9. 人参皂苷 Rg$_3$

2. 精密度考察

精密称取样品（批号S5）约100 mg，制备供试品溶液1份，连续进样6针，测得各共有峰RRT的RSD＜0.09%，相对峰面积（RPA）的RSD＜5.00%，表明仪器精密度良好，符合指纹图谱的技术要求。

3. 重复性考察

取同一批样品（批号S5）约100 mg，平行制备6份供试品溶液，依次进样，结果各共有峰RRT的RSD＜0.08%，RPA的RSD＜5.00%，表明方法重复性良好，符合指纹图谱的技术要求。

4. 稳定性考察

精密称取样品（批号S5）约100 mg，制备供试品溶液1份，分别在0 h、2 h、4 h、8 h、12 h、24 h进样，测得各共有峰RRT的RSD＜0.07%，RPA的RSD＜5.00%，表明YQFM样品溶液在24 h内稳定性良好，符合指纹图谱的技术要求。

（三）数据采集与处理

取28批YQFM（S1～S28），制备供试品溶液进行测定，记录色谱图。将色谱图进行统一积分（积分时间5～17 min）后，以CDF格式导出，用于相似度评价。

采用MarkerLynx™ V4.1软件对原始质谱数据进行峰提取、峰匹配、峰对齐、峰识别以及归一化等预处理，导出由样品名称、保留时间–质荷比及对应的离子响应强度组成的数据集，用于HCA和PCA。参数设置：保留时间范围5～17 min，m/z 100～1800 Da，保留时间允许偏差0.2 min，质荷比允许偏差0.05。噪声消除水平（noise elimination level）6.0，响应强度阈值500，去除同位素峰。

1. 指纹图谱的建立及相似度计算

本实验在建立指纹图谱前，对BPC图和TIC图进行了比较，从图9-22中可以看出，扣除基体离子信号的BPC，各色谱峰的响应强度比TIC明显高，且基线更平整。因此，本研究最终选择负离子ESI模式下的BPC用于指纹图谱的建立。

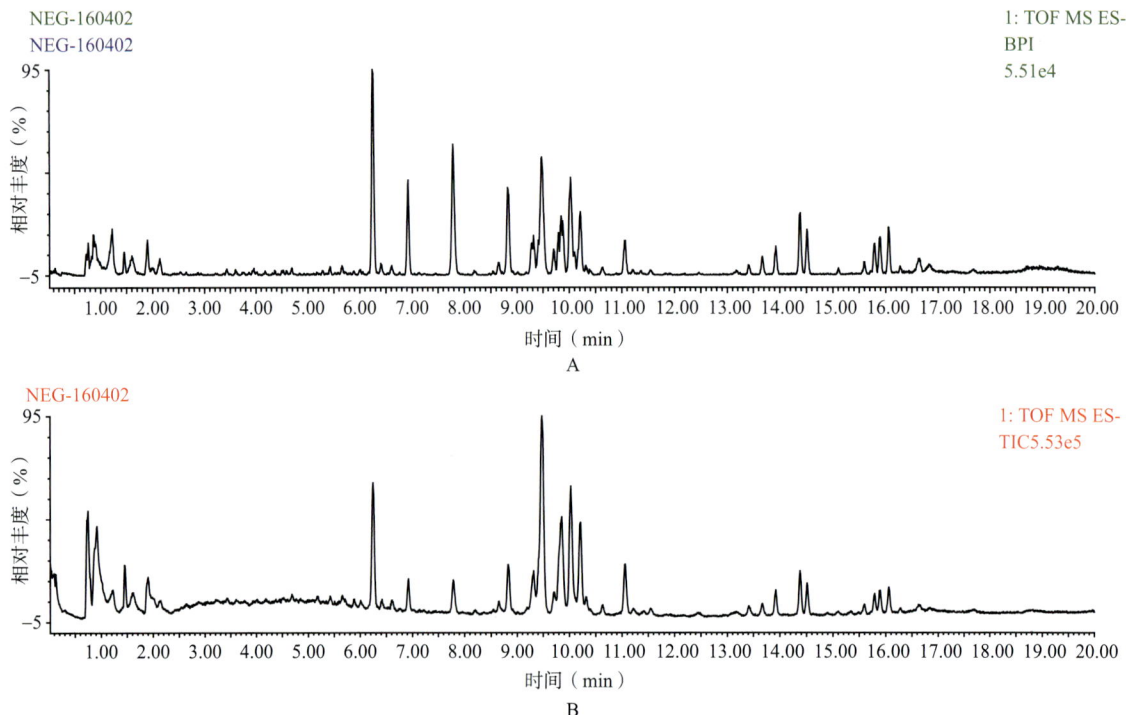

图 9-22　负离子 ESI 模式下的 BPC 图（A）和 TIC 图（B）

2. 参照峰的选择及指纹图谱的建立

在BPC图中，t_R=8.8 min左右的色谱峰峰面积较大、分离良好且稳定，经与对照品比较，鉴定为人参皂苷Rf，故选择其作为参照峰（S）。

所得CDF格式数据同时导入中药色谱指纹图谱相似度评价系统软件（2.0版）中进行处理，运用多点校正法，以S1样品为参照谱进行全峰匹配，确定了18个共有色谱峰（占总峰面积的93%，其中单峰占总峰面积1%以上），建立了28批YQFM的UPLC-Q-TOF-MS^{E}指纹图谱叠加图，得到了共有峰对照指纹图谱，结果见图9-23和图9-24。各共有峰RRT的RSD＜0.09%，RPA的RSD＜10.00%，结果见表9-41和表9-42。

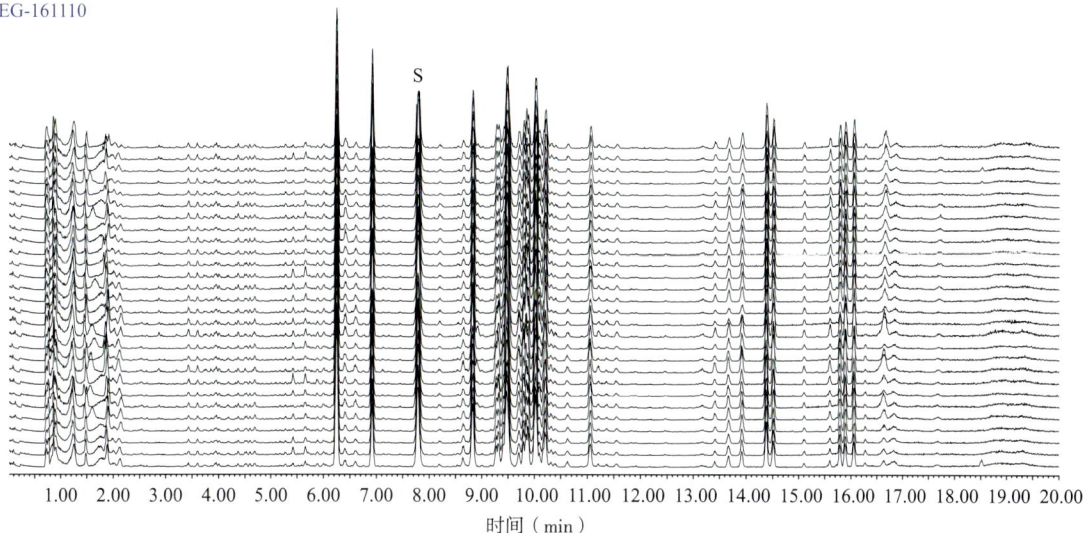

图 9-23　YQFM 指纹图谱叠加图

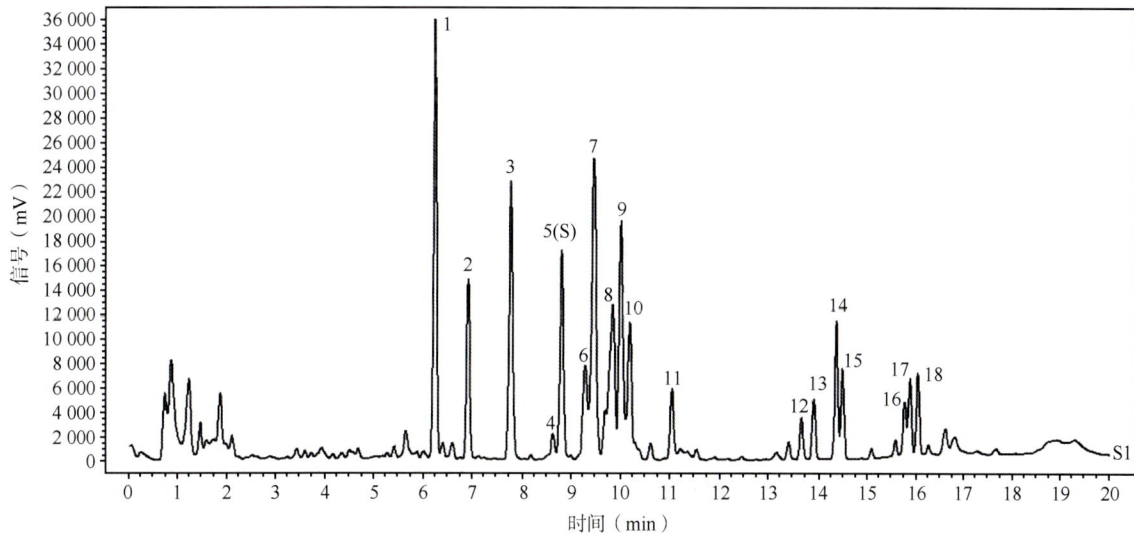

图 9-24　YQFM 对照指纹图谱

表 9-41　RRT

编号	1	2	3	4	5	6	7	8	9	10	11	12	13	14	15	16	17	18
S1	0.707	0.783	0.882	0.980	1.000	1.054	1.074	1.116	1.136	1.156	1.253	1.549	1.578	1.630	1.645	1.789	1.802	1.820
S2	0.707	0.784	0.881	0.980	1.000	1.053	1.072	1.114	1.135	1.155	1.251	1.548	1.576	1.629	1.643	1.787	1.800	1.819
S3	0.707	0.785	0.883	0.981	1.000	1.054	1.074	1.116	1.136	1.156	1.253	1.550	1.578	1.630	1.645	1.789	1.802	1.821
S4	0.707	0.784	0.881	0.980	1.000	1.053	1.072	1.116	1.135	1.155	1.251	1.548	1.576	1.629	1.643	1.787	1.800	1.819
S5	0.707	0.784	0.881	0.980	1.000	1.053	1.072	1.114	1.135	1.155	1.251	1.548	1.576	1.629	1.643	1.787	1.800	1.819
S6	0.707	0.783	0.881	0.980	1.000	1.053	1.072	1.114	1.135	1.155	1.251	1.548	1.576	1.629	1.643	1.788	1.800	1.819
S7	0.707	0.785	0.883	0.980	1.000	1.054	1.074	1.116	1.136	1.156	1.253	1.549	1.578	1.630	1.644	1.789	1.802	1.820
S8	0.707	0.784	0.881	0.980	1.000	1.053	1.072	1.114	1.135	1.155	1.251	1.548	1.576	1.629	1.643	1.788	1.800	1.819
S9	0.707	0.785	0.882	0.981	1.000	1.054	1.074	1.116	1.136	1.156	1.253	1.550	1.578	1.630	1.645	1.789	1.802	1.821
S10	0.707	0.783	0.881	0.980	1.000	1.053	1.072	1.114	1.135	1.155	1.251	1.548	1.575	1.629	1.643	1.787	1.800	1.819
S11	0.707	0.785	0.882	0.981	1.000	1.054	1.074	1.116	1.136	1.156	1.253	1.549	1.578	1.630	1.645	1.789	1.802	1.821
S12	0.707	0.783	0.881	0.980	1.000	1.053	1.072	1.114	1.135	1.155	1.251	1.547	1.575	1.629	1.643	1.788	1.800	1.819
S13	0.707	0.783	0.882	0.980	1.000	1.054	1.074	1.116	1.136	1.156	1.253	1.549	1.578	1.630	1.644	1.789	1.802	1.820
S14	0.707	0.783	0.882	0.980	1.000	1.054	1.074	1.115	1.136	1.156	1.253	1.549	1.577	1.629	1.644	1.789	1.802	1.820
S15	0.706	0.783	0.882	0.980	1.000	1.054	1.073	1.115	1.136	1.155	1.252	1.549	1.577	1.629	1.644	1.789	1.800	1.820
S16	0.706	0.783	0.882	0.978	1.000	1.054	1.073	1.115	1.136	1.155	1.252	1.549	1.577	1.629	1.644	1.789	1.800	1.820
S17	0.707	0.784	0.883	0.980	1.000	1.056	1.074	1.116	1.137	1.157	1.253	1.549	1.579	1.631	1.646	1.791	1.802	1.822
S18	0.707	0.784	0.883	0.980	1.000	1.056	1.074	1.116	1.137	1.157	1.253	1.551	1.579	1.631	1.646	1.790	1.802	1.822
S19	0.707	0.784	0.883	0.980	1.000	1.054	1.074	1.116	1.137	1.157	1.253	1.551	1.579	1.631	1.646	1.790	1.802	1.821
S20	0.707	0.783	0.881	0.980	1.000	1.053	1.072	1.114	1.135	1.155	1.253	1.548	1.576	1.629	1.643	1.788	1.800	1.819
S21	0.707	0.783	0.881	0.980	1.000	1.054	1.072	1.113	1.135	1.155	1.253	1.548	1.576	1.629	1.643	1.788	1.800	1.819
S22	0.708	0.784	0.881	0.980	1.000	1.054	1.072	1.116	1.135	1.155	1.253	1.548	1.576	1.629	1.643	1.788	1.800	1.819
S23	0.707	0.785	0.883	0.980	1.000	1.054	1.074	1.115	1.136	1.156	1.253	1.549	1.578	1.629	1.644	1.789	1.802	1.820
S24	0.707	0.783	0.882	0.980	1.000	1.054	1.074	1.115	1.136	1.156	1.253	1.549	1.578	1.629	1.644	1.789	1.802	1.820
S25	0.708	0.784	0.882	0.980	1.000	1.054	1.072	1.116	1.136	1.156	1.253	1.548	1.576	1.629	1.643	1.788	1.800	1.819
S26	0.708	0.784	0.882	0.980	1.000	1.054	1.072	1.116	1.135	1.155	1.253	1.548	1.576	1.629	1.643	1.788	1.800	1.819
S27	0.707	0.784	0.881	0.980	1.000	1.054	1.072	1.116	1.135	1.155	1.253	1.548	1.576	1.629	1.643	1.788	1.800	1.819
S28	0.708	0.784	0.882	0.981	1.000	1.055	1.074	1.116	1.136	1.156	1.254	1.549	1.576	1.629	1.644	1.788	1.800	1.819
均值	0.707	0.784	0.882	0.980	1.000	1.054	1.073	1.115	1.136	1.156	1.252	1.549	1.577	1.629	1.644	1.789	1.801	1.820
RSD（%）	0.07	0.09	0.09	0.05	0.00	0.07	0.06	0.06	0.08	0.06	0.06	0.05	0.07	0.06	0.06	0.05	0.06	0.05

表 9-42　RPA

编号	1	2	3	4	5	6	7	8	9	10	11	12	13	14	15	16	17	18
S1	2.070	0.485	0.619	0.357	1.000	1.023	5.591	2.426	2.139	1.452	0.909	0.329	0.565	0.923	0.698	0.262	0.466	0.470
S2	2.599	0.505	0.584	0.231	1.000	0.997	5.620	2.308	2.411	1.388	0.933	0.260	0.517	0.640	0.418	0.266	0.411	0.427

续表

编号	1	2	3	4	5	6	7	8	9	10	11	12	13	14	15	16	17	18
S3	2.613	0.410	0.461	0.304	1.000	0.958	4.912	2.148	2.221	1.314	0.979	0.236	0.439	0.517	0.349	0.220	0.341	0.362
S4	2.439	0.498	0.603	0.272	1.000	0.941	5.084	2.080	2.157	1.491	0.800	0.235	0.446	0.780	0.604	0.236	0.379	0.384
S5	2.562	0.440	0.537	0.273	1.000	1.052	5.142	2.217	3.117	1.514	1.030	0.199	0.499	0.701	0.524	0.221	0.335	0.381
S6	2.603	0.465	0.531	0.346	1.000	1.048	5.385	2.414	2.149	1.416	1.131	0.211	0.438	0.735	0.533	0.212	0.398	0.401
S7	2.529	0.379	0.409	0.261	1.000	1.018	5.215	2.380	1.987	1.378	1.071	0.206	0.411	0.735	0.556	0.231	0.352	0.396
S8	2.444	0.473	0.612	0.283	1.000	0.983	4.876	2.307	1.843	1.361	1.041	0.230	0.423	0.700	0.510	0.275	0.346	0.366
S9	2.216	0.504	0.638	0.273	1.000	1.017	4.919	2.314	1.989	1.360	1.054	0.276	0.471	0.756	0.551	0.268	0.401	0.423
S10	2.730	0.500	0.702	0.338	1.000	1.119	5.731	2.527	2.211	1.563	1.151	0.206	0.419	0.792	0.597	0.272	0.364	0.399
S11	2.471	0.604	0.732	0.344	1.000	1.052	5.651	2.576	2.295	1.499	1.187	0.204	0.433	0.672	0.453	0.254	0.415	0.480
S12	2.548	0.537	0.648	0.307	1.000	1.026	5.111	2.381	1.961	1.340	0.968	0.210	0.407	0.546	0.340	0.259	0.322	0.359
S13	2.700	0.488	0.736	0.321	1.000	1.030	5.319	2.339	2.046	1.387	1.112	0.181	0.358	0.598	0.427	0.226	0.282	0.302
S14	2.691	0.672	1.068	0.360	1.000	1.099	5.719	2.629	1.883	1.486	1.217	0.208	0.372	0.678	0.501	0.232	0.315	0.345
S15	2.708	0.585	0.860	0.210	1.000	1.106	5.636	2.578	2.548	1.844	1.062	0.236	0.444	0.747	0.566	0.212	0.341	0.382
S16	2.679	0.547	0.689	0.301	1.000	1.091	5.578	2.555	2.356	1.487	1.060	0.223	0.455	0.718	0.527	0.252	0.324	0.367
S17	2.804	0.540	0.702	0.298	1.000	1.074	5.390	2.586	2.213	1.772	1.081	0.215	0.428	0.523	0.327	0.281	0.308	0.341
S18	2.734	0.465	0.599	0.339	1.000	1.125	5.367	2.580	2.192	1.791	1.087	0.221	0.416	0.540	0.340	0.304	0.323	0.351
S19	2.752	0.514	0.691	0.310	1.000	1.060	5.105	2.437	2.094	1.694	1.029	0.202	0.406	0.680	0.470	0.284	0.296	0.335
S20	2.595	0.524	0.684	0.301	1.000	1.061	5.155	2.331	2.338	1.575	1.088	0.211	0.416	0.536	0.331	0.300	0.330	0.348
S21	2.681	0.500	0.687	0.330	1.000	1.066	5.264	2.357	2.002	1.383	1.082	0.190	0.375	0.633	0.484	0.295	0.293	0.317
S22	2.576	0.539	0.697	0.311	1.000	1.143	5.643	2.656	2.248	1.601	1.173	0.236	0.472	0.813	0.602	0.318	0.381	0.414
S23	1.851	0.437	0.511	0.238	1.000	1.083	4.583	2.321	2.276	1.488	0.900	0.174	0.271	0.781	0.587	0.189	0.398	0.417
S24	2.569	0.514	0.651	0.349	1.000	1.075	5.298	2.486	2.093	1.725	1.118	0.205	0.384	0.736	0.548	0.268	0.337	0.343
S25	1.972	0.522	0.654	0.237	1.000	1.067	4.673	2.241	2.331	1.400	0.884	0.177	0.386	0.750	0.553	0.206	0.373	0.407
S26	2.395	0.482	0.521	0.210	1.000	1.038	4.839	2.062	3.088	1.455	0.894	0.198	0.461	0.657	0.475	0.263	0.318	0.353
S27	2.351	0.755	0.907	0.227	1.000	1.078	4.896	2.249	2.479	1.551	0.928	0.203	0.427	0.724	0.529	0.262	0.334	0.350
S28	2.576	0.739	0.934	0.328	1.000	0.980	4.787	2.066	2.490	1.447	0.897	0.146	0.365	0.558	0.434	0.266	0.251	0.294
均值	2.516	0.522	0.667	0.295	1.000	1.050	5.232	2.377	2.256	1.506	1.031	0.215	0.425	0.685	0.494	0.255	0.348	0.375
RSD (%)	9.41	6.41	5.47	5.48	0.00	4.73	6.44	7.23	3.26	9.60	9.28	5.91	8.03	4.69	0.937	7.68	4.44	5.93

3. 共有峰药材来源归属及初步鉴定

精密吸取供试品溶液及各单味药提取物的供试品溶液各5 μL，依次进样测定。通过比较两者间的色谱图，发现红参提取物对YQFM指纹图谱共有峰的贡献最大，麦冬提取物次之。其中，1、4、5、6、7、8、9、10、11、12、13、14、15、17、18号峰来源于红参提取物；2、3、16号峰来源于麦冬提取物。结果见图9-25。

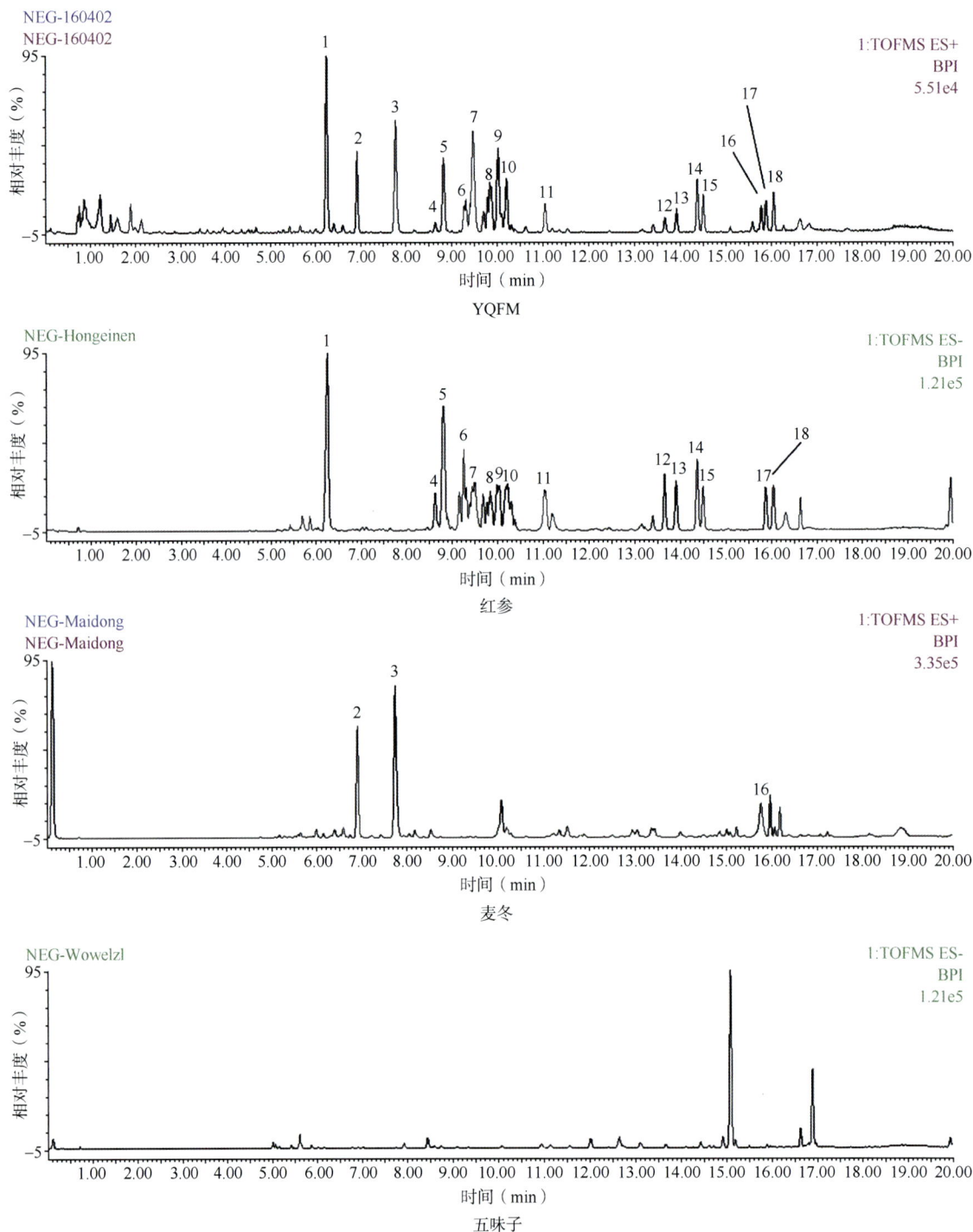

图 9-25　YQFM 及各单味药的 BPC 图

　　对8个共有峰的质谱结果分析发现，负离子模式下主要产生 [M-H]⁻ 和 [M+COOH]⁻ 的分子离子峰。根据 Q-TOF 高分辨质谱计算各个主要成分的元素组成、二级质谱信息，并结合对照品及相关参考文献，对 YQFM 中 18 个共有峰进行鉴定，大致推断了 17 个峰中 21 个化合物的可能结构，主要为皂苷类成分。结果见表9-43。

表 9-43 共有峰鉴定结果

峰号	t_R (min)	选择离子（m/z） [M-H]⁻	选择离子（m/z） [M+COOH]⁻	碎片峰	分子式	化合物	参考文献
1	6.25	799.4763	845.4824	637.4288，475.2163	$C_{42}H_{72}O_{14}$	人参皂苷 Rg₁*	[3-6]
		945.5423	991.5391	783.3566，637.4288，475.2163	$C_{48}H_{82}O_{18}$	人参皂苷 Re*	
2	6.92	447.2234		315.1827	$C_{21}H_{36}O_{10}$	L-borneol-7-O-[β-D-apiofuranosyl（1→6）]-β-D-glucopyranoside	[3-4]
3	7.79	1049.5238	1095.5265	917.4842，771.4103，753.3258，591.3189，429.2931	$C_{50}H_{82}O_{23}$	Ophiopogonin I/Ophiofurospiside L	[7-8]
4	8.65	619.3127				未知	
		1239.6348		1107.5961，945.5422，783.4965	$C_{59}H_{100}O_{27}$	人参皂苷 Ra₃	[3]
5	8.82	799.4887	845.4951	637.4177，475.6363	$C_{42}H_{72}O_{14}$	人参皂苷 Rf*	[3, 5-6]
6	9.32	604.3060				未知	
		769.4761	815.4852	637.7051，475.1591	$C_{41}H_{70}O_{13}$	三七皂苷 R₂	[3-4, 6, 9]
		1209.6259		1077.5765，945.5368，783.2219	$C_{58}H_{98}O_{26}$	人参皂苷 Ra₁/Ra₂	[3]
7	9.47	1107.5997	1153.5938	945.5368，783.4914，621.3188	$C_{54}H_{92}O_{23}$	人参皂苷 Rb₁*	[3-6]
		553.2939				未知	
8	9.85	1077.5765	1123.5802	945.5502，915.5330，783.4914，621.3188	$C_{53}H_{90}O_{22}$	人参皂苷 Rc*	[3-6]
9	10.02	955.4832		793.4353，631.2548，613.1514，569.7346	$C_{48}H_{76}O_{19}$	人参皂苷 Ro*	[3-4, 6]
10	10.20	1077.5765	1123.5948	945.5233，915.5330，783.4914，621.7335	$C_{53}H_{90}O_{22}$	人参皂苷 Rb₂*	[3-6]
11	11.06	945.5368	991.5391	783.4914，621.0460，459.1418，375.1875	$C_{48}H_{82}O_{18}$	人参皂苷 Rd*	[3-6]
12	13.67	619.4108	665.4257	619.4108	$C_{36}H_{60}O_8$	人参皂苷 Rh₄/Rk₃	[4-5, 10]
13	13.92	619.4216	665.4257	619.4216	$C_{36}H_{60}O_8$	人参皂苷 Rh₄/Rk₃	[4-5, 10]
		793.4353		631.4197，613.2598	$C_{35}H_{70}O_{19}$	Cynarasaponin C/Spinasaponin A	[5]
				631.4197	$C_{42}H_{66}O_{14}$	Zingibroside R₁	[11]
14	14.38	783.4914	829.4954	621.0460，459.1981	$C_{42}H_{72}O_{13}$	S-人参皂苷 Rg₃*	[4]
15	14.51	783.4914	829.4954	622.3448	$C_{42}H_{72}O_{13}$	R-人参皂苷 Rg₃*	[4-5]
16	15.79	504.3048				未知	
		564.3351				未知	
17	15.89	765.4742	811.4899	765.4772	$C_{42}H_{70}O_{12}$	人参皂苷 Rk₁	[3-4, 6]
18	16.06	765.4742	811.4774	765.4772	$C_{42}H_{70}O_{12}$	人参皂苷 Rg₅	[4-5, 9]

注：*经对照品确认的成分

4. 不同批次 YQFM 相似度计算

将28批YQFM样本的图谱数据按方法导出后，依次导入国家药典委员会中药色谱指纹图谱相似度评价系统软件（2.0版），通过多点校正，生成了对照指纹图谱，并计算了相似度，结果见表9-44。28批YQFM样本的相似度均不低于0.970，说明YQFM生产工艺及质量稳定性较好。

表 9-44　28 批 YQFM 的指纹图谱相似度

编号	相似度	编号	相似度	编号	相似度	编号	相似度
S1	0.982	S8	0.994	S15	0.985	S22	0.988
S2	0.988	S9	0.980	S16	0.996	S23	0.982
S3	0.990	S10	0.993	S17	0.991	S24	0.989
S4	0.975	S11	0.992	S18	0.997	S25	0.994
S5	0.992	S12	0.989	S19	0.995	S26	0.978
S6	0.995	S13	0.989	S20	0.993	S27	0.996
S7	0.992	S14	0.989	S21	0.993	S28	0.970

（四）聚类分析（HCA）

本研究将28批YQFM指纹图谱中18个共有峰所包含的25个化合物的离子响应强度除以称样量进行量化，形成25×28阶数据矩阵，导入SPSS 19.0分析软件，选择离差平方和法进行Q型聚类分析，选择平方欧氏距离进行距离测度，"Z得分"进行数据标准化。聚类结果见图9-26。从树状聚类图中看到，当类间距离介于5～10时，28批YQFM样本可以聚为4类，S3、S4、S5、S1、S7、S2、S11、S10为一类，S9、S12、S6、S8为一类，S13、S14为一类，其他样品为一类。

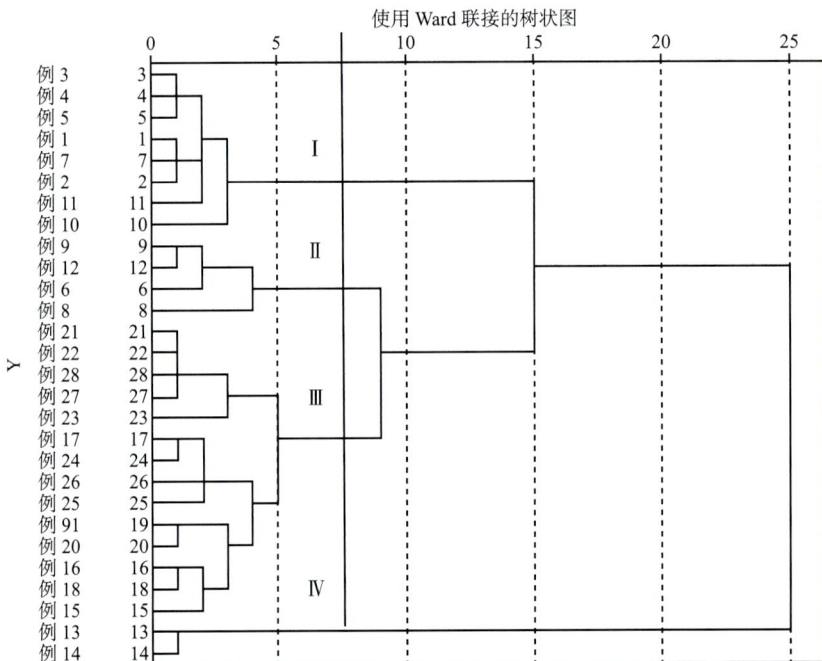

图 9-26　树状聚类图

（五）PCA 分析

1. 主成分及载荷因子提取

本研究将28批YQFM指纹图谱中18个共有峰所包含的25个化合物的离子响应强度除以称样量进行量化，形成25×28阶数据矩阵，导入SPSS 19.0分析软件，进行PCA。由表9-45和图9-27可知，提取的前7个主成分的特征值（λ）均大于1，累积方差贡献率为84.989%，能够反映原始样品数据的大部分信息。为了进一步从PCA模型中得到不同批次样品之间化学组成差异的信息，本研究还从PCA模型中提取了主成分的载荷因子。载荷因子的值（load value）越大，表明对主成分的贡献越大。从表9-46主成分载荷矩阵中可以看到，第一主成分PC1主要综合了化合物5（load value 0.902，t_R 8.65，m/z 619.3126）、7（load value 0.931，人参皂苷Rf）、8（load value 0.899，t_R 9.32，m/z 604.3063）、9（load value 0.845，三七皂苷R_2）、10（load value 0.808，人参皂苷Ra_1/Ra_2）、12（load value 0.922，t_R 9.47，m/z 553.2935）、16（load value 0.898，人参皂苷Rd）、20（load value 0.837，S-人参皂苷Rg_3）、22（load value 0.843，t_R 15.79，m/z 504.3087）、23（load value 0.876，t_R 15.79，m/z 564.3311）的信息；第二主成分PC2主要综合了化合物3（load value 0.933，L-borneol-7-O-[β-D-apiofuranosyl（1→6）]-β-D-glucopyranoside）的信息，说明不同批次YQFM样品的化学组成差异主要体现在这几个成分量的不同，这些化学成分在不同批次YQFM样品之间的差异趋势，同一化学成分在不同批次样品中存在一定的波动，其中样品S13、S14中各成分的量均最低。

将数据矩阵导入Simca-p12.0软件作图，得到PCA二维分布散点图，见图9-28。可以看出，28批YQFM中大部分样品集中在同一区域，小部分样品存在部分离散，与聚类分析的结果基本一致。

表 9-45　主成分分析解释的总变量

主成分	初始特征值			提取平方和		
	合计	贡献率方差(%)	累计贡献率(%)	合计	贡献率方差(%)	累计贡献率(%)
PC1	10.508	42.032	42.032	10.508	42.032	42.032
PC2	3.345	13.382	55.414	3.345	13.382	55.414
PC3	2.105	8.421	63.835	2.105	8.421	63.835
PC4	1.609	6.436	70.271	1.609	6.436	70.271
PC5	1.528	6.112	76.383	1.528	6.112	76.383
PC6	1.151	4.605	80.988	1.151	4.605	80.988
PC7	1.000	4.001	84.989	1.000	4.001	84.989
PC8	0.830	3.319	88.308			
PC9	0.660	2.639	90.947			
PC10	0.470	1.879	92.826			
PC11	0.402	1.607	94.433			
PC12	0.310	1.239	95.672			
PC13	0.275	1.099	96.771			
PC14	0.203	0.811	97.582			
PC15	0.184	0.737	98.319			

主成分	初始特征值			提取平方和		
	合计	贡献率方差（%）	累计贡献率（%）	合计	贡献率方差（%）	累计贡献率（%）
PC16	0.132	0.528	98.847			
PC17	0.109	0.435	99.282			
PC18	0.054	0.218	99.500			
PC19	0.048	0.193	99.692			
PC20	0.028	0.112	99.804			
PC21	0.019	0.076	99.880			
PC22	0.012	0.048	99.928			
PC23	0.008	0.034	99.962			
PC24	0.005	0.021	99.983			
PC25	0.004	0.017	100.000			

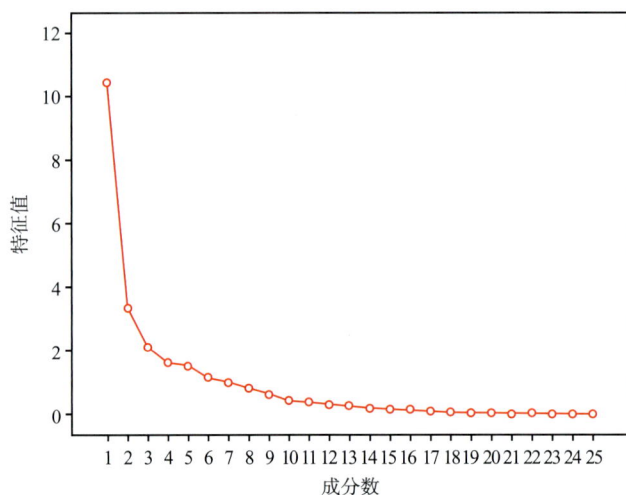

图 9-27　碎石图

表 9-46　主成分载荷矩阵

化合物	主成分						
	PC1	PC2	PC3	PC4	PC5	PC6	PC7
1	0.456	0.279	−0.693	−0.060	0.061	0.083	−0.275
2	0.307	0.003	−0.105	0.797	0.313	0.157	−0.007
3	−0.130	0.933	0.064	−0.017	−0.064	0.117	−0.070
4	0.092	0.795	−0.018	0.167	−0.344	0.297	−0.205
5	0.902	−0.289	−0.086	0.062	−0.162	0.015	−0.124
6	0.431	−0.417	−0.088	0.324	0.275	−0.503	−0.136
7	0.931	0.004	−0.203	0.049	−0.102	0.027	−0.075
8	0.899	−0.357	−0.046	0.076	−0.013	0.024	−0.009
9	0.845	0.346	0.100	0.185	0.002	−0.006	−0.064
10	0.808	−0.213	0.070	0.184	−0.080	0.269	−0.119

续表

化合物	主成分						
	PC1	PC2	PC3	PC4	PC5	PC6	PC7
11	0.594	−0.002	−0.243	−0.415	0.312	−0.148	0.180
12	0.922	0.120	−0.072	0.031	−0.091	−0.093	−0.020
13	0.708	0.150	−0.237	−0.156	0.215	0.071	0.135
14	0.229	0.664	0.359	0.027	0.362	−0.277	0.035
15	0.684	−0.141	0.342	−0.184	−0.019	0.273	0.210
16	0.898	−0.164	−0.157	−0.027	0.147	−0.023	−0.128
17	−0.015	−0.013	−0.295	0.090	0.514	0.579	0.412
18	0.188	0.406	−0.370	0.024	−0.179	−0.321	0.605
19	0.071	0.421	0.556	0.325	0.321	−0.125	0.073
20	0.837	0.040	0.457	−0.040	0.013	0.016	0.009
21	0.733	−0.260	0.434	0.075	−0.070	0.046	0.177
22	0.843	0.374	−0.053	−0.147	−0.097	−0.088	−0.007
23	0.876	0.305	−0.132	−0.113	−0.118	−0.126	0.037
24	0.352	0.010	0.352	−0.607	0.405	0.136	−0.248
25	0.479	−0.215	0.269	0.025	−0.537	0.071	0.268

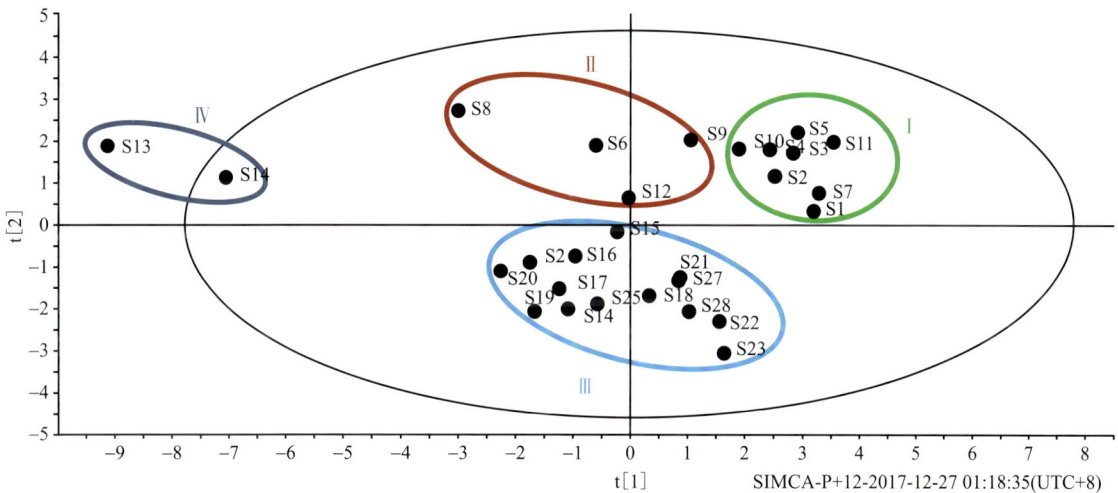

图 9-28　二维分布散点图

2. 不同批次 YQFM 的综合评价

由于不同评价指标所占的权重不同，所以，在对样本做出综合评价时，不能直接采用评价指标得分的大小，需使用线性加权求和法。本研究以各个主成分方差贡献率作为权重，对 YQFM 各个主成分得分进行线性加权求和，构建不同批次 YQFM 综合评价函数：$Y=0.4203PC_1+0.1338PC_2+0.0842PC_3+0.0644PC_4+0.0611PC_5+0.0461PC_6+0.0400PC_7$，计算各批次的综合评价分值。

由表 9-47 可知，在所有的供试样品中，S28 综合得分最高（0.520），其次为 S22（0.435）、S11（0.418）和 S9（0.360）；样品 S1、S7、S21、S4、S12、S18、S27、S2、S23、S3、S5、S15、S10、S24、S25 综合得分均在 0 以上；样品 S19、S17、S16、S20、S6、S26、S8 综合得

分均在0以下；样品S13和S14的综合得分最低，分别为-1.521和-1.156。

表 9-47　28 批 YQFM 样品的主成分得分、综合得分及优良排序

样品	主成分							综合得分	排序
	PC_1	PC_2	PC_3	PC_4	PC_5	PC_6	PC_7		
S1	0.899	0.123	−0.570	0.233	−0.239	−0.703	0.434	0.332	5
S2	0.785	−0.421	−1.641	1.240	0.299	−0.570	−0.146	0.201	12
S3	0.990	−0.519	−1.020	−0.775	−1.118	−0.087	0.003	0.139	14
S4	0.826	−0.725	−0.546	−0.079	−0.585	0.263	1.076	0.219	8
S5	1.132	−0.883	−1.001	−1.339	−1.391	−0.680	0.475	0.090	15
S6	−0.136	−1.090	0.815	0.051	−1.111	−0.556	1.012	−0.184	24
S7	0.901	−0.395	−0.266	0.495	−0.376	0.639	−0.644	0.316	6
S8	−1.167	−1.620	0.443	−0.108	−0.790	0.669	−0.817	−0.727	26
S9	0.558	−1.841	2.711	0.837	0.427	1.056	0.368	0.360	4
S10	0.727	−1.139	−0.056	−2.181	1.407	1.024	−2.432	0.044	17
S11	1.364	−0.924	−1.412	0.383	0.569	0.211	0.453	0.418	3
S12	0.116	−0.849	1.184	1.424	1.242	0.450	−0.186	0.216	9
S13	−3.043	−1.030	−0.906	0.051	−0.542	−0.222	0.306	−1.521	28
S14	−2.432	−0.658	−0.564	−0.062	0.010	−0.022	0.163	−1.156	27
S15	−0.019	−0.399	0.625	1.341	1.995	−2.419	−0.085	0.085	16
S16	−0.260	0.336	−0.102	−0.089	0.398	−1.070	0.282	−0.092	22
S17	−0.546	0.857	0.360	0.702	−0.687	0.793	0.016	−0.044	21
S18	0.277	0.867	0.225	−0.580	0.784	−1.484	0.518	0.214	10
S19	−0.490	1.113	0.673	−2.589	1.844	0.245	0.487	−0.023	20
S20	−0.648	0.616	0.692	−1.142	−0.017	−0.242	1.708	−0.149	23
S21	0.418	0.691	0.477	−0.259	−0.020	−0.739	1.028	0.298	7
S22	0.495	1.260	0.163	0.946	−0.509	0.396	−0.087	0.435	2
S23	0.249	1.393	1.978	0.046	−2.149	−1.650	−2.388	0.158	13
S24	−0.477	1.273	−0.773	1.423	−0.176	1.516	−0.720	0.027	18
S25	−0.395	1.222	−1.309	0.936	1.646	0.107	−0.796	0.021	19
S26	−0.661	0.604	−0.782	−0.496	−0.729	−0.400	−1.167	−0.404	25
S27	0.227	0.644	0.156	−0.576	0.233	1.482	−0.744	0.210	11
S28	0.309	1.494	0.445	0.167	−0.413	1.995	1.884	0.520	1

（六）小结与讨论

1. 实验条件的建立

采用UPLC-Q-TOF/MS^{E}技术，通过对不同流动相、不同流速、不同柱温、不同进样量、不同品牌色谱柱等色谱条件；不同扫描模式、不同质荷比、离子源温度、脱溶剂气温度、脱溶剂气流量等质谱条件的摸索和优化，最终确定了用于YQFM特征图谱表征和化学成分的快速定性分析的色谱、质谱方法。

2. 指纹图谱的建立及评价

LC-MS能够提供每个色谱峰对应的准离子和裂解碎片信息，具有比HPLC更好的化合物分析

和鉴定能力，且分析时间短，分离效率高。本实验通过比较BPC和TIC，最终选择ESI——模式下响应强度更高的BPC用于指纹图谱研究。首次建立了YQFM的液质指纹图谱，可同时对YQFM中18个共有色谱峰进行检测，28批YQFM的相似度均在0.970以上。鉴于目前实验收集的样本数还相对较少，后续实验要进一步增加样本量，不断修正YQFM指纹图谱；对于指纹图谱中共有峰的定性，还需要借助其他手段进行进一步确认。该研究可对现有HPLC指纹图谱进行有效的补充。

3. 化学模式识别

HCA是在原始信息的基础上，按照样本相似程度进行分类的分析方法；PCA是利用方差最大原则，对原始数据包含的多个变量进行线性拟合，剔除次要信息，保留重要信息，以新的低维变量代替原始高维变量的分析方法。本研究对YQFM指纹图谱18个共有色谱峰所包含的信息进行HCA和PCA，客观地反映了YQFM内在质量。HCA结果为当欧氏距离平方和为5～10时，28批YQFM样品可以聚为4类；PCA降维提取了7个主成分，反映了原来变量84.989%的信息，通过拟合归纳第一、第二主成分的载荷因子模型，筛选出了对样品质量影响比较大的11种化合物。通过综合评价得分对各批次样品进行了排序，28批供试样品中，S28综合得分最高，其次为S22、S11和S9，S13和S14的综合得分最低。相似度、HCA和PCA的结果不完全相同，推测原因可能是YQFM化学成分复杂，且各成分的含量差别较大，在计算相似度时，色谱峰校正不完全，导致部分信息缺失，样本相似度较高；而HCA和PCA是在指纹图谱相似度评价的基础上进行的，虽然PCA提取了特征值大于1的7个主成分，但被忽略的特征值小于1的成分仍然会对结果有贡献，所以势必会出现结果有差异的情况。

4. 质量一致性

有文献报道，原料对中药制剂质量一致性的影响远大于生产工艺的影响，工艺引起的误差一般在5%以下；而原料所引起的误差可达30%以上[2]。YQFM作为中药制剂，影响其质量一致性的最主要因素也是原料。为保障其质量的一致性，应重点关注原料的一致性，而提取物混批投料[12]是解决这一问题的有效方法。

本研究在利用UPLC-Q-TOF-MS[E]指纹图谱对YQFM质量进行评价的同时，联合化学模式识别对样本做更准确细致的分类，找出造成差异的主要化学成分，可以对指纹图谱相似度评价进行有效的补充，能客观反映YQFM内在质量的真实性与一致性，从而为YQFM制定更加合理的质量控制标准与品质评价模式提供参考依据。

二、YQFM中糖类指纹图谱研究

本节主要以已开发的YQFM中果糖、葡萄糖、蔗糖、麦芽糖的含量测定方法为基础，通过全谱匹配，进一步研究YQFM制剂中糖类物质的指纹图谱。在针对糖类物质的指纹图谱研究中，为在日后的常规检验中方便快捷的进行指纹图谱的测定，故其供试品处理方法，对照品配制方法及色谱条件仪器参数均不变，均沿用含量测定方法开发的方法。利用含量测定中针对2016～2018年抽样检验的56批次（2016年16批、2017年20批及2018年20批）为基础，考虑合适的积分条件进行积分，屏蔽甘露醇峰后，峰面积占总峰面积的0.2%以上的峰进行峰匹配，生成对照图谱，作为YQFM糖类物质指纹图谱电子标准图谱。并以此评价不同批次的指纹图谱相似度。

（一）电子标准图谱的建立

由于本指纹图谱色谱方法沿用单体糖含量测定中的方法，含量测定方法中果糖、葡萄糖、蔗糖及麦芽糖四个峰，分离度较好且稳定存在，此四峰必然成为糖类指纹图谱的共有峰。考虑到YQFM中，果糖含量最高，其峰面积为葡萄糖、蔗糖及麦芽糖三个峰的10倍以上，在保证果糖峰不超过检测上限的情况下，应该尽可能提高葡萄糖、蔗糖及麦芽糖三个峰的响应值，故供试品制备方法选择葡萄糖、蔗糖及麦芽糖测定时的供试品配制方法：称取YQFM约0.65 g，精密称定，置20 mL烧杯中，用5 mL纯化水充分溶解，转移至100 mL容量瓶中，加水定容至刻度，摇匀，过0.45 μm膜，取续滤液，即得。

1. 色谱条件

色谱柱：Asahipak NH2P-50 4E（4.6 mm×250 mm，5 μm）；流动相：乙腈–水（80∶20）梯度洗脱，梯度洗脱条件见表9-48；柱温：30℃；进样量：10 μL。理论塔板数按果糖峰计算应不低于8000。

表9-48 梯度洗脱条件

时间（min）	水	乙腈
0	20	80
4	25	75
10	25	75
12	35	65
15	50	50
16	50	50
17	20	80
20	20	80

2. 检测器条件

漂移管温度92.5℃，压缩空气流量2.5 mL·min^{-1}。

3. 积分条件的建立

按照上述测定方法，针对2016～2018年抽样检验的56批次［其中2016年16批、2017年20批及2018年20批（本次未加入后续补充）］进行测定，按照表9-49所述积分条件进行积分。积分后发现保留时间在13.9～14.5 min时出现一个稳定存在的未知峰，其稳定出现在蔗糖峰之前，峰面积约占峰面积总和的0.2%～0.5%。故为保证此共有峰的积分纳入指纹图谱相似度对比中，积分条件按表9-49进行积分后，屏蔽甘露醇峰，峰面积占总峰面积的0.2%以上的峰进行全谱峰匹配，生成对照图谱，作为YQFM糖类物质指纹图谱电子标准图谱（图9-29，表9-50）。

表9-49 积分参数

积分事件	开始时间	结束时间	值
阈值	0	20	500
峰宽	0	20	1
最小峰面积	0	20	1000
不积分段（甘露醇峰）	9.5	10.5	0

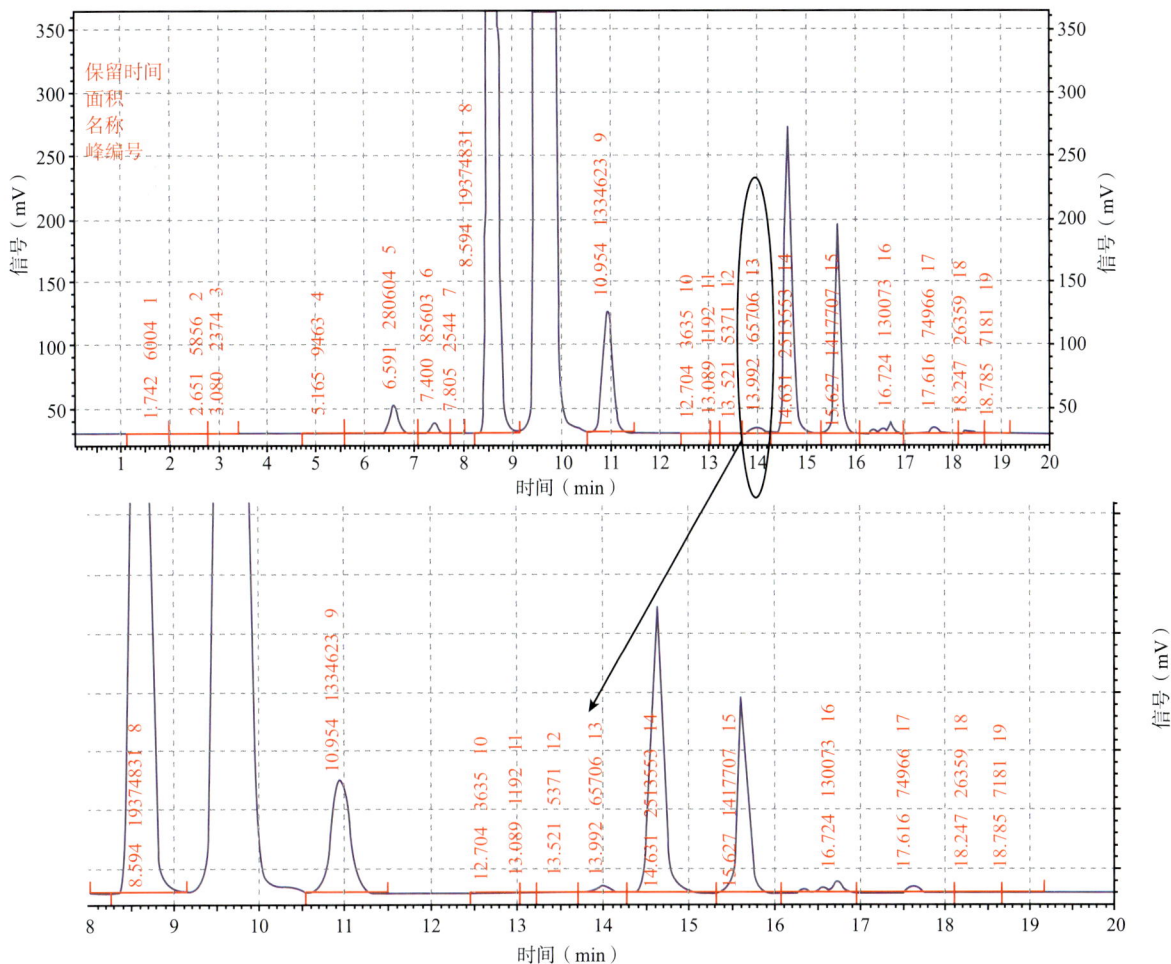

图 9-29　YQFM 制剂指纹图谱共有峰指认

8 号 . 果糖峰；9 号 . 葡萄糖峰；14 号 . 蔗糖；15 号 . 麦芽糖；13 号 . 未知峰

表 9-50　未知峰峰面积及峰面积百分比计算值

保留时间（min）	面积	面积百分比	峰高	高度百分比
1.742	6004	0.024	299	0.012
2.651	5856	0.023	264	0.011
3.080	2374	0.009	113	0.005
5.165	9463	0.037	346	0.014
6.591	280604	1.107	22803	0.938
7.400	85603	0.338	8082	0.332
7.805	2544	0.010	298	0.012
8.594	19374831	76.436	1871996	77.005
10.954	1334623	5.265	35451	3.926
12.704	3635	0.014	160	0.007
13.089	1192	0.005	173	0.007

保留时间（min）	面积	面积百分比	峰高	高度百分比
13.521	5371	0.021	258	0.011
13.992	65706	0.259	4786	0.197
14.631	2513553	9.916	242581	9.979
15.627	1417707	5.593	166359	6.843
16.724	130073	0.513	9058	0.373
17.616	74966	0.296	5645	0.232
18.247	26359	0.104	1907	0.078
18.785	7181	0.028	413	0.017
总计	25347645	100.000	2430992	100.000

4. 标准图谱合成

按照上述积分方法，针对2016～2018年抽样检验的56批次（其中2016年16批、2017年20批及2018年20批）的含量测定图谱进行指纹图谱条件的积分。使用中药色谱指纹图谱相似度评价系统软件进行标准图谱合成（表9-51、图9-30）。

表 9-51　合成标准图谱的益气复脉（冻干）批次信息表

序号	批次	序号	批次	序号	批次
1	20160408	1	20170406	1	20170702
2	20160409	2	20170409	2	20170810
3	20160410	3	20170504	3	20170812
4	20161014	4	20170505	4	20170919
5	20161015	5	2070501	5	20171005
6	20161016	6	20170502	6	20171007
7	20161101	7	20170512	7	20171106
8	20161102	8	20170513	8	20171111
9	20161103	9	20170602	9	20171112
10	20161104	10	20170604	10	20171113
11	20161105				
12	20161106				
13	20161107				
14	20161108				
15	20161109				
16	20161110				

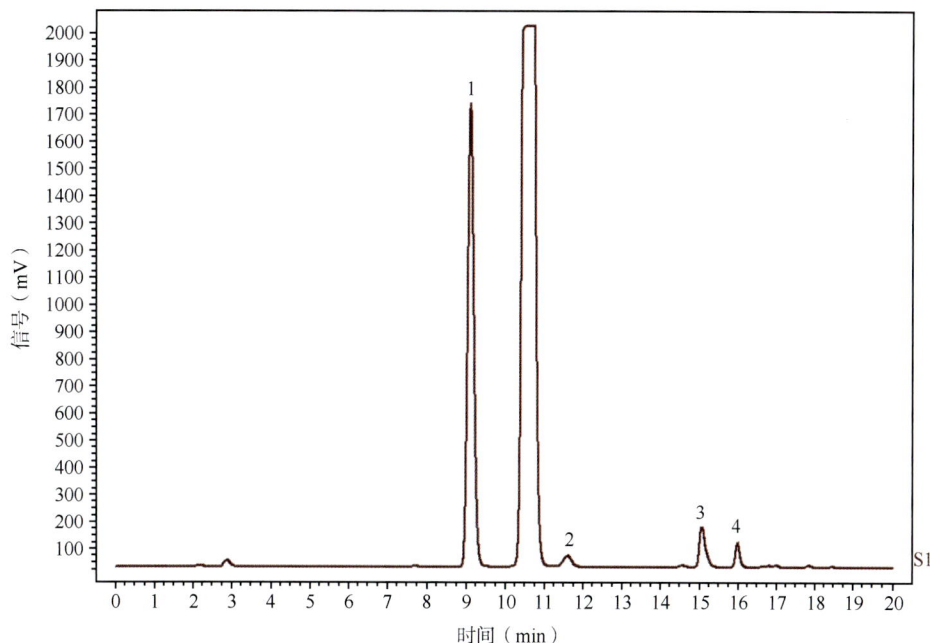

图 9-30　合成后标准图谱及已知峰标示

峰 1. 果糖；峰 2. 葡萄糖；峰 3. 蔗糖；峰 4. 麦芽糖

（二）试验方法

1. 色谱条件

同上一节。

2. 对照品溶液的制备

称取果糖、葡萄糖、蔗糖和麦芽糖对照品适量，精密称定，置同一 10 mL 容量瓶中，用纯化水溶解，定容至刻度，制成浓度分别为 1.0 mg·mL^{-1}、0.3 mg·mL^{-1}、0.4 mg·mL^{-1}、0.3 mg·mL^{-1} 的混合对照品溶液。

称取甘露醇对照品适量，置 10 mL 容量瓶中，用纯化水溶解，定容至刻度，制成浓度分别为 1.0 mg·mL^{-1} 的对照品溶液。用于定位甘露醇峰。

3. 供试品溶液的制备

称取 YQFM 约 0.65 g，精密称定，置 20 mL 烧杯中，用 5 mL 纯化水充分溶解，转移至 100 mL 容量瓶中，加水定容至刻度，摇匀，过 0.45 μm 膜，取续滤液，即得。

4. 测定法

分别精密吸取对照物溶液与供试品溶液各 10 μL，注入液相色谱仪中，测定，记录 20 min 内的色谱图，即得（图 9-31）。

采用表 9-52 积分条件，甘露醇对照品保留时间对应峰不进行积分，使用中药色谱指纹图谱相似度评价系统将供试品峰面积占总峰面积 0.2% 以上的峰进行全谱峰匹配，与电子标准图谱对比计算相似度，相似度不应低于 0.90（暂定）。

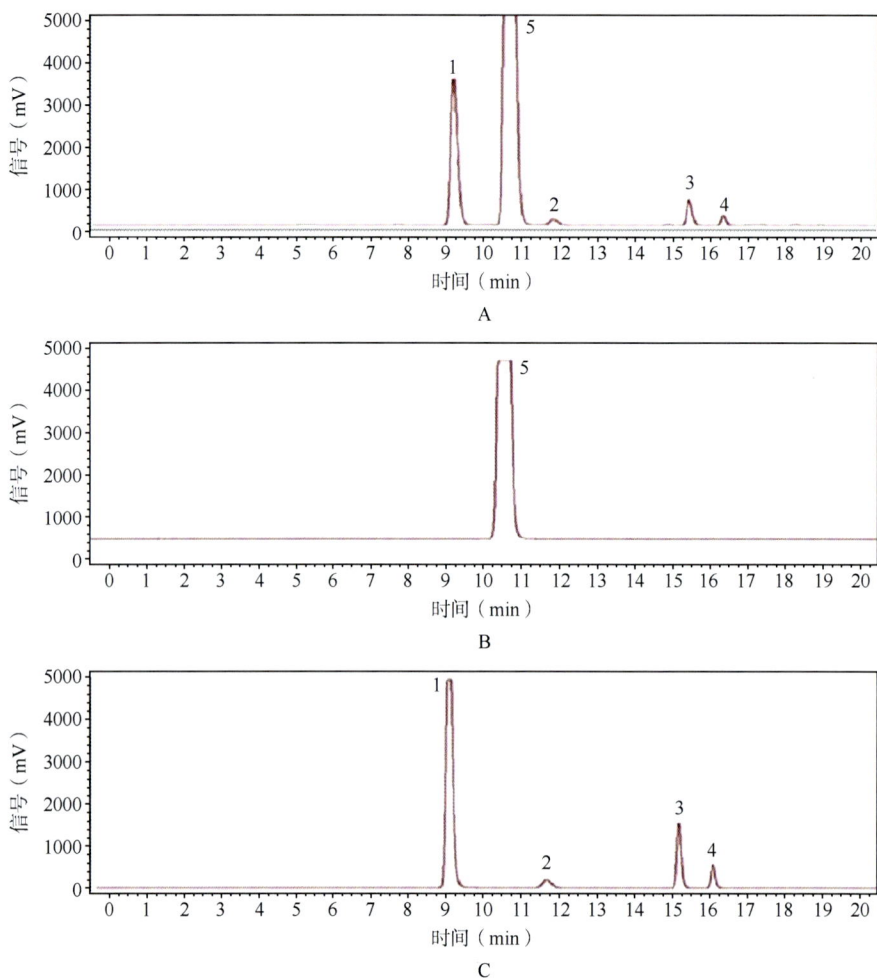

图 9-31 供试品溶液（A）、甘露醇对照（B）及混合对照（C）的 HPLC 色谱图

1. 果糖；2. 葡萄糖；3. 蔗糖；4. 麦芽糖；5. 甘露醇

表 9-52 积分条件

积分事件	开始时间	结束时间	值
阈值	0	20	500
峰宽	0	20	1
最小峰面积	0	20	1000
不积分段（甘露醇峰）	9.5	10.5	0

5. 方法学研究

（1）精密度试验

取 YQFM 样品约 0.65 g，制备供试品溶液。按色谱条件，于同一日内连续进样 6 次，记录各色谱峰峰面积，计算 RSD。

采用确定的积分条件，屏蔽甘露醇峰后，使用中药色谱指纹图谱相似度评价系统将供试品峰面积占总峰面积 0.2% 以上的峰进行全谱峰匹配，与电子标准图谱对比计算相似度，评价相似度。

通过测定结果显示，果糖、葡萄糖、蔗糖和麦芽糖峰面积在同日内连续测定6次其精密度均小于3.0%的标准，其图谱相似度均为1，该方法精密度符合要求（表9-53）。

表9-53　精密度测试结果

	1	2	3	4	5	6	均值	RSD（%）
果糖	17506528	17198678	16988855	16895641	16717499	16647455	16889626	1.30
葡萄糖	883944	862779	826060	815514	800819	790717	819179	2.40
蔗糖	2587879	2517890	2495593	2500235	2438391	2355133	2461448	2.70
麦芽糖	1391470	1364069	1356251	1376419	1359435	1347818	1360798	0.78
相似度	1	1	1	1	1	1		

（2）重复性试验

取同批次YQFM样品6份，每份约0.65 g，制备供试品溶液，按照色谱条件检测。

采用确定的积分条件，屏蔽甘露醇峰后，使用中药色谱指纹图谱相似度评价系统将供试品峰面积占总峰面积的0.2%以上的峰进行全谱峰匹配，与电子标准图谱对比计算相似度，评价相似度。

通过测定结果显示，相同批次样品连续测定6次，其图谱相似度均为1，该方法重复性较好，符合要求（表9-54）。

表9-54　重复性测试实验相似度结果

相似度	1	2	3	4	5	6
样1	1.000	1.000	1.000	1.000	1.000	1.000
样2	1.000	1.000	1.000	1.000	1.000	1.000
样3	1.000	1.000	1.000	1.000	1.000	1.000
样4	1.000	1.000	1.000	1.000	1.000	1.000
样5	1.000	1.000	1.000	1.000	1.000	1.000
样6	1.000	1.000	1.000	1.000	1.000	1.000

（3）稳定性试验

取YQFM约0.65 g，制备供试品溶液，按色谱条件，分别测定相同供试品溶液在常温下放置0 h、4 h、8 h、12 h、16 h、24 h色谱图。

采用确定的积分条件，屏蔽甘露醇峰后，使用中药色谱指纹图谱相似度评价系统将供试品峰面积占总峰面积0.2%以上的峰进行全谱峰匹配，与电子标准图谱对比计算相似度，评价相似度。

通过测定结果显示，供试品液在常温条件下24 h内，溶液稳定，相似度均在0.99以上，符合规定（表9-55）。

表9-55　供试品溶液稳定性相似度对比结果

	0 h	4 h	8 h	16 h	24 h
稳定性0 h	1.000	0.993	0.994	0.995	0.997
稳定性4 h	0.993	1.000	1.000	1.000	0.998

续表

	0 h	4 h	8 h	16 h	24 h
稳定性 8 h	0.994	1.000	1.000	1.000	0.998
稳定性 12 h	0.995	1.000	1.000	1.000	0.999
稳定性 16 h	0.997	0.998	0.998	0.999	1.000
稳定性 24 h	0.999	0.996	0.997	0.998	1.000

（4）色谱条件耐用性考察

取 YQFM 样品约 0.65 g，分别按表 9-56 中序号 1～7 所示色谱条件，进样测定。采用确定的积分条件，屏蔽甘露醇峰后，使用中药色谱指纹图谱相似度评价系统将供试品峰面积占总峰面积 0.2% 以上的峰进行全谱峰匹配，与电子标准图谱对比计算相似度，评价相似度。

表 9-56　色谱条件考察项目表

序号	色谱条件	流速	备注		
1	甲醇与水梯度洗脱	1 mL·min^{-1}	时间（min）	水（%）	甲醇（%）
			0	20	80
			4	25	75
			10	25	75
			12	35	65
			15	50	50
			16	50	50
			17	20	80
			20	20	80
2	乙腈与水等度洗脱	1 mL·min^{-1}	乙腈：水 =75：25		
3	乙腈与水梯度洗脱	1 mL·min^{-1}	时间（min）	水（%）	乙腈（%）
4		0.8 mL·min^{-1}	0	20	80
5		0.9 mL·min^{-1}	4	25	75
6		1.0 mL·min^{-1}	10	25	75
			12	35	65
			15	50	50
7		1.2 mL·min^{-1}	16	50	50
			17	20	80
			20	20	80

根据色谱峰分离实际图形及分离效果分析，选择乙腈与水梯度洗脱系统，可以达到满意的指纹图谱相似度结果，其流速在 0.8～1.0 mL·min^{-1} 时均不会对相似度构成影响，其相似度均在 0.990 以上（表 9-57）。

表 9-57　色谱条件考察结果

序号	色谱条件	流速	出峰形态	相似度
1	甲醇与水梯度洗脱	1 mL·min^{-1}	主峰未分开	0.871
2	乙腈与水等度洗脱	1 mL·min^{-1}	部分分离	0.927
3	乙腈与水梯度洗脱	0.8 mL·min^{-1}	正常	0.999

续表

序号	色谱条件	流速	出峰形态	相似度
4	乙腈与水梯度洗脱	0.9 mL · min^{-1}	正常	0.999
5	乙腈与水梯度洗脱	1.0 mL · min^{-1}	正常	0.999
6	乙腈与水梯度洗脱	1.2 mL · min^{-1}	主峰未分开	0.894

（5）色谱柱考察

取YQFM样品0.65 g，使用同一供试品，分别选用表9-58中不同型号色谱柱，进样测定并记录图谱。

表9-58　色谱柱考察统计表

序号	厂家	型号	货号
1	Agilent	Carbohydrate	840300-908
2	Waters	Xbridge	186006596
3	Grace	Carbohydrate ES	Lot 150127
4	Shodex	NH2P-50 4E	J1790112

采用确定的积分条件，屏蔽甘露醇峰后，使用中药色谱指纹图谱相似度评价系统将供试品峰面积占总峰面积0.2%以上的峰进行全谱峰匹配，与电子标准图谱对比计算相似度，评价相似度。

根据表9-59分离图形观察，仅有Asahipak NH2P-50 4E（4.6 mm×250 mm，5 μm）柱实现果糖、葡萄糖、蔗糖及麦芽糖的分离。后续应该扩大实验色谱柱考察类型，继续寻找适合糖类物质分离的指纹图谱测定的色谱柱类型，予以补充。

表9-59　色谱柱考察结果表

序号	厂家	型号	图形	相似度
1	Agilent	Carbohydrate	峰形差，仅果糖实现分离	0.781
2	Waters	Xbridge	峰形差，丢失蔗糖峰	0.887
3	Grace	Carbohydrate ES	峰形差，丢失蔗糖峰	0.891
4	Asahipak	NH2P-50 4E	四种糖均实现分离	0.997

（6）检测器参数耐用性考察

主要针对Alltech6000检测器参数，主要包括漂移管温度、压缩空气流速考察等，相关考察项目见表9-60。

表9-60　检测器参数考察项目

序号	漂移管温度（℃）	气速（mL · min^{-1}）	柱温（℃）
1	80	2.5	30
2	92.5	2.5	30
3	105	2.5	30

续表

序号	漂移管温度（℃）	气速（mL·min⁻¹）	柱温（℃）
4	92.5	3.0	30
5	92.5	2.0	30
6	92.5	2.5	35

取YQFM样品0.65 g，分别以表9-61中序号1～6所示不同检测器参数条件，进样测定并记录图谱。

采用确定的积分条件，屏蔽甘露醇峰后，使用中药色谱指纹图谱相似度评价系统将供试品峰面积占总峰面积的0.2%以上的峰进行全谱峰匹配，与电子标准图谱对比计算相似度，评价相似度。

测定图谱导出，按中药色谱指纹图谱相似度评价系统全谱峰匹配，以2号样（漂移管温度92.5℃，气速2.5 mL·min⁻¹，柱温30℃）为标准谱计算相似度。

表 9-61　Alltech6000 检测器参数考察结果表

序号	漂移管温度（℃）	气速（mL·min⁻¹）	柱温（℃）	相似度结果
1	80	2.5	30	1.000
2	92.5	2.5	30	1.000
3	105	2.5	30	0.999
4	92.5	3.0	30	0.999
5	92.5	2.0	30	0.999
6	92.5	2.5	35	1.000

实验结果表明漂移管温度在80～92.5℃，气速在2.0～3.0 mL·min⁻¹，柱温在30～35℃时，耐用性较好。不会对指纹图谱相似度构成显著影响。

（7）专属性试验

取YQFM提取物及辅料适量（按处方比例及提取物收率折算具体取样量按表9-62所示），精密称定，置20 mL烧杯中，用5 mL纯化水充分溶解，转移至100 mL容量瓶中，加水定容至刻度，摇匀。

表 9-62　专属性取样量计算表

取样项目	批次	处方量（g·瓶⁻¹）	收率（%）	理论取样量（mg）	实际取样量（mg）
红参提取物	20161101	0.5	14.8	74	74.8
麦冬提取物	20160701	1.5	14.1	211.5	222.5
五味子提取物	20161001	0.75	2.0	15	16.27
甘露醇		0.39		390	390.5
葡甲胺		0.013		13	13.1

采用确定的积分条件，屏蔽甘露醇峰后，使用中药色谱指纹图谱相似度评价系统将供试品峰面积占总峰面积0.2%以上的峰进行全谱峰匹配，与电子标准图谱对比计算相似度，评价

相似度。

从测定专属性结果可知，五味子提取物对于糖类物质指纹图谱贡献较低，甘露醇及葡甲胺辅料主要提供甘露醇峰，由于响应值占比较大，应在比较图谱相似度时扣除。麦冬提取物提供果糖峰、葡萄糖峰及蔗糖峰，红参提取物提供葡萄糖峰、蔗糖峰及麦芽糖峰。

（三）糖类物质指纹图谱检测结果

糖类物质指纹图谱检测结果见表9-63。

表9-63 2016 ~ 2018 年 YQFM 制剂糖类物质相似度统计结果

批次	相似度	批次	相似度
20160408	0.997	20170504	0.999
20160409	0.998	20170505	0.999
20160410	0.999	20170501	0.999
20161014	0.997	20170502	0.999
20161015	0.999	20170512	0.998
20161016	0.999	20170513	0.997
20161101	0.999	20170602	0.999
20161102	0.999	20170604	0.997
20161103	0.998	20170702	0.999
20161104	0.997	20170810	0.999
20161105	0.999	20170812	0.999
20161106	0.998	20170919	0.999
20161107	0.998	20171005	0.999
20161108	0.997	20171007	0.999
20161109	0.998	20171106	0.998
20161110	0.997	20171111	0.998
20170406	0.999	20171112	0.999
20170409	0.999	20171113	0.998

参 考 文 献

[1] 刘江，陈兴福，邹元锋. 基于中药指纹图谱多维信息的化学模式识别研究进展[J]. 中国中药杂志，2012，37（8）：1081-1088.

[2] 钟文，陈莎，章军，等. 重点是原料，还是工艺？——以葛根芩连汤为例探讨中成药质量一致性控制方法[J]. 中国中药杂志，2016，41（6）：1027-1032.

[3] Liu C H，Ju A C，Zhou D Z，et al. Simultaneous qualitative and quantitative analysis of multiple chemical constituents in YiQiFuMai injection by ultra-fast liquid chromatography coupled with ion trap time-of-flight mass spectrometry[J]. Molecules，2016，21（5）：640.

[4] Li F，Cheng T F，Dong X，et al. Global analysis of chemical constituents in Shengmai injection using high performance liquid chromatography coupled with tandem mass spectrometry[J]. J Pharmaceut Biomed，2016，117（5）：61-72.

[5] 徐凤莲，张启云，姜丽，等. UHPLC-Q-TOF/MS法分析红参醇提液中化学成分[J]. 中药新药与临床药理，

2015，26（4）：529-534.

[6]赵静，秦振娴，彭冰，等. 基于UPLC-Q-TOF MS技术的三七中皂苷类成分质谱裂解规律研究[J]. 质谱学报，2017，38（1）：97-108.

[7]晏仁义，马凤霞，余河水，等. UPLC-Q-TOF-MS^{E}结合相对保留时间在线快速鉴定麦冬中甾体皂苷类成分[J]. 中国实验方剂学杂志，2016，22（24）：43-50.

[8]彭婉，马骁，王建，等. 麦冬化学成分及药理作用研究进展[J]. 中草药，2018，49（2）：477-488.

[9]Zheng C N，Hao H P，Wang X，et al. Diagnostic fragment-ion-based extension strategy for rapid screening and identification of serial components of homologous families contained in traditional Chinese medicine prescription using high-resolution LC-ESI-IT-TOF/MS：*Shengmai injection* as an example[J]. J Mass Spectrom，2009，44（2）：230-244.

[10]Chu C，Xu S J，Li X N，et al. Profiling the ginsenosides of three ginseng products by lc-Q-tof/ms[J]. J Food SCI，2013，78（5）：C653-C659.

[11]Zhang H M，Li S L，Zhang H，et al. Holistic quality evaluation of commercial white and red ginseng using a UPLC-QTOF-MS/MS-based metabolomics approach[J]. J Pharmaceut Biomed，2012，62（1）：258-273.

[12]曾丽华，伍振峰，王芳，等. 中药制剂质量均一性的现状问题及保证策略研究[J]. 中国中药杂志，2017，42（19）：3826-3830.

第四节　注射用益气复脉（冻干）生物学质控方法研究

我国现行的重要质量控制模式基本是借鉴化学药品质量控制模式而建立的，常用的方法有定性鉴别和指标成分含量测定、指纹图谱。前者的局限性在于仅仅通过鉴别和定量测定未能反映中药的复杂性和整体性；后者缺乏与药理毒理相关性研究。而生物活性测定方法是以药物的生物效应为基础，以生物统计为工具，运用特定的实验设计，测定药物有效性的一种方法，从而达到控制药品质量的作用[1-3]。针对中药质量控制，应用生物学评价方法，能有效避免临床用药的安全隐患，并确保其临床药效，可更好地评价中药的内在质量。

一、YQFM 对过氧化氢所致的 H9C2 心肌细胞损伤的生物学质控方法研究

在许多心血管疾病中，因心脏供血不足或者血管硬化等原因，可能会造成局部供血供氧不足，从而造成心肌缺氧缺血损伤。而CoCl$_2$和过氧化氢（H$_2$O$_2$）通过增加心肌细胞内氧自由基的生成，减弱心肌细胞内的抗氧化能力，产生氧化应激反应，使线粒体和细胞膜的功能受损，能引起类似缺血缺氧状态的心肌损伤甚至凋亡。本实验从细胞水平选择H$_2$O$_2$法对YQFM的有效性进行考察，以期为YQFM生物质控方法的建立奠定基础。

（一）实验方法的确定

1. 模型的选择

依据美国FDA最新颁布的 *Botanical Drug Development Guidance for Industry* 中对植物药生

物效价研究提出的要求，生物效价测定方法应以能够反映药物已知或预期作用机制的生物检定为首选。现代研究认为，心血管疾病主要与炎症、糖脂代谢、血压调节、凝血因子、血管收缩与扩张、氧自由基的产生以及细胞信号转导相关[4]。本研究以H_2O_2所致的H9C2细胞损伤模型作为YQFM生物效价测定方法开发的模型之一。

2. 检测方法的选择

建立体外心肌细胞氧化损伤模型已成为研究心肌缺血再灌注损伤以及部分心肌能量代谢疾病的常用实验方法[5-6]。H_2O_2是体内氧化代谢的中间产物，是一种活性氧，H_2O_2很易穿透细胞膜到达胞内位点，因此积累到一定程度会对心肌细胞造成氧化损伤[7]。体外培养的心肌细胞模型具有特异性高、模拟性强的特点，且不受神经、体液等因素的影响，已成为心血管药理研究的基本方法和手段之一，研究认为，从大鼠胚胎心脏分离得到的心肌样、呈未分化表型的H9C2心肌细胞株，具有心肌细胞的形态结构，与原代心肌细胞的部分生理特性相似，且其易获得，可传代，性质相对稳定[8]。因此，本实验采用了H9C2心肌细胞建立H_2O_2损伤模型。

（二）实验准备

1. 实验细胞

H9C2大鼠心肌细胞株：ATCC官方网站购买（批号63048649）。

2. 受试物批号

收取2016～2018年，每年十个批次的YQFM样品。

标准物质：由十个批次的YQFM混合而成，具体操作如下，取以下批次（20190101，20190202，20190203，20190204，20190205，20190206，20190207，20190301，20190302，20190303）的样品各一支，分别用样品勺取出来快速放入一次性塑封袋中并封闭，充分混匀，再装入3个EP管中，用封口膜封闭管口密封保存。临用时准确称取一定质量后立即封闭EP管。已混匀后的标准物质使用完毕后，重新按照上述要求进行制备。

3. 样品配置

YQFM的配置：YQFM每瓶含药量0.65 g，临用前于超净台中用相关培养基6.5 mL溶解，配置成浓度为100 mg·mL^{-1}的YQFM母液，临用前稀释成所需浓度。

H_2O_2溶液的配置：在超净台中，取0.3%的H_2O_2溶液，以DMEM高糖培养基按1/44的比例稀释，4℃避光保存。

DMEM高糖培养基的配置：于超净台中，取一定量的DMEM高糖培养基，加入10%体积的FBS以及1%体积的PS，摇晃均匀，密封，4℃避光保存。

（三）实验方法

1. H9C2心肌细胞的复苏、培养与传代

（1）复苏

将保存在液氮中的H9C2心肌细胞取出，快速置于提前准备好的37℃水浴锅中，搅动溶

解；待融化成液体，拿进超净台中取出，加入准备好的含有相关培养基的离心管中，1000 rpm下离心5分钟，弃去上清，加入适量培养基吹打混匀后吸出放入T25细胞培养瓶中，放置在37℃，5% CO_2培养箱中培养。

（2）培养及传代

当细胞在T25培养瓶贴壁生长到80%～90%时，弃掉旧培养液，PBS（pH7.4）冲洗去掉细胞碎片，加入0.25%胰蛋白酶放入培养箱中消化，倒置显微镜下观察细胞变圆脱落时，立即加入适量新培养基终止消化，移液器吸出置于15 mL的EP管中，于1000 rpm下离心5分钟，弃去上清，加入适量培养基吹打混匀后吸出，放入T75细胞培养瓶中，置于37℃，5% CO_2培养箱中培养。本实验H9C2心肌细胞用含10% FBS与1% PS的DMEM高糖培养基培养，2～3天换一次液。重复上述实验进行多次传代，来满足实验需要。

2. 模型的稳健性考察

（1）溶液的选择

对于细胞实验而言一般的溶液有三种常用试剂，分别为：培养液、生理盐水以及PBS。对于本实验而言，本过程主要模拟的是缺血后再灌注的过程，检测过程中，血液重新流经心肌细胞，带来大量营养物质，因此选择完全培养液更能模拟真实的病理过程。

（2）H_2O_2剂量的选择

关于H_2O_2造模的报道有很多，对于用量上没有统一的规定。有些研究者使用的H_2O_2造模浓度很高，导致造模后药效难以发挥，造模浓度过低则会导致造模稳定性欠佳，难以将药物疗效完全区分出来。因此，分别配置几个浓度的H_2O_2来依次测定，符合范围的选择作为最终的浓度。

（3）反应时间的选择

不同文献报道的H_2O_2法造模时间不同。从文献上观察，不同细胞株的耐受性不同，根据预实验情况，不同代数、不同H_2O_2浓度都会使造模结果有显著性差异。本实验考察30～90 min每隔30 min检测一次，来考察H_2O_2最佳造模时间的选择。

（4）YQFM药液浓度对细胞安全性的影响

从已有的文献报道来看，YQFM本身药物配方符合安全性要求，但是药液浓度过高，可能会影响细胞的渗透压，因此设置药液浓度梯度来考察YQFM安全浓度范围极为有必要，本实验考察自体内理论体液浓度至临床最大给药浓度范围内的YQFM浓度梯度系数为0.5的6个浓度的安全性。

（5）YQFM药物颜色对检测结果的影响

紫外分光光度测量带颜色的体系都要求减掉受试物底色以求保持一致。因此本实验要求在加入检测剂之前换掉所有的药液，重新添加不含药物的培养液。

3. 线性（range）考察及标准对照物质的选择

参照USP35＜1032＞中对标准对照物质选择的规定："The Standard can be a material

established as such by a national（e.g.，USP）or international（e.g.，WHO）rganization，or it could be an internal Standard"，我们初步以10批次混合YQFM以及单批次YQFM作为标准对照物质考察线性，做出量效曲线考察线性关系是否良好。

（1）阳性对照品（标准物质）混合物量效曲线

做出标准物质（10批次YQFM）混合物量效曲线考察线性关系是否良好。

（2）YQFM量效曲线

做出单批次YQFM量效曲线考察线性关系是否良好。

重复做出3次标准物质（10批次YQFM）的量效曲线并进行稳定性考察。

4. 多批次样品检测

在实验条件确认之后，考察30批不同批次的YQFM效价。

（四）方法学考察

（1）稳健性（robustness）考察

1）模剂量的考察：通过SPSS软件处理分析，根据表9-64中所示，H_2O_2在0 mmol·L^{-1}、0.1 mmol·L^{-1}、0.2 mmol·L^{-1}、0.3 mmol·L^{-1}、0.4 mmol·L^{-1}、0.5 mmol·L^{-1}、0.6 mmol·L^{-1}剂量下造模，与正常组比较均有显著性差异，进一步通过文献及预实验筛选，0.2 mmol·L^{-1}的H_2O_2所造成的细胞损伤程度达到60%左右更能体现药效差异，便于进一步研究。

表 9-64　不同浓度的 H_2O_2 对 H9C2 细胞的损伤作用

造模剂量	0 mmol·L^{-1}	0.1 mmol·L^{-1}	0.2 mmol·L^{-1}	0.3 mmol·L^{-1}	0.4 mmol·L^{-1}	0.5 mmol·L^{-1}	0.6 mmol·L^{-1}
平均值	0.986 267	0.87 165	0.787 733	0.603 733	0.479 283	0.425 567	0.42 855
绝对值	0.615 183	0.500 567	0.41 665	0.23 265	0.1 082	0.054 483	0.057 467
细胞活力百分比	100%	81.37%	67.73%	37.82%	17.59%	8.86%	9.34%

2）造模时间的考察：考察H_2O_2在0 mmol·L^{-1}、0.1 mmol·L^{-1}、0.2 mmol·L^{-1}、0.3 mmol·L^{-1}、0.4 mmol·L^{-1}、0.5 mmol·L^{-1}、0.6 mmol·L^{-1}造模剂量下，造模时间分别为0.5 h、1 h、1.5 h三个时间点下对H9C2细胞的损伤程度。结果如表9-65和图9-32所示：H_2O_2在0.2 mmol·L^{-1}浓度下，造模时间为0.5 h，细胞损伤程度达到60%左右，且造模结果相对稳定；而H_2O_2在0.1 mmol·L^{-1}浓度下，造模时间为1 h，细胞损伤程度虽然也能达到60%左右，但造模时间过长时，其损伤程度变化较大和相对不稳定，结合实验的易行性等因素，因此我们最终选择H_2O_2在0.2 mmol·L^{-1}浓度下，造模时间为0.5 h作为本次实验的最终适宜造模时间。

表 9-65　H_2O_2 不同造模时间对 H9C2 细胞的损伤作用

造模时间	造模剂量						
	0 mmol·L^{-1}	0.1 mmol·L^{-1}	0.2 mmol·L^{-1}	0.3 mmol·L^{-1}	0.4 mmol·L^{-1}	0.5 mmol·L^{-1}	0.6 mmol·L^{-1}
0.5 h	100%	81.37%	67.73%	37.82%	17.59%	8.86%	9.34%
1 h	100%	73.80%	40.74%	22.77%	17.48%	5.08%	4.20%
1.5 h	100%	69.77%	36.89%	19.97%	17.03%	5.45%	4.34%

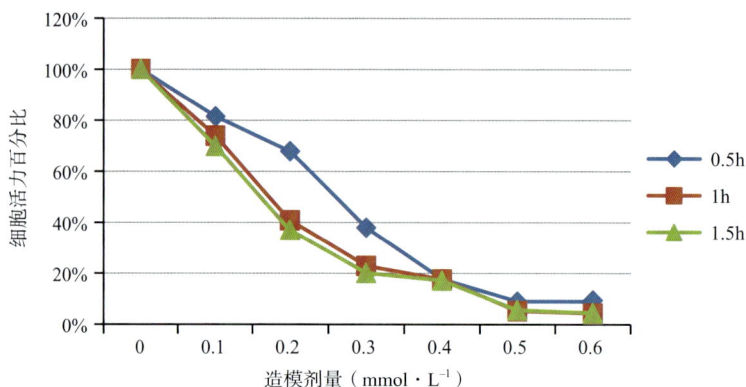

图 9-32　H_2O_2 不同造模时间对 H9C2 细胞的损伤作用

3）YQFM安全性的考察：考察 YQFM 在 0 mg·mL^{-1}、0.625 mg·mL^{-1}、1.25 mg·mL^{-1}、2.5 mg·mL^{-1}、5 mg·mL^{-1}、10 mg·mL^{-1}、20 mg·mL^{-1} 浓度下，对正常 H9C2 细胞的损伤程度。图9-33结果显示：YQFM（批次为20170311）在 0 mg·mL^{-1}、0.625 mg·mL^{-1}、1.25 mg·mL^{-1}、2.5 mg·mL^{-1}、5 mg·mL^{-1}、10 mg·mL^{-1}、20 mg·mL^{-1} 浓度下实验浓度对 H9C2 细胞细胞活力均没有抑制作用，且1.25 mg·mL^{-1} 以及 20 mg·mL^{-1} 剂量对细胞活力有一定的促进作用。

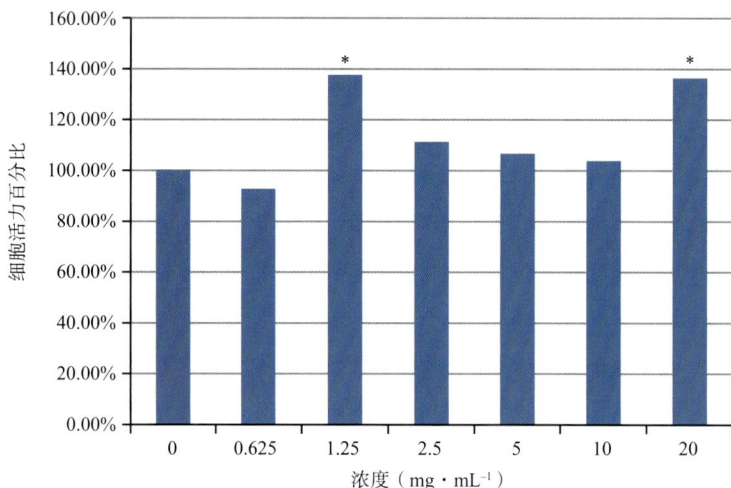

图 9-33　YQFM 对正常 H9C2 细胞细胞活力的影响

注：与正常组比较，$*P < 0.05$ 有显著性差异。

（2）线性（range）考察

1）YQFM标准物质量效曲线：使用相同代数细胞，考察 YQFM 标准物质在 2.5 mg·mL^{-1}、5 mg·mL^{-1}、10 mg·mL^{-1} 浓度下对 H_2O_2 在 0.2 mmol·L^{-1} 浓度下，造模时间为 0.5 h 的三次重复试验，从图9-34数据中可以看出，三次重复的结果均显示该标准物质对 H_2O_2 所致的 H9C2 细胞损伤的保护作用结果相似，所制作的标准曲线所求得的 R^2 皆大于 0.9，结果较稳定，实验结果较为可靠。

2）单批次YQFM量效曲线：随机选择20180105批次 YQFM 进行实验，观察其在 2.5 mg·mL^{-1}、5 mg·mL^{-1}、10 mg·mL^{-1} 浓度下对 H_2O_2 所致的 H9C2 细胞损伤的保护作用，具体见图9-35，结果显示保护作用与 YQFM 标准物质结果相似，制作的标准曲线所求得的 R^2 大于 0.9，再次确定，作为参照的 YQFM 有一定的线性，有进行下一步研究的必要性。

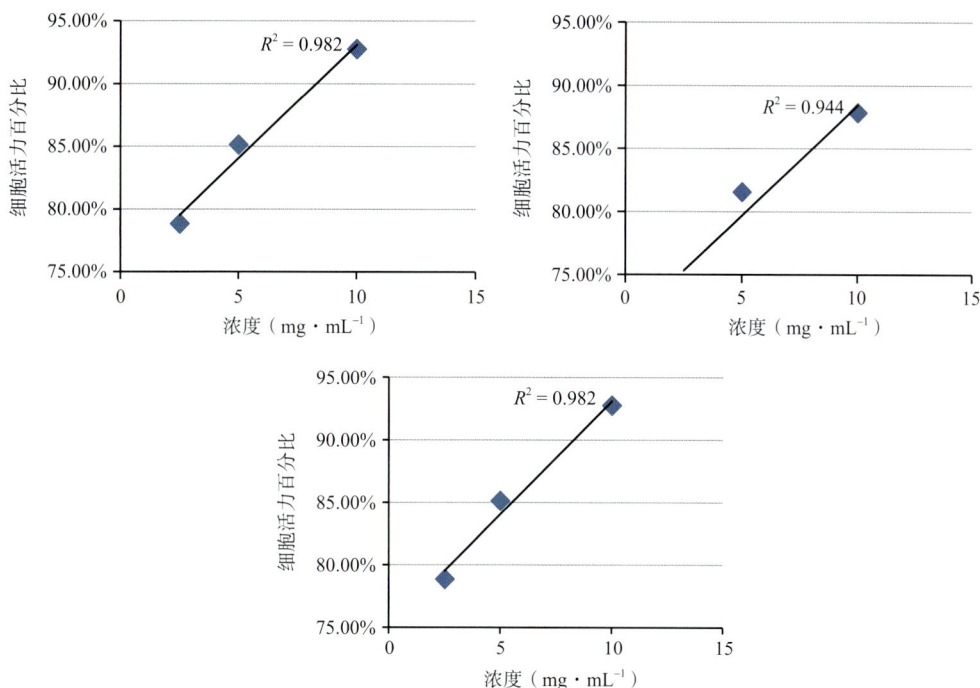

图 9-34 YQFM 标准物质对 H_2O_2 所致的相同代数 H9C2 细胞损伤的保护作用

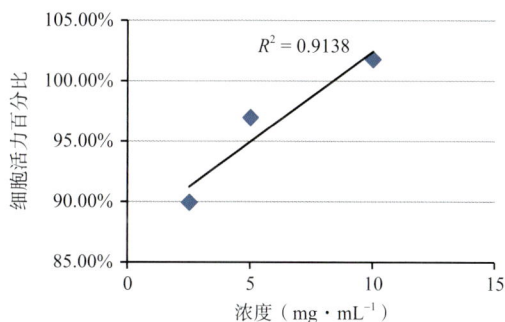

图 9-35 单批次 YQFM 对过氧化氢所致的 H9C2 细胞损伤的保护作用

（3）耐用性考察

使用相邻代数的 H9C2 心肌细胞，考察 YQFM 标准物质在 2.5 mg·mL^{-1}、5 mg·mL^{-1}、10 mg·mL^{-1} 浓度下对 H_2O_2 在 0.2 mmol·L^{-1} 浓度下，造模时间为 0.5 h 的三次重复试验，三次实验的结果所制作的标准曲线所求得的 R^2 皆大于 0.9，RSD 数值为 3.27%，根据结果初步判断该方案的稳定性满足要求（表 9-66）。

表 9-66 三次实验数据 R^2 的 RSD

实验次数	R^2	平均值	RSD（%）
1	0.9820		
2	0.9781	0.9619	3.27
3	0.9257		

（4）精确度考察

考察 YQFM 标准物质在 5 mg · mL⁻¹ 浓度下对 H₂O₂ 在 0.2 mmol · L⁻¹ 浓度下，造模时间为 0.5 h 的六孔重复试验，实验结果见表 9-67 所示，相对吸光度 RSD 为 17.01%。

表 9-67　实验设置的六次平行复孔 RSD

实验次数	绝对吸光度	平均值	相对吸光度	平均值	相对吸光度 RSD（%）
1	0.9557		0.6098		
2	0.7044		0.3585		
3	0.8334	0.8488	0.4875	0.5029	17.01
4	0.9119		0.5660		
5	0.8393		0.4934		
6	0.8479		0.5020		

由于缺乏相关领域规范标准，结合预实验数据，初定 RSD 小于 20% 即符合相关要求，精密度考察试验中测定的 RSD 为 17.01%，小于 20%，生物学质控标准初步设定 5 mg · mL⁻¹ 的 YQFM 对 H₂O₂ 所致的 H9C2 细胞的保护作用在 80%～100%，即可满足自定初步标准。

（五）样品检测

考察 30 批次浓度配置成 5 mg · mL⁻¹ 的 YQFM 及其标准物质对 H₂O₂（0.2 mmol · L⁻¹ 浓度下，造模时间为 0.5 h 下）所致的 H9C2 细胞损伤的保护作用，每批设六个孔，所得结果为六次测定的平均值，计算公式如下：

存活率 =（给药组吸光度 − 空白组吸光度）/（正常组吸光度 − 空白组吸光度）× 100%。

从表 9-68 中数据可以看出，以 YQFM 标准物质为参照，30 批样品所得 RSD 有 29 批小于 20%，只有 20170604 批次的 RSD 为 23%，且生物学控制指标本身差异性在 20% 上下波动属于正常范围，所以 2016～2018 年共计 30 批次 YQFM 对 H₂O₂ 所致的 H9C2 细胞损伤的保护作用药效相对稳定，基本满足自定初步标准。

表 9-68　30 批次 YQFM 对 H₂O₂ 所致的 H9C2 细胞损伤的保护作用

批号	绝对吸光度	相对吸光度	存活率	RSD（%）
正常组	1.0482	0.6848	100%	12
	0.9982	0.6348		
	0.9329	0.5695		
	0.908	0.5446		
	0.9315	0.5681		
	1.0043	0.6409		
标准物组	0.9608	0.5974	92.34%	13
	0.8077	0.4443		
	0.9516	0.5882		
	0.954	0.5906		
	0.8403	0.4769		
	1.0297	0.6663		

续表

批号	绝对吸光度	相对吸光度	存活率	RSD（%）
20160408	0.9077	0.5443	91.28%	10
	0.8887	0.5253		
	0.9948	0.6314		
	0.9736	0.6102		
	0.8899	0.5265		
	0.8507	0.4873		
20161014	0.9298	0.5664	85.89%	9
	0.9389	0.5755		
	0.8685	0.5051		
	0.8139	0.4505		
	0.8904	0.527		
	0.8677	0.5043		
20161016	0.8551	0.4917	86.20%	15
	0.9732	0.6098		
	0.9106	0.5472		
	0.8493	0.4859		
	0.9682	0.6048		
	0.764	0.4006		
20161101	0.9657	0.6023	88.75%	12
	0.8187	0.4553		
	0.845	0.4816		
	0.9843	0.6209		
	0.9104	0.547		
	0.8892	0.5258		
20161102	0.9796	0.6162	86.97%	10
	0.928	0.5646		
	0.8673	0.5039		
	0.8575	0.4941		
	0.8335	0.4701		
	0.8824	0.519		
20161103	0.9105	0.5471	91.92%	11
	0.9853	0.6219		
	0.9607	0.5973		
	0.9674	0.604		
	0.8349	0.4715		
	0.8698	0.5064		

续表

批号	绝对吸光度	相对吸光度	存活率	RSD（%）
20161104	0.9772	0.6307	90.82%	14
	0.8542	0.5077		
	0.8203	0.4738		
	0.9564	0.6099		
	0.9637	0.6172		
	0.8155	0.4690		
20161105	0.9940	0.6475	92.76%	14
	0.8154	0.4689		
	0.9757	0.6292		
	0.9669	0.6204		
	0.8650	0.5185		
	0.8407	0.4942		
20161107	1.0463	0.6998	92.88%	11
	1.0149	0.6684		
	0.9375	0.5910		
	0.8780	0.5315		
	0.9031	0.5566		
	0.9376	0.5911		
20161109	0.8021	0.4556	93.18%	14
	0.9933	0.6468		
	1.0086	0.6621		
	0.8965	0.5500		
	0.9182	0.5717		
	0.8544	0.5079		
20170406	0.8849	0.5384	90.03%	9
	0.9459	0.5994		
	0.9384	0.5919		
	0.8795	0.5330		
	0.8074	0.4609		
	0.9025	0.5560		
20170409	0.9775	0.6310	91.56%	10
	0.9547	0.6082		
	0.8431	0.4966		
	0.8339	0.4874		
	0.9097	0.5632		
	0.8953	0.5488		

续表

批号	绝对吸光度	相对吸光度	存活率	RSD（%）
20170501	0.9354	0.5730	92.65%	6
	0.9144	0.5520		
	0.9691	0.6067		
	0.9484	0.5860		
	0.8996	0.5372		
	0.8826	0.5202		
20170502	0.8794	0.5170	93.16%	16
	1.0989	0.7365		
	0.8656	0.5032		
	0.9618	0.5994		
	0.8843	0.5219		
	0.8781	0.5157		
20170504	0.8729	0.5105	87.01%	14
	0.8030	0.4406		
	0.9772	0.6148		
	0.8451	0.4827		
	0.9822	0.6198		
	0.8637	0.5013		
20170505	0.9356	0.5732	88.99%	14
	0.8368	0.4744		
	0.8355	0.4731		
	0.9865	0.6241		
	0.8313	0.4689		
	0.9907	0.6283		
20170512	0.9814	0.6190	91.26%	20
	0.9828	0.6204		
	1.0670	0.7046		
	0.8036	0.4412		
	0.8249	0.4625		
	0.8392	0.4768		
20170513	0.9251	0.5627	87.27%	11
	0.8950	0.5326		
	0.8486	0.4862		
	0.9931	0.6307		
	0.8561	0.4937		
	0.8356	0.4732		

批号	绝对吸光度	相对吸光度	存活率	RSD（%）
20170602	0.7958	0.4479	88.88%	14
	0.9868	0.6389		
	0.8287	0.4808		
	0.8429	0.4950		
	0.9397	0.5918		
	0.9310	0.5831		
20170604	0.9688	0.6209	91.82%	23
	0.8408	0.4929		
	0.9574	0.6095		
	0.8881	0.5402		
	1.0770	0.7291		
	0.7002	0.3523		
20180105	0.9927	0.6448	89.68%	14
	0.8028	0.4549		
	0.8074	0.4595		
	0.9062	0.5583		
	0.9545	0.6066		
	0.8906	0.5427		
20180202	0.8625	0.5146	85.41%	15
	0.8005	0.4526		
	0.9823	0.6344		
	0.8888	0.5409		
	0.7698	0.4219		
	0.8949	0.5470		
20180305	0.8196	0.4717	84.97%	17
	0.7868	0.4389		
	0.8266	0.4787		
	0.8738	0.5259		
	0.8453	0.4974		
	1.0306	0.6827		
20180306	0.8947	0.5468	96.14%	15
	0.8267	0.4788		
	0.8595	0.5116		
	1.0028	0.6549		
	1.0521	0.7042		
	0.9537	0.6058		

批号	绝对吸光度	相对吸光度	存活率	RSD（%）
20180504	0.7768	0.4207	91.91%	11
	0.8765	0.5204		
	0.9930	0.6369		
	0.8855	0.5294		
	1.0366	0.6805		
	0.8247	0.4686		
20180505	0.9734	0.6173	92.06%	12
	0.8446	0.4885		
	0.8493	0.4932		
	0.8793	0.5232		
	1.0829	0.7268		
	0.7722	0.4161		
20180601	0.8677	0.5116	91.28%	13
	0.8065	0.4504		
	0.8898	0.5337		
	0.9751	0.6190		
	0.7405	0.3844		
	1.0768	0.7207		
20180604	1.0744	0.7183	89.64%	13
	0.8859	0.5298		
	0.7333	0.3772		
	0.8563	0.5002		
	0.8665	0.5104		
	0.8434	0.4873		
20180605	0.8780	0.5219	91.30%	11
	0.8722	0.5161		
	0.8380	0.4819		
	1.0024	0.6463		
	0.7535	0.3974		
	1.0133	0.6572		
20180606	0.8603	0.5042	93.50%	11
	0.7825	0.4264		
	0.9604	0.6043		
	0.8529	0.4968		
	0.9629	0.6068		
	1.0674	0.7113		

对2016年、2017年、2018年各10批共计30批次的YQFM进行药效评价，结果发现30批次样品在5 mg·mL^{-1}的剂量下药效结果相对稳定，批间差异较小，其保护作用均在

80%～100%，符合初步确定的YQFM生物学质控标准（图9-36）。

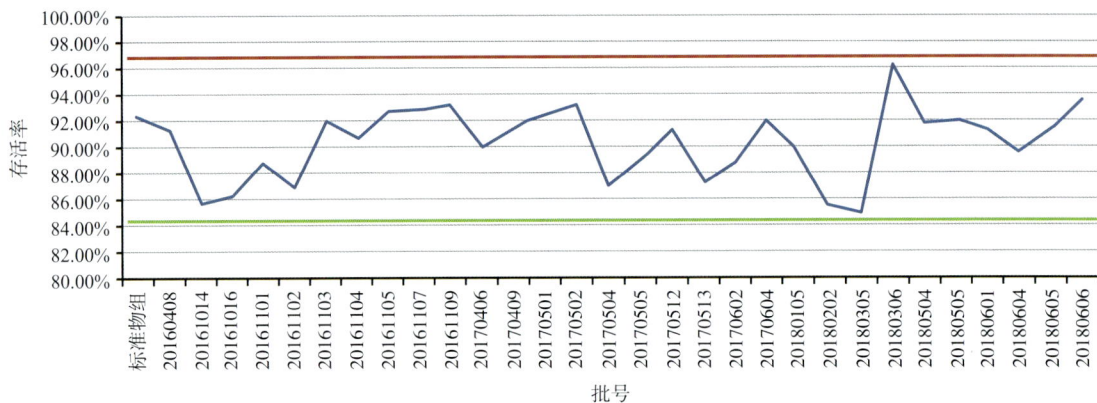

图 9-36　30 批次 YQFM 对 H_2O_2 所致的 H9C2 细胞损伤的保护作用曲线图

（六）小结与讨论

对 H_2O_2 所致的H9C2心肌细胞损伤的模型评价YQFM有效性作为生物质控方法进行验证，主要验证了该方法的线性、重复性、中间精密度、线性范围和耐用性。开展了近三年（2016～2018）30批样品之间的药效学研究。

YQFM对 H_2O_2 所致的H9C2心肌细胞损伤的保护模型作用相对稳定，2016年、2017年、2018年各10批共计30批次的YQFM药效结果相对稳定，批间差异较小，其 $5\ m\cdot mL^{-1}$ 剂量下的保护作用均在80%～100%，符合既定的质控标准，证明了YQFM对 H_2O_2 所致的H9C2心肌细胞损伤的生物学质控标准在80%～100%是相对合理的。

二、YQFM 抗氧化的生物学质控方法研究

DPPH（1，1-二苯基-2-三硝基苯肼）自由基是一种合成的、具有单电子、稳定的、以氮为中心的顺磁化合物。当自由基清除剂存在时，DPPH自由基接受一个电子或氢原子，形成稳定的DPPH-H化合物，其甲醇（或乙醇）溶液从深紫色变为黄色，变色程度与其接受的电子数量（自由基清除活性）呈定量关系，因而可用分光光度计进行快速的定量分析。由于DPPH自由基结构简单，反应容易控制，已广泛应用于动植物提取物或者单一化合物的抗氧化特性评价。

依据美国FDA最新颁布的《工业用植物药开发指南》（*Botanical Drug Development Guidance for Industry*）中对植物药生物效价研究提出的要求，生物效价测定方法应以能够反映药物已知或预期作用机制的生物检定为首选。改善心肌能量代谢作用是治疗稳定型心绞痛的作用机制之一。针对中药复方多成分多靶点的作用机制我们计划从另外一个作用通路改善心肌能量代谢作用来开发体外抗氧化生物效价的方法，在机制相关性方面符合FDA提出的要求。综上，体外抗氧化实验模型可以作为YQFM生物效价测定方法开发的模型之一。

（一）实验方法的确定

1. 溶剂的选择

一般选择甲醇或乙醇作为DPPH的溶剂，综合考虑YQFM中主要组成（注射液麦冬提取

物、注射液红参提取物、注射用五味子提取物）的制备工艺、甲醇的毒性和设备检测原理，选择以无水乙醇作为其稀释溶剂。

2. 不同空白吸收考察

分别精密吸取三种空白溶液各200 μL，加入96微孔板的底部，测定其517 nm处A值，从表9-69结果可知无水乙醇、无水乙醇+超纯水、超纯水空白干扰相差不大，后续试验可以考虑以无水乙醇和超纯水混合溶液替代。

表9-69　不同空白溶液吸收值

编号	样品池编号	A
空白溶液1（超纯水）	A1	0.088
空白溶液2（无水乙醇）	A2	0.082
空白溶液（超纯水和无水乙醇各500 μL，混合均匀）	A3	0.085

（二）方法学考察

1. DPPH 浓度 – 吸收考察

（1）样品配制

空白溶液：无水乙醇。

DPPH储备液：精密称取DPPH约17.72 mg，加入适量的无水乙醇，使之溶解，无水乙醇定容至10.0 mL，混匀，作为储备液。

DPPH溶液：精密吸取DPPH储备液75 μL，加无水乙醇定容至1000 μL，混合均匀，既得（C=0.1329 mg·mL^{-1}）。

（2）检测结果

分别精密吸取无水乙醇和DPPH溶液各100 μL，加入96微孔板的底部，测定其517 nm处A值为0.530。

2. 专属性考察（干扰试验）

（1）样品配制

空白溶液的配制：精密吸取超纯水和无水乙醇各500 μL，混合均匀，既得。
依据YQFM土辅料比例，配制如表9-70所示溶液。

表9-70　专属性试验溶液的配制

系列	编号	名称	称样量（g）	定容（mL）	储备液（mL）	定容（mL）	浓度（mg·mL^{-1}）
系列1	1	甘露醇	0.3920	31.25	2	10	2.5088
	2	葡甲胺	0.0126	31.25	2	10	0.0806
	3	注射用麦冬提取物	0.2323	31.25	2	10	1.4867
	4	注射用红参提取物	0.0511	31.25	2	10	0.3270
	5	注射用五味子提取物	0.0226	31.25	2	10	0.1446
	6	注射用益气复脉（冻干）	650	31.25	—	—	20.8

系列	编号	名称	称样量（g）	定容（mL）	储备液（mL）	定容（mL）	浓度（mg·mL^{-1}）
系列2	1	甘露醇	0.3832	100	2	25	1
	2	葡甲胺	0.0132	100	2	25	2
	3	注射用麦冬提取物	0.2010	100	2	25	3
	4	注射用红参提取物	0.0503	100	2	25	4
	5	注射用五味子提取物	0.0249	100	2	25	5
	6	注射用益气复脉（冻干）	0.3270	100	2	25	6

（2）检测结果

分别精密吸取表9-69系列1中6种溶液，在190～700 nm波长范围内对其进行扫描。

分别精密吸取表9-69系列2中6种溶液，分别精密吸取空白溶液、DPPH溶液（C=0.1329 mg·mL^{-1}）和上述YQFM溶液各200 μL，加入96微孔板的底部，测定其517 nm处A值。

从表9-71可见，空白有吸收；YQFM处方中五种成分和YQFM溶液在517 nm处的吸收与空白溶液接近，在扣除空白吸收的前提下其干扰可以忽略。

表9-71　专属性试验检测结果

编号	名称	浓度（mg·mL^{-1}）	A	样品池编号
1	甘露醇	0.3066	0.085	B1
2	葡甲胺	0.0106	0.083	B2
3	注射用麦冬提取物	0.1608	0.086	B3
4	注射用红参提取物	0.0402	0.083	B4
5	注射用五味子提取物	0.0199	0.082	B5
6	注射用益气复脉（冻干）	0.2616	0.087	B6

3. 反应平衡时间的确定

不同文献报道的DPPH法反应时间不同。有调查表明，大部分的DPPH法研究都是基于20～30 min的固定反应时间，而不是氧化还原反应达到平衡的总时间。不同抗氧化剂与DPPH自由基的反应动力学不同，反应达到平衡所需的时间也有所不同。因此有必要考察YQFM与其反应平衡时间，分别于5～35 min进行考察。

（1）样品配制

空白溶液：精密吸取超纯水和无水乙醇各500 μL，混合均匀，即得。

DPPH储备液：精密称取DPPH约17.72 mg，加入适量的无水乙醇，使之溶解，无水乙醇定容至10.0 mL，混匀，作为储备液。

DPPH溶液：精密吸取DPPH储备液75 μL，加无水乙醇定容至1000 μL，混合均匀，即得（C=0.1329 mg·mL^{-1}）。

YQFM储备液：精密称取YQFM 102.5 mg，加超纯水定容至10.0 mL，混匀，即得。

（2）检测结果

分别按表9-72体积精密加入相应溶液，室温下反应，分别于如下时间测定其517 nm处A值。

表 9-72　反应平衡时间检测结果

时间（min）	A①	A②	A③
组成	DPPH: 100 μL YQFM: 100 μL	DPPH: 100 μL 无水乙醇: 100 μL	YQFM: 100 μL 无水乙醇: 100 μL
样品池	D1	D2	D6
0	0.134	0.559	0.103
5	0.132	0.550	0.103
10	0.132	0.560	0.103
15	0.133	0.553	0.103
20	0.134	0.553	0.103
25	0.133	0.552	0.104
30	0.134	0.552	0.104
35	0.133	0.553	0.103

从表 9-71 可知 YQFM 与无水乙醇的混合溶液和 DPPH 溶液在 35 min 内稳定性良好；从表 9-73 可知 YQFM 溶液和 DPPH 溶液在 0～35 min 内吸收值变化稳定，可确定其在 5 min 内已达反应平衡；综合考虑样品处理时间，后续试验反应时间建议在 5～35 min 的时间范围内。

表 9-73　反应平衡时间数据处理结果

时间（min）	A①	A②	A③	吸收值变化
0	0.134	0.559	0.103	0.513
5	0.132	0.550	0.103	0.505
10	0.132	0.560	0.103	0.514
15	0.133	0.553	0.103	0.506
20	0.134	0.553	0.103	0.505
25	0.133	0.552	0.104	0.504
30	0.134	0.552	0.104	0.503
35	0.133	0.553	0.103	0.506
SD	0.000834523	0.003545621	0.00046291	0.004140393
均值	0.133	0.554	0.103	0.507
RSD（%）	0.6	0.6	0.4	0.8

备注：吸收值变化量＝A②－（A①－A③）

4. DPPH 线性考察

（1）样品配制

空白溶液：无水乙醇。

精密称取 DPPH 17.72 mg，加入适量的无水乙醇，使之溶解，无水乙醇定容至 10.0 mL，混匀，作为储备液。

DPPH 线性溶液：按照表 9-74 分别配制不同浓度的 DPPH 溶液，混合均匀。

（2）检测结果

精密吸取如下浓度的 DPPH 溶液各 200 μL，加入 96 孔板底部，以无水乙醇作为空白溶液，测定其517 nm处的吸收值。

经测定DPPH溶液浓度在0.0035～0.0709 mg·mL^{-1}范围内线性良好，其线性方程为$Y=6.5821X^2+12.055$，$R^2=0.9985$。

表 9-74　DPPH 线性试验结果

样品池编号	浓度（mg·mL^{-1}）	A_{DPPH}	$A_{DPPH}-A_{空白}$
A1	0.0709	0.972	0.885
A2	0.0620	0.849	0.762
A3	0.0532	0.764	0.677
A4	0.0443	0.639	0.552
A5	0.0354	0.524	0.437
A6	0.0177	0.280	0.193
A7	0.0089	0.201	0.114
A8	0.0035	0.127	0.040

5. YQFM 线性考察

（1）样品制备

空白溶液：精密吸取超纯水和无水乙醇各500 μL，混合均匀，即得。
DPPH溶液：精密吸取DPPH储备液400 μL，加无水乙醇定容至5.0 mL（C=0.14176 mg·mL^{-1}）。
YQFM随行对照储备液：精密称取YQFM随行对照约368.2 mg，加超纯水定容至10 mL。
YQFM随行对照溶液：按表9-75分别精密称取YQFM随行对照储备液适量，加超纯水制成相应浓度的溶液，混合均匀，即得。

（2）检测结果

精密吸取如下浓度YQFM随行对照溶液各500 μL，分别加入DPPH溶液500 μL，混合均匀，室温下反应5 min以上。以超纯水500 μL和500 μL的无水乙醇混合溶液作为空白溶液，以DPPH溶液500 μL和500 μL的无水乙醇混合溶液作为控制溶液。精密吸取上述各溶液200 μL，加入至96孔板底部，分别测定其517 nm处的吸收值。

通过表9-75实验结果可知，YQFM随行对照溶液浓度在0～12.52 mg·mL^{-1}范围内线性良好，其线性方程为$Y=-0.0017X^2+0.0915X-0.0416$，$R^2=0.9924$。

表 9-75　YQFM 随行对照线性试验结果

样品池编号	随行对照储备液体积（μL）	超纯水（μL）	浓度（mg·mL^{-1}）	$A_{随行}$	$A_{DPPH}-A_{随行}$
C1	340	660	12.5188	0.246	0.830
C2	300	700	11.0460	0.310	0.766
C3	260	740	9.5732	0.398	0.678
C4	200	800	7.3640	0.530	0.546
C5	150	850	5.5230	0.676	0.400

样品池编号	随行对照储备液体积（μL）	超纯水（μL）	浓度（mg·mL⁻¹）	A随行	A_DPPH－A随行
C6	100	900	3.6820	0.769	0.307
C7	40	960	1.4728	1.046	0.030
C8	10	990	0.3682	1.095	0.019
C9	0	1000	0.0000	1.076	0.000

6. 维生素 C 线性考察

（1）样品制备

空白溶液：无水乙醇。

DPPH溶液：精密吸取DPPH储备液300 μL，加无水乙醇定容至5.0 mL，混合均匀，即得（C=0.10632 mg·mL⁻¹）。

维生素C储备液：精密称取维生素C适量，加无水乙醇制成浓度为0.044 mg·mL⁻¹的溶液。

维生素C溶液：按照表9-76精密称取维生素C储备液适量，加无水乙醇制成相应浓度的溶液。

（2）检测结果

分别精密吸取维生素C溶液各500 μL，分别加入DPPH溶液500 μL，混合均匀，室温下反应5 min以上。以无水乙醇作为空白溶液，以无水乙醇500 μL和500 μL DPPH溶液的混合溶液作为控制液。精密吸取上述各溶液200 μL，加入至96孔板底部，分别测定其517 nm处的吸收值。

通过表9-76实验结果证明维生素C溶液浓度在0.0088～0.0220 mg·mL⁻¹范围内线性良好，其线性方程为$Y=209.07X^2+27.963X-0.0085$，$R^2=0.9995$。

表 9-76　维生素 C 线性试验结果

样品池编号	维生素C溶液（μL）	定容（μL）	浓度（mg·mL⁻¹）	A_VC	A_DPPH－A_VC
D1	500	1000	0.0220	0.216	0.708
D2	400	1000	0.0176	0.377	0.547
D3	350	1000	0.0154	0.452	0.472
D4	300	1000	0.0132	0.522	0.402
D5	250	1000	0.0110	0.606	0.318
D6	200	1000	0.0088	0.668	0.256

7. 精密度试验

（1）样品准备

DPPH溶液：精密称取DPPH适量，加无水乙醇制成浓度为0.1428 mg·mL⁻¹的溶液，混合均匀即得。

YQFM储备液：精密称取YQFM约353.16 mg，加超纯水定容至10 mL。

YQFM溶液：精密吸取规定量的YQFM储备液适量，分别加超纯水配制成如表9-77所示6个浓度的溶液。

（2）检测结果

分别精密吸取YQFM溶液各500 μL，分别加入DPPH反应溶液500 μL，混合均匀，室温下反应5 min以上，测定其517 nm处A值（重复测定6次）。

由表9-77数据可知，YQFM溶液6个浓度精密度试验结果均符合规定（RSD≤2%）。

表9-77　精密度试验结果

样品池编号	E1	E2	E3	E4	E5	E6
浓度（mg/mL）	10.50	8.75	7.00	5.25	3.50	1.7500
第1次	0.264	0.407	0.425	0.639	0.722	0.871
第2次	0.260	0.401	0.418	0.631	0.719	0.867
第3次	0.257	0.397	0.414	0.626	0.716	0.864
第4次	0.256	0.394	0.411	0.624	0.713	0.863
第5次	0.254	0.390	0.408	0.622	0.710	0.861
第6次	0.254	0.388	0.405	0.619	0.709	0.860
SD	0.0039	0.0071	0.0072	0.0072	0.0051	0.0041
均值	0.258	0.396	0.414	0.627	0.715	0.864
RSD（%）	1.5%	1.8%	1.7%	1.1%	0.7%	0.5%

8. 重复性试验

（1）样品制备

YQFM随行（样品）储备液：精密称取随行对照（样品）适量，加超纯水适量，配制成35.32 mg·mL^{-1}的溶液。

DPPH溶液：精密称取DPPH适量，加无水乙醇配制成浓度为0.1428 mg的溶液。

YQFM溶液：分别按照表9-78精密吸取YQFM随行储备液适量，配制6个浓度的溶液各6份。

表9-78　重复性试验样品配制

样品池编号	随行对照储备液体积（μL）	超纯水（μL）	浓度（mg·mL^{-1}）
B1	300	700	10.5960
B2	250	750	8.8300
B3	200	800	7.0640
B4	150	850	5.2980
B5	100	900	3.5320
B6	50	950	1.7660

（2）检测结果

分别精密吸取YQFM溶液各500 μL，分别加入DPPH反应溶液500 μL，混合均匀，室温下反应5 min以上，测定其517 nm处A值（重复测定6次）。

由表9-79～表9-81实验数据可知，其重复性符合规定（RSD≤2.0%）。

表 9-79　重复性试验结果

浓度（mg·mL^{-1}）	A$_{系列1}$	A$_{系列2}$	A$_{系列3}$	A$_{系列4}$	A$_{系列5}$	A$_{系列6}$
10.5960	0.442	0.440	0.437	0.433	0.431	0.428
8.8300	0.557	0.554	0.552	0.548	0.545	0.543
7.0640	0.703	0.700	0.698	0.695	0.694	0.692
5.2980	0.813	0.811	0.809	0.807	0.805	0.804
3.5320	0.880	0.879	0.877	0.875	0.874	0.873
1.7660	1.024	1.018	1.008	1.004	1.012	1.015

表 9-80　数据处理结果

浓度（mg·mL^{-1}）	组1清除率	组2清除率	组3清除率	组4清除率	组5清除率	组6清除率
10.5960	67.69%	67.78%	68.06%	68.41%	68.59%	68.87%
8.8300	56.98%	57.17%	57.36%	57.69%	57.97%	58.15%
7.0640	43.39%	43.58%	43.76%	43.99%	44.08%	44.27%
5.2980	33.15%	33.24%	33.43%	33.55%	33.74%	33.83%
3.5320	26.91%	26.91%	27.09%	27.21%	27.31%	27.40%
1.7660	13.50%	13.97%	14.90%	15.19%	14.45%	14.17%

表 9-81　趋势拟合和 IC$_{50}$ 计算结果

样品名称	方程式	IC$_{50}$（mg·mL^{-1}）
组1	$Y=0.0009X^2+0.0488X+0.0578$　$R^2=0.9934$	7.91
组2	$Y=0.001X^2+0.0476X+0.0632$　$R^2=0.9941$	7.87
组3	$Y=0.0012X^2+0.0441X+0.0767$　$R^2=0.9948$	7.90
组4	$Y=0.0013X^2+0.0433X+0.0803$　$R^2=0.9949$	7.85
组5	$Y=0.0011X^2+0.0472X+0.0682$　$R^2=0.9941$	7.75
组6	$Y=0.001X^2+0.0487X+0.0637$　$R^2=0.9939$	7.73
SD		0.08
均值		7.83
RSD		1.0%

9. 准确度试验

（1）样品准备

YQFM随行（样品）储备液：精密称取随行对照（样品）适量，加超纯水适量，配制成 10.1996 mg·mL^{-1} 的溶液。

DPPH溶液：精密称取DPPH适量，加无水乙醇配制成浓度为 0.1428 mg 的溶液。

YQFM溶液：分别按照表9-82精密吸取YQFM随行储备液适量，配制高中低三个区段浓度的溶液各5个。

表 9-82　准确度试验样品配制

范围	序号	储备液	水	总	浓度
高	1	1000	0	1000	10.1996
	2	950	50	1000	9.6896
	3	900	100	1000	9.1796
	4	850	150	1000	8.6697
	5	800	200	1000	8.1597
中	6	750	250	1000	7.6497
	7	700	300	1000	7.1397
	8	650	350	1000	6.6297
	9	600	400	1000	6.1198
	10	550	450	1000	5.6098
低	11	500	500	1000	5.0998
	12	450	550	1000	4.5898
	13	400	600	1000	4.0798
	14	300	700	1000	3.0599
	15	200	800	1000	2.0399

（2）检测结果

分别精密吸取 YQFM 随行对照溶液各 500 μL，分别加入 DPPH 反应溶液各 500 μL，混合均匀，室温下反应 5 min 以上。以超纯水 500 μL 和 500 μL 的无水乙醇混合溶液作为空白溶液 1，以无水乙醇 500 μL 和 6.63 mg·mL^{-1} 500 μL 的 YQFM 混合溶液作为空白溶液 2，以 DPPH 溶液 500 μL 和 500 μL 的无水乙醇混合溶液作为控制溶液。精密吸取上述各溶液 200 μL，加入至 96 孔板底部，分别测定其 517 nm 处的吸收值，结果如表 9-83 所示。

表 9-83　准确度试验结果

范围	序号	浓度	$A_{样}$	清除率	样品池
高	1	10.1996	0.372	74.4%	G1
	2	9.6896	0.404	71.4%	G2
	3	9.1796	0.433	68.7%	G3
	4	8.6697	0.476	64.6%	G4
	5	8.1597	0.516	60.9%	G5
中	6	7.6497	0.555	57.2%	G6
	7	7.1397	0.584	54.5%	G7
	8	6.6297	0.637	49.5%	G8
	9	6.1198	0.659	47.5%	G9
	10	5.6098	0.709	42.8%	G10

续表

范围	序号	浓度	$A_{样}$	清除率	样品池
低	11	5.0998	0.738	40.1%	H1
	12	4.5898	0.759	38.1%	H2
	13	4.0798	0.814	32.9%	H3
	14	3.0599	0.919	23.1%	H4
	15	2.0399	1.017	13.9%	H5

备注：清除率（%）=[1-（$A_{样}$-$A_{空白2}$)/（$A_{控制}$-$A_{空白1}$）]×100%

计算不同浓度曲线下的IC_{50}：对高中低三个浓度区段下浓度和清除率进行线性拟合，并计算相应的IC_{50}。结果显示，在2.04～10.20 mg·mL^{-1}的浓度范围内准确度符合规定，其趋势方程为$Y=-0.0017X^2+0.0936X-0.0357$，$R^2=0.9973$，计算所得$IC_{50}$的RSD≤4%（表9-84）。

表9-84　不同浓度曲线下的IC_{50}

样品名称	趋势线方程	IC_{50}（mg·mL^{-1}）
高浓度	$Y=-0.0077X^2+0.2095X-0.5752$　$R^2=0.9987$	6.96
中浓度	$Y=-0.0028X^2+0.108X-0.0872$　$R^2=0.9874$	6.55
低浓度	$Y=-0.0056X^2+0.129X-0.1039$　$R^2=0.995$	6.54
SD		0.24
均值		6.681
RSD		3.6%

10. 不同趋势线拟合结果

采用了五种趋势拟合结果可知：一次函数（直线）拟合、二次函数（多项式）拟合、幂函数拟合结果优于其他两种拟合方式，尤其是二次函数（多项式）拟合结果更好，因此后续试验建议采用二次函数（多项式）进行数据处理，结果如表9-85所示。

表9-85　趋势线拟合结果

趋势线类型	DPPH	YQFM	维生素C
一次函数	$Y=12.622X-0.0084$	$Y=0.0617X+0.1519$	$Y=34.403X-0.0541$
	$R^2=0.9988$	$R^2=0.9975$	$R^2=0.9988$
指数函数	$Y=0.0696e^{40.969X}$	$Y=0.2772e^{0.0998X}$	$Y=0.138e^{76.848X}$
	$R^2=0.8872$	$R^2=0.981$	$R^2=0.9818$
对数函数	$Y=0.2774\ln(X)+1.4715$	$Y=0.4443\ln(X)-0.2398$	$Y=0.4893\ln(X)+2.5381$
	$R^2=0.8745$	$R^2=0.972$	$R^2=0.9712$
二次函数多项式	$Y=4.6999X^2+12.282X-0.0048$	$Y=-0.0004X^2+0.0685X+0.1284$	$Y=209.07X^2+27.963X-0.0085$
	$R^2=0.9988$	$R^2=0.9977$	$R^2=0.9995$
幂函数	$Y=13.159X^{1.0204}$	$Y=0.143X^{0.7324}$	$Y=50.246X^{1.118}$
	$R^2=0.9978$	$R^2=0.994$	$R^2=0.999$

（三）样品检测

30批YQFM样品检测结果如表9-86所示。

表9-86　样品检测结果

样品名称	趋势线方程
20160408	$Y = -0.0057X^2 + 0.1441X + 0.0724$，$R^2 = 0.9979$
20161014	$Y = -0.0095X^2 + 0.1863X - 0.016$，$R^2 = 0.9984$
20161016	$Y = -0.0062X^2 + 0.1534X + 0.0421$，$R^2 = 0.9982$
20161101	$Y = -0.0077X^2 + 0.168X + 0.0053$，$R^2 = 0.9991$
20161102	$Y = -0.0088X^2 + 0.184X - 0.029$，$R^2 = 0.9984$
20161103	$Y = -0.0108X^2 + 0.208X - 0.1093$，$R^2 = 0.9977$
20161104	$Y = -0.0103X^2 + 0.2025X - 0.0769$，$R^2 = 0.9988$
20161105	$Y = -0.0128X^2 + 0.2244X - 0.1185$，$R^2 = 0.9987$
20161107	$Y = -0.0088X^2 + 0.1834X - 0.0376$，$R^2 = 0.9906$
20161109	$Y = -0.0118X^2 + 0.2226X - 0.1513$，$R^2 = 0.9989$
20170406	$Y = -0.001X^2 + 0.0853X + 0.1942$，$R^2 = 0.9966$
20170409	$Y = -0.0032X^2 + 0.1071X + 0.1464$，$R^2 = 0.9991$
20170501	$Y = -0.004X^2 + 0.1188X + 0.0839$，$R^2 = 0.9952$
20170502	$Y = -0.0067X^2 + 0.1586X - 0.0364$，$R^2 = 0.9992$
20170504	$Y = -0.0017X^2 + 0.0979X + 0.1319$，$R^2 = 0.9948$
20170505	$Y = 0.0006X^2 + 0.0658X + 0.2537$，$R^2 = 0.9935$
20170512	$Y = -0.0016X^2 + 0.0892X + 0.2019$，$R^2 = 0.9991$
20170513	$Y = -0.0069X^2 + 0.1714X - 0.138$，$R^2 = 0.9991$
20170602	$Y = -0.0017X^2 + 0.0973X + 0.1512$，$R^2 = 0.9997$
20170604	$Y = -0.0026X^2 + 0.105X + 0.1298$，$R^2 = 0.9979$
20180105	$Y = -0.001X^2 + 0.0946X + 0.0835$，$R^2 = 0.9942$
20180202	$Y = -0.003X^2 + 0.1151X + 0.0184$，$R^2 = 0.989$
20180305	$Y = -0.0047X^2 + 0.1453X - 0.0877$，$R^2 = 0.9976$
20180306	$Y = 0.0008X^2 + 0.069X + 0.1234$，$R^2 = 0.9992$
20180504	$Y = -0.0006X^2 + 0.0922X + 0.0835$，$R^2 = 0.9996$
20180505	$Y = 0.0011X^2 + 0.0769X + 0.1123$，$R^2 = 0.9988$
20180601	$Y = 0.0018X^2 + 0.0643X + 0.1287$，$R^2 = 0.9991$
20180604	$Y = -0.0036X^2 + 0.1274X - 0.0655$，$R^2 = 0.9991$
20180605	$Y = -0.006X^2 + 0.1622X - 0.1055$，$R^2 = 0.999$
20180612	$Y = -0.0013X^2 + 0.1122X + 0.0049$，$R^2 = 0.9991$
随行对照	$Y = -0.0016X^2 + 0.1021X - 0.0724$，$R^2 = 0.9967$

（四）小结与讨论

样品半抑制浓度和相对抗氧化性数据汇总：以YQFM阳性对照品（十个批次的混批YQFM样品）的抗氧化作用为基准作为100%，其上下浮动50%作为YQFM的抗氧化生物学质控标准，即50%～150%。考察30批次样品的抗氧化能力。具体结果如表9-87、图9-37所示。

表 9-87　30 批次样品半抑制浓度和相对抗氧化性结果

样品编号	样品名称	IC$_{50}$（mg·mL^{-1}）	相对抗氧化强度（IC$_{50样}$/IC$_{50随行}$）
1	20160408	3.43	131%
2	20161014	3.34	135%
3	20161016	3.47	130%
4	20161101	3.51	129%
5	20161102	3.44	131%
6	20161103	3.60	125%
7	20161104	3.46	130%
8	20161105	3.43	132%
9	20161107	3.53	128%
10	20161109	3.62	125%
11	20170406	3.75	120%
12	20170409	3.71	122%
13	20170501	4.06	111%
14	20170502	4.11	110%
15	20170504	4.04	112%
16	20170505	3.62	125%
17	20170512	3.57	126%
18	20170513	4.56	99%
19	20170602	3.84	117%
20	20170604	3.90	116%
21	20180105	4.63	97%
22	20180202	4.78	94%
23	20180305	4.79	94%
24	20180306	5.15	88%
25	20180504	4.66	97%
26	20180505	4.72	96%
27	20180601	5.06	89%
28	20180604	5.20	87%
29	20180605	4.47	101%
30	20180612	4.66	97%
	随行对照	4.51	100%
	均值	4.07	113%
	最大值	5.20	135%
	最小值	3.34	87%

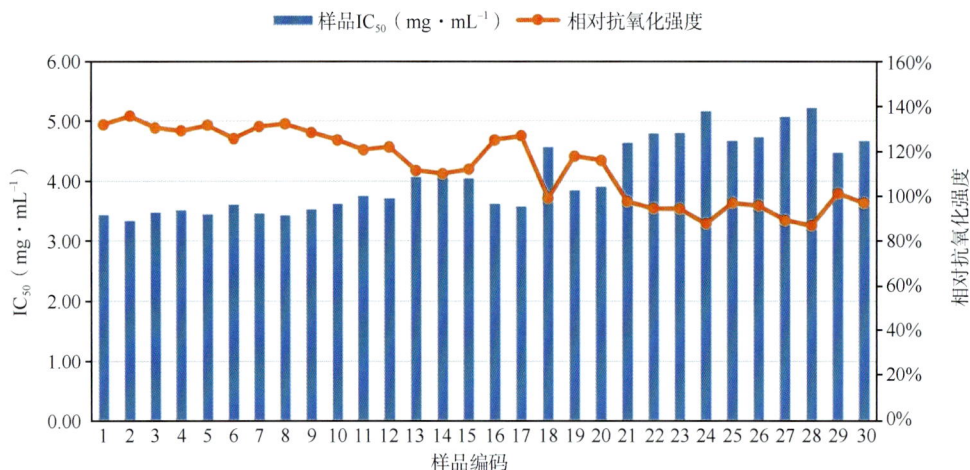

图 9-37　30 批 YQFM 半抑制浓度和相对抗氧化性

由上述30批YQFM抗氧化结果数据可知，YQFM在浓度均值为4.07 mg·mL^{-1}（3.34 mg·mL^{-1}～5.20 mg·mL^{-1}），其相对抗氧化强度均值为113%（87%～135%），30批样品的抗氧化药效结果相对稳定，批间差异较小，相对保护作用均在70%～150%，符合我们初步设定的质控标准，证明了YQFM抗氧化作用的生物学药效质控标准为70%～150%是相对合理的。

参 考 文 献

[1] 李波，朴晋华.中药生物活性质量控制的思考[J].中国药品标准，2012，13（1）：5-8.

[2] 果德安.中药质量控制研究的思路与方法[J].中国天然药物，2009，7（1）：1.

[3] 陶燕蓉，陈曦.中药质量评价技术的国内外研究现状及分析[J].中药与临床，2011，2（2）：59-62.

[4] 揭红波.浅谈心血管疾病的发病机理与预防[J].中外医疗，2011，30（12）：184.

[5] 李晓宇，赵焕新，王晓樑，等.H9c2 细胞株在心肌缺氧/复氧实验中的应用[J].中国心血管病研究，2009，7（5）：374-377.

[6] 郭健，刘义，李延平，等.氧自由基与心肌缺血再灌注损伤[J].中国心血管杂志，2008，（5）：384-387.

[7] Zhang Q，Huang W D，Lv X Y，et al. Puerarin protects differentiated PC12 cells from H$_2$O$_2$-induced apoptosis through the PI3K/Akt signalling pathway[J]. Cell Biol Int，2012，36（5）：419-426.

[8] 马芳芳，沈晓丽，林立芳，等.新生大鼠心肌细胞的原代培养[J].心血管康复医学杂志，2009，18（2）：125-128.

第十章

注射用益气复脉（冻干）质量标志物确定

中药质量标志物（Q-Marker）创新理念及其"性－效－物"三元论方法学体系，为中药物质基础表征、中药Q-Marker发现以及质量评价系统的建立开辟了新的研究模式与思路。中药Q-Marker借助于中药Q-Marker创新理论与方法学筛选，反映了中药传统药性配伍理论的物质本源。基于中药质量标志物的可传递性和溯源性、成分特有性、有效性、配伍环境以及可测性等要求，基于五原则理论，对注射用益气复脉（冻干）（YQFM）完成了全息化学谱图的辨识，确定主要化学成分类型为人参皂苷类、麦冬皂苷类、糖类、木脂素类及其他类。通过开展药效学评价研究、药性研究和作用靶点的研究，通过综合分析确定了13个成分为YQFM质量标志物。在对YQFM所含Q-Marker预测研究结果之上，进一步分析了YQFM临床疗效机制与其Q-Marker作用机制之间的内在关系，揭示了Q-Marker在YQFM临床治疗心血管疾病中发挥的关键作用，佐证了Q-Marker的合理性，为构建更加全面的产品质量评价体系提供了基础。通过建立完善的YQFM全程质量控制体系，为研究中药注射剂质量控制模式提供有益参考。

一、YQFM 化学物质基础研究

本研究团队对YQFM中所含的化学物质基础进行了系统的研究，已确定YQFM所含的化学成分包括皂苷类、糖类、木脂素类及其他类成分。采用UFLC-IT-TOF/MS方法对YQFM所含非糖类物质进行分析，包括人参皂苷类、木脂素类、麦冬皂苷类、高异黄酮类及其他类成分。通过与对照品和文献比对及碎片裂解规律推导分析，最终鉴定出YQFM中非糖类成分65个，其中42个成分来自红参，16个成分来自五味子，7个成分来自麦冬药材，并对其中21个化合物进行了定量分析[1]。进一步采用UPLC-Q-TOF/MS方法对YQFM进行化学成分全解析，共鉴定出145个化合物，除了常规的皂苷、木脂素及黄酮类物质外，对其中15个糖类、38种有机酸类及22种甾醇、多肽和脂类进行了分析，使其物质基础更加丰富[2]。此外，还将强阳离子交换色谱柱（SCX）与蒸发光散射检测器（ELSD）结合，采用HPLC-ELSD方法对YQFM中钠元素进行了定量分析[3]。上述研究表明YQFM化学成分丰富，基本代表了其化学物质基础，目前在YQFM总固体中结构明确的成分已达到不低于60%的要求，满足原国家食品药品监督管理局印发的《中药、天然药物注射剂基本技术要求》中"注射剂中所含成分应基本清楚"的规定。

二、基于有效性的 YQFM 的 Q-Marker 发现研究

（一）基于药效的 Q-Marker 研究

YQFM的药效作用主要是对心血管系统的作用，包括抗心衰、改善心肌功能、抗心肌缺血/缺氧损伤。心肌缺血再灌注损伤发病机制复杂，涉及能量代谢、氧化应激、炎症反应等多个病理环节，而 YQFM 能够增强心脏收缩功能、延缓心室重构，对缺血、缺氧造成的心肌损伤有较好的保护作用，其作用机制包括抗炎、抗氧化、改善相关的能量代谢、抑制心肌细胞凋亡、减少心肌组织胶原沉积和纤维化等，与此密切相关的信号通路主要有核转录因子-κB（NF-κB）、丝裂原活化蛋白激酶（MAPK）、环磷酸腺苷反应元件结合蛋白（CREB）、腺苷酸活化蛋白激酶（AMPK）和哺乳动物雷帕霉素靶蛋白（mTOR）等。

1. 药效学研究

中药复方具有通过多途径、多环节和多靶点发挥作用的特点，基于转化医学的研究模式，从临床疗效出发，采用模拟气阴两虚证心血管疾病整体动物模型（冠状动脉结扎诱导的心肌缺氧缺血、急性心肌缺血、慢性间歇性缺氧动物模型）及细胞模型，来验证YQFM 功效和探索其作用机制。

（1）抗心衰作用

采用结扎大鼠冠状动脉左前降支建立慢性心衰模型，考察YQFM 对心脏保护、抗炎机制及活性成分。结果显示，YQFM 可以显著改善大鼠心脏功能，减少心电图ST 段的明显下降，增加心率，降低脑钠肽（BNP）水平，明显抑制血清及心肌组织中肿瘤坏死因子-α（TNF-α）、白细胞介素-6（IL-6）、白细胞介素 1β（IL-1β）等炎症因子的释放。

研究还发现YQFM 中人参皂苷 Rb$_1$、Rg$_1$、Rf、Rh$_1$、Rc、Rb$_2$、Ro 和Rg$_3$具有抗炎作用，其中人参皂苷 Ro 是NF-κB抑制剂。NF-κB信号通路及细胞因子的抑制可能是YQFM改善慢性心衰大鼠的主要作用机制之一，而这些人参皂苷在治疗慢性心衰中起到很重要的作用[4]。

采用结扎小鼠冠状动脉建立心肌重塑及心衰模型，考察YQFM 的作用效果。结果显示，YQFM 可改善心衰小鼠的左心结构和功能，降低血清中的乳酸脱氢酶（LDH）、肌酸激酶（CK）、丙二醛（MDA）、Ⅲ 型前胶原 N-末端肽（P Ⅲ INP）、N末端B型利钠肽原（NT-proBNP）及羟脯氨酸（HYP）的含量，减轻心肌组织的损伤、胶原沉积和纤维化。通过对相关信号通路的研究推测这可能与抑制MAPKs 通路的磷酸化有关，说明YQFM 可能通过调节MAPKs信号通路减轻冠状动脉结扎引起的心肌重塑和心衰[5]。结合以上研究推测YQFM 中人参皂苷 Rb$_1$、Rg$_1$、Rf、Rh$_1$、Rc、Rb$_2$、Ro 和Rg$_3$可能为其抗心衰的药效成分。

（2）心肌缺血/缺氧保护作用

采用异丙肾上腺素建立小鼠心肌缺血损伤模型，考察YQFM 对心肌缺血损伤的保护作用及其活性成分。结果显示，与模型组相比，YQFM能够显著降低心肌缺血损伤小鼠血清中LDH、CK、MDA 及髓过氧化物酶（MPO）水平，增强SOD 活力，改善心肌组织病理损伤状况。并发现25 个人参皂苷和3 个木脂素类物质可能是YQFM 对心肌损伤起保护作用的活性成分[6]。采用人脐静脉内皮细胞（HUVEC）模型及Q-TOF-MS/MS法从YQFM 中筛选出8 个人

参皂苷及五味子醇甲作为候选成分，研究发现五味子醇甲浓度在 $10\sim100$ mm·L^{-1} 时，能够减轻HUVECs的缺氧/复氧损伤，增加细胞活力和NO水平，降低LDH、MDA水平及环氧合酶（ROS）的生成。认为五味子醇甲有较好的血管内皮保护作用[7]。结合以上推测人参皂苷类和木脂素类可能为YQFM对心肌缺血起保护作用的药效成分。

（3）心肌缺氧-复氧保护作用

建立小鼠的慢性间歇性心肌缺氧损伤模型考察YQFM的抗缺氧性心肌损伤作用。结果显示，与模型组比较，YQFM可以明显减轻低氧环境所致心脏组织内皮细胞的肿胀、空泡化，增加心脏收缩功能，此外，YQFM可以抑制CK、LDH活性，降低MDA水平，改善SOD活性。说明YQFM可以明显提高心肌缺氧耐受性，抗心肌损伤[8]。本研究团队进一步研究了YQFM对慢性间歇性缺氧小鼠心脏能量代谢的改善作用，发现YQFM通过促进糖酵解限速酶果糖-6-磷酸激酶（6-PFK）和M2型丙酮酸激酶（PKM2）蛋白的表达，促进丙酮酸生成，为氧化磷酸化提供充足的底物，抑制酮酸脱氢酶激酶4（PDK4）的蛋白水平，进一步促进糖代谢的氧化磷酸化过程，提高ATP酶活力，从而促进ATP的合成与利用，最终对受损心肌起到调节能量代谢的作用。采用慢性间歇性缺氧小鼠模型和大鼠H9C2细胞缺氧-复氧模型分别对麦冬的抗缺氧作用及能量代谢调节作用进行研究，发现麦冬能较好地保护心脏抵抗缺氧-复氧损伤，麦冬提取物的水部位（糖类）与醇部位（皂苷类）均能提高细胞活力、降低细胞LDH泄漏和改善细胞形态等，以及均能提高心脏收缩功能、降低CK泄漏、提高SOD活力等，说明麦冬中糖类与皂苷类成分皆能保护心肌细胞。麦冬水溶性部位能够调节葡萄糖转运蛋白5（Glut5）的蛋白水平，2个部位皆对6-PFK、PKM2和PDK4等关键能量代谢酶的蛋白水平有调节作用。进一步选择麦冬中含量较高的果糖及通过细胞膜色谱技术筛选的3个麦冬皂苷作为潜在活性成分进行缺氧-复氧模型的药效研究。采用大鼠H9C2细胞缺氧-复氧模型对其进行研究，发现果糖主要调节6-PFK和PKM2的蛋白水平，从而促进丙酮酸的生成，也能调节果糖转运体，促进细胞对底物果糖的利用，提高代谢效率。麦冬皂苷C、麦冬苷元-3-O-α-L-吡喃鼠李糖基-（1→2）-β-D-吡喃葡萄糖苷、偏诺皂苷元-3-O-α-L-吡喃鼠李糖基-（1→2）-β-D-吡喃木糖基-（1→4）-β-D-吡喃葡萄糖苷能显著提高细胞活力、降低LDH泄漏。3个麦冬皂苷均具有对能量代谢限速酶6-PFK、PKM2、PDK4的蛋白水平的调节作用，进而提高丙酮酸含量。上述结果表明YQFM中的麦冬通过糖类与皂苷类成分共同调节心脏能量代谢限速酶蛋白及糖转运体蛋白的表达，从而促进多个底物利用的环节而发挥改善能量代谢的作用，其中果糖及3个麦冬皂苷可能为活性成分。

脑缺血再灌注及脑缺氧、缺糖保护作用：建立C57BL/6J小鼠脑缺血再灌注模型，考察YQFM对其血脑屏障功能的影响。发现小鼠脑缺血1 h再灌注24 h后，YQFM能够显著减少脑组织梗死体积，减少脑水肿，增加血流量，改善脑部代谢和组织病变，同时，伊文思蓝渗出实验表明，YQFM是通过上调脑部紧密连接蛋白表达，降低血脑屏障通透性从而发挥脑保护作用的。此外，YQFM能够明显抑制与内质网应激相关的蛋白表达和信号通路，其抗脑缺血机制可能与调节内质网应激介导的神经细胞凋亡有关。利用微血管内皮细胞氧糖剥夺实验模拟脑部血氧供应障碍的研究发现，YQFM可以明显增加内皮细胞活力，增加紧密连接蛋白表达，减少伊文思蓝的渗出，通过调节NF-κB/p65和ROCK1/MLC信号通路改善脑缺氧、缺糖导致的脑微血管内皮细胞功能障碍[9-11]。

2. 网络药理学研究

网络药理学为阐明中药复方制剂多靶点作用机制及其相应的药效物质基础提供了一种研究手段。利用网络药理学的方法对YQFM治疗心脑缺血性疾病潜在的药物靶点进行研究，基于前期研究结果，选定YQFM中28个人参皂苷和木脂素类化合物，结果表明，这些物质作用于心脑缺血性疾病相关的通路有12条，包括NF-κB、MAPK和mTOR等信号通路，为后续深入的机制研究指明了方向。同时，表明人参皂苷Rg_3、Rb_1、Rg_1和五味子醇甲是YQFM中最为重要的治疗心脑缺血性疾病的药效物质[12]。后期又选定20(S)-原人参三醇、齐墩果酸、2′-羟基异麦冬黄酮A、麦冬黄酮B、麦冬皂苷元、五味子甲素、五味子乙素7个化合物母核，采用DRAR-CPI服务器、KEGG数据库及Cytoscape 3.6.0软件，进行靶点及信号通路预测。结果表明，这些物质对应作用靶点有127个，相关通路有40条，其主要是通过保护心血管、抑制炎症、调节免疫功能及干预糖脂代谢等途径发挥治疗作用，体现了YQFM治疗心血管疾病多靶点作用机制[13]（图10-1）。

3. 药动学研究

建立超高效液相色-质谱联用法，测定正常和慢性心力衰竭模型大鼠体内血浆中人参皂苷Rg_1、Rb_1、Rc、Rd、Re、Rf、Rg_3、Rh_1、Rb_2和$Rb_3$10个人参皂苷类成分，测定不同时间点各人参皂苷的血药浓度，绘制药-时曲线，计算药动学参数。实验结果表明静脉注射YQFM后，各皂苷成分在对照组和慢性心力衰竭模型组大鼠体内的主要药动学参数半衰期（$t_{1/2}$）、药-时曲线下面积（AUC 0~t）、AUC 0~∞、消除率（CL）等均没有显著性差异。说明在慢性心力衰竭状态下，机体对YQFM中皂苷成分的代谢无明显影响。同时结果表明，在慢性心衰大鼠血浆内，这10个人参皂苷具有较高的暴露量及较慢的消除[$t_{1/2}$=（24.70±3.61）h]，该结果也更符合其药理作用[14-15]。通过整体动物、细胞水平、网络药理学、药动学等角度的实验结果发现，YQFM中的成分可作用于多个靶点及多条通路，从而发挥治疗心血管疾病的功效。其中，人参皂苷Rb_1、Rg_1、Rf、Rh_1、Rc、Rb_2、Ro、Rg_3及麦冬皂苷C、麦冬苷元-3-O-α-L-吡喃鼠李糖基-（1→2）-β-D-吡喃葡萄糖苷、偏诺皂苷元-3-O-α-L-吡喃鼠李糖基-（1→2）-β-D-吡喃木糖基-（1→4）-β-D-吡喃葡萄糖苷、果糖及五味子醇甲13个成分为主要药效物质基础，可以作为YQFM的Q-Marker。

（二）基于药性的 Q-Marker 研究

"药性"是中药功能属性，基于仿生学原理设计的电子舌（astree）对味的客观描述弥补了人类感官对中药"味"描述的主观性。利用仿生学原理和多元统计分析方法对YQFM的"味"与其物质基础和质量评价进行探索性研究。首先由进样系统采样，通过味觉传感器模拟生物系统中舌的功能对所采样品的"滋味"进行感应，并模拟神经感觉系统将被激发的信号传递到电脑数据处理（模型识别）系统中；模型识别系统（AlphaSoft V14.2）发挥生物系统中大脑的作用，对信号进行特征提取，建立识别模型，并对不同被测溶液进行区分辨识。

采用电子舌测定YQFM样品，以0.01 mol·L^{-1}盐酸为校准溶液，以蒸馏水为稀释溶剂，样品采集时间和每次分析时间分别为60 s和120 s，利用软件进行数据分析。6批YQFM测定实验结果表明YQFM的SRS（酸）、SWS（甘）、BRS（苦）3个味性表现较明显，其结果与处方组成和工艺相吻合。中药的味与化学成分有一定关系，分析其酸味主要来自于方中五味子，主要成分为木脂素类。甜味主要来自于方中麦冬，少量来源于红参和五味子，与之对应的制剂中成分主要有葡萄糖、果糖、麦芽糖和蔗糖等。苦味主要来源于方中红参中的皂苷，其次来源于麦冬含有的皂苷。由此可知，3味中药经历了复杂的工艺过程后仍可保留其各自的"味"，即保留了3味中药的功效，从"味"的量化角度证明其气味与功效的一致性。实验结果表明，利用主成分分析可以很好区分不同批次样品在味道上的差异，且不同样品间味道的相对强度不同。独立建模分析（SIMCA）软件可以很好地对YQFM未知样品进行识别，SIMCA法可以用于YQFM产品的鉴定[16]。通过上述研究，可以从药性物质基础角度为YQFM的Q-Marker确定提供依据。

综合以上对YQFM物质基础、药效、网络药理学、药动学及药性研究，确定人参皂苷Rb$_1$、Rg$_1$、Rf、Rh$_1$、Rc、Rb$_2$、Ro、Rg$_3$及麦冬皂苷C、麦冬苷元-3-O-α-L-吡喃鼠李糖基-（1→2）-β-D-吡喃葡萄糖苷、偏诺皂苷元-3-O-α-L-吡喃鼠李糖基-（1→2）-β-D-吡喃木糖基-（1→4）-β-D-吡喃葡萄糖苷、果糖及五味子醇甲13个成分为YQFM的Q-Marker。

三、Q-Marker 的确定依据

根据Q-Marker定义，其应为药物制备过程中药性与药效物质基础的传递和变化，反映复方整体功效的效应物质，其次应是代表性特异性成分，具有可测性。通过原型化学物质组的辨识、化学成分的获取及结构确证，系统阐释YQFM的药效物质基础。YQFM中主要化学成分类型为人参皂苷类、麦冬皂苷类、糖类、木脂素类及其他类，其中人参皂苷类物质主要来源于方中红参，麦冬皂苷和糖类物质来源于方中麦冬，木脂素类物质主要来源于方中五味子。从整体动物模型、细胞等不同水平的药效学研究及药性研究结果表明YQFM中人参皂苷、麦冬皂苷、五味子醇甲及果糖为YQFM治疗心血管系统疾病的主要药效物质。进一步通过网络药理学研究系统阐释YQFM的多靶点作用机制，与此密切相关的蛋白分子信号通路主要有NF-κB、MAPK、CREB、AMPK和mTOR等。药动学研究表明慢性心衰状态下，机体对YQFM中人参皂苷成分的代谢无明显影响。且在慢性心力衰竭大鼠血浆内，10个人参皂苷具有较高的暴露量及较慢的消除。综合以上研究，确定YQFM的Q-Marker为人参皂苷Rb$_1$、Rg$_1$、Rf、Rh$_1$、Rc、Rb$_2$、Ro、Rg$_3$、麦冬皂苷C、麦冬苷元-3-O-α-L-吡喃鼠李糖基-（1→2）-β-D-吡喃葡萄糖苷、偏诺皂苷元-3-O-α-L-吡喃鼠李糖基-（1→2）-β-D-吡喃木糖基-（1→4）-β-D-吡喃葡萄糖苷、果糖及五味子醇甲13个成分。

四、YQFM 中 Q-Marker 药效机制与其临床疗效的相关性

"药性"与"药效"均是中医药理论的核心概念，在创建及完善中药Q-Marker理论体系中诞生的"性-效-物"三元论，是在对中药药效及化学成分研究的基础上，将"药性"相关物质纳入质量评价中，从中药的基本属性及术语出发，完整阐释中药治疗疾病的物质基础和作用机制的创新概念，是指导中药Q-Marker研究的核心思想[17-18]。YQFM的临床有效性体现了其组方药材的药性与药效的协同作用，而中药药效作用的发挥与其药效物质密切相关。因此，借助"性-效-物"三元论的指导，解析各组方药材中与药效有关的活性成分，揭示YQFM的药效物质基础，特别是Q-Marker与其临床疗效背后所蕴含的多重药理机制之间的相关关系，对于确证YQFM中Q-Marker的合理性，并进一步借助中药Q-Marker理论及方法学

提升中药质量标准，实施中药质量控制具有现实意义。

（一）红参中 Q-Marker 与 YQFM 临床有效性关系辨识

红参为 YQFM 组方中的君药，具有大补元气、复脉固脱之功效。YQFM 中来源于红参的 Q-Marker 为人参皂苷类物质，现代研究表明，人参皂苷具有增强免疫力、抗血小板凝集、保护神经、改善心血管功能、抗炎、抗氧化等活性。作为 Q-Marker 的 8 个人参皂苷之一，其作用机制与 YQFM 临床对心衰、心绞痛等疾病的治疗密切相关。在以结扎大鼠冠状动脉左前降支慢性心衰模型考察 YQFM 心脏保护机制的研究中发现，YQFM 中所含的人参皂苷 Rb_1、Rg_1、Rf、Rh_1、Rc、Rb_2、Ro 和 Rg_3 具有抗炎作用，并证实人参皂苷 Ro 是一种 NF-κB 抑制剂。而 NF-κB 信号通路及细胞因子的抑制被看作是 YQFM 改善大鼠慢性心衰的主要机制之一。谢薇等[19]研究了白消安诱导人脐静脉内皮细胞凋亡及人参皂苷 Rb_1 对此的干预效应，结果显示高浓度（$0.12\ g \cdot L^{-1}$）白消安可显著诱导人脐静脉内皮细胞凋亡，人参皂苷 Rb_1 可以抑制凋亡作用，说明人参皂苷 Rb_1 可以通过抑制细胞凋亡发挥对内皮细胞的保护效应。Zhou 等[20]以实验猪为模型研究了人参皂苷 Rb_1 对于高同型半胱氨酸诱导产生的血管内皮功能障碍形成的血管损伤的影响。结果表明人参皂苷 Rb_1 能够有效阻滞高同型半胱氨酸诱导的血管舒张依赖性内皮功能障碍，阻滞超氧化物负离子的产生，抑制内源性一氧化氮合酶的下调。郭佳等[21]考察了人参皂苷 Rb_1 对心肌细胞缺氧–复氧损伤的保护作用。结果显示，人参皂苷 Rb_1 处理组的细胞生存率增加 2.28 倍，凋亡率减少 5.29%，LDH、MDA 含量分别降低了 59.2%、72.3%，一氧化氮活性增加了 2.67 倍。说明人参皂苷 Rb_1 能显著减轻肥厚心肌细胞的缺氧–复氧损伤，该机制与抑制细胞凋亡，减少脂质过氧化以及增强一氧化氮活性相关。对缺血再灌注大鼠模型分别采用人参皂苷 Rb_1 和人参皂苷 Re 治疗，结果显示人参皂苷 Rb_1 和人参皂苷 Re 治疗的心肌细胞凋亡数显著低于模型组。表明人参皂苷 Rb_1 和人参皂苷 Re 可以有效抑制缺血再灌注心肌细胞凋亡，减轻心肌损伤[22-23]。古云等[24]采用大鼠心衰模型研究了人参皂苷 Rg_1 对心功能的保护作用。以依那普利为对照，将人参皂苷 Rg_1 治疗分为高、中、低（$4\ mg \cdot kg^{-1}$、$2\ mg \cdot kg^{-1}$、$1\ mg \cdot kg^{-1}$）3 个剂量组。结果显示，人参皂苷 Rg_1 高剂量组左心室射血分数（LVEF）、左心室最大内压上升/下降速率（$\pm dp/dt$max）明显增高，左心室收缩末期内径（LVDs）和左心室舒张末期内径（LVDd）明显降低，高剂量组的 Ca^{2+}-Mg^{2+}-ATP 酶、总 ATP 酶、总糖原、碱性磷酸酶、LDH 以及心肌细胞胞质内心肌肌浆网钙离子 ATP 酶的表达与其他组相比明显升高，Na^+-K^+-ATP 酶明显降低。结果说明，人参皂苷 Rg_1 可改善心衰大鼠的心功能，与升高 LVEF、$\pm dp/dt$max、Ca^{2+}-Mg^{2+}-ATP 酶、T-ATP 酶、总糖原、碱性磷酸酶、LDH、心肌细胞胞质内心肌肌浆网钙离子 ATP 酶表达及降低 LVDs、LVDd、Na^+-K^+-ATP 酶有关。采用结扎 SD 大鼠左冠状动脉前降支建立大鼠急性心肌梗死模型观察人参皂苷 Rg_1 对心肌梗死后心脏纤维化的影响[25]。结果显示，手术 1～2 周后，人参皂苷 Rg_1 组的心脏瘢痕形成要明显少于对照组，说明人参皂苷 Rg_1 对大鼠急性心肌梗后心脏纤维化有显著抑制作用。张聪等[26]研究了人参皂苷对 H_2O_2 诱导的人肝癌 HepG2 细胞氧化应激损伤的保护作用。与 H_2O_2 损伤组比较，人参皂苷 Rh_1、F_1、Rd、Ro 保护组的细胞存活率显著升高。在以小鼠单核巨噬细胞考察人参皂苷 Rh_1 抗炎活性的研究中，人参皂苷 Rh_1 能够有效阻滞组胺释放，并能抑制诱导性一氧化氮合酶（iNOS）与环氧合酶 2（COX-2）的生成[27]。此外，研究显示人参皂苷 Rh_1 能够有效缓解异丙肾上腺素引起的大鼠心肌损伤并改善心脏功能，该机制与人参皂苷 Rh_1 抑制 MDA、TNF-α 和 IL-1β 含量升高，以及提高超氧化

物歧化酶和 H_2O_2 酶的活性有关[28]。人参皂苷 Rf 能够抑制由缺氧诱导的 COX-2 蛋白表达，说明人参皂苷 Rf 在缺氧条件下具有抗炎活性[29]。人参皂苷 Rb_2 对 H_2O_2 及缺血再灌注引起的小鼠氧化应激反应导致的心脏损伤具有明显的保护作用[30]。研究显示，人参皂苷 Rb_2 能够减少心肌过氧化物的生成，下调 gp91phox 基因表达，降低 IL-1β、IL-6、TNF-α mRNA 表达及活性，说明人参皂苷 Rb_2 能够显著缓解由缺血再灌注损伤导致的氧化应激和炎症反应。Chen 等[31]研究了人参皂苷 Rc 对缺氧-复氧损伤心肌细胞的保护作用及其机制。结果显示，人参皂苷 Rc 能够显著提高损伤心肌细胞的活力，其机制与改善能量代谢有关，包括提高 ATP 含量、减少 LDH 渗出和降低肌酸激酶含量。对人参皂苷 Rg_3 的研究表明，人参皂苷 Rg_3 对脂多糖导致的人脐静脉内皮 HUVECs 细胞损伤具有保护功能，该药效机制与降低细胞内钙离子浓度、抑制纤溶酶原激活物抑制剂-1（PAI-1）产生以及调节组织型纤溶酶原激活物和 PAI-1 平衡有关，说明人参皂苷 Rg_3 具有血管保护和抗动脉粥样硬化的功能[32]。人参皂苷 Rg_3 能够显著减小心肌缺血再灌注损伤导致的大鼠心肌梗死面积，提高心脏功能，降低血浆中肌酸激酶和 LDH 水平，表明人参皂苷 Rg_3 对缺血所致的心肌损伤具有保护功能[33]。此外，人参皂苷 Rg_3 对 H_2O_2 导致的氧化应激损伤具有明显的抑制作用[34]。上述研究结果表明，人参皂苷类 Q-Marker 对于心血管疾病具有多种的生物活性。在 YQFM 用于心衰、心绞痛的疗效中，人参皂苷类 Q-Marker 发挥着保护患者血管内皮细胞、改善线粒体功能、抗氧化应激损伤、抗炎等功能。

除以上已经确定的 Q-Marker 在心衰心绞痛治疗中发挥疗效之外，人参皂苷 Re 也可以有效抑制缺血再灌注心肌细胞凋亡，减轻心肌损伤。Li 等[35]采用离体皮下脂肪组织和心外膜脂肪组织体外 YQFM 给药 24 h，采用 HPLC-Q-TOF/MS 技术检测脂肪组织和对照样品，确定 YQFM 中人参皂苷 Rd 是结合成分，并采用缺氧-复氧实验发现 YQFM 和人参皂苷 Rd 可以显著增加网膜素的含量。结果表明人参皂苷 Rd 可能部分介导 YQFM 的网膜素相关性保护作用。崔如意等[36]利用中医药整合药理学研究平台 V2.0，分析得到人参皂苷 Rg_1、Re、Rf、Rb_2 为人参治疗心衰的 Q-Marker。本课题组采用高效液相色谱技术建立了一测多评法，可以检测人参皂苷 Rd、Re 在 YQFM 中的含量，能够对其准确定量分析[37]。因此，本文进一步将人参皂苷 Rd 和人参皂苷 Re 纳入 YQFM 的 Q-Marker 中，以期完善 YQFM 的 Q-Marker 体系。

（二）麦冬中 Q-Marker 与 YQFM 临床有效性关系辨识

麦冬为 YQFM 中的臣药，其味甘、微苦，性微寒，归心、肺、胃经，具有养阴润肺、益胃生津、清心除烦的功效。麦冬的药效成分主要为麦冬多糖和麦冬皂苷，随着对麦冬研究的深入，发现其在心脑血管疾病中具有良好的药理活性。刘春花[38]对麦冬及其化学活性成分在 YQFM 中治疗心血管疾病的作用机制开展了系统性研究。利用大鼠 H9C2 缺氧-复氧细胞模型和慢性间歇性缺氧小鼠模型探索了麦冬抗缺氧诱导心脏损伤发挥的保护作用及能量代谢调节作用。发现麦冬能较好地保护心脏抵抗缺氧-复氧损伤，在 YQFM 中具有改善能量代谢的功能。研究结果显示，麦冬能够促进糖酵解限速酶 6-磷酸果糖激酶（6-PFK）和丙酮酸激酶（PKM2）的蛋白表达，抑制丙酮酸脱氢酶激酶4（PDK4）的蛋白水平表达，提示麦冬可以通过调节糖代谢限速酶促进能量代谢产能效率。与红参和五味子相比，麦冬尤其能促进糖酵解中 PKM2 的蛋白表达，从而促进丙酮酸生成，增加丙酮酸水平。麦冬果糖能够提高缺氧 H9C2 细胞上清液中丙酮酸水平，显著促进 PKM2 和果糖转运体（Glut5）的蛋白表达水平。3 种皂苷类物质：麦冬皂苷 C、麦冬苷元-3-O-α-L-吡喃鼠李糖基-（1→2）-β-D-吡喃葡萄糖苷、偏诺皂苷元-3-O-α-L-吡喃鼠李糖基-（1→2）-β-D-吡喃木糖基-（1→4）-β-D-吡喃葡萄糖苷均显著降低缺氧－复氧导致的心肌细胞损伤，并能促进能量代谢中间产物丙酮酸的生成，促进能量代谢限速酶6-PFK 和PKM2 的蛋白水平表达，明显抑制 PDK4 的蛋白水平，从而提高丙酮酸脱氢酶的活性。上述结果说明，来源于麦冬的 Q-Marker 在 YQFM 中主要通过调节糖代谢限速酶表达和提供足够的底物来提高糖类能量代谢效率。说明在 YQFM 临床治疗心血管疾病中，麦冬的 Q-Marker 发挥着全方位改善能量代谢的重要作用。

（三）五味子中 Q-Marker 与 YQFM 临床有效性关系辨识

五味子在YQFM配伍中为佐药，具有收涩、敛阴止汗之功效。其主要活性成分五味子醇甲被确定为YQFM中的Q-Marker。研究显示，五味子醇甲具有较强的抗炎活性，能够显著降低角叉菜胶引起的大鼠足部肿胀和乙酸引起的大鼠血管通透性增加，其抗炎活性与抑制COX-2 和 iNOS 蛋白表达有关[39]。杨敏[40]研究显示，五味子醇甲可降低去甲肾上腺素诱导的心肌细胞凋亡并提高心肌细胞存活率，对心肌细胞的形态具有改善作用，其机制与下调心肌肌钙蛋白T、心肌肌钙蛋白I和内皮素-1的表达，降低炎性反应有关。此外，五味子醇甲有保护血管内皮细胞的作用，五味子醇甲10～100 mmol·L^{-1}能够减少HUVECs细胞的缺氧－复氧损伤，增加细胞活力和一氧化氮水平，降低LDH和MDA含量，减少细胞内活性氧的生成[41]。上述结果表明，作为Q-Marker的五味子醇甲在YQFM对心血管疾病的临床治疗中，主要通过抗炎、保护心肌细胞机制发挥作用。

综上所述，在前期研究基础上，纳入人参皂苷Rd和人参皂苷Re作为YQFM的Q-Marker。Q-Marker的数量与各自组方药材在YQFM配伍原则中的地位相对应，各Q-Marker具有不同的药效机制与作用靶点，其在YQFM临床疗效中发挥着不同效用。YQFM的Q-Marker药效机制与其临床疗效相关性分析结果见图10-1。

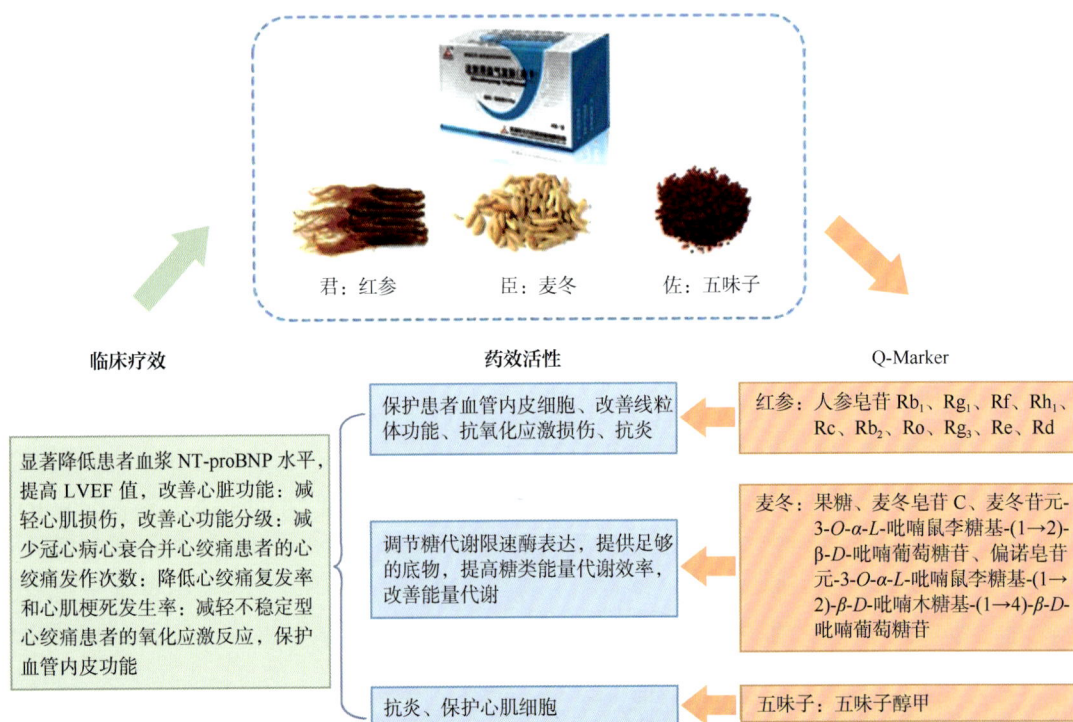

图 10-1　YQFM 中 Q-Marker 的药效机制与其临床疗效相关性分析

五、基于 Q-Marker 的全程质量控制体系建立

（一）原料药材的质量控制

YQFM的原料药材的质量控制是保障制剂产品的质量稳定性与均一性的关键之一。红参、麦冬及五味子均为2015年版《中国药典》收录的药材，《中国药典》对其一般检查项及含量测定项做了明确要求。目前红参药材质量控制项目包括一般检查项和单体皂苷Rg_1、Re和Rb_1的含量测定项，还针对人参皂苷类成分进行了人参总皂苷及指纹图谱控制。要求供试品色谱指纹图谱与参照药材指纹图谱比较，相似度应不小于0.88。麦冬药材（饮片）除了一般检查项和鲁斯可皂苷元的含量测定项，还增加了总糖测定方法。采用高碘酸钠滴定法测定麦冬提取物中的总糖含量，规定每克麦冬含麦冬总糖以无水葡萄糖计，不得少于95.0 mg。五味子药材及饮片，除了一般检查项和五味子醇甲的含量测定项，还增加了指纹图谱测定方法。要求供试品色谱指纹图谱与参照药材指纹图谱比较，相似度应为0.90～1.00。

（二）基于近红外光谱分析技术的 YQFM 生产过程的在线监测

近红外光谱分析技术以其快速、无损等优点在中药制剂的质量控制中受到很大关注，特别是在线监测可以避免传统离线检测手段无法及时反馈信息的弊端。本研究团队将近红外光谱分析技术与多变量统计分析方法结合，用于YQFM生产过程监控研究，针对3味组方药材提取过程进行了基于近红外光谱技术的在线监测质量控制方法。在后续研究中，可将近红外光谱分析技术与多变量统计过程控制引入YQFM生产的其他工艺单元，如浓缩、纯化、干燥等，研究合适的在线监测手段，实现对YQFM生产过程的全面监控，保证药品的质量。YQFM原料药材红参采用醇提工艺，以人参皂苷Rg_1、Re和Rb_1为含量监测指标，在线采集红参醇提过程的近红外光谱，通过光谱预处理和变量筛选，以UPLC法测定的3个人参皂苷含量为参考值，采用偏最小二乘法分别建立红参提取过程中人参皂苷Rg_1、Re、Rb_1的定量校正模型，结果表明，定量模型的交叉验证决定系数分别为99.40、99.44、99.41，交叉验证均方根误差分别为5.18、2.77、11.00。并将所建模型应用于实际生产，3个人参皂苷近红外预测结果和真实值吻合良好，可以实现对提取过程中此3个人参皂苷含量的快速检测[42]。针对麦冬提取过程的质量控制，基于近红外光谱建立麦冬水提过程的多变量统计过程控制（MSPC）模型。MSPC是对采集到的近红外光谱数据进行整合，利用多向主成分分析（MPCA）和多向偏最小二乘（MPLS）等方法，提取出新的独立统计量代替原始变量，以正常操作批次建立过程监控模型来判断生产上的批次是否处于正常波动范围，以实现对生产过程的质量监测。在建立MSPC模型时，常采用的过程控制图有主成分得分图、霍特林T^2（Hotelling T^2）控制图和标准化距离（DModX）控制图等。主成分得分图主要反映了整个过程中光谱的变化情况，Hotelling T^2统计量主要用来检验主成分模型中某些变量的变动，DModX表征了模型外部数据的变化。通过主成分得分、Hotelling T^2和DModX 3个统计量反映生产的过程轨迹，MSPC模型能够反映批次生产过程中的变化，有利于对麦冬生产过程进行定性分析。五味子醇甲为五味子中含量较大的成分，在五味子提取过程中引入近红外模型，建立提取过程中五味子醇甲的定量校正模型，并结合MSPC模型，应用于五味子提取过程的在线质量控制。采用偏最小二乘法建立五味子醇甲的定量校正模型，结果表明，模型的交叉验证决定系数（R^2）

为74.11，交叉验证均方根误差为2.60。基于定量模型的过程预测，模型的预测结果和测定值基本符合，所建模型能够反映提取过程中五味子醇甲含量的变化趋势。基于MSPC模型的过程监测，通过主成分得分图、Hotelling T^2 控制图和DModX控制图反映生产的过程轨迹，可以了解生产过程的变化。将2种模型相结合，所建立的模型应用到实际生产中，可以对五味子提取过程进行在线监测[43]。

（三）构建包括多指标成分定量与指纹图谱的 YQFM 全面质量评价体系

中药是通过多成分、多靶点共同发挥疗效，单一化学成分并不能全面反映药品质量，应采用能代表整体性的指纹图谱或多指标成分测定相结合来评价中药产品的质量。前期确定的YQFM质量标志物为人参皂苷 Rb_1、Rg_1、Rf、Rh_1、Rc、Rb_2、Ro、Rg_3 及麦冬皂苷C、麦冬苷元-3-O-$α$-L-吡喃鼠李糖基-（1→2）-$β$-D-吡喃葡萄糖苷、偏诺皂苷元-3-O-$α$-L-吡喃鼠李糖基-（1→2）-$β$-D-吡喃木糖基-（1→4）-$β$-D-吡喃葡萄糖苷、果糖及五味子醇甲13个成分，以这些成分为核心，采用多指标成分测定与指纹图谱技术相结合的方法，全面评价YQFM的质量。

1. 多指标成分定量分析

中药成分复杂性决定了采用单一成分或指标测定并不能反映其质量，多指标质量控制和评价模式更能反映中药的特点，而多指标质控要求必须有足够的对照品。一测多评法是以测定一个廉价易得的对照品，实现其他多个成分同步测定的方法，2015年版《中国药典》也收载了一测多评的质控标准。实验室采用HPLC-UV法对YQFM中人参皂苷及五味子醇甲进行同时测定，并探索建立一测多评法用于YQFM中人参皂苷及五味子醇甲的质量控制。以人参皂苷 Rb_1 为内参物，建立与人参皂苷 Rg_1、Re、Rf、Rc、Ro、Rb_2、Rd 及五味子醇甲8个成分的相对校正因子（f），在一定线性范围内，f 值为1.970、0.929、1.196、0.870、0.830、0.786、0.906、12.082，且不同条件下重复性良好。通过25批样品进行验证，结果表明一测多评法与外标法测定结果无明显差异，可用于YQFM多成分的质量控制[37]。采用HPLC-ELSD对YQFM中果糖、葡萄糖、蔗糖及麦芽糖等进行测定，并比较了一测多评法与外标两点法两种质量评价模式。以果糖为内参物，建立其他3种糖类物质的 f，并对25批样品测定结果进行验证，结果表明可能由于蒸发光检测器的原理所致，外标两点法测定结果准确度要高于一测多评法，采用HPLC-ELSD外标两点法更能准确测定YQFM中4个糖类成分的含量[44]。此外，液相串联质谱技术在中药多成分定量分析中应用越来越广，其具有灵敏度高、特异性好、分析速度快等优点。采用UFLC-IT-TOF/MS方法对YQFM中3个麦冬皂苷［麦冬皂苷C、麦冬苷元-3-O-$α$-L-吡喃鼠李糖基-（1→2）-$β$-D-吡喃葡萄糖苷、偏诺皂苷元-3-O-$α$-L-吡喃鼠李糖基-（1→2）-$β$-D-吡喃木糖基-（1→4）-$β$-D-吡喃葡萄糖苷］、15个人参皂苷（Re、Rg_1、Rf、Rb_1、S-Rg_2、Ro、Rh_1、Rc、Rb_2、Rb_3、Rd、F_2、R-Rg_3、Rk_1、R-Rh_2）、3个木脂素（五味子醇甲、戈米辛D、五味子醇乙）进行了含量测定。以地高辛为内标物，日内和日间精密度、重复性和稳定性均RSD＜4.9%，线性相关系数 R^2 ≥0.9952，回收率在91.8%～104.2%，RSD≤5.4%，方法学符合规定，并对10批YQFM样品进行了含量测定。结果表明该方法可用于定量YQFM中麦冬皂苷、人参皂苷和木脂素类成分，特别是对YQFM中低含量的麦冬皂苷的测定。

2. 指纹图谱研究

中药指纹图谱信息量丰富，可以反映中药的整体物质群，具有整体性和模糊性的特点，可以全面反映中药的均一性和稳定性。前期对12批YQFM样品进行分析，建立了HPLC-UV指纹图谱，结果表明不同批次样品相似度大于0.90，确定了指纹图谱中23个共有峰，并通过LC-MS联用技术指认了包括人参皂苷Rb₁、Rg₁、Rf、Rh₁、Rc、Rb₂、Rg₃、五味子醇甲等在内的12个成分[45]。后期针对YQFM皂苷及木脂素类物质的指纹图谱进行了液相色谱方法的改进，并采用3种指纹图谱相似度来评价YQFM指纹图谱的相似度，结果表明采用夹角余弦法与相关系数评价方法差异不大，均可以在一定程度上反映产品质量，而欧氏距离法无法获得图谱的真实相似度，不宜作为评价产品质量的方法[46]。超高效液相色谱串联四极杆飞行时间全息质谱（UPLC-Q-TOF-MS^E）可弥补HPLC-UV法无法体现无紫外吸收的化合物信息不足的缺点，采用此技术对28批YQFM样本进行指纹图谱研究。选择基峰离子流色谱图进行指纹图谱研究，采用中药指纹图谱相似度评价法进行评价，同时将指纹图谱共有峰数据运用化学模式识别技术进行聚类分析及主成分分析，最终将这两种方法所得结果综合起来可以更客观评价YQFM质量[47]。

六、结语

中药复方制剂是一个复杂的物质体系，按照Q-Marker的定义，复方中药Q-Marker的研究需要满足"传递和溯源""特有性""有效性""处方配伍环境""可测性"5个原则。在这5个原则基础上，基于"性–效–物"三元论的研究思路本课题组对YQFM中Q-Marker进行了研究。

利用现代科学技术手段，对YQFM化学物质组进行了深入研究，分析了包括人参皂苷、麦冬皂苷、糖、木脂素在内的145个化学成分，系统阐明YQFM的物质基础，并分析这些物质成分的药材归属，可以体现药材原有成分到制剂原型成分的传递和变化。其中人参皂苷类是红参的特征成分，木脂素类是五味子代表性成分，麦冬皂苷及糖类是麦冬的主要成分。基于成分与有效性的关联研究，通过药性和药效研究证明人参皂苷Rb₁、Rg₁、Rf、Rh₁、Rc、Rb₂、Ro、Rg₃及麦冬皂苷C、麦冬苷元-3-O-α-L-吡喃鼠李糖基-（1→2）-β-D-吡喃葡萄糖苷、偏诺皂苷元-3-O-α-L-吡喃鼠李糖基-（1→2）-β-D-吡喃木糖基-（1→4）-β-D-吡喃葡萄糖苷、果糖、五味子醇甲可能为YQFM的主要药效和药性物质；通过网络药理学研究明确人参皂苷类等物质的多靶点作用机制，结合药动学的研究结果，确定人参皂苷Rb₁、Rg₁、Rf、Rh₁、Rc、Rb₂、Ro、Rg₃及麦冬皂苷C、麦冬苷元-3-O-α-L-吡喃鼠李糖基-（1→2）-β-D-吡喃葡萄糖苷、偏诺皂苷元-3-O-α-L-吡喃鼠李糖基-（1→2）-β-D-吡喃木糖基-（1→4）-β-D-吡喃葡萄糖苷、果糖、五味子醇甲为药效成分。从成分可测性方面考虑，这些成分均可以通过HPLC-ELSD、HPLC-UV方法或者LC-MS法进行含量测定。通过以上研究结果，最终确定人参皂苷Rb₁、Rg₁、Rf、Rh₁、Rc、Rb₂、Ro、Rg₃及麦冬皂苷C、麦冬苷元-3-O-α-L-吡喃鼠李糖基-（1→2）-β-D-吡喃葡萄糖苷、偏诺皂苷元-3-O-α-L-吡喃鼠李糖基-（1→2）-β-D-吡喃木糖基-（1→4）-β-D-吡喃葡萄糖苷、果糖及五味子醇甲15个成分为YQFM的Q-Marker。

在确定Q-Marker的基础上进行质量控制方法的研究，可以使质量评价方法更有针对性。基于质量传递与溯源建立全程质量控制体系，提高中药注射剂产品质量控制水平。以确定的人参皂苷Rb₁、Rg₁、Rf、Rh₁、Rc、Rb₂、Ro、Rg₃及麦冬皂苷C、麦冬苷元-3-O-α-L-吡喃鼠李糖基-（1→2）-β-D-吡喃葡萄糖苷、偏诺皂苷元-3-O-α-L-吡喃鼠李糖基-（1→2）-β-D-吡喃木糖基-（1→4）-β-D-吡喃葡萄糖苷、果糖、五味子醇甲为核心建立了从药材到制剂的质量控制方法，建立了近红外过程监测方法，所建立的全程质量控制体系可以全面评价YQFM质量，实现质量控制的目的。

YQFM在临床上主要用于心力衰竭、冠心病心绞痛等心血管疾病的治疗，其作用机制包括增强心脏的收缩功能、延缓心室重构、抗炎、抗氧化、保护心肌损伤、改善线粒体功能、抑制细胞凋亡、改善能量代谢等。YQFM中15个Q-Marker具有不同的药效活性特点和对应靶点，分别从不同的活性机制实现YQFM在临床上对冠心病、心绞痛等心血管疾病的治疗作用。其中，10个来自于君药红参的皂苷类成分具有保护患者血管内皮细胞、改善线粒体功能、抗氧化应激损伤、抗炎等功能。4个来源于臣药麦冬的成分（3个麦冬皂苷和果糖）可以通过调节糖代谢限速酶表达和提供足够的底物来提高糖类能量代谢效率，有效改善患者的能量代谢。佐药五味子中的五味子醇甲能够通过抗炎、保护血管内皮细胞功能发挥作用。YQFM是遵照经典的中药配伍理论组方而成的中药复方制剂，来自组方药材红参、麦冬和五味子的Q-Marker以不同的生物活性对心血管疾病发挥作用。

建立科学、合理的质量评价方法，对控制中药注射剂的质量具有重要作用。Q-Marker的提出，为中药质量控制提出了新的研究模式与思路，有利于建立中药全程质量控制体系。本文针对YQFM的Q-Marker研究，期望对中药注射剂的质量评价提供参考。在对YQFM化学物质组研究基础上，将药效和药性均纳入质量评价研究，将化学物质组及其有效性进行关联性分析，进而确定Q-Marker，并在此基础上，初步探索建立基于Q-Marker的全程质量控制体系，可以更全面、合理地评价YQFM的质量，以期得到多方面的探讨。本节将目前YQFM的Q-Marker研究成果进行归纳，其研究方法还需要进一步探索和完善，如代谢组学的研究，成分敲入、敲出研究，且若是建立复方制剂的质量标准，还应精简Q-Marker，优选最Q-Marker，满足实际产品需求。

参考文献

[1] Liu C H, Ju A C, Zhou D Z, et al. Simultaneous qualitative and quantitative analysis of multiple chemical constituents in YiQiFuMai injection by ultra-Fast liquid chromatography coupled with ion trap time-of-flight mass spectrometry[J]. Molecules, 2016, 21(5): 640-653.

[2] 周垚垚，焦燕婷，王彦帅，等. 注射用益气复脉（冻干）化学成分的UPLC-Q-TOF/MS分析[J]. 药物评价研究，2018，41(3): 446-450.

[3] 李莉，李德坤，鞠爱春. HPLC-ELSD法测定注射用益气复脉（冻干）中钠元素[J]. 药物评价研究，2018，41(3): 489-492.

[4] Xing L, Jiang M, Dong L Y, et al. Cardioprotective effects of the YiQiFuMai injection and isolated compounds on attenuating chronic heart failure via NF-κB inactivation and cytokine suppression[J]. J Ethnopharmacol, 2013, 148(1): 239-245.

[5] Pang L Z, Ju A C, Zheng X J, et al. YiQiFuMai powder injection attenuates coronary artery ligation-induced myocardial remodeling and heart failure through modulating MAPKs signaling pathway[J]. J Ethnopharmacol, 2017, 202: 67-77.

[6] Wang Y Q, Liu C H, Zhang J Q, et al. Protective effects and active ingredients of Yi-Qi-Fu-Mai sterile powder against myocardial oxidative damage in mice[J]. J Pharmacol Sci, 2013, 122(1): 17-27.

[7] Li F, Tan Y S, Chen H L, et al. Identification of schisandrin as a vascular endothelium protective component in YiQiFuMai powder injection using HUVECs binding and HPLC-DAD-Q-TOF-MS/MS analysis[J]. J Pharmacol Sci, 2015, 129(1): 1-8.

[8] Feng Y Q，Ju A C，Liu C H，et al. Protective effect of the extract of Yi-Qi-Fu-Mai preparation on hypoxia-induced heart injury in mice[J]. Chin J Nat Med，2016，14（6）：401-406.

[9] Cao G，Ye X，Xu Y，et al. YiQiFuMai powder injection ameliorates blood-brain barrier dysfunction and brain edema after focal cerebral ischemia-reperfusion injury in mice[J]. Drug Des Dev Ther，2016，10（1）：315-325.

[10] Cao G，Zhou H，Jiang N，et al. YiQiFuMai Powder Injection ameliorates cerebral ischemia by inhibiting endoplasmic reticulum stress-mediated neuronal apoptosis[J]. Oxid Med Cell Longev，2016，2016：5493279.

[11] Cao G S，Chen H L，Zhang Y Y，et al. YiQiFuMai powder injection ameliorates the oxygen-glucose deprivation-induced brain microvascular endothelial barrier dysfunction associated with the NF-κB and ROCK1/MLC signaling pathways[J]. J Ethnopharmacol，2016，183：18-28.

[12] Tan Y，Li F，Lv Y，et al. Study on the multi-targets mechanism of YiQiFuMai Powder injection on cardio-cerebral ischemic diseases based on network pharmacology[J]. J Proteom Computat Biol，2014，1（1）：1-9.

[13] 焦燕婷，周垚垚，陶瑾，等. 基于网络药理学的注射用益气复脉（冻干）作用机制研究[J]. 药物评价研究，2018，41（3）：391-398.

[14] Zheng H R，Chu Y，Zhou D Z，et al. Integrated pharmacokinetics of ginsenosides after intravenous administration of YiQiFuMai Powder injection in rats with chronic heart failure by UFLC-MS/MS[J]. J Chromatogr B Analyt Technol Biomed Life Sci，2018，1072：282-289.

[15] 赵利斌，王辉，李伟，等. 注射用益气复脉（冻干）在正常和慢性心衰大鼠体内的药动学研究[J]. 药物评价研究，2018，41（3）：439-445.

[16] 李莉，杨梅，李德坤，等. 注射用益气复脉（冻干）味的测定[J]. 药物评价研究，2018，41（3）：469-474.

[17] 张铁军，王杰，陈常青，等. 基于中药属性和作用特点的中药质量标志物研究与质量评价路径[J]. 中草药，2017，48（6）：1051-1060.

[18] 张铁军，白钢，刘昌孝. 中药质量标志物的概念、核心理论与研究方法[J]. 药学学报，2019，54（2）：187-196.

[19] 谢薇，方峻，夏凌辉，等. 人参皂苷Rb_1对白消安诱导脐静脉内皮细胞凋亡的抑制作用[J]. 临床血液学杂志，2007，20（5）：162-164.

[20] Zhou W，Chai H，Lin P H，et al. Ginsenoside Rb_1 blocks homocysteine-induced endothelial dysfunction in porcine coronary arteries[J]. J Vasc Surg，2005，41（5）：861-868.

[21] 郭佳，刘小康，武文，等. 人参皂苷Rb_1预适应对肥厚乳鼠心肌细胞缺氧复氧损伤的保护作用[J]. 中国临床药理学与治疗学，2005，10（9）：1010-1014.

[22] 刘正湘，刘晓春. 人参皂苷Rb_1与Re对大鼠缺血再灌注心肌细胞凋亡的影响[J]. 中国组织化学与细胞化学杂志，2002，11（4）：374-377，506.

[23] 曾和松，刘正湘，刘晓春. 人参皂苷Rb_1与Re抗大鼠实验性缺血再灌注心肌细胞凋亡及相关基因蛋白表达[J]. 中华物理医学与康复杂志，2003，25（7）：402-405.

[24] 古云，李霞，马坤，等. 人参皂苷Rg_1对心衰大鼠心功能的保护作用及对作用机制探讨[J]. 药物生物技术，2020，27（2）：122-126.

[25] 彭程飞，李佳，田孝祥，等. 人参皂苷Rg_1抑制大鼠急性心肌梗死后心肌纤维化[J]. 现代生物医学进展，2017，17（16）：3005-3007，3128.

[26] 张聪，刘迪，张寒雪，等. 人参皂苷对过氧化氢诱导的HepG2细胞损伤的保护作用[J]. 吉林大学学报：医学版，2020，46（5）：985-991.

[27] Park E K，Choo M K，Han M J，et al. Ginsenoside Rh_1 possesses antiallergic and anti-inflammatory activities[J]. Int Arch Allergy Immunol，2004，133（2）：113-120.

[28] Gai Y，Ma Z，Yu X，et al. Effect of ginsenoside Rh_1 on myocardial injury and heart function in isoproterenol-induced cardiotoxicity in rats[J]. Toxicol Mech Methods，2012，22（8）：584-591.

[29] Song H，Park J，Choi K，et al. Ginsenoside Rf inhibits cyclooxygenase-2 induction via peroxisome proliferator-activated receptor gamma in A549 cells[J]. J Ginseng Res，2019，43（2）：319-325.

[30] Xue Y，Fu W W，Liu Y Z，et al. Ginsenoside Rb$_2$ alleviates myocardial ischemia/reperfusion injury in rats through SIRT1 activation[J]. J Food Sci，2020，85（11）：4039-4049.

[31] Chen Y，Li Y，Xu G L，et al. Energy metabolism mechanism of anticardiogenic shock effect component ginsenoside Rc of shenfu injection on H9c2 myocardial injury cells induced by hypoxia/reoxygenation[J]. Evid Based Complementary Altern Med，2020，2020（Pt. 14）：1828629-1828636.

[32] 何波，陈鹏，杨莉，等. 20（R）-人参皂苷Rg$_3$对LPS诱导血管内皮细胞损伤的保护作用[J]. 中国药学杂志，2009，44（22）：1703-1707.

[33] Wang Y，Hu Z，Sun B，et al. Ginsenoside Rg$_3$ attenuates myocardial ischemia/reperfusion injury via Akt/ endothelial nitric oxide synthase signaling and the B cell lymphoma/B cell lymphoma associated X protein pathway[J]. Mol Med Rep，2015，11（6）：4518-4524.

[34] Li G，Zhang X X，Lin L，et al. Preparation of ginsenoside Rg$_3$ and protection against H$_2$O$_2$-induced oxidative stress in human neuroblastoma SK-N-SH cells[J]. J Chem，2014，2014：1-6.

[35] Li F，Pang L Z，Zhang L，et al. YiQiFuMai Powder injection ameliorates chronic heart failure through cross-talk between adipose tissue and cardiomyocytes via up-regulation of circulating adipokine omentin[J]. Biomed Pharmacother，2019，119：109418.

[36] 崔如意，许海玉. 基于TCMIP V2.0人参治疗心衰质量标志物研究[J]. 中草药，2019，50（19）：4628-4633.

[37] 褚延斌，苏小琴，李德坤，等. 基于一测多评法对注射用益气复脉（冻干）中9种成分的质量控制研究[J]. 中草药，2017，48（17）：3537-3544.

[38] 刘春花. 基于能量代谢探讨麦冬在生脉制剂中治疗缺氧诱导的心肌损伤发挥的作用及物质基[D]. 南京：中国药科大学，2016.

[39] Guo L Y，Hung T M，Bae K H，et al. Anti-inflammatory effects of schisandrin isolated from the fruit of Schisandra chinensis Baill[J]. Eur J Pharmacol，2008，591（1-3）：293-299.

[40] 杨敏. 五味子醇甲对心肌肥大损伤的保护作用研究[D]. 北京：中国农业科学院，2020.

[41] Li F，Tan Y S，Chen H L，et al. Identification of schisandrin as a vascular endothelium protective component in YiQiFuMai Powder Injection using HUVECs binding and HPLC-DAD-Q-TOF-MS/MS analysis[J]. J Pharmacol Sci，2015，129（1）：1-8.

[42] 徐敏，张磊，岳洪水，等. 基于近红外光谱分析技术的注射用益气复脉（冻干）红参醇提过程在线监测[J]. 药物评价研究，2018，41（3）：462-468.

[43] 徐敏，张磊，岳洪水，等. 基于近红外光谱技术和多变量统计过程控制的五味子提取生产过程监测方法[J]. 中国中药杂志，2017，42（20）：3906-3911.

[44] 褚延斌，苏小琴，李德坤，等. 基于一测多评法对注射用益气复脉（冻干）中糖类成分的质量控制研究[J]. 药物评价研究，2018，41（3）：451-456.

[45] 周丹丹，王蕴华，李凡，等. 注射用益气复脉（冻干）的HPLC指纹图谱研究[J]. 药物分析杂志，2009，29（11）：1900-1904.

[46] 何珊珊，岳洪水，宋丽丽，等. 注射用益气复脉（冻干）HPLC指纹图谱研究[J]. 药物评价研究，2015，38（4）：390-393.

[47] 褚延斌，苏小琴，周学谦，等. 基于液质指纹图谱和化学模式识别的注射用益气复脉（冻干）质量综合评价研究[J]. 中草药，2018，49（10）：2410-2419.

下 篇

注射用益气复脉（冻干）质量标准及质量控制体系建立

第十一章
注射用益气复脉（冻干）质量标准研究

中药质量一致性是其安全有效的前提。鉴于中药，特别是复方中药的复杂性，如何评价其一致性，是中成药急需解决的重要问题。基于质量标志物确定的"五原则"，完成了注射用益气复脉（冻干）（YQFM）质量标志物的辨识，基于质量标志物"点-线-面-体"的理论，从单一标志性成分含量、大类组分含量、指纹图谱及体现安全性与有效性的生物学质控方法等四个层面构建YQFM质量标准体系；基于质量传递和溯源，以质量标志物为核心，构建了从药材到提取物再到制剂的全过程质量控制体系，选取质量标志物中具有法定对照物质的人参皂苷Rg₁、人参皂苷Re、五味子醇甲、果糖等成分，分别建立相应制剂、提取物、药材含量测定方法，并根据量质传递规律，建立相应限度标准。

YQFM上市后，针对各药材、提取物及制剂进行深入的基础研究，结合质量标志物的研究成果，根据YQFM的产品及剂型特点，结合对照物质可获得性等因素，提出了药材、提取物及成品的质量标准。

第一节 药材及饮片质量标准研究

YQFM原料为红参、麦冬、五味子，三味药材均固定基原、药用部位、产地及采收时间。通过建立稳定的药材种植基地，固定产地加工工艺与贮存条件，强化药材生产过程的质量控制。

YQFM三味药材在执行《中国药典》（2020年版）标准的基础上，结合产品特点，增加指纹图谱、收率、五羟甲基糠醛、有关物质、农药残留、二氧化硫、重金属等指标；采用DNA条码鉴定技术，对到货药材基原进行确认。对已研究确定的质量标志物，根据成分的传递规律及转移率，建立相应药材质量标准。

一、红参药材质量标准

红参药材质量标准在满足《中国药典》（2020年版）规定项目外，增加了15项内控指标。根据人参皂苷成分转移率特点，与《中国药典》（2020年版）比较（表11-1），加严控制三个单体皂苷成分。建立了人参总皂苷含量标准，并严格控制，结合溯源管理体系，确保君药红参质量。红参为鲜人参蒸制后制得，蒸制影响DNA条码鉴别方法的稳定性，采用加工前鲜参进行DNA条码鉴别测定。

表 11-1　红参内控质量标准与法定标准对比

项目	《中国药典》（2020 年版）	内控标准
【性状】	应符合规定	同法定标准
【鉴别】		
鉴别 1	应符合规定	同法定标准
鉴别 2	应符合规定	同法定标准
DNA 条码鉴别	无	加工前鲜药材测定
【检查】		
水分	不得过 12.0%	加严控制
规格	无	应符合规定
杂质	无	应符合规定
收率	无	应符合规定
蛋白质	无	应符合规定
鞣质	无	应符合规定
树脂	无	应符合规定
草酸盐	无	应符合规定
钾离子	无	应符合规定
重金属	无	应符合规定
砷盐	无	应符合规定
农药残留量	33 种农药残留应符合规定	同法定标准
硫化物	无	应符合规定
溶血与凝聚	无	应符合规定
【指纹图谱】	无	应符合规定
【含量】		
人参皂苷	人参皂苷 Rg_1 和人参皂苷 Re 总量不得少于 0.25%，人参皂苷 Rb_1 不得少于 0.20%	加严控制
人参总皂苷含量	无	应符合规定

二、麦冬药材质量标准

麦冬药材质量标准在满足《中国药典》（2020年版）规定项目外，增加了20项内控指标，见表11-2。

YQFM用麦冬产地为四川，其主产区为四川三台县。调研发现，四川麦冬产区存在部分药农为增加产量，使用植物生产调节剂多效唑情况。为杜绝使用了多效唑麦冬的混入，建立麦冬多效唑残留测定方法，采用液质联用技术，对农药残留进行测定。

YQFM成品中果糖成分主要来源于麦冬，建立麦冬药材果糖含量测定方法，并根据药材到制剂的传递规律，结合麦冬药材质量状况，确定其含量标准。

表 11-2　麦冬内控质量标准与法定标准对比

项目	《中国药典》（2020 年版）	内控标准
【性状】	应符合规定	同法定标准
【鉴别】		
鉴别 1	应符合规定	同法定标准
鉴别 2	应符合规定	同法定标准
鉴别 3	无	应符合规定
DNA 条码鉴别	无	应符合规定
【检查】		
药材等级	无	应符合规定
杂质	无	应符合规定
乌花、油粒和红锈	无	应符合规定
水分	不得过 18.0%	同法定标准
总灰分	不得过 5.0%	同法定标准
浸出物	不得少于 60.0%	同法定标准
酸不溶性灰分	无	应符合规定
收率	无	应符合规定
蛋白质	无	应符合规定
鞣质	无	应符合规定
树脂	无	应符合规定
草酸盐	无	应符合规定
钾离子	无	应符合规定
重金属	无	应符合规定
砷盐	无	应符合规定
硫化物	无	应符合规定
农药残留量	33 种农药残留	同法定标准
溶血与凝聚	无	应符合规定
5- 羟甲基糠醛	无	应符合规定
多效唑残留	无	应符合规定
【含量】		
鲁斯可皂苷元	不得少于 0.12%	同法定标准
总糖	无	应符合规定
果糖（考察指标）	无	应符合规定

三、五味子药材质量标准

五味子药材质量标准在满足《中国药典》（2020 年版）规定基础上，增加了 13 项内控指标，见表 11-3。

表 11-3　五味子内控质量标准与法定标准对比表

项目	《中国药典》（2020 年版）	内控质量标准
【性状】	应符合规定	同法定标准
【鉴别】		
鉴别 1	应符合规定	同法定标准
鉴别 2	应符合规定	同法定标准
DNA 条码鉴别	无	应符合规定
【检查】		
杂质	不得过 1%	同法定标准
水分	不得过 16.0%	加严控制
总灰分	不得过 7.0%	同法定标准
收率	无	应符合规定
蛋白质	无	应符合规定
鞣质	无	应符合规定
树脂	无	应符合规定
草酸盐	无	应符合规定
钾离子	无	应符合规定
重金属	无	应符合规定
砷盐	无	应符合规定
二氧化硫	无	应符合规定
农药残留量	33 种农药残留	同法定标准
溶血与凝聚	无	应符合规定
5- 羟甲基糠醛	无	应符合规定
【指纹图谱】	无	应符合规定
【含量】		
五味子醇甲	不得少于 0.40%	同法定标准

　　通过提高药材质量标准，稳定了药材的质量，使最终产品的安全性、有效性、稳定性得到保障。

第二节　提取物质量标准研究

　　为保证产品质量安全、稳定、有效，对处方中各药味分别制定了相应的提取物质量标准。三个提取物的质量标准根据注射剂剂型特点及产品质量控制指标的要求建立相应的检测项目，能够全面地、准确地反映提取物质量的变化情况，确保制剂质量安全、有效、稳定。为保证方法可靠性，对含量测定、指纹图谱、5-羟甲基糠醛等均进行方法学验证。对《中国药典》方法进行了方法学验证或方法确认，如微生物限度进行了方法学验证，重金属及有害元素、有关物质进行了方法确认。

一、注射用红参提取物质量标准

参照《中国药典》（2020年版）第四部制剂通则"注射剂"项下要求，对注射用红参提取物建立了蛋白质、鞣质、树脂、草酸盐、钾离子、溶血与凝聚、重金属等的安全性指标并制定了相应的限度，见表11-4；根据制剂的质量标准制定了提取物单体皂苷、指纹图谱质控指标，与制剂的单体皂苷、指纹图谱高度相关联。

表 11-4　注射用红参提取物质量标准检验指标

检测项目	标准规定
【性状】	应符合规定
【检查】	
水分	水分不得过 5.0%
蛋白质	应符合规定
鞣质	应符合规定
树脂	应符合规定
草酸盐	应符合规定
钾离子	应符合规定
重金属及有害元素	应符合规定
溶血与凝聚	应符合规定
微生物限度	应符合规定
【指纹图谱】	供试品色谱指纹图谱与对照色谱指纹图谱比较，相似度应不得低于 0.90
【含量测定】	
人参皂苷	人参皂苷 Rg_1、Re、Rb_1 含量应符合规定

二、注射用麦冬提取物质量标准

参照《中国药典》（2020年版）第四部制剂通则"注射剂"项下要求，对注射用麦冬提取物建立了蛋白质、鞣质、树脂、草酸盐、钾离子、重金属的安全性指标并制定了相应的限度；根据制剂的质量标准制定了提取物总糖质控指标；由于注射用麦冬提取物主要含糖类成分，糖脱水易生成5-羟甲基糠醛，因此注射用麦冬提取物纳入了5-羟甲基糠醛限度控制，见表11-5。

表 11-5　注射用麦冬提取物质量标准检验指标

检测项目	标准规定
【性状】	应符合规定
【鉴别】	应符合规定
【检查】	
水分	应符合规定
蛋白质	应符合规定
鞣质	应符合规定

续表

检测项目	标准规定
树脂	应符合规定
草酸盐	应符合规定
钾离子	应符合规定
重金属及有害元素	应符合规定
溶血与凝聚	应符合规定
微生物限度	应符合规定
5-羟甲基糠醛	应符合规定
多效唑残留	应符合规定
【指纹图谱】（考察指标）	供试品指纹图谱与对照指纹图谱，相似度应不得低于 0.90
【含量测定】	
总糖	应符合规定
果糖（考察指标）	应符合规定

三、注射用五味子提取物质量标准

参照《中国药典》（2020年版）第四部制剂通则"注射剂"项下要求，对注射用五味子提取物制定了蛋白质、鞣质、树脂、草酸盐、钾离子、重金属的安全性指标并制定了相应的限度；根据制剂的质量标准，制定了提取物的五味子醇甲质控指标、5-羟甲基糠醛限度控制，见表11-6。

表 11-6　注射用五味子提取物质量标准检验指标

检测项目	标准规定
【性状】	本品为棕色至棕褐色固体
【鉴别】	应符合规定
【检查】	
水分	应符合规定
蛋白质	应符合规定
鞣质	应符合规定
树脂	应符合规定
草酸盐	应符合规定
钾离子	应符合规定
重金属及有害元素	应符合规定
溶血与凝聚	应符合规定
微生物限度	应符合规定
5-羟甲基糠醛	应符合规定
【指纹图谱】	供试品指纹图谱与对照指纹图谱，相似度应不得低于 0.90
【含量测定】	
五味子醇甲	应符合规定

第三节 成品制剂质量标准研究

YQFM法定质量标准的控制项目包括《中国药典》（2020年版）四部附录制剂通则"注射剂"项下要求的装量差异、可见异物、不溶性微粒、注射有关物质（蛋白质、鞣质、树脂、草酸盐、钾离子）、重金属及有害元素残留量、无菌、热原等指标，同时根据《中药、天然药物注射剂基本技术要求》增加过敏反应、溶血与凝聚、异常毒性、水分等质量控制指标。标准中分别对处方中各味药材建立了专属性强、重现性好的鉴别方法；含量指标选择处方中各药味的大类成分进行测定，如红参采用HPLC法测定三种单体人参皂苷，并制定含量上下限，五味子采用HPLC法测定五味子醇甲，采用UV显色法测定总糖成分。

为更好控制产品质量，制剂内控质量标准在法定标准的基础上，增加色泽、细菌内毒素、5-羟甲基糠醛、糖类指纹图谱、果糖含量等指标。

YQFM基于质量标志物"点-线-面-体"的理论，以HPLC方法测定3个人参单体皂苷、五味子醇甲、果糖含量，以UV显色法测定总糖含量，采用3个单体皂苷含量和表征总皂苷含量，建立可表征人参皂苷类、木质素类、糖类成分的指纹图谱测定方法与标准，探索建立生物活性评价方法，结合已建立的过敏、异常毒性、类过敏等安全性生物评价方法，建立了多维、多元的生物学质量评价体系。

一、YQFM 法定标准与内控标准比较

为更有效控制产品质量，YQFM在法定标准的基础上，建立更为严格的内控标准，见表11-7。

表 11-7 法定标准与内控标准对照表

项目	法定标准	内控标准
【性状】	应符合规定	同法定标准
【鉴别】	应符合规定	同法定标准
【检查】		
色泽	无	应符合规定
可见异物	应符合规定	同法定标准
pH	应符合规定	加严控制
水分	应符合规定	加严控制
蛋白质	应符合规定	加严控制
鞣质	应符合规定	加严控制
草酸盐	应符合规定	加严控制
钾离子	应符合规定	加严控制
炽灼残渣	应符合规定	加严控制
不溶性微粒	应符合规定	加严控制
重金属及有害元素	应符合规定	同法定标准
树脂	应符合规定	同法定标准
热原	应符合规定	加严控制

续表

项目	法定标准	内控标准
细菌内毒素	无	应符合规定
异常毒性	应符合规定	加严控制
溶血与凝聚	应符合规定	加严控制
过敏反应物质	应符合规定	加严控制
生物活性检测（考察指标）	无	应符合规定
装量差异	应符合规定	加严控制
无菌	应符合规定	同法定标准
5-羟甲基糠醛	无	应符合规定
多效唑残留	无	应符合规定
【指纹图谱】		
人参皂苷及木质素	应符合规定	加严控制
糖类成分（考察指标）	无	应符合规定
【含量】		
多糖	应符合规定	加严控制
果糖（考察指标）	无	应符合规定
单体皂苷	应符合规定	加严控制
五味子醇甲	应符合规定	加严控制

二、生物活性质控方法开发

YQFM 具有益气复脉，养阴生津等功效，临床上主要用于冠心病劳累型心绞痛的气阴两虚证，以及冠心病所致慢性左心功能不全Ⅱ、Ⅲ级气阴两虚证，疗效显著。现代研究表明，YQFM 中主要含有皂苷类、多糖类、黄酮类、木质素类等化合物，具有舒张血管，保护心肌细胞，抗氧化，抗炎，改善心肌代谢等作用。生物学质控方法研究分别从整体动物水平、细胞水平、离体器官水平三个方面出发，选择了五种评价方法对 YQFM 的有效性进行考察。

采用两种动物模型对 YQFM 的有效性进行考察，分别是结扎冠状动脉左前降支诱导的急性心肌梗死模型和异丙肾上腺素诱导的急性心肌损伤模型。离体器官模型采用大鼠离体胸主动脉血管环模型。细胞模型研究采用了两种模型，分别是 YQFM 对缺氧-复氧和氯化钴诱导的心肌细胞损伤的保护作用，以细胞活力和培养液中 LDH 水平和丙酮酸含量作为评价指标。缺氧-复氧模型更接近于缺血性心肌病的自然发生状态，更适宜作为 YQFM 有效性的评价方法。

细胞模型较之动物模型、离体器官模型，因其实验耗资小，能够快速进行评价，更适宜用于生物质控。故而，选择缺氧-复氧模型，以 MTT 法测定细胞活力作为 YQFM 生物质控方法。

对缺氧-复氧法评价 YQFM 有效性作为生物质控方法进行验证，主要验证了该方法的等同性、重复性、中间精密度、线性范围和耐用性。该方法暂纳入内控质量标准考察项目，在积累一定数据并进一步评估方法的可靠性后，纳入内控质量标准，详见第九章第四节。

第十二章

注射用益气复脉（冻干）质量控制体系研究

在医药行业，医药产品的制造过程管理必须全过程遵循《药品生产质量管理规范》（GMP）的要求，由于社会不断发展变化，医药产品越来越丰富，出现了许多非常严重的药害事件，各国药品监督管理机构和医药界都越来越重视药品生产质量控制体系的建设，加强了药品监督管理，也将风险管理概念运用到了监督管理工作中。制造过程质量控制是保证药品质量必不可少的措施。

第一节　基于药品全生命周期质量控制思路

中药产业链长，产业全流程包含了药材的种植养殖、饮片加工炮制、中成药生产、处方使用等环节，涉及农林、药监、商务、工业生产等多领域，体系复杂监管难度大，存在多种风险，质量风险是其中主要的一个。医药产品质量包含于整个的生命周期中，必须确保产品始终保持与临床研究时的工艺质量一致。

中药注射剂有效性和安全性一直是大众关注的重点，提升中药注射剂全产业链质量控制水平是行业发展的必然趋势。

基于前期质量标志物的辨识以及过程控制技术的开发，着眼于实现内在质量一致性、质量可追溯性和可溯源性，以物质–功能为核心贯穿中药形成及生产全过程，项目组完成了全生命周期的质量控制体系的建设工作，从药材到成品分别搭建了药材质量控制体系（GAP）、饮片质量控制体系（GMP）、提取质量控制体系（GEP）、制剂生产质量控制体系（GMP）、仓储物流质量控制体系（GSP）、药物警戒控制体系（GVP），建立从药材种植、加工到提取生产、制剂生产、质量检验、仓储运输全产业链统一质量管理，从源头、全过程控制质量，降低风险（图12-1）。

一、建立药材质量控制系统

三味组方药材基源明确，药材种植按照GAP要求管理，采收期及产地加工严格控制。为进一步实现"来源可知、去向可查、质量可检、数量可计、责任可究"，搭建了"药材质量追溯系统"，按照药材原料购入模式分别配置，涵盖"企业信息、企业资质、仓储管理、产

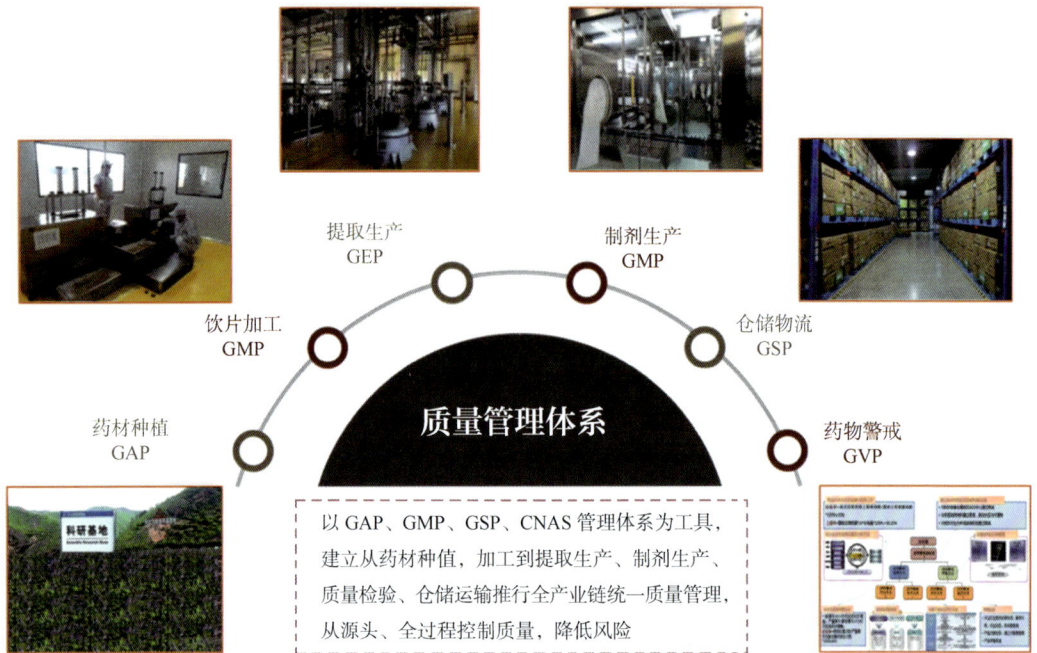

图 12-1　基于全生命周期的质量控制体系示意图

地基原、供货能力、饮片加工、资源调查"等7个维度，200余项质量属性，能追溯到具体的种植地点，确保来源准确。

二、饮片质量控制体系

基于质量源于设计（QbD）的理念，对饮片加工炮制进行了研究，根据工艺需求确定了红参饮片去芦去须的工艺，并确定了药材搭配调控策略，以达到降低提取物含量波动提高质量稳定性的目的。

三、提取生产质量控制体系

细化调控工艺参数，实现提取物定向生产，减小提取物波动，其中注射用益气复脉（冻干）过程监控标准9043项，同时每种提取物均采用专线生产，避免混淆与污染。

四、制剂生产质量控制体系

制剂生产线自动化较高，自动化设备配置率100%，90%的设备为进口设备，国际先进的设计理念，使生产线精准生产及最大限度减少污染得以实现，产品批间质量一致性较高。

五、仓储物流质量控制体系

在生产现场建设了实时数据库，实现实时采集工艺/质量/设备/公用介质数据位号共2200个，自动采集率达到90%以上，每批次生产累积数据点总数达到百万以上，均实现自动存储，全面实现产品全流程生产数据电子化可追溯。

产品包装时关联追溯码，赋予每盒产品唯一编码，实现从生产至用户全程追溯，运用手机淘宝、电话等平台查询，准确反馈产品生产信息及追溯流转全程，实现质量溯源。

六、药物警戒控制体系

基于全过程质量追溯的需求，我们对上市至今的国家数据库中YQFM的不良反应/事件报告进行了统计分析，选推导出不良反应风险信号及发生趋势，以指导日常药物警戒监控工作。

第二节　人参及其加工品的质量控制研究

人参 *Panax ginseng* C. A. Mey. 是五加科人参属植物的根和根茎，性甘，微苦，微温。归脾、肺、心、肾经。功能大补元气，复脉固脱，补脾益肺，生津养血，安神益智。用于体虚欲脱，肢冷脉微，脾虚食少，肺虚喘咳，津伤口渴，内热消渴，久病虚羸，惊悸失眠，阳痿宫冷[1]。鲜人参经干燥加工成的生干参叫生晒参。另一类是鲜人参经蒸后，干燥加工成的商品参称为红参[2]。

人参化学成分包括人参皂苷、糖类、氨基酸、维生素、蛋白质、多肽、有机酸、脂溶性成分及微量元素等。现代药学研究证明，人参中含有的主要有效成分为人参皂苷，同时还含有挥发油、氨基酸、多糖和微量元素等其他成分[3]。

红参是鲜人参经过选参、洗参、蒸参、干燥、整形等工艺加工而成的。鲜人参加工成红参后，不仅有利于人参的保存、增加经济效益，还能产生新的化学成分如 Rg_3、Rh_2、麦芽酚等[4]。鲜人参经蒸熟，人参根中的水解酶、淀粉酶、氢氧化酶、麦芽糖酶均因受热而被破坏。既能防止人参皂苷的水解，又防止人参根中的淀粉被水解而糖化。人参经干燥后，质地坚硬，角质透明，既隔水又隔绝空气，对人参皂苷具有机械保护性能[5]。

《中国药典》（2010年版）中对于人参和红参仅有水分，灰分和人参皂苷 Re、Rg_1、Rb_1 含量的标准。本研究在前期研究的基础上，进一步考察东北不同产地人参及其加工品的外观性状、内在质量、种植年限以及土壤对人参质量的影响，并初步考察红参加工对质量的影响，以便为人参的质量标准和适宜种植的区域提供可供参考的依据。

一、人参及其加工品外观性状评价

（一）材料与方法

1. 实验材料

2010年9月于东北黑龙江、吉林、辽宁3省收集不同产地的人参共10份样品，见表12-1。

按照人参秋季采挖季节要求采收，采收后参考刘岩[6]的方法于当地分别加工成为生晒参（去须）和红参（去须）。样品由南京农业大学中药材研究所鉴定为五加科植物人参*Panax ginseng* C. A. Meyer. 的干燥根。

表 12-1　人参供试材料

编号	产地	海拔（m）	经纬度		生长年限	栽培类型
1	黑龙江铁力桃山天德二参场	355	128° 14.206E,	46° 57.202N	5	二马牙
2	吉林长白参撩荒地参场	1040	127° 39.382E,	41° 30.544N	6	大马牙
3	吉林通化德志保健品有限公司参场	587	125° 37.843E,	41° 42.968N	4	二马牙
4	吉林集安康美新开河泰王乡上解放参场	543	126° 16.051E,	41° 11.755N	6	二马牙
5	吉林集安榆林镇大地参业朱仙村参场	214	125° 56.220E,	40° 58.347N	5	大马牙
6	吉林抚松宏久和善堂北岗五里山参场	773	127° 33.286E,	42° 26.483N	6	大马牙
7	吉林汪清参王乡参业有限参场	332	129° 45.503E,	43° 21.678N	4	大马牙
8	吉林靖宇同仁堂临江参场	762	127° 16.765E,	42° 32.098N	5	大马牙
9	辽宁桓仁祥云药业有限公司参场	293	125° 22.181E,	41° 15.367N	5	大马牙
10	辽宁宽甸县光太药业有限公司参场	578	124° 48.013E,	40° 44.116N	5	大马牙

2. 实验方法

分别测定10个产地的生晒参及红参的主根长、主根直径、芦头长、芦头直径，并参照侯集瑞[7]的方法分别测定样品的密度，按照国家标准《人参加工产品分等质量标准》（GBT 15517.1～15517.6—1995）[8]中的方法分别测定不同产地的生晒参和红参的外观性状。

（二）结果与分析

1. 不同产地生晒参外观形态比较

这10个产地的生晒参主根药材颜色和主根性状并无差异，主根均呈表面灰黄色，上部有疏浅断续的粗横纹及明显的皱纹，具拘挛弯曲，质硬的特征。由表12-2以及表12-3可以看出，各产地生晒参的主根长、主根直径、芦头长、芦头径、密度均存在显著性差异。

表 12-2　不同产地生晒参外观形态比较（$\bar{x} \pm s$，$n=10$）

产地	主根长（cm）	主根直径（cm）	芦头长（cm）	芦头径（cm）	密度（g·cm⁻³）
1	8.38±1.76 de	1.76±0.41c	1.15±0.21d	1.07±0.35d	0.9100±0.0497b
2	11.37±3.88bc	2.12±0.26bc	2.32±0.55b	1.98±0.35ab	0.8583±0.1247b
3	7.77±2.01e	1.27±0.34d	1.13±0.23d	0.57±0.19e	0.9733±0.2456b
4	10.67±1.95bcd	2.53±0.42ab	2.35±0.45b	2.32±0.42a	0.9350±0.1131b
5	7.33±1.94e	2.60±0.69a	1.40±0.46cd	1.28±0.4cd	0.9850±0.0951b
6	15.23±1.64a	1.93±0.19c	3.18±0.55a	1.60±0.36bc	0.9950±0.0761b
7	9.43±2.27bcde	1.88±0.32c	1.57±0.39cd	1.12±0.37d	0.9350±0.0405b
8	9.17±0.9cde	1.73±0.08c	1.93±0.61bc	1.17±0.24cd	1.0350±0.0944b
9	9.22±1.31cde	2.17±0.21bc	1.33±0.4cd	1.08±0.41d	1.5017±0.5907a
10	12.13±1.98b	1.80±0.24c	1.83±0.46bc	1.45±0.43cd	0.7633±0.1260b

注：差异显著性分析取$\alpha=0.05$水平，同一列中含有不相同字母者为差异显著，下同

表 12-3　生晒参各外观形态检测指标间的 Pearson 相关性分析

	主根长	主根直径	芦头长	芦头径	密度
主根长	1				
主根直径	0.038	1			
芦头长	0.892**	0.248	1		
芦头径	0.552	0.663*	0.716*	1	
密度	−0.215	0.158	−0.223	−0.289	1

注：*表示相关性达显著水平（$P < 0.05$），**表示相关性达极显著水平（$P < 0.01$），下同

由表12-2可知，抚松的主根长最长，达到平均15.23 cm。集安榆林镇的主根直径最大，达到平均2.6 cm。抚松的主根芦头长最长，达到平均3.18 cm。集安泰王乡的芦头直径最大，达到平均2.32 cm。在生晒参主根密度检测值中，桓仁密度最大，达到平均1.5017 g·cm⁻³。从表12-3的生晒参相关性分析结果可以看出，生晒参主根长与芦头长成极显著正相关（$P < 0.01$），主根直径与芦头径呈显著正相关（$P < 0.05$），芦头长与主根直径、芦头径呈显著正相关（$P < 0.05$），其余指标相关性不显著。

参照国家标准（GBT 15517.1～15517.6—1995）[8]，东北各产地生晒参除汪清的生晒参略有瘢痕和破损，仅达到了国标中对于生晒参外观性状一等品的要求外，其他产地生晒参各项指标都达到了国标中对生晒参外观性状优等品的要求。

2. 不同产地红参外观形态比较

这10个产地的红参主根药材颜色和主根性状并无差异，主根均呈深红色，均具纵沟、皱纹及细根痕，上部有断续的不明显环纹，下部有2～3条扭曲交叉的支根，并带弯曲的须根或仅具须根残迹，芦头长1～2 cm，上有数个凹窝状茎痕（芦碗），有的带有1～2条完整或折断的不定根。主根长方面，通化红参主根长最长，达到平均10.49 cm。宽甸的主根直径最大，达到平均2.07 cm。长白的芦头长最长，达到2.65 cm。宽甸的芦头径最大，达到1.87 cm。密度以集安泰王乡的红参密度最大，达到1.5117 g·cm⁻³。从表12-5的相关性分析结果可以看出，红参各检测指标间，主根直径与芦头径呈极显著正相关（$P < 0.01$），主根直径与密度呈显著负相关（$P < 0.05$），密度与芦头径呈显著负相关（$P < 0.05$），芦头长与芦头径呈显著正相关（$P < 0.05$）。

表 12-4　不同产地红参外观形态比较（$\bar{x} \pm s$，$n=10$）

产地	主根长（cm）	主根直径（cm）	芦头长（cm）	芦头径（cm）	密度（g·cm⁻³）
1	9.77±1.29ab	0.85±0.16c	1.33±0.36c	0.57±0.20d	1.4217±0.0987a
2	9.40±2.18abc	1.97±0.38a	2.65±0.89a	1.63±0.29ab	1.3697±0.0435ab
3	10.49±1.74a	1.67±0.37ab	1.45±0.21c	1.37±0.27bc	1.4262±0.0439a
4	9.95±0.95ab	0.80±0.09c	1.30±0.26c	0.53±0.14d	1.5117±0.4086a
5	7.40±0.89c	1.80±0.26ab	1.43±0.23c	1.12±0.22c	1.3183±0.1141ab
6	8.10±0.93bc	1.93±0.33a	1.13±0.21c	1.24±0.29c	1.4217±0.0483a
7	9.20±1.84abc	1.67±0.42ab	1.73±0.60bc	1.32±0.43bc	1.3900±0.0910ab
8	7.50±1.18c	1.40±0.36b	1.25±0.46c	1.00±0.20c	1.3933±0.1510ab
9	7.55±2.02c	1.37±0.29c	1.25±0.29c	1.08±0.41c	1.4650±0.1297a
10	10.08±1.73ab	2.07±0.56a	2.08±0.51b	1.87±0.42a	1.1933±0.1747b

表 12-5　红参外观形态各检测指标间的相关性分析

	主根长	主根直径	芦头长	芦头径	密度
主根长	1				–
主根直径	−0.130	1			
芦头长	0.385	0.528	1		
芦头径	0.134	0.923**	0.690*	1	
密度	−0.071	−0.690*	−0.525	−0.730*	1

参照国家标准（GBT 15517.1～15517.6—1995）[8]，东北各产地除汪清的红参和通化的红参稍有破肚和表面破损现象，仅达到了国标对于红参外观性状一等品的要求外，其他各产地红参各项指标也都达到了国标对于红参优等品质量的要求。

3. 不同产地生晒参和红参外观形态的综合比较

通过对各产地生晒参和红参主根长的对比发现，各产地生晒参主根长和主根直径均略高于同产地红参或与同产地红参无明显差异。通过各产地生晒参和红参密度的对比可知，同产地红参密度要明显高于同产地生晒参。

（三）小结与讨论

这10份生晒参以及红参药材样品的外观性状都符合《中国药典》（2010年版）一部中"人参"项下和"红参"项下描述。冯秀娟等[9]对不同品系人参的多个遗传性状进行了综合分析，结果表明，根长是影响单株根重的主要因素，其次是根粗，根长和根粗可作为产量高、根形好人参新品种选育的主要参考指标。

抚松、长白、集安3个产地的人参都采自通过国家GAP认证的人参种植基地，其人参的栽培制度、田间管理都比较规范，这在一定程度上有利于人参的生长发育，另一方面，这几个产地所采收的人参在栽培品种的选育上都比较有特点，比如采收自集安栽种的边条参，采收自宽甸栽种的石柱参，都是人参体型优良的栽种品种，这几个产地所栽种的人参生长年限也比较长，一般而言，人参根重应随年限的延续而增加[10]，所以可能在某种程度上也增加了参根的体长和根直径。相对于这几个产地人参而言，采收自通化和汪清这两个产地的人参，生长年限较短，只有4年，干物质积累不足，特别是采收自汪清的人参，采自普通农户种植，相比于其他产地的基地人参种植，种植条件得不到规范化的保障，更降低了人参的品质。

通过对生晒参和红参主根长以及主根直径的对比发现，各产地生晒参主根长以及主根直径检测值均要比同产地红参略高，而同产地红参密度均要明显高于同产地生晒参，这可能与两种加工品种的加工过程有关，生晒参是经过常温晾晒而成，而红参加工需要高温蒸制，其过程可能失水较多，故红参形体较生晒参稍短，而密度则相对较大。

当选择改良动植物的经济价值时，往往需要同时对几个性状加以选择，因为经济价值往往取决于多个性状的表现。研究人参品系广义遗传力与遗传相关的意义在于为性状的评价与选择提供依据，提供性状间相互影响程度为育种提供依据[9]。因此进一步加强对不同产地人参及其加工品外观性状的全面分析研究，能为今后人参药材鉴别、育种性状筛选、优质丰产品种的培育，以及进一步探索其内在品质变异提供科学的参考依据，具有重要意义。

二、不同产地人参及其加工品的内在品质评价

（一）实验准备

10批生晒参和红参药材同上。

（二）检测方法

1. 水分、总灰分、酸不溶性灰分、浸出物测定方法

按照《中国药典》（2010年版）一部中附录的方法。

2. 挥发油含量测定

按照杨艳辉[11]的方法，有改动。取50 g粉碎并过筛的人参样品，置于烧瓶中进行水蒸气蒸馏8 h，将馏出物（具有香味，无色）移至分液漏斗中，加入乙醚（1∶1/V∶V）萃取，取上层油相于蒸发皿中，加入无水硫酸钠脱水，挥尽乙醚即得挥发油，恒重并计算百分收率。

3. 多糖含量测定

参照吴建梅[12]的方法。

4. 总皂苷含量测定

参考李卓艳的方法[13]。

取人参参照药材粉末10 g，置于圆底烧瓶中，加入氯仿100 mL加热回流3 h，弃去氯仿液；药渣挥干溶剂后，加入85%乙醇回流提取2次，每次加入量为80 mL，回流时间分别为2 h和1 h。提取液减压回流至乙醇无醇味，用0.5 mol·L^{-1}的氢氧化钠的20%的甲醇溶液转移定容至100 mL容量瓶中。精密量取上述溶液10 mL，上预先处理好的AB-8树脂（80～100目，柱内径6～8 mm，树脂柱高约5 cm；先用约10 mL甲醇冲洗，再用0.5 mol·L^{-1}的20%氢氧化钠的甲醇溶液约5 mL冲洗处理），以0.5 mol·L^{-1}的氢氧化钠的20%的甲醇溶液5 mL冲洗，流出液弃去，再用10 mL 20%的甲醇溶液冲洗，流出液弃去，然后用甲醇溶液洗脱搜集并定容至10 mL容量瓶中至近刻度，加甲醇至刻度，摇匀，过0.45 μm滤膜，取续滤液作为供试品溶液。

精密量取对照品溶液20 μL、40 μL、60 μL、80 μL、100 μL及供试品溶液40 μL，分别注入10 mL具塞试管中，置水浴中挥尽溶剂后取出，放冷，精密加入新配制的5%香草醛－乙酸和高氯酸混合液（2∶8）1 mL，摇匀。置60℃水浴中加热15 min，取出，立即置水浴中冷却2 min。精密加乙酸5 mL，摇匀，在室温下放置5 min。以相应试剂为空白，在550 nm处测定吸收度，计算，即得。

每一个样品做3个重复，取平均值。

5. 10 种单体皂苷的含量测定

参考李卓艳的方法[13]。

（1）供试品溶液的制备

取本品粉末（过4号筛）约1 g，精密称定，置索氏提取器中，加三氯甲烷适量加热回流3 h，药渣挥干溶剂后，连同滤纸筒移入100 mL锥形瓶中，精密加入水饱和正丁醇50 mL，密塞，放置过夜，超声提取30 min，滤过，精密量取续滤液25 mL，置蒸发皿中蒸干，残渣加甲醇溶解并转移至5 mL量瓶中，加甲醇至刻度，摇匀，滤过，即得。

（2）标准品溶液的制备

取人参皂苷对照品适量，分别精密称定，配制成对照品溶液。每1 mL中含人参皂苷 Rg_1 0.0977 mg，Re 0.1039 mg，R_f 0.0435 mg，Rb_1 0.3004 mg，Rg_2 0.0629 mg，Rc 0.1969 mg，Rb_2 0.0958 mg，Rb_3 0.0807 mg，Rd 0.1986 mg，Rg_3 0.0816 mg。

将混合溶液分别用甲醇稀释2、4、8、40倍，备用。

（3）色谱条件

Diamonsil C18色谱柱（200 mm×4.6 mm，5 μm），以乙腈为流动相A，以0.05%磷酸为流动相B，按表12-6的流动相系统进行梯度洗脱；检测波长为203 nm；柱温为30℃；以人参皂苷 Rg_1 色谱峰计算，理论塔板数不低于20000。

表 12-6   单体皂苷测定色谱条件

时间（min）	流速（mL·min⁻¹）	流动相A（%）	流动相B（%）
0	1.2	19	81
15	1.2	19	81
24	1	22	78
25	1	22	78
32	1	24	76
35	1	30	70
43	1	31	69
53	1	33	67
73	1	55	45
85	1	75	25
95	1	90	10
105	1	100	0
115	1	100	0
116	1	19	81
120	1	19	81

（三）检测结果

1. 不同产地人参及其加工品的水分、灰分含量分析

《中国药典》（2010年版）中人参及红参项下都规定了水分和总灰分含量，《中国药典》中规定人参及红参的水分含量≤12%，总灰分含量≤5%，由表12-7可见，各产地所采收加工的生晒参及红参在水分和总灰分方面都达到了《中国药典》标准。各产地生晒参水分含量普遍高于同产地红参。

酸不溶性灰分方面，各产地生晒参及红参酸不溶性灰分含量差异不大，都在0.1%～0.37%，国家标准中规定生晒参酸不溶性灰分含量不超过0.5%可评价为优等品，红参酸不溶性灰分含量不超过0.5%可评价为优等品，本实验所测得的各产地生晒参和红参酸不溶性灰分含量均未超过0.5%，在酸不溶性灰分方面达到了国家标准优等品的要求。

表 12-7 不同产地生晒参、红参水分，灰分含量（$\bar{x} \pm s$，$n=3$）

编号	水分（%）		总灰分（%）		酸不溶性灰分（%）	
	生晒参	红参	生晒参	红参	生晒参	红参
1	9.897±0.192cd	9.277±0.119d	4.012±0.086a	4.014±0.006a	0.119±0.057e	0.154±0.0092d
2	9.621±0.356ef	9.808±0.137c	3.730±0.085ab	3.455±0.012b	0.209±0.035c	0.292±0.0057b
3	10.781±0.020b	10.562±0.082a	3.168±0.192cd	2.460±0.067g	0.264±0.0177b	0.252±0.0134c
4	9.737±0.032de	8.440±0.190f	3.826±0.172a	3.765±0.058b	0.251±0.0198b	0.252±0.0049c
5	8.251±0.059g	10.338±0.291b	3.453±0.007bc	3.776±0.015b	0.336±0.0078a	0.379±0.0078a
6	9.461±0.020f	10.019±0.016c	3.465±0.089bc	3.318±0.016d	0.31±0.0148a	0.247±0.0127c
7	10.113±0.209c	8.412±0.024f	3.046±0.309d	3.429±0.024c	0.329±0.0106a	0.161±0.0113d
8	11.230±0.112a	7.897±0.029g	3.777±0.038a	3.136±0.056e	0.176±0.0028c	0.357±0.0078a
9	11.287±0.188a	8.870±0.060e	3.203±0.060cd	3.286±0.021d	0.221±0.0163c	0.288±0.0219b
10	10.578±0.082b	9.983±0.137c	3.867±0.248a	3.028±0.023f	0.326±0.0184a	0.296±0.0156b

注：采用单因素方差分析中LSD进行差异显著性分析，取$\alpha=0.05$水平，同一列中含有不相同字母者为差异显著（下同）。

2. 不同产地生晒参和红参的浸出物含量测定分析

人参水溶性浸出物方面，参照国家标准（GBT 15517.1～15517.6—1995）[8]，生晒参水溶性浸出物含量超过60%可评价为优等品，超过55%可评价为一等品，从所测数据来看，长白、抚松、汪清、桓仁、宽甸5个产地的生晒参水溶性浸出物含量均超过60%，达到并超过了国家标准中生晒参水溶性浸出物含量优等品的标准。集安榆林镇和泰王乡两个产地生晒参水溶性浸出物含量超过了55%，但未达到60%，可评价为一等品。其他3个产地，铁力、通化、靖宇的生晒参均未达到国家标准要求，暂评价为不合格。国家标准中规定，红参水溶性浸出物高于60%可评价为优等品，高于55%可评价为一等品，参照此标准，除汪清一个产地的红参水溶性浸出物含量较低为59.14%，仅达到了一等品的标准外，其他各产地红参均达到了优等品的标准。

人参醇溶性浸出物方面，参照国家标准（GBT 15517.1～15517.6—1995）[8]，生晒参醇溶性浸出物含量高于15%可评价为优等品，高于10%可评价为一等品，红参醇溶性浸出物含量高于10%可评价为优等品，由表12-8可知，各产地生晒参和红参的醇溶性浸出物含量普遍高于国家标准中优等品的标准，均可评价为优等品。

人参醚溶性浸出物方面，参照国家标准（GBT 15517.1～15517.6—1995）[8]，生晒参醚溶性浸出物含量高于1%可评价为优等品，从表12-8数据可见，通化、集安榆林镇、汪清、靖宇四个产地的生晒参醚溶性浸出物含量均低于此标准，其他6个产地生晒参醚溶性浸出物含量均超过1%，可评价为优等品。国家标准中规定，红参醚溶性浸出物含量超过0.5%可评价为优等品，从所测数据来看，各产地红参中有铁力、通化、汪清的红参未达到国家标准，其他7个产地的红参醚溶性浸出物含量均超过0.5%，可评价为优等品。

表 12-8　不同产地生晒参和红参的浸出物含量测定（$\bar{x}\pm s$，$n=3$）

编号	水溶性浸出物（%）		醇溶性浸出物（%）		醚溶性浸出物（%）	
	生晒参	红参	生晒参	红参	生晒参	红参
1	46.45±0.467d	60.62±1.287cd	17.985±0.514a	16.243±1.076ab	1.082±0.099bc	0.464±0.0523bcd
2	61.585±1.393b	73.275±0.608b	19.286±0.634a	18.195±1.281a	1.163±0.0509ab	0.71±0.0297ab
3	42.295±0.7e	61.03±1.577cd	14.716±0.864b	12.413±0.91d	0.796±0.0262ef	0.452±0.0332f
4	57.49±1.754c	78.605±1.032a	19.322±1.351a	17.271±0.73ab	1.151±0.0453ab	0.625±0.0453a
5	55.46±0.191c	62.965±1.619c	17.985±0.514a	16.558±0.492ab	0.967±0.0064d	0.593±0.0226bcd
6	66.325±0.735a	71.48±1.181b	18.813±0.936a	16.134±0.855ab	1.234±0.0311a	0.609±0.0156bc
7	62.055±1.633b	59.14±1.541d	15.745±0.362b	15.311±1.151bc	0.854±0.0035e	0.469±0.0453cd
8	43.32±0.622e	61.265±1.166cd	15.197±0.266b	16.669±0.101ab	0.84±0.0516e	0.54±0.0198ef
9	64.09±1.683ab	63.47±0.851c	15.214±0.264b	16.722±0.848ab	1.023±0.0757cd	0.556±0.0156de
10	63.81±1.499ab	62.235±0.905c	13.462±1.157b	14.061±0.655cd	1.029±0.0721cd	0.663±0.0134f

3. 不同产地人参及其加工品的挥发油、多糖含量分析

从表12-9数据可以看出，各产地生晒参的挥发油含量差异不大，都在0.04%～0.09%，其中挥发油含量较高的有抚松、长白、集安泰王乡几个产地。各产地红参的挥发油含量差异也不大，在0.04%～0.08%之间，其中含量较高的有长白、集安泰王乡、集安榆林镇、抚松几个产地。通过对比同产地生晒参和红参的挥发油含量发现，各产地生晒参挥发油含量均略高于同产地红参或与同产地红参无显著差异。

由表12-9可以看出，各产地生晒参多糖含量差异显著，其中多糖含量较高的有集安榆林镇、宽甸、长白、靖宇几个产地。各产地红参的多糖含量差异也较显著，其中含量较高的有集安榆林镇、宽甸、通化等几个产地。对比同产地生晒参和红参的多糖含量可见，各产地生晒参多糖含量均高于同产地红参。

表 12-9　不同产地生晒参和红参的挥发油、多糖含量测定（$\bar{x}\pm s$，$n=3$）

编号	挥发油（%）		多糖（%）	
	生晒参	红参	生晒参	红参
1	0.0617±0.0015de	0.0499±0.0030d	12.307±0.958g	8.492±1.829de
2	0.089±0.0012a	0.0685±0.0012b	21.579±0.885c	9.189±0.326de
3	0.0688±0.0030cd	0.0591±0.0016c	15.382±1.606ef	14.335±1.27bc
4	0.0802±0.0024b	0.0799±0.0002a	17.683±1.539de	11.264±0.99cd
5	0.0747±0.003bc	0.0732±0.0047ab	22.525±1.844b	16.365±1.404ab
6	0.0902±0.0075a	0.0792±0.0013a	13.4±1.715fg	7.914±1.532e
7	0.0592±0.0036e	0.0399±0.0032e	15.382±0.842ef	6.436±1.201e
8	0.049±0.0017f	0.0462±0.0055de	21.918±0.559c	13.191±1.752bc
9	0.0672±0.0047cd	0.0516±0.0026d	19.795±0.839cd	7.83±1.352e
10	0.0772±0.0023b	0.0581±0.0010c	23.281±1.000a	17.888±1.635a

4. 不同产地人参及其加工品非皂苷类成分含量基于灰色关联的逼近理想排序法（DTOPSIS）分析

参考邹永红[14]的方法运用dps7.05软件对10个产地的生晒参进行基于灰色关联的DTOPSIS分析，首先给出各检测指标灰色关联矩阵，如表12-10。

表 12-10　生晒参各检测指标的关联矩阵

编号	A	B	C	D	E	F	G	H
A	1	0.8864	0.5267	0.7957	0.8559	0.8633	0.8283	0.6804
B	0.8898	1	0.5023	0.7794	0.9075	0.9185	0.7833	0.6263
C	0.5284	0.496	1	0.567	0.5042	0.5044	0.5562	0.6991
D	0.7657	0.7436	0.5263	1	0.7719	0.7657	0.8705	0.6792
E	0.8712	0.9153	0.5319	0.819	1	0.9401	0.8367	0.6744
F	0.868	0.919	0.5121	0.8018	0.9349	1	0.8313	0.6503
G	0.8156	0.7611	0.5339	0.8792	0.8049	0.812	1	0.6811
H	0.7039	0.6459	0.7204	0.7334	0.6744	0.6675	0.7211	1

注：A.水分；B.总灰分；C.酸不溶性灰分；D.水溶性浸出物；E.醇溶性浸出物；F.醚溶性浸出物；G.挥发油；H.多糖；

根据关联矩阵算出各检测指标应给予的权重W_j，水分0.1315，总灰分0.12994，酸不溶性灰分0.099053061，水溶性浸出物0.130112245，醇溶性浸出物0.131708163，醚溶性浸出物0.132071429，挥发油0.1311714，多糖0.1161388。在考察的各项检测指标中，水溶性浸出物、醇溶性浸出物、醚溶性浸出物、挥发油、多糖为正向指标，越高越好，水分、总灰分、酸不溶性灰分为负向指标，越小越好，利用dps7.05软件进行DTOPSIS分析，结果如表12-11。

表 12-11　生晒参各指标的 DTOPSIS 分析

编号	D+	D-	指标 Ci	名次
1	0.0344	0.0412	0.545	2
2	0.0275	0.0409	0.5977	1
3	0.0475	0.0173	0.2666	10
4	0.0354	0.0324	0.4781	4
5	0.0406	0.0331	0.4491	6
6	0.041	0.0379	0.4805	3
7	0.0478	0.0214	0.3098	9
8	0.0424	0.0268	0.3872	8
9	0.0357	0.0295	0.4521	5
10	0.0432	0.0326	0.4302	7

由表12-11可知，长白的生晒参C_i值最大，说明该产地的生晒参综合评价结果较高，各检测指标接近"理想解"。除长白外，铁力、集安泰王乡、抚松的生晒参综合评价值也较高。

5. 不同产地红参非皂苷类成分基于灰色关联的 DTOPSIS 分析

参考邹永红等[14]的方法运用dps7.05软件对10个产地的红参进行基于灰色关联的DTOPSIS分析，首先给出各检测指标灰色关联矩阵，如表12-12。

表 12-12　红参各检测指标的关联矩阵

编号	A	B	C	D	E	F	G	H
A	1	0.8269	0.5584	0.8681	0.8637	0.7632	0.7999	0.7197
B	0.8328	1	0.5165	0.7747	0.8485	0.6875	0.7015	0.6806
C	0.5681	0.5165	1	0.5997	0.5597	0.6559	0.6691	0.6742
D	0.8648	0.7618	0.5844	1	0.888	0.8408	0.8088	0.7087
E	0.8618	0.8405	0.5466	0.8892	1	0.7684	0.7523	0.7096
F	0.7255	0.6341	0.6061	0.8175	0.7348	1	0.7592	0.6525
G	0.7927	0.6833	0.6523	0.8058	0.7467	0.7866	1	0.6876
H	0.7068	0.6589	0.6501	0.7003	0.6996	0.678	0.6822	1

根据关联矩阵算出各检测指标应给与的权重Wj，水分0.1313，总灰分0.12243，酸不溶性灰分0.105731681，水溶性浸出物0.13345255，醇溶性浸出物0.131089588，醚溶性浸出物0.127769451，挥发油0.1276165，多糖0.1205855。在考察的各项检测指标中，水溶性浸出物、醇溶性浸出物、醚溶性浸出物、挥发油、多糖为正向指标，越高越好，水分、总灰分、酸不溶性灰分为负向指标，越小越好，利用dps7.05软件进行DTOPSIS分析，结果见表12-13。

表 12-13　红参各指标的 DTOPSIS 分析

编号	D+	D-	指标 Ci	名次
1	0.0469	0.0338	0.4188	7
2	0.0418	0.0336	0.4463	5
3	0.0393	0.0362	0.4794	4
4	0.0349	0.0397	0.532	2
5	0.0402	0.0413	0.5069	3
6	0.0422	0.0336	0.4431	6
7	0.0524	0.0312	0.3728	9
8	0.0444	0.0296	0.4003	8
9	0.0487	0.0201	0.2921	10
10	0.0352	0.0433	0.5514	1

由表12-13可知，宽甸的红参Ci值最大，说明该产地的红参综合评价结果较高，各检测指标接近"理想解"。除宽甸外，集安泰王乡、集安榆林镇、通化的红参综合评价值也较高。

6. 不同产地人参及其加工品的总皂苷含量测定分析

参照国家标准（GBT 15517.1～15517.6—1995）[8]，生晒参及红参总皂苷含量超过2.5%可评价为优等品，本次实验所测生晒参中（表12-14），除汪清、通化和桓仁的生晒参未达到国家标准对于生晒参总皂苷优等品的标准外，其他各产地生晒参均达到了国标优等品的标准。不同产地的人参及其加工品总皂苷含量存在显著差异。由表12-14生晒参数据可见，抚松的总皂苷含量最高，达到平均4.87%；通化的人参总皂苷含量最低，平均总皂苷含量为2.31%。由表12-14可见，长白的红参总皂苷含量最高，达到平均3.47%，汪清的红参总皂苷含量最低，平均总皂苷含量为2.05%。通过对比不同产地人参及其加工品总皂苷含量，总体呈现出6年生＞5年生＞4年生这样的趋势。总体来看，同一产地人参总皂苷含量普遍高于同产地红参。

表 12-14　各产地人参及其加工品的总皂苷含量（$\bar{x} \pm s$，$n=3$）

编号	总皂苷（%）	
	生晒参	红参
1	2.69±0.07e	2.24±0.18 h
2	4.00±0.09b	3.47±0.14a
3	2.31±0.04j	2.33±0.08e
4	3.46±0.12c	2.70±0.06c
5	3.16±0.05 d	2.20±0.11i
6	4.87±0.07a	3.23±0.09b
7	2.34±0.09i	2.05±0.05j
8	2.63±0.10 g	2.32±0.04f
9	2.49±0.10 h	2.28±0.02 g
10	2.67±0.03f	2.45±0.05 d

7. 不同产地人参及其加工品的 10 种单体皂苷含量测定分析

《中国药典》（2010年版）中人参项下规定人参皂苷Rg_1和Re的加和量不得少于0.3%，由表12-15生晒参数据可以看出，各产地生晒参均达到《中国药典》标准，其中含量较高的产地有长白、抚松和集安泰王乡。《中国药典》规定人参皂苷Rb_1含量不得少于0.2%，由表12-15可以看出，铁力和汪清的生晒参Rb_1含量未达到《中国药典》标准，其他各产地生晒参均达到《中国药典》标准，其中含量较高的产地有长白、抚松、集安泰王乡、靖宇。《中国药典》中红参项下规定，人参皂苷Rg_1和Re的加和量不得少于0.25%，由表12-15可以看出，通化、汪清、桓仁、宽甸四个产地的红参Rg_1和Re的加和量未达到《中国药典》标准，其他各产地红参Rg_1和Re的加和量均达到《中国药典》标准，其中含量较高的产地有长白、抚松、集安泰王乡和靖宇。《中国药典》规定红参皂苷Rb_1含量不得少于0.2%，由表12-15可以看出，汪清、桓仁、宽甸三个产地的红参Rb_1含量未达到《中国药典》标准，其他各产地红参均达到《中国药典》标准，其中含量较高的产地有长白、抚松、靖宇。由表12-15可见，各产地生晒参，红参的单体皂苷含量差异显著。就Rg_3而言，长白和桓仁两个产地的红参Rg_3含量显著高于其他产地，其中Rg_3含量较高的还有通化和抚松的红参，其他几个产地的红参Rg_3含量相对较低。

表 12-15　各产地生晒参和红参人参单体皂苷的含量（$\bar{x} \pm s$，$n=3$）

编号	Rg_1（‰）		Re（‰）		Rf（‰）	
	生晒参	红参	生晒参	红参	生晒参	红参
1	2.042±0.013g	1.539±0.005f	0.887±0.012h	1.052±0.011b	0.567±0.018e	0.403±0.012d
2	3.577±0.019b	2.47±0.014b	1.569±0.013bc	0.923±0.010d	1.125±0.008b	0.663±0.010a

续表

编号	Rg₁ (‰)		Re (‰)		Rf (‰)	
	生晒参	红参	生晒参	红参	生晒参	红参
3	2.055±0.007g	1.355±0.008h	1.147±0.012e	0.615±0.013e	0.418±0.015g	0.377±0.016d
4	3.564±0.013b	2.022±0.011d	1.556±0.009c	1.152±0.010a	1.105±0.012b	0.458±0.014c
5	2.765±0.009d	1.834±0.013e	1.395±0.008d	1.073±0.014b	0.743±0.016c	0.381±0.014d
6	3.726±0.009a	2.312±0.013c	1.874±0.013a	1.011±0.013c	1.272±0.0012a	0.437±0.008c
7	2.213±0.0018f	1.501±0.014g	1.044±0.011f	0.571±0.013f	0.663±0.001d	0.305±0.001e
8	2.837±0.010c	2.954±0.017a	1.873±0.012a	1.136±0.011a	0.731±0.013c	0.645±0.009a
9	2.633±0.009e	1.549±0.008f	1.011±0.013g	0.511±0.015g	0.671±0.013d	0.504±0.011b
10	1.946±0.018h	1.242±0.011i	1.59±0.014b	0.614±0.011e	0.533±0.013f	0.303±0.013e

编号	Rc (‰)		Rb₂ (‰)		Rb₃ (‰)	
	生晒参	红参	生晒参	红参	生晒参	红参
1	1.214±0.008j	2.226±0.011a	1.862±0.012c	1.108±0.011e	0.680±0.014a	0.207±0.008def
2	2.492±0.010c	2.101±0.002c	1.497±0.019d	1.12±0.004e	0.403±0.010d	0.216±0.009de
3	1.86±0.014e	1.574±0.010f	1.223±0.011f	1.328±0.003d	0.205±0.008h	0.216±0.009de
4	1.923±0.011d	1.796±0.007e	1.095±0.013h	0.801±0.003h	0.430±0.005c	0.182±0.011fg
5	1.683±0.011f	1.844±0.010d	1.275±0.010e	1.447±0.007a	0.302±0.011e	0.252±0.012c
6	3.051±0.009a	1.845±0.011d	2.841±0.013a	1.372±0.011c	0.535±0.008b	0.189±0.012efg
7	1.256±0.009i	1.213±0.017g	1.098±0.017h	0.849±0.008g	0.218±0.008gh	0.178±0.006g
8	2.937±0.013b	2.171±0.017b	2.187±0.011b	1.406±0.006b	0.402±0.011d	0.221±0.013d
9	1.401±0.013g	1.053±0.013h	0.916±0.010i	1.073±0.007f	0.234±0.009g	0.621±0.013b
10	1.316±0.007h	1.005±0.014i	1.190±0.014g	1.329±0.009d	0.270±0.012f	0.655±0.018a

编号	Rd (‰)		Rb₁ (‰)		Rg₂ (‰)		Rg₃ (‰)
	生晒参	红参	生晒参	红参	生晒参	红参	红参
1	0.460±0.001h	0.491±0.006d	1.844±0.017j	2.734±0.015f	0.234±0.015c	0.450±0.014a	0.192±0.006c
2	0.816±0.019c	0.733±0.010a	4.462±0.013b	3.413±0.014b	0.268±0.014b	0.135±0.008e	0.373±0.007a
3	0.716±0.010e	0.530±0.014c	2.691±0.013f	3.062±0.013c	0.185±0.012d	0.365±0.012b	0.295±0.008b
4	0.563±0.012f	0.347±0.011f	4.104±0.014d	2.811±0.014d	0.268±0.017b	0.319±0.016c	0.113±0.011e
5	0.765±0.007d	0.502±0.011d	2.524±0.013g	2.774±0.009e	0.343±0.014a	0.295±0.014c	0.118±0.007e
6	1.563±0.011a	0.492±0.012d	4.627±0.017a	3.085±0.015c	0.278±0.013b	0.242±0.013d	0.297±0.018b
7	0.561±0.013f	0.309±0.004g	1.89±0.014i	1.944±0.018g	0.205±0.009cd	0.225±0.014d	0.110±0.006e
8	1.173±0.014b	0.656±0.008b	4.385±0.011c	3.977±0.007a	0.285±0.008b	0.382±0.013b	0.169±0.008d
9	0.547±0.015f	0.400±0.005e	2.283±0.014h	1.674±0.008i	0.225±0.011c	0.250±0.013d	0.384±0.005a
10	0.514±0.008g	0.414±0.009e	2.781±0.014e	1.825±0.015h	0.234±0.013c	0.223±0.013d	0.164±0.008d

8. 不同产地生晒参总皂苷以及 10 种单体皂苷含量基于灰色关联的 DTOPSIS 分析

参考邹永红等[14]的方法运用dps7.05软件对10个产地的生晒参总皂苷以及单体皂苷进行基于灰色关联的DTOPSIS分析，首先给出生晒参总皂苷以及各单体皂苷的灰色关联矩阵，如表12-16。

表 12-16　生晒参各检测指标的关联矩阵

编号	a	b	c	d	e	f	g	h	i	j
a	1	0.8109	0.6822	0.7665	0.7028	0.71	0.598	0.679	0.634	0.8469
b	0.8097	1	0.7954	0.8566	0.7731	0.643	0.529	0.718	0.721	0.7607
c	0.6738	0.7909	1	0.7637	0.7817	0.535	0.464	0.764	0.761	0.651
d	0.7525	0.8478	0.7575	1	0.7726	0.631	0.513	0.691	0.724	0.7419
e	0.727	0.7938	0.8086	0.8027	1	0.581	0.514	0.837	0.875	0.7084
f	0.7402	0.677	0.5814	0.6776	0.5859	1	0.79	0.566	0.553	0.7624
g	0.7016	0.6398	0.5835	0.6378	0.5912	0.836	1	0.582	0.562	0.7214
h	0.7592	0.7916	0.8318	0.7784	0.8745	0.637	0.582	1	0.806	0.7544
i	0.6617	0.7446	0.7902	0.7598	0.8749	0.548	0.484	0.755	1	0.6477
j	0.8801	0.8111	0.721	0.8	0.7385	0.788	0.689	0.729	0.682	1

注：a.总皂苷；b. Rg_1；c. Re；d. Rf；e. Rc；f. Rb_2；g. Rb_3；h. Rd；i. Rb_1；j. Rg_2。

据关联矩阵算出生晒参总皂苷以及各单体皂苷应给予的权重 Wj，总皂苷：0.10412；Rg_1：0.1068；Re：0.10204；Rf：0.10598；Rc：0.104；Rb_2：0.0934；Rb_3：0.083；Rd：0.099；Rb_1：0.099；Rg_2：0.103，所考察的各项指标均为正向指标，越高越好，利用 dps7.05 软件进行 DTOPSIS 分析，结果如表12-17。

表 12-17　生晒参总皂苷以及单体皂苷的 DTOPSIS 分析

编号	D+	D−	指标 Ci	名次
1	0.0776	0.0372	0.3243	6
2	0.0454	0.0579	0.5606	3
3	0.0809	0.0182	0.1839	8
4	0.0588	0.0496	0.4579	4
5	0.0651	0.0345	0.3464	5
6	0.0127	0.0893	0.8757	1
7	0.0846	0.0124	0.128	10
8	0.0435	0.0609	0.5831	2
9	0.0821	0.0158	0.1617	9
10	0.0799	0.0213	0.2101	7

由表12-17可知，抚松的生晒参 Ci 值最大，说明该产地的生晒参在总皂苷以及单体皂苷方面综合评价结果较高，各检测指标接近"理想解"。除抚松外，集安泰王乡、靖宇、长白的生晒参在总皂苷以及单体皂苷方面综合评价值也较高。

9. 不同产地红参总皂苷以及 10 种单体皂苷含量基于灰色关联的 DTOPSIS 分析

参考邹永红等[14]的方法运用 dps7.05 软件对 10 个产地的红参总皂苷以及单体皂苷进行基于灰色关联的 DTOPSIS 分析，首先给出红参总皂苷以及各单体皂苷的灰色关联矩阵，如表12-18。

表 12-18   红参各检测指标的关联矩阵

编号	a	b	c	d	e	f	g	h	i	j	k
a	1	0.8754	0.7877	0.8552	0.7562	0.836	0.75	0.845	0.827	0.7128	0.7619
b	0.8869	1	0.7669	0.8771	0.7357	0.806	0.713	0.828	0.821	0.7068	0.7455
c	0.8186	0.7815	1	0.8323	0.928	0.813	0.778	0.854	0.882	0.8545	0.742
d	0.8717	0.8795	0.8239	1	0.7913	0.819	0.746	0.878	0.889	0.7512	0.7697
e	0.7989	0.7603	0.9311	0.8085	1	0.82	0.783	0.85	0.854	0.9044	0.7731
f	0.8333	0.7841	0.7768	0.7949	0.7774	1	0.781	0.858	0.838	0.7302	0.7323
g	0.7844	0.7342	0.7836	0.7624	0.7831	0.813	1	0.787	0.784	0.7224	0.7182
h	0.8582	0.8257	0.8414	0.8744	0.8299	0.872	0.767	1	0.903	0.7969	0.7923
i	0.8504	0.8289	0.8793	0.8922	0.8439	0.862	0.774	0.909	1	0.7986	0.7567
j	0.7571	0.7288	0.8583	0.7676	0.9031	0.776	0.72	0.816	0.808	1	0.7747
k	0.7794	0.7422	0.7237	0.7626	0.7492	0.754	0.69	0.792	0.744	0.7554	1

注：a.总皂苷；b. Rg_1；c. Re；d. Rf；e. Rc；f. Rb_2；g. Rb_3；h. Rd；i. Rb_1；j.Rg_2；k.Rg_3

根据关联矩阵算出生晒参总皂苷以及各单体皂苷应给予的权重Wj，总皂苷：0.0929；Rg_1：0.08993；Re：0.09227；Rf：0.0928；Rc：0.0915；Rb_2：0.092；Rb_3：0.086；Rd：0.095；Rb_1：0.094；Rg_2：0.087846，Rg_3：0.086168。所检测的各项指标均为正向指标，越高越好，利用dps7.05软件进行DTOPSIS分析，结果见表12-19。

表 12-19   红参总皂苷以及单体皂苷的 DTOPSIS 分析

编号	D+	D−	指标 Ci	名次
1	0.0555	0.0449	0.4473	5
2	0.0476	0.0594	0.5553	2
3	0.0555	0.0397	0.4167	6
4	0.0623	0.0364	0.3688	9
5	0.0575	0.0373	0.3937	8
6	0.0499	0.045	0.4744	4
7	0.0773	0.0104	0.1186	10
8	0.0447	0.0608	0.5762	1
9	0.0542	0.0505	0.4824	3
10	0.0627	0.0421	0.4017	7

由表12-19可知，靖宇的红参Ci值最大，说明该产地的红参在总皂苷以及单体皂苷方面综合评价结果较高，各检测指标接近"理想解"。除靖宇外，长白、桓仁、抚松的红参在总皂苷以及单体皂苷方面综合评价值也较高。

（四）小结与讨论

1. 不同产地人参及其加工品的水分、灰分含量分析

人参加工品中的水分和灰分含量体现的是人参加工的净度，就水分含量而言，各产地生晒参水分含量普遍高于同产地红参，这可能与人参的加工过程有关，生晒参是经过常温晾晒而成，而红参加工需要高温蒸制，相比之下红参蒸制过程可能失水较多。《中国药典》（2010年版）中并未规定人参及其加工品酸不溶性灰分的检测。酸不溶性灰分的测定，主要是检查鲜人参在加工前是否刷洗干净，分支较多的人参，洗净度较差，在分支处往往残存泥土较多，人参烘干后，有泥土残存的地方一般呈褐色。所以测定酸不溶灰分比测定总灰分意义更大（GBT 15517.1～15517.6—1995）[8]。

2. 不同产地人参及其加工品的浸出物含量分析

《中国药典》（2020年版）一部中并未规定人参及其加工品浸出物的检测。浸出物含量测定法是用来评价中药材质量的常用方法之一。特别是在不能测定有效成分含量时，必须要测定浸出物含量[6]。因为人参皂苷类不是人参中唯一的有效成分，人参有效成分含量应多少为好及各成分之间保持何种比例为佳，尚不能确定[15]。

3. 不同产地人参及其加工品的挥发油、多糖含量分析

有关药理研究证明，人参挥发油具有消炎，镇咳作用，也具有抗疲劳，使中枢神经兴奋和抑制肿瘤的作用[16]。本实验结果显示部分产地生晒参挥发油含量略高于同产地红参，分析这可能与红参的加工需要高温蒸制造成较多挥发油成分损失有关。吴锦忠等[17]研究发现，鲜人参加工成红参的过程中，挥发油总含量损失63.89%～74.54%，平均损失69.50%。

现代药理学研究证明人参中多糖具有免疫调节、抗补体、抗肿瘤、细胞保护、降血糖等活性，并且对人参其他的药理活性起着协同调节作用[18]。本实验结果表明各产地生晒参多糖含量均要略高于同产地红参，分析有可能是红参加工过程中损耗以及糖类物质的转化所致，梁忠岩等[19]研究结果也显示，糖类物质转化与损耗，白参最小与鲜参相近，红参转化较大，生晒参消耗较大。

4. 不同产地人参及其加工品非皂苷类成分含量的分析

通过对比不同产地生晒参和红参的水分、灰分、浸出物含量、挥发油和多糖含量，不同产地的生晒参以及红参的这些化学成分含量差异较大，有的产地生晒参和人参尚未达到《中国药典》标准和国家标准要求，质量参差不齐。这可能与各产地人参的药材基原、生态因素、人参的规范化种植能力等因素有关。DTOPSIS方法较好地统一了多指标之间的差异性，但指标权重的确定较随意，不具有客观性。同时，对指标赋与不同的权重可能会得到品种间不同的排序。因此，从所给的数据中客观地导出各指标的权重，并由此获得各品种的评价值显得尤为重要。基于灰色关联理论[20]的灰色关联度分析方法能较全面合理地综合不同的属性，能有效地将定性描述转化为定量分析，并获得较可信的综合评价结果[21]。通过对10个产地的生晒参和红参进行基于灰色关联的DTOPSIS分析，其中长白、集安泰王乡、抚松和铁力4个产地的生晒参综合评价值都居于各产地前4位，并且各项检测指标中也均达到了《中国药典》标准和国家标准要求，初步认为这3个产地的生晒参质量较本文所测其他产地为好。由于这3个产地的人参均来自国家GAP人参种植基地，也从另一个侧面反应了GAP规范化种植对于保障人参质量的重要性。就红参而言，来自宽甸的石柱参综合评价值最高，石柱参的参池建在30°以上山坡上，坡度较陡，虽为栽培，但在管理上不施肥，不打药，与野山参生长环境相近。石柱参作为人参的独特栽培品种，迄今少见有关其含量测定的报道，其后续报

道值得关注。

5. 不同产地人参及其加工品皂苷类成分含量的分析

人参皂苷是人参的主要有效成分之一，它几乎可以重现人参粗制剂的全部生理活性[22]。国内、外学者对人参的根部、叶片、果实等不同部位相继进行了人参总皂苷、单体皂苷、分组皂苷等方面的测定分析[23]。国家标准中，生晒参和红参总皂苷含量超过2.5%可评价为优等品，但笔者认为，生晒参总皂苷含量本身就大于红参，二者以同一总皂苷含量标准进行评价，值得商榷。分析同一产地生晒参总皂苷含量普遍高于同产地红参。这是由于鲜人参在蒸制为红参的过程中，淀粉粒糊化膨胀易破裂，造成浆液外溢而导致皂苷成分的流失，通过对蒸参水成分的分析，结果表明蒸参水中含人参皂苷竟达0.16%左右[24]。通过对比不同产地生晒参和红参总皂苷含量，总体呈现出6年生＞5年生＞4年生这样的趋势。李向高[25]研究了不同年生的人参总皂苷含量，结果表明4～6年人参皂苷含量随年生而增加。另外，不同产地的人参由于其生长的自然环境的差异，其人参皂苷的含量也有所不同。通过现场考察，本实验所测6年生人参均来自国家GAP人参种植基地，无论是人参的种植环境还是栽培管理以及人参的加工技术，设备都较好。相比之下，本实验所测4年生人参均来自种植水平及加工能力一般的人参种植基地。这也从另一个方面导致了各产地人参及其加工品质量的差异。

《中国药典》（2010年版）中对于本实验所测除Re、Rg_1、Rb_1之外的其他7种人参皂苷并未规定，有学者研究表明[26]，人参根中以Rb_1、Rb_2、Rb_3、Rc、Rd、Re和Rg_1这7种单体皂苷的含量较高，占皂苷总量90%以上。除此之外，本实验检测了人参皂苷Rf、Rg_2和红参中所特有的稀有人参皂苷Rg_3共10种人参单体皂苷，其中，人参皂苷Rg_3因具有抗疲劳、舒张血管、提高免疫力、抗肿瘤等药理作用而引起较多关注[27]。

通过初步对比不同产地生晒参和红参的总皂苷和单体皂苷含量，有的产地未达到国家标准要求和《中国药典》标准，质量参差不齐。这可能与各产地人参的药材基原、生态因素、人参的规范化种植能力，以及人参的加工能力等因素有关。通过对不同产地生晒参的总皂苷和单体皂苷含量的DTOPSIS分析发现，其中长白、集安泰王乡、抚松、靖宇4个产地的生晒参总皂苷含量和单体皂苷含量综合评价值较高；就红参而言，靖宇、长白、抚松、桓仁4个产地的红参综合评价值较高，并且抚松、长白的红参Rg_3含量较高。靖宇、抚松、长白这三个产地的生晒参以及红参总皂苷和单体皂苷含量均达到了《中国药典》标准和国家标准要求，有较优表现。结合生晒参和红参的非皂苷类成分分析结果，进一步认为抚松、长白、集安泰王乡、靖宇这四个产地的人参及红参较其他所测产地为好，由于这四个产地的人参均来自国家GAP人参种植基地，也从另一个侧面反应了GAP规范化种植对于保障人参质量的重要性。

6. 不同产地人参及其加工品活性成分关联分析

运用dps7.05软件对10个产地的生晒参及红参的浸出物、挥发油、多糖、总皂苷以及单体皂苷进行相关性分析和聚类分析。

（1）不同产地生晒参活性成分指标的相关性分析

运用dps7.05软件对不同产地生晒参活性成分指标进行相关性分析，结果可知生晒参中水溶性浸出物和挥发油，醇溶性浸出物和醚溶性浸出物、Rb_3，醚溶性浸出物和Rg_1、Rb_3，挥发油和Rg$_1$、Rf，总皂苷和Re、Rc、Rb$_2$、Rd、Rb$_1$，Rg$_1$和Re、Rc，Re和Rf，Rf和Rc，Rb$_2$和Rb$_3$，Rd和Rb$_1$均呈显著正相关（$P<0.05$）；醇溶性浸出物和总皂苷、Rg$_1$、Rf，醚溶性浸出物和挥发油、总皂苷、Rf，挥发油和总皂苷，总皂苷和Rg$_1$、Rf，Rg$_1$和Rf、Rb$_1$，Re和Rc、Rd、Rb$_1$，Rf和Rb$_1$，Rc和Rb$_2$、Rd、Rb$_1$，Rb$_2$和Rd均呈极显著正相关（$P<0.01$）；其余相关性不显著（表12-20）。

表 12-20　生晒参活性成分间相关性分析

编号	A	B	C	D	E	F	G	H	I	J	K	L	M	N	O
A	1														
B	0.17	1													
C	0.58	0.71*	1												
D	0.61*	0.55	0.77**	1											
E	0.15	−0.27	−0.13	0.04	1										
F	0.47	0.74**	0.81**	0.80**	−0.11	1									
G	0.37	0.76**	0.66*	0.61*	0.06	0.85**	1								
H	0.16	0.19	0.3	0.37	0.39	0.62*	0.63*	1							
I	0.5	0.79**	0.76**	0.67*	−0.05	0.92**	0.97**	0.61*	1						
J	−0.06	0.35	0.24	0.27	0.06	0.67*	0.73*	0.82**	0.66*	1					
K	−0.09	0.32	0.33	0.11	−0.34	0.61*	0.4	0.56	0.46	0.74**	1				
L	−0.15	0.63*	0.61*	0.14	−0.46	0.49	0.33	0.16	0.42	0.29	0.67*	1			
M	0.06	0.26	0.22	0.24	−0.09	0.67*	0.59	0.74**	0.58	0.91**	0.86**	0.28	1		
N	0.11	0.43	0.45	0.46	0.2	0.73*	0.83**	0.89**	0.78**	0.91**	0.56	0.29	0.72*	1	
O	0.1	0.52	0.34	0.26	0.44	0.52	0.56	0.57	0.51	0.44	0.33	0.3	0.42	0.44	1

注：A.水溶性浸出物；B.醇溶性浸出物；C.醚溶性浸出物；D.挥发油；E.多糖；F.总皂苷；G.Rg$_1$；H.Re；I.Rf；J.Rc；K.Rb$_2$；L.Rb$_3$；M.Rd；N.Rb$_1$；O.Rg$_2$

（2）不同产地红参活性成分指标的相关性分析

运用dps7.05软件对不同产地红参活性成分指标进行相关性分析，结果可知，红参中水溶性浸出物和醚溶性浸出物，醇溶性浸出物和Rg$_1$、Rf，醚溶性浸出物和挥发油、总皂苷，挥发油和总皂苷，Rg$_1$和Re、Rc、Rd，Re和Rb$_1$，Rf和Rb$_1$，Rc和Rd均呈显著正相关（$P<0.05$）；水溶性浸出物和挥发油、总皂苷，Rg$_1$和Rf、Rb$_1$，Re和Rc，Rf和Rd，Rc和Rb$_1$，Rd和Rb$_1$均呈极显著正相关（$P<0.01$）；醚溶性浸出物和Rg$_2$，Rc和Rb$_3$，Rb$_3$和Rb$_1$均呈显著负相关（$P<0.05$）；其余相关性不显著（表12-21）。

表 12-21　红参活性成分间相关性分析

编号	A	B	C	D	E	F	G	H	I	J	K	L	M	N	O	P
A	1															
B	0.55	1														
C	0.67*	0.49	1													
D	0.80**	0.27	0.62*	1												
E	−0.18	−0.41	0.23	0.19	1											

续表

编号	A	B	C	D	E	F	G	H	I	J	K	L	M	N	O	P
F	0.78**	0.43	0.72*	0.65*	-0.21	1										
G	0.42	0.64*	0.35	0.23	-0.14	0.51	1									
H	0.46	0.57	0.23	0.48	0.07	0.3	0.68*	1								
I	0.39	0.66*	0.36	0.09	-0.21	0.51	0.83**	0.42	1							
J	0.28	0.47	0.02	0.26	-0.1	0.35	0.68*	0.86**	0.56	1						
K	-0.32	-0.28	0.09	0.13	0.6	0.04	0.21	0.15	0.08	0.19	1					
L	-0.24	-0.19	0.27	-0.2	0.3	-0.2	-0.45	-0.59	-0.18	-0.72*	0.14	1				
M	0.09	0.27	0.28	0.1	0.14	0.49	0.65*	0.38	0.75**	0.67*	0.53	-0.25	1			
N	0.27	0.26	0.08	0.26	0.09	0.41	0.81**	0.71*	0.66*	0.86**	0.38	-0.66*	0.79**	1		
O	-0.35	-0.24	-0.68*	-0.24	0.15	-0.54	-0.05	0.37	-0.1	0.41	0.14	-0.28	-0.03	0.29	1	
P	0.17	0.09	0.18	0.09	-0.34	0.52	0.1	-0.33	0.47	-0.03	0.14	0.24	0.44	0.06	-0.34	1

注：A.水溶性浸出物；B.醇溶性浸出物；C.醚溶性浸出物；D.挥发油；E.多糖；F.总皂苷；G. Rg_1；H. Re；I. Rf；J. Rc；K. Rb_2；L. Rb_3；M. Rd；N. Rb_1；O. Rg_2；P. Rg_3。

（3）产地生晒参活性成分指标的聚类分析

以欧式距离平方为测量准则，离差平方和法为组群合并准则，运用PASW Statistics 18.0软件对不同产地生晒参活性成分指标进行聚类分析，结果可知，当距离是10时，可将这10个产地的生晒参分为2类，具体分析如下：

第一类包括长白、抚松、集安泰王乡、集安榆林镇、靖宇，其活性成分含量平均值均较高。

第二类包括汪清、桓仁、宽甸、通化、铁力，其活性成分含量平均值均低于第一类（图12-2，表12-22）。

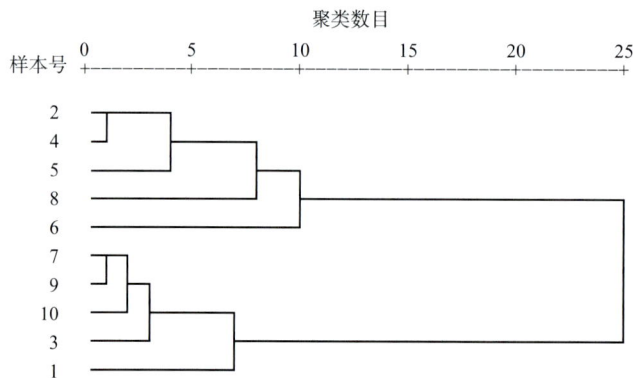

图 12-2　不同产地生晒参药材活性成分聚类分析

表 12-22　生晒参不同聚类群组活性成分指标的平均值分析

组	A	B	C	D	E	F	G	H	I	J	K	L	M	N	O
1	56.836	18.121	1.071	0.077	19.421	3.624	3.294	1.653	0.995	2.417	1.779	0.414	0.976	4.020	0.288
2	55.740	15.424	0.957	0.067	17.229	2.500	2.178	1.136	0.570	1.409	1.258	0.321	0.560	2.298	0.217

（4）不同产地红参活性成分指标的聚类分析

以欧式距离平方为测量准则，离差平方和法为组群合并准则，运用PASW Statistics 18.0软件对不同产地红参活性成分指标进行聚类分析，结果可知，当距离是5时，可将这10个产地的生晒参分为3类，具体分析如下：

第一类包括长白、集安泰王乡和抚松，其特征是多糖、Rb_3、Rg_2含量较低，Rc、Rb_2、Rd、Rb_1含量居中，其他活性成分含量都较高。

第二类包括铁力、集安榆林镇、通化和靖宇，其特征是水溶性浸出物、醚溶性浸出物、Rg_3含量较低，多糖、Rc、Rb_2、Rd、Rb_1、Rg_2含量较高，其他活性成分含量居中。

第三类包括汪清、桓仁和宽甸，其特征是Rb_3含量较高，水溶性浸出物、醚溶性浸出物、多糖、Rg_2、Rg_3含量居中，其他活性成分含量均较低（图12-3，表12-23）。

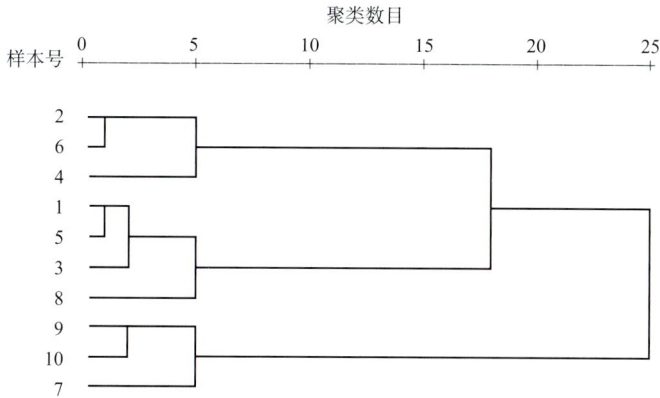

图 12-3 不同产地红参药材活性成分聚类分析

表 12-23 红参不同聚类群组活性成分指标的平均值分析

组	A	B	C	D	E	F	G	H	I	J	K	L	M	N	O	P
1	74.453	17.200	0.648	0.076	9.456	3.133	2.268	1.029	0.519	1.914	1.098	0.196	0.524	3.103	0.232	0.261
2	61.470	15.471	0.512	0.057	13.096	2.273	1.921	0.969	0.452	1.954	1.322	0.224	0.545	3.137	0.373	0.194
3	61.615	15.365	0.563	0.050	10.718	2.260	1.431	0.565	0.371	1.090	1.084	0.485	0.374	1.814	0.233	0.219

通过对人参中活性成分指标间的相关性分析，结果表明，人参各活性成分指标均有显著相关性，这说明，人参活性成分的积累是相互影响，而并非独立产生的，其积累的内在机制有待于进一步研究。其中人参中的挥发性成分也与人参皂苷有一定程度的相关性，其后续报道值得关注。

周海鸥[28]测定东北地区22个不同产地的38个人参样品的总皂苷含量，以分析东北地区人参药材的最佳产地与生态环境。结果表明在长白山南部，即南起辽宁宽甸，北至吉林靖宇，包括辽宁宽甸、恒仁、新宾，吉林集安、通化、抚松、靖宇等地的人参总皂苷含量明显高于中北部，应该作为东北地区人参药材的最佳产地。本研究通过更为全面的诸多活性成分指标对不同产地的生晒参以及红参进行聚类分析，结果表明，无论是生晒参还是红参，集安泰王乡、抚松、长白这3个产地都属于较优类群，也就是说这3个产地可作为人参的最佳产地，与周海鸥[28]的研究结果有相同之处。

三、不同加工条件对红参质量影响的研究

对东北人参资源考察过程中发现，红参加工厂的红参加工工艺各不相同，这样势必造成红参内在质量的差异。这些加工厂注重的是红参的外在质量，对皂苷类成分的量及皂苷类指纹图谱并不关注。为了给生产厂家提供一个统一的质量标准，参考加工厂的工艺，本节首次以人参总皂苷和人参单体皂苷共同作为指标，采用正交加工方法对红参加工工艺进行优化。

（一）实验准备

1. 材料准备

5年生鲜人参，由安徽鑫泰药业有限公司提供，经天津天士力之骄药业有限公司鉴定，为人参 *Panax ginseng* C. A.Mey。

对照品：人参皂苷 Rg_1（≥97.7%，110703-200726）、Re（≥88.8%，110754-200822）、Rf（111719-200703）、Rb_3（111686-200501）、Rg_3（110804-200402），Rb_1（110704-200420）、Rb_2（111715-200501）、Rg_2（111779-200801）、果糖（≥99.6%，100231-200904）、D-无水葡萄糖（≥100%，110833-200904）、蔗糖（111507-200302）、麦芽糖（≥99.5%，100287-200701）、D-甘露糖（140651-200602），均购自于中国药品生物制品检定所；Rd（≥98%）、Rc（≥98%），均购自于南京泽朗医药科技有限公司。

2. 红参加工正交试验设计

采用正交设计试验，对红参蒸制时间、烘干温度、烘干时间进行条件优选，以人参皂苷 Rg_1、Rb_1、Rc、Rb_2、Re、Rf、Rb_3、Rd、Rg_2、Rg_3 以及蔗糖、麦芽糖含量为考察指标，用 $L9（3^4）$ 正交表安排实验。因素水平表见表12-24。

表 12-24 　因素水平表

水平	A 蒸制时间（h）	B 烘干温度（℃）	C 烘干时间（h）
1	3	60	8
2	4	65	10
3	5	70	12

用 $L_9（3^4）$ 正交表安排实验，共9个实验。

蒸制时间分为3阶段，50 min升温阶段，恒温阶段和30 min降温阶段，3阶段时间总和为正交表中蒸制时间。试验烘干过程采取二次烘干法，第1次烘干根据正交试验表进行，第2次是把第一次烘干好的人参统一放入50℃的烘箱中烘至完全干为止。实验共得9种红参样品。

（二）检测方法

1. 水分测定

按照《中国药典》（2010年版）一部附录中的方法。

2. 单体皂苷含量测定

参照本章节第二节（二）中的人参单体皂苷含量测定的方法。

3. 蔗糖和麦芽糖含量测定

（1）色谱条件

Prevail™ Carbohydrate ES（4.6 mm×250 mm，5 μm）色谱柱；柱温30℃；以乙腈：四氢呋喃（100：2）为流动相A，0.1%乙酸水溶液为流动相B，流速0.8 mL·min^{-1}；按表12-25进行梯度洗脱。以ELSD检测器进行检测，参数设置为增益10，气压20 psi，漂移管65℃，Neb heater：60%。理论板数按果糖色谱峰计算应不低于10000。分别取对照品溶液和供试品溶液各10 μL，注入色谱仪，测定。

表 12-25　梯度洗脱程序

时间（min）	流动相 A（%）	流动相 B（%）
0	83	17
22	83	17
26	75	25
33	75	25
34	72	28
48	72	28
49	83	17
60	83	17

（2）供试品溶液制备

将红参药材干燥、粉碎，过四号筛，精密称取2 g，置于100 mL圆底烧瓶中，加水50 mL，之后加热回流提取3 h，于3000 rpm离心20 min，弃去药渣，浓缩至干，放冷后加水5 mL溶解，上样至已处理好的固相萃取柱，再用水分次洗涤，收集上样液和洗涤流出液于50 mL量瓶中，加水定容至刻度，摇匀。取上述溶液1 mL于10 mL量瓶中，加水定容至刻度，摇匀，过0.45 μm滤膜即得。

（3）对照品溶液制备

精密称取经五氧化二磷干燥过的蔗糖、麦芽糖各适量，置于10 mL量瓶中，加水溶解定容，制得1 mL含蔗糖0.541 mg和麦芽糖1.025 mg的对照品混合溶液。取对照品混合溶液2 mL、4 mL、6 mL、8 mL，分别至于10 mL容量瓶中，加水溶解，定容备用。

（4）仪器精密度

取混合对照品溶液，在色谱条件下，连续进5针，得到液相色谱图，积分，得到蔗糖和麦芽糖的峰面积值。蔗糖峰面积积分值的RSD为1.52%，麦芽糖峰面积积分值的RSD为1.83%，表明仪器精密度良好。

（5）线性和范围

将制备的5个混合对照品溶液注入高效液相色谱仪，按照色谱条件得到液相色谱图，积分，以浓度的自然对数值X与测得峰面积的自然对数值Y进行线性回归，并分别计算线性系数r。如下表12-26。

表 12-26　线性关系考察结果

名称	标准曲线方程	r	范围（mg·mL^{-1}）
蔗糖	$Y=1.5149X-12.436$	0.9996	$0.108 \sim 0.541$
麦芽糖	$Y=1.6152X-11.643$	0.9998	$0.205 \sim 1.025$

（6）稳定性

取按"（2）"项方法制备好的红参供试品溶液，在"（1）"项色谱条件下，分别在1 h，6 h，12 h，18 h，24 h测定，蔗糖峰面积积分值的RSD为1.71%，麦芽糖峰面积积分值的RSD为1.36%。

（7）重复性

取同一批红参药材粉末，按"（2）"项方法平行制备6份供试品溶液，按"（1）"项色谱条件进行测定，计算蔗糖和麦芽糖的含量，蔗糖含量的RSD为3.16%，麦芽糖含量的RSD为3.08%。

加样回收率：取与重复性试验同一批的红参药材粉末1 g，共6份，分别精密加入蔗糖、麦芽糖对照品，按"（2）"项方法制备供试品溶液，按"（1）"项色谱条件进行测定，并计算回收率，蔗糖回收率RSD为2.74%，麦芽糖回收率RSD为2.9%。

（三）实验结果

1. 正交试验结果

正交试验结果见表12-27。

表 12-27　各指标质量分数及得分情况

编号	Rg$_1$ 质量分数（mg·mL^{-1}）	Rg$_1$ 得分	Re 质量分数（mg·mL^{-1}）	Re 得分	Rb$_1$ 质量分数（mg·mL^{-1}）	Rb$_1$ 得分	Rf 质量分数（mg·mL^{-1}）	Rf 得分
1	3.20	56.60	1.32	80.49	6.03	50.69	0.98	66.19
2	4.23	74.92	1.64	100	8.56	71.98	1.32	89.01
3	3.55	62.83	1.32	80.14	7.79	65.46	0.89	60.44
4	4.50	79.63	1.50	90.98	9.64	81.08	1.14	76.71
5	2.80	49.58	0.91	55.39	5.34	44.93	0.92	61.67
6	5.65	100	1.53	93.24	11.89	100	1.49	100
7	3.37	59.69	0.94	57.46	6.83	57.44	1.00	67.22
8	4.29	76.04	1.33	81.09	7.84	65.89	1.17	78.44
9	3.90	69.03	1.26	76.83	8.79	73.91	1.18	79.25

续表

编号	Rg$_2$ 质量分数（mg·mL^{-1}）	得分	Rc 质量分数（mg·mL^{-1}）	得分	Rb$_2$ 质量分数（mg·mL^{-1}）	得分	Rb$_3$ 质量分数（mg·mL^{-1}）	得分
1	0.21	73.02	3.84	57.12	2.89	77.51	0.45	67.72
2	0.27	93.85	4.88	72.67	3.45	92.78	0.54	80.93
3	0.22	77.55	4.54	67.54	3.02	81.20	0.50	75.30
4	0.26	88.45	6.41	95.43	3.39	90.94	0.58	86.92
5	0.18	60.91	2.85	42.46	2.20	59.09	0.34	51.31
6	0.28	95.87	6.72	100	3.72	100	0.67	100
7	0.22	75.44	2.96	44.03	1.33	35.67	0.21	31.48
8	0.24	83.69	5.31	79.09	2.36	63.52	0.44	66.17
9	0.29	100	5.24	77.93	2.87	77.08	0.48	71.86

编号	Rd 质量分数（mg·mL^{-1}）	得分	Rg$_3$ 质量分数（mg·mL^{-1}）	得分	皂苷加和 质量分数（mg·mL^{-1}）	得分	蔗糖 百分含量（%）	得分	麦芽糖 百分含量（%）	得分
1	0.83	59.76	0.31	49.19	20.07	59.20	10.61	88.63	19.51	79.27
2	1.00	72.00	0.38	60.57	26.30	77.59	11.55	96.52	17.75	72.11
3	1.03	74.02	0.32	50.23	23.19	68.42	11.74	98.04	20.23	82.16
4	1.131	80.68	0.47	74.79	29.01	85.59	10.44	87.18	24.62	100
5	0.69	49.44	0.34	54.30	16.58	48.91	11.97	100	20.49	83.26
6	1.39	100	0.55	86.53	33.89	100	11.62	97.05	15.95	64.79
7	0.90	64.54	0.45	71.38	18.22	53.74	10.92	91.19	23.34	94.81
8	1.02	73.34	0.59	94.62	24.62	72.63	11.41	95.31	17.11	69.48
9	1.06	76.09	0.63	100	25.70	75.83	11.59	96.84	19.85	80.61

注：各指标得分均为以各测得值与相应最高值之比乘100所得

权衡各人参皂苷含量、蔗糖和麦芽糖含量对红参质量的影响，确定Rg$_1$、Re、Rb$_1$和皂苷总和含量的加权系数定为各0.15，其余皂苷加权系数各定为0.05，蔗糖和麦芽糖加权系数各定为0.025，采用综合评分法，综合评分按以下公式计算：综合质量评分=（Rg$_1$含量+Re含量+Rb$_1$含量+皂苷总和含量）×0.15+（其余皂苷含量和）×0.05+（蔗糖含量+麦芽糖含量）×0.025。

综合评分结果见表12-28，直观分析结果见表12-29，方差分析结果见表12-30。影响红参加工工艺的因素依次为C＞B＞A，从表12-29和表12-30结果中可以看出最佳的因素水平组合为A2B3C2，即最佳的加工条件为蒸制4 h，70℃烘10 h。

表 12-28 L$_9$（3^4）正交试验结果

编号	Rg$_1$ 得分	Re 得分	Rb$_1$ 得分	Rf 得分	Rg$_2$ 得分	Rc 得分	Rb$_2$ 得分
1	56.60	80.49	50.69	66.19	73.02	57.12	77.51
2	74.92	100	71.98	89.01	93.85	72.67	92.78
3	62.83	80.14	65.46	60.44	77.55	67.54	81.20

续表

编号	Rg₁ 得分	Re 得分	Rb₁ 得分	Rf 得分	Rg₂ 得分	Rc 得分	Rb₂ 得分
4	79.63	90.98	81.08	76.71	88.45	95.43	90.94
5	49.58	55.39	44.93	61.67	60.91	42.46	59.10
6	100	93.24	100	100	95.87	100	100
7	59.69	57.46	57.44	67.22	75.44	44.03	35.67
8	76.04	81.09	65.89	78.46	83.69	79.09	63.52
9	69.03	76.82	73.91	79.25	100	77.93	77.08

编号	Rb₃ 得分	Rd 得分	Rg₃ 得分	皂苷和得分	蔗糖得分	麦芽糖得分	综合评分
1	67.72	59.76	49.19	59.20	88.63	79.27	54.89
2	80.93	72.00	60.57	77.59	96.52	72.11	69.34
3	75.30	74.02	50.23	68.42	98.04	82.16	60.08
4	86.92	80.68	74.79	85.59	87.18	100	72.13
5	51.31	49.44	54.30	48.91	100	83.26	46.03
6	100	100	86.53	100	97.05	64.79	82.15
7	31.48	64.54	71.38	53.74	91.19	94.81	50.33
8	66.17	73.34	94.62	72.63	95.30	69.48	64.52
9	71.86	76.09	100	75.83	96.84	80.61	66.51

表 12-29　直观分析表

因素	水平			极差
	k₁	k₂	k₃	
A	61.44	66.77	61.12	5.65
B	59.12	60.29	69.91	10.8
C	56.14	67.27	65.91	11.13

表 12-30　方差分析表

方差来源	偏差平方和	自由度	方差	F	P
A	100.741	2	50.370	0.08	0.663
B	260.831	2	130.416	1.315	0.432
C	457.921	2	228.963	2.309	0.302
误差	198.283	2	99.142		

2. 验证试验

为验证该工艺的稳定性，按优选出的最佳工艺 A2B3C2 进行验证性实验，结果见表 12-31。结果表明优选的加工工艺合理可行，制备出的红参质量稳定。

表 12-31　红参加工稳定性实验结果

编号	Rg₁ (mg·mL⁻¹)	Re (mg·mL⁻¹)	Rb₁ (mg·mL⁻¹)	Rf (mg·mL⁻¹)	Rg₂ (mg·mL⁻¹)	Rc (mg·mL⁻¹)	Rb₂ (mg·mL⁻¹)
1	5.68	1.63	11.91	1.51	0.28	6.71	3.72
2	5.62	1.65	11.94	1.47	0.28	6.73	3.75
3	5.67	1.61	11.90	1.53	0.32	6.77	3.74

续表

编号	Rb₃ (mg·mL⁻¹)	Rd (mg·mL⁻¹)	Rg₃ (mg·mL⁻¹)	皂苷和 (mg·mL⁻¹)	蔗糖（%）	麦芽糖（%）	水分（%）
1	0.67	1.39	0.63	34.13	11.82	15.92	7.97
2	0.69	1.44	0.57	34.14	11.86	15.94	7.87
3	0.73	1.42	0.59	34.28	`11.81	15.89	8.32

（四）小结与讨论

本实验首次采用多指标对红参加工工艺进行优选，以红参中的人参皂苷 Rg_1、Re、Rb、R、Rg_2、Rc、Rb_2、Rb_3、Rd、Rg_3、总皂苷、蔗糖和麦芽糖的含量为指标，对影响加工红参质量的蒸制时间、烘干温度和时间3个因素进行考察，经直观分析和方差分析得出，影响红参加工的因素为烘干时间＞烘干温度＞蒸制时间，优选的工艺为A2B3C2，即蒸制4 h，70℃烘10 h。验证性实验表明此工艺合理、可行，制备出的红参质量稳定可控。

参考文献

[1] 中国药典.一部 [S].2010：8.

[2] 李向高，郑毅男，郑友兰，等.鲜人参生晒参红参的比较研究：人参加工原理研究新进展 [J].人参研究，1989，1（3）：2-9.

[3] 石威.不同生长期人参中化学成分及农药残留的研究 [D].长春：吉林大学，2007.

[4] 陈燕.鲜人参、生晒参和红参的比较研究 [J].海峡药学，2006，18（4）：137-139.

[5] 李景发，李吉成，王玉良.红参加工工艺的研究 [J].中成药研究，1983，5（12）：8.

[6] 刘岩.主产区人参采收加工技术及部分产品性状研究 [D].长春：吉林农业大学，2008.

[7] 侯集瑞.国产及进口人参和西洋参药材质量的对比研究 [D].长春：吉林农业大学，2003.

[8] 国家技术监督局.GBT 15517.1-15517.6-1995人参加工产品分等质量标准 [S].1995.

[9] 冯秀娟，徐昭玺.人参主要农艺性状的遗传研究 [J].人参研究，1998，10（2）：16-23.

[10] 赵英，魏汉莲，张镝，等.人参生长过程中根重变化规律的研究 [J].吉林农业大学学报，2003，25（4）：407-410，415.

[11] 杨艳辉，杨兴斌，王燕，等.人参脂肪酸和挥发油成分的GC-MS分析 [J].陕西师范大学学报（自然科学版），2007，35（1）：77-81.

[12] 吴建梅，林宏英，赵李宏，等.同仁堂红参与高丽红参品质的初步比较研究：人参皂苷和人参多糖的含量测定 [J].中国中药杂志，2007，32（7）：573-577.

[13] 李卓艳.高含量 Rg_3 红参加工工艺研究 [D].南京：中国药科大学.2011.

[14] 邹永红，谭建林.基于灰色关联度的DTOPSIS方法在水稻优选中的应用 [J].安徽农业科学，2011，39（19）：11421-11424.

[15] 赵英，魏汉莲，张镝，等.人参生长过程中根重变化规律的研究 [J].吉林农业大学学报，2003，25（4）：407-410，415.

[16] 孙允秀，姜文普，刘永新，等.鲜参、红参、天然活性参及其加工副产品中的挥发油化学成分分析 [J].吉林大学自然科学学报，1993，31（2）：86-88.

[17] 吴锦忠，易骏，林如辉，等.鲜人参与红参总挥发油含量和糖类含量比较研究 [J].贵阳医学院学报，1992，17（1）：58-59.

[18] YANG M，CUI Z Y，WANG Y，et al. The pharmacological effects about polysaccharide of Ginseng [J].

Ginseng Res（人参研究），1992，5（1）：34-37.

[19] 梁忠岩，苗春艳，张翼伸. 不同方法加工人参中糖类物质的比较研究 [J]. 中国药学杂志，1994，29（4）：204-206.

[20] 郭瑞林. 作物灰色育种学 [M]. 北京：中国农业科技出版社，1995.

[21] 尹利，逯晓萍，傅晓峰，等. 高丹草杂交种灰色关联分析与评判 [J]. 中国草地学报，2006，28（3）：21-25，43.

[22] 柴程芝. 人参药证研究 [D]. 南京：南京中医药大学，2007.

[23] 赵亚会，辜旭辉，司方方，等. 人参、西洋参部分种质资源的单体人参皂苷测定分析 [J]. 特产研究，2006，28（2）：67-70.

[24] 石威. 不同生长期人参中化学成分及农药残留的研究 [D]. 长春：吉林大学，2007.

[25] 李向高. 对人参不同加工品的品质评价 [J]. 吉林农业大学学报，1981，3（1）：58-64.

[26] Soilorz G. Quality evaluation of ginseng roots，quantitative HPLC determination of ginsenosides [J]. Deutsche Apotheker-Zeitung，1985（41）：2052-2055.

[27] 程慧，宋新波，张丽娟. 人参皂苷 Rg_3 与 Rh_2 的研究进展 [J]. 药物评价研究，2010，33（4）：307-311.

[28] 周海鸥，李秀昌，陈祥涛，等. 东北地区人参药材最佳产地与生态环境的聚类分析研究 [J]. 中国现代中药，2010，12（3）：14-17.

第三节　麦冬质量控制研究

麦冬为百合科植物麦冬 *Ophiopogon japonicus*（L.f）*Ker-Gawl.* 的干燥块根，始载于《神农本草经》，是历代本草和历版《中国药典》收载的品种。麦冬为大宗药材，具润肺生津、养阴清热之功，主治热病伤津，心烦口渴等症。麦冬常与人参、五味子配伍，是临床常用药生脉散、生脉饮、生脉注射液和参麦注射液的重要原料，但其产地较多，替代品也甚多，药材质量难以控制。

目前对麦冬类药材的化学成分研究发现，麦冬主要含有多糖、甾体皂苷和高异黄酮等化学成分，不同产地的麦冬类药材的化学成分含量有差异。有研究报道，浙麦冬的总皂苷、总多糖和总黄酮含量均高于川麦冬[1-2]；但也有报道麦冬糖的含量以福建南安产者含量最高，浙江萧山产的含量最低[3]；林以宁[4] 研究建立了麦冬两大主产区川麦冬、杭麦冬的正丁醇和乙醚部位的指纹图谱，比较了川麦冬、杭麦冬皂苷和黄酮化学成分的异同。

麦冬来源复杂，严重影响其药效的稳定性。药材质量是保证中药材安全、有效、稳定、可控的前提，但其受遗传特征和生长环境等影响因素较多。本研究通过研究不同居群麦冬药材化学成分含量的差异性，并分析影响麦冬生长发育的土壤环境，找出对麦冬品质影响的主要土壤因子，为优质麦冬药材的系统选育以及麦冬优质产区的选择和麦冬生产规范化操作规程的制定提供理论依据。

一、麦冬类药材内在质量研究

（一）实验准备

供试材料于2009年3月中下旬采自麦冬类药材的主产区（浙江、四川、湖北、福建），见

表12-32，实验同时研究了两份山麦冬药材，以丰富麦冬类药材的内在质量比较研究。每份样品为多点采集，挖取整株后，剪下块根，清洗，45℃烘干，打粉，过60目筛备用。

表 12-32　供试药材来源表

居群（编码）	植物名	用途
浙江慈溪（CX）	麦冬	药用
浙江磐安（PA）	麦冬	药用
浙江余姚（YY）	麦冬	绿化
浙江萧山（XS）	麦冬	绿化
浙江长兴（CX*）	麦冬	绿化
四川三台（ST）	麦冬	药用
四川雅安（YA）	麦冬	药用
湖北襄城（XC）	湖北麦冬	药用
福建洛江（LJ）	短葶山麦冬	药用

对照品情况：对照品D-果糖（批号111504-200001）、蔗糖（批号111507-200001）、D-无水葡萄糖（110833-200503）、橙皮苷（批号110721-200613），以上标准品均购于中国药品生物制品检定所，纯度均大于99%。甲基麦冬黄烷酮A+B（自制），麦冬皂苷D购于顶瑞化工（上海）有限公司，纯度大于95%。

（二）实验方法

1. 水分、灰分、水溶性浸出物含量测定

按照《中国药典》进行测定。

2. 果糖和蔗糖含量的测定

对照品溶液的制备：精密称取D-果糖和蔗糖对照品适量，加超纯水制成D-果糖 1.568 mg·mL^{-1}和蔗糖0.364 mg·mL^{-1}的混合对照品溶液。

供试溶液的制备：称取0.3 g左右麦冬粉末（过60目筛），精密称定，置250 mL圆底烧瓶中，加100 mL 85%乙醇90℃水浴回流提取1 h，趁热过滤，残渣用85%热乙醇洗涤（10 mL×3），滤液浓缩至无醇味，加适量水溶解过AB-8商品柱，用蒸馏水洗脱，收集洗液定容至25 mL，过0.45 μm膜，即为果糖、蔗糖待测液。

色谱条件：参考十二章第二节蔗糖和麦芽糖含量测定。

3. 多糖含量的测定

参照余伯阳等[5]测定多糖的方法，并有调整。

（1）多糖的提取与精制

取麦冬的粉末10 g（过60目筛）加入85%乙醇200 mL，回流提取2 h，脱脂后过滤。滤渣置圆底烧瓶中，加蒸馏水400 mL，回流提取2 h，趁热过滤，减压浓缩至100 mL，加入95%乙醇使溶液含醇80%，静置过夜，过滤，沉淀物加水溶解，得上清液。上清液用Savage溶液

反复萃取3次，加入95%乙醇使溶液含醇80%，静置过夜，过滤得到总多糖组分，以60℃抽真空烘干备用。

（2）样品多糖的含量测定

1）标准曲线的制备：精密称取D-无水葡萄糖标准品5.16 mg，蒸馏水溶解后，定容至50 mL容量瓶中，分别准确吸取其溶液0.2 mL、0.4 mL、0.6 mL、0.8 mL、1 mL于具塞试管中，补水至2 mL，每管加入5%苯酚溶液1 mL，再沿壁缓慢加入浓硫酸，摇匀，沸水加热10 min，准确计时，至冰水中终止反应，10 min后取出，于490 nm处测定吸光度值（A）。以A为横坐标，葡萄糖对照品含量为纵坐标（C）得回归方程：$C=8.8663 \times A - 0.0158$（$R^2=0.9993$）。

2）换算因子测定：精密称取总多糖52.2 mg，置100 mL容量瓶中，加水溶解并稀释至刻度，摇匀，作为贮备液。精密量取贮备液2 mL，置25 mL容量瓶中，加水稀释至刻度，摇匀，此为供试品溶液。精密量取供试品溶液2.0 mL，参照标准曲线制备项下样品处理方法，测定A，从回归方程中求出供试液中含量，按下式计算换算因素：$f=W/(C \times D)$，式中W为实际多糖质量（mg），C为测得多糖浓度（mg·mL^{-1}），D为稀释因素。测得$f=1.56$。

3）样品液的制备和含量测定：精密称取样品粉末（过60目筛）0.3 g，85%乙醇100 mL回流提取1 h，趁热过滤，药渣用10 mL 85%热乙醇洗涤3次，药渣及滤纸置圆底烧瓶中，加蒸馏水100 mL，回流1 h，趁热过滤，用15 mL热水洗涤烧瓶和药渣3次，待冷后移于250 mL容量瓶中，用蒸馏水稀释至刻度。取5 mL上述溶液移于50 mL容量瓶，混匀置冰箱中备用。

精密吸取各供试液2.0 mL，参照标准曲线制备项下样品处理方法，测定A。按回归方程求出供试液中葡萄糖含量，按下式计算样品中多糖含量。多糖含量（%）=（$C \times D \times f$）/M×100%。式中：C为样品液中葡萄糖含量，D为稀释因素，f为换算因子，M为供试品质量。

4. 总黄酮含量的测定

参照谢明华[6]测定总黄酮的方法，并有调整。

（1）正交试验设计及结果　见表12-33。

表 12-33　因素水平表

水平	因素			
	A 乙醇浓度（%）	B 提取温度（℃）	C 提取时间（min）	D 提取次数（次）
1	60	40	30	1
2	85	50	40	2
3	95	60	50	3

根据文献资料记载，提取麦冬黄酮的液固比相对一致，基本在10～20[6-7]。本实验由于取样量少，用醇量小，为保证充分提取，相对提高了液固比，其值为30。本实验选择乙醇浓度（A）、提取温度（B）、提取时间（C）、提取次数（D）为考察因素，以测得样品中总黄酮含量为参考指标，采用L$_9$（3^4）正交表进行实验，探讨最佳提取工艺条件（表12-34）。

表 12-34　正交试验及结果

序号	A	B	C	D	总黄酮含量（‰）
1	1	1	1	1	1.276
2	1	2	2	2	2.855
3	1	3	3	3	3.042
4	2	1	2	3	1.947
5	2	2	3	1	3.228
6	2	3	1	2	3.646
7	3	1	3	2	2.584
8	3	2	1	3	3.174
9	3	3	2	1	3.277
K1	2.391	1.936	2.699	2.594	
K2	2.940	3.086	2.693	3.028	
K3	3.012	3.322	2.951	2.721	
R	0.621	1.386	0.258	0.434	

表 12-35　方差分析表

因素	偏差平方和	自由度	F 比	F 临界值	显著性
A	0.692	2	5.282	19.000	*
B	3.299	2	25.183	19.000	*
C	0.131	2	1.000	19.000	*
D	0.300	2	2.290	19.000	
误差	0.13	2			

按照表 12-34 对麦冬黄酮进行提取，以总黄酮含量为考察指标进行直观分析，结果发现对提取效果影响最小的因素为提取时间，因此以该因素为误差项进行方差分析。

由表 12-35 可见，各因素影响程度大小为 B＞A＞D＞C，其中 B（提取温度）有显著影响，A2B3C1D2 为各因素的最佳水平，即 85% 乙醇，60℃超声提取 2 次，每次 30 min。

（2）麦冬总黄酮含量测定

1）对照品溶液的制备：精密称取橙皮苷对照品 3.60 mg，加甲醇定容至 10 mL，得 0.36 mg·mL^{-1} 的对照品溶液。

2）测定波长的确定：根据文献报道，麦冬所含黄酮类化合物最大吸收波长在 260～300 nm[8]，故精密吸取对照品溶液和供试品溶液适量，在 200～400 nm 范围内扫描，两者有近似的吸收波长，在 284 nm 附近均有最大吸收峰，故确定测定波长为 284 nm。

3）标准曲线的制备：精密吸取对照品溶液 0.1 mL、0.2 mL、0.4 mL、0.8 mL、1.6 mL 分别置于 10 mL 容量瓶中，用甲醇定容至 10 mL，于 284 nm 处测定吸光度，以对照品含量 X（mg）对吸光度 Y 进行线性回归，得回归方程为 $Y=3.2065X+0.0165$（$r=0.9994$）。结果表明在 0.036～0.576 mg 范围内，橙皮苷含量与吸光度呈良好的线性相关。加样回收率实验平均回收率为 99.77%，其 RSD% 为 1.40%。

4）样品测定：称取麦冬粉末约 0.2 g（过 60 目筛），精密称定，加入 6 mL 85% 乙醇在

60℃下超声提取30 min，收集提取液，滤过，残渣再加6 mL 85%乙醇同条件下提取，过滤，合并提取液，减压旋蒸至干，残留物加甲醇溶解、定容至10 mL容量瓶中，以甲醇溶液为空白，在波长为284 nm处测定吸光度，根据标准曲线计算麦冬总黄酮含量。

5. 甲基麦冬黄烷酮 A（MOPA）和甲基麦冬黄烷酮 B（MOPB）含量的测定

（1）色谱条件

色谱柱：Diamonsil C18（4.6 mm×250 mm，5 μm）；流动相：以水为流动相A，乙腈为流动相B，流速1.0 mL·min^{-1}，按表12-36进行梯度洗脱；检测波长296 nm；柱温33℃；进样量20 μL；理论板数按果糖色谱峰计算应不低于4000。

表 12-36　黄酮类成分含量测定流动相梯度洗脱表

时间（min）	流动相 A	流动相 B
0	45	55
10	45	55
15	32	68
22	32	68
30	25	75
31	0	100
35	0	100
36	45	55
40	45	55

（2）试验溶液的制备

精密称取MOPA和MOPB（2：1）混合对照品适量，加甲醇制成MOPA 0.364 mg·mL^{-1}和MOPB 0.182 mg·mL^{-1}的混合对照品溶液。

称取样品粉末（过60目筛）约3 g，精密称定，置250 mL圆底烧瓶中，加40 mL 85%乙醇95℃水浴回流提取1 h，趁热过滤，残渣再加40 mL 85%乙醇95℃水浴回流1 h，趁热过滤，残渣用85%热乙醇洗涤（15 mL×3），合并滤液，滤液浓缩至无醇味，加适量水溶解，水溶液加乙醚萃取5次，合并乙醚液，蒸干，残渣用甲醇溶液，定容于5 mL容量瓶中，过0.45 μm膜，即为MOPA和MOPB的待测液。

（3）线性关系考察

取上述混合对照品溶液，分别以2.0 μL、5.0 μL、10.0 μL、15.0 μL、20.0 μL进样分析，按上述色谱条件测定。分别以MOPA和MOPB对照品含量的对数为横坐标，以其相对应的峰面积对数为纵坐标作图，回归方程为：Y_1（MOPA）=4E+6X+453343（r=0.9999），Y_2（MOPB）=3E+6X+135821（r=1）。

（4）精密度实验

按麦冬样品溶液的配置方法操作，精密吸取待测液10 μL，重复进样6次，MOPA和MOPB峰面积的相对标准偏差RSD分别为0.41%、0.63%，表明仪器精密度良好。

（5）稳定性实验

按麦冬样品溶液的配置方法操作，分别在0 h、12 h、24 h、36 h、72 h进行测定。结果MOPA和MOPB峰面积的RSD分别为1.22%、1.18%，表明样品溶液在72 h内稳定。

（6）重复性实验

取同一批次的药材6份，分别按麦冬样品溶液的配制方法操作，测定MOPA和MOPB的含量，所得结果的RSD分别为1.68%、0.44%，表明方法的重现性好。

（7）样品测定

分别精密吸取各供试品溶液20 μL，注入液相色谱仪，测定MOPA和MOPB的峰面积，按外标法计算含量（%）。

6. 总皂苷含量的测定

参照吴笑如等、周跃华和唐晓清等方法[1,9,10]，并有调整。

（1）对照品溶液的制备

精密称取麦冬皂苷D对照品5.42 mg，加甲醇定容至10 mL，得0.542 mg·mL^{-1}的对照品溶液。

（2）测定波长的确定

分别精密吸取无水葡萄糖甲醇溶液（0.2 mg·mL^{-1}）1 mL和麦冬皂苷D对照品溶液1 mL于具塞试管中，挥干溶解，加高氯酸10 mL，在65℃水浴中反应15 min，准确计时，取出至冰水浴中终止反应，在紫外分光光度计上于200～600 nm范围内进行波长扫描，选取394 nm为测定波长。

（3）标准曲线的制备

精密吸取对照品溶液0.1 mL、0.2 mL、0.4 mL、0.6 mL、0.8 mL、1 mL置于具塞试管中，按"（2）"项下样品处理方法处理样品，终止反应后，于394 nm处测定其吸收值，随行试剂作为空白。以皂苷含量为横坐标，吸收值为纵坐标作图，得回归方程：$Y=1.2265X-0.0063$（$r=0.9997$）。

（4）样品液的制备

称取样品粉末（过60目筛）约3 g，精密称定，置250 mL圆底烧瓶中，加40 mL 85%乙醇95℃水浴回流提取1 h，趁热过滤，残渣再加40 mL 85%乙醇95℃水浴回流1 h，趁热过滤，残渣用85%热乙醇洗涤（15 mL×3），合并滤液，滤液浓缩至无醇味，加适量水溶解，水溶液加乙醚萃取5次，剩余水溶液再用正丁醇萃取5次，合并正丁醇液，用氨水洗涤，蒸干正丁醇液，残渣用甲醇溶液，定容于2 mL容量瓶中，备用。

（5）精密度实验

取样品溶液0.1 mL，共6份，按"（2）"项下自样品处理方法处理样品，终止反应后，于394 nm处测定其吸收值，结果RSD=0.33%。

（6）稳定性实验

按麦冬样品溶液的配置方法操作，分别在0 h、4 h、8 h、12 h、24 h进行测定。结果显示果糖和蔗糖峰面积的RSD分别为1.39%、1.48%，表明样品溶液在24 h内稳定。

（7）重复性实验

取同一批次的药材6份，分别按"（4）"项操作，定容至2 mL，取其中0.1 mL，按"5.项下（2）"项操作，所得结果的RSD分别为1.70%，表明方法的重现性好。

（8）加样回收率实验

采用加样回收法，精密称取已知总皂苷量的麦冬样品6份，分别加入适量麦冬皂苷D对照品，混匀，按2.6.6项方法处理，定容至2 mL，取其中0.1 mL，按2.5.2项操作，平均回收率为99.79%，其RSD为2.38%。

（9）样品测定

分别精密吸取各供试品溶液0.1 mL，按6.2项操作，计算样品总皂苷含量。

（三）实验结果

1. 水分、灰分、浸出物结果

水分、灰分、浸出物结果见表12-37。

表 12-37　不同居群麦冬药材药典指标含量比较（n=3）

居群	水溶性浸出物（%）	总灰分（%）	酸不溶性灰分（%）	水分（%）
CX	81.748 d	2.681e	0.293b	9.296 d
PA	77.395f	2.975b	0.323a	9.110f
YY	72.639 h	3.048a	0.319a	9.919a
XS	84.810c	2.743 d	0.263c	8.691 h
CX*	75.091 g	2.883c	0.272c	9.215e
ST	89.371a	2.355 g	0.215e	9.658b
YA	79.515e	2.572f	0.231 d	9.542c
XC	89.612a	2.732 d	0.163f	9.003 g
LJ	88.427b	1.752 h	0.143 g	9.546c

水分、灰分、浸出物均符合《中国药典》规定。

2. 麦冬主要活性成分检测结果

果糖含量：慈溪的最高达6.032%，三台的最低为0.874%；蔗糖含量以余姚的最高达4.637%，雅安的最低为0.581%，且不同居群间麦冬药材果糖、蔗糖含量差异显著。

多糖含量：普遍较高，不同种质资源间差异较大。其中以慈溪的含量最高达52.641%，其次为三台达46.127%，而磐安的最低仅22.802%。

MOPA和MOPB含量：仅在浙江和四川等地的麦冬中检出，在襄城产的湖北麦冬和洛江产的短葶山麦冬中均未检出。各地麦冬中MOPA含量为0.035‰～0.180‰，MOPB含量为0.33‰～0.460‰，其中MOPA含量以余姚和雅安的较高，MOPB含量以余姚和慈溪的较高。慈溪产麦冬MOPB含量大于MOPA含量，三台产麦冬正好相反，MOPA含量大于MOPB含量。

总黄酮含量：普遍较低，其中以长兴居群最高达8.320‰，襄城居群最低仅为1.160‰，且浙江产麦冬的总黄酮含量较高，可能与栽培年限有关。

总皂苷含量：普遍较低，其中以磐安居群最高达4.200‰，而三台居群最低仅1.354‰，短葶山麦冬和湖北麦冬的总皂苷含量相对较高。

表 12-38　不同居群麦冬药材主要活性成分含量比较（n=3）

居群	果糖（%）	蔗糖（%）	多糖（%）	MOPA（‰）	MOPB（‰）	总黄酮（‰）	总皂苷（‰）
CX	6.032a	1.424d	52.641a	0.088c	0.269b	3.653e	1.972h
PA	3.876d	2.061c	22.802h	0.0719d	0.070e	4.344d	4.200b
YY	4.362b	4.637a	25.934f	0.179a	0.460a	6.596b	2.447g
XS	4.018c	2.076c	31.412d	0.035e	0.043f	2.780f	2.956f
CX*	3.233f	2.275b	29.953e	0.090b	0.083d	8.320a	3.492d
ST	0.874h	0.949f	46.127b	0.036e	0.033g	1.356h	1.354i
YA	1.390g	0.581g	35.736c	0.180a	0.189c	4.702c	3.067e
XC	1.503g	1.011e	32.051d	nd	nd	1.1601i	3.815c
LJ	3.506e	0.984ef	23.717g	nd	nd	1.579g	7.886a

（四）小结与讨论

本研究结果表明浙麦冬、川麦冬、湖北麦冬及短葶山麦冬在活性成分含量上差异显著，浙麦冬与川麦冬的多糖含量略高于湖北麦冬和短葶山麦冬，浙麦冬的总黄酮含量又高于其他三者，湖北麦冬和短葶山麦冬总皂苷含量高于浙麦冬和川麦冬。且湖北麦冬和短葶山麦冬中未检出MOPA和MOPB的含量。聚类分析结果显示，虽然湖北麦冬和短葶山麦冬未检出MOPA和MOPB，与麦冬药材存在明显不同，它们仍与萧山和雅安的药材聚为一类，这可能是MOPA和MOPB的差异性被其他指标的差异所掩盖或弱化了，故而造成聚类群间的差别模糊。慈溪产浙麦冬与三台产川麦冬聚为一类，可以推断麦冬药材道地产区与非道地产区的差异大于地理距离导致的差异。

二、不同种植年限麦冬各部位活性成分含量研究

（一）实验方法

果糖、蔗糖、多糖、MOPA、MOPB、总黄酮、总皂苷含量测定参见麦冬类药材内在质量研究相关章节。

（二）实验结果

1. 果糖和蔗糖含量测定结果

试验结果可知，麦冬块根、须根及叶片中果糖含量普遍高于蔗糖含量。慈溪一年生块根及须根中两者的含量较两年生和三年生的高。三台产块根和须根中果糖和蔗糖的含量较低，明显低于慈溪产的含量，且差异显著（$P < 0.05$）。对比慈溪一年生、两年生、三年生麦冬，

果糖、蔗糖含量普遍呈现的规律为一年生较两年生高，三年生较两年生高，呈现出先下降再上升的曲线规律（表12-39）。

表 12-39 麦冬不同部位主要活性成分含量比较（n=3）

居群	果糖（%）	蔗糖（%）	多糖（%）	MOPA（‰）	MOPB（‰）	总黄酮（‰）	总皂苷（‰）
A	7.649a	3.546a	26.813 h	0.034f	0.095f	2.451k	1.768i
B	2.162f	1.354bc	28.213 g	0.028 g	0.095f	2.951j	2.144 h
C	6.032b	1.424b	52.641b	0.088e	0.269c	3.653i	1.972 h
D	0.874 h	0.949 de	46.127c	0.036f	0.033 g	1.356l	1.354j
E	7.391a	1.625b	37.332e	0.102 d	0.192 d	9.277 g	8.387b
F	2.045f	1.600b	41.504 d	0.144c	0.277b	10.151f	4.821f
G	3.871e	1.085cd	30.376f	0.234a	0.480a	14.385e	5.306e
H	1.421 g	0.783 def	57.358a	0.151b	0.120e	7.818 h	7.084c
I	4.477 d	0.587f	9.349j	nd	nd	19.582c	17.914a
J	4.069 de	0.546f	5.903k	nd	nd	20.082b	5.730 d
K	5.257c	0.631ef	4.694l	nd	nd	16.773 d	4.456 g
L	3.642e	3.540a	11.705i	nd	nd	20.513a	8.399b

注：A. 慈溪一年生块根；B. 慈溪两年生块根；C. 慈溪三年生块根；D. 三台一年生块根；E. 慈溪一年生须根；F. 慈溪两年生须根；G. 慈溪三年生须根；H. 三台一年生须根；I. 慈溪一年生叶片；J. 慈溪两年生叶片；K. 慈溪三年生叶片；L. 三台一年生叶片

2. 多糖含量测定结果

慈溪麦冬块根多糖含量随着栽培年限的延长而增长，须根多糖含量先上升后下降，而叶片中多糖含量逐渐降低。三台麦冬块根多糖含量低于慈溪产三年生麦冬的多糖含量，但高于慈溪栽培的一年生和二年生块根中多糖的含量。三台麦冬须根和叶片中的多糖含量均高于慈溪麦冬同部位多糖含量。就麦冬不同部位而言，须根中多糖含量较高，均值为41.642%；块根其次，均值为38.448%；叶片中多糖含量较低，均值仅为7.913%。

3. MOPA 和 MOPB 含量测定结果

实验结果可知，麦冬各部位MOPA和MOPB的含量较低，且存在显著差异。其中以须根中含量略高，其次为块根，而这两种成分的含量在叶片中未检出。并且可以看出随着种植年限的延长，MOPA和MOPB的含量在块根和须根中都有增长的趋势。此外，在测定结果中还可发现，慈溪产麦冬块根和须根中MOPA的含量显著低于MOPB，而三台产块根和须根中两成分的含量则是前者高，后者低。

4. 总黄酮含量测定结果

实验结果显示，麦冬不同生长年限不同部位的总黄酮含量存在显著差异。麦冬叶片中总黄酮含量较高，其次为须根，而块根中总黄酮含量较低。麦冬块根和须根中总黄酮含量同样存在随着年限延长而增长的趋势，但叶片中总黄酮含量未发现规律性。三台麦冬块根及须根中黄酮含量较慈溪低。

5. 总皂苷含量测定结果

麦冬不同生长年限不同部位的总皂苷含量同样存在显著差异。麦冬各部位皂苷含量普遍较低，其中一年生须根及叶片中总皂苷含量略高。总皂苷含量随种植年限延长并未发现明显的规律性变化。

（三）小结与讨论

研究表明麦冬须根中多糖含量总体高于块根，叶片中多糖含量较低；叶片中总黄酮含量显著高于块根及须根；块根中总皂苷含量显著低于须根和叶片，可见须根中某些化学成分含量大于块根。

块根中多糖含量逐年增长，而叶片中多糖含量逐年下降，须根中此含量先上升后下降；总黄酮含量在块根和须根中均有逐年上升的趋势，但在叶片中略有下降；MOPA和MOPB在块根和须根中的含量也有随年限增长而上升的趋势；总皂苷含量在块根中未发现规律性变化，而在须根和叶片中二年生较一年生含量明显要低，三年生与二年生含量较接近。

参考文献

[1] 吴笑如，徐德生，冯怡，等. 沿阶草属主流商品麦冬块根与须根中大类成分含量的比较[J]. 时珍国医国药，2006，17（8）：1467-1468.

[2] 孙红祥，曾宪武，庄金山. 麦冬类药材质量的综合评价[J]. 中药材，2001，24（5）：313-315.

[3] 张敏红，孙红祥. 麦冬类药材糖的分析[J]. 中兽医学杂志，2000（3）：5.

[4] 林以宁，志田保夫，袁博，等. 不同产地麦冬的指纹图谱比较研究[J]. 中国药科大学学报，2005，36（6）：538-542.

[5] 余伯阳，徐国钧. 中药麦冬的资源利用研究[J]. 中草药，1995，26（4）：205-210.

[6] 谢明华，蔡鑫君，陈稀烦. 超声提取麦冬总黄酮的工艺研究[J]. 海峡药学，2008，20（11）：15-17.

[7] 陈建真，吕圭源，叶磊，等. 微波辅助提取麦冬黄酮的工艺研究[J]. 中华中医药杂志，2009，24（2）：216-218.

[8] 李惠霞，陈斌，陈创然. 制剂中麦冬不同提取工艺的探讨[J]. 中草药，1999，30（3）：189-190.

[9] 唐晓清，程志红，余伯阳. 麦冬的质量控制方法研究[J]. 中国中药杂志，1999，24（7）：390-393.

[10] 周跃华，徐德生，冯怡，等. 麦冬总皂苷提取工艺的研究[J]. 中草药，2002，33（12）：1076-1078.

第四节　五味子质量控制研究

五味子为木兰科植物五味子 *Schisandra chinensis*（Turcz.）Baill. 的干燥果实。习称"北五味子"。五味子主产于我国东北辽宁、吉林、黑龙江三省，其中辽宁、吉林两省以栽培为主，黑龙江则以野生为主。通过对东北三省的五味子种质资源考察，发现栽培五味子种质混乱，通常采用野生类型未经纯化直接种植，从而导致五味子药材品质难以稳定、可控；随着近年来五味子药材价格不断下滑，五味子栽培措施也渐趋粗放，且栽培过程中修剪技术落后，导致五味子产量难以稳定和植株老化加速；而野生五味子在采收过程中普遍存在"抢青"情况，在销售过程中也经常出现将青货掺入成熟五味子中的现象，由于近年来滥采滥摘现象的加剧，也致使野生五味子资源破坏严重。

本节针对东北不同产地的五味子药材，考察其外观性状和内在品质，从而尽可能全面综合地对五味子的品质进行分析比较，以便为建立和完善五味子药材质量标准提供参考。同时，把五味子品质与土壤因子结合起来，分析土壤因子以及采收加工对五味子药材活性成分指标的影响，以期能更科学全面地对五味子药材资源进行评价，并为五味子规范化种植适宜区域的选择和生产规范化操作规程的制定提供科学理论依据。

一、不同产地五味子外观性状评价

（一）实验准备

2009年9月在我国东北辽宁、吉林、黑龙江三省的五味子产地搜集10份五味子药材（表12-40），统一以成熟五味子果实适时采收，按产地初加工方式进行干燥。样品由南京农业大学中药材研究所鉴定为木兰科植物五味子 *Schisandra chinensis*（Turcz.）Baill. 的果实。

表 12-40　五味子供试材料

编号	产地	经纬度	海拔（m）	生长年限	类型
1	吉林省靖宇县蒙江乡	42° 20′N，126° 41′E	635	3	栽培
2	吉林省靖宇县三道湖镇	42° 23′N，127° 00′E	551	3	栽培
3	吉林省安图县万宝镇	42° 54′N，128° 22′E	596	3	栽培
4	辽宁省凤城市宝山镇	42° 21′N，123° 53′E	78	4	栽培
5	辽宁省新宾县木奇镇	41° 36′N，124° 31′E	612	4	栽培
6	吉林省汪清县春阳镇	43° 45′N，129° 29′E	444	4	栽培
7	吉林省集安市青石镇	41° 21′N，126° 31′E	197	5	栽培
8	吉林省汪清县汪清镇	43° 19′N，129° 40′E	209	5	栽培
9	黑龙江省铁力市桃山镇	46° 58′N，128° 08′E	242	5	栽培
10	小兴安岭铁力市山区	47° 04′N，128° 14′E	200～500	5 年以上	野生

注：栽培类型的生长年限指经育苗移栽后大田实际栽培时间，下同。

（二）实验方法

测定10份五味子样品果实的颜色、形状、千粒重、直径（随机50粒平均值），以及种子的颜色、形状、千粒重、横径（种子的最宽处，随机50粒平均值）、纵径（种子的最长处，随机50粒平均值）共9个指标。同时运用PASW Statistics 18.0软件对五味子药材的果实千粒重、种子千粒重、种子千粒重/果实千粒重、果实直径、种子横径、种子纵径、种子纵径/种子横径共7个外观性状指标进行Person相关性分析。

（三）实验结果

这10个产地的五味子药材颜色、形状并无差异，果实均呈皱缩的球形或扁球形，表面红色、紫红色或暗红色，种子呈肾形，黄色或棕黄色。由表12-41可以看出，各地五味子的直径和重量存在一定差异，整体而言，3年生五味子的直径和重量都相对较大。在栽培类型中，集安青石镇的五味子果实直径最大，为7.65 mm；安图万宝镇的果实千粒重和种子千粒重、横径都最大，其果实千粒重为136.7190 g，种子千粒重和横径分别为29.7877 g和4.04 mm；而汪清春阳镇的直径和重量都最小，其果实直径为6.33 cm，果实千粒重和种子千粒重分别为92.5871 g和21.6920 g，种子横径和纵径则为3.58 mm和4.57 mm。而与栽培类型相比，小兴安岭野生的五味子药材明显个小粒轻，其果实直径、千粒重和种子千粒重、横径在这10份样品中都是最小的，而其种子纵径则略高于汪清春阳镇的。

表 12-41　不同产地五味子药材外观性状比较（$\bar{x}\pm s$，$n=3$）

编号	果实颜色、形状	种子颜色、形状	果实千粒重（g）	果实直径（mm）	种子千粒重（g）	种子横径（mm）	种子纵径（mm）
1			125.6021±1.0048b	7.22±0.09b	28.1615±0.6142b	3.87±0.03bc	5.01±0.16a
2			122.2609±2.1400b	7.03±0.12bc	29.0186±0.3304a	3.86±0.10bc	5.15±0.08a
3			136.7190±3.0227a	7.17±0.19bc	29.7877±0.5169a	4.04±0.06a	5.14±0.12ab
4	红色、紫红色或暗红色；皱缩的球形或扁球形	黄色或棕黄色；肾形	106.3840±1.9842c	6.92±0.24cd	22.6791±0.2093e	3.72±0.23cd	4.58±0.08e
5			99.2369±2.3313d	6.43±0.12fg	26.2707±0.7041c	3.79±0.05bc	4.83±0.10bcd
6			92.5871±0.4993e	6.33±0.06g	21.6920±0.4953f	3.58±0.08d	4.57±0.04e
7			106.3817±3.9905c	7.65±0.12a	24.1395±0.1554d	3.95±0.05ab	4.90±0.12bc
8			125.0482±2.2784b	6.74±0.11de	26.8725±0.3640c	3.85±0.07bc	4.75±0.16cde
9			109.0202±1.1435c	6.63±0.17ef	22.1995±0.1057ef	3.82±0.09bc	4.75±0.06cde
10			76.1703±0.8806f	6.32±0.14g	18.8745±0.6761g	3.70±0.02cd	4.68±0.10de

注：差异显著性分析取α=0.05水平，同一列中含有不相同字母者为差异显著。

从表12-42的相关性分析结果可以看出，果实千粒重与种子纵径、果实千粒重与种子横径、种子千粒重与种子纵径均呈显著正相关（$P<0.05$）；种子千粒重与果实千粒重、种子千粒重与种子横径、果实直径与种子纵径、种子横径与种子纵径均呈极显著正相关（$P<0.01$）；其余指标相关性不显著。

表 12-42　五味子药材外观性状的相关系数

编号	A	B	C	D	E	F	G
A	1.000						
B	0.891**	1.000					
C	−0.511	−0.067	1.000				
D	0.615	0.526	−0.383	1.000			
E	0.758*	0.719*	−0.285	0.765**	1.000		
F	0.705*	0.836**	0.033	0.609	0.816**	1.000	
G	0.177	0.475	0.482	0.014	0.032	0.599	1.000

注：A. 果实千粒重；B. 种子千粒重；C. 种子千粒重/果实千粒重；D. 果实直径；E. 种子纵径；F. 种子横径；G. 种子纵径/种子横径。

*表示相关性达显著水平（$P<0.05$），**表示相关性达极显著水平（$P<0.01$）

（四）小结与讨论

这10份五味子药材样品的外观性状都符合《中国药典》（2010年版）一部中五味子项下描述。而五味子在栽培过程中出现的大小年现象可能在一定程度上造成了不同生长年限的五味子外观性状的差异。药用植物的品质不仅取决于其本身的遗传特性，而且与药用植物生长的生态环境和栽培方式有关[1]。野生五味子可能是由于所处环境生态因子的影响，如光照、降水、温度等，以及在生长过程中缺少相应的整形剪枝等栽培措施，致使其果实、种子与栽培类型相比有显著差异。

有学者研究表明药用植物外观性状与内在品质存在显著的相关性[2]。果实外观性状多样性是遗传多样性和环境多样性共同作用的结果，是生物多样性的重要研究内容，种质资源性状多样性为遗传育种提供了丰富的基因源[3]。刘清玮等[4]对五味子主要性状的遗传参数及性状间遗传进行相关性分析，发现其变异系数较大的经济性状为果穗数、平均穗重、产量和穗粒数，且得出果穗数、平均穗重、果穗长、地茎以及比叶重5个性状为影响其产量的主要因素。因此进一步加强对不同产地五味子外观性状的全面分析研究，能为今后五味子药材鉴别、育种性状筛选、优质丰产品种的培育，以及进一步探索其内在品质变异提供科学的参考依据，具有重要意义。

二、不同产地五味子药材内在品质评价

（一）实验准备

五味子样品同上。

（二）实验方法

1. 水分、浸出物和灰分含量测定

按照《中国药典》（2010年版）一部中附录的方法。

2. 挥发油含量测定

五味子药材（过2号筛）加入5倍量水，浸泡1 h，水蒸气蒸馏5 h。

3. 总糖含量测定

（1）对照品溶液的制备

取无水葡萄糖对照品适量，精密称定，加水制成每1 mL含0.0998 mg的溶液，摇匀，即得。

（2）标准曲线的制备

精密量取对照品溶液0.2 mL、0.4 mL、0.6 mL、0.8 mL、1.0 mL，分别置10 mL具塞试管中，依次加水使成1.0 mL，各加5%苯酚溶液1.0 mL，混匀，再加入浓硫酸5 mL，迅速摇匀后置沸水浴中加热10 min，立即置冰浴中冷却10 min取出，室温放置10 min，以相应的试剂为空白，在490 nm处测定吸光度，以吸光度为纵坐标，浓度为横坐标绘制标准曲线，得回归

方程 $Y=9.7545X-0.0187$，$r=0.9982$。

（3）供试品的制备

取五味子药材粉末（过3号筛）0.5 g，用纯水提取，以料液比1∶25，水浴温度100℃，提取时间2 h，提取2次，提取液离心取上清液后抽滤，用水冲洗滤渣多次，滤液合并上清液加水定容至100 mL，从中取10 mL溶液加入0.1 mol·L⁻¹ H₂SO₄溶液5 mL，通过预先处理好的AB-8型大孔吸附树脂柱（80～100目，内径8 mm，柱高为5 cm，上样前用0.1 mol·L⁻¹ H₂SO₄溶液处理），收集流出液置100 mL容量瓶中，用0.1 mol·L⁻¹ H₂SO₄溶液50 mL洗脱，洗脱液置同一容量瓶中，加水定容至刻度，摇匀备用。

（4）测定方法

从供试品溶液中精密移取0.6 mL，加水使成1.0 mL，加5%苯酚溶液1.0 mL，混匀，再加入浓硫酸5 mL，迅速摇匀后置沸水浴中加热10 min，立即置冰浴中冷却10 min取出，室温放置10 min，以相应的试剂为空白，在490 nm处测定吸光值。

4. 总游离有机酸含量测定

（1）NaOH滴定液制备

按2010年版《中国药典》附录ⅩⅤ中NaOH滴定液的方法制备，用邻苯二甲酸氢钾标定，计算得NaOH滴定液浓度为0.0817 mol·L⁻¹。

（2）对照品溶液的制备

取柠檬酸适量置100 mL容量瓶中，加水溶解并稀释至刻度，摇匀，制成11.757 mg·mL⁻¹对照品溶液，备用。

（3）供试品制备

取五味子药材粉末（过3号筛）约5 g，精密称定，精密加入30倍去CO₂蒸馏水和少许沸石至烧瓶中，精密称定重量，煎煮提取40 min，放冷，加水补足重量，提取液离心后取上清液待测。

（4）测定方法

精密移取待测液25 mL置烧杯中，加水5 mL，置电磁搅拌器上，将连接有pH计的pH复合电极插入液面下，放入搅拌子，开启搅拌，照2010年版《中国药典》附录ⅧA电位滴定法，用0.081 mol·L⁻¹ NaOH滴定液滴定。采用ORIGIN软件绘制 阶导数曲线（$\Delta E/\Delta V-V$）。一阶导数曲线最高点对应的体积即为滴定终点体积。将结果用空白实验校正，总游离有机酸量按柠檬酸折算，以占生药材的质量分数表示。每1 mL NaOH滴定液（0.0817 mol·L⁻¹）相当于5.0896 mg的柠檬酸（Mr=192）。

（5）柠檬酸对照品突跃范围试验

精密吸取柠檬酸对照溶液10 mL，加水20 mL，按前述测定方法用0.0817 mol·L⁻¹ NaOH滴定液滴定，将结果用空白实验校正，曲线的极大值对应体积就是滴定终点，消耗碱量为23.1 mL。由公式（$V_碱=3C_酸\times V_酸/C_碱$）计算消耗碱量为22.5 mL，相对误差为2.67%。二者相吻合，曲线显示滴定终点非常明显。

5. 木脂素含量测定

（1）对照品溶液的制备

取7种木脂素标准品适量加入10 mL容量瓶中，加甲醇定容制成混标，各木脂素浓度依次为：五味子醇甲0.286 mg·mL⁻¹，五味子醇乙0.116 mg·mL⁻¹，当归酰戈米辛H 0.0705 mg·mL⁻¹，当归酰戈米辛Q 0.0224 mg·mL⁻¹，五味子酯甲0.0172 mg·mL⁻¹，五味子甲素0.0458 mg·mL⁻¹，五味子乙素0.213 mg·mL⁻¹。

（2）供试品的制备

取五味子药材粉末（过3号筛）0.5 g置锥形瓶中，精密称定，精密加入50 mL甲醇，称重，超声（功率250 W，频率20 kHz）提取30 min，放冷，用甲醇补足减失的重量，混匀，提取液过0.45 μm微孔滤膜，备用。

（3）色谱条件

色谱柱为Waters Symmetry C18（250×4.6 mm，5 μm）；流动相是A（乙腈）-B（水），梯度洗脱：0～45 min，A-B（40：60～70：30）；45～50 min，A-B（70：30～95：5）；50～55 min，A-B（95：5）；55～56 min，A-B（95：5～40：60）；56～65 min，A-B（40：60）。波长218 nm；柱温30℃；流速1.0 mL·min⁻¹；进样量20 μL。

（三）实验结果

1. 常规指标测定结果

由表12-43可知，不同产地的五味子药材水分、浸出物和灰分含量都存在显著差异。栽培类型的9份样品中水分含量都在10%以上，其中以铁力桃山镇的最高为12.067%，新宾木奇镇的最低为10.435%，而小兴安岭野生的五味子药材水分含量在这10份样品中是最低的（8.082%），结果都符合我国2010年版《中国药典》规定（≤16.0%）。不同产地的五味子药材浸出物含量普遍较高，其水溶性浸出物含量都大于相应的醇溶性浸出物。水溶性浸出物以凤城宝山镇的最低，为49.944%，其他样品全都高于50%，其中以汪清镇的最高为61.153%，而小兴安岭野生的五味子药材水溶性浸出物含量为60.266%，与汪清镇的相比略低，但无显著差异。从整体来看，5年生的水溶性浸出物含量相对较大，3年生的次之，而4年生的则相对较小。醇溶性浸出物含量也以凤城宝山镇的最低，为33.845%，汪清镇的则最高为58.253%。五味子药材中总灰分含量在3%～5%，结果均符合《中国药典》规定（≤7.0%），其中以新宾木奇镇的最高为4.231%，汪清春阳镇的最低为3.034%，而小兴安岭野生的五味子总灰分含量为4.211%，与新宾木奇镇的相比略低，但无显著差异。五味子药材酸不溶性灰分含量差异较大，其中以铁力桃山镇的最高为0.587%，小兴安岭野生的次之为0.330%，靖宇三道湖镇的最低仅为0.051%。

表 12-43　不同产地五味子药材常规指标比较（$\bar{x}\pm s$，$n=3$）

编号	水分（%）	水溶性浸出物（%）	醇溶性浸出物（%）	总灰分（%）	酸不溶性灰分（%）
1	10.825±0.058e	56.462±1.511bcd	48.225±1.184 d	3.400±0.079 de	0.078±0.010fg
2	11.657±0.070c	57.052±0.531bc	48.308±2.137 d	3.381±0.169 de	0.051±0.004 g

编号	水分（%）	水溶性浸出物（%）	醇溶性浸出物（%）	总灰分（%）	酸不溶性灰分（%）
3	11.696±0.153c	58.897±0.747ab	48.902±0.838cd	3.662±0.122bc	0.248±0.014c
4	11.333±0.152 d	49.944±0.836e	33.845±0.306 g	3.222±0.068ef	0.104±0.010ef
5	10.435±0.263f	56.984±1.301bc	51.143±1.141b	4.231±0.161a	0.093±0.012ef
6	12.067±0.252b	54.259±2.203 d	50.359±0.982bc	3.034±0.077f	0.173±0.036 d
7	10.505±0.211f	54.680±0.477cd	45.847±0.162e	3.843±0.165b	0.111±0.009e
8	11.605±0.108cd	61.153±1.425a	58.253±0.682a	3.482±0.102cd	0.257±0.009c
9	12.517±0.145a	60.345±2.296a	56.676±1.310a	3.613±0.089c	0.587±0.020a
10	8.082±0.204 g	60.266±1.281a	40.077±0.256f	4.211±0.028a	0.330±0.023b

2. 主要活性成分含量测定结果

由表12-44可知，不同产地五味子药材中挥发油含量差异不大，在栽培类型中，以汪清春阳镇的最高，为1.76 mL·100 g⁻¹，凤城宝山镇的最低，为1.48 mL·100 g⁻¹，在这10份样品中，小兴安岭野生的五味子药材挥发油含量最低，为1.41 mL·100 g⁻¹，但与凤城宝山镇的相比差异并不显著。不同产地五味子药材的总糖含量呈现一定差异，但相差不大，其中以小兴安岭野生的最高，为21.246%，靖宇蒙江乡的次之，为20.860%，与小兴安岭野生的相比无显著差异，新宾木奇镇的最低，仅为16.686%。不同产地五味子药材的游离总有机酸含量差异显著，其中以汪清镇的最高为25.600%，而凤城宝山镇的最低为17.997%，而小兴安岭野生的五味子药材游离总有机酸含量略高于凤城宝山镇为19.017%。

表 12-44　不同产地五味子主要活性成分含量比较（$\bar{x}\pm s$，$n=3$）

编号	挥发油（mg·100 g⁻¹）	总糖（%）	游离总有机酸（%）
1	1.67±0.04ab	20.860±0.901ab	22.790±0.461c
2	1.64±0.07b	20.784±0.734ab	22.912±0.311c
3	1.66±0.06b	18.744±0.814c	23.219±0.589c
4	1.48±0.04c	19.853±0.698bc	17.997±0.194f
5	1.57±0.06b	16.686±0.307d	24.429±0.291b
6	1.76±0.06a	20.515±0.622ab	22.758±0.491c
7	1.58±0.03b	19.012±0.862c	21.857±0.331d
8	1.60±0.02b	19.969±0.528bc	25.600±0.245a
9	1.60±0.04b	19.620±0.424bc	24.414±0.343b
10	1.41±0.08c	21.246±0.437a	19.017±0.473e

3. 木脂素类成分含量测定结果

由表12-45可知，不同产地五味子的木脂素成分含量存在显著差异。在栽培类型中，凤城宝山镇的五味子药材中五味子醇甲和五味子甲素含量都最高，分别为0.6682%和0.0945%；新宾木奇镇的都最低，分别为0.5417%和0.0723%；在这10份样品中，小兴安岭野生的这2个指标则最低，分别为0.5179%和0.0550%；小兴安岭野生的五味子药材中五味子醇乙含量最高为0.2051%，新宾木奇镇的次之为0.1704%，铁力桃山镇的最低为0.1335%；集安青石镇的五味子药材中当归酰戈米辛H含量最高为0.1456%，小兴安岭野生的略低为0.1337%，新宾木奇镇的则最低为0.1188%；靖宇蒙江乡的五味子药材中当归酰戈米辛Q含量最高为0.0262%，汪清镇的最低为0.0161%，而小兴安岭野生的比汪清镇的略高为0.0174%；在栽培类型中，集安青石镇的五味子药材中五味子酯甲含量最高，为0.0398%，新宾木奇镇的最低为0.0166%，在这10份样品中，小兴安岭野生的最低为0.0133%；汪清春阳镇的五味子乙素含量最高为0.3434%，小兴安岭野生的次之为0.3367%，两者无显著差异，铁力桃山的则最低为0.2667%；这7个木脂素总量则以凤城宝山镇的最大，而新宾木奇镇的则最小，但整体来看不同产地五味子药材的木脂素总量差异并不大。

表 12-45　不同产地五味子木脂素成分含量比较（$\bar{x} \pm s$，$n=3$）

编号	五味子醇甲（%）	五味子醇乙（%）	当归酰戈米辛H（%）	当归酰戈米辛Q（%）
1	0.5867±0.0142cd	0.1581±0.0035cde	0.1301±0.0032bc	0.0262±0.0008a
2	0.5990±0.0290c	0.1595±0.0075cd	0.1315±0.0070bc	0.0243±0.0031a
3	0.5729±0.0153de	0.1620±0.0042bc	0.1280±0.0036bc	0.0233±0.0032a
4	0.6682±0.0046a	0.1497±0.0007de	0.1299±0.0011bc	0.0248±0.0008a
5	0.5417±0.0079fg	0.1704±0.0024b	0.1188±0.0019d	0.0176±0.0024b
6	0.5447±0.0103f	0.1659±0.0133bc	0.1248±0.0029cd	0.0177±0.0024b
7	0.6283±0.0095b	0.1486±0.0020e	0.1456±0.0044a	0.0182±0.0010b
8	0.5556±0.0120ef	0.1687±0.0057bc	0.1345±0.0033bc	0.0161±0.0014b
9	0.6241±0.0127b	0.1335±0.0025f	0.1256±0.0029c	0.0196±0.0013b
10	0.5179±0.0108g	0.2051±0.0039a	0.1337±0.0033b	0.0174±0.0011b

编号	五味子酯甲（%）	五味子甲素（%）	五味子乙素（%）	7个木脂素总量（%）
1	0.0244±0.0014bc	0.0839±0.0032b	0.2894±0.0076d	1.2986±0.0339c
2	0.0253±0.0005b	0.0807±0.0091bc	0.2941±0.0136cd	1.3143±0.0697bc
3	0.0248±0.0003bc	0.0743±0.0033cd	0.2860±0.0078d	1.2713±0.0375cd
4	0.0241±0.0013bc	0.0945±0.0017a	0.2925±0.0023cd	1.3836±0.0092a
5	0.0166±0.0025e	0.0723±0.0021d	0.2902±0.0047d	1.2276±0.0189d
6	0.0187±0.0005d	0.0768±0.0073bcd	0.3434±0.0074a	1.2920±0.0437cd
7	0.0398±0.0012a	0.0818±0.0015bc	0.3053±0.0046c	1.3676±0.0202ab
8	0.0229±0.0009c	0.0758±0.0024cd	0.3221±0.0078b	1.2958±0.0221c
9	0.0255±0.0005b	0.0918±0.0023a	0.2667±0.0066e	1.2866±0.0282cd
10	0.0133±0.0011f	0.0550±0.0013e	0.3367±0.0076a	1.2792±0.0288cd

4. 五味子药材中活性成分指标的相关性分析

运用PASW Statistics 18.0软件对五味子药材中活性成分指标进行Person相关性分析，结果见表12-46。结果表明，水溶性浸出物与醇溶性浸出物，五味子醇甲与五味子酯甲，五味子醇乙与五味子乙素，当归酰戈米辛H与五味子酯甲，当归酰戈米辛H与总木脂素，五味子酯甲与总木脂素均呈显著正相关（$P < 0.05$）；醇溶性浸出物与游离总有机酸，五味子醇甲与五味子甲素，五味子醇甲与总木脂素呈极显著正相关（$P < 0.01$）；水溶性浸出物与总木脂素，五味子醇乙和五味子酯甲呈显著负相关（$P < 0.05$）；五味子醇甲与五味子醇乙，五味子醇乙

与五味子甲素间均呈极显著负相关（$P<0.01$）；其他活性成分指标间相关性不显著。

表 12-46 五味子活性成分间相关性分析

Index	A	B	C	D	E	F	G	H	I	J	K	L	M
A	1.000												
B	0.658*	1.000											
C	−0.029	0.568	1.000										
D	0.045	−0.216	−0.008	1.000									
E	0.569	0.969**	0.608	−0.366	1.000								
F	−0.564	−0.311	−0.081	−0.009	−0.283	1.000							
G	0.316	−0.234	−0.388	0.216	−0.262	−0.812**	1.000						
H	−0.040	−0.224	−0.245	0.346	−0.268	0.288	−0.010	1.000					
I	−0.403	−0.395	0.145	0.242	−0.296	0.531	−0.362	−0.067	1.000				
J	−0.256	0.038	0.190	−0.101	0.077	0.687*	−0.680*	0.679*	0.197	1.000			
K	−0.500	0.020	0.267	−0.060	0.050	0.882**	−0.934**	−0.025	0.498	0.548	1.000		
L	0.001	−0.133	−0.032	0.409	−0.224	−0.594	0.696*	0.233	−0.544	−0.358	−0.622	1.000	
M	−0.649*	−0.544	−0.192	0.342	−0.561	0.784**	−0.412	0.668*	0.327	0.646*	0.552	−0.003	1.000

注：A. 水溶性浸出物；B. 醇溶性浸出物；C. 挥发油；D. 总糖；E. 游离总有机酸；F. 五味子醇甲；G. 五味子醇乙；H. 当归酰戈米辛H；I. 当归酰戈米辛Q；J. 五味子酯甲；K. 五味子甲素；L. 五味子乙素；M. 总木脂素

5. 五味子药材中活性成分指标的主成分分析

运用PASW Statistics 18.0软件对五味子药材中浸出物、挥发油、总糖、游离总有机酸和木脂素共13个活性成分指标进行主成分分析。由表12-47可以看出，前4个主成分的累积为87.836%，所以前4个主成分能代表五味子药材中活性成分含量的信息。同时根据特征值的贡献率大小为分配系数，计算综合得分并排序，结果见表12-48。其计算综合得分的公式为：F（综合得分）$=0.38123F1+0.26732F2+0.13590F3+0.09392F4$。从主成分分析结果中的综合得分可以看出，在栽培类型中，集安青石镇的品质最好，新宾木奇镇的最差；而与栽培类型相比，小兴安岭野生的品质则是这10份样品中最差的。

表 12-47 主因子分析方差解释

主因子数	特征值	方差贡献率（%）	累积方差贡献率（%）
1	4.956	38.123	38.123
2	3.475	26.732	64.854
3	1.767	13.590	78.445
4	1.221	9.392	87.836

表 12-48 主因子和综合因子分值

编号	$F1$	$F2$	$F3$	$F4$	F/综合得分	排名
1	0.3974	0.2437	−0.3191	1.2450	0.2902	3
2	0.3676	0.0991	0.0595	0.8389	0.2535	4
3	−0.1746	0.5583	−0.4208	−0.0720	0.0188	6

续表

编号	F1	F2	F3	F4	F/综合得分	排名
4	1.7781	−1.1682	−1.2267	−0.2731	0.1732	5
5	−1.0418	0.7926	−1.3952	−1.4038	−0.5067	9
6	−0.5949	−0.0394	0.1111	1.7453	−0.0583	8
7	1.1221	−0.2582	1.8172	−1.1279	0.4998	1
8	−0.8086	0.4549	1.3948	−0.0935	−0.0059	7
9	0.3762	1.4076	−0.0643	−0.4369	0.4699	2
10	−1.4216	−2.0904	0.0434	−0.4220	−1.1345	10

6. 五味子药材中活性成分指标的聚类分析

以欧式距离平方为测量准则，离差平方和法为组群合并准则，用PASW Statistics 18.0软件对五味子药材中浸出物、挥发油、总糖、游离总有机酸和木脂素共13个活性成分指标进行系统聚类分析，可将其分为4类，结果见图12-4和表12-49。具体分类如下：

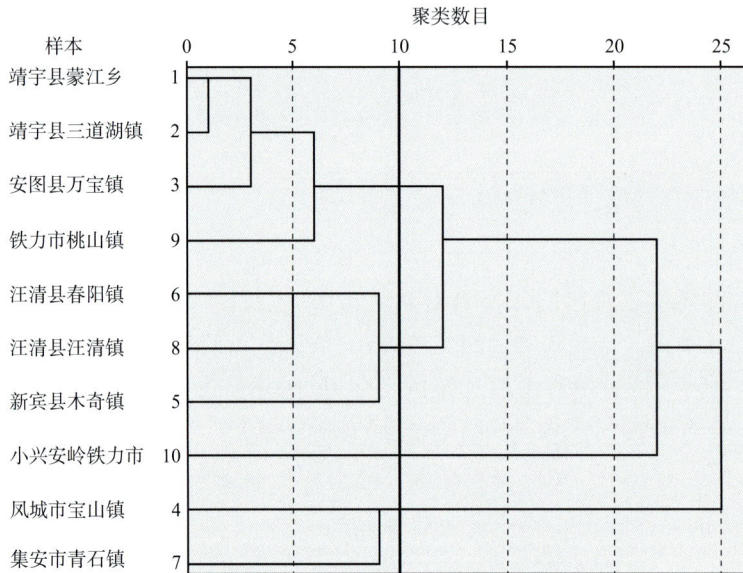

图 12-4　不同产地五味子药材活性成分聚类分析

表 12-49　不同聚类群组活性成分指标的平均值分析

编号	A（%）	B（%）	C（mL·100 g⁻¹）	D（%）	E（%）	F（%）	G（%）	H（%）	I（%）	J（%）	K（%）	L（%）	M（%）
1	58.189	50.528	1.64	20.002	23.334	0.5957	0.1533	0.1288	0.0234	0.0250	0.0827	0.2841	1.2927
2	52.312	39.846	1.53	19.433	19.927	0.6483	0.1492	0.1378	0.0215	0.0320	0.0882	0.2989	1.3756
3	57.465	53.252	1.64	19.057	24.262	0.5473	0.1683	0.1260	0.0171	0.0194	0.0750	0.3186	1.2718
4	60.266	40.077	1.41	21.246	19.017	0.5179	0.2051	0.1337	0.0174	0.0133	0.0550	0.3367	1.2792
总计	57.004	48.164	1.60	19.729	22.499	0.5839	0.1622	0.1303	0.0205	0.0235	0.0787	0.3026	1.3017

第一类包括靖宇蒙江乡、靖宇三道湖镇、安图万宝镇、铁力桃山镇，其特点是浸出物含量、挥发油、总糖和游离总有机酸含量都较高，木脂素类成分含量居中。

第二类包括凤城宝山镇和集安青石镇，其特点是浸出物含量、挥发油、总糖和游离总有机酸含量都较低，木脂素类成分含量较高。

第三类包括新宾木奇镇、汪清春阳镇和汪清县汪清镇，其特点是浸出物含量、挥发油和游离总有机酸含量都较高，总糖和木脂素类成分较低。

第四类就只有黑龙江省铁力市野生的，其特点是水溶性浸出物、总糖含量较高，醇溶性浸出物、挥发油、游离总有机酸和木脂素类成分含量较低。

由图12-4可以看出，通过对不同产地五味子药材中活性成分指标的聚类分析，栽培类型中可将凤城宝山镇和集安青石镇的五味子药材与其他产区做明显的区分，而小兴安岭野生的五味子与栽培类型相比区分也很明显。

（四）小结与讨论

这10个产地的五味子药材水分和总灰分含量都符合《中国药典》规定。本研究结果对于浸出物暂定水溶性浸出物含量不低于45.0%，醇溶性浸出物含量不低于30.0%。

这10个产地的五味子药材中五味子醇甲含量都符合《中国药典》规定（≥0.40%）。

参 考 文 献

[1]林文雄，王庆亚.药用植物生态学［M］.北京：中国林业出版社，2007.
[2]朱玉球，曾燕如，潘心平，等.厚朴外观性状与内在品质的关系［J］.浙江林学院学报，1999，16（4）：387-391.
[3]章希娟，郑姗，张小艳，等.枇杷种质资源果穗与果实外观性状研究［J］.福建果树，2009，（2）：63-67.
[4]刘清玮，余春粉，高延辉，等.北五味子主要性状的遗传参数及相关性研究［J］.人参研究，2009，21（1）：11-15.

第五节　生产过程监测技术研究

近十几年，随着中药现代化和国际化的深入开展，中药制造工业在生产设备自动化和集成化等方面取得了巨大发展，生产效率有了明显提升。但是，中药生产仍然面临工艺参数精细化程度偏低，过程控制缺乏理论依据和指导策略，质量检验与管理相对滞后等诸多挑战和难题。如何通过先进制药工程科技提升中药制造过程控制水平，从而保证中药产品质量稳定、可控，是中药制造企业不断创新发展及增强产品市场竞争力的核心问题之一，也是国内外药品监管机构关注的热点问题。

中药制造过程质量控制水平的提升，首先需要建立和完善过程质量检测系统，实现药品生产全程的质量可视化，以此为基础开发相应的控制策略，从而确保生产过程始终处于受控状态。近红外光谱（NIRS）技术是一种绿色快速、操作方便的检测技术，尤其适合进行多组分复杂体系的快速检测，近年来在中药生产过程监测中得到广泛应用[1]。将该技术应用于中药生产过程分析将有助于增强对生产过程的理解，提升中药生产质量控制水平，为中药生产过程控制策略的制定与工艺调整提供数据支持。

要实现近红外光谱生产过程的在线控制，主要应进行两方面工作：①近红外光谱采集平台搭建：由于YQFM生产的工艺步骤繁多，并不是所有的工艺点均适合采集近红外光谱进行过程分析。故应从经济性、实用性、可操作性等多方面对各工艺点进行评价，筛选出适合的关键工艺监测点进行近红外光谱采集平台搭建，并应根据工艺、物料、环境等特性合理地设计近红外光谱采集方式。②近红外光谱技术的过程分析方法研究：即在各工艺监测点开发近红外光谱分析模型，以YQFM的质量标志物作为近红外光谱分析模型的监测对象，并结合工艺特点与质量要求确定过程分析技术应用模式。YQFM的生产全程分为提取过程和制剂过程2个制造流程。因此，需要对2个流程均建立基于近红外光谱的全过程质量分析技术体系，形成完善的过程管控策略。

一、近红外光谱在提取生产过程中的在线应用

（一）提取车间近红外光谱采集平台搭建

提取过程是将红参、麦冬、五味子，三味药材分别经煎煮、醇沉、碱沉、过滤、浓缩、干燥等工序制得三种干燥提取物的生产过程。我们结合生产过程的质量控制需求，确定了煎煮工序、碱沉工序等若干个关键工序控制点，并针对各工序的不同特点及技术要求，分别建立了提取车间在线及近线近红外光谱采集平台。

首先，搭建了在线近红外光谱采集平台用于三种药材的煎煮工序的在线监测。煎煮工序是提取生产过程的起点工序，药材中的有效成分在此工序被提取出来，该工序直接影响药材的利用率和药液中有效成分含量，所以对此工序进行过程监测很有必要。由于药材煎煮产生的药渣等不溶性杂质会对近红外光谱的稳定性和准确性产生影响，且煎煮过程中，药渣也有堵塞近红外探头流通池的风险，所以近红外光谱检测装置不能直接安装在提取罐上。我们在提取罐外设置循环装置，将药液引出后经过滤器过滤得到澄清药液，药液经过近红外光谱采集装置采集近红外光谱，最后引回提取罐内，这样就消除了药渣等不溶性杂质对近红外光谱的影响（图12-5）。

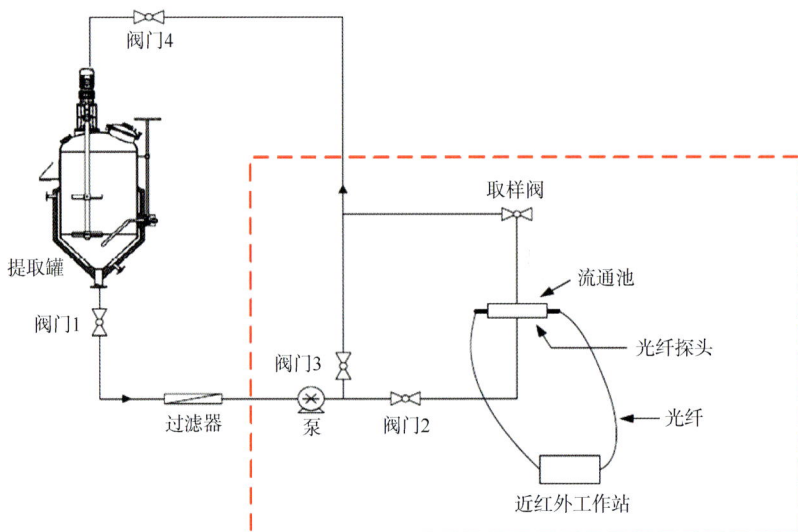

图 12-5　在线近红外光谱采集系统示意图

其次，制造过程还搭建了近线近红外光谱采集平台用于某些提取工艺过程药液的光谱采集。在提取过程中有些工艺过程不适宜进行在线分析，如麦冬醇沉和碱沉工序，在这两个工序的提取液中大量的蛋白质、多糖、色素、无机盐等杂质在此步骤析出沉降[2]，以提高药液中有效成分的占比，所以在此工序安装近红外光谱检测装置对药液中有效成分进行监测也很有必要。然而，在醇沉及碱沉过程析出的黏稠杂质会覆盖在近红外探头上，影响近红外光谱的采集。所以以上类型工序无法使用在线检测装置进行分析检测，而更适合取出澄清药液使用生产现场附近建立的近线近红外光谱采集平台进行光谱采集。还有一些工艺过程无须搭建在线近红外光谱采集平台，如红参油水分离与干燥工序，由于在该工艺过程中工艺控制水平较高，批次间差异性极小，对药液的质量影响也很小。考虑到经济性，以上类型工序也更适合使用近线近红外光谱采集平台。

（二）基于近红外光谱技术的提取生产过程分析方法研究

基于近红外光谱技术的提取生产过程分析方法的研究主要可分为3方面。①过程监测方法的研究：筛选YQFM中的部分质量标志物作为研究对象，开发在线近红外定量分析模型，对过程药液中的质量标志物进行实时监测，以实现过程质量可视化；②多变量统计过程控制方法的研究：该研究将药液的质量属性与设备的参数进行融合分析，可从多维度对生产过程是否存在异常进行判定，辅助异常溯源，也可降低使用单一变量对生产过程进行监测时的误判风险。③快速检测方法的研究：该研究主要目的为开发某工序过程药液的快速检测方法，以替代传统分析方法，缩短检测时间。通过以上技术方法的开发及应用，提升YQFM的质量控制水平，提高生产过程的稳定性与批间一致性。

1. 过程监测模型开发

我们依照中药质量标志物理论，对YQFM中的质量标志物开展系统性研究，采用药效学、网络药理学、药动学及药性等方法，最终确定了人参皂苷Rb_1、Rg_1、Rf、Rh_1、Rc、Rb_2、Ro、Rg_3、Rd、Re及麦冬皂苷C、果糖、五味子醇甲等15个YQFM的质量标志物[3]，并以此为核心建立全程质量控制体系。我们从中选取人参皂苷Rb_1、Re、Rg_1、果糖、五味子醇甲，作为研究对象进行近红外在线监测模型开发。

我们利用近红外光谱技术监测提取工序，应用近红外建模软件选择最优建模波段和最适光谱预处理方法，结合偏最小二乘算法（PLS）建立近红外光谱图与待测组分含量间的定量模型，并以内部交叉验证决定系数（R_2）、交叉验证均方根误差（RMSECV）和相对分析误差（RPD）作为模型评价指标。将建立的定量校正模型应用于实际生产中，实时反映提取过程药液中质量标志物含量。分别采集26批次红参醇提过程近红外光谱，建立了红参醇提过程人参皂苷Rg_1、Re、Rb_1在线近红外定量分析模型；采集32批次麦冬水提过程近红外光谱，建立了麦冬水提过程果糖在线近红外定量分析模型；采集17批次五味子水提过程近红外光谱，建立五味子醇甲在线近红外定量分析模型（图12-6）。

以上模型可用于对红参、麦冬、五味子3味药材煎煮过程中药液质量进行实时监测，实现了生产过程质量可视化（图12-7～图12-9）。在此基础之上，我们汇总并分析以上模型生成的过程含量数据，形成了煎煮过程关键性质量指标的经验标准，定期对3味药材的煎煮工序进行回顾性分析，为生产异常溯源、工艺能力评价及工艺参数调整提供数据支持。

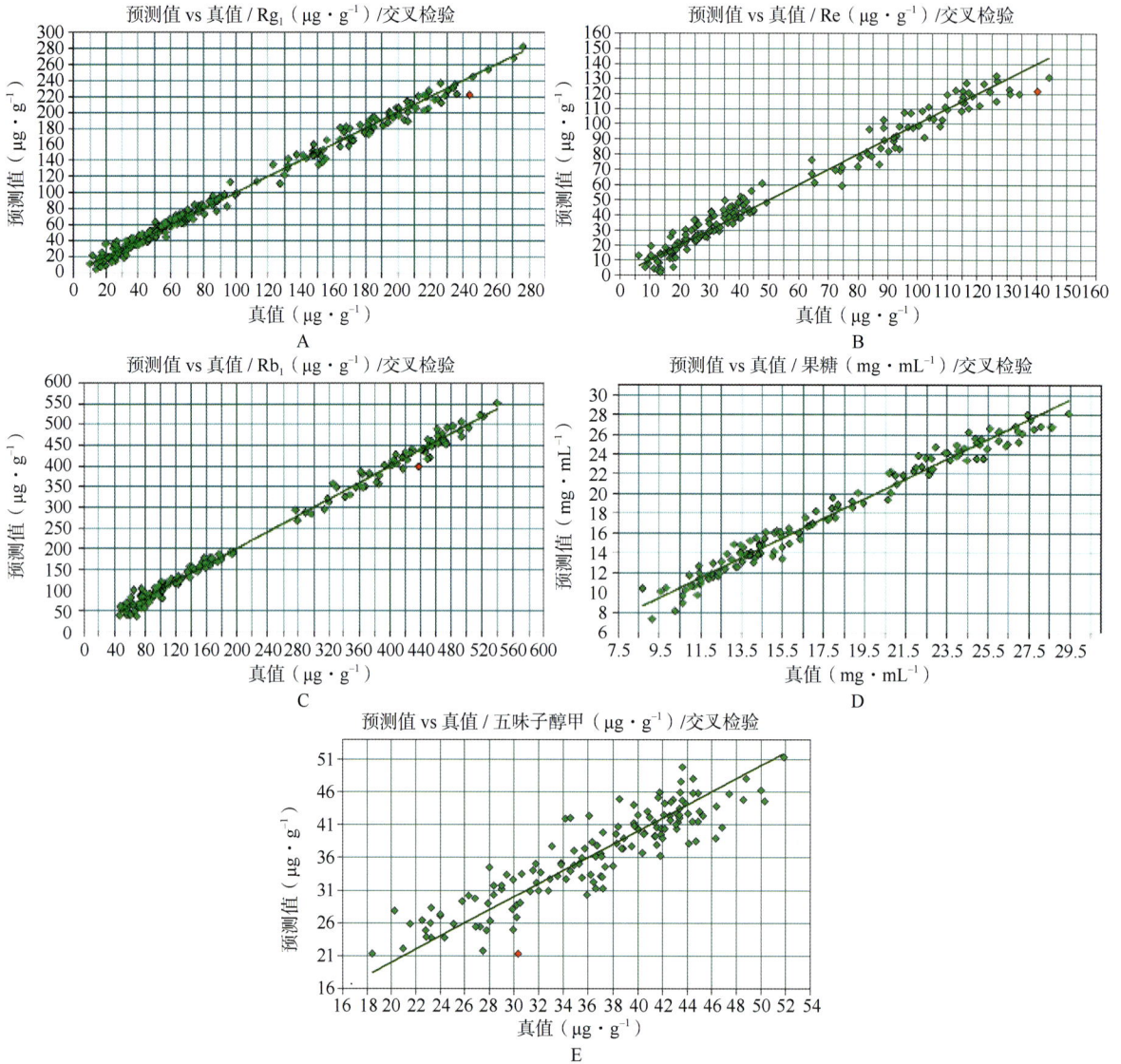

图 12-6　提取车间在线近红外定量分析模型图

A. 红参醇提过程 Rg₁ 在线近红外定量分析模型图；B. 红参醇提过程 Re 在线近红外定量分析模型图；C. 红参醇提过程 Rb₁ 在线近红外定量分析模型图；D. 麦冬水提过程果糖在线近红外定量分析模型图；E. 五味子水提过程五味子醇甲在线近红外定量分析模型图

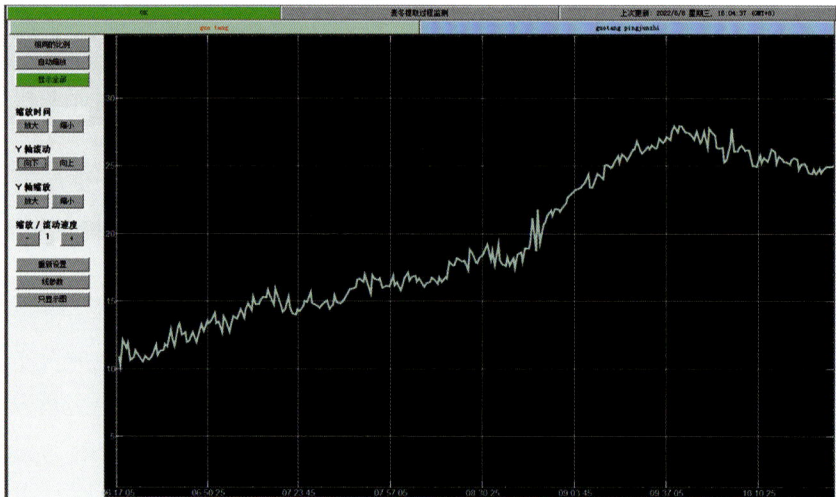

图 12-7　麦冬煎煮过程果糖近红外模型在线监测图

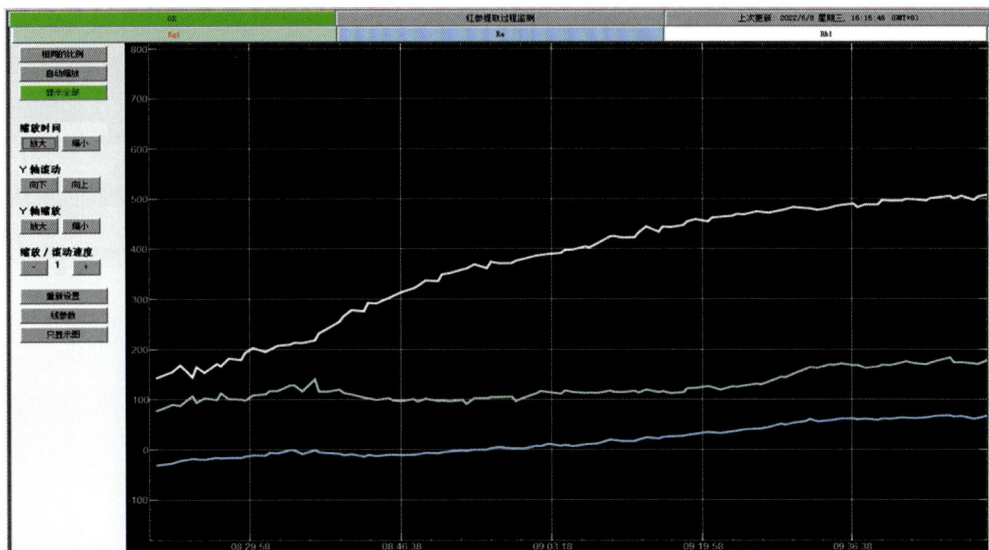

图 12-8　红参煎煮过程单体皂苷 Rg_1、Re、Rb_1 近红外模型在线监测图

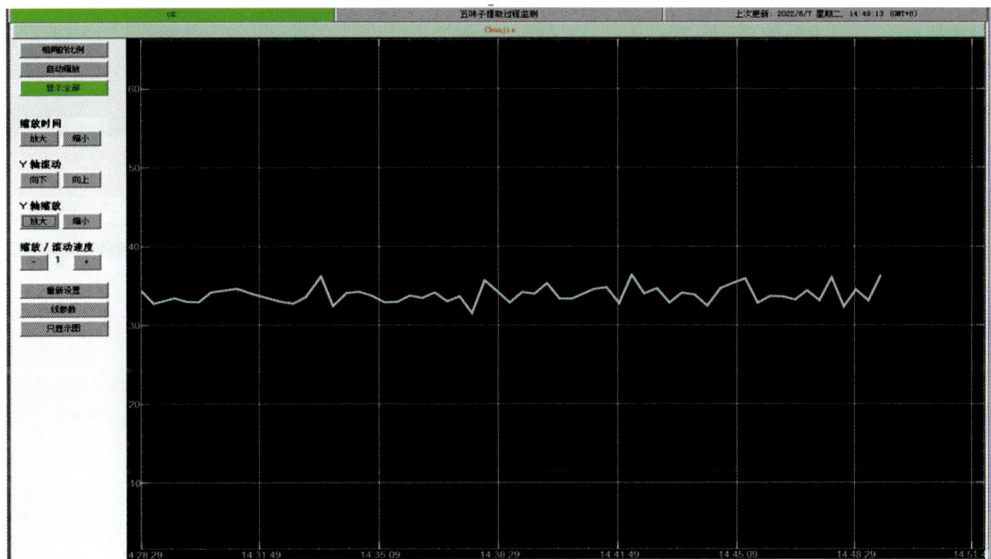

图 12-9　五味子煎煮过程五味子醇甲近红外模型在线监测图

2. 多变量统计过程控制模型开发

进一步将近红外光谱技术与多变量数据分析技术相结合开发了 2 种多变量统计过程控制（MSPC）模型，多变量数据分析技术是采用主成分分析（PCA）和 PLS 等多变量统计投影方法将多个相关变量压缩到少数几个统计量上进行分析的技术[4]。将多个原始变量投影为若干个主成分计算得到主成分得分，将所有主成分的归一化得分累加得到 Hotelling T^2 统计量，其主要表征模型内部的变量的波动是否异常，可达到同时监测多个主成分的目的[5]；计算模型残差的标准偏差得到 DModX 统计量，其主要表征输入模型的数据结构是否发生异常[6]。给主成分得分、Hotelling T^2 及 DModX 统计量设置控制限后分别得到对应控制图，通过以上 3 个控制图可以对生产过程进行监测，并识别出异常批次。在红参煎煮

工序开发了基于工艺参数与近红外预测数据的MSPC模型，该模型对红参煎煮过程的药液温度，蒸汽压力，人参皂苷 Rg_1、Re、Rb_1 单位含量等实时数据进行融合分析，用16个正常批次所建立的统计模型，可准确地判断生产过程的工艺参数及质量指标是否存在异常，并可根据主成分得分图进行异常溯源。在五味子煎煮工序开发了基于近红外光谱的MSPC模型，该模型可对生产过程采集到的近红外光谱数据进行整合分析，用5个正常批次所建立的统计模型来判断生产上的批次是否处于正常波动范围以及及时检测异常状况（图12-10，图12-11）。

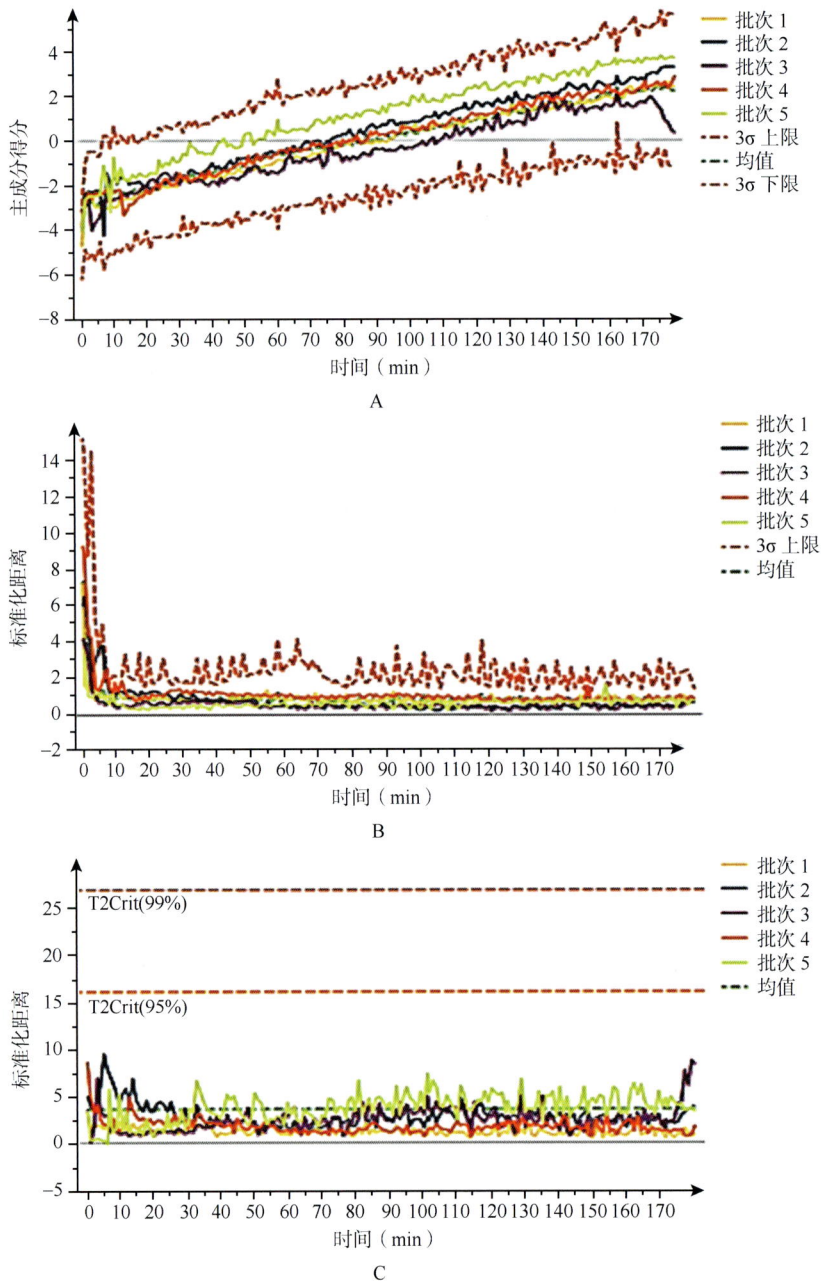

图 12-10　红参煎煮过程 MSPC 模型 3 种控制图

A. 主成分得分控制图；B. DModX 控制图；C. Hotelling T^2 控制图

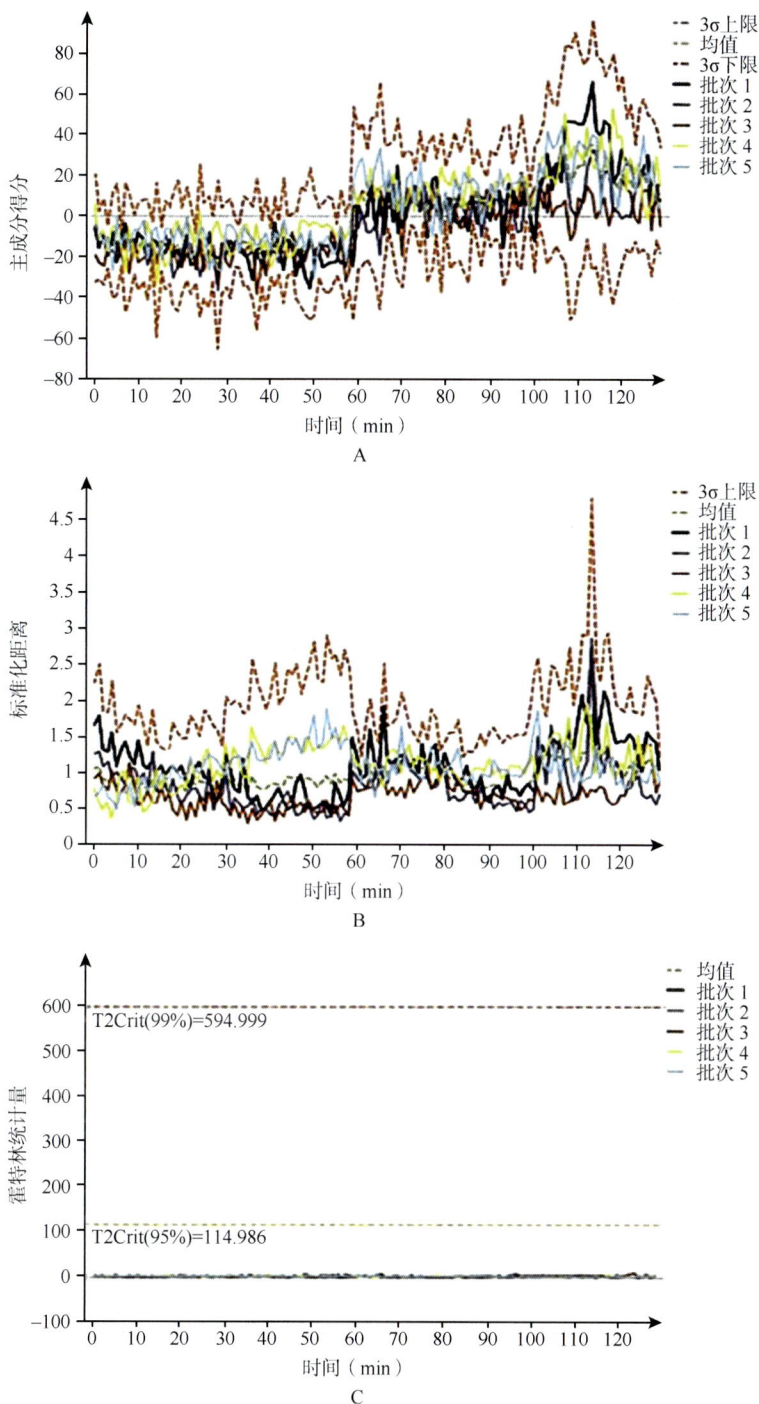

图 12-11　五味子煎煮过程 MSPC 模型 3 种控制图

A. 主成分得分控制图；B. DModX 控制图；C. Hotelling T² 控制图

以上所建立的 MSPC 模型采用主成分得分控制图、DModX 统计量及 Hotelling T² 控制图生产过程进行实时监测，其中主成分图采用 ±3SD 作为上下限，超限则说明批次间一致性较差，DModX 统计量控制图采用 ±3SD 作为上下限，超限则说明输入数据结构出现变化，该批次无法用模型进行评价，Hotelling T² 控制图采用 95% 作为上下限，超限则说明批次内部相关组分出现明显变化。通过以上模型图可实时反映生产过程中物料属性异常变化[7]，并帮助进行异常状况的原因分析，为工艺参数的调整和优化提供科学依据。

3. 快速检测方法研究

药品的生产过程中往往伴随着中间体的检验放行，采用传统的分析方法对生产过程中间体进行检验分析，一般需要较长时间。而中药由于其成分复杂，进行中间体检验前还需要对样品进行预处理，耗时进一步增加，不仅生产效率低，药液在某一工序的长时间停滞也增加了微生物污染的风险。

选取了提取生产过程中的"棘手"工序，利用近红外光谱技术开展快速检测方法的研究，应用近红外建模软件优选建模波段和最适光谱预处理方法，结合偏最小二乘算法（PLS）建立近红外光谱图与待测组分含量间的定量模型，并以内部交叉验证决定系数（R2）、交叉验证均方根误差（RMSECV）和相对分析误差（RPD）作为模型评价指标。最终采集了79批次红参水层药液近红外透射光谱，采用PLS法建立了红参水层药液固含量，人参皂苷 Rg_1、Re、Rb_1 近红外定量分析模型。采集了88批次红参提取物近红外透射光谱，采用PLS法建立了红参提取物总皂苷近红外定量分析模型；采集了25批次麦冬碱沉药液的近红外透射光谱，采用PLS法建立了麦冬碱沉药液固含量、果糖近红外定量分析模型（图12-12）。

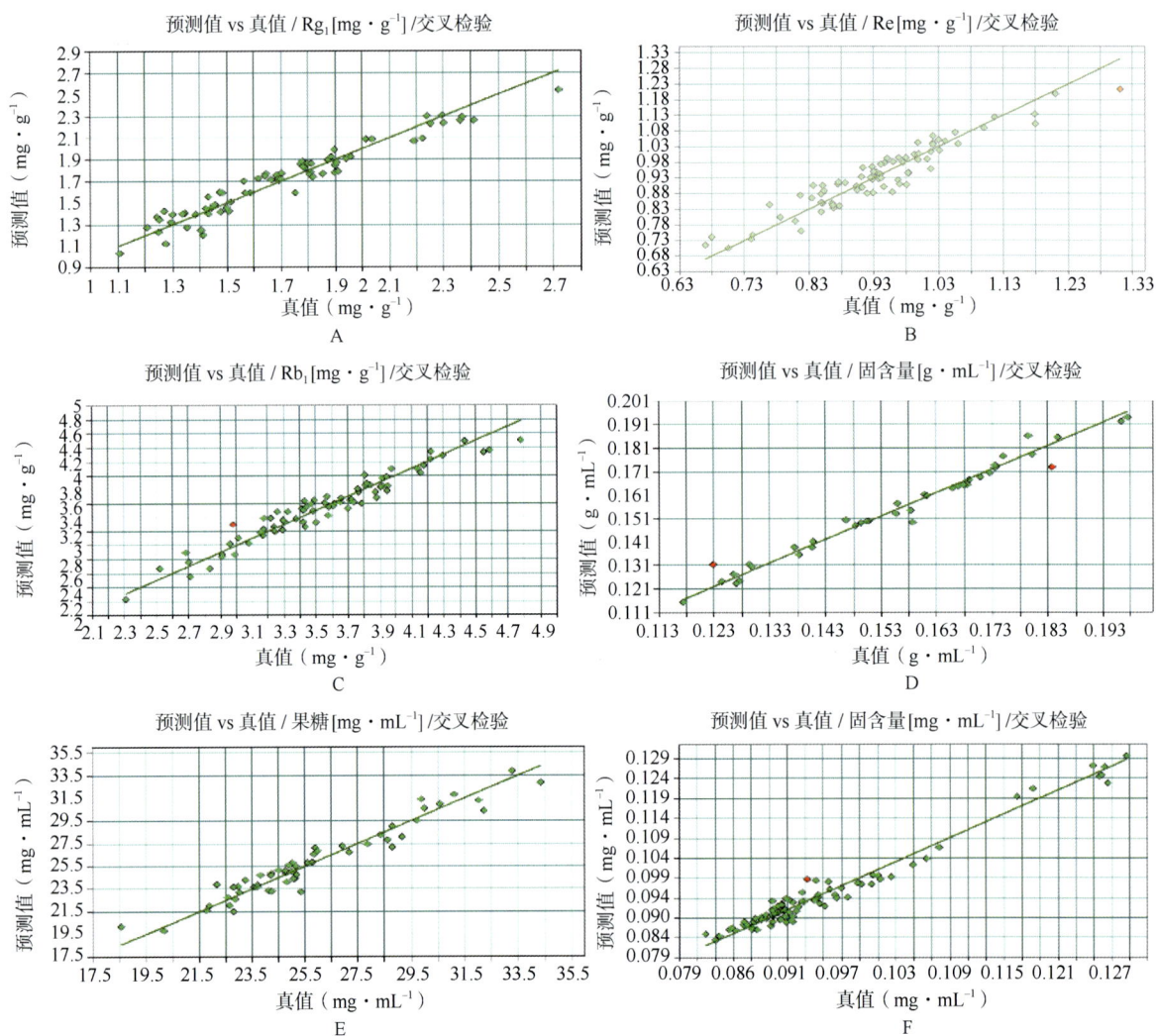

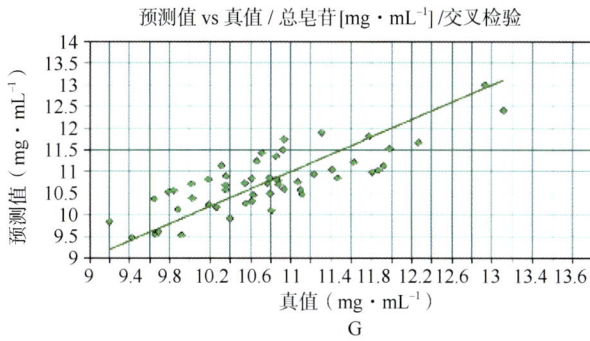

图 12-12 提取车间近红外定量分析模型图

A. 红参水层药液人参皂苷 Rg₁ 近红外定量分析模型图；B. 红参水层药液人参皂苷 Re 近红外定量分析模型图；C. 红参水层药液人参皂苷 Rb₁ 近红外定量分析模型图；D. 红参水层药液固含量近红外定量分析模型图；E. 麦冬调碱药液果糖近红外定量分析模型图；F. 麦冬调碱药液果糖近红外定量分析模型图；G. 红参提取物总皂苷近红外定量分析模型图

其中，红参提取物总皂苷采用传统的变量筛选方法进行特征变量提取后采用PLS建立定量分析模型，模型预测性能不理想。为提高模型预测准确性，采用变量组合集群分析法（VCPA）进行变量筛选再采用PLS建立定量分析模型，显著提升了模型的预测性能[8]（图12-13，图12-14）。

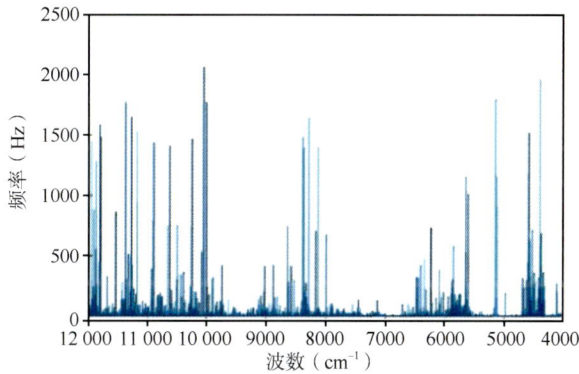

图 12-13 VCPA 变量筛选过程中每个变量被选的频率图

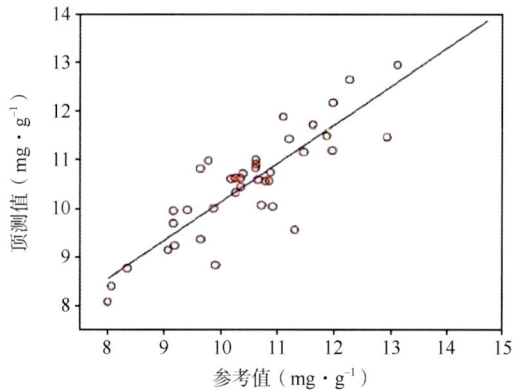

图 12-14 VCPA 变量筛选法所建模型校正集预测值与参考值相关图

二、NIRS 在制剂生产过程中的在线应用

（一）制剂车间近红外光谱采集平台搭建

制剂过程是将提取物经配制、除菌过滤、冷冻干燥等得到 YQFM 成品制剂的生产过程。在制剂过程中，涉及大量的生产过程中间体检测放行工作。采用高效液相法、紫外 – 可见分光光度法等传统的检测方法，检测时间较长，药液需要在现场等待很长时间，生产效率低且增加了微生物污染风险，而搭建近红外光谱采集平台进行中间体快速检测可以明显缩短放行时间，降低微生物污染风险。制剂生产过程需要进行检测的过程中间体较多，考虑到经济性，制剂车间更适用于建立近线近红外光谱采集平台，将药液从生产设备中取出后在生产现场进行检测。不仅可以实现快速检测的需求，还可根据实际需求随时增减快速检测项目，灵活快捷，可避免出现由于中间体检测点位变化造成的设备资源分配不合理现象。结合制剂车间无菌程度要求比较高的特点，我们建立了与制剂车间近线近红外光谱采集平台——在车间现场仅安置近红外光谱检测探头及操作界面，近红外光谱仪及控制计算机均放置在洁净区外独立的分析室内，所有光谱数据及分析结果均通过光纤和网线实时传输。这样，既确保数据分析的时效性，又避免因分析设备较多造成潜在的污染风险[2]（图 12-15）。

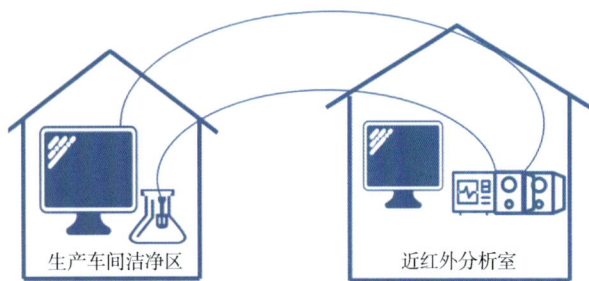

图 12-15　制剂近红外光谱采集系统示意图

（二）快速检测方法研究

活性炭吸附、超滤及除菌过滤是制剂生产过程中的三道关键工序。在这三道工序中杂质成分、微生物及热源被进一步清除，但有效成分也会有一定的损失，对最终的产品质量影响很大，故在这三道工序需要检测药液中有效成分含量，检测合格后方可放行进行下一工序。我们在制剂过程中共计采集千余张红参除炭后药液、100 kDa 超滤前药液、100 kDa 超滤后药液、麦冬超滤后药液、五味子超滤后药液、除菌过滤后药液共计 6 个工艺点位的近红外透射光谱，采用 PLS 法建立了红参除炭后药液、100 kDa 超滤前药液、100 kDa 超滤后药液的人参皂苷 Rg_1、Re、Rb_1 近红外定量分析模型和除菌过滤后药液的固含量及总皂苷近红外定量分析模型，以实现对制剂过程中间体的快速检测（图 12-16）。

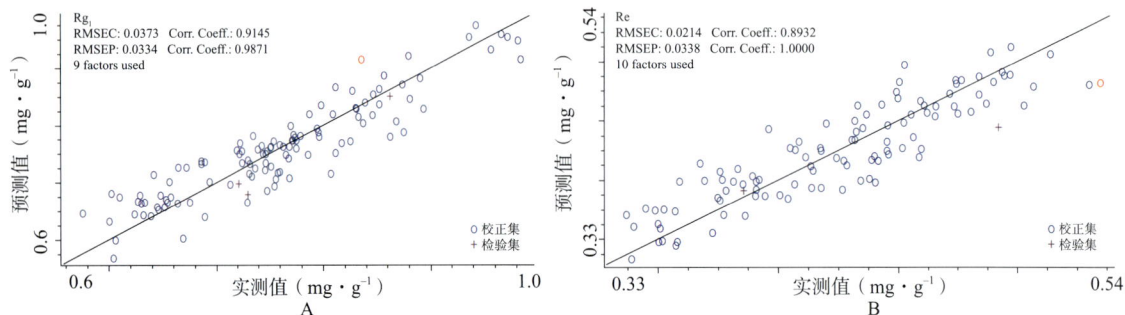

A

Rg_1
RMSEC: 0.0373　Corr. Coeff.: 0.9145
RMSEP: 0.0334　Corr. Coeff.: 0.9871
9 factors used

○ 校正集
＋ 检验集

预测值（mg·g⁻¹）
实测值（mg·g⁻¹）

B

Re
RMSEC: 0.0214　Corr. Coeff.: 0.8932
RMSEP: 0.0338　Corr. Coeff.: 1.0000
10 factors used

○ 校正集
＋ 检验集

预测值（mg·g⁻¹）
实测值（mg·g⁻¹）

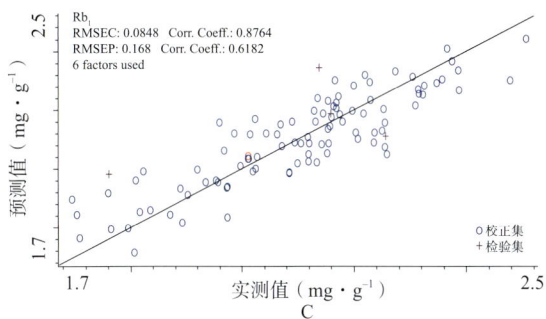

C

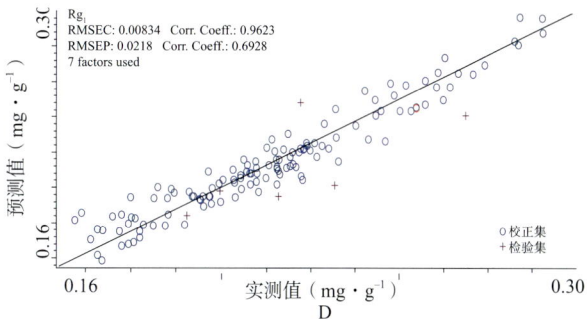

D

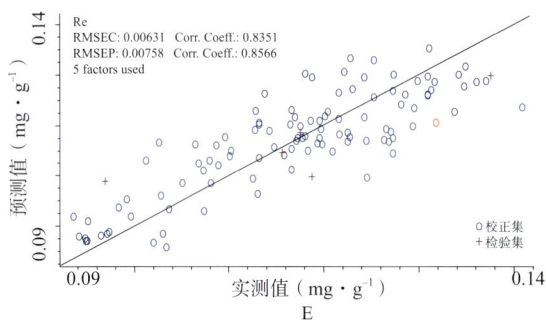

E

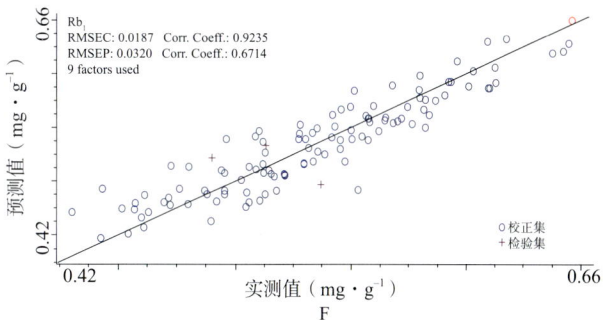

F

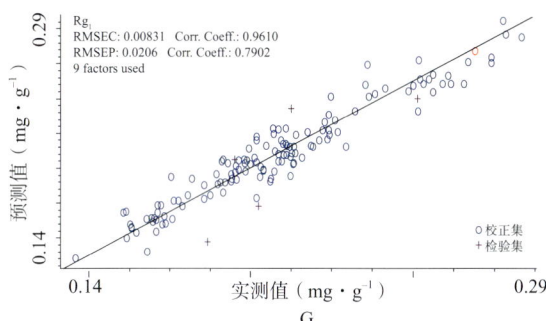

G

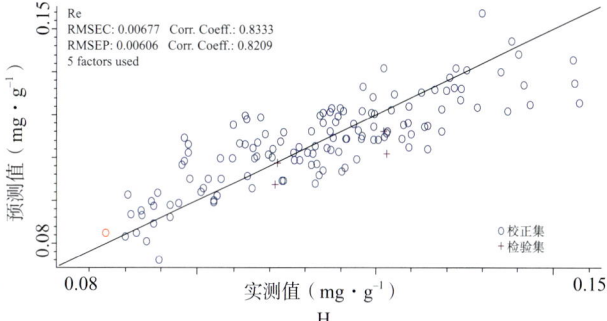

H

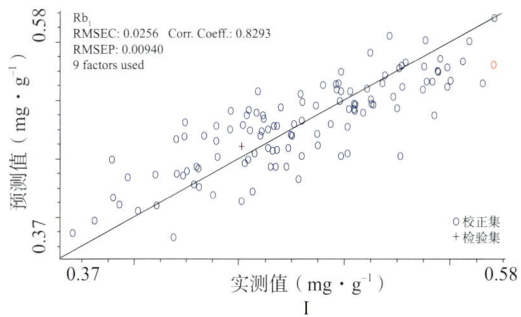

I

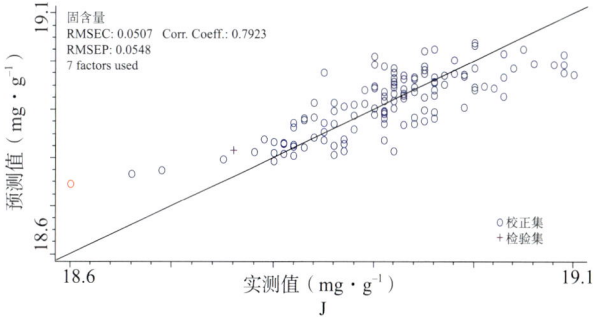

J

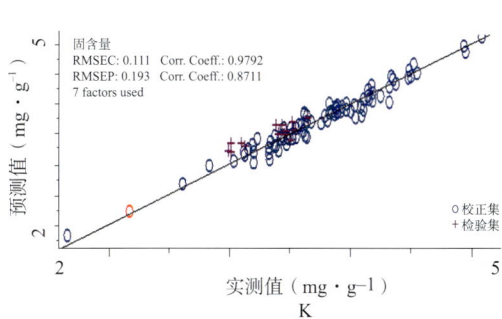

K

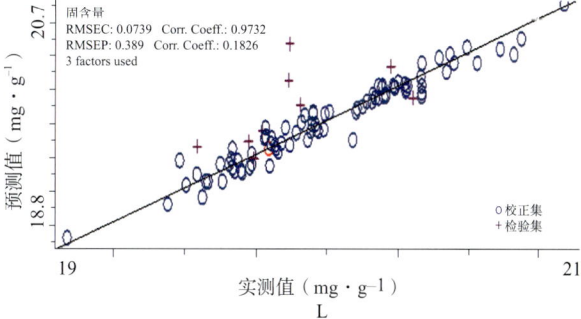

L

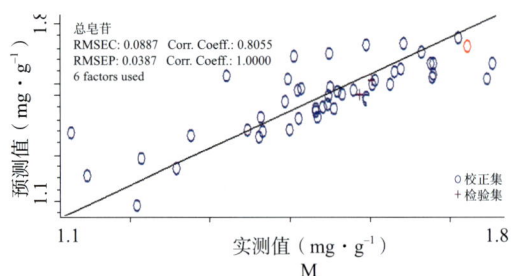

图 12-16　制剂车间近红外定量分析模型图

A. 红参除炭后药液人参皂苷 Rg₁ 近红外定量分析模型图；B. 红参除炭后药液人参皂苷 Re 近红外定量分析模型图；C. 红参除炭后药液人参皂苷 Rb₁ 近红外定量分析模型图；D. 100 kDa 超滤前药液人参皂苷 Rg₁ 近红外定量分析模型图；E. 100 kDa 超滤前药液人参皂苷 Re 近红外定量分析模型图；F. 100 kDa 超滤前药液人参皂苷 Rb₁ 近红外定量分析模型图；G. 100kDa 超滤后药液人参皂苷 Rg₁ 近红外定量分析模型图；H. 100 kDa 超滤后药液人参皂苷 Re 近红外定量分析模型图；I. 100 kDa 超滤后药液人参皂苷 Rb₁ 近红外定量分析模型图；J. 麦冬超滤后药液固含量近红外定量分析模型图；K. 五味子超滤后药液固含量近红外定量分析模型图；L. 除菌后药液固含量近红外定量分析模型图；M.除菌后药液总皂苷近红外定量分析模型图

其中红参除炭后药液和超滤后药液的人参皂苷 Rg₁、Re、Rb₁ 采用传统的变量筛选方法进行特征变量提取后采用 PLS 法建立定量分析模型，模型预测性能不理想。为提高模型预测准确性，采用 VCPA 及遗传算法（GA）联用进行变量筛选后采用 PLS 建立红参除炭后药液 Rg₁、Re、Rb₁ 以及 100 kDa 超滤后药液中的 Re、Rb₁ 定量分析模型，采用 VCPA 进行变量筛选后采用 PLS 建立 100 kDa 超滤后药液 Rg₁ 定量分析模型，显著提升了模型的预测性能（表 12-50，表 12-51）。

表 12-50　红参除炭后药液中的人参皂苷模型应用情况

分析对象	样品	参考值（mg·mL⁻¹）	改进后模型预测浓度（mg·mL⁻¹）	TQ-Analyst 软件预测浓度（mg·mL⁻¹）
Rg₁	1	0.6892	0.6158	0.6134
	2	0.6690	0.5954	0.5705
	3	0.6522	0.6254	0.6157
	4	0.6012	0.6382	0.6314
	5	0.6048	0.5559	0.5599
	6	0.6069	0.6205	0.5662
	7	0.6393	0.6115	0.6141
	8	0.6450	0.6024	0.6131
Re	1	0.3762	0.3561	0.4554
	2	0.3730	0.3973	0.3699
	3	0.3573	0.3618	0.4332
	4	0.3372	0.3804	0.3922
	5	0.3392	0.3741	0.3823
	6	0.3404	0.3804	0.4201
	7	0.3527	0.3922	0.4195
	8	0.3577	0.3817	0.3787

续表

分析对象	样品	参考值（mg·mL^{-1}）	改进后模型预测浓度（mg·mL^{-1}）	TQ-Analyst 软件预测浓度（mg·mL^{-1}）
Rb$_1$	1	1.8917	1.8480	2.4266
	2	1.8691	1.6495	2.2550
	3	1.8158	1.7828	2.3518
	4	1.6944	1.8114	2.2846
	5	1.7077	1.9195	2.3286
	6	1.7032	1.8019	2.3896
	7	1.7586	1.8587	2.1435
	8	1.8331	1.7969	2.0531

表 12-51　100 kDa 超滤后药液中的人参皂苷模型应用情况

分析对象	样品	参考值（mg·mL^{-1}）	改进后模型预测浓度（mg·mL^{-1}）	TQ-Analyst 软件预测浓度（mg·mL^{-1}）
Rg$_1$	1	0.1855	0.1694	0.2310
	2	0.1805	0.1865	0.2138
	3	0.1735	0.1940	0.2233
	4	0.1629	0.1632	0.2039
	5	0.1626	0.1912	0.1962
	6	0.1630	0.1691	0.2035
	7	0.1692	0.1773	0.1851
	8	0.1704	0.1737	0.1507
Re	1	0.1017	0.0886	0.1133
	2	0.1006	0.0872	0.1404
	3	0.0957	0.0964	0.1184
	4	0.0922	0.0932	0.1001
	5	0.0938	0.0901	0.1081
	6	0.0950	0.0863	0.1038
	7	0.0969	0.0885	0.1063
	8	0.0925	0.0786	0.1148
Rb$_1$	1	0.4512	0.3802	0.5036
	2	0.4373	0.4490	0.4646
	3	0.4283	0.4230	0.5317
	4	0.3705	0.4048	0.4237
	5	0.3896	0.3917	0.4573
	6	0.3810	0.3928	0.4832
	7	0.3926	0.4270	0.4616
	8	0.4184	0.3853	

三、小结

根据提取与制剂2个生产车间的不同技术要求及工序特点设计并搭建了基于NIRS的YQFM生产过程在线控制系统，该系统可在线采集红参、麦冬、五味子煎煮过程药液的近红外光谱，实时监测生产过程中药液质量属性变化，实现生产过程质量可视化；同时，依托该系统在生产过程中采集到的近红外光谱数据与设备过程参数开发了MSPC模型，可从多维度对生产过程数据进行融合分析，实现了对红参、五味子煎煮过程的异常反馈与异常溯源；最后，该系统可对麦冬醇沉、麦冬碱沉、红参油水分离及制剂活性炭吸附、超滤、除菌过滤等工序的过程中间体进行光谱采集与快速检测，可将耗时几十分钟乃至几小时的检测时间压缩至短短几分钟，极大地提升了生产效率。同时降低了微生物污染风险，提高了生产过程质量控制水平。

以上近红外光谱采集平台的搭建与过程分析方法的研究应用贯穿了YQFM全生产周期，可实现质量标志物在YQFM生产过程中的转移规律可视化。可在生产过程中及时反映出监测点物料的异常，并为异常溯源与后续工艺参数的调整提供数据支持。此外，通过以上过程分析方法的应用可在每批次生产中节约十余个工时，不仅提升了生产效率，也降低了生产过程中物料被微生物污染的风险，极大地提升了YQFM生产过程的质量控制水平，提高了生产过程物料及成品的批间一致性。

参 考 文 献

[1] 苏小琴，周学谦，尚献召，等.注射用益气复脉（冻干）与氯化钠注射液配伍稳定性考察[J].药物评价研究，2020，43（8）：1554-1558.

[2] 张磊，岳洪水，鞠爱春，等.基于近红外光谱技术的注射用丹参多酚酸生产过程分析系统构建及相关探讨[J].中国中药杂志，2016，41（19）：3569-3573.

[3] 张磊，苏小琴，李德坤，等.基于临床疗效的注射用益气复脉（冻干）质量标志物确证[J].中草药，2021，52（18）：5741-5750.

[4] 李文龙，瞿海斌.近红外光谱应用于中药质量控制及生产过程监控的研究进展[J].浙江大学学报（医学版），2017，46（1）：80-88.

[5] Xiong H S, Gong X, Qu H B. Monitoring batch-to-batch reproducibility of liquid-liquid extraction process using in-line near-infrared spectroscopy combined with multivariate analysis[J]. J Pharm Biomed Anal，2012，70：178-187.

[6] 杨越，王磊，刘雪松，等.近红外光谱结合多变量统计过程控制（MSPC）技术在金银花提取过程在线实时监控中的应用研究[J].中草药，2017，48（17）：3497-3504.

[7] 徐敏，张磊，岳洪水，等.基于近红外光谱技术和多变量统计过程控制的五味子提取生产过程监测方法[J].中国中药杂志，2017，42（20）：3906-3911.

[8] 安思宇，张磊，尚献召，等.红参提取物总皂苷近红外定量分析建模中的变量筛选[J].光谱学与光谱分析，2021，41（1）：206-209.

第六节　溯源、储存运输、药物警戒控制体系

一、溯源体系

中药材为中药注射剂的主要原料，中药注射剂作为高风险品种，中药材质量直接决定了

中药注射剂的质量，故此必须重视中药材的溯源管理，将中药材的种植基地、饮片加工车间作为质量控制的第一道工序。

中药材/中药饮片质量可追溯体系是通过信息记录、查询以及产品的溯源，实现中药材/中药饮片"从生产到使用"的全程质量追踪与监管，对于确保中药注射剂提取物及最终成品制剂具有重要的作用。可以采用"线上"和"线下"同时进行的双溯源管理模式，即纸质版溯源与电子溯源系统两种溯源形式，见图12-17。

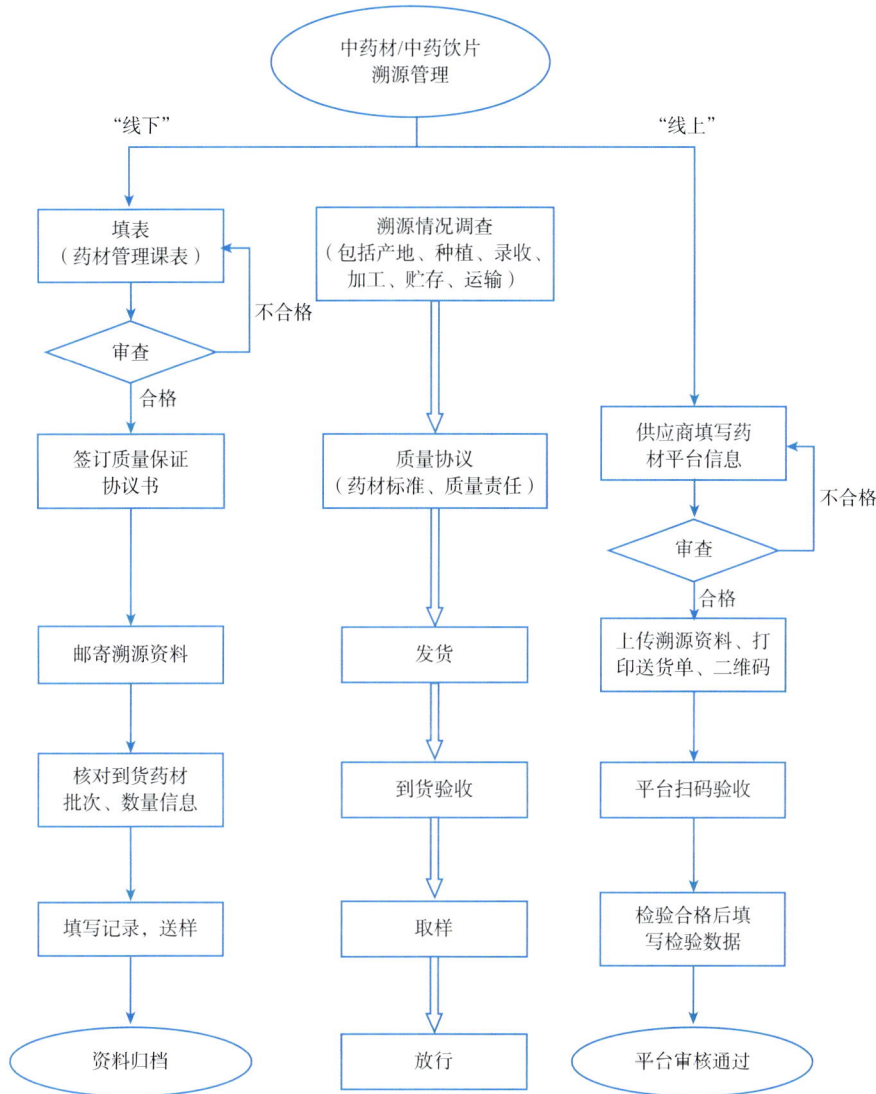

图 12-17　"线上""线下"溯源管理流程

纸质溯源以供应商所提供的批记录为基础，通过现场审计、现场抽查作为溯源标准。电子溯源是以每批到货信息为基础进行到货后的关键信息快速溯源，采用线上的方式进行溯源管理。中药材/中药饮片溯源管理构架与中药材/中药饮片溯源信息分别见图12-18与图12-19。

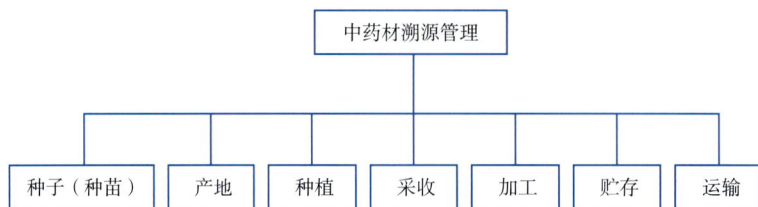

图 12-18　中药材 / 中药饮片溯源管理构架

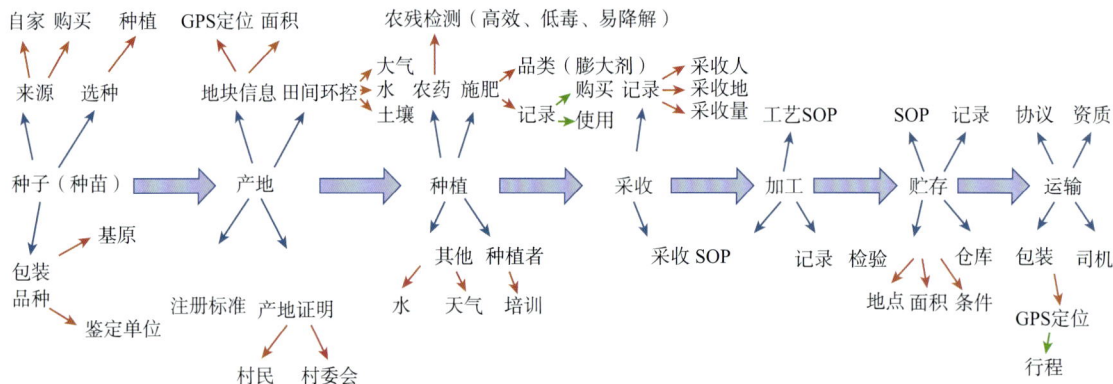

图 12-19　中药材 / 中药饮片溯源信息

（一）"线下"溯源管理

按照药品生产质量管理规范（GMP）要求，针对药材供应商的种植、采收、加工、贮存的现场进行不定期的现场审计或远程视频审计必须每年进行，特别根据每种中药材的种植、加工的特点有针对性地安排质量及技术人员对关键环节进行全程监控，并且从产地取样后进行关键理化指标的监测工作。

现场审计工作的实施能够在一定程度上对药材质量从源头进行控制，但是还没达到全过程控制、全环节控制的要求。根据此种情况，需要制定一系列的药材溯源管理措施，逐步完善药材溯源管理体系。包括：与所有药材供应商签订《质量保证协议书》，并在《质量保证协议书》中增加固定药材产地等药材溯源管理的相关要求。起草了《药材溯源管理规程》，在文件中详细制定了《溯源情况调查表》并明确提出了到货药材需要附有本批纸质版的药材种植、加工记录及产地证明附件。其中，《溯源情况调查表》涵盖供应商基本信息、产地和基原、收购管理、饮片加工管理、仓储管理、药材资源调研、基地和合作方的清单等信息。从药材的种植和加工记录中可以明确所购买药材的产地、生长情况、田间管理情况、加工情况、运输情况、仓储情况等。

根据企业《药材溯源管理规程》的要求，各药材供应商需要提供到货批次的批生产记录。同时根据需求，公司在药材供应商的现场审计中需增加药材溯源管理模块，要求现场审计人员认真核查供应商提供的溯源资料，尽可能实地考察，并按照批记录中所描述地块去实地考察，查看田间种植管理情况和药材加工情况，与供应商就相关溯源问题进行交流沟通，进一步推进了药材的溯源管理。

考虑到人员等相关资源的限制，唯有要求供应商将规范化管理日常化才能真正起到溯源管理的目的，在加大审计频率及现场溯源管理频次的同时，给所有药材供应商正式发函，明确要求药材供应商重视并做好日常的质量管理工作，确保符合相关的法规要求，更是为了保证药材的质量。将供应商与公司从法规层面作为一体化考虑，作为利益共同体。要求供应商对其所提供的中药材进行正向追踪管理。

（二）"线上"溯源管理

根据国家法规要求并结合中药材及中药生产的管理经验，公司可以开发药材质量平台，该平台能够提炼出药材全程质量追溯的核心信息，形成药材质量溯源体系，并与信息技术相结合，按照药材、饮片两种原料购入模式分别配置，涵盖"企业信息、企业资质、仓储管理、产地基原、供货能力、饮片加工、资源调查"等7个维度，200余项质量属性，为实现"来源可知、去向可查、质量可检、数量可计、责任可究"奠定坚实基础。

平台上的中药材/中药饮片溯源信息涵盖供应商的基本信息，包括：供应品种、公司名称、所供药材基原说明、所供药材产地说明、中药材/中药饮片购入标准、中药材/中药饮片放行标准、货源组织方式和保证方式、公司对中药材/中药饮片批号编制管理及要求、是否可随货出具药材产地证明及饮片溯源证明。对药材基地的长期管理计划包括：公司对本年度的货源组织和保障方式（如通过什么方式或形式组织和保障货源稳定性，与政府方的项目、与合作社的书面协议等）；公司对基地合作方长期管理计划（如未来与当地政府合作项目、基地扩展计划等）；基地和合作方的清单；药材基原鉴定报告等。在平台上，可以查阅到采购的中药材/中药饮片的信息，包括：厂家批号、入库编号、数量、发货时间、到货时间、运输过程天气信息、厂家检验报告结果和到货检验报告结果等。

二、储存运输

（一）储存

中药注射剂提取车间用于储存原药材、饮片、生产用辅料及内外包材的仓库按照贮存条件可划分为常温库及阴凉库，2个阴凉库用于储存原药材及饮片，并按照相关法规对阴凉库温湿度进行控制，温度≤20℃，相对湿度≤75%。1个常温库用于储存生产用辅料及内外包材，并按照相关法规对常温库温湿度进行控制，温度≤30℃，相对湿度≤75%。

制剂车间包括1个常温库和2个阴凉库。仓库内需要安装照明、排风、空调、防火、防虫鼠等设施。仓库贮存区需要安装温湿度监控设备，实现自动连续监控。常温库要求温度为10～30℃；阴凉库要求温度不高于20℃。

（二）运输

每盒产品包装时关联追溯码，实现从生产至用户全程追溯，运用手机淘宝、电话等平台查询，准确反馈产品生产信息及追溯流转全程，实现质量溯源。

物流部负责确认运输车辆是否满足药品需求，并负责运输确认工作的相关联络工作。质量保证部负责对运输工作的技术指导和监督。药品运输时，应针对运送药品的包装条件和道路状况、天气情况及相关的运输规定，采取相应的措施，防止药品的破损和混淆。

药品运输过程需确保以下几个方面：标识完整，清晰可辨；未受污染，未被其他产品或物料污染，以及免受外部因素导致的不利影响，如雨、雪等灾害性天气；防止泄漏、破损、盗窃；没有不适当的温度、湿度、光照、或其他不利条件的影响，如虫害。

成品的运输应保证货物完整性和产品的储存条件，若产品有特殊的运输或储存条件，应在标签上标明。同时应确保合同承运商对产品进行适当的运输和储存。药品的发放和运输应控制在指定的温度或湿度条件下，确保运输条件满足药品需求。当运输温度高于或低于规定的温度时，应立即采取措施，确保药品的安全和运输。注射用益气复脉（冻干）产品贮藏条件为：密封，遮光。

三、药物警戒控制体系

（一）机构人员与资源

公司需成立药品安全委员会，建立清晰明确的药品安全问题处理机制，并制定《药品安全委员会组织结构及职责管理程序》。由多个部门参与的药品安全委员会是一个相对动态的组织，日常属于研发、生产、销售等各自模块，需要时作为委员会成员启动工作，确保对药品整个生命周期进行管理。药品安全委员会又可以细分为核心安全委员会，每月召开不良反应分析会，推动药物警戒工作持续开展。

药物警戒部门包含日常监测运营、市场质控和安全性研究三大模块8个岗位，以保证药物警戒工作的有效运行。公司需要设立药物警戒负责人以及药物警戒专职人员，所有专职人员均接受过文件培训、专业知识培训，包括国家和省级不良反应中心、国家研修学院、相关第三方公司举办的药物警戒相关培训班、药物警戒大会等。除了专职人员，还可配备兼职市场药物警戒专员，或由各区域销售经理兼职区域药物警戒经理，一线销售代表兼职市场药物警戒员，均需定期培训考核，确保相关人员有培训、考核记录，持证上岗。

另外，药物警戒工作需要配备足够的资源，除了常规的办公场地、硬件设施外，也包括系统、软件。公司需配备专业的药物警戒信息化操作系统，能够实现报告的在线处理、上报、储存；配备MedDRA词典，用于个例报告的术语规整；配备药搭系统，实现文件、记录的在线存储、签批等。

（二）质量管理与文件记录

公司需制定药物警戒主文件管理规程、培训管理规程、偏差与CAPA管理规程、内外审管理规程、资料管理规程等文件，进行药物警戒质量管理。通过药物警戒系统稽查个例报告的及时性、合规性；通过月度考核，人工核算个例报告、定期安全性报告的及时性，同时检查准确性。出现异常情况时，按照《药物警戒活动偏差与CAPA管理规程》进行偏差处理。所有文件都上传至专门的电子文件管理系统（药搭）进行维护，药搭质量管理系统将文件管理、记录管理、人员培训等纳入线上管理，文件的审核、会签、审批及文件查阅、人员培训均在软件系统完成，无纸化办公，便于随时查阅使用，如果遇到远程检查，也更加方便，避免了只有纸质文件的尴尬情况。

为保证药警系统的持续合规性，公司需针对药物警戒体系及活动每年制定内审计划，并开展内审，来审核体系运行是否合规合理。年度内审计划由质量部门主导进行审计，保证了内审的独立性与专业性；另外，需要不定期组织集团内部子公司进行联合内审，互相学习共同完善药物警戒工作。

对于关键的药物警戒活动，比如个例收集与报告、人员培训、内外审、风险识别与评估等，均有清晰、准确、完整的记录，并可以追溯，所有记录按保密等级妥善保存。公司的个例收集、规整、上报，每一步操作均需采用电子系统进行痕迹稽查便于追溯；同时需建立市场沟通表单，完善与市场和医院的沟通途径；所有记录均需规范管理并妥善保存，不良反应数据每季度备份并且永久保存。

（三）监测与报告

根据《国家药品不良反应监测年度报告（2021年）》显示，在2021年全国药品不良反应监测网络收到的《药品不良反应/事件报告表》中，来自持有人的报告仅占4.1%。持有人应建立怎样的信息收集途径，对于收集工作至关重要。根据法规要求，收集途径应包括：医疗机构、药品生产企业、药品经营企业、学术文献、上市后研究、数据收集项目、相关网站等，大多数企业也都建立了相应的收集途径，那为何我国的持有人上报率还依然处于低位，关键就在于"有效"。在2022年新发布的《药物警戒检查指导原则》中也明确了"了解持有人信息自主收集的途径和方法（包括电话、传真、电子邮件等方式），可验证相关报告途径和方法的有效性"。针对此点，公司需要开展专项的测试工作。对自主收集环节进行模拟测试，由第三方在不告知被测试方的情况下进行模拟投诉，分别测试电话服务、产品网站、市场药物警戒员等接收不良反应投诉的应对能力，反馈至药物警戒部门的反应速度，以及药物警戒部门接收不良反应信息后的处理能力等。

对于收集到的每一例报告，公司需纳入计算机化系统进行记录管理，保证记录的真实、准确、完整、可追溯。一份报告从收集到上报，要经过数据录入、数据质控、医学评审、复核提交等步骤。为了规范报告规整的准确性，公司购置了MedDRA词典，用标准化语言保持每一份报告的一致性，为后期统计分析打下基础。

（四）风险识别与评估

公司对各种途径收集的疑似药品不良反应信息需开展信号检测，并对检测出的信号进行评价。信号检测是药物警戒工作与不良反应收集报告工作明显不同之处，持有人要做的不再是报告的简单"搬运"，而要进行自己的思考。对于国内持有人来说，信号检测是药物警戒工作中的一个难点，如何进行信号检测可以分为两个模块。一方面，是报告层面的信号检测。首先，对于公司收到的每一例不良反应报告，都要进行一次信号的评价。对于非预期的严重不良反应，要进行评价，评价内容包括对临床用药情况的随访、相关性的分析、产品情况的回顾等。其次，聚集性信号除了对不良反应进行评价外，对产品质量、临床用药情况也要进行相关评价。另一方面是统计层面的信号检测。如每月使用报告率比例法（PRR法）、贝叶斯置信传播神经网络法（BCPNN法）计算，这里可以使用人工检测，也可以借助计算机化系统进行检测。公司应将信号检测工作列为日常工作，每天进行个例信号检测、评价，每月进行月度统计信号检测、评价，每年对年度数据进行累计信号检测、评价。信号的检测、评价工作均有报告记录及台账汇总。

《药物警戒检查指导原则》中对上市后安全性研究做出了明确的要求，对于持有人来说，上市后安全性研究的开展来源于两个方面，一是省级及以上药品监督管理部门要求开展药品上市后安全性研究；二是根据产品特征主动开展。以YQFM为例，由于其社会关注度高的特点，公司主动开展了10 000例上市后安全性研究，并根据研究结果，更新了产品说明书。

（五）风险控制

公司需要针对每个产品制定风险管理计划并持续更新。同时，也要按照CDE最新发布的指导文件，更新关键产品的风险分析与管理计划，制定药物警戒计划。如果为了识别出临床用药不规范、各用药终端医疗水平参差不齐的风险，企业可以制作各产品的合理用药指导手册发放至用药终端，同时可录制小视频在公众号进行普及。

针对可能发生的聚集性事件，公司需要建立有效的操作规程，明确调查、处置、记录的各项规定。为了保证在发生聚集性事件时体系可有效运转，公司要定期进行药品安全性事件应急演练，模拟临床发生多起严重不良反应，测试药物警戒体系识别信号、处理信号的能力。

四、结语

中药Q-Marker是存在于中药材和中药产品（如中药饮片、中药煎剂、中药提取物、中成药制剂）中固有的或加工制备过程中形成的、与中药的功能属性密切相关的化学物质，作为反映中药安全性和有效性的标志性物质进行质量控制。Q-Marker的核心内容包括特有性、可测性、有效性、传递性、配伍环境五要素，反映了与中医药理论的有效性、安全性的密切关联。建立中药全生命周期的动态变化和质量的传递性和溯源性，有利于建立全程质量控制体系。

Q-Marker核心概念有利于反映中药治疗疾病的本质特征；有利于建立专属性、针对性的质量评价方法和质量标准；着眼于中药材、生产、体内全过程的特有、差异、动态变化和质量的传递性、溯源性，有利于建立可传递和溯源的全程质量控制体系。Q-Marker体系的建立对于大多数中药而言，是一项任重道远的工作。近年来，随着我国科学技术水平的提高、交叉学科的应用以及基础科研投入的增加，深入研究中药Q-Marker成为可能，也必将对我国中医药事业助力。

Q-Marker从概念到理论的发展过程中，得到全国中药科研与产业界的重视。刘昌孝院士及其团队基于质量标志物"五要素"和"五原则"理论，完成了示范药物的质量标志物的辨识，通过质量传递和溯源，构建了"从药材源头—饮片—提取生产过程控制—制剂生产智能化建设—成品全过程质量控制体系"；基于"效–毒"的关联评价，从降低产品安全性提升的角度出发，进行了风险评估，建立了产品生物学质控标准，实现了从药材到成品质量提升，从市场反馈到质量控制的闭环化管理。该中药产品质量追溯体系建设将实现中药产业强基固本，提升发展质量，对中药产业良性发展产生了新的影响。

刘昌孝院士及团队致力于Q-Marker的开发及研究，主编出版《中药质量标志物的理论与实践》理论专著，并在国际学术期刊*Phytomedicine*组织出版了2期质量标志物专刊，在《中草药》组织1期专刊，《药学学报》出版中药质量标志物专栏文章，其中5篇获得全国百篇优秀论文，6篇获得F5000优秀论文。为全国中药质量标志物研究提供参照和示范引领作用。同时其研究成果在天津天士力之骄药业有限公司等多个企业均得到很好的应用。由天津药物研究院有限公司主持，天津天士力之骄药业有限公司参与的"中药质量标志物理论创建与关键技术创新及其应用"项目荣获2021年天津市科学技术进步奖一等奖。

　　天津天士力之骄药业有限公司依据Q-Marker概念，基于质量标志物确定的"五原则"，完成了YQFM质量标志物的辨识，基于质量传递和溯源，构建了从药材源头到饮片，从提取生产过程控制到制剂生产智能化建设，到成品全过程质量控制体系；基于质量标志物"点–线–面–体"的理论，结合生物效价评价建立了多维、多元的生物学质量评价方法；基于"效–毒"的关联评价，从降低产品安全性提升的角度出发，进行了风险评估，建立了药物警戒风险控制体系，实现了YQFM从药材到成品质量提升，从市场反馈到质量控制的闭环化管理。通过YQFM全程质量控制体系的建设，带动了药材、饮片、生产、市场各环节质控水平的全面提升，在产品销量增长的情况下产品质量稳定，不良反应发生率得到了有效的控制。

　　Q-Marker的提出，为中药质量控制提出了新的研究模式与思路，本书以YQFM为范例，开展Q-Marker的理论与应用研究，期望可以对中药注射剂的质量评价提供参考。